神经外科
疾病诊疗新进展

主编 任崇文 陈凡增 申 斌 沈江涌
　　　相丰朋 吕祖光 康 新 潘奇才

中国海洋大学出版社

·青岛·

图书在版编目（CIP）数据

神经外科疾病诊疗新进展 / 任崇文等主编. -- 青岛：中国海洋大学出版社，2024.9. -- ISBN 978-7-5670-4002-1

Ⅰ．R651

中国国家版本馆CIP数据核字第2024PX8943号

SHENJING WAIKE JIBING ZHENLIAO XINJINZHAN

神经外科疾病诊疗新进展

出版发行	中国海洋大学出版社
社　　址	青岛市香港东路23号　　　　　邮政编码　266071
出 版 人	刘文菁
网　　址	http://pub.ouc.edu.cn
电子信箱	369839221@qq.com
订购电话	0532-82032573（传真）
责任编辑	韩玉堂　　　　　　　　　　　电　　话　0532-85902349
印　　制	日照报业印刷有限公司
版　　次	2024年9月第1版
印　　次	2024年9月第1次印刷
成品尺寸	185 mm×260 mm
印　　张	30.5
字　　数	771千
印　　数	1～1000
定　　价	198.00元

发现印装质量问题，请致电0633-8221365，由印刷厂负责调换。

编委会

前言
Foreword

随着医学科技的迅速发展，神经外科作为医学领域的一个重要分支，正面临着前所未有的挑战与机遇。人类大脑作为最为复杂、精密的生物器官，其疾病的治疗与康复一直是医学研究的热点与难点。近年来，神经外科疾病的诊疗技术取得了显著进展，从传统的开颅手术到现代的微创手术、介入治疗，再到神经调控技术等新兴疗法的涌现，为神经外科疾病患者带来了更多的治疗选择和希望。然而，神经外科疾病的复杂性、多样性和高风险性，要求医师必须具备扎实的医学理论基础、丰富的临床经验以及不断更新的知识结构。因此，系统总结神经外科疾病的最新诊疗进展，推广先进的诊疗技术，提高神经外科医师的临床技能与科研水平，已是医学界亟待解决的问题。在此背景下，我们精心编写了《神经外科疾病诊疗新进展》一书。

本书广泛涵盖神经外科疾病的诊疗方法与技术，从神经外科常见症状与体征的深入解析，到颅脑损伤、颅脑肿瘤、脑血管疾病及功能性疾病的全面阐述，为读者提供了丰富且实用的信息。同时，本书还重点介绍了神经外科疾病的手术治疗、介入治疗及重症监护等，助力临床医师在面对复杂病例时能够做出更加科学合理的决策，希望能通过详实的临床案例分析促进知识的更新与交流，进一步提升神经外科医师的诊疗水平。本书适合广大神经外科医师、科研人员及相关专业学生阅读参考。

由于神经外科疾病种类繁多，诊疗技术更新迅速，本书在编纂过程中虽力求全面、准确，但难免存在疏漏之处。在此，诚挚地欢迎广大读者提出宝贵的意见与建议，以便在未来的修订中不断完善。

《神经外科疾病诊疗新进展》编委会
2024 年 6 月

目 录
Contents

第一章　神经外科常见症状与体征 ……………………………………………… (1)

第一节　头痛 …………………………………………………………………… (1)

第二节　眩晕 …………………………………………………………………… (5)

第三节　昏迷 …………………………………………………………………… (9)

第四节　意识障碍 …………………………………………………………… (15)

第五节　感觉障碍 …………………………………………………………… (17)

第六节　共济失调 …………………………………………………………… (20)

第七节　不自主运动 ………………………………………………………… (23)

第八节　步态异常 …………………………………………………………… (27)

第九节　肌肉萎缩 …………………………………………………………… (34)

第十节　大小便障碍 ………………………………………………………… (37)

第二章　神经外科疾病手术治疗 ……………………………………………… (43)

第一节　术前准备与评估 …………………………………………………… (43)

第二节　神经外科体表定位标志 …………………………………………… (49)

第三节　体位与手术入路 …………………………………………………… (51)

第四节　颅内血肿手术 ……………………………………………………… (56)

第五节　开放性脑损伤手术 ………………………………………………… (67)

第六节　缺血性脑血管病手术 ……………………………………………… (71)

第七节　高血压脑出血手术 ………………………………………………… (80)

第八节　脑血管畸形手术 …………………………………………………… (84)

第九节　颅内动脉瘤手术 …………………………………………………… (87)

第十节　脑膜瘤切除术 ……………………………………………………… (91)

第十一节　小脑半球良性肿瘤切除术 ………………………………………… （100）

第十二节　大脑半球恶性胶质瘤手术 ………………………………………… （102）

第十三节　其他颅内肿瘤切除术 ……………………………………………… （105）

第三章　神经外科疾病介入治疗 ………………………………………………… （109）

第一节　血管内神经介入治疗的常用器械 …………………………………… （109）

第二节　脑血管造影术 ………………………………………………………… （111）

第三节　缺血性脑血管病急性期的介入治疗 ………………………………… （114）

第四节　椎-基底动脉狭窄的介入治疗 ……………………………………… （131）

第五节　颈内动脉-海绵窦瘘的介入治疗 …………………………………… （142）

第六节　脑动静脉畸形的介入治疗 …………………………………………… （145）

第七节　颅内动脉瘤的介入治疗 ……………………………………………… （152）

第八节　脊髓血管畸形的介入治疗 …………………………………………… （157）

第四章　神经外科患者重症监护 ………………………………………………… （165）

第一节　神经外科重症监护单元(室) ………………………………………… （165）

第二节　脑功能监测 …………………………………………………………… （171）

第三节　脑外器官系统监测 …………………………………………………… （174）

第四节　神经外科患者围术期的重症监护 …………………………………… （181）

第五节　神经外科重症患者的感染预防 ……………………………………… （199）

第五章　颅脑损伤 ………………………………………………………………… （202）

第一节　头皮损伤 ……………………………………………………………… （202）

第二节　颅骨骨折 ……………………………………………………………… （206）

第三节　原发性脑损伤 ………………………………………………………… （214）

第四节　颅内压增高与脑疝 …………………………………………………… （226）

第五节　颅内血肿 ……………………………………………………………… （238）

第六节　外伤性硬膜下积液 …………………………………………………… （260）

第七节　外伤性脑水肿 ………………………………………………………… （264）

第六章　颅脑肿瘤 ………………………………………………………………… （271）

第一节　颅内脂肪瘤 …………………………………………………………… （271）

第二节　少突胶质细胞瘤 ……………………………………………………… （273）

第三节　多形性胶质母细胞瘤···（275）

第四节　星形细胞瘤···（277）

第五节　脑膜瘤··（282）

第六节　垂体腺瘤···（291）

第七节　神经纤维瘤···（311）

第八节　神经鞘瘤···（313）

第七章　脑血管疾病···（319）

第一节　壳核出血···（319）

第二节　尾状核出血···（321）

第三节　带状核出血···（323）

第四节　脑干出血···（325）

第五节　脑叶出血···（329）

第六节　脑室出血···（333）

第七节　小脑出血···（335）

第八节　丘脑出血···（338）

第九节　蛛网膜下腔出血···（341）

第十节　高血压脑出血···（358）

第十一节　缺血性脑血管病···（372）

第十二节　烟雾病···（381）

第十三节　脑动脉硬化症···（391）

第十四节　颅内血管畸形···（397）

第十五节　颅内静脉血栓···（412）

第十六节　颅内动脉瘤···（415）

第八章　脑积水···（426）

第一节　成人脑积水···（426）

第二节　儿童脑积水···（429）

第九章　功能性疾病···（440）

第一节　特发性面神经炎···（440）

第二节　三叉神经痛···（442）

第三节　舌咽神经痛…………………………………………………………（445）

第四节　偏侧面肌痉挛………………………………………………………（449）

第五节　交感神经疾病………………………………………………………（450）

第六节　痉挛性斜颈…………………………………………………………（454）

第七节　肌张力障碍…………………………………………………………（462）

第八节　帕金森病……………………………………………………………（464）

参考文献……………………………………………………………………（475）

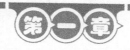

神经外科常见症状与体征

第一节 头 痛

头痛一般是指眉以上至枕下部的头颅上半部之疼痛。大多数头痛是由头颅的疼痛感受器受到某种致痛因素(物理性或化学性)刺激,形成异常神经冲动,经痛觉传导通路传递到人脑皮质而产生痛觉。头部的致痛结构:颅外的有头皮、肌肉、帽状腱膜、骨膜、血管及末梢神经,其中以动脉、肌肉、末梢神经最敏感;颅内的有血管(脑底动脉环及其分支、脑膜动脉、静脉窦及其引流静脉)、硬脑膜(特别是颅底部)、脑神经(主要是三叉、舌咽、迷走神经)和 $C_{1\sim3}$ 脊神经分支。

一、常见原因

(一)原发性头痛

原发性头痛包括偏头痛、丛集性头痛、紧张型头痛。

(二)继发性头痛

1.颅腔内疾病

(1)炎症性疾病:脑膜炎、脑炎、脑脓肿、蛛网膜炎。

(2)占位性病变:颅内肿瘤、寄生虫性囊肿及肉芽肿。

(3)脑血管疾病:脑血管意外、高血压脑病、动脉瘤、静脉窦血栓形成。

(4)头颅外伤:脑震荡、脑挫裂伤、硬脑膜外及硬脑膜内出血、脑震荡后综合征。

(5)颅内低压性头痛。

(6)头痛型癫痫、癫痫后头痛。

2.颅腔邻近结构的病变

(1)骨膜炎、骨髓炎。

(2)三叉神经、舌咽神经、枕大神经、枕小神经。

(3)青光眼、屈光及调节障碍,副鼻窦炎、鼻咽癌,中耳炎及内耳炎,齿髓炎。

(4)颈椎病。

(5)颞动脉炎。

3.全身及躯体某些系统疾病

(1)传染病:流行性感冒、伤寒、肺炎、疟疾等。

（2）中毒：一氧化碳、酒精、颠茄、铅、汞等。

（3）内脏疾病：尿毒症、糖尿病、痛风、心脏病、肺气肿、高血压、贫血、更年期综合征、甲状腺功能亢进。

4.精神性因素

抑郁症、神经症。

二、诊断

头痛是临床上最常见的一种症状，涉及头痛的疾病很多，其病因及发病机制非常复杂，应详细收集病史资料，并进行必要的检查，加以客观分析，大多数可获明确的诊断。

（一）病史

详细了解头痛发生的诱因和形式、部位、性质及伴随症状，可提供进一步检查的线索，有助于诊断。询问病史时必须注意下列几方面。

1.头痛的部位

由于病变刺激不同的神经而形成疼痛部位的差异。颅外组织的疼痛一般是局限性的，多在受刺激处或其神经支配的区域。颅内幕上敏感结构所致的疼痛由三叉神经传导，常出现在额、颞、顶区；幕下结构所致的疼痛由舌咽、迷走神经及 $C_{1\sim3}$ 脊神经传导，出现于枕部、上颈部、耳和咽喉部。

2.头痛的时间

各种原因头痛的发作时间各不相同。突然发生，持续时间极短，多为功能性疾病，神经痛可短至数秒或数十秒，频繁发作；偏头痛常持续数小时或 $1\sim2$ d；慢性持续性头痛以器质性病变多见，如头部邻近器官（眼、鼻、耳）的疾病，可持续多日；而持续性进行性头痛，则可见于颅内高压、占位性病变；但神经症的头痛可长年不断，波动性较大，随着情绪或体内外因素而变化；早晨头痛加剧者，主要是颅内压增高所致，但也可见于炎性分泌物蓄积的额窦炎或筛窦炎；丛集性头痛多在每天睡眠中发生。

3.头痛的性质

一般不同原因的头痛各有特性，如电击样或刀割样的放射性疼痛多为神经痛；搏动性跳痛，常见于血管性头痛，尤以偏头痛为典型；眼、耳、鼻疾病所伴发者，大多数是胀痛或钝痛；抑郁症、神经症则是隐隐作痛，时轻时重。

4.头痛的程度

头痛严重程度不能直接反映病变的严重程度，但可受病变部位、对痛觉敏感结构的侵害情况、个体反应等因素的影响。通常剧烈头痛见于神经痛、偏头痛、脑膜炎、蛛网膜下腔出血等；中等度头痛，主要出现于占位性病变；轻度头痛，可见于神经症及某些邻近器官（耳、眼、鼻）病变。

5.头痛发生的速度及影响因素

急性突发性头痛，多为脑出血、蛛网膜下腔出血等；亚急性发生的头痛可见于颅内感染；缓慢发生的头痛见于紧张型头痛；而呈进行性加重者，多为颅内占位性病变；反复发作的头痛多为血管性头痛。咳嗽、用力或头部转动，常使颅内压增高而头痛加剧；直立位可使紧张型头痛、低颅压性头痛等加重，而使丛集性头痛减轻；压迫颞、额部动脉或颈总动脉可使血管性头痛减轻。

6.伴随症状

头痛时伴恶心、呕吐、面色苍白、出汗、心悸等自主神经症状,主要见于偏头痛;头痛伴进行性加剧的恶心、呕吐,常为颅内高压的征兆;体位变化时出现头痛加重或意识障碍,见于脑室内肿瘤、颅后窝或高颈段病变;头痛发作时伴有视力障碍、复视,多为偏头痛;头痛伴眼底视盘水肿或出血,常为颅内高压症或高血压性脑病;头痛伴明显眩晕,多见于颅后窝病变;在头痛早期出现精神症状,如淡漠或欣快,可能为额叶病变。

7.其他病史

必须注意全身其他系统器官的病史,尚应该了解清楚家族史、用药史、外伤史、手术史、月经及烟酒嗜好等情况。

(二)体征

可以引起头痛的疾病甚多,临床检查比较复杂,通常必须包括下列几方面。

1.内科检查

许多内脏器官或系统的疾病可发生头痛,除了测量体温、血压、呼吸等一般项目外,应按系统详细检查。如高血压、感染性疾病的发热、中暑、缺氧(如一氧化碳中毒)、慢性肺部疾病的高碳酸血症、严重贫血或红细胞增多症等,均可因脑血流增加而致头痛;而内源性和外源性毒素作用、大量饮酒,则可因脑血管扩张而出现头痛。

2.五官检查

头部邻近器官的疾病也是头痛常见的原因,因此,对头痛患者应仔细检查五官的情况,以便及时查出有关的疾病。例如,在眼部的视神经炎、儿童的屈光不正、青光眼、眼部表浅炎症(结膜炎、角膜炎、睑板腺炎、泪囊炎等)及眶部组织的炎症;在耳鼻喉方面有鼻炎、鼻旁窦炎、咽炎、中耳炎或鼻咽部肿瘤。另外,颞颌关节病及严重的牙病也可反射性引起头痛。

3.神经系统检查

颅内许多疾病均可引起头痛,故全面的神经系统检查是非常重要的,必须逐项进行,其中头颈部及脑神经尤应仔细检查。通过对阳性体征的综合分析,大多可推断病变的部位,如颅内占位性病变、急性脑血管病、脑或脑膜的炎症等。

4.精神检查

有不少精神科疾病可伴有头痛。神经症是最常见的,头痛部位多变,疼痛的程度与心境的好坏密切相关;隐匿性抑郁症的情绪症状可被躯体症状所掩盖,常呈一些包括头痛在内的全身不典型的疼痛,有些患者拒绝探讨心理和情绪的问题,仅以头痛为唯一主诉。因此,在排除了器质性病变后还应考虑到某些精神因素,需经过仔细的精神检查才能发现其原因。

(三)辅助检查

为了彻底查明引起头痛的病变原因,必须进行有关的辅助检查,但应根据患者的具体情况和客观条件来选择性地应用。

1.颅脑方面

为排除或明确颅内病变,通常根据病情和医疗单位的条件来选择相应的检查,如颅X线片(包括颅底、内听道)、脑电图、经颅多普勒超声检查、脑血管造影、放射性核素脑扫描、CT或磁共振成像检查等。必须指出脑脊液检查,对确定颅内炎症和出血(特别是蛛网膜下腔出血)有重要价值,但若怀疑肿瘤等占位性病变,特别是颅后窝的占位性病变,务必谨慎从事,防止导致脑疝的危险。

2.内科方面

依据临床表现及体格检查所提供的线索,根据需要选择必要的检查,如血常规、尿常规、血糖、红细胞沉降率(血沉)、尿素氮、肝功能、血气分析、心电图及内分泌功能等检查。

3.五官方面

主要是眼、耳、鼻、喉及口腔等专科检查,以检查出可能引起头痛的有关疾病。

三、鉴别诊断

头痛病因众多,多以病因结合发病机制来分类,诊断时首要根据临床特点来决定。

(一)原发性头痛

1.偏头痛

青年女性多见,多有家族史,特征为突然发作性头部剧烈疼痛,可自行或药物缓解,间歇期无症状,易复发。

(1)有先兆的偏头痛:临床较少见,多有家族史,常在青春期发病,呈周期性发作,发作过程分4期:①先兆期。在头痛发作前 10～20 min 出现视觉先兆,如闪光、暗点、黑矇,少数可出现烦躁、眩晕、言语含糊、口唇或手指麻木等。②头痛前期。颅外动脉扩张引起的搏动性头痛,多位于一侧的前头部,也可为双侧或两侧交替。③头痛极期。头痛剧烈,范围可扩散,伴面色苍白、恶心、呕吐、畏光,症状持续数小时或1～2 d,数天不缓解者,称偏头痛持续状态。④头痛后期。头痛渐减轻,多转为疲劳感、思睡,有时见兴奋、欣快,经 1～2 d 消失。

(2)无先兆的偏头痛:临床最多见,先兆症状不明显,头痛程度较有先兆的偏头痛轻,持续时间较长,可持续数天。

(3)特殊类型偏头痛:临床上很少见。①基底动脉型偏头痛。常见于青年女性,与经期有密切关系,先兆症状累及脑干、小脑和枕叶,类似基底动脉缺血的表现,如视力障碍、眩晕、耳鸣、共济失调、构音障碍等,数分钟至半小时后出现枕部搏动性头痛,伴恶心、呕吐,甚至出现短暂意识障碍。②眼肌瘫痪型偏头痛。头痛以眼眶和球后部为主,头痛减轻后出现同侧眼肌瘫痪,常表现为动眼神经麻痹,数小时至数周内恢复。③偏瘫型偏头痛。头痛发作的同时或过后出现同侧或对侧肢体不同程度的瘫痪,并可持续一段时间,脑电图可见瘫痪对侧半球出现慢波。

2.丛集性头痛

丛集性头痛以青壮年男性多见,多无家族史。特征为无先兆的突然一侧头痛,起于眶周或球后,向同侧颅顶、颜面部扩散,伴同侧结膜充血、流泪、鼻塞、面红。多在夜间睡眠中突然发生,每次持续数十分钟至数小时;每天一至数次,并规律地在相同的部位和每天相同的时间出现,饮酒、精神紧张或服用血管扩张剂可诱发,丛集期持续 3～6 周。间隔数月或数年后再发。

3.紧张型头痛

紧张型头痛是慢性头痛中最常见的一种;主要是由于精神紧张或因特殊头位引起的头颈部肌肉的持久性收缩所致;可发生于枕部、双颞部、额顶部或全头部,有时还可扩散至颈、肩及背部,呈压迫、沉重、紧束样钝痛,颈前后屈伸可诱发,局部肌肉可有压痛和僵硬感。头痛虽然可影响日常生活,但很少人因头痛而卧床不起,通常持续数天至数月,常伴紧张、焦虑、烦躁及失眠,很少有恶心、呕吐。

（二）继发性头痛

1.颅内压变动性头痛

由于颅内压改变,牵引颅内疼痛敏感结构(主要是血管)引起头痛。颅内高压性头痛大多为全头痛,在晨间和疲劳后加剧,咳嗽、喷嚏、低头、屏气用力时,促使头痛加重,幕上占位性病变常以额颞部头痛为多,幕下占位性病变以后枕部头痛为著。颅内低压性头痛常见于腰穿后,偶见于脱水、禁食、腹泻后,部分患者原因不明,为额部或枕部持续性胀痛、钝痛,直立时加剧,平卧后减轻或消失,卧床和补盐可使症状消失。

2.颅脑损伤性头痛

颅脑损伤性头痛多为受伤部位的头皮、脑膜神经受损或压迫所致,如颅骨骨折、继发性蛛网膜下腔出血、硬膜下血肿等。

3.感染引起的头痛

中枢神经系统或全身性感染性疾病均可出现头痛,多为枕部痛,后转为全头痛,性质为钝痛或搏动性,活动后加剧,下午和夜间较重,体温、血常规和病原学检查常可提供感染的证据。脑膜炎的头痛可因直立或屈颈而加剧,卧位时减轻,随炎症消退而缓解。

4.头部邻近器官组织病变的头痛

头部附近的器官病变也可引起头痛,常有扩散性疼痛,如眼部病变多在眶及额部疼痛,鼻、鼻窦及咽部所致多为额部或额颞部疼痛,严重牙痛也扩散至同侧额颞部。

5.全身性疾病的头痛

发热、中毒、缺氧、高血压、高碳酸血症均可通过增加脑血流,甚至扩张脑血管而引起头痛,同时具有全身各系统功能障碍的征象。常为持续性全头部搏动性疼痛,早晨较重,低头或屏气用力时加剧。

6.脑血管病变导致的头痛

脑血管病变导致的头痛见于脑出血、颅内动脉瘤、脑动脉炎、脑动脉硬化、脑血管畸形,可伴有相应的定位体征。颞动脉炎常呈持续性和搏动性颞部疼痛,平卧位时加剧,常有视力损害,颞动脉明显扩张、隆起、压痛。

7.精神性头痛

神经症、抑郁症等,经常出现头痛,部位不定,性质多样,呈钝痛、胀痛,易受环境和情绪的影响,持续数周甚至数年,常伴记忆力、注意力及睡眠等精神方面的症状。

（沈江涌）

第二节　眩　晕

眩晕是临床常见症状,多为自身或周围物体沿一定方向与平面旋转,或为摇晃浮沉感,属运动性或位置性幻觉,是一种人体空间定位平衡障碍。患者自觉自身或外界物体呈旋转感或升降、直线运动、倾斜、头重脚轻感,有时主诉头晕常缺乏自身或外界物体的旋转感,仅表现为步态不稳、头重脚轻感。正常情况下,机体在空间的平衡由视觉、本体感觉及前庭迷路感觉的相互协调与配合来实现,视觉认识并判断周围物体的方位及其与自身的关系,深感觉了解自身的姿势、位置、运动的范围及幅度,前庭系统辨别肢体运动的方向及所处的位置,并经相关大脑皮质及皮质下结构的整合不断调整偏差平衡人体的空间定位。

一、发生机制

人体平衡与定向功能依赖于视觉、本体觉及前庭系统,以前庭系统对躯体平衡的维持最为重要。前庭系统包括内耳迷路末梢感受器(半规管中的壶腹嵴、椭圆囊和球囊中的位觉斑)、前庭神经、脑干中的前庭诸核、小脑蚓部、内侧纵束及前庭皮质代表区(颞叶)。前庭神经起源于内耳的前庭神经节的双极细胞,其周围突分布于3个半规管的壶腹嵴、椭圆囊斑和球囊斑,中枢突组成前庭神经,与耳蜗神经一起经内听道至脑桥尾部终止于4个前庭核。一小部分纤维直接进入小脑,止于顶核及绒球小结,前庭核通过前庭小脑束与小脑联系;前庭核又发出纤维形成前庭脊髓束参与内侧纵束,与眼球运动神经核、副神经核、网状结构及脊髓前角等联系。

前庭受到刺激时可产生眩晕、眼球震颤和平衡失调等症状。前庭系统中神经递质,如乙酰胆碱、谷氨酸、去甲肾上腺素和组胺等参与了眩晕的发生与缓解。正常时,前庭感觉器在连续高强频率兴奋时释放神经动作电位,并传递至脑干前庭核。单侧的前庭病变迅速干扰了一侧紧张性电位发放率,引起左右两侧前庭向脑干的动作电位传递不平衡,导致眩晕。

眩晕的临床表现、症状的轻重及持续时间的长短与起病的快慢、单侧或双侧前庭损害、是否具备良好的前庭代偿功能等因素有关。起病急骤,自身的前庭代偿功能来不及建立,患者眩晕重,视物旋转感明显,稍后因自身调节性的前庭功能代偿,眩晕逐渐消失,故前庭周围性眩晕大多呈短暂性发作;双侧前庭功能同时损害,如耳毒性药物所致前庭病变,两侧前庭动作电位的释放在低于正常水平下基本维持平衡,通常不产生眩晕,仅表现为躯干平衡不稳和摆动幻觉,但因前庭不能自身调节代偿,症状持续较久,恢复慢。前庭核与眼球运动神经核之间有密切联系,前庭感受器受到病理性刺激时常出现眼震。前庭各核通过内侧纵束、前庭脊髓束及前庭-小脑-红核-脊髓等通路,与脊髓前角细胞相连接。因此,前庭损害时可出现躯体向一侧倾倒及肢体错误定位等体征;前庭核还与脑干网状结构中的血管运动中枢、迷走神经核等连接,损害时伴有恶心、呕吐、苍白、出汗,甚至有血压、呼吸、脉搏等改变。前庭核对血供和氧供非常敏感,内听动脉供应前庭及耳蜗的血液。该动脉有两个分支:大的耳蜗支供应耳蜗和前庭迷路的下半部分,小的前庭动脉支供应前庭迷路上半部包括外半规管(水平半规管)和椭圆囊,两支血管在下前庭迷路水平有吻合,但在前庭迷路的上半部则无吻合。由于前庭前动脉的血管径较小,又缺乏侧支循环,前庭迷路上半部分选择性地对缺血更敏感,故颅内血管即使是微小的改变(如狭窄或闭塞)后血压下降,均影响前庭系统的功能而出现眩晕。

二、病因

根据病变部位及眩晕的性质,眩晕可分为前庭系统性眩晕及非前庭系统性眩晕。

(一)前庭系统性眩晕

由前庭系统病变引起。

1.周围性眩晕

周围性眩晕见于梅尼埃病、前庭神经元炎、中耳炎、迷路炎、位置性眩晕等。可有:①眩晕,如突然出现,左右上下摇晃感,持续时间短(数分钟、数小时、数天),头位或体位改变症状加重,闭目症状不能缓解。②眼球震颤,是指眼球不自主有节律的反复运动,可分急跳型和摇摆型两型。急跳型是眼球先缓慢向一个方向运动至眼窝极限,即慢相;随后出现纠正这种偏移的快动作,即快相。因快相较慢相易识别,临床上以快相方向为眼震方向。周围性眩晕时眼震与眩晕同时并存,为水平性或水平加旋转性眼震,绝无垂直性,眼震幅度细小,眼震快相向健侧或慢相向病灶侧。向健侧注视眼震加重。③平衡障碍,如站立不稳,上下左右摇晃、旋转感。④自主神经症状,如伴严重恶心、呕吐、出汗和脸色苍白等。⑤伴明显耳鸣、听力下降、耳聋等症状。

2.中枢性眩晕

因前庭神经颅内段、前庭神经核、核上纤维、内侧纵束及皮质和小脑的前庭代表区病变所致,多见于椎基底动脉供血不足、小脑、脑干及第四脑室肿瘤、颅高压、听神经瘤和癫痫等。表现为:①持续时间长(数周、数月甚或数年),程度较周围性眩晕轻,常为旋转或向一侧运动感,闭目后症状减轻,与头位或体位变化无关。②眼球震颤。粗大,持续存在,与眩晕程度不一致,眼震快相向健侧(小脑病变例外)。③平衡障碍。站立不稳,摇晃、运动感。④自主神经症状。不明显,可伴有恶心、呕吐。⑤无耳鸣,听力减退、耳聋等症状,但有神经系统体征。

(二)非前庭系统性眩晕

非前庭系统性眩晕由前庭系统以外的全身系统疾病引起,可产生头晕眼花或站立不稳,无眩晕、眼震,不伴恶心、呕吐。常由眼部疾病、贫血、血液病、心功能不全、感染、中毒及神经功能失调。视觉病变(屈光不正、眼肌麻痹等)出现假性眼震,即眼球水平来回摆动、节律不整、持续时间长。很少伴恶心、呕吐。深感觉障碍引起的是姿势感觉性眩晕,有深感觉障碍及闭目难立征阳性。

三、诊断

(一)询问病史

仔细询问病史,了解眩晕发作的特点、眩晕的程度及持续的时间、发作时伴随的症状、有无诱发因素、有无耳毒性药物及中耳感染等相关病史,应鉴别真性或假性眩晕及周围性或中枢性眩晕(表 1-1)等。

表 1-1　周围性眩晕与中枢性眩晕的鉴别要点

	周围性眩晕	中枢性眩晕
1.起病	多较快,可突然发作	较缓慢,逐渐加重
2.性质	真性眩晕,有明显的运动错觉(中毒及双侧神经则以平衡失调为主)	可呈头晕,平衡失调,阵发性步态不稳
3.持续时间	多较短(中毒及炎症除外)数秒(位置性眩晕)至数小时(梅尼埃病一般 20 min 至数小时)	多持续较长(轻度椎-基底动脉供血不足也可呈短暂眩晕)
4.消退	逐渐减轻,消退	多持续不退,逐渐加重
5.间歇(缓解期)	梅尼埃病有间歇期,间歇期无眩晕或头晕,中毒及炎症无间歇期	无间歇期,但可持续轻晕,阵发性加重或突然步态歪斜
6.听力症状	可伴耳鸣、耳堵及听力下降,梅尼埃病早期呈波动性听力下降	桥小脑角占位性病变可有耳鸣及听力逐渐下降,以高频为重也可呈听力突降,其他中枢性眩晕也可无听力症状
7.自主神经性症状	眩晕严重时伴冷汗、苍白、唾液增多、恶心、呕吐、大便次数增多(迷走神经症状及体征)	可无自主神经性症状

	周围性眩晕	中枢性眩晕
8.自发性眼震	在眩晕高潮时出现,水平型或旋转型,有快慢相之分,方向固定,持续时间不长	如伴眼震,可持续较长时间,可出现各种类型眼震,如垂直型、翘板型等,可无快、慢相之分,方向不固定,可出现凝视性眼震
9.眼震电图	无过冲或欠冲现象,固视抑制正常,视动性眼球震颤(OKN)正常,诱发眼震方向及类型有规律可循,可出现前庭重振现象	可出现过冲或欠冲现象,固视抑制失败,OKN可不正常,可出现错型或错向眼震,可出现凝视性眼震
10.其他中枢神经系统	无其他中枢神经系统症状和体征,无意识丧失	可同时伴有展神经、三叉神经、面神经症状与体征,可伴意识丧失
11.周围其他情况	梅尼埃病患者血压可偏低,脉压小	可有高血压、心血管疾病、贫血等

(二)体格检查

对神经系统做详细检查尤其应注意有无眼震,眼震的方向、性质和持续时间,是自发性或诱发性。伴有眼震多考虑前庭、迷路和小脑部位的病变;检查眼底有无视神经盘水肿、有无听力减退和共济失调等。注意血压、心脏等情况。

(三)辅助检查

疑有听神经瘤应做内听道摄片,颈源性眩晕摄颈椎片,颅内占位性病变、脑血管病变选择性行头颅 CT 或 MRI 扫描,任何不能用周围前庭病变解释的位置性眩晕和眼震均应考虑中枢性病变,应行颅后窝 MRI 检查,还应作前庭功能、脑干听觉诱发电位检查及贫血、低血糖、内分泌紊乱等相关检验。

四、治疗

眩晕是一大综合征,包括许多疾病,但患者一般发病较急,需要立即果断处理,以减轻症状。

(一)临时一般处理

(1)应立刻卧床,给予止晕、止吐:常用药物东莨菪碱 0.3 mg 或山莨菪碱 10 mg 肌内注射。地西泮可减轻患者眩晕、紧张、焦虑。口服地芬尼多或茶苯海明等抗组胺药,控制眩晕。

(2)输液:纠正水、电解质失衡。

(3)脱水:适用于颅内压增高、梅尼埃病、内分泌障碍而致水潴留等引起的眩晕,如 20% 甘露醇静脉滴注、呋塞米 20 mg 静脉注射或口服。

(4)血管扩张药:用于脑血管供血不足引起的眩晕,如盐酸培他定 500 mL 静脉滴注、5% 碳酸氢钠溶液 250 mL 静脉滴注。对锁骨下盗血综合征,禁用血管扩张药和降压药,以免"盗血"加重。

(5)肾上腺皮质激素:适用于梅尼埃病、颅内压增高、脱髓鞘疾病等。

(二)病因治疗

积极寻找原发病,如果为中耳炎引起,可抗感染或耳科手术治疗;由颅内占位引起,应尽快手术,解除压迫;颈椎病引起者,经对症处理效果不好,可考虑颈椎牵引或手术。

(沈江涌)

第三节 昏 迷

一、诊断思路

昏迷是脑功能衰竭的突出表现,是各种病因引起的觉醒状态与意识内容及身体运动均完全丧失的一种极严重的意识障碍,对剧烈的疼痛刺激也不能觉醒。

意识是自己处于觉醒状态,并能认识自己与周围环境。人的意识活动包括"觉醒状态"与"意识内容"两个不同但又相互有关的组成部分。前者是指人脑的一种生理过程,即与睡眠呈周期性交替的清醒状态,属皮质下激活系统的功能;后者是指人的知觉、思维、情绪、记忆、意志活动等心理过程(精神活动),还有通过言语、听觉、视觉、技巧性运动及复杂反应与外界环境保持联系的机敏力,属大脑皮质的功能。意识正常状态即意识清醒,表现为对自身与周围环境有正确理解,对内外环境的刺激有正确反应,对问话的注意力、理解程度及定向力和计算力都是正常的。意识障碍就是意识由清醒状态向着昏迷转化,是指觉醒水平、知觉、注意、定向、思维、判断、理解、记忆等许多心理活动一时性或持续性的障碍。尽管痴呆、冷漠、遗忘、失语等,都是意识内容减退的表现,但只要在其他行为功能还能做出充分和适当的反应,就应该认为意识还是存在的。

按照生理与心理学基础可将意识障碍分为觉醒障碍和意识内容障碍两大类。根据检查时刺激的强度和患者的反应,可将觉醒障碍区分为以下 5 级:①嗜睡主要表现为病理性睡眠过深,患者意识存在,对刺激有反应,瞳孔、角膜、吞咽反射存在,唤醒后可作正确回答,但随即入睡,合作欠佳。②昏睡或蒙眬。这是一种比嗜睡深而又较昏迷稍浅的意识障碍。昏睡时觉醒水平、意识内容及随意运动均减至最低程度。患者不能自动醒转,在持续强烈刺激下能睁眼、呻吟、躲避,意识未完全丧失,对刺激反应时间持续很短,浅反射存在,可回答简单问题,但常不正确。③浅昏迷。仅对剧痛刺激(如压迫眶上神经)稍有防御性反应,呼之偶应,但不能回答问题,深浅反射存在(如吞咽、咳嗽、角膜和瞳孔光反射)。呼吸、血压、脉搏一般无明显改变。④中度昏迷。对强烈刺激可有反应,浅反射消失,深反射减退或亢进,瞳孔光反射迟钝,眼球无转动,呼吸、血压、脉搏已有明显改变,常有尿失禁。⑤深昏迷。对一切刺激均无反应,瞳孔光反射迟钝或消失,四肢张力消失或极度增高,并有尿潴留,呼吸不规则,血压下降。

意识内容障碍常见于以下 3 种:①意识混浊。包括觉醒与认识两方面的障碍,为早期觉醒功能低下,并有认识障碍、心烦意乱、思考力下降、记忆力减退等。表现为注意力涣散,感觉迟钝,对刺激的反应不及时,不确切,定向不全。②精神错乱。患者对周围环境的接触程度障碍,认识自己的能力减退,思维、记忆、理解与判断力均减退,言语不连贯并错乱,定向力亦减退。常有胡言乱语、兴奋躁动。③谵妄状态。表现为意识内容清晰度降低,伴有睡眠-觉醒周期紊乱和精神运动性行为。除了上述精神错乱以外,尚有明显的幻觉、错觉和妄想。幻觉以视幻觉最为常见,其次为听幻觉。幻觉的内容极为鲜明、生动和逼真,常具有恐怖性质。因而,患者表情恐惧,发生躲避、逃跑或攻击行为。患者言语增多,不连贯,或不易被理解,有时则大喊大叫。谵妄或精神错乱状态多在晚间加重,也可具有波动性,发作时意识障碍明显,间歇期可完全清楚,但通常随病情变化而变化,持续时间可数小时、数天甚至数周不等。

(一)病史和检查

任何原因所致的弥漫性大脑皮质和(或)脑干网状结构的损害或功能抑制均可造成意识障碍和昏迷。因此,对昏迷的诊断需要详询病史、细致而全面的体检及必要的辅助检查。

病史应着重了解:①发生昏迷的时间、诱因、起病缓急、方式及其演变过程。如突然发生、进行性加剧、持续性昏迷者,常见于急性出血性脑血管病、急性感染中毒、严重颅脑损伤等;缓慢起病、逐渐加重多为颅内占位性病变、代谢性脑病等。②昏迷的伴随症状及相互间的关系。如首先症状为剧烈头痛者要考虑蛛网膜下腔出血、脑出血、脑膜炎;高热、抽搐起病者结合季节考虑乙型脑炎、流行性脑脊髓膜炎;以精神症状开始应考虑脑炎、额叶肿瘤等;老年患者以眩晕起病要考虑小脑出血或椎-基底动脉系的缺血。③昏迷发生前有无服用药物、毒物或外伤史,既往有无类似发作,若有,则应了解此次与既往发作的异同。④既往有无癫痫、精神疾病、长期头痛、视力障碍、肢体运动受限、高血压和严重的肝、肾、肺、心脏疾病及内分泌代谢疾病等。

体格检查时,应特别注意发现特异性的体征,如呼吸气味(肝臭、尿臭、烂苹果、酒精、大蒜等)、头面部伤痕、皮肤瘀斑、出血点、蜘蛛痣、黄疸、五官流血、颈部抵抗、心脏杂音、心律失常、肺部哮鸣音、水泡音、肝脾大、腹水征等,以及生命体征的变化。全面的神经系统检查应偏重于神经定位体征和脑干功能的观察。①神经定位体征。肢体瘫痪若为单肢瘫或偏瘫则为大脑半球病变;若为一侧脑神经麻痹(如面瘫)伴对侧偏瘫即交叉性瘫则为脑干病变。双眼球向上或向下凝视,为中脑病变;眼球一上一下,多为小脑病变;双眼球向偏瘫侧凝视,为脑干病变,向偏瘫对侧凝视,为大脑病变;双眼球浮动提示脑干功能尚存,而呈钟摆样活动,提示脑干已有病变(如脑桥出血),若双眼球固定,则示脑干功能广泛受累;水平性或旋转性眼球震颤见于小脑或脑干病变,而垂直性眼球震颤见于脑干病变。②脑干功能观察。主要观察某些重要的脑干反射及呼吸障碍类型,以判断昏迷的程度,也有助于病因诊断。双侧瞳孔散大,光反射消失,提示已累及中脑,也见于严重缺氧及颠茄、阿托品、氰化物中毒;一侧瞳孔散大,光反射消失,提示同侧中脑病变或颞叶钩回疝;双侧瞳孔缩小见于安眠药、有机磷、吗啡等中毒及尿毒症,也见于脑桥、脑室出血。垂直性头眼反射(头后仰时两眼球向下移动,头前屈时两眼球向上移动)消失提示已累及中脑;睫毛反射、角膜反射、水平性头眼反射(眼球偏向头转动方向的对侧)消失,提示已累及脑桥。吞咽反射、咳嗽反射消失,提示已累及延髓。呼吸障碍如潮式呼吸提示累及大脑深部及脑干上部,也见于严重心力衰竭;过度呼吸提示已累及脑桥,也见于代谢性酸中毒、低氧血症和呼吸性碱中毒;叹息样抑制性呼吸提示已累及延髓,也见于大剂量安眠药中毒。③其他重要体征包括眼底检查、脑膜刺激征等。实验室检查与特殊检查应根据需要选择进行,但除三大常规外,对于昏迷患者,血液电解质、尿素氮、二氧化碳结合力(CO_2CP)、血糖等应列为常规检查;对病情不允许者必须先就地抢救,视病情许可后再进行检查。脑电图、头 CT 和 MRI 及脑脊液检查对昏迷的病因鉴别有重要意义。

(二)判断是否为昏迷

临床上可见到特殊类型的意识障碍,呈现意识内容活动丧失而觉醒能力尚存。患者表现为双目睁开,眼睑开闭自如,眼球无目的地活动,似乎给人一种意识清醒的感觉;但其知觉、思维、情感、记忆、意识及语言等活动均完全丧失,对自身及外界环境不能理解,对外界刺激毫无反应,不能说话,不能执行各种动作命令,肢体无自主运动,称为睁眼昏迷或醒状昏迷。常见于以下 3 种情况。

1.去大脑皮质状态

去大脑皮质状态是由于大脑双侧皮质发生弥漫性的严重损害所致。特点是皮质与脑干的功能出现分离现象:大脑皮质功能丧失,对外界刺激无任何意识反应,不言不语;而脑干各部分的功能正常,患者眼睑开闭自如,常睁眼凝视(即醒状昏迷),痛觉灵敏(对疼痛刺激有痛苦表情及逃避反应),角膜与瞳孔对光反射均正常。四肢肌张力增高,双上肢常屈曲,双下肢伸直(去皮质强直),大小便失禁,还可出现吸吮反射及强握反射,甚至伴有手足徐动、震颤、舞蹈样运动等不随意运动,双侧病理征阳性。

2.无动性缄默

无动性缄默或称运动不能性缄默,以不语、肢体无自发运动,但却有眼球运动为特征的一种特殊类型意识障碍。可由于丘脑下部-前额叶的多巴胺通路受损,使双侧前额叶得不到多巴胺神经元的兴奋冲动而引起。但临床上以间脑中央部或中脑的不完全损害,使正常的大脑皮质得不到足够的脑干上行网状激活系统兴奋冲动所致者更为常见。有人把前者原因所致者称无动性缄默Ⅰ型,后者称无动性缄默Ⅱ型。主要表现为缄默不语或偶有单语小声稚答语,安静卧床,四肢运动不能,无表情活动,但有时对疼痛性刺激有躲避反应,也有睁眼若视、吞咽等反射活动,有觉醒-睡眠周期存在或过度睡眠现象。

3.持续性植物状态

患者发生严重颅脑损伤后,长期缺乏高级精神活动,能维持基本生命功能,但无任何意识心理活动。

神经精神疾病所致有几种貌似昏迷状态:①精神抑制状态。常见于强烈精神刺激后或癔症性昏睡发作,患者表现出僵卧不语,对刺激常无反应,双眼紧闭,掰开眼睑时有明显抵抗感,并见眼球向上翻动,放开后双眼迅速紧闭,瞳孔大小正常,光反射灵敏,眼脑反射和眼前庭反射正常,无病理反射,脑电图呈现觉醒反应,经适当治疗可迅速复常。癔症性昏睡,多数尚有呼吸急促,也有屏气变慢,检查四肢肌张力增高,对被动活动多有抵抗,有时四肢伸直、屈曲或挣扎、乱动。常呈阵发性,多属一过性病程,在暗示治疗后可迅速恢复。②闭锁综合征。它是由于脑桥腹侧的双侧皮质脊髓束和支配第Ⅴ对脑神经以下的皮质延髓束受损所致。患者除尚有部分眼球运动外,呈现四肢瘫,不能说话和吞咽,表情缺乏,就像全身被闭锁,但可理解语言和动作,能以睁眼、闭眼或眼垂直运动示意,说明意识清醒,脑电图多正常。多见于脑桥腹侧的局限性小梗死或出血,亦可见于颅脑损伤、脱髓鞘疾病、肿瘤及炎症,少数为急性感染后多发性神经变性、多发性硬化等。③木僵。常见于精神分裂症,也可见于癔症和反应性精神病。患者不动、不语、不食,对强烈刺激也无反应,貌似昏迷或无动性缄默,实际上能感知周围事物,并无意识障碍,多伴有蜡样弯曲和违拗症等,部分患者有发绀、流涎、体温过低和尿潴留等自主神经功能失调,脑干反射正常。④发作性睡病,是一种睡眠障碍性疾病。其特点是患者在正常人不易入睡场合下,如行走、骑自行车、工作、进食、驾车等时均能出现难以控制的睡眠,其性质与生理性睡眠无异,持续数分钟至数小时,但可随时唤醒。⑤昏厥。仅为短暂性意识丧失,一般数秒至1 min即可完全恢复;而昏迷的持续时间更长,一般为数分钟至若干小时以上,且通常无先兆,恢复也慢。⑥失语。完全性失语的患者,尤其是伴有四肢瘫痪时,对外界的刺激均失去反应能力,如同时伴有嗜睡,更易误诊为昏迷。但失语患者对给予声光及疼痛刺激时,能睁眼,能以表情来示意其仍可理解和领悟,表明其意识内容存在,或可有喃喃发声,欲语不能。

(三)昏迷程度的评定

目前国内外临床多根据格拉斯哥昏迷评分(Glasgow coma scale,GCS)进行昏迷计分(表 1-2)。

表 1-2　GCS 昏迷评分标准

项目	分值	项目	分值	项目	分值
自动睁眼	4	正确回答	5	按吩咐动作	6
呼唤睁眼	3	错误回答	4	刺痛能定位	5
刺痛睁眼	2	语无伦次	3	刺痛时躲避	4
不睁眼	1	只能发音	2	刺痛时屈曲	3
		不能言语	1	刺痛时过伸	2
				肢体不动	1

1.轻型

GCS 13～15 分,意识障碍 20 min 以内。

2.中型

GCS 9～12 分,意识障碍 20 min～6 h。

3.重型

QCS 3～8 分,意识障碍至少 6 h 或再次昏迷者。有人将 QCS 3～5 分定为特重型。

昏迷的判定以患者不能按吩咐动作,不能说话,不能睁眼为标准。一旦能说话或睁眼视物就是昏迷的结束。因醉酒、服大量镇静剂或癫痫发作后所致昏迷情形除外。

(四)脑死亡

脑死亡又称不可逆性昏迷,是颅内结构的最严重损伤,一旦发生,即意味着生命的终止。许多国家制定出脑死亡的诊断标准,归纳起来如下。①自主呼吸停止。②深度昏迷,患者的意识完全丧失,对一切刺激全无知觉,也不引起运动反应。③脑干反射消失(眼脑反射、眼前庭反射、光反射、角膜反射和吞咽反射、瞬目和呕吐动作等均消失)。④脑生物电活动消失,脑电图呈电静止,听觉诱发电位和各波消失。如有脑生物活动可否定脑死亡诊断,但中毒性等疾病时,脑电图可呈直线而不一定是脑死亡。上述条件经 6～12 h 观察和重复检查仍无变化,即可确立诊断。

二、病因分类

昏迷的病因诊断极其重要,通常必须依据病史、体征和神经系统检查及有关辅助检查,经过综合分析,做出病因诊断。

(一)确定是颅内疾病还是全身性疾病

1.颅内疾病

颅内疾病位于颅内的原发性病变,在临床上通常先有大脑或脑干受损的定位症状和体征,较早出现意识障碍和精神症状,伴明显的颅内高压症和脑膜刺激征,提示颅内病变的有关辅助检查如头 CT、脑脊液等通常有阳性发现。①主要呈现局限性神经体征,如脑神经损害、肢体瘫痪、局限性抽搐、偏侧锥体束征等,常见于脑出血、梗死、脑炎、外伤、占位性病变等。②主要表现为脑膜刺激征而无局限性神经体征,最多见于脑膜炎、蛛网膜下腔出血等。

2.全身性疾病

全身性疾病又称继发性代谢性脑病,其临床特点为:先有颅外器官原发病的症状和体征以及相应的实验室检查阳性发现,之后才出现脑部受损的征象。由于脑部受损为非特异性或仅是弥散性功能障碍,临床上一般无持久和明显的局限性神经体征和脑膜刺激征,主要是多灶性神经机能缺乏的症状和体征且大多较对称。通常先有精神异常,意识内容减少。一般是注意力减退,记忆和定向障碍,计算和判断力降低,尚有错觉、幻觉,随病程进展,意识障碍加深。脑脊液改变不显著,头 CT 等检查无特殊改变,不能发现定位病灶。常见病因有急性中毒、内分泌与代谢性疾病、感染性疾病、物理性与缺氧性损害等。

(二)根据脑膜刺激征和脑局灶体征进行鉴别

1.脑膜刺激征(+),脑局灶性体征(-)

(1)突发剧烈头痛:蛛网膜下腔出血(脑动脉瘤、脑动静脉畸形破裂等)。

(2)急性发病:以发热在先,如化脓性脑膜炎、乙型脑炎、其他急性脑炎等。

(3)亚急性或慢性发病:真菌性、结核性、癌性脑膜炎。

2.脑膜刺激征(-),脑局灶性体征(+)

(1)突然起病者:如脑出血、脑梗死等。

(2)以发热为前期症状:如脑脓肿、血栓性静脉炎、各种脑炎、急性播散性脑脊髓炎、急性出血性白质脑病等。

(3)与外伤有关:如脑挫伤、硬膜外血肿、硬膜下血肿等。

(4)缓慢起病:颅内压增高、脑肿瘤、慢性硬膜下血肿、脑寄生虫等。

3.脑膜刺激征(-),脑局灶性体征(-)

(1)有明确中毒原因:如酒精、麻醉药、安眠药、CO 中毒等。

(2)尿检异常:尿毒症、糖尿病、急性尿卟啉症等。

(3)休克状态:低血糖、心肌梗死、肺梗死、大出血等。

(4)有黄疸:肝性脑病等。

(5)有发绀:肺性脑病等。

(6)有高热:重症感染、中暑、甲状腺危象等。

(7)体温过低:休克、酒精中毒、黏液性水肿昏迷等。

(8)头部外伤:脑挫伤等。

(9)癫痫。

根据辅助检查进一步明确鉴别。

三、急诊处理

(一)昏迷的最初处理

1.保持呼吸道通畅

窒息是昏迷患者致死的常见原因之一。通常引起缺氧窒息的原因有头部位置不当、咽气管分泌物填塞、舌后坠及各种原因引起的呼吸麻痹等。有效方法:①仰头抬颏法。示指和中指托起下颏,使下颏前移,舌根离开咽喉后壁,气道即可通畅。简单易行,效果好。②仰头抬颈法。一手置于额部使头后仰,另一手抬举后颈,打开气道。③对疑有颈部损伤者,仅托下颏,以免损伤颈髓。④如有异物,需迅速清除,或在其背后猛击一下。若仍无效,则采用 Heimlich 动作。⑤放置口-咽通气道。⑥气管插管或气管切开。⑦清除口腔内异物。⑧鼻导管吸氧或呼吸机辅助呼吸。

2.维持循环功能

脑血灌注不足影响脑对糖和氧等能源物质的摄取与利用,加重脑损害。因此,尽早开放静脉,建立输液通路,以利抢救用药和提供维持生命的能量。

3.使用纳洛酮

纳洛酮是吗啡受体拮抗剂,能有效地拮抗β-内啡肽对机体产生的不利影响。应用纳洛酮可使昏迷和呼吸抑制减轻。常用剂量每次 0.4~0.8 mg,静脉注射或肌内注射,无反应可隔 5 min重复用药,直达效果。亦可用大剂量纳洛酮加入 5‰葡萄糖液缓慢静脉滴注。静脉给药 2~3 min(肌内注射 15 min)起效,持续 45~90 min。

(二)昏迷的基本治疗

1.将患者安置在有抢救设备的重症监护室

原则上应将患者安置在有抢救设备的重症监护室内,以便于严密观察,抢救治疗,加强护理。

2.病因治疗

针对病因采取及时果断措施是抢救成功的关键。

3.对症处理

对症处理包括:①控制脑水肿、降低颅内压。②维持水、电解质和酸碱平衡。③镇静止痉(抽搐、躁动者)。

4.抗生素治疗

预防感染,及时做痰、尿、血培养及药敏试验。

5.脑保护剂应用

脑保护剂能减少或抑制自由基的过氧化作用,降低脑代谢从而阻止细胞发生不可逆性改变,形成对脑组织起保护作用。

6.脑代谢活化剂应用

临床上主要用促进脑细胞代谢、改善脑功能的药物,即脑代谢活化剂。

7.改善微循环,增加脑灌注

对无出血倾向,由于脑缺氧或缺血性脑血管病引起的昏迷,可用降低血液黏稠度和扩张脑血管的药物,以改善微循环和增加脑灌注,帮助脑功能恢复。

8.高压氧治疗

高压氧治疗提高脑组织与脑脊液的氧分压,纠正脑缺氧,减轻脑水肿,降低颅内压,促进意识的恢复。

9.冬眠低温治疗

冬眠低温治疗使自主神经系统及内分泌系统处于保护性抑制状态,防止机体对致病因子的严重反应,以提高机体的耐受力;同时在低温下,新陈代谢降低,减少耗氧量,提高组织对缺氧的耐受性;并且可改善微循环,增加组织血液灌注,从而维护内环境的稳定,以利于机体的恢复。

10.防治并发症

积极防治各种并发症。

(相丰朋)

第四节 意识障碍

意识在医学中指大脑的觉醒程度,是中枢神经系统(CNS)对内、外环境刺激做出应答反应的能力,或机体对自身及周围环境的感知和理解能力。意识内容包括定向力、注意力、感知力、思维、记忆力、情感和行为等,是人类的高级神经活动,可通过语言、躯体运动和行为等表达出来。

一、概念

意识障碍包括意识水平(觉醒或清醒)受损,如昏迷和急性意识模糊状态;及意识水平正常而意识内容(认知功能)改变,如痴呆和遗忘等。本节讨论的内容是指意识水平下降所致的意识障碍。

二、临床分类

意识水平异常以觉醒障碍为特点,可为上行性网状激活系统或双侧大脑半球急性病变所致。

(一)根据意识障碍程度分类

1.嗜睡

嗜睡是意识障碍早期表现,唤醒后定向力基本完整,能配合检查,常见于颅内压增高患者。

2.昏睡

昏睡是指处于较深睡眠,较重的疼痛或言语刺激方可唤醒,模糊地作答,旋即熟睡。

3.昏迷

昏迷是指意识水平严重下降,是一种睡眠样状态,患者对刺激无意识反应,不能被唤醒。患者的起病状态、症状体征可能提示昏迷的病因。例如,突然起病的昏迷常提示为血管源性,特别是脑干卒中或蛛网膜下腔出血;数分钟至数小时内,由半球体征如偏瘫、偏身感觉障碍或失语等迅速进展至昏迷是颅内出血的特征;较缓慢(数天至1周或更长)出现的昏迷可见于肿瘤、脓肿、脑炎或慢性硬膜下血肿等;先有意识模糊状态或激越性谵妄、无局灶性体征的昏迷可能由于代谢紊乱或中毒所致。临床可分为浅、中、深度昏迷(表1-3)。

表 1-3 昏迷程度的鉴别

昏迷程度	对疼痛刺激	无意识动作	腱反射	瞳孔对光反射	生命体征
浅昏迷	有反应	可有	存在	存在	无变化
中昏迷	重刺激有反应	很少	减弱或消失	迟钝	轻度变化
深昏迷	无反应	无	消失	消失	明显变化

(二)特殊类型的意识障碍

1.无动性缄默症

无动性缄默症是指患者对外界刺激无意识反应,四肢不能动,出现不典型去脑强直姿势,肌肉松弛,无锥体束征,无目的睁眼或眼球运动,觉醒-睡眠周期保留或呈过度睡眠,伴自主神经功能紊乱,如体温高、心律或呼吸节律不规则、多汗、尿便潴留或失禁等。为脑干上部或丘脑网状激活系统及前额叶-边缘系统损害所致。

2.去皮质综合征

去皮质综合征是指患者无意识地睁眼闭眼,瞳孔对光反射、角膜反射存在,对外界刺激无意识反应,无自发言语及有目的动作,呈上肢屈曲、下肢伸直的去皮质强直姿势,常有病理征,保持觉醒-睡眠周期,可无意识地咀嚼和吞咽。见于缺氧性脑病,脑血管疾病及外伤等导致的大脑皮质广泛损害。

3.谵妄状态

谵妄是指患者的觉醒水平、注意力、定向力、知觉、智能和情感等发生极大紊乱,常伴激惹、焦虑、恐怖、视幻觉和片段妄想等,可呈间歇性嗜睡,有时彻夜不眠;可伴发热,酒精或药物依赖者戒断性谵妄易伴癫痫发作;常见于急性弥漫性脑损害、脑炎和脑膜炎、感染中毒性脑病等。

4.模糊状态

起病较缓慢,定向力障碍多不严重,表现淡漠、嗜睡、注意力缺陷,见于缺血性卒中、肝肾功能障碍引起代谢性脑病、感染及发热、高龄术后患者等。

三、鉴别诊断

临床上,昏迷须注意与闭锁综合征鉴别。后者由于双侧皮质脊髓束及皮质延髓束受损,导致几乎全部运动功能丧失,脑桥及以下脑神经均瘫痪,表现不能讲话和吞咽,四肢瘫,可睁、闭眼或用眼球垂直活动示意,看似昏迷,实为清醒。脑电图检查正常。多见于脑血管病或脑桥中央髓鞘溶解症引起脑桥基底部病变。当检查疑诊昏迷患者时,可让患者做"睁开你的眼睛""向上看""向下看"等动作来进行鉴别。

四、治疗

(一)急救处理

1.体位

一般取平卧位,头偏向一侧。如颅内压高的患者可抬高床头 30°~45°。

2.保持呼吸道通畅

患者头偏向一侧,及时清除口、鼻腔的分泌物及呕吐物,深昏迷患者可行气管插管,必要时气管切开。若患者呼吸急促或缓慢时,无论是否伴发绀,都应吸氧,必要时可予人工气囊辅助呼吸。

3.定时监测生命体征

定时监测体温、脉搏、呼吸及血压的变化。维持有效的呼吸循环功能。

4.病因治疗

明确病因,积极治疗原发病。休克的患者,应首先纠正休克,给予患者保暖,静脉补充液体,保持有效的微循环,必要时应用抗休克药物。药物中毒者应及时催吐洗胃、导泻,大量输液以促进毒物的排除。颅内占位病变者如有手术指征应尽快手术治疗。严重感染性疾病应及时应用抗生素,必要时进行药敏试验以提高疗效。对低血糖昏迷应立即静脉输注高渗葡萄糖;对高血糖性昏迷应用胰岛素、补液等治疗。脑血管意外应判断是脑梗死还是脑出血,并分别进行处理。

5.对症处理

如颅内压增高者行脱水治疗,高热者降温,水、电解质紊乱者及时纠正。

（二）一般护理

1.维持正常的排泄功能

昏迷患者一般要留置导尿,在导尿或更换尿袋时注意无菌技术操作并做好相关护理,防止尿路感染;有便秘者可给予开塞露,服缓泻药或灌肠。

2.维持身体的清洁与舒适

定时翻身、被动活动肢体并保持肢体位于正常的功能位置、保持床单整洁、防止压疮形成。

3.五官护理

每天2次口腔护理,眼睑不能闭合者,涂四环素软膏。

4.预防坠积性肺炎

定时翻身、叩背,及时吸痰。

5.预防发生意外伤害

及时修剪指甲,避免抓伤皮肤;躁动不安的患者要使用床挡,必要时可适当使用约束带,以防止受伤或自我伤害。

（三）辨证论治

1.清热开窍法

方药:安宫牛黄丸,紫雪散,局方至宝丹。

2.温通开窍法

苏合香丸、通关散。

3.针灸

主穴:百会、人中、十二井穴、神阙。

配穴:四神聪、风池、大椎、关元。

（刘　虔）

第五节　感　觉　障　碍

感觉是作用于各感受器对各种形式的刺激在人脑中的直接反映。它可分为两类:①普通感觉,包括浅感觉、深感觉和复合感觉(皮质感觉)。浅感觉指皮肤、黏膜感受的外部感觉,包括痛觉、温度觉和触觉;深感觉指来自肌肉、肌腱、骨膜和关节的本体感觉,如运动觉、位置觉和振动觉;复合感觉包括实体觉、图形觉、两点辨别觉、皮肤定位觉和重量觉。②特殊感觉,如嗅觉、视觉、味觉和听觉。

一、临床分类

感觉障碍根据其病变的性质可分为以下两类。

（一）刺激性症状

感觉径路刺激性病变可引起感觉过敏(量变),也可引起感觉障碍如感觉倒错、感觉过度、感觉异常及疼痛(质变)。

1.感觉过敏

感觉过敏是指轻微的刺激引起强烈的感觉,如较强的疼痛感受。

2.感觉倒错

感觉倒错是指非疼痛刺激却诱发疼痛感觉。

3.感觉过度

感觉过度一般发生在感觉障碍的基础上,感觉刺激阈增高,达到阈值时可产生一种强烈的定位不明确的不适感,且持续一段时间才消失,见于丘脑和周围神经损害。

4.感觉异常

感觉异常是指在无外界刺激的情况下出现的麻木感、肿胀感、沉重感、痒感、蚁走感、针刺感、电击感、束带感和冷热感等。

5.疼痛

依病变部位及疼痛特点可分为局部性疼痛、放射性疼痛、扩散性疼痛和牵涉性疼痛。

(1)局部性疼痛:如神经炎所致的局部神经痛。

(2)放射性疼痛:神经干、神经根及中枢神经刺激性病变时,疼痛可由局部扩展到受累感觉神经的支配区,如脊神经根受肿瘤或突出的椎间盘压迫,脊髓空洞症引起的痛性麻木。

(3)扩散性疼痛:疼痛由一个神经分支扩散到另一分支支配区产生的疼痛,如手指远端挫伤,疼痛可扩散到整个上肢。

(4)牵涉性疼痛:实属一种扩散性疼痛,是由于内脏和皮肤的传入纤维都汇聚到脊髓后角神经元,所以内脏病变的疼痛,是由于内脏和皮肤的传入纤维都汇聚到脊髓后角神经元,所以内脏病变的疼痛冲动可扩散到相应的体表节段而出现感觉过敏区,如心绞痛时引起左胸及左上肢内侧痛,胆囊病变引起右肩痛。

(二)抑制性症状

感觉径路受破坏时出现的感觉减退或缺失。同一部位各种感觉均缺失称完全性感觉缺失;同一个部位仅某种感觉缺失而其他感觉保存,则称分离性感觉障碍。

二、临床表现

感觉障碍的临床表现多种多样,病变部位不同,其临床表现各异。

(一)末梢型

肢体远端对称性完全性感觉缺失,呈手套或袜子形分布,可伴有相应区的运动及自主神经功能障碍。见于多发性神经病。

(二)周围神经型

感觉障碍局限于某一周围神经支配区,如桡神经、尺神经、腓总神经、股外侧皮神经等受损;神经干或神经丛受损时则引起一个肢体多数周围神经的各种感觉障碍,多发性神经病变时因病变多侵犯周围神经的远端部分故感觉障碍多呈袜子或手套状分布,且常伴有运动和自主神经功能障碍。

(三)节段型

1.单侧节段性完全性感觉障碍(后根型)

后根型见于一侧脊神经根病变(如脊髓外肿瘤),出现相应支配区的节段性完全性感觉障碍,可伴有后根放射性疼痛,如累及前根,还可出现节段性运动障碍。

2.单侧节段性分离性感觉障碍(后角型)

后角型见于一侧后角病变(如脊髓空洞症),表现为相应节段内痛、温度觉丧失,而触觉、深感觉保留。

3.双侧对称性节段性分离性感觉障碍(前连合型)

前连合型见于脊髓中央部病变(如髓内肿瘤早期及脊髓空洞症)使前连合受损,表现双侧对称性分离性感觉障碍。

(四)传导束型

1.脊髓半切综合征

脊髓半切综合征表现为病变平面以下对侧痛、温觉丧失,同侧深感觉丧失及上运动神经元瘫痪;见于髓外肿瘤早期、脊髓外伤。

2.脊髓横贯性损害

脊髓横贯性损害是指病变平面以下传导束性全部感觉障碍,伴有截瘫或四肢瘫、尿便障碍;见于急性脊髓炎、脊髓压迫症后期。

(五)交叉型

交叉型表现为同侧面部、对侧偏身痛温觉减退或丧失,并伴其结构损害的症状和体征。如小脑后下动脉闭塞所致的延髓背外侧综合征,病变累及三叉神经脊束、脊束核及对侧已交叉的脊髓丘脑侧束。

(六)偏身型

脑桥、中脑、丘脑及内囊等处病变均可导致对侧偏身(包括面部)的感觉减退或缺失,可伴有肢体瘫痪或面舌瘫等。丘脑病变时深感觉重于浅感觉,远端重于近端,常伴有自发性疼痛和感觉过度,止痛药无效,抗癫痫药可能缓解。

(七)单肢型

因大脑皮质感觉区分布较广,一般病变仅损及部分区域,故常表现为对侧上肢或下肢感觉缺失,有复合感觉障碍为其特点。皮质感觉区刺激性病灶可引起局部性感觉性癫痫发作。

三、处理

总的来说,感觉障碍的处理有以下两种方法。

(一)代偿法

代偿法就是采用各种措施,补偿患者已减退或丧失的感觉功能,使之免受不良刺激的伤害。主要应从几方面着手:①刺激要反复给予。②刺激的种类要多样化。③根据感觉障碍的恢复情况,循序渐进地进行刺激,不可操之过急。④配合使用视觉、听觉和言语刺激,以加强效果。⑤对有些患者,在刺激后可能会产生不适,应注意有无眩晕、恶心、呕吐、出汗等;是否有情绪变化或异常行为出现等。若有不适应反应,则应立即停止刺激。⑥实施感觉刺激前,应先向患者解释清楚以获得其合作。⑦尽可能把感觉刺激融会在日常活动中进行,如在洗脸时,配合做触觉刺激。

(二)感觉刺激法

感觉刺激法是指使用各种感觉刺激以图促进感觉通路功能的恢复或改善,如触觉刺激、实体觉训练等。要遵循的要点是:①刺激要反复给予。②刺激的种类要多样化。③根据感觉障碍的恢复情况,循序渐进地进行刺激,不可操之过急。④配合使用视觉、听觉和言语刺激,以加强效果。⑤对有些患者,在刺激后可能会产生不适,应注意其反应,如有无眩晕、恶心、呕吐、出汗;是否有情绪变化或异常行为出现等。若有不适反应,则应立即停止刺激。⑥实施感觉刺激前,应先向患者解释清楚以获得其合作。⑦尽可能把感觉刺激融会在日常活动中进行,如在洗脸时,配合做触觉刺激。

四、一般感觉的训练

(一)皮肤感觉的训练

皮肤感觉包括痛、温、触觉,对这些感觉功能进行训练的目的,主要是使患者学会保护自己不受有害物的伤害。

1.有痛、温觉障碍的患者

对有痛、温觉障碍的患者一定要告诫他们,有些物体会在他们没有痛苦知觉的情况下造成伤害。如洗澡时用热水,可能会因温度过高而造成烫伤。因此一定要学会通过水蒸气的有无或多少来辨别水温的高低,而且在入浴前一定要用健手或让家人试探水温的高低。

2.进行触觉的刺激与训练

进行触觉的刺激与训练可使用的材料如下。①柔软的物品,如法兰织布、羽毛、气球等。②可塑性强的物质,如水、黏土、沙等。③手感粗糙的物品,如各种沙子等。④感觉压力的器材,如把垫子、棉被或治疗球压在身上等。

训练中,可用上述材料在患者身上摩擦或让其触摸、把玩,以体验对各种物体的不同感觉。需要注意的是,训练中,刺激的强度要从最小开始,逐渐增大,要避免过强的刺激,否则会使患者生厌。同时,刺激的部位应从较不敏感的肢体末端开始,慢慢移向肢体近端和躯体。

(二)躯体感觉意识的训练

有些患者有自身的感觉障碍,从而导致一系列的动作困难,包括:①对自己身体部位的认识和识别困难,因而不能意识到身体的哪部分在动,不能有意识地控制身体动作。②对自己身体特有的空间认识不够完整,因此很难区别宽窄、大小等。③偏侧忽略,即忽略一侧的身体或环境,仿佛那一侧不存在,并由此导致左、右辨认障碍等。④躯体动作缺乏直辖市性和节奏性,导致动作笨拙。⑤手-眼协调不良。⑥不能模仿他人动作。

培养躯体感觉意识的方法包括:①触觉刺激法。如前所述。②本体感受器刺激法。通过被动运动、挤压和牵伸等手段刺激手腕或肘关节、踝关节、膝关节等处的本体感受器;以加强患者对这些部分的空间位置和运动的意识程度。③身体运动法。如摇晃、旋转、跳跃等活动,可帮助培养平衡感觉,学习空间关系,增强运动觉、前庭觉和本体觉。④使用视、听觉代偿法。配合言语刺激,让患者找到身体各个部分,并反复让其练习辨认和命名躯体的各个部分。

(聂荣伟)

第六节 共 济 失 调

一、概述

共济失调是指因小脑、本体感觉及前庭功能障碍所致的运动笨拙和不协调,可累及四肢、躯干及咽喉肌,引起姿势、步态和语言障碍。小脑对完成精巧动作起着重要作用。每当大脑皮质发出一次随意运动的指令,总是伴有小脑发出的制动性冲动,如影随形,以完成准确的运动或动作。

上述任何部位的损害均可出现共济失调。

（一）临床分类

共济失调依其病变部位不同，可分为小脑性、大脑性、感觉性及前庭性共济失调4类。

（二）相关解剖生理

1.小脑系统

小脑位于颅后窝，通过3对小脑脚（绳状体、桥臂、结合臂）与大脑、基底核、脑干、前庭、脊髓等密切联系（图1-1），是皮质下一个重要的运动调节中枢。小脑并不直接发起运动，而是通过对支配下运动神经元主要是红核及网状结构的下行通路，以维持躯体的平衡和自主运动的准确、协调，称共济运动。因此，有人认为，小脑像计算机一样能扫描和协调感觉传入并调节运动传出。

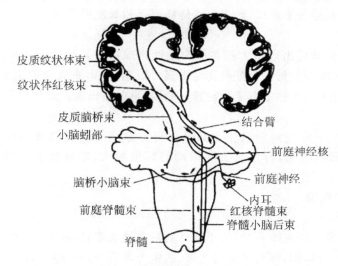

图1-1　小脑的传导纤维联系

2.大脑-脑桥-小脑系统

大脑额、颞、顶、枕叶与小脑半球之间有皮质桥束（额桥束、颞枕桥束）及脑桥小脑纤维相联系，故当大脑损害时使这一调节精细随意运动的反馈通路中断而出现共济失调，但大脑性共济失调通常不如小脑性共济失调症状明显，较少伴发眼球震颤。

二、临床表现

（一）小脑性共济失调

小脑性共济失调表现为随意运动的速度、节律、幅度和力量的不规则，即协调运动障碍，还可伴有肌张力减低、眼球运动障碍及言语障碍。

1.平衡障碍

平衡障碍表现为站立不稳，两足分开，足基底变宽，左右摇晃不定，并举起上肢以维持平衡，若令其坐于板凳上亦见躯干摇晃不稳而四肢平衡障碍不明显，此谓躯干性共济失调，又称姿势性共济失调，严重躯干共济失调患者甚至难以坐稳。多见于小脑蚓部病变。上蚓部受损易向前倾倒，下蚓部受损易向后倾倒，小脑半球损害时行走则向患侧倾斜。

2.步态异常

步态异常表现为行走时两足分开，足基底增宽，步幅小不规则，不能走直线，左右摇晃不定，呈醉汉步态。患者行走每一步时都非常小心谨慎,头和躯干常呈前倾的姿势。

3.协调运动障碍

协调运动障碍表现为随意运动的协调性障碍,一般上肢较下肢重,远端比近端重,精细动作比粗大动作影响明显,运动的速度、节律、幅度和力量不平稳。若令患者两指拾取针线等细小物品,则患者两指张展奇阔,与欲取之物品体积不相称,此为辨距不良;若令患者做指鼻试验,刚开始就有震颤待示指接近鼻尖时出现明显的震颤,此为意向性震颤;若不能协调地进行复杂的精细动作,称协同不能。此外,患者尚有轮替运动异常、书写障碍等。

4.言语障碍

因发音器官唇、舌、喉肌共济失调,可使说话缓慢,含糊不清,发音量的大小和强弱均不相等或不同,声音呈断续、顿挫及暴发式,表现为吟诗样语言和暴发性语言。

5.眼震

眼球运动肌协同失调可出现粗大的共济失调性眼球震颤。小脑病变时出现眼震多为水平性,旋转性和垂直性眼震较少见。小脑病变时眼震可以逆转,即眼震初向病变侧,经过一段时间后眼震转向对侧,亦可由水平性眼震变为旋转性眼震;再就是出现位置性眼震。

6.肌张力减低

小脑急性病变时,于病变同侧肌张力减低。可导致姿势或体位维持障碍,较小的力量即可使肢体移动,运动幅度增大,行走时上肢摆动的幅度增大;膝腱反射呈钟摆样,上肢回弹现象阳性。

(二)大脑性共济失调

1.额叶性共济失调

出现于额叶或额桥小脑束病变时,较小脑性共济失调表现轻,单侧性,常见体位性平衡障碍、步态不稳、向后或向一侧倾倒,伴有腱反射亢进、肌张力增高、病理反射阳性,及精神症状、强握反射和强直性跖反射等额叶损害表现。

2.顶叶性共济失调

顶叶性共济失调表现对侧患肢不同程度的共济失调,常伴有深感觉障碍但多不重或呈一过性,闭眼时症状明显。如累及旁中央小叶,可出现大小便障碍。

3.颞叶性共济失调

颞叶性共济失调较轻,可表现为一过性平衡障碍,临床不易被发现。

(三)感觉性共济失调

患者不能辨别肢体的位置及运动方向,表现为站立不稳,迈步不知远近,落脚不知深浅,踮步明显,常目视地面,在黑暗处步行更加不稳。其特点是:睁眼时共济失调不明显,闭眼时明显,洗脸因闭眼身体易向前倾倒,即视觉辅助可使症状减轻;闭目难立(Romberg 征阳性),闭眼时身体立即向前后左右各方向摇晃,且幅度越来越大,甚至倾倒;音叉振动觉及关节位置觉缺失;跟-膝-胫试验阳性。脊髓后索损害时症状最明显。

(四)前庭性共济失调

前庭性共济失调系因前庭损害时失去身体空间定向功能所致。其表现除伴有眩晕、眼震外,主要以平衡障碍为主,特点是站立或步行时躯体易向病侧倾斜,摇晃不稳,沿直线行走时更为明显,改变头位可使症状加重,四肢共济运动多正常。前庭功能检查如内耳变温(冷热水)试验或旋转试验反应减退或消失。病变越接近内耳迷路,共济失调症状越明显;闭目难立征阳性,患者闭眼后躯体并不立即出现摇晃,须经过一定时间后才出现躯体摇晃,且摇晃程度逐渐增强。

（吕祖光）

第七节　不自主运动

一、概述

不自主运动是指患者在意识清醒的状态下出现的、不能自行控制的骨骼肌不正常运动。其表现形式有多种,可以是肌肉的某一部分、一块肌肉或某些肌群出现不受意识支配的运动。一般睡眠时停止,情绪激动时增强。为锥体外系病变所致。

（一）不自主运动的分类

不自主运动表现为运动过多和运动过少两大类,常见的有震颤、舞蹈、手足徐动、偏身投掷等。

（二）相关解剖生理

锥体外系的功能主要是调节肌张力以协调肌肉运动,维持姿势和习惯动作,如走路时双手摆动。锥体系所进行精细的随意运动,是在锥体外系保持肌张力的适宜和稳定的条件下实现的。锥体外系的主要结构是基底核,其中新纹状体病变时出现肌张力降低,运动过多,以舞蹈为主;旧纹状体(苍白球)病变时出现肌张力增高,运动减少,以震颤为主。

纹状体与大脑皮质及其他脑区之间的纤维联系相当复杂,其中与运动皮质之间联系环路是基底核实现其运动调节功能的主要结构,包括:①皮质-新纹状体-苍白球(内)-丘脑-皮质回路;②皮质-新纹状体-苍白球(外)-丘脑底核-苍白球(内)-丘脑-皮质回路;③皮质-新纹状体-黑质-丘脑-皮质回路。通过不同的神经递质实现其间的联系与功能平衡(图1-2)。

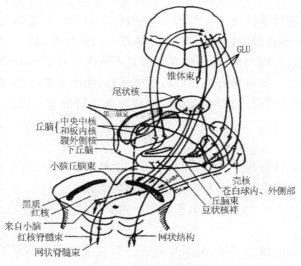

图 1-2　锥体外系的联系

二、临床表现

(一)震颤

震颤是指身体的一部分或全部的不随意的节律性或无节律的颤动。临床将震颤分为静止性、运动性和姿势性震颤三种。

1.静止性震颤

静止性震颤是指主动肌与拮抗肌交替收缩引起的一种节律性颤动，以帕金森病(PD)的震颤为典型，可出现在四肢、下颌、唇、颈部和手指。手指的震颤状如搓丸，频率为 4～6 次/秒，静止时出现，紧张时加重，随意运动时减轻，睡眠时消失。

2.运动性震颤

运动性震颤是指运动时出现、静止时不出现的震颤。与静止性震颤相比，呈无节律性，振幅大，因受情绪影响而增强。易出现意向性震颤，其原因是拮抗协调功能障碍，是小脑病变的重要体征。

3.姿势性震颤

姿势性震颤是指在静止状态下不出现，只有当患者处于某姿势时才出现的震颤，故属于运动性震颤的一种。此种震颤多见于上肢及头部，以上肢明显，尤其当手指接近目的地时出现震颤，而且振幅大无节律。

(二)舞蹈症

舞蹈症是锥体外系疾病中最常见的一种，表现为突然发作无任何目的、无先兆、无节律、不对称、暴发性的肌肉收缩。可见肢体及头面部迅速、不规则、无节律、粗大的，不能随意控制的动作，表现为皱额、瞬目、挤眉弄眼、咧嘴、弄舌等扮鬼脸动作，或转颈、耸肩、手指间断性屈伸、摆手和伸臂等舞蹈样动作。上肢较重，肢体张力低；步态不稳且不规则，重症时可出现从一侧向另一侧快速粗大的跳跃动作(舞蹈样步态)；随意运动或情绪激动时加重，安静时减轻，睡眠时消失。

(三)手足徐动症

手足徐动症是指肢体远端游走性的肌张力增高或减低的动作，表现缓慢的如蚯蚓爬行样的扭转样蠕动，并伴有肢体远端过度伸张如腕过屈、掌指关节过伸等，且手指缓慢逐个相继屈曲，呈"佛手"样特殊姿势；由于过多的自发动作使受累部位不能维持在某一姿势或位置，随意运动严重扭曲，出现奇怪的姿势和动作，可伴有异常舌运动的怪相，面肌受累时的"鬼脸"，咽喉肌受累时发音不清、吞咽困难等。病程可长达数年，症状多在精神紧张时加重，入睡后消失。可见于多种神经系统变性疾病等。

(四)偏身投掷运动

偏身投掷运动系因肢体近端受累，表现其不自主运动更为强烈，而以粗大的无规律的跨越和投掷样运动为特点。多数为中年以上发病，表现单侧粗大的、无目的、急速投掷动作或跳跃样运动。这是由于对侧丘脑底核及与其联系的苍白球外侧部急性病损如梗死或小量出血所致。

(五)扭转痉挛

扭转痉挛又称扭转性肌张力障碍，是因身体某一部位主动肌和拮抗肌同时收缩造成的姿势固定，以躯干和肢体近端扭曲为特点，表现手过伸或过屈、足内翻、头侧屈或后伸、躯干屈曲扭转、眼睛紧闭及固定的怪异表情，患者没有支撑则不能站立和行走。该病见于原发性遗传性疾病等。

(六)抽动秽语综合征

抽动秽语综合征又称 Gillesdela Tourette 综合征,是指突发的多发性不自主的肌肉抽动,并以有污秽性语言为特征。多见于儿童,80%患者出现抽动,20%出现发声性抽动。当首发症状是抽动时,最常影响的是面部,以鼻吸气、眨眼、闭眼等形式出现。从面颈部开始,由上而下蔓延,抽动的部位和形态多种多样,千姿百态。静息或入睡后症状消失或减轻,疲劳、紧张、失眠可加重。抽动频繁者一天可达十余次至数百次。症状在数周或数月内可有波动。

三、治疗

这里着重提一下帕金森病(PD)和帕金森综合征的治疗,其他症状的治疗见有关章节。PD的治疗目标是减轻症状,延缓进程,提高生存质量。应依据患者的个体情况,如年龄、病情的严重程度及对药物的反应等因素选择下列的治疗方法。

(一)神经保护治疗

这类治疗试图通过保护黑质中尚存活的神经元,达到减慢疾病进展的目的。

1.单胺氧化酶抑制剂

单胺氧化酶抑制剂以选择性 B 型单胺氧化酶(MAD-B)抑制剂应用较广,经阻断 MAD-B 的多巴胺(DA)代谢途径,提高纹状体内的 DA 浓度。改善运动徐缓症状并能振奋精神。常用丙炔苯丙胺(Depreny)又称司来吉兰,每次 5 mg,1~2 次/天,晨间口服。兴奋、失眠、幻觉、妄想和胃肠不适为常见不良反应。

2.其他

某些抗组胺能药物、神经营养因子、免疫调节剂、抗氧化剂和自由基清除剂等都有神经保护作用,目前正在研究中。

(二)非多巴胺能药物治疗

1.抗胆碱能药物

抗胆碱能药物通过阻滞中枢毒蕈碱类乙酰胆碱受体和突触对 DA 的再摄取发挥作用,对静止性震颤和肌肉强直的治疗有效。但这类药物有口干、便秘、尿潴留、视物模糊及精神症状等不良反应,因此较适用于年龄<60 岁的轻症病例。常用的药物有:苯海索每次 1~4 mg,每天 3 次。丙环定每次2.5~5.0 mg,每天 3 次。

2.金刚烷胺

金刚烷胺能增加突触前 DA 的合成和释放,减少 DA 的再吸收,同时具有抗胆碱能作用。常用量为每次 0.1 g,每天 3 次。

3.其他

其他包括抗抑郁药物(治疗抑郁症状)、β 受体阻滞剂(治疗姿势性震颤)、氯硝西祥(氯硝安定治疗痛性强直和构音困难)、氯氮平(治疗幻觉和其他精神症状)的应用。

(三)多巴胺能药物治疗

治疗的目的是提高黑质-纹状体内已降低的 DA 水平,减轻或逆转已出现的功能障碍。

1.左旋多巴及其复方制剂

可补充黑质-纹状体内 DA 的不足,故又称 DA 替代疗法。由于 DA 不能透过血-脑屏障,而 DA 的前体左旋多巴(L-Dopa)能直接进入脑内,在黑质脱羧后成为多巴胺。为避免 L-Dopa 的外周脱羧作用,减轻不良反应,提高疗效,L-Dopa 常与外周的脱羧酶抑制剂(卡比多巴或苄丝肼)

联合应用。常用的复方制剂有：美多巴(Madopar 125 或 Madapar 250)按 L-Dopa：苄丝肼＝4：1组成；信尼麦(Sinemet)，按 L-Dopa：甲基多巴胺＝10：1 或 4：1 组成。服用时从小剂量开始，逐渐增加达到有效的最适剂量。临床上有片剂、胶囊剂、控释型或弥散型等多种制剂供选择使用。

患有前列腺肥大、闭角型青光眼和严重肝、肾功能不全者，不宜使用这类药物。较长时间或较大剂量应用多巴胺制剂，常出现症状波动和运动障碍，又称异动症等不良反应。

(1)症状波动：随着服药后每个剂量药物作用时间逐渐缩短，血浆药物浓度不稳定，常出现剂末运动不能和双向运动障碍。突发性僵直和运动不能，持续数分钟后又突然可以运动称开关现象；低张力性冻结现象与 L-Dopa 的慢性中毒和病情加重有关。改变用药途径或给予液体型、控释型和弥散型复方多巴胺制剂及阿扑吗啡，可缓解症状波动。

(2)异动症：常表现为口、舌、面、颈部的异常运动，呈舞蹈样或手脚徐动样运动障碍，或肌阵挛性运动异常，可累及全身。异动症与纹状体受体的超敏感有关，减少用药剂量或给予 DA 受体阻滞剂硫必利(泰必利)治疗有效。

2.多巴胺能受体激动剂

激动多巴胺 D_1 或（和）D_2 受体，可减少 L-Dopa 的用量，对 DA 神经元有保护作用，常与 L-Dopa 合用，可选用下列几种。

(1)溴隐亭：每次 1.25 mg，每天 1 次，逐渐增加剂量，最适剂量为每天 10～20 mg。

(2)培高利特：从每天 25 μg 开始，逐渐增加剂量，可至每天 200～300 μg。

(3)吡贝地尔：从每天 20 mg 开始，可增至每天 200 mg。

(4)卡麦角林：每天 2～4 mg。

3.儿茶酚胺甲基转移酶抑制剂(COMT)

能阻止 DA 的降解，延长 L-Dopa 的半衰期和生物利用度，减少运动波动的发生。可选用托卡朋及恩他卡朋治疗。

对所有的 PD 患者教育、锻炼和营养支持是有益的。许多药物的应用都需要从小剂量开始，逐渐增加达到最适的治疗剂量。如果独立的生活能力没有受到明显损害，对各种年龄的患者都可首选得普尼林治疗。对病情缓慢进展，年龄＜50 岁者，应首先给予苯海索、金刚烷胺治疗或 DA 受体激动剂治疗。如果效果不佳或不能耐受不良反应者，应给予 L-Dopa 或复方制剂治疗。当出现药物疗效减退或运动波动时，宜改用 L-Dopa 复方制剂的控释剂或弥散剂治疗。对高龄或症状急剧出现的患者，宜首先给予 L-Dopa 复方制剂治疗，疗效不佳者可与 DA 受体激动剂或 COMT 抑制剂联合应用。

在 PD 的治疗中没有一个固定的模式适合每一个病情各异的 PD 患者，因此重视个体化治疗原则是十分必要的。

在 PD 的治疗应避免应用甲基多巴、DA 受体拮抗剂(氯丙嗪、氟哌啶醇等)、某些钙通道阻滞剂(氟桂利嗪等)等，这些药物可诱发或加重 PD 症状。维生素 B_6 不应与 L-Dopa 合用，但与 L-Dopa复方制剂合用是有益的。

(四)外科治疗

基于基底核区的解剖生理研究，动物实验和患者的研究结果，备受重视的外科治疗方法有两类。

1.重建性手术

通过胎儿多巴胺能神经元的纹状体内移植，试图重建脑内产生 DA 的细胞源，临床上已有成功的病例报道,但症状改善缓慢,长期疗效未明。

2.破坏性手术

常用的方法有以下几种。①苍白球毁损术:可立即或很快改善少动、震颤、强直和异动症状,但长期疗效和安全性问题有待进一步评价。②丘脑毁损术:对震颤、强直和异动症状改善明显。双侧丘脑毁损术易出现言语障碍。③深部脑刺激:丘脑的慢性高频刺激对震颤、强直和异动症状改善明显,但长期疗效问题有待进一步评价。

通常,外科治疗适合那些经药物治疗效果不佳者,应严格选择病例,细心操作,减少手术中的并发症,如基底核区的血肿、缺血性脑卒中、脑组织的物理性损伤和其他的意外事件等。

(吕祖光)

第八节　步态异常

行走能力是人类一种基本的运动技能,完成行走动作几乎要涉及所有的脊髓节段、全身大部分肌肉及中枢神经系统的许多功能,所以任何这些部位的轻微改变均有可能反映出步态的改变。有些疾病在早期,步态异常可以是唯一表现。任何年龄,步态的变化都可能是神经系统疾病的一种表现。

行走障碍在老年人较常见,也是使其丧失独立生活能力和造成跌倒性损伤的重要原因。临床上,步态和平衡障碍有时难于诊断。它可能涉及多种疾病,特别是在老年人,往往是多种因素共同造成的。客观地讲,每一个行走困难的患者均有一个可探明的原因。

一、正常行走的解剖生理基础

正常的行走可分解为两个基本动作:①保持平衡,即首先使人体在直立状态下保持平衡。②行走动作,即能启动并维持节律性的步伐;二者为完全不同但相互有联系的两个部分。

(一)平衡的维持

1.直立反射

直立是人类完成行走的第一步,它依赖于全身一系列肌肉的协同收缩,带动躯干、肢体的移动,使人体从坐卧爬方式改为垂直站立。直立反射弧传入部分由前庭、触觉系统器官、本体感觉系统及视觉系统共同组成的。

2.支撑反射

一旦直立的姿势建立后,体内与抗重力相关的肌群立即协同工作,以保持直立身体的平衡,同时纠正体内、外的各种非平衡因素。它还依赖灵活的韧带、肌腱、肌肉以维持下肢足、踝、膝、髋关节的稳定性。

3.调整反射

姿势的调整反射是躯体一组多突触类型的反射,当牵拉、抬举站立者的肢体时,会使人体重心发生轻微的偏移,人体会依据感觉系统所感知的重心移动程度及既往经验,调整其躯干及下肢为主的远隔部位肌肉收缩,从而建立新的平衡。

4.挽救性反射

如果上述调整反射失败,人体会启动挽救反射,带动上、下肢体运动来维持平衡。即平衡被打乱后,人体可向不同方向跨出一步或多步,以改变重心,对应外力。而当人体认为迈步不能时(如面临悬崖),则可使用挥动双臂的方法,此反射是随意的。

5.保护性反射

当挽救性反射也失败,人体不能纠正偏差的重心,从而面临跌倒时,保护性反射被启动,以使双手能拉住某物,阻止或减慢人体的倾倒,或在触地之前用肢体保护颜面、头颅等重要部位免受伤害。

总之,平衡是由前庭、本体感觉及视觉传入经支撑反射弧所产生的反射性肌肉收缩,结合既往的经验而共同维持的。

(二)行走的动作

1.行走的启动

在行走前,必须有起步的信号启动肢体及躯干运动。下列一组动作是启动步伐所必须完成的:①重心移向一侧以使另一侧可迈出。②躯体前移使重心移至前方的一足。许多临床步态异常均影响起步及步伐。

2.节律性迈步

启动后行走的进行即依赖于躯干肌及肢体的协同运动产生交替的步伐,走的动作受肢体、躯干的骨、关节、肌肉力量及中枢神经系统行走中枢的调节。

正常步态分析:步行周期从某足跟触地开始,而以该足跟再次触地结束,其中,一侧肢体约60%时间为支撑时间(与地面接触),40%为移动时间(不与地面接触)。而双腿支撑时间(即同时触地)应少于20%,肌电图连续记录可以发现,在移动时间里,主要是屈肌兴奋及收缩,而在支撑时间里,则是伸肌兴奋及收缩为主。

(三)影响行走的解剖结构

1.周围神经系统

系统包括体感神经、前庭神经及视觉传入以及广泛分布的运动神经和肌肉,它们构成了行走的最低级结构。

由于双足直立的人类行走方式与四足动物有很大区别,故行走的生理及解剖学研究很难借助动物实验的结果,只能依靠在四足动物基础上结合临床观察及推测而得。

2.脊髓

游离脊髓是所有脊椎动物的行走基本中枢,在横断脊髓后,猫的四肢均可随转轮转动而产生节律性步伐。此结果说明,离断脊髓虽不能保持体位,但在部分哺乳动物却是动作发生器,但随着进化程度越高,行走越依赖于上级中枢的调控。在人类,离断的脊髓除产生一些复杂的防御反射外,既不能保持平衡也不能产生其他行为,患者只能通过人造支撑物,结合损伤部位以上的躯干及肢体的提拉牵动瘫痪肢体的移动。四肢瘫痪者既不能保持任何形式的平衡也不能行走,所以,人的脊髓在只是行走的基本中枢之一,完成行走必须有上级中枢的参与和调控。

3.脑干

脑干是维持姿势的所有反射的基本中枢,在去大脑强直的动物,伸肌张力普遍升高,可使动物能尽量保持站立体位。而去大脑后,位于脑桥被盖部的直立反射中枢完整保存,当电刺激背侧脑桥被盖区时,可使站立的猫蹲下,然后躺倒。当刺激腹侧脑桥被盖部时,可使躺下的猫站起,并开始行走。脑干结构的排列方式也与损伤后平衡功能障碍的表现形式有关,在猴,脑干侧面的损伤以锥体束损伤为主,主要是四肢远端肌肉瘫痪,不出现平衡障碍,而脑干中央的损伤可累及网状脊髓束、前庭脊髓束及顶盖脊髓束,运动障碍以躯干及近端肢体肌肉受累较明显,合并严重的平衡障碍。而临床上神经系统检查时,对运动障碍的检查主要以肢体远端肌肉为主,近端肌力及躯干运动障碍与平衡紊乱常被忽略。

脑干也是行走动作产生的中枢,包括猴在内的哺乳动物,电刺激丘脑底部、中脑尾部或脑桥网状结构等均可诱导动物产生行走动作。最轻度刺激仅导致对侧后肢的短暂轻微运动,最强的刺激可造成动物奔跑。它们对脊髓运动中枢有控制作用,也参与行走的启动。人体这种也应存在调节区域,只是更加依赖于皮质及皮质下的控制。

4.基底节

双侧电损猴苍白球并不影响行走节律,但明显影响姿势及相关的反射。灵长类多巴胺能神经元与起步及姿势的维持有关,严重帕金森症猴多呈现屈曲姿势,姿势反射消失,僵硬。

5.小脑

小脑是一个平衡有关的结构,但其基本原理还不清。去小脑犬可完整保存直立反射、挽救反射和保护性反射。

6.大脑皮质

在动物实验中证实,皮质在平衡维持中只是起调节作用,在随意性行走过程中必须依赖丘脑、纹状体,但皮质并不是必不可少的,犬的皮质完整但额叶损伤时,可出现非对称性转圈运动。同样猴 brodmann 区 8 区单侧性损伤在早期可造成同侧头和眼的㖞斜,一段时间后症状可减轻,但兴奋时可出现向同侧的旋转。皮质对于调节脚的、较为精细的活动尤为重要,如过较窄的平衡木等。猴的皮质损伤后,许多平衡及姿势性反射均消失,提示皮质对灵长类的平衡及姿势性反射较猫及犬等有重要的调控作用。

二、病因及分类

临床上,对步态异常的病因及分类常按其损伤部位及临床表现。近年来,随着对行走的解剖基础及生理基础与病理生理的深入了解,逐渐过渡为按受损伤结构水平分析其病因及分类。

三、诊断方法

(一)病史

起病及病情发展的趋势对诊断有重要帮助。绝大多数老年患者步态异常是逐渐发生的且进展缓慢,病程多为数月、数年,而几天内急性发生的步态异常多为脑脊髓血管性病。一般患者均因为跌倒才意识到平衡障碍的存在。脑及脊髓病变患者除步态异常外,常可有头痛、腰背痛、感觉障碍、肌力减退等神经系统其他表现。尿急、排尿不连续提示脑特别是额叶皮质下病变或脊髓病变。应查清患者对酒精及其他影响平衡运动的药物的使用情况及既往健康状况,有无肝、肾功能障碍及呼吸系统疾病的病史。对跛行者还应注意有无骨、关节疾病与损伤史。若有步态异常家族史者,应考虑遗传性肌病、遗传性共济失调等的可能。视力障碍与眩晕发作病史可提示视觉及前庭病变。

(二)神经系统检查

严格的神经系统检查可帮助定位,由于躯干及肢体近端肌力对行走的影响更大,故应成为神经系统检查的重点。

除常规的神经系统检查外,应着重对步态进行分析,必须认真进行下列针对行走异常的检查。

(1)嘱患者从就座的椅子上站立起来。

(2)维持站立姿势。

(3)承受各个方向(向前、向后及向两侧)的推动。

(4)观察起步,有无僵硬、迟疑。

(5)行走的动作,步基的宽度,步幅的长度,双足立地时间长短,抬脚力度,节律,双臂摆动的情况。

(6)转弯。

(7)观察患者在失衡状态下自主性的挽救及保护反射。

通过上述检查可进一步与患者建立良好的沟通,增加对病状的进一步了解,从而提高诊断正确率。

(三)特殊检查

尽早施行 MRI 检查对诊断有较大的帮助,它可以清晰显示脑干及小脑的病变,MRI 检查还可进行屏幕测试以确诊脑积水,对白质异常的表现较为敏感,但应注意,在临床上,T_2 相含水增多的表现是非特异性的,应结合其他的表现来诊断白质疏松症等病变。在许多不明原因的老年性行走异常者,MRI 检查常可发现脑室旁及半卵圆中心的多发性腔隙性梗死。最后可考虑使用诊断试验包括平台位置图、肌电图连续记录,以进行步态分析。

对步态异常的观察需一定的识别能力,有的颇具特征性如帕金森病的慌张步态,脊髓疾病所致痉挛性下肢轻瘫步态、僵硬、环行运动和触地反弹,小脑病变则躯干向两侧晃动、双足控制不良、特别是当患者在较窄的环境中行走时调节不良尤为明显,而临床上往往见到的是这些特征性表现被许多非特征性代偿及防御性反应所掩盖,如步基加宽、步幅变小、双足同时支撑时间(一般少于 20%)延长等。还要注意患者因焦虑和对跌倒的恐惧常使表现变得复杂而多样,应仔细评价。

四、鉴别诊断

(一)"低层次"姿势及步态异常

凡周围神经以及骨、关节、肌肉病变所产生的平衡及步态障碍划归此类较容易诊断。如果此时中枢神经系统保持完整,该类步态异常是较容易被适应而逐渐得到改善,如失明、义肢、本体感觉障碍等所造成的行走障碍。

1.感觉性共济失调步态及平衡障碍

平衡是依靠从视觉系统、前庭系统及本体感觉传入中获得的高质量的信息而维持,当此种信息来源受损,则需要其他系统的代偿,但这种代偿又常不完全,则站立平衡系统不能维持而出现步态不稳。故临床上许多患者的慢性进行性平衡障碍是由于感觉传入系统的疾病所致,当患者已察觉到平衡有障碍时必然会试图调整而呈现谨慎步态。或成为感觉性共济失调,步态不稳,因而常易跌倒。体感性共济失调步态与小脑共济失调步态相比其步基更窄,举足过高,踏地过重

（跨阈步态），但迈步节律基本正常，其步行的调节更依赖于视力，可反复跌倒，患者不能在狭窄的空间站立，昂伯氏征阳性。典型表现常出现在脊髓痨或亚急性脊髓联合变性患者，也可见于累及大纤维传入的周围神经病，有可能不出现其他感觉障碍而单独累及步态和平衡功能。部分双侧前庭损伤的患者可不出现眩晕，也仅表现为严重的平衡障碍。此类患者确诊需借助平衡功能的检查。

2.神经肌肉病变及肌病性步态异常

神经肌肉病及肌病患者均有不典型的步态异常，周围神经病所致远端肌无力者，常出现抬脚过高以矫正双足下沉，脚跟落地很重。另外，这类患者常伴感觉缺失。肌病及肌萎缩导致肢体近端肌无力者，常因不能站起而无法行走，下肢肢带肌无力患者行走时常表现出特殊的骨盆晃动，呈典型的"鸭步"。

（二）"中等层次"步态异常

"中等层次"步态障碍往往导致正常体位、步态及协同行为的变形，即中枢神经系统的正常行走及命令在执行中被歪曲，从而表现为步态异常，如小脑性共济失调者虽保存支持及保护反射，可以行走，但其体姿及动作均不协调。"中等层次"行走异常包括痉挛性、共济失调性、肌张力不全性及舞蹈性步态。早期帕金森病步态属于此类，但进展一段时间后则出现平衡失调及起步困难，则属于"高层次"步态异常。

1.痉挛性步态

痉挛性步态是脊髓损害所表现的特殊步态异常，以躯干及双下肢僵硬，下肢触地反弹，划圈样动作及脚步拖曳为特点，在严重时双侧内收肌过度收缩，肌张力升高，形成剪刀步态，痉挛是上运动神经元损伤表现之一，多数源于脊髓，也可由脑部疾病所致。

多数老年人出现这种步态是由于颈关节强直所致，它常被内科及骨科医师所忽略，直到出现神经系统症状，随年龄增长颈关节囊增生，韧带肥厚，造成椎管狭窄，使脊髓受到压迫，同时也挤压了脊髓血管，出现脊髓供血不足，最常见表现为下肢轻瘫，伴站立不稳及膀胱功能障碍（尿急、尿频），常可无颈痛及神经根痛，部分可诉说手麻及活动不灵活，典型时可出现下肢痉挛性共济失调步态，还可因跌伤而加重病情。该病诊断除以临床脊髓压迫的表现外，MRI 检查还可发现颈椎增生性改变、椎管狭窄及脊髓早期受压的证据。此病的病程因人而异，多可相对静止，部分可呈进行性加重。

脊髓外伤及脱髓鞘疾病是年轻人痉挛性步态的常见原因，多发性硬化可通过 MRI 及脑脊液检查而诊断。同时应注意排除脑膜及脊髓血管的先天性异常。

少数痉挛性瘫痪可由于脑部损伤所致及大脑性瘫痪（脑瘫），可波及上肢，并出现失语等症状，成年患者多由于脑血管病及脱髓鞘性疾病，而婴幼儿则与产伤及宫内窒息有关，表现为轻度双侧瘫痪及智能发育迟滞。

2.锥体外系步态

帕金森病是老年常见神经系统疾病，危及 15％的 65 岁人群。具有特征性的前倾姿势和慌张步态。老年患者有时仅表现僵硬和步态异常，并不出现上肢震颤和动作迟缓，近 1/4 运动迟缓性强直综合征后来被证实为非特发性帕金森病。其诊断包括进行性核上性麻痹、纹状体-黑质变性、皮质-基底节变性等均应考虑到，特别是在患者出现姿势保持困难及对左旋多巴不敏感时更应考虑。

亨廷顿病患者的步态异常主要表现为突发性舞蹈样动作，而肌张力不全及肌肉痉挛患者则表现为肢体僵硬、固定,躯干常呈屈曲(脊柱前凸、侧屈)样,慢性抗精神病药物所致步态异常以迟发性运动障碍为主。而部分患者用地西泮后可因损害平衡支撑反射而致频繁跌倒,此现象在停药后数天才可恢复。

3.小脑性步态

小脑性步态是最具特点的行走异常,以步伐缓慢及蹒跚,步基加宽为主,在狭窄的地面行走时其躯干不稳更明显,不能完成足跟接足尖直线行走,但患者平衡代偿反射均完好,故在日常生活中并不常跌倒。

成年患者的慢性进行性小脑性步态异常诊断较困难,应首先排除小脑脱髓鞘病及后颅窝占位病变的可能,各种遗传性及获得性小脑变性也应考虑,如橄榄-脑桥-小脑萎缩症,均发病较迟。而以躯干共济失调伴小脑蚓部变性者多与慢性酒精中毒有关。副肿瘤性小脑变性及苯妥英钠中毒也可出现小脑性共济失调步态,但后者系急性表现。

4.其他

中毒性及代谢性脑病的运动障碍通常是可以治疗的,近年来发病逐渐增多,有的代谢性脑病患者常表现为不稳定步态且常向后跌倒,最典型的为尿毒症及肝功能衰竭,其扑翼样震颤可影响姿势的维持。镇静药物尤其是长效苯二氮䓬类和 Neuroleptic 类可影响姿势反射,从而增加跌倒的危险。

个别老年患者表现步态异常是因为颅内占位性疾病、原发性中枢神经系统肿瘤及代谢性疾病,症状呈亚急性进展且伴跌倒史的患者应排除慢性硬膜下血肿。

(三)"高层次"平衡及步态异常

"高层次"的感觉、运动中枢与我们在不同环境下选择行走及维持平衡的方式有关。在排除骨关节疾病及脊髓、小脑及锥体外系病变后,步态及平衡的异常常与大脑皮质对体位、运动的协调出现差错有关。"高层次"平衡及步态异常的分类依据下列特性:①平衡障碍的代偿性反应及其障碍;②表现突出的失衡或姿势控制能力障碍;③有无起步困难及行走的行为过程有无障碍;④伴随症状。

1.谨慎步态

谨慎步态的特点是正常或中度增宽的步基、步幅变小、行走变慢、转弯困难、双足同时立地的时间延长、双上肢的协同运动减少等,但起步不迟疑、步伐无拖曳、不僵硬、基本保持正常的步伐节奏,如果推动患者,可发现轻度的平衡障碍,难于保持单腿支撑的姿势,由于患者已意识到平衡有障碍,故主观上加倍小心迈步以防跌倒。这种方式的行走异常属于非特异性,正常人在特殊环境下也可出现,如在冰上行走等,但主要还是见于老年人,既往曾被称作老年步态综合征,后来发现该步态在许多青年患者也可出现,特别是在疾病早期。包括多发性腔隙性脑梗死、正常颅压脑积水、阿尔茨海默征及许多周围神经病等,在疾病特征性表现还未出现时往往以无特征性谨慎步态为主,如正常颅压脑积水等。

谨慎步态是多因素造成的:①首先,老年人骨、关节系统的灵活性减弱,对对肌肉收缩所产生的反应欠灵敏,关节活动幅度减小。②肌收缩强度减弱。③运动系统的调节精确度下降,这可能是由于本体、平衡、视觉等感觉系统传入的轻度异常。④中枢神经系统对上述感觉传入的分析处理有错误。谨慎步态还应与癔症性谨慎步态鉴别,后者缺乏神经系统症状及体征而对跌倒的恐惧非常突出。

2.额叶性共济失调性步态

(1)皮质下平衡障碍:其特点为明显的平衡失调伴姿势调节反射缺失或无效。表现为逐渐发生的似木桩样的倾倒,患者肌力感觉常保持完整,但站立时常向后或病变对侧倾倒,平衡障碍也影响了行走动作的完成,造成行走困难或行走不能,同时不出现任何姿势调节反射及保护反射(尽管肌电图等显示这些反射均存在)。急性发病者的症状在起病后几天至几周内可更明显。常见的伴随症状为眼肌麻痹(垂直凝视麻痹、瞳孔改变)、构音障碍及锥体外系表现。多见于进行性核上性麻痹及多发性腔隙性脑梗死累及丘脑腹侧核时。另外,一侧壳核、苍白球和中脑损害后也偶然发生皮质下平衡障碍。

(2)额叶性平衡障碍:额叶性平衡障碍常指由于额叶占位性病变所造成的严重的平衡障碍,从而使患者无法独立站立或行走。其特点也是以平衡障碍为突出表现,伴姿势反射及动作不当或错位。如患者不能站起(或坐下)、站不稳或根本无法调动躯干及肢体以完成站立的动作。如欲站立时则使躯干向后仰而非正常时的向前倾,在重心以下难以抬起肢体,也根本不能迈动双腿,躯干及肢体运动笨拙、僵硬、可呈类肌强直。伴随症状有智力障碍,额叶释放表现如强握反射、类肌强直、排尿障碍、假性球麻痹、腱反射亢进、病理反射阳性。常见病因有肿瘤、脓肿、梗死或出血及广泛白质病变、脑积水等累及额叶或额叶-脑桥、小脑联系中断。

皮质下平衡障碍与额叶性平衡障碍二者均是以平衡及姿势反射的严重障碍,导致行走动作不能完成,二者的区别在于当患者能够迈出脚步,则倾向于皮质下平衡障碍;相反,当额叶性平衡障碍时,迈腿的运动往往无法完成。许多学者也不同意将额叶性平衡障碍等同于运动不能。首先,额叶性平衡障碍是以平衡及保护反射的倒错、变异为主要表现,运动障碍是次要的。其次,部分坐立运动障碍者可具备正常行走的功能。相反,部分躯干及步态有异常者并无肢体运动不能。

(3)单纯性起步不能:单纯性起步不能的特点为明显的起步困难,伴动作持续异常(如转身缓慢、僵硬),患者无明显的平衡异常,无认知障碍、无肢体运动不能或帕金森病。启动行走后初期,步幅短、抬脚低,形成拖曳,然而当行走一段时间后,步幅延长、抬脚正常、双臂摆动也正常,当分散注意力及穿过较窄的通道及较急的转弯时,重新出现拖曳步态,而数步或试图跨过沟渠等方法可改善其起步困难。患者平衡功能正常,姿势反射、步基均正常,极少跌倒。单纯性起步不能也常发生于脑血管病及脑积水等损伤了额叶白质及其联系纤维及基底节部分结构损伤。

由于单纯性起步不能除明显起步及转身障碍外还有拖曳步态、步幅缩短及行进中逐渐好转,可与谨慎步态相鉴别。另外,它没有平衡功能障碍,姿势反射及保护反射正常,也无额叶释放的表现,可以鉴别额叶性平衡障碍。

(4)额叶性步态异常:其特点为步基变宽,行走缓慢伴双脚似埋植土中一样难以抬起,故步幅变短、拖曳、起步及转身均迟疑,同时伴有中等程度的平衡障碍。常由于脑血管病造成的双侧额叶白质的多发性病变或双侧半球联系中断所造成的步态异常,如多发性腔隙性脑梗死、脑动脉硬化粥样化所致宾斯旺格病及正常颅压脑积水等。该步态异常常伴认知功能障碍、假性球麻痹性构音障碍、额叶释放症状、锥体束征及排尿障碍。

额叶性步态异常的鉴别诊断:由于存在起步及转身迟疑、僵硬及姿势反射的异常,可与谨慎步态鉴别,但后者是非特异性表现,可随疾病的发展而逐渐转变为前者。另外,由于其平衡障碍较轻,尚能行走,可与额叶性平衡障碍鉴别,但可能由于其平衡障碍的加重而转变为额叶性平衡障碍,而单纯性起步不能则不存在平衡障碍。

额叶性步态异常与进展阶段的帕金森病性步态及其他运动不能性僵硬的鉴别比较困难,由于二者都有起步困难、僵硬、步幅变小,但如果步基变宽,则不支持帕金森病。另外,患者行走时躯干无前倾、上臂摆动正常是与额叶性步态异常相吻合。慌张步态行走时前倾或后仰伴四肢体僵硬则倾向于帕金森病。

应该注意,许多疾病的表现在不同时期是截然不同的,当进行到一定程度后还会出现互相交叉,最终发展成相似的最后状态,如记忆障碍在早期可明确分为额叶性、顶叶性及皮质下性,但在晚期均出现全面性智能障碍。同样,早期的谨慎步态可进一步发展为额叶性步态异常,继而,当平衡障碍加重后则属于额叶性平衡障碍。

3.精神性步态异常

精神性步态异常是神经科最常见的步态异常之一,如无原因的立行不能,症状呈波动性,多见于癔症,暗示治疗常有戏剧性效果。焦虑症患者有跌倒恐惧时呈夸张的谨慎步态,行走如履薄冰或紧扶墙壁,以防止跌倒;抑郁症患者显示精神运动性迟缓,缺乏迈步动力而拒绝行走。

(四)无明确原因步态异常

事实上,临床上所见许多步态异常往往是多因素共同形成的,如脑血管病、颅内肿瘤及颅内转移瘤,很难确定其表现的步态异常是属于哪一层次的;而另一方面,临床上约有15%的步态异常不能找到明确的原因,尽管它们并非属于同一种疾病,多数学者称之为"原发性老年性步态"。

五、治疗

临床已发现有20%～25%的老年性慢性进行性步态异常是由于可治疗的疾病所致,如帕金森病、脑积水、额叶肿瘤及脓肿等,而绝大多数的精神性步态异常均可在施行适当的心理治疗后痊愈;当原发性疾病不明或治疗效果不佳时,还可借助各种有效的康复手段以促进平衡及运动功能的恢复,如对抗阻力的力量训练可帮助身体虚弱者和老年人甚至是八九十岁以上老年人的恢复肌力,从而在一定程度上提高步行的速度及稳定性。感觉性平衡重复训练对前庭及本体性感觉障碍所致谨慎步态有特别的疗效。另外,对有平衡障碍的患者应采取有效措施防止跌倒及摔伤,居室的墙上应安装扶手,脚步拖曳者应选择穿适当的鞋子,移动时可借助拐杖等辅助设施,还应请教专业人员视察生活及工作环境,以发现及排除可能的危险因素。

(陈凡增)

第九节 肌 肉 萎 缩

肌肉萎缩是指肌肉的容积、形态较其正常缩小、变细,组织学上其肌纤维变小或数量减少甚而消失而言。正常成年人中,男性肌纤维直径为48～65 μm,女性为33～53 μm;若男性<35 μm,女性<28 μm,则可认为肌萎缩。

一、病因及发病机制

(一)肌源性疾病

因肌膜功能障碍、肌肉结构异常、神经-肌肉传递障碍或直接压伤而致。

1.先天性肌病

肌纤维中央轴空性肌病、肌管性肌病、棒状体肌病、良性先天性肌病等。

2.肌营养不良症

进行性肌营养不良症、营养不良性肌强直症等。

3.炎性肌病

多发性肌炎、肌炎、皮肌炎、混合性结缔组织病及病毒、细菌、寄生虫等引起的感染性肌炎。

4.外伤性肌病

直接损伤或局部断裂、挤压、缺血所致。

5.代谢性肌病

(1)与遗传有关的代谢性肌病:糖原沉积病、家族性周期性瘫痪、脂蛋白异常症、家族性肌球蛋白尿症、脂质代谢异常性肌病等。

(2)非遗传性代谢性肌病:糖尿病性肌病、周期性瘫痪、线粒体肌病、亚急性酒精中毒及营养代谢障碍性肌病。

6.内分泌性肌病

甲状腺、甲状旁腺功能紊乱,脑垂体功能不足,皮质醇增多症等引起的肌病。

7.中毒性肌病

亚急性或慢性酒精中毒性肌病,氯贝丁酯、6-氨基己酸、长春新碱、依米丁、氯喹等药物中毒性肌病等。

8.其他

缺血性肌病、癌性肌病、恶病质性肌病、激素性肌病、重症肌无力晚期、反射性肌萎缩、失用性肌萎缩、局部肌内注射引起的针性肌病、顶叶性肌萎缩、交感性营养不良症等。

(二)神经源性疾病

神经源性疾病是周围神经元各部病损导致神经营养障碍及失用性肌萎缩。

1.脊髓前角细胞病损

脊髓前角细胞病损脊髓灰质炎后遗症、脊髓性肌萎缩症、脊髓空洞症、脊髓内肿瘤、脊髓炎、脊髓卒中和多发性硬化症。

2.脑干病变

脑干病变包括脑干炎、脑干肿瘤、脑干卒中、延髓空洞症、进行性延髓麻痹症等主要引起头面部、眼球运动肌、咽喉肌、舌肌、咀嚼肌萎缩。

3.脑、脊髓神经根病损

脑、脊髓神经根病损包括多发性神经根炎、脊膜神经根炎、神经根型脊椎关节病、椎管内脊髓外病损、脑底蛛网膜炎。

4.脑、脊神经病

脑、脊神经病包括脑、脊神经炎,多发性神经炎,单神经炎,神经外伤,神经性进行性肌萎缩症,末梢神经炎,神经丛损伤,胸出口综合征,肘管、腕管、跗管综合征,神经卡压综合征,肩手综合征,斜角肌间隙综合征,周围神经肿瘤,中毒性周围神经病等。

二、诊断

(一)临床表现

1.症状

(1)起病年龄:先天性肌病多起于儿童或青年,运动神经元疾病多起于壮年。

(2)起病情况:肌炎、多发性肌炎多急或亚急性起病;先天性肌病、遗传性肌病多为隐匿性起病。

(3)家族史:先天性肌病、遗传性疾病常有家族史、遗传史。

(4)萎缩肌的分布:多发性肌炎以颈肌、近端肌为重;肌营养不良症可为面-肩-肱型,肢带型为多见;神经根、神经病损其萎缩与其相应支配部位相附和。

(5)主要表现为受累肌肉易疲劳及肌肉无力感。

(6)其他:肌炎常有疼痛及压痛;神经炎常有压痛及感觉障碍或其他感染(麻风、白喉),中毒(铅、药毒)等症状及病史;代谢障碍及内分泌疾病亦有相应疾病史及病症。

2.体征

(1)病损肌肉呈现萎缩、变细、肌腹变平、不丰满,测周径双侧相差 2 cm 以上。

(2)肌肥大:肌强直症可呈真性肥大;肌营养不良症可呈假性肥大。

(3)肌肉压痛:炎症性肌病常有压痛。

(4)肌强直:肌营养不良性强直症可见肌强直或叩击性肌强直。

(5)肌张力减退:萎缩肌肉肌张力减退。

(6)肌纤维颤动和肌束震颤:前者见于核性损害,后者见于根性损害。

(7)肌腱反射:肌源性、神经源性病损均呈现病损肌肉腱反射低下或消失。

(8)肌力检查:各种轻瘫试验阳性,肌力减退。

(二)实验室检查

1.血液检查

(1)肌酶谱检查:血清肌酸磷酸激酶、乳酸脱氢酶及其同工酶、丙酮酸激酶、醛缩酶、天门冬氨酸氨基转移酶、丙氨酸氨基转移酶等均有增高,见于肌源性疾病。

(2)血液生化检查:血钾降低见于周期性瘫痪,血肌红蛋白、肌酐亦可见升高。

(3)其他:血糖、内分泌测定可示相应疾病的特征,血抗横纹肌抗体、抗乙酰胆碱受体抗体测定有助于肌炎、重症肌无力症的诊断,风湿、类风湿检查、免疫球蛋白测定有助于判别结缔组织疾病。

2.尿液

肌肉广泛损害时,尿肌酸多增高。

(三)特殊检查

1.肌电图检查及脊髓诱发电位测定

有助于鉴别肌肉、神经、脊髓源性疾病。

2.肌活检

行组织化学或病理检查有助于肌病类型的鉴别。

（四）鉴别诊断

1.神经源与肌源性肌萎缩的鉴别

见表 1-4。

表 1-4　神经源与肌源性肌萎缩的鉴别

	神经源性肌萎缩	肌源性肌萎缩
发病年龄	成年	儿童、青年
家族性	较少	较多
受累部位	肢体远端重	肢带为主（近端重）
肌束纤维震颤	常有	无
感觉障碍	可有或无	无
肌肥大（或假性）	无	可有
锥体束征	可有（肌肉萎缩性侧面硬化病,ALS)	无
肌酶谱	无改变或轻度增高	多明显增高
肌电图	呈神经源性受累	呈肌源性受累
肌活检	呈神经源性改变	呈肌源性改变

2.肌萎缩与消瘦的鉴别

消瘦因全身营养不良或久病缠绵后引起,为全身性普遍表现,肌电图及肌酶谱多属正常。肌萎缩多限于部分区域或以局部为重的特征性分布。

三、治疗

（一）病因治疗

病因治疗针对感染、缺血、压迫、卡钳、肿瘤等病因进行针对性治疗。

（二）营养支持疗法

营养支持疗法除饮食应加强营养外,尚可予以营养性药物,如大量维生素（B 族维生素、维生素 E)、蛋白质、氨基酸、脂肪乳、能量合剂等,必要时可选用胰岛素低血糖疗法。

（三）改善微循环

改善微循环可用扩血管药物及循环代谢改善药物。

（吕祖光）

第十节　大小便障碍

一、概述

（一）排尿障碍

1.尿潴留

尿潴留是指膀胱内充满尿液而不能排出,常常由排尿困难发展到一定程度引起。尿潴留分为急性与慢性两种。前者发病突然,膀胱内胀满尿液不能排出,十分痛苦,临床上常需急诊处理;后者起病缓慢,病程较长,下腹部可扪及充满尿液的膀胱,但患者却无明显痛苦。

2.尿失禁

尿失禁是由于膀胱括约肌损伤或神经功能障碍而丧失排尿自控能力使尿液不自主地流出。

(二)排便障碍

排便困难是神经系统疾病常见症状。便秘是老年人经常发生的问题,由缺乏排便的动力所致或排便反射经常受到抑制,直肠对粪便刺激敏感性下降,粪便在肠内停留过久,水分被吸收过多,粪便干燥不能排出。粪便失禁则由于肛门内、外括约肌功能失常导致粪便不能正常储存于肠道。

(三)神经源性膀胱

正常膀胱功能的实现依赖于躯体神经和自主神经的运动与感觉成分相互协调。控制排尿功能的中枢神经系统或周围神经受到损害而引起的膀胱功能障碍称神经源性膀胱。

近年来国际上多根据膀胱功能障碍类型将神经源性膀胱分成两类。

1.逼尿肌反射亢进

逼尿肌对刺激有反射亢进现象,在测量膀胱内压时出现无抑制性逼尿肌收缩,可伴或不伴尿道括约肌的功能障碍,多为骶髓排尿中枢以上的损害引起,具有如下特征:①膀胱容量的减少;②不自主的逼尿肌收缩;③排尿时膀胱内高压;④膀胱壁显著肥大。

2.逼尿肌无反射

逼尿肌对刺激无反射或反射减退,在测量膀胱内压时不出现无抑制性逼尿肌收缩,可伴或不伴尿道括约肌的功能障碍,多为骶髓排尿中枢或以下的损害引起,具有如下特征:①膀胱容量增大;②缺乏自主逼尿肌收缩;③膀胱内低压力;④轻度的膀胱壁小梁形成(肥大)。

二、病因和发病机制

(一)排尿障碍

1.排尿的神经生理机制

与膀胱排尿活动有关的反射通路可分为骶髓反射通路和骶上反射通路两部分。前者是指负责排尿活动的基础反射弧,后者则通过发放抑制性冲动控制骶髓反射弧的活动,使排尿过程在高级中枢的支配下成为可由意识控制的生理性活动。与下尿路储尿、排尿功能有关的神经活动是通过4个神经解剖环路实现的。

环路Ⅰ是由往返于大脑额叶皮质与脑干网状结构间的神经通路组成(其中包括来自基底神经节、丘脑神经核及小脑的神经纤维),它们对脑干排尿维持中枢发挥抑制性作用。此环路内的损害,可使排尿反射部分或完全失去有意识的控制,逼尿肌出现无抑制性反射。在临床上,脑血管意外、脑肿瘤、颅脑外伤、多发性硬化、帕金森病等可能影响此通路,造成下尿路功能障碍。

环路Ⅱ相当于早先提出的骶髓反射弧,但盆神经的传入、传出神经并不在骶髓平面内发生突触,而是经过一长程环路在脑干发生突触的。它们的基本作用是保证并维持逼尿肌的有效收缩直至完成膀胱的排空。

在环路Ⅰ的控制下,环路Ⅱ可使排尿活动成为有意识的生理活动。脊髓横断后常可切断此环路,导致逼尿肌无反射,失去排尿能力,即所谓"脊髓休克"。此时伤后脊髓内潜在的节段反射中枢可显露出来,或损伤的神经元可出现"侧支生长"使长传导束反射转变为脊髓节段性反射。

骶髓内出现新的排尿反射中枢。此节段反射的兴奋阈较低，所以最终将出现逼尿肌的反射亢进。脊髓部分横断时逼尿肌亦将出现一亢进的低阈值节段性反射，此时逼尿肌收缩常失去控制且不持久，导致排尿效率降低，出现残余尿。临床上，此种情况可见于脊髓损伤、多发性硬化、脊髓肿瘤等疾病。

环路Ⅲ是逼尿肌、骶髓中枢（逼尿肌核、阴部神经核）、尿道横纹肌外括约肌间的神经通路，负责排尿时逼尿肌收缩与尿道外括约肌松弛间的协调性活动。此环路损害可影响逼尿肌与外括约肌间的协调活动，导致逼尿肌、外括约肌协同失调。

环路Ⅳ由大脑皮质运动区与骶髓内的阴部神经核间的神经通路组成，使外括约肌的活动处在高级中枢随意性控制之下。脊髓损伤、肿瘤、感染或脱髓鞘性疾病可能损害此环路，使尿道外括约肌失去随意控制能力。

膀胱、尿道平滑肌的外周神经支配系自主神经（交感神经和副交感神经），而横纹肌性质的尿道外括约肌由躯体神经支配。与下尿路功能有关的外周神经：①盆神经（副交感性，来自 $S_{2\sim4}$ 分布至整个膀胱逼尿肌及尿道平滑肌）。②腹下神经（交感性，来自 $T_{11}\sim L_2$，亦分布于膀胱逼尿肌及近侧尿道平滑肌）。③阴部神经（躯体神经，来自 $S_{2\sim4}$，分布于尿道外括约肌、肛管外括约肌、肛周皮肤、女性阴唇阴蒂和男性阴茎阴囊、球海绵体肌、坐骨海绵体肌）。这些神经的传出、传入纤维与腹膜后、盆腔内及膀胱壁内的许多神经丛或神经节有复杂的突触联系。许多因素如广泛的盆腔手术（根治性子宫切除术，直肠癌的经腹会阴切除术）及自主神经病变（糖尿病）、感染、中毒、带状疱疹、骶髓发育不全、马尾肿瘤与创伤等可损害这一复杂的外周神经系统，导致下尿路储尿、排尿功能障碍。

此外，膀胱体部和底部有大量胆碱能受体和 β-肾上腺素能受体（近侧尿道亦有一定数量的这类受体存在）。副交感神经的冲动可使胆碱能受体兴奋，逼尿肌收缩发生排尿；交感神经冲动则可使 β-受体兴奋，逼尿肌松弛，膀胱充盈储尿。而在膀胱颈部和近侧尿道（包括前列腺尿道）平滑肌内则以 α-肾上腺素能受体占优势，交感神经冲动可以兴奋这些受体，使这些部位的平滑肌收缩，增加排尿阻力控制排尿。

2.病因

（1）尿潴留病因。①膀胱颈梗阻：最常见的是前列腺病变，包括前列腺增生、纤维化或肿瘤、膀胱内结石、有蒂肿瘤、血块或异物及邻近器官病变如子宫肌瘤、妊娠子宫嵌顿在盆腔等也可以阻塞或压迫膀胱颈引起梗阻。②尿道梗阻：最常见的是炎症或损伤后的尿道狭窄。尿道结石、异物、结核、肿瘤、憩室等也可引起尿道梗阻。③神经系统病变：包括肿瘤、脑卒中、脑炎、脊髓结核、糖尿病、多发性硬化等。④颅脑或脊髓损伤。⑤先天性畸形：脊柱裂、脊膜膨出、脊髓脊膜膨出等。⑥麻醉后。⑦药物作用：抗胆碱药、抗抑郁药、抗组胺药、阿片制剂等。⑧精神因素。

（2）尿失禁病因。①神经系统疾病：脑炎、脑卒中、癫痫、脑外伤、脊髓炎、脊髓损伤、周围神经损伤等均可引起尿失禁。②膀胱结石、炎症、肿瘤：这些病变可导致逼尿肌过度收缩、尿道括约肌松弛或麻痹，使得膀胱失去储尿功能。③应力性尿失禁：由于尿道括约肌松弛，当患者咳嗽、大笑、打喷嚏等使腹压突然升高时，有少量尿液可不自主排出，见于老年人尿道括约肌退行性变、青壮年妇女功能性尿道括约肌松弛、肿瘤压迫膀胱。④充溢性尿失禁：见于下尿路梗阻的各种疾病。慢性尿潴留可导致膀胱过度膨胀，膀胱内压升高，使尿液被迫溢出，称充溢性尿失禁。⑤先天性尿路畸形。

(二)排便障碍

1.排便的神经生理机制

直肠和肛门内括约肌接受盆神经($S_{2\sim4}$,副交感性)和腹下神经($T_{11}\sim L_3$,交感性)支配,肛门外括约肌接受阴部神经($S_{2\sim4}$,躯体神经)支配。盆神经兴奋时直肠收缩,肛门内括约肌松弛。腹下神经兴奋时直肠松弛,肛门内括约肌收缩。阴部神经兴奋时则肛门外括约肌收缩,内括约肌不受意识控制,而外括约肌则受意识控制。肛门内括约肌的反射是由直肠壁内神经丛所控制。排便反射的高级中枢在旁中央小叶、丘脑下部及脑干,当粪便聚集直肠时,刺激直肠壁内的机械感受器。冲动经盆神经和腹下神经到达 $S_{2\sim4}$ 排便中枢,再经脊髓丘脑束上达丘脑及大脑皮质,产生排便感觉,再由下行纤维兴奋排便中枢,使盆神经兴奋,腹下神经和阴部神经受到抑制,引起直肠收缩,肛门内、外括约肌扩张,出现排便。同时膈肌和腹肌收缩做屏气动作,加强腹腔压力,协助排便。

2.病因

(1)功能性便秘:便秘是由于排便反射受到抑制,直肠对粪便刺激敏感性下降,粪便在肠内停留过久,水分被吸收过多、粪便干燥所致。下列原因造成的便秘属于功能性便秘:①进食量少或食物缺少纤维素。②排便习惯受干扰。③滥用泻药。④结肠运动功能障碍。⑤腹肌及盆肌张力不足。⑥结肠冗长。⑦应用吗啡类药、抗胆碱药、神经阻滞药等。

(2)器质性排便障碍:①神经系统疾病。脑血管疾病、脑瘤、严重颅脑外伤时常出现便秘症状,且较顽固,尤其颅内压增高时更易发生。脊髓损害严重者可出现便秘,高位脊髓病变因呼吸肌麻痹而使排便困难。骶段以上的慢性横贯性损害呈自动性排便。昏迷、脊髓病变时可引起排便失禁。②结肠、直肠、肛门病变。这些部位的良恶性肿瘤、炎症、肠梗阻等均可引起排便障碍。③腹腔或盆腔内肿瘤压迫。

三、诊断思路

(一)询问病史

(1)询问排尿排便障碍发生的缓急及病程。

(2)是否有脑血管病史,是否伴有肢体活动不灵、感觉障碍等。

(3)是否伴有意识丧失、抽搐及舌咬伤等症状。

(4)有无脊柱外伤史,是否伴有根痛,是否存在横贯性脊髓损伤表现。

(5)是否有前列腺疾病病史。

(6)是否存在尿频、尿急、尿痛。

(二)体格检查

(1)是否存在神经系统定位体征。

(2)有无意识障碍。

(3)脊柱检查对于脊髓疾病的判断有一定意义。

(4)肛诊可确定前列腺的情况,了解尿潴留的程度。

(5)尿潴留时,耻骨上区常可触到半球形膨胀的膀胱,用手按压有明显尿意,叩诊为浊音。

(三)辅助检查

(1)实验室检查:前列腺液对于诊断前列腺疾病有重要意义;前列腺特异抗原(PSA)测定对诊断前列腺癌有一定意义;血糖、尿糖检查可确诊糖尿病;尿常规检查可了解有无尿路感染;尿细胞学检查对泌尿系统肿瘤亦具诊断价值。

（2）膀胱及下尿路 B 超、膀胱镜检查：有助于了解有无尿潴留、前列腺疾病、膀胱或下尿路结石、肿瘤等。

（3）X 线、CT 及 MRI 检查：X 线对脊柱裂的发现和脊柱外伤有意义，MRI 检查不但可发现脊柱病变，同时可了解脊髓损害的情况，是诊断脊髓疾病的最佳手段。CT 及 MRI 检查对于中枢神经系统疾病具有诊断意义。

四、鉴别诊断

（一）脊髓压迫症

脊髓压迫症是神经系统常见疾病，它是一组具有占位性特征的椎管内病变，包括肿瘤、腰椎间盘突出、脊柱损伤、脊髓血管畸形等。脊髓受压时功能丧失可导致括约肌功能障碍，髓内压迫排尿排便障碍出现较早，而髓外压迫则出现较晚。早期表现为排尿急迫、排尿困难，一般在感觉、运动障碍之后出现，而后变为尿潴留，顽固性便秘，最终排尿排便失禁。病变在脊髓圆锥部位时，括约肌功能障碍常较早出现。病变在圆锥以上时，膀胱常呈痉挛状态，其容积减少，患者有尿频、尿急，不能自主控制，同时有便秘。而病变在圆锥以下时，则产生尿潴留，膀胱松弛。当膀胱充满尿液后自动外溢，呈充溢性尿失禁。肛门括约肌松弛可导致排便失禁。

诊断要点：①不同程度的脊髓横贯性损害表现。②具有各种原发病自身特点。③脊柱 X 线检查、脊髓 MRI 检查有助于诊断。

（二）急性脊髓炎脊髓休克期

急性脊髓炎的脊髓休克期可出现尿潴留。此时膀胱无充盈感，逼尿肌松弛，导致尿潴留。过度充盈时可出现充盈性尿失禁。此期需留置导尿管，引流尿液。随脊髓功能的恢复，膀胱逼尿肌出现节律性收缩，但此时膀胱收缩不完全，有较多残余尿。绝大部分患者在病后 3～6 个月，可望恢复排尿功能。

诊断要点：①急性起病，首发症状多为双下肢麻木、无力，背痛，相应部位的束带感等。②大多在数小时至数天内进展至高峰，出现病变水平以下的脊髓完全性横贯性损伤，症状包括截瘫或四肢瘫、感觉障碍和膀胱直肠功能障碍。③MRI 检查可见髓内片状或较弥散的 T_2 异常信号，脊髓可见肿胀。

（三）多发性硬化

多发性硬化是一种中枢神经系统脱髓鞘疾病，以青、中年多见，临床特点是病灶播散广泛，病程中常有缓解复发的神经系统损害症状。少数患者起病时即有尿频、尿急，后期常有尿潴留或失禁。有的患者出现肠道功能紊乱，包括便秘与排便失禁。

诊断要点：①青壮年发病。②有中枢神经系统损害的表现，病灶多发。③病程波动，有缓解、复发的特点。

（四）马尾综合征

马尾神经损害在临床较为常见，大多是由于各种先天或后天的原因致腰椎管绝对或相对狭窄，压迫马尾神经而产生一系列神经功能障碍，其中包括排尿排便障碍。

诊断要点：①大部分患者有明确病因，如腰椎疾病。②疼痛多表现为交替出现的坐骨神经痛。③神经损害呈进行性，感觉障碍表现为双下肢及会阴部麻木、感觉减弱或消失；括约肌功能障碍表现为排尿、排便乏力，尿潴留，排尿、排便失禁，勃起功能障碍。④放射科辅助检查可清楚直观地反映椎管和椎管内硬膜囊及马尾情况。

(五)多系统变性

病因不明,病理上表现为程度不等的黑质、尾状核、壳核、下橄榄核、脑桥腹核、小脑皮质等部位神经细胞脱失,胶质细胞增生。

诊断要点:①临床上表现为锥体外系统、小脑系统和自主神经系统损害的症状和体征。②部分患者还可出现锥体束损害的症状和体征。③排尿障碍是最重要的自主神经功能障碍。

(六)脑血管病

脑血管病可影响尿便高级中枢而引起排尿排便障碍,尤其常见于多发性脑梗死及病变范围大的患者。

诊断要点:①脑血管病史。②神经系统功能损害及定位体征。③通过 CT、MRI 检查可确定诊断。

(七)癫痫发作

诊断要点:癫痫发作的主要临床表现是意识丧失、抽搐、感觉障碍、自主神经紊乱及精神异常;这些症状可单独或联合出现,以意识丧失和抽搐为常见。膀胱与腹壁肌肉强烈收缩可发生尿失禁。除确切的发作病史外,脑电图诊断意义最大。

(八)正常颅压脑积水

正常颅压脑积水多与蛛网膜下腔出血等因素造成的交通性脑积水有关。以痴呆,共济失调,排尿、排便障碍三联症为主要临床表现。智能障碍一般最早出现,智能障碍的程度差异很大,可以表现为轻度淡漠、记忆力减退、痴呆、表情呆板、反应迟钝等。排尿、排便障碍以尿急、尿失禁多见,大多出现较晚。共济失调以步态异常开始,表现为行走慢、步距短、走路不稳、迈步费力等特点。

诊断要点:①痴呆,共济失调,排尿、排便障碍三联症。②CT 或 MRI 表现是诊断正常颅压脑积水的重要依据。③有明确的蛛网膜下腔出血病史有助于诊断。

(九)前列腺增生

前列腺增生是老年男性很常见的疾病,因性激素平衡失调使前列腺内层的尿道周围腺体呈结节样增生,以致前列腺部尿道受压变窄、弯曲、伸长,使排尿阻力增加,引起排尿困难。最早的症状是增生腺体刺激所引起的尿频,以夜间为明显。继而出现进行性排尿困难,最终发展为尿潴留。

诊断要点:①直肠指检一般能触及肿大的前列腺。②膀胱镜检可以观察到腺体增生情况和膀胱内有无憩室、结石或炎症。③B 超检查,特别是经尿道或经直肠,可以准确测量前列腺体积。

(十)尿道结石

尿道结石多来自上尿路,在排出过程中嵌顿于尿道内,突然发生排尿困难乃至尿潴留,伴有剧烈疼痛。

诊断要点:①排尿困难伴剧烈疼痛、血尿。②嵌顿于前尿道的结石可通过扪诊发现,后尿道结石可做直肠指检或借尿道探条触及。③X 线、B 超检查可确定诊断。

(甄 岩)

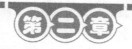

神经外科疾病手术治疗

第一节 术前准备与评估

手术既是一个治疗过程，又是一个创伤过程。因此，手术前的准备，就是要采取各种措施，尽量使患者接近生理状态，以便使患者更好地耐受手术。

一、术前准备

术前准备工作主要包括两个方面：①心理方面的准备；②提高手术耐受力的准备。

一般性术前准备同普通外科。对神经外科比较特殊的术前准备，应注意：①若颅内压增高显著，应先行脱水治疗并尽早手术；若为第三脑室或颅后窝占位，头痛加剧，出现频繁呕吐或意识不清者，提示有严重颅内压增高，应行脑室穿刺外引流或脑室分流术，以缓解梗阻性脑积水，改善患者的病情，然后尽快手术。②脑疝患者除急行脱水利尿外，有脑积水者，应立即行脑室穿刺引流，使脑疝复位，缓解病情。如果效果不明显，而病变部位已明确，应考虑急诊开颅手术，解除危及生命的病变。③有些颅内血管性疾病，如颈动脉海绵窦段、颈内动脉床突上段动脉瘤，要在术前2～3周开始做颈内动脉压迫训练，以促进侧支循环的建立。对于鞍区病变，特别是垂体功能低下者，术前2～3 d开始应用肾上腺皮质激素类药物，以减少或防止术后发生垂体危象。

二、术前评估

（一）全身情况

（1）精神状态：①是否紧张和焦虑，估计合作程度。②了解患者对手术及麻醉的要求与顾虑。③精神症状者，应请精神科会诊。

（2）体温上升或低于正常，表示代谢紊乱，情况不佳，对麻醉耐受差。

（3）血压升高，明确原因、性质、波动范围，同时了解治疗及疗效，是否累及心、脑、肾等器官，是否要进行处理再行手术。

（4）Hb$<$80 g/L 或$>$160 g/L，麻醉时患者易发生休克、栓塞等危险，需在术前给纠正。

（5）血细胞比容以保持在 30%～35%，有利于 O_2 释放。

（6）中性粒细胞增高及 ESR 增快，提示体内存在急性炎症，越严重麻醉耐受越差，术前需纠正。

（7）血小板计数＜60×10⁹/L，凝血异常者，术前给予诊断和纠正。

（8）尿糖阳性，应考虑有无糖尿病，需进一步检查。

（9）尿蛋白阳性，应考虑有无肾实质病变，产科结合血压，考虑是否有妊娠期高血压。

（10）少尿、尿闭，应考虑有严重肾衰竭，麻醉耐受极差，因很多药物需肾排出，术后易出现急性肾衰竭。

（11）基础代谢高，麻醉药用量大，氧耗大，麻醉不易平稳；反之，麻醉药用量小，麻醉耐受差，基础代谢率（％）＝0.75×（脉率＋0.74×脉压）－72，正常范围为－10％～10％。

（12）凡全身情况异常或主要器官障碍，术前、中、后均可请相关学科会诊。

（二）呼吸系统

术前有呼吸系统感染较无感染者发生呼吸系统并发症的概率高出 4 倍。

（1）急性呼吸系统感染（包括感冒）：禁忌择期手术，一般感染得到充分控制 1 周后施行，临床上常以患者不发热、肺部无炎症而行手术，如急症手术，加强抗感染，同时麻醉医师避免吸入麻醉。

（2）肺结核（特别是空洞型）：慢性肺脓肿，重症支气管扩张症，应警惕在麻醉中感染，沿支气管系统在肺内扩散或造成健侧支气管堵塞，或出现大出血而起窒息，麻醉时一般用双腔支气管插管分隔双肺。

（3）手术患者并存呼吸系统慢性感染和肺通气功能不全并不罕见，其中以哮喘和慢性支气管炎并存肺气肿为常见，为减少并发症，术前应充分准备：①肺功能试验；②戒烟 2 周以上；③应用抗生素，治疗肺部感染；④控制气管和支气管痉挛，如拟交感药及甲基黄嘌呤或应用色甘酸钠治疗哮喘及肾上腺皮质激素的应用，还应准备处理可能出现的危象；⑤胸部叩击和体位引流，雾化吸入，促使痰液排出；⑥纠正营养不良，逐步增加运动，提高肺的代偿能力；⑦治疗肺源性心脏病。

（4）术前一般需做肺功能试验的有：①每天吸烟＞1 包；②慢性咳嗽，不论有痰无痰；③肥胖；④支气管哮喘；⑤支气管炎或肺气肿；⑥神经或肌肉疾病；⑦累及肋骨或胸椎的关节炎或骨骼畸形；⑧所有需要进行胸或腹部手术的患者，包括累及腹壁肌肉的手术，如腹壁或腹股沟的修补术。

（三）心、血管系统

心脏病患者能否耐受手术，主要取决于心血管病变的严重度和患者的代偿能力，以及其他器官受累情况和需手术治疗的疾病等，术前应具有完整的病史，如体格检查，相应的特殊检查及心功能检查记录，同为心脏病，其严重程度不同，对麻醉和手术的耐受也各异（表 2-1）。如房间隔缺损或室间隔缺损未伴肺动脉高压，心功能较好（Ⅰ、Ⅱ级）者，其对麻醉和手术的耐受与无心脏病者并无明显差别。有些心脏病患者，难以耐受血流动力学的波动，非心脏手术，则须先行心脏手术，情况改善后再行非心脏手术为宜，如重度二尖瓣狭窄。

表 2-1　心功能分级及其意义

心功能	屏气试验	临床表现	临床意义	麻醉耐受力
Ⅰ级	＞30 s	普通体力劳动负重，快速步行，上下坡无心慌、气急	心功能正常	良好
Ⅱ级	20～30 s	能胜任正常活动，但不能跑步或做较用力的工作，否则出现心慌、气急	心功能较差	处理如果正确恰当，耐受力仍较好
Ⅲ级	10～20 s	需静坐或卧床休息，轻度体力活动后即出现心慌、气急	心功能不全	麻醉前充分准备，术中避免增加心脏负担

续表

心功能	屏气试验	临床表现	临床意义	麻醉耐受力
Ⅳ级	10 s	不能平卧、端坐呼吸，肺底可闻及啰音，任何轻微活动即出现心慌气急	心力衰竭	耐受力极差，手术须推迟

目前，临床上常用的一些主要指标都是反映左心功能的，如心指数、左室射血分数和左室舒张末期压。

1.心律失常

（1）窦性心律不齐：多见于儿童，一般无临床重要性，窦性心律不齐是由于自主神经对窦房结节奏点的张力强弱不匀所致。迷走神经张力较强时易出现心律不齐，当心律增速时，不齐则多转为规律。但如见于老年人可能与冠心病有关，或提示患者可能有冠心病。

（2）窦性心动过缓：注意有无药物（如β受体阻滞剂，强心苷类药）影响。一般多见于迷走神经张力过高，如无症状，多不需处理。如为病态窦房结所致，则宜做好应用异丙肾上腺素和心脏起搏的准备。窦性心动过缓时出现室性期前收缩可在心率增快后消失，不需针对室性期前收缩进行处理。有主动脉关闭不全的患者如出现心动过缓则可增加血液反流量而加重心脏负担，宜保持窦性心律于适当水平。

（3）窦性心动过速：其临床意见决定于病因，如精神紧张、激动、体位改变、体温升高、血容量不足、体力活动、药物影响、心脏病变等，分析原因后评估和处理。对发热、血容量不足、药物和心脏病变引起者，主要应治疗病因，有明确指征时才采用降低心率的措施。

（4）室上性心动过速：多见于非器质性心脏病，亦可见于器质性心脏病、甲状腺功能亢进和药物毒性反应。对症状严重或有器质性心脏病或发作频繁者，除病因治疗外，在麻醉前控制其急性发作，控制后定时服药预防其发作。

（5）期前收缩：一过性或偶发性房性期前收缩或室性期前收缩不一定是病理，但如发生 40 岁以上的患者，尤其是发生和消失与体力活动量有密切关系者，则患者很可能有器质性心脏病，应注意对原发病的治疗，一般不影响麻醉的实施。室性期前收缩系频发（＞5 次/分钟）或呈二联律、三联律或成对出现，或系多源性，或室性期前收缩提前出现落在前一心搏的 T 波上易演变成室性心动过速和室颤，需对其进行治疗，择期手术宜推迟。

（6）阵发性室性心动过速：一般为病理性质，常伴有器质性心脏病。如发作频繁且药物治疗不佳，手术需有电复律和电除颤准备。

（7）心房颤动：最常见于风湿性心脏病、冠心病、高血压性心脏病、肺源性心脏病等可致严重血流动力学紊乱，心绞痛、晕厥，体循环栓塞和心悸不适。如果不宜进行或尚未进行药物复律或电复律治疗，麻醉前宜将心室率控制在 80 次/分钟左右，至少不宜大于 100 次/分钟。

（8）传导阻滞：①右束支传导阻滞多属良性，一般无心肌病，手术与麻醉可无顾虑。②左束支传导阻滞多提示有心肌损害，常见于动脉硬化高血压、冠心病患者，一般不致产生血流动力学紊乱。③双分支阻滞包括右束传导阻滞合并左前分支或左后分支阻滞、左束支传导阻滞，多为前者。左前分支较易阻滞，左后分支较粗，有双重血供，如出现阻滞，多示病变重。双分支阻滞有可能出现三分支阻滞或发展为完全性房室传导阻滞。对这类患者宜有心脏起搏准备，不宜单纯依靠药物。④Ⅰ度房室传导阻滞一般不增加麻醉与手术的困难。⑤Ⅱ度房室传导阻滞Ⅰ型（莫氏Ⅰ型）HR＜50 次/分钟，宜有心脏起搏的准备，Ⅱ度房室传导阻滞Ⅱ型（莫氏Ⅱ型），几乎属于器质性病变,易引起血流动力学紊乱和阿-斯综合征。宜有心脏起搏的准备。⑥Ⅲ度房室传导阻滞施行手术,应考虑安装起搏器或作心脏起搏的准备。

2.先天性心脏病的术前估计和准备

(1)房缺、室缺如果心功能Ⅰ、Ⅱ级或无心力衰竭史,一般手术麻醉无特殊。

(2)房缺、室缺伴肺动脉高压,死亡率高,除急症手术外,一般手术应推迟。

(3)房缺、室缺并存主动脉缩窄或动脉导管未闭,应先治疗畸形,再择期手术。

(4)房缺、室缺、伴轻度肺动脉狭窄,不是择期手术的禁忌,但重度者术中易发生急性右心衰竭,禁忌择期手术。

(5)法洛四联症,择期手术危险性极大,禁忌择期手术。

3.缺血性心脏病患者

缺血性心脏病患者,若围术期发作心肌梗死,其死亡率高,故术前应明确以下几点。

(1)是否存在心绞痛及严重程度。①病史中如有下列情况应高度怀疑并存缺血性心脏病:糖尿病、高血压病、肥胖、嗜烟、高血脂,左室肥厚(心电图示),周围动脉硬化,不明原因的,心动过速和疲劳。②缺血心脏病的典型征象有:紧束性胸痛,并向臂内侧或颈部放射,运动、寒冷、排便或饮餐后出现呼吸困难,端坐呼吸,阵发性夜间呼吸困难,周围性水肿,家族中有冠状动脉病变史,有心肌梗死史和心脏扩大。③对临床上高度怀疑有缺血性心脏病的患者,术前应根据患者具体情况做运动耐量试验超声心动图检查,或行冠状动脉造影等。

(2)是否发生心肌梗死,明确最近一次的发作时间。①心肌梗死后3个月手术者再梗死发生率为27%,6个月内手术为11%,而6个月后手术为4%~5%。②对有心肌梗死的患者,择期手术应推迟到发生梗死6个月以后再进行。同时在麻醉前应尽可能做到:心绞痛症状已消失;充血性心力衰竭的症状已基本控制;心电图无房性期前收缩或每分钟>5次的室性期前收缩;尿素氮<17.8 mmol/L,血钾>3 mmol/L。

(3)心脏功能评级及代偿功能状况:随着疾病治疗水平的提高,并考虑到不同患者心肌梗死范围和对心功能影响不一,现认为不宜硬性规定一律间隔6个月。术前主要评价患者的心肌缺血和心功能情况,处理时要注意心功能的维护,尽可能保持氧供需平衡。

4.充血性心力衰竭患者

对近期(2个月内)有充血性心力衰竭以及正处于心力衰竭中的患者,不宜行择期手术,急症手术当属例外,有的急症手术本身即是为了改善患者的心力衰竭而进行(如对有心力衰竭的妊娠期高血压患者施行剖宫产手术)。

5.心脏瓣膜患者

心脏瓣膜患者的麻醉危险主要取决于病变的性质及其心功能的损害程度。

(1)尽可能识别是以狭窄为主,还是以关闭不全为主,还是两者皆有,一般以狭窄为主的病变发展较关闭不全者迅速。

(2)重症主动脉瓣狭窄或二尖瓣狭窄极易并发严重心肌缺血,心律失常(房扑或房颤)和左心衰竭,易发生心腔血栓形成和栓子脱落,危险性极高,禁忌施行择期手术。

(3)心瓣膜关闭不全,对麻醉手术耐受力尚可,但易继发细菌性心内膜炎或缺血性心肌改变,且可能猝死。

(4)对各类心脏瓣膜患者术前常规用抗生素,以预防细菌性心内膜炎。

(5)心脏瓣膜病患者术前应给予抗凝治疗,以预防心脏内血栓脱落等并发症。如属急诊术前

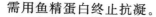

需用鱼精蛋白终止抗凝。

6.高血压患者

高血压手术麻醉安危取决于是否并存继发性重要脏器损害及程度,包括大脑功能,冠状动脉供血,心肌功能和肾功能。如心、脑、肾等重要器官无受累的表现,功能良好,则手术与麻醉风险与一般人无异。高血压择期手术一般应血压得到控制后施行,现认为收缩压比舒张压升高危害更大,故更重视对收缩压的控制。对多年的高血压,不要很快降至正常,应缓慢平稳降压,舒张压力大于 14.7 kPa(110 mmHg)应延期手术;一般高血压患者,治疗目标为<18.7/12.0 kPa (140/90 mmHg),糖尿病或肾病者应<17.3/10.7 kPa(130/80 mmHg),未经治疗的高血压,术中血压不稳,波动大,急剧增高时可致卒中,伴左心室肥大的高血压患者本身已存在心肌缺血的基础,严重低血压易致心肌梗死。抗高血压药物,一般用至手术当日清晨。

(四)内分泌系统疾病

1.糖尿病

若术前适当治疗,所有轻型和多数重型患者都可以控制血糖,纠正代谢紊乱,改善或消除并发症,使麻醉和手术顺利进行。

择期手术术前控制标准:①无酮血病,尿酮阴性;②空腹血糖 8.3 mmol/L 以下,以 6.1~7.2 mmol/L为准,最高勿超过 11.1 mmol/L;③尿糖为阳性或弱阳性;④纠正代谢紊乱,无"三多一少";⑤合并酮症酸中毒患者绝对禁止麻醉手术,需紧急处理,待病情稳定数月后再行手术;⑥手术日晨不应使用口服降糖药,最好使用胰岛素将血糖维持至最佳水平。

急症手术术前控制标准:①尿酮消失;②空腹血糖控制和维持在 8.3~11.1 mmol/L;③酸中毒纠正。

紧急手术术前检查、准备、治疗和麻醉手术同时进行。

术前胰岛素治疗指征:①除不影响进食的小手术,轻型糖尿病患者均应术前 2~3 d 开始合理使用;②对术前使用长效或中效胰岛素的患者,术前 1~3 d 应改用胰岛素;③酮症酸中毒患者。

2.妇女月经期

不宜此时行择期手术。

(五)肝功能

(1)多数麻醉药物对肝功能都有暂时性影响,手术创伤和失血,低血压和低氧血症,长时间使用缩血管药等,均使肝血流量减少和供氧不足,严重可引起肝细胞功能损害,尤其对原已有肝病的患者其影响更加明显。

(2)肝功能不全评估分级(表 2-2):①1~3 分为轻度肝功能不全,4~8 分为中度肝功能不全,9~12 分为重度肝功能不全。②肝病合并出血,或有出血倾向时,提示有多种凝血因子缺乏或不足。③当凝血酶原时间延长,凝血酶时间延长,部分凝血活酶时间显著延长,纤维蛋白原和血小板计数明显减少提示 DIC,禁忌任何手术。

表 2-2 肝功能不全评估分级

项目	肝功能不全		
	轻度	中度	重度
血清胆红素(mmol/L)	25	25~40	40
血清蛋白(g/L)	35	28~35	28

项目	肝功能不全		
	轻度	中度	重度
凝血酶原时间(秒)	1～4	4～6	6
脑病分级	无	1～2	3～4
每项危险估计	小	中	大

3.肝病患者的麻醉手术耐受力估计

(1)轻度肝功能不全,影响不大。

(2)中度肝功能不全,耐受力减退,术中后易出现严重并发症,择期需作较长期的严格准备。

(3)重度肝功能不全,如肝硬化(晚期),常并存严重营养不良、消瘦、贫血、低蛋白血症、大量腹水、凝血功能障碍、全身出血或肝性脑病,危险性极高,禁忌任何手术。

(4)急性肝炎,除紧急抢救手术外,禁忌施行手术。

4.保肝治疗

(1)高碳水化合物,高蛋白饮食,以增加糖原储备和改善全身情况。

(2)间断给予清蛋白,以纠正低蛋白血症。

(3)小量多次输新鲜全血,纠正贫血和提供凝血因子。

(4)给予大剂量 B 族维生素、维生素 C、维生素 K。

(5)改善肺通气。

(6)限制钠盐,利尿或放出腹水,注意水、电解质平衡。

(六)肾功能

(1)对急、慢性肾病而言,任何麻醉药、手术创伤和失血、低血压、输血反应、脱水、感染和使用抗生素等因素,都可以导致肾血流明显减少,产生肾毒性物质,加重肾功能损害。

(2)慢性肾衰竭或急性肾病,禁忌行任何择期手术,慢性肾衰竭人工肾透后,可以手术,但对于麻醉手术的耐受仍差。

(3)慢性肾病合并其他疾病,术前应尽可能给予正确判断和治疗,如高血压或动脉硬化、心包炎或心脏压塞、贫血、凝血机制异常、代谢和内分泌紊乱。

(4)术前准备:原则是维持正常肾血流量和肾小球滤过率。具体如下:①补足血容量,防止低血容量性低血压引起的肾缺血。②避免用缩血管药,必要时可选多巴胺。③保持充分尿量,术前均需静脉补液,必要时并用利尿剂。④纠正酸碱电解质平衡紊乱。⑤避免用对肾有明显毒害的药物。⑥避免用通过肾排泄的药物。⑦有尿感,术前须控制。⑧有尿毒症,术前人工肾或腹膜透析,在术前最后一次透析后应行一次全面的血液和尿液检查。

(七)水、电解质和酸碱平衡

术前需了解水、电解质和酸碱平衡状态,如异常应适应纠正。

(八)特殊患者术前估计与准备

1.慢性酒精中毒

(1)对疑有慢性酒精中毒,手术推迟。

(2)对酒精中毒,需全面了解重要器官的损害度,对正出现的戒断综合征及其疗效进行评估。

(3)在戒酒期间禁行择期手术。

（4）急诊手术前，可给予安定类药物，是目前治疗震颤谵妄的最佳药物，同时给予大量 B 族维生素和补充营养。

（5）对偶然大量饮酒致急性酒精中毒患者，如急诊手术，对各种麻药的耐受性并不增加特异性，但对麻药的需要量可能明显减少。

2.饱胃患者

（1）急诊手术，6 h 内摄入食物的成人不可进行麻醉，这是最低限度的时间。

（2）在紧急下（如威胁生命、肢体或器官的情况），若延缓手术的劝告不被患者接受，此时手术医师应在病史上注明其后果。

（3）只有很少的紧急情况需要立即手术，可以不考虑患者这一情况，其中包括气道梗阻，出血不能控制，颅内压迅速增高，主动脉瘤破裂和心脏压塞等。

（任崇文）

第二节　神经外科体表定位标志

人体表面常因骨或肌的某些组分形成可以看到或触及的凹凸、孔缝，称为体表标志。临床上常利用这些标志作为确定深部器官位置、判断血管和神经走向以及穿刺定位的依据。神经外科相关的一些体表定位标志，对于手术切口的设计、入路的选择具有重要意义。

一、体表标志

额结节：额骨两侧的隆起称额结节，深面分别正对同侧大脑半球额中回。

眉弓：系眶上缘上方弓形隆起，眉弓适对额叶下缘，其深面有额窦。双眉弓内侧之间的平坦部为眉间。

眶上孔：位于眶上缘的前中 1/3 交界处，也称眶上切迹。眶上血管和神经由此穿过。压眶反射即为按压该处。

颧弓：由颧骨的颞突和颞骨颧突构成的骨弓，其上缘相当于大脑半球颞叶前端下缘，深层为颞肌。颧弓将颅骨侧面分为上方的颞窝和下方的颞下窝。

颞线：顶骨表面的中部的稍下方，自前向后的两条弓状骨线，为上颞线和下颞线，下者略显著。是颞肌的附着点。

顶结节：颞线中央的最隆凸处，称为顶结节。其深面为缘上回；下方 2 cm 适对大脑半球外侧沟的后支末端。两侧顶结节的连线长度是头部的最宽处。某些哺乳动物，顶结节是生长犄角的地方。

翼点：位于颧弓中点上方两横指（3.5~4 cm）、颧骨角突后方 3.5 cm 处，为额、顶、颞、蝶 4 骨相接处形成的 H 形骨缝。此处骨质菲薄，内面有脑膜中动脉额支通过。

乳突：位于耳的后下方，其根部的前内方有茎乳孔，面神经由此出颅。乳突后部的颅底内面有乙状窦沟。

星点：枕、顶和颞骨乳突部汇合处，即顶乳缝与颞鳞缝的相交点。相当于人字缝下端，位于乳突尖后缘向上 5 mm 处。正对乳突上嵴的尾端，其深面为横窦与乙状窦交汇点。

枕外隆凸：位于项后皮肤纵沟的上端，是后枕部中线处突出的骨结。其内面为窦汇。枕外隆凸向两侧的弓形骨嵴称上项线；其下方有与上项线平行的下项线。

颅缝：主要有冠状缝、矢状缝和人字缝。额骨与两侧顶骨连接构成冠状缝，可于两侧翼点之间扪及。两侧顶骨连接为矢状缝，呈矢状位走行，其深面为上矢状窦和大脑纵裂。矢状缝多不位于正中，而是稍微偏右。后接人字缝。人字缝系两侧顶骨与枕骨链接成的骨缝，呈"人"字状。由人字缝和矢状缝交汇的人字点走向两侧乳突基部。

颞鳞缝：前起翼点、后至星点，介于颞骨、额骨与顶骨之间的骨缝。

枕乳缝：枕骨与乳突后缘间的骨缝，属人字缝向枕骨的延伸。

顶乳缝：顶骨与乳突基部的骨缝，属人字缝向顶骨方向的延伸。

颅囟：新生儿颅骨尚未发育完全时，被纤维组织膜充填，称颅囟。前囟最大，位于矢状缝前端与冠状缝相接处，呈菱形，生后 1～2 岁闭合。后囟在矢状缝与人字缝相接处。出生后约 3 个月左右即闭合。此外还有蝶骨大翼尖端处的蝶囟，顶骨后下角处的乳突囟，它们都在生后不久闭合。

二、体表投影

采用 Kronlein 颅脑定位法，确定图示 6 条标志线，以描述脑膜中动脉和大脑半球背外侧面主要沟、回的位置及体表投影（图 2-1）。

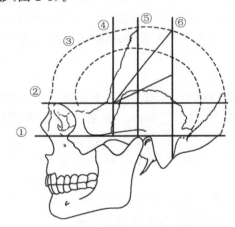

图 2-1 颅脑结构表面定位的标志线

①下水平线：通过眶下缘与外耳门上缘的线；②上水平线：经过眶上缘，与下水平线平行的线；③矢状线：是从鼻根沿颅顶正中线到枕外隆凸的弧线；④前垂直线：通过颧弓中点的垂线；⑤中垂直线：经髁突中点的垂线；⑥后垂直线：经过乳突根部后缘的垂线。这些垂直线向上延伸，与矢状线相交

脑膜中动脉：动脉干经过④与①交点，前支通过④与②的交点，后支则经过⑥与②交点。

中央沟：投影在④与②交点与⑥和③交点的连线上，介于⑤与⑥间的一段。

中央前、后回：分别投影于中央沟投影线前、后各 1.5 cm 宽的范围内。

外侧裂：其后支在②与中央沟所成夹角的等分线上，此线由④斜向⑥，其中份为颞横回。

Broca 区（运动性语言中枢）：在优势半球侧④与②交点前上方。

角回：耳郭上方，在优势半球是 Wernicke 区的一部分。

角回动脉：位于外耳道上方 6 cm。

大脑下缘：由鼻根中点上方 1.25 cm 处向外，沿眶上缘向下后，再经颧弓上缘向后，经外耳门上缘连线至枕外隆凸。

三、脊柱的表面标志

舌骨上缘：平第 3 颈椎（C_3）棘突。

甲状软骨上缘：在第 4、第 5 颈椎（C_4、C_5）椎体之间。

环状软骨：平第 7 颈椎（C_7）椎体。

隆椎：第 7 颈椎（C_7）棘突，头前屈时此棘突最为后突。

两侧肩胛冈连线：平第三胸椎（T_3）棘突。

肩胛下角：平第七胸椎（T_7）横突。

脐：平第三腰椎（L_3）横突。

两侧髂嵴最高点的连线：正对第 4 腰椎棘突或第三、第四腰椎（L_3、L_4）棘突间隙。

两侧髂后上棘连线：平第二骶椎（S_2）棘突。

（任崇文）

第三节　体位与手术入路

一、开颅手术一般原则

（一）术前准备及用药

（1）术前晚上淋浴和洗头。如需要，同时剃头。手术消毒前可用甲紫在头部标画出中线、切口和邻近重要结构的体表位置。

（2）如果肿瘤患者术前应用激素治疗，术前 6 h 增加 50% 剂量。术前未用者，术前 6 h 地塞米松 10 mg 静脉滴注。

（3）如已经服用抗癫痫药，继续同样剂量。若术前未用抗癫痫药且手术涉及脑组织者，给予抗癫痫药，如苯妥英钠 300 mg，每 4 小时口服 1 次（早晨用少量水服下），连用 3 次。

（4）感染性手术，应在手术前给予抗生素。若为无菌手术，术中可预防性应用抗生素。

（5）推荐使用充气压力靴，或长筒弹力袜，避免下肢静脉血栓。

（二）麻醉

对于一些相对简单的手术，如头皮肿物、颅骨骨瘤、慢性硬膜下血肿钻孔引流可采用局部麻醉，同时静脉给药镇痛。绝大多数神经外科手术需要全身麻醉。

（三）体位

依手术部位而定，选取体位的原则是争取手术野的良好暴露，有利于术操作，长时间体位摆放不应造成患者身体损害，头部不宜过低过高，避免出血过多或气栓。具体如下：①仰卧位：适用于额、颞和鞍区病变，头部可偏向手术对侧。②侧卧位：适用于颞、顶、枕、颅后窝和脊髓手术，可增加侧卧角度以利暴露。③俯卧位：少用，适用于枕部、颅后窝和脊髓的手术。④坐位：少用，适用于颅后窝和高段颈髓的手术。

(四)手术切口选择

一般原则是选择入路距离近,同时避开重要结构和功能区,又可获得最佳手术视野(图 2-2、图 2-3)。在神经导航设备、内镜等辅助下,可以选择小切口小骨瓣锁孔入路(key hole)。幕上开颅皮瓣基底应朝向供血动脉方向,基底宽度一般不小于 5 cm,皮瓣不宜过高,横与高比不宜超过 1:1.25。

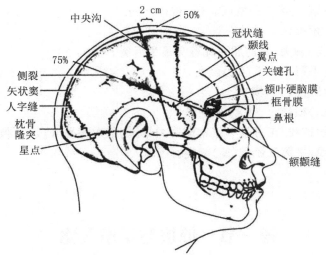

图 2-2 脑重要结构的体表定位

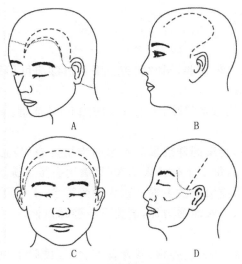

图 2-3 不同手术入路切口

A.额颞瓣入路;B.改良翼点入路;C.双侧额颞瓣(冠瓣)入路;D.骨窗开颅手术入路

二、标准开颅术

(一)头皮切开

头部局部麻醉后,术者和助手每人用一只手,手指并拢用纱布压在切口两旁,一次切开皮肤长度不应超过手指范围,深度到达帽状腱膜下,头皮夹止血,手术刀锐性或钝性分离帽状腱膜下至皮瓣基底。皮瓣下填纱布卷翻向下方,盐水纱布覆盖。

(二)骨瓣成形

如骨瓣游离,可切开和仔细推开骨膜或肌肉筋膜。如保留肌蒂和骨膜,可切开远侧骨膜,分别打孔。一般打孔4～5个,如应用铣刀,骨孔可适当减少。不易出血部位先钻孔,近静脉窦和脑膜中动脉处最后钻孔。如怀疑颅内压高,应在钻孔前静脉输注20%甘露醇250 mL,降低颅压。在相邻两个骨孔穿入线锯导板,带入线锯锯开骨瓣。肌蒂处可在保护肌蒂下锯开,也可两侧咬骨钳咬开。骨瓣取下后,骨窗边缘涂骨蜡止血。

(三)硬脑膜切开

切开硬膜前,应将术野冲洗干净,骨缘四周悬吊硬膜,避免硬膜塌陷出现硬膜外血肿。骨缘四周铺湿棉条,手术者洗净或更换手套。硬膜可十字切开,颅后窝为Y形切开,U形切开硬膜时基底应在静脉或静脉窦方向。切开中如血管出血,可用银夹止血,尽量避免电凝。造成硬膜回缩,关颅时缝合困难。如硬膜张力高时,可穿刺脑室或肿瘤囊腔,降低颅压,避免切开过程中损伤脑组织。翻开的硬膜应悬吊,用湿棉条覆盖。

(四)脑切开

脑组织切开部应选择在非重要功能区和距离病变最近的部位。尽量利用脑沟、裂切开脑组织,减少脑组织的损伤。囊性肿瘤或脑内血肿可尝试用脑室穿刺针穿刺病灶,吸除部分内容,达到减压效果,但不要抽空所有内容,因为抽空所有内容后寻找病灶时会比较困难。穿刺针可以留置以引导病灶的定位,如果穿刺的隧道可以找到,也可拔除。

(五)缝合伤口

手术结束后,应用生理盐水冲洗至清亮为止。并询问血压,不宜在血压低时缝合伤口,以免术后出血;减压性手术,可不缝合硬膜。尽可能严密缝合硬膜,避免皮下积液,如硬膜缺损,可应用骨膜,筋膜或人造硬膜进行修补。游离骨瓣可用粗缝线、钢丝或钛夹固定。带蒂骨瓣可缝合肌肉筋膜和骨膜固定。缝合肌肉、帽状腱膜和皮肤,每隔1 cm缝合一针,分层缝合。如留置外引流管,须在切口外引出,外接引流袋。

术中气栓:当板障静脉或硬脑膜静脉窦暴露于空气时,手术都有潜在形成气栓的致命危险。血管内是负压时(头位高于心脏位置)空气可被血管内血液带走,积存于右心房内,静脉回流减少引起低血压,也可引起心律失常。特殊的气栓可发生在卵圆孔未闭或肺动静脉瘘,可产生缺血性脑梗死。头的位置越高,负压越明显,气栓的发生率越高。气栓可发生于任何头部高于心脏的手术。检测方法不同,发生率差距很大;用多普勒检测估计坐位手术的气栓发生率为2.5%～7%。有明显气栓危险手术,如坐位手术时,要求心前区多普勒监测并在右心房放置中心静脉导管。①气栓诊断:发生气栓时,最早表现是末梢血PCO_2下降。心前多普勒也可提示气栓。血压可呈进行性低血压。②气栓的治疗:发现并闭塞空气进入位置,快速用湿海绵盖住伤口,用骨蜡抹骨缘;尽可能降低患者的头(30°或水平面下);压迫颈静脉(最好压迫双侧);使患者左侧卧位(空气积于右心房);经中心静脉导管从右心房抽吸空气;给患者吸入纯氧,麻醉中不能继续使用一氧化氮(可以加重气栓);使用升压和扩容药维持血压。

三、颅底手术入路基本原则

颅底外科是跨神经外科、耳鼻咽喉-头颈外科和口腔颌面外科、整形外科的交叉学科。颅底病变位置深在,解剖关系复杂,毗邻重要的脑神经与颅底血管,又与眶、鼻和鼻窦等邻近器官关系密切,术中常涉及多器官的处理与保护,手术难度很大。因此,颅底手术入路的设计原则是:既能充分显露和切除病变,同时有效地保护好毗邻重要的结构,并且要注意量化和个体化设计。

(一)颅底手术入路的设计原则

根据病灶的位置选择最佳的手术入路。颅底骨质凸凹不平,神经血管相互交错,构成了颅底解剖的复杂性。颅底外科手术可供操作的空间狭小,通常需要充分打开蛛网膜下腔(池),在神经、血管之间分离和切除肿瘤。脑神经和重要动脉、静脉的损伤都会给患者带来严重的术后并发症,术后生活质量下降,甚至造成患者术后死亡。应该强调的是,颅底外科医师制订手术计划时,应正确做出颅底肿瘤术前的评估,要针对每个病例的特点做出个体化的设计方案。除认真选择手术入路外,还要充分估计术中可能发生的意外,并制定出预防和处理的措施。设计颅底手术入路一般遵循以下三个基本原则。

(1)选择尽可能短的手术路径,以缩小操作距离,同时避开重要功能的解剖区域。

(2)充分利用已有的或潜在的自然空隙作为手术通道,如颅底池、硬膜下腔及可牵开的肌肉间隙。

(3)颅骨骨窗的大小、位置合理有效,尽量减少对脑组织的牵拉。采用磨除颅底骨质的方法,来达到减少脑组织牵拉的目的。术中能避免损伤神经、血管,同时入路要求简便、创伤小,易推广,并注重外观和便于颅底重建。在应用新的颅底手术入路前,应先进行解剖研究和设计,并反复验证。为满足上述原则的要求,不仅应熟悉和掌握手术区域各个解剖层次的重要结构,而且必须对这些结构间的相互关系有着非常清楚的认识。

(二)常见颅底手术入路

颅底手术入路有几十种,各种手术入路均有其适应证,也有其各自不同的优、缺点。多数学者认为现代颅底外科手术入路的设计原则是力求术野暴露充分,颅底重要结构得到保护,同时兼顾面容和功能的恢复。常用的颅底手术入路有:扩大经额入路、颅-眶-颧入路、额颞-经颧入路、颞下-经海绵窦入路、颞下-经岩嵴入路、颞枕-经天幕入路、颞下-耳前颞下窝入路、乙状窦前-幕上下联合入路、枕下乙状窦后-经内耳道入路、枕下乙状窦后-经内耳道上入路、枕下远外侧入路、后正中-经小脑裂入路等。我们根据颅底肿瘤的特点选择眶-额入路、眶颧额颞入路、颞下-经岩骨嵴入路、枕下乙状窦后入路及其改良入路、远外侧-经颈静脉结节。这几种入路能够最大限度地暴露肿瘤,最小范围牵拉脑组织,达到肿瘤的全切除或次全切,同时又不在颜面部留下切口瘢痕,达到兼顾面容的目的。而且从蛛网膜界面分离神经血管,得以最大限度地保护功能。眶-额入路或眶颧额颞入路由于将眉弓、颧弓取下,与以往的经额入路、翼点相比增了颅底的显露,从而减轻对脑组织的牵拉,特别是避免对下丘脑等重要结构的牵拉。

1.前颅底手术入路

(1)经鼻蝶窦入路:包括口-鼻-蝶入路,鼻小柱-鼻中隔入路,经单鼻孔-经蝶入路。到达区域有蝶窦、垂体窝、上斜坡和中斜坡。其优点是无需开颅,硬膜外操作,无外部切口;缺点是手术进路通道长,海绵窦区视觉差,有发生脑脊液漏的危险。

(2)经口-硬腭入路:可到达中、下斜坡,颅颈关节前面等区域。对口咽、鼻咽、蝶窦、斜坡、$C_1 \sim C_3$、垂体、岩骨内颈内动脉、脑干前面、椎基底动脉、展神经等结构有良好的暴露。其优点是硬膜外入路,无需开颅,直接到达斜坡和脑干前面;缺点是有菌的手术通道、两侧暴露受限、有发生脑脊液漏和颅颈关节不稳定的危险。

（3）经上颌入路：可到达斜坡、颞下窝等区域。暴露的解剖结构有口咽、鼻咽、蝶窦、上颌窦、斜坡、垂体窝、颞下窝、腭窝、双侧海绵窦中段等。优点是同时暴露斜坡、翼腭窝和颞下窝；硬膜外入路无需开颅；缺点是手术通道有菌，术后面部瘢痕和畸形，牙齿脱落，术后并发感染的概率大。

（4）扩大经额入路：该入路可到达颅前窝、额窦和斜坡等区域。对颅前窝、筛窦、蝶窦、视神经管、视交叉、终板、硬膜内颈内动脉、嗅神经、垂体和斜坡等解剖结构有良好的暴露。其优点是可显露从颅前窝至枕大孔广泛区域；可从硬膜外到达颅前窝、鼻窦和斜坡；缺点是嗅觉丧失，有时需牵拉额叶；前颅底重建。

2.中颅底手术入路

（1）额下入路及其扩展入路：提供对嗅沟、鞍区肿瘤以及大脑动脉环前部的动脉瘤、眼动脉瘤的手术途径。经此入路进入蝶窦，称之为经额-蝶窦入路。额下-经蝶入路是额部开颅后将鞍结节及蝶鞍前壁的骨质磨除，使鞍内及蝶窦内的肿瘤被充分显露，使得能够在直视下全切除肿瘤。额下入路有单侧和双侧之分。单侧额下入路又可分作内侧和外侧额下入路两种方式。内侧额下入路，即额底入路；外侧型额下入路，又称为额外侧入路。经额底入路是 Cushing 提出的切除鞍区肿瘤的开颅方法，适用于肿瘤向鞍上发展压迫视神经者。对于鞍内-鞍上型、质地较韧的肿瘤采用额下入路切除肿瘤，其优点是能较充分的显露肿瘤上极与视神经、视交叉及颈内动脉的关系；缺点是术中需要牵拉额叶脑组织，易造成对下丘脑及垂体结构的机械性损伤及嗅神经的损伤。

（2）翼点及改良翼点入路：翼点入路也称额颞入路，是进入幕上外侧裂池等脑池的门户，常用来处理鞍区病变。1973 年，Yasargil 首先定义了翼点入路，该入路以最短的路径进入鞍区，比额下入路缩短约 2 cm。该入路以翼点为中心，可采用硬膜外、硬膜内及联合入路，能很好地暴露眶上、外侧区、视神经管、眶上裂以及颞前窝。通过咬除蝶骨嵴和分开侧裂显露前、颅中窝交界内侧的视交叉区，可避免过多的牵拉脑组织。

（3）眶颧-额颞下入路：到达区域包括前床突、蝶鞍、鞍旁和鞍背、海绵窦、颅中窝底及上斜坡等。显露结构有视神经、视交叉、垂体柄及垂体、颈内动脉及其分支、终板、下丘脑、脚间窝、基底动脉上段、后床突和鞍背、岩尖及上斜坡等。其优点是入路平中颅底，对鞍旁及颅中窝底显露充分，脑组织牵拉轻，到达蝶鞍和鞍旁的手术距离短；缺点是蝶窦视觉效果差。

（4）额颞硬膜外经海绵窦入路：到达区域和显露结构同额颞硬膜内经海绵窦入路。优点是硬膜外入路对额颞叶损伤小，并发症少；缺点是手术进程可能会受棘手的海绵窦出血限制。

（5）额颞硬膜内经海绵窦入路：到达区域包括：海绵窦、蝶鞍和一侧鞍旁。显露结构有：视神经管、视神经和视交叉、颞骨岩部、海绵窦内结构。其优点是手术距离短，易与颞下入路联合；缺点是增加对颞叶的牵拉，有时需牺牲颞极桥静脉。

3.后颅底手术入路

（1）幕上下联合经岩骨入路：主要到达区域有岩斜区和桥小脑角区，显露的结构包括脑桥和中脑侧方、单侧Ⅲ～Ⅻ脑神经、椎基底动脉、后海绵窦。该入路的优点是广泛显露岩斜区，减少脑牵拉；缺点是操作复杂，有损伤静脉窦的危险。

（2）经迷路入路：可显露的区域主要是桥小脑角。显露的结构包括桥小脑区的神经和血管，包括单侧脑桥、单侧Ⅴ～Ⅺ脑神经、小脑前下动脉。其优点是无须牵拉脑组织；缺点是损失听力。

（3）经迷路后入路：也是为了显露桥小脑角，对迷路、面听神经有良好的显露。其优点是减少脑组织牵拉；缺点是术野小，有听力丧失的危险。

（4）乙状窦后入路：主要是处理桥小脑角区病变。显露的结构也主要是桥小脑角区内的神经和血管及脑桥外侧等。其优点是保留骨迷路;缺点是牵拉小脑,脑干前方受限。

4.侧颅底手术入路

侧颅底是指与颅中窝相对的颅底下方,由眶下裂、岩枕裂、鼻咽顶所构成的三角形区域,包含了蝶骨体、蝶骨大翼、颞骨岩部及穿行其中的血管和神经。

(1)硬膜外经岩骨前入路:到达区域包括岩斜区、CPA 中央、后海绵窦,可显露的解剖结构有颞骨岩部颈内动脉、内耳道、脑桥和基底动脉、三叉神经、展神经和面听神经。其优点是硬膜外岩尖切除,颞叶牵拉轻,保留听力和平衡功能;缺点是技术复杂,有丧失听力的危险。

(2)颞下窝入路:该入路可到达颞下窝,颅中窝等区域,显露的解剖结构包括:面神经、颞下颌关节、上颌动脉、颈内动脉、脑膜中动脉、三叉神经、颧弓、翼腭窝和斜坡。该入路的优点是硬膜外入路,颞叶牵拉轻,无须面神经前移;缺点是面神经麻痹和颞下颌关节障碍的危险,向后暴露受限。

5.颅颈交界区手术入路

(1)经颈入路:可到达的区域包括颈动脉三角、下颌后区、岩骨底、斜坡下 1/2,该入路可显露的解剖结构有颈动脉、颈内静脉、面神经、舌咽神经、迷走神经、副神经、舌下神经、椎动脉、上颈椎和岩骨底等。其优点是硬膜外入路,感染机会少;缺点是手术野深,主要用于硬膜外病变的处理。

(2)远侧入路:以切除部分或全部枕骨及寰椎的髁突为手段,增加枕骨大孔及脑桥延髓腹侧面的显露,主要是处理延髓腹侧面和颅颈交界处中线部位病变。该入路充分利用解剖自然间隙,在充分牵开软组织最大限度地磨除阻挡视野骨质的情况下,形成由背外侧指向腹内侧的圆锥形操作空间,减轻了对脑干和神经血管的牵拉。还可以先期控制病变侧的椎动脉,早期切断肿瘤的血供。

(潘奇才)

第四节　颅内血肿手术

颅内血肿清除,技术上并不困难,但对抢救生命的作用很大,故系每一位外科医师都应掌握的急救手术。欲提高颅内血肿的疗效,要求早期确诊,定位准确,而手术操作则要求充分解除对脑组织的压迫、彻底止血、充分引流和避免遗漏其他血肿。

一、颅骨钻孔探查术

(一)适应证

颅内血肿是颅脑损伤主要死亡原因之一。临床上不能除外颅内血肿而又不允许或无条件进行其他辅助检查时,应进行钻颅探查,发现血肿(或积液)时应同时作清除术。目前虽然常用脑血管造影、超声波测定、CT 扫描等辅助诊断颅内血肿,但在不少情况下,尤其是在基层医院及战时,钻孔探查仍是常用的方法。不过绝不能随意用钻孔探查来代替临床的严密观察及切实可行的辅助诊断方法。

(二)术前准备

(1)摄颅骨 X 线片,如发现骨折线,有助于血肿定位。

（2）颅脑超声波探测，如有中线移位，有助于血肿定位。

（3）剃去头发，准备输液及输血。

（三）麻醉

患者神志尚清而能合作者可用局麻，昏迷、躁动或术中患者需人工呼吸者则应作气管插管全身麻醉，以保证术中呼吸道通畅。

（四）手术步骤

1.体位

患者仰卧，如钻颞顶部时可以转动头位。但需探查颅后窝时则应改为侧卧位。患者应全头消毒，以备术中随时翻身。

2.确定钻孔部位

消毒前以 2‰甲紫画出钻孔的各个位置。钻孔位置可根据受伤机制（受伤时头部状态、着力点及对冲部位）、临床体征、骨折线部位、头皮挫伤部位、各个脑叶的常规钻孔位置来确定（图 2-4）。

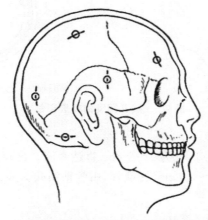

图 2-4　常用额、颞、顶、枕、后颅窝钻孔探查部位

钻孔的顺序应根据具体情况决定，首先在最可疑部位，再按可疑程度逐一钻孔。例如：颅骨骨折对侧有偏瘫，或同侧有瞳孔散大时，应先钻骨折线与脑膜中动脉的交叉点；若枕部着力，骨折线跨小脑幕上下时，应同时钻探枕叶和颅后窝，以确定有无骑跨性血肿；若系后枕着力而着力点无骨折时，应先探查对冲部位的额极或额、颞极；后枕垂直着力，可用前额中线纵向切口，同时探查两侧额极（图 2-5A）；后枕倾斜着力，先钻对侧额、颞极（图 2-5B）；若同时有后枕骨折时，随后还要钻骨折线处；若额部直接受力，又有骨折线，则应先钻受力侧的额、颞极（图 2-5C）；若颞部着力，同侧钻孔探查阴性，则应在对侧颞极钻孔（图 2-5D）。根据血肿及脑挫裂伤好发部位，耳前低位颞部钻孔可发现大多数血肿及脑挫裂伤。钻孔后向前扩大骨孔，可显露颞叶前部及额叶底部。因此，在选择钻孔部位时，它是不可缺少的一个钻孔部位。

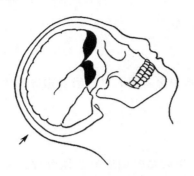

A.枕部垂直着力，同时探查两侧额极

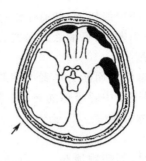

B.枕部倾斜着力，先钻对侧额，颞极

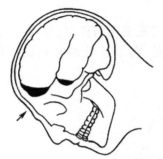

C.额部着力，先钻同侧额、颞极

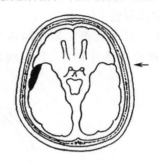

D.颞部着力，先钻同侧，后钻对侧颞极

图 2-5　钻孔探查的首选部位

3.钻孔

局麻后，在预定部位切一小口，长为 2～3 cm，直达骨膜。出血点止血，用乳突自动拉钩扩开切口。剥离骨膜，露出面积为 1～1.5 cm² 的颅骨，用颅钻钻孔。如内板仍残留一些小碎片于骨孔内，可用剥离器或止血钳取出。

4.探查血肿

血肿的部位深浅不一，应根据情况分别探查处理。

(1)如骨孔下有血块，即系硬膜外血肿，应吸出部分血块以减轻脑受压；然后用剥离子向骨孔四周探入，并结合头皮损伤及颅骨骨折线方向估计血肿范围，以便决定进一步开颅的部位。

(2)如见硬膜发蓝，即说明有硬膜下出血。电凝硬脑膜后，用尖刃刀"十"形切开硬脑膜，如有不凝的血液从小切口喷出，吸出血液减压后，用剥离子向四周探入，压低脑组织，观察哪个方向流出血量多，则主要血肿即在该部位。如切开硬脑膜后流血并不多，也应用剥离子向四方探查，发现有较多出血来源处即系血肿所在。

(3)如无硬膜外血肿，硬脑膜也不发蓝，还应除外硬脑膜下积液，此时选择 1～2 个主要钻孔探查部位切开硬脑膜检查，如有粉红或黄色液体自切口喷出，即可确诊。当液体流出后，可见皮层塌陷，其程度因积液量多少而异。这种情况只需扩大钻孔，剪开硬脑膜切口，于最低位放入引流管即可。但如钻孔处并非积液腔最低位，宜再作另一低位闭式小骨窗引流。

(4)外伤性脑内血肿一般都在严重脑挫、裂伤的深部，以额、颞叶前部较为常见。在清理该部位硬膜下血肿或挫裂伤脑组织后，若血肿表浅外露，即可发现；若血肿在深部，则需用脑针穿刺方能诊断。脑针穿入不超过 5 cm，进入血肿腔时有阻力突然减低感，用空注射器抽吸，如有陈血，即可确诊。但穿刺对脑组织有一定损伤，应严格掌握，只有在临床高度怀疑时方可进行。穿刺前应先电凝皮层血管,进针要缓慢而轻巧,不宜在同一部位反复穿刺,并避免在重要功能区穿刺。

5.缝合

每处钻孔探查如系阴性,应即在止血后把切口分两层缝合,不必引流,然后再做其他部位钻孔。

(五)术中注意事项

不论何种血肿,探查确诊后,可按事先设计的颅骨成形瓣开颅,清除血肿。少数患者也可直接扩大切口,用咬骨钳扩大骨孔,进行清除。清除硬膜下血肿时,必须显露全部血肿,硬脑膜充分止血,避免在颅骨板下潜行清除血肿,此时硬脑膜止血不易彻底,术后易复发血肿。硬膜下血肿时骨片应足够大,充分显露受损伤的脑组织,便于清除血肿及止血(参看硬膜外下血肿清除术)。

(六)术后处理

钻孔探查手术本身对患者负担不重,术后不必特殊处理。但探查阴性者有时尚不能完全除外血肿,仍需密切观察,有怀疑时可再作颈动脉造影、超声波探测或 CT 扫描。血肿清除术后,如患者症状不好转甚至恶化,应考虑是否有其他部位血肿或迟发性血肿存在的可能性。另外,对脑损伤后的脱水、抗感染等治疗应及时进行。

二、急性硬膜外血肿清除术

(一)急性硬膜外血肿清除术

1.适应证

(1)急性硬膜外血肿应积极手术治疗,预后良好。

(2)急性硬膜外血肿量超过 30 mL、颞部血肿超过 20 mL,需立刻采用手术清除血肿。

(3)急性硬膜外血肿量小于 30 mL、颞部血肿不超过 20 mL、最大厚度小于 1.5 cm,中线移位小于0.5 cm,GCS 评分大于 8 分的急性硬膜外血肿患者可先行非手术治疗。但必须住院严密观察病情变化,行头部 CT 动态观察血肿变化。一旦出现临床疑似改变、颅内压症状,甚至瞳孔变化或 CT 血肿增大,都应该立刻行开颅血肿清除手术。

2.术前准备

(1)剃去头发,输液并备血。

(2)已有脑疝形成者,应静脉快速输入 20％甘露醇 250～500 mL;已有呼吸障碍者,应行气管插管、人工呼吸。

3.麻醉

全麻,气管插管。

4.手术步骤

(1)开颅:可用头皮颅骨瓣开颅。血肿范围探查不明时,也可直接扩大切口及骨窗至血肿全部显露为止。

(2)处理血肿:骨窗范围应把整个血肿或血肿的主要部位显露,然后用剥离子把大部分血肿清除,也可用吸引器吸去血肿。血肿应从最低位开始清除,以便及早找到出血来源,如出血来自脑膜中动脉,可在其近端作双重结扎或上双重银夹后电凝切断。除主要出血来源需要止血外,从颅骨撕脱的大片硬脑膜引起的广泛渗血也需要止血。渗血的止血方法可用双极电凝、热敷、过氧化氢溶液棉片外敷等。血肿清除术的目的在于解除对脑组织的压迫,不要把硬脑膜表面的薄凝血层也刮净,否则反易导致更广泛的渗血。

(3)颅底脑膜中动脉出血的处理:有时脑膜中动脉在颅底出处破裂,止血不易而骨窗又接近颅中窝底时,可把骨窗迅速向中颅窝底部扩大,抬起颞叶硬脑膜,沿该动脉主干追溯至棘孔,用米粒大小的干棉球在棘孔内填塞止血(棉球不再取出),同时把颅中窝底部的血肿清除。

(4)硬脑膜下探查:硬脑膜外血肿清除后,可见该处硬膜变软。若硬脑膜发蓝或张力仍高,则应切开探查,并进行相应的处理。

(5)缝合:止血可靠后,将骨窗四周的硬脑膜悬吊于骨窗边缘的骨膜上,以减少术后再形成血肿的可能性。硬脑膜外置引流管,自切口最低处另戳小切口引出。置回骨片,缝合切口。引流管于 48 h 内拔除。

(二)枕-颅后窝骑跨性硬脑膜外血肿清除术

枕部和颅后窝血肿及枕-颅后窝骑跨性血肿(即幕上、下血肿),因较少见,常规钻孔探查中容易漏诊,应多注意。

1.适应证

(1)后枕着力,局部有头皮挫伤和(或)枕骨骨折线,或枕骨骨折线延至颅后窝者。

(2)患者(尤其是小儿)出现亚急性颅内高压、颈硬、眼球震颤、共济失调及肌张力减低者。

(3)眼征:有小脑幕切迹上疝时,可见两侧瞳孔不等,对光反射消失。

(4)于枕叶发现硬膜外血肿下界不清时,应探查颅后窝。

2.术前准备

同急性硬膜外血肿清除术。

3.麻醉

同急性硬膜外血肿清除术。

4.手术步骤

(1)切口:疑有颅后窝血肿者,应在该侧枕外隆凸与乳突基部连线的中、外 1/3 交界点向下作长为 3～4 cm 的切口,颅骨钻孔后可向四周探查,如发现血肿,用咬骨钳扩大骨窗并清除血肿。

如在钻孔探查过程中发现枕叶及颅后窝均有血肿,可直接延长切口骑跨于枕叶及小脑。如术前已确诊,可作枕-颅后窝中线切口,并向伤侧枕叶弯曲。

(2)显露血肿:翻开皮瓣口,切断项肌向伤侧翻开。识别横窦位置,在横窦上作骨瓣,在横窦下咬成骨窗,尽量显露全部血肿。

(3)止血:用吸引器及剥离子分别清除横窦上、下血肿,并注意出血来源。骑跨性血肿往往是横窦小裂伤或进入横窦的乳突导静脉撕裂所致,可取一小片枕肌塞入横窦出血处,止血妥善后,用丝线把该处横窦上、下的硬脑膜缝合悬吊于骨膜上,以防肌片滑脱。硬脑膜彻底止血。

(4)缝合:缝合项肌,置引流管,缝合皮下组织及皮肤。

5.术中注意事项

清除幕上硬膜外血肿时,必须显露全部血肿,便于硬脑膜止血,但清除颅后窝硬膜外血肿时,按常规咬除枕骨鳞部即可显露血肿主体,其边缘部分潜行清除即可。

6.术后处理

严密观察有无血肿复发,除彻底止血外,充分引流是防止复发的重要手段,如有复发征象,应及时做 CT 扫描。

三、急性硬膜下血肿清除术

（一）适应证

（1）急性硬膜下血肿量超过 30 mL、颞部血肿超过 20 mL，最大厚度超过 1.0 cm，或中线移位超过 0.5 cm 的患者，需立刻采用手术清除血肿。

（2）急性硬膜下血肿量小于 30 mL、颞部血肿不超过 20 mL、最大厚度小于 1.0 cm，中线移位小于 0.5 cm，GCS 评分小于 9 分的急性硬膜下血肿患者，可先行非手术治疗。如果出现伤后进行性意识障碍，GCS 评分下降超过 2 分，应该立刻采用外科手术治疗。

（3）对于具有 ICP 监测技术的医院，GCS 评分小于 8 分的中性颅脑创伤合并颅内出血的患者都应行颅内压监测。

（二）术前准备

同急性硬膜外血肿清除术。

（三）麻醉

全麻，气管内插管。

（四）手术步骤

1.切口

硬膜下血肿出血来源有两个：一是脑挫裂伤组织内的血管出血；二是外伤时把皮层进入静脉窦的静脉撕破出血。硬膜下血肿多见于大脑半球，10%～20%为双侧性，合并硬膜外血肿或脑内血肿的机会也较多。手术不但要求清除血肿（包括血液及凝血块），也要彻底清除坏死的脑组织。

手术切口应根据上述要求，按血肿部位设计，切口一般应较大，如属对冲性挫伤，切口要大到足以探查额、颞极，否则将无法进行止血，并易遗漏可能存在的脑内血肿。

2.钻孔

硬膜下血肿可占一侧大脑半球的大部分，如系对冲性损伤，则以额、颞极血肿较多，此时都伴有严重的颅内高压，故钻第 1 个孔发现血肿后，即应切开硬脑膜，放出压力性积血，解除部分脑受压，然后进一步开颅处理。但如放出大量积血后仍有严重颅内高压，应考虑有多发性血肿的可能，需在他处钻孔确定后，方可把硬脑膜的切口扩大，以免出现急性脑膨出。

3.清除血肿

血肿内除液化血液外，必然部分是凝血块，单纯导尿管冲洗对黏附紧密的血块不能冲出，也不能达到止血目的，应在开颅或扩大骨窗后直视下彻底清除并止血。若脑挫裂伤较轻，术后脑组织应塌陷；若仍有明显脑肿胀甚至出现急性脑膨出时，应主要考虑有遗漏血肿，或有大块坏死软化的脑组织未予清除，需进一步探查。在探查中确未找出其他原因后，方可在脱水药物辅助下关颅。

4.去骨片减压

急性硬膜下血肿常合并严重脑挫、裂伤，有时这种严重的脑挫、裂伤对生命的威胁比小的血肿还大。即使血肿清除后，严重脑挫裂伤引起的脑肿胀、脑水肿也可导致脑疝或脑干功能衰竭而死亡。所以，为了挽救患者的生命，该类患者需行去骨片减压术，以缓解因脑水肿而导致的颅内高压。

5.缝合

去骨片减压后，硬脑膜要广泛剪开，硬脑膜缺损部分用骨膜、筋膜或人造硬膜修复，以期达到减压效果。此时,帽状腱膜要严密缝合,否则颅内高压时切口易裂开。硬脑膜下、外各置导管引流。

(五)术中注意事项

这种较广泛的脑损伤出血常不止一处,止血必须耐心、细致,并注意切勿遗漏他处血肿,如对侧硬膜下血肿及其他部位多发性血肿。

(六)术后处理

(1)术中有急性脑膨出而经探查未发现其他部位血肿,或术后观察中出现急性颅内压升高征象者,均应及时行 CT 扫描,以确定有无遗漏血肿或迟发性血肿。

(2)伤口牢固愈合后方可拆线,可于术后 7～8 d 间断拆线,9～10 d 全部拆线。

(3)术后应加强脱水治疗和护理,翻身时不要压迫去骨片减压处。

四、慢性硬膜下血肿清除术

慢性硬膜下血肿的病理特点:有包膜形成,其内为不凝的陈血或有少量凝血块,血肿范围大,椭圆形,很少为多房性,少数为半球性(图 2-6A),绝大多数位于一侧大脑半球的额颞顶区,尤以额颞区为多。用钻孔冲洗及引流多能治愈。

(一)钻孔冲洗引流术(双孔或单孔引流术,以双孔为例)

1.适应证

(1)临床出现颅高压症状和体征,伴有或不伴有意识改变和大脑半球受压体征。

(2)CT 或 MR 扫描显示单侧或双侧硬膜下血肿厚度大于 10 mm、单侧血肿导致中线移位大于 10 mm。

(3)无临床症状和体征、CT 或 MR 扫描显示单侧或双侧硬膜下血肿厚度小于 10 mm、中线移位小于 10 mm 患者可采取动态临床观察。

2.术前准备

(1)剃去头发,准备皮肤。

(2)已有明确脑疝形成者,静脉输入 20％甘露醇 250 mL。

3.麻醉

局麻。已有明确脑疝形成者可考虑行气管插管全麻。

4.手术步骤

(1)钻孔:在 CT 或脑血管造影确定的血肿部位钻孔。如术前未做特殊检查,可先在额颞交界处钻孔探查。

(2)清除血肿:钻孔证实血肿后,“十”字形切开硬脑膜及血肿外膜(图 2-6B),用吸引器吸出积血(图 2-6C),从钻孔处置入导尿管,用生理盐水反复冲洗并引流,直至冲洗液基本变清为止(图 2-6D)。如血肿较大,单孔冲洗不够充分,亦可于血肿后界(或对缘)钻一对口,同样以吸引器吸出积血后再用生理盐水作对口冲洗。如凝血块清洗不彻底,可用咬骨钳扩大骨孔,以利彻底清除血肿及充分引流。

(3)缝合及引流:缝合高位的钻孔切口,在血肿腔内放入一端开侧孔的导尿管,自低位钻孔切口引出,并固定于头皮缝线上。头皮两层缝合。将导尿管与闭式引流瓶连接(图 2-6E)。

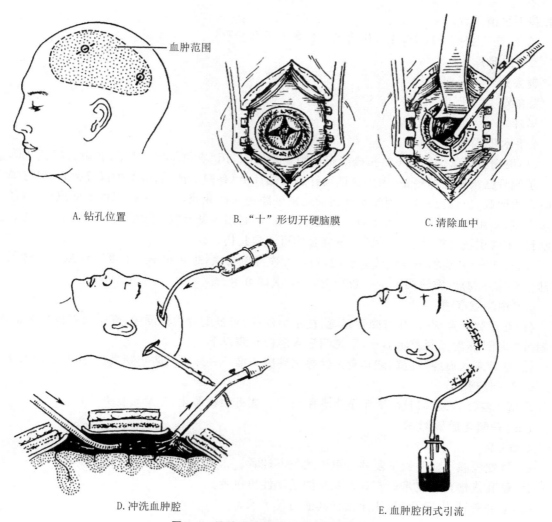

A.钻孔位置 B."十"形切开硬脑膜 C.清除血中

D.冲洗血肿腔 E.血肿腔闭式引流

图 2-6 慢性硬脑膜下血肿冲洗引流术

5.术中注意事项

(1)操作应轻柔,避免造成新的出血灶,引起血肿复发。

(2)除液性血肿外,凝血块必须彻底清除。

(3)引流口必须在血肿低位,术后引流方可充分。

6.术后处理

(1)术后平卧,避免用高渗脱水剂,使血肿腔自然闭合。

(2)如有颅内高压现象,应及时复查 CT 或脑血管造影,找出原因,不可盲目使用高渗脱水剂。

(二)间断锥颅细孔排液术

本法血肿引流间隔时间较长,有利于脑复位及消灭血肿无效腔。并且仅锥颅不钻孔,术后无伤口,患者负担极轻,且因术后无引流管,无继发感染及低颅压之虞。

1.适应证

(1)高龄患者,尤其是双侧硬膜下血肿,有明显脑萎缩或病程较长,估计一次性冲洗引流术后

63

血肿腔不易消灭者。

(2)临床有脑疝表现者,亦可作为术前抢救与准备步骤。

2.术前准备

剃去头发。

3.麻醉

局麻。

4.手术步骤

(1)根据脑血管造影或 CT 扫描确定血肿最厚层面,用"有槽手锥"锥颅,有阻力减低或落空感提示颅骨已被锥通即停钻;用外露钝头针芯的脑针由"有槽手锥"的沟槽内慢慢插入,遇有弹性感时即为硬膜,应退出针芯;用穿刺针斜面刺破硬膜进入血肿腔,即可见陈旧血液外流;此时任其自然引流,不用负压吸引,可用无菌生理盐水冲洗,但必须等量置换,直至不再自然流出为止。拔出脑针,不置引流。锥孔缝合一针或不缝合均可。包扎伤口。

(2)过 3～7 d 症状不再继续好转时,行第 2 次穿刺排液,也可根据 CT 复查结果于血肿最显著部位另选穿刺点,方法同前。一般穿刺 3～4 次即可治愈。

5.术中注意事项

(1)在用脑针穿刺时,如有弹性感觉,提示为硬膜;若抵到骨质样硬度,则说明内板尚未钻透。若超过"手锥"深度无硬膜阻力感,则说明进入颅内硬膜以下。

(2)脑针刺入血肿腔应刺破具有弹性感之硬膜为准,不可过深,防止脑损伤,引起血肿加重。

6.术后处理

严密观察症状改善情况,决定下次穿刺时间。如有症状恶化,应及时复查 CT。

(三)开颅包膜摘除术

1.适应证

(1)慢性硬膜下血肿经反复冲洗引流效果不佳者。

(2)钻孔或锥孔引流术后有难以制止的活动性出血者。

(3)血肿壁钙化、骨化、机化无法行其他简易手术者。

2.麻醉

局麻或全麻。

3.术前准备

同开颅术。

4.手术步骤

(1)体位、切口:侧卧位,患侧在上。按 CT 扫描或脑血管造影确定的血肿范围作马蹄形切口(图 2-7A)。

(2)显露:将头皮颅骨瓣翻向颞侧,切开硬膜即可见一囊状肿物,其壁易与硬脑膜分离,但易被撕碎。

(3)包膜切除:一般情况下把血肿外壁连同硬膜切开,吸出囊内的紫红色血液或软化的血块后,把黏附于硬膜侧的外壁刮去。黏附于脑皮层上的血肿内壁可用剥离子或棉球轻轻分离,一般不难剔出(图 2-7B)。与上矢状窦相连处不要勉强剥离,可任其部分残留,不致影响幼儿大脑发育。剥离内壁时,如皮层出血较多或粘连紧密,也可作内壁的星形减张切开,以解除大脑皮层膜状包裹。

（4）缝合：将硬膜连续紧密缝合，置回骨片，硬脑膜内、外置引流管。头皮两层缝合。

5.术中注意事项

（1）慢性血肿壁已有机化、钙化或骨化时，必须耐心地把粘连的两层包膜完整剔出（图 2-7C），否则婴儿大脑发育将受限制，而且以后发生癫痫的可能性较大。

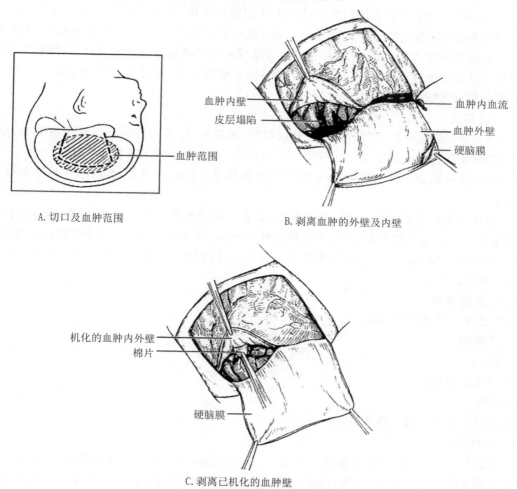

A.切口及血肿范围

B.剥离血肿的外壁及内壁

C.剥离已机化的血肿壁

图 2-7　慢性硬脑膜下血肿包膜切除术

（2）双侧血肿处理：如双侧血肿都不很大，患者术前、术中情况均佳时，可同时作双侧开颅手术；如一侧血肿较大、对侧较小，宜作较大的一侧，将对侧留待二期处理；如两侧血肿都较大又不能同时开颅时，可先作一侧，同时作对侧穿刺抽血减压，过 7～10 d 再作对侧开颅手术。

（3）由于手术损伤广泛，易致休克，需注意防治。

6.术后处理

（1）继续观察全身情况，有无休克发生，并作必要的处理。

（2）严密观察有无血肿复发、感染等。

五、脑内血肿清除术

外伤性脑内血肿多由对冲性脑挫裂伤出血所致,往往合并急性硬膜下血肿;另一原因是凹陷骨折刺伤脑组织引起。外伤性脑内血肿与脑挫裂伤部位常常一致或在其附近。手术时,常在清除硬膜下血肿及坏死或软化的脑组织后脑内血肿即随之而出,或使脑组织膨出。浅部血肿约占脑内血肿的 80%,深部血肿是外伤时脑组织因剧烈振动而移位,造成深部脑血管破裂、出血形成的血肿。如患者原有动脉硬化,脑内小毛细血管瘤等病变或其他全身性因素时,轻微损伤即可致脑内出血。此类血肿亦可迁延发展呈慢性过程,甚至酷似脑瘤,常需作脑血管造影、CT 扫描或手术时穿刺探查才能发现。

(一)适应证

(1)对于急性脑实质损伤(脑内血肿、脑挫裂伤)的患者,如果出现进行性意识障碍和神经功能损害,药物无法控制高颅压,CT 出现明显占位效应,应该立刻行外科手术治疗。

(2)额颞顶叶挫裂伤体积超过 20 mL,中线移位超过 5 mm,伴基底池受压,应该立刻行外科手术治疗。

(3)急性脑实质损伤(脑内血肿、脑挫裂伤)患者无意识改变和神经损害表现,药物能有效控制高颅压,CT 未出现明显占位,可在严密观察意识和瞳孔等病情变化下,继续药物保守治疗。

(4)颅后窝血肿超过 10 mL、CT 扫描有占位效应(第四脑室变形、基底池受压等),应该立刻进行外科手术治疗。

(二)术前准备

同急性硬膜外血肿清除术。

(三)麻醉

全麻。

(四)手术步骤

1.开颅

开颅以头皮颅骨瓣开颅清除较佳。

2.清除血肿

按照脑血管造影或 CT 扫描确定的部位,在脑表面血肿最表浅处,避开脑重要功能区,用脑针穿刺证明有陈旧血及坏死、软化脑组织,辨清穿刺方向及深度后拔针,在非重要功能区电凝后切开皮质约 3 cm,用脑压板分离,用吸引器边吸边深入,经过软化区即入血肿内。吸除血肿及坏死、软化脑组织,避免吸引正常脑组织而造成新的出血创面。如有出血来源,可用双极电凝或银夹止血。

合并脑挫裂伤的硬膜下血肿清除术后或对冲性脑挫裂伤开颅探查术中,仔细探查脑挫裂伤部位,在清除挫裂或出血、软化的脑组织后,在其下方或其外周即可跟踪发现脑内血肿。如脑挫裂伤不重,脑表面有不大的发紫区,如系非功能区,可用脑针穿刺,或电灼后切开皮层探查,即可发现脑内血肿。

慢性血肿可有一反应性胶质层,似脑室壁,切开吸引后血块部分可自行排出,部分须缓慢吸出。如有血块黏附于血肿壁上不易吸出时,应剔出作病理检查,以除外肿瘤、血管瘤等病变。清除大的血肿时,应尽量使血肿腔呈喇叭口样向外开放,以防止术后血肿腔内积液,必要时可在腔内放置胶皮导管引流。

3.去骨片减压及缝合

同急性硬膜下血肿清除术。

（五）术中注意事项

（1）脑内血肿居浅部者约占80％,主要合并脑挫裂伤,而大多数脑挫裂伤位于额、颞叶,尤其应注意额极、颞极及额叶底面脑挫裂伤。因此,仔细探查这些部位的脑挫裂伤是发现急性外伤性脑内血肿的关键性步骤。如不仔细探查,常易遗漏脑内血肿。

（2）术中发现脑肿胀而可疑脑深部血肿时,可用脑针探刺,但注意避开重要脑功能区,并且不可反复或盲目穿刺,以免加重术后脑水肿或造成新的出血。

（六）术后处理

（1）对术中不可解释的脑肿胀而探查阴性时,或术后颅压急剧增高时,应及时复查 CT 或脑血管造影,以期发现不同部位的多发性血肿或迟发性脑内血肿。

（2）加强脑水肿治疗。

（相丰朋）

第五节　开放性脑损伤手术

一、适应证

开放性脑损伤都必须施行清创术,而且越早越好。

二、术前准备

如患者无脑疝,应先抢救休克及胸、腹部伤,并适当采取输血、补液和预防感染等措施,以避免术中可能出现的各种意外,使能顺利完成手术。

三、麻醉

神志清醒损伤不重者以局麻为好。昏迷状态需维持呼吸道畅通者可选用气管内插管麻醉。

四、脑清创术

（一）手术步骤

以头部火器伤为例（图 2-8A）。

1.洗刷

头皮出血用止血钳暂时控制,刷洗和冲洗头皮时用纱布保护伤道,以免冲洗液灌入伤道内发生感染。

2.切口

头皮只要少许修剪即可,对确无活力者应剪去。切口设计视头皮缺损程度而定,但尽量利用原来切口。如缺损较多,要按转移皮瓣设计切口。

3.颅骨处理

用咬骨钳扩大原来颅骨伤口,骨窗大小以能在直视下操作为原则,一般扩至 3 cm×3 cm。

4.硬脑膜处理

新鲜伤口的硬脑膜不必修整,如已挫伤,只需稍加修剪即可。

5.脑内清创

这是脑清创术的核心部分。清创应在原伤道内进行,切忌另找入路。先取出浅表处的骨片、金属异物(图 2-8B),吸除血块,双极电凝止血(图 2-8C)。深部清创时,可用带灯脑压板分开伤道,以吸引器吸出碎骨片、血块、坏死脑组织和其他一切需清除的异物(图 2-8D)。同时可用冲洗器边冲洗边吸引,以便将粘连的异物吸出(图 2-8E)。如有必要,可取头低位,使伤道向下,同时进行冲洗和吸引,使弹头及其他异物借重力作用脱出伤口。取出弹头一般并无很大困难(图 2-8F),而把小骨片取尽却需要很大耐心。取出的弹片及骨片要和 X 线片上显影的数目核对,才能明确是否完全取尽。寻找异物有时会遇到困难,术前应对颅骨正、侧位片所见的异物准确定位,术中根据定位仔细寻找。不能用手指挖异物,以免将其向深部推进。但如伤道较宽,可以允许用手指轻轻触扪以协助定位。必要时可用动脉瘤夹夹在带线的棉片上,一起塞入伤道,在手术台上摄颅骨正、侧位片,有助于确定异物的方位和银夹与异物的距离。碎骨片是术后脑脓肿的重要根源,应力争全部取出。金属异物引起感染的机会虽较少,但如能取出者也必须尽量取出。

如伤道系贯通伤,应先在出口处手术,因该处伤口较大又易有血肿,金属异物常在出口附近而碎骨片则多在入口附近。如系非贯通伤,弹道很深,弹头已接近对侧皮层时(图 2-8G),不要勉强从入口取弹头,而应在对侧相应部位另做一切口及骨窗,避开重要功能区切开皮层取出(图 2-8H)。如患者情况很差,应先行清创,弹头可待以后手术取出。

脑清创术是一种污染性手术,手术过程中可用稀释的抗生素溶液或 0.1% 苯扎溴铵溶液冲洗伤道,一般每 500 mL 冲洗液中加青霉素 50 万 U,庆大霉素 8 万 U 或新霉素 0.5~2.5 g。

早期彻底清创后,脑组织应有搏动而略塌陷;若张力仍很高,要警惕伤道内仍有血肿、坏死组织或已有感染等,应予相应处理。

6.缝合及修复硬脑膜

尽可能严密缝合硬脑膜;如有缺损,应用骨膜或筋膜修复,这样对防止术后感染、脑脊液漏和癫痫有很大作用。缝合硬脑膜一般需在伤后 24 h 内进行,或虽已伤后 48~72 h,但伤口清洁,清创彻底,术中见脑损伤不很严重,清创后脑组织塌陷且无感染征象者,也可缝合。脑室损伤或有额窦开放伤者必须缝合硬脑膜;如伤口已化脓,需作开放引流,则可部分缝合硬脑膜。

7.缝合头皮

开颅清创术后,绝大多数都应缝合帽状腱膜及头皮,头皮下放胶皮管引流。只有伤口化脓时才作开放引流。

(二)术中注意事项

(1)平时颅脑开放性损伤的处理原则和方法与头部火器伤相同,早期处理和彻底清创是预防感染的关键性环节,必须注意。

(2)静脉窦区凹陷性粉碎骨折或锐器伤应注意静脉窦损伤。

(3)重型开放性脑损伤合并颅内血肿的比例较高,因此,探查应全面。

(4)注意全身合并损伤,失血性休克等并发症。

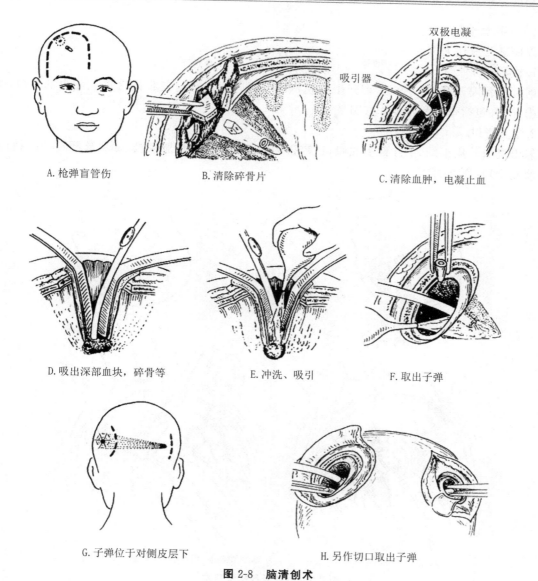

A. 枪弹盲管伤　　　　　B. 清除碎骨片　　　　　C. 清除血肿，电凝止血

D. 吸出深部血块，碎骨等　　　　　E. 冲洗、吸引　　　　　F. 取出子弹

G. 子弹位于对侧皮层下　　　　　　H. 另作切口取出子弹

图 2-8　脑清创术

（三）术后处理

（1）严密观察并预防失血性休克、急性肾衰竭、肺炎等并发症的发生。

（2）应用大剂量抗生素预防或控制感染。

（3）防治脑水肿。

（4）防治癫痫（可用苯妥英钠 0.1 g，每天 3 次口服或肌内注射）和加强护理。

（5）颅骨缺损待术后半年修复。

五、鼻窦开放伤修复术

伴有鼻窦损伤的颅脑外伤（图 2-9A）较易引起感染，除应按照脑清创术的原则进行清创外，处理重点是缝合硬脑膜、闭合鼻窦，消除感染来源。

(一)手术步骤

以额窦开放伤为例。

1.显露瘘口

前额颅骨瓣开颅(图 2-9B),切开硬脑膜,额叶用脑压板抬起,找到额窦进入颅内的瘘口,清除颅内异物(包括弹片和碎骨片)(图 2-9C)。

2.修复瘘口

修整瘘口外周组织,刮除额窦黏膜,把带蒂的大脑镰或颅底硬脑膜瓣、颞肌瓣翻转,或用筋膜牢靠修复瘘口(图 2-9D)。

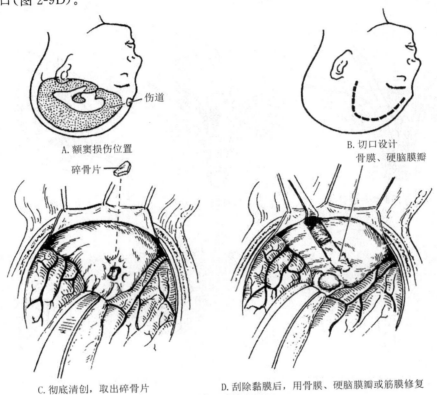

A.额窦损伤位置   B.切口设计

骨膜、硬脑膜瓣

C.彻底清创,取出碎骨片   D.刮除黏膜后,用骨膜、硬脑膜瓣或筋膜修复

图 2-9 额窦开放伤修复术

3.缝合及引流

如额窦已有感染,可把额窦下壁的鼻额管扩大,放一胶皮引流片由鼻孔引出。缝合硬脑膜,放回颅骨瓣,缝合帽状腱膜及头皮,硬膜外置以管引流。

(二)术中注意事项

(1)额窦黏膜是引起术后感染的重要来源,术中应设法全部刮除。

(2)修复硬脑膜是防止术后感染的关键性步骤。颅骨缺损可不予修复。

(三)术后处理

(1)术后如无禁忌,患者可取半坐位,以利分泌物向下流。

(2)应用大量抗生素,并采用其他一切防止颅内感染的措施。

六、脑脊液鼻漏修复术

脑脊液鼻漏大多由颅前窝骨折所致，该处硬脑膜紧贴颅底，易同时受伤。这种合并伤多能自行愈合。急性期重点是防止颅内感染。

（一）适应证

脑脊液鼻漏经过严格保守治疗，伤后 1 个月仍未愈合，或反复发生脑膜炎者。

（二）术前准备

（1）严格控制颅内感染。

（2）慢性复发性病例，术前行 CT 扫描，以明确有无脑脊液循环通路受阻。如有梗阻，手术多易失败，应先解除梗阻。

（3）摄头颅正、侧位平片，了解骨折愈合情况。

（三）手术步骤

经前额头皮颅骨瓣开颅。只要不伤及额窦，切口越近、颅底越好。在硬脑膜外分离，沿眶顶进入，一般至筛板、鸡冠附近即可见有组织粘连，分离后可见瘘管，应仔细分离并切断。高位缝合及结扎靠近脑组织一端的瘘管，清除在筛板、鸡冠处的瘘口后进行修复。如瘘口不大，该处的骨缺损不必处理。硬脑膜缺损可用颞肌筋膜瓣修复，也可用骨膜瓣翻转修复。修复范围要比原瘘口大，缝合要紧密。如在硬膜外找不到瘘口或修复不方便，也可切开硬脑膜，抬起额叶，从硬脑膜内修复。术毕严密缝合硬脑膜。

（四）术中注意事项

有 20%～30% 的病例的瘘管是多发性的，故应全面探查，以免遗漏。如术前不能定出瘘管在何侧，可做额部大冠状切口，以备必要时作双侧额骨瓣，进行双侧颅底探查。

（五）术后处理

术后取头高位，定期作腰椎穿刺放出脑脊液，以利修复处愈合；并应作较长期随访，方能决定是否痊愈。

（相丰朋）

第六节　缺血性脑血管病手术

一、颅内-颅外动脉吻合术

现在进行的各种各样的颅内外搭桥手术，都是从颞浅动脉-大脑中动脉吻合术发展而来的，手术技术是血管吻合的基本技术。

（一）适应证

（1）颈部手术不可及（颈内动脉病变在乳突与下颌角连线以上）的颈内动脉狭窄或闭塞，伴侧支供血不足，有脑缺血症状者。

（2）脑底异常血管网（烟雾病）。

（3）大脑中动脉狭窄或闭塞，因侧支供血不足，有脑缺血症状者。

（4）颈或脑部手术需阻断脑部主要供血动脉者。

（二）禁忌证

（1）不能耐受手术者。

（2）有严重神经功能障碍。

（3）虽有颈内动脉或大脑中动脉狭窄或闭塞，但侧支循环良好，无神经症状。

（三）术前准备

（1）全脑血管造影，全面了解脑血管狭窄和闭塞情况及侧支循环状态。

（2）了解作为供血血管的颞浅动脉的分布情况。

（四）麻醉

全麻。

（五）手术步骤

（1）患者取仰卧位，肩下垫枕，头偏向对侧。用手摸出或用多普勒超声探出颞浅动脉主干及分支的位置，并在头皮上将其走向画出。皮肤切口如图所示，做包括供血动脉的 U 形皮瓣（图 2-10）。

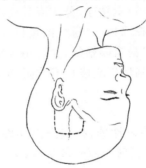

图 2-10　皮肤切口

（2）以外耳道上方 6 cm 为中心，做纵行略长 4 cm×3 cm 游离骨瓣（图 2-11）。

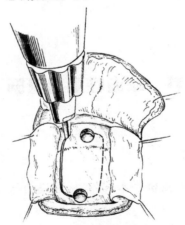

图 2-11　做游离骨瓣

（3）切开硬脑膜，显微镜下（16～20 倍），选术前决定的直径大于 1.5 mm 皮质动脉作为受血动脉，剪开表面的蛛网膜（图 2-12）。

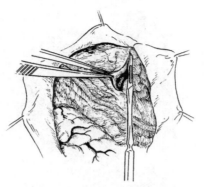

图 2-12　尖刀切开硬脑膜

　　(4)分离出 10～15 mm 的一段,小的分支用双极电凝切断,使动脉从皮质表面分开,在动脉和皮质间放一小块带色的橡皮片,保护皮质并使视野清楚(图 2-13)。

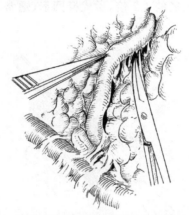

图 2-13　剪开血管与脑组织间的蛛网膜

　　(5)在翻开的头皮帽状腱膜的内侧面找到颞浅动脉的后支,在显微镜下先在颞浅动脉后支主干腱膜上做一小口,由近端向远端,用双极电凝和显微剪刀剥离,一般剥离 70～80 mm(图 2-14)。

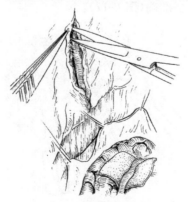

图 2-14　游离血管

　　(6)在游离的颞浅动脉中间,用 Yasargil 临时阻断夹临时夹住,切断,断端用肝素盐水冲洗管腔,切除断端软组织。用 3‰罂粟碱液棉片覆盖,防止干燥和动脉痉挛(图 2-15)。

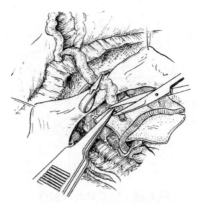

图 2-15　游离颞浅动脉

（7）在已剥离的受血动脉上 Yasargil 临时阻断夹，把端-侧吻合部用镊子抓住，用弯显微剪刀剪开管壁，做开口部为供血血管长径的 1.2 倍，做成椭圆形（通常为 2 mm），受血血管管腔肝素盐水冲洗（图 2-16）。

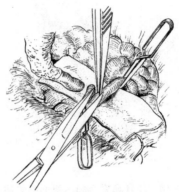

图 2-16　受血动脉的处理

（8）端-侧吻合的角度不应超过 45°，用 10-0（小儿烟雾病用 11-0）单股无损伤尼龙线首先在长轴两端缝合，作为固定线，要求对合准确（图 2-17）。

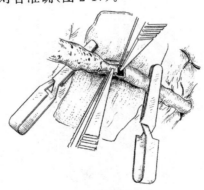

图 2-17　端侧吻合

（9）在两个固定缝线之间，各缝合 4～5 针，每针线长为 4～5 cm，不打结，一侧所有缝线缝完后，确认管腔，针间距均匀，内膜对合良好，再次冲洗管腔至干净，依次结扎缝线（图 2-18）。

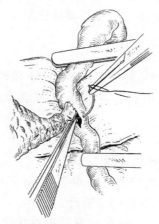

图 2-18　血管吻合缝合

（10）同样进行对侧操作，在结扎最后一根缝线前，把管腔用肝素盐水冲洗干净，排出空气，充分灌满。依次开放皮质动脉远端、近端及颞浅动脉的动脉夹。若有吻合口渗漏，用小棉片轻压，数分钟多可自行停止；若有喷射性漏血，需再补缝一针（图 2-19）。

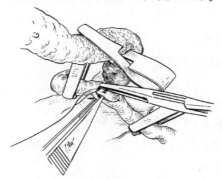

图 2-19　对侧血管吻合缝合

（11）硬脑膜间断缝合，留下缺口供颞浅动脉宽松通过。固定骨瓣，在骨瓣颞浅动脉经过处咬一缺口，间断缝合颞肌及筋膜，注意不要压迫颞浅动脉，逐层关颅术毕（图 2-20）。

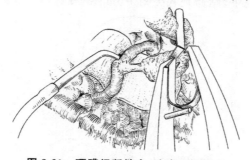

图 2-20　硬膜间断缝合，注意血运情况

（六）术后处理

（1）生命体征观察，意识，肢体活动。

（2）注意出入液体量，维持良好的灌注压，口服阿司匹林预防血栓。

(3)术后两周左右造影复查,造影时选择颈外动脉造影。

二、颈动脉内膜剥脱术

根据人群调查结果显示,约有22%的缺血性卒中是由颅外颈动脉狭窄病变所导致。颈动脉内膜剥脱术目的是改善颈动脉狭窄引起的血流低下,或者预防动脉粥样硬化栓子脱落引起的梗死。

(一)适应证

颈动脉狭窄段位于下颌角与乳突尖连线下方。

(1)无症状性颈动脉狭窄患者:狭窄程度在60%~100%的无症状颈动脉狭窄患者,手术须由围术期卒中发生率和病死率<3%的医师来施行。

(2)症状性颈动脉狭窄患者:对于6个月内有过短暂性脑缺血发作(TIA)或缺血性脑卒中,且同侧颈动脉高度狭窄(70%~99%的狭窄,或内径2 mm以下)的患者,手术可由围术期卒中发生率和病死率<6%的外科医师对其施行颈动脉内膜剥脱术(CEA)。

(3)当患者具有双侧颈动脉狭窄病变时,原则上先处理症状严重的一侧,对侧的手术时间应间隔2周以上。

(二)禁忌证

(1)持久严重的神经功能缺失。

(2)颈动脉闭塞,闭塞远端动脉不显影。

(3)难以控制的高血压,或6个月内有心肌梗死。

(三)术前准备

(1)术前服用阿司匹林的患者,手术当天停用阿司匹林。

(2)调节血压,血压不超过24.0/13.3 kPa(180/100 mmHg)。

(四)麻醉

全麻。

(五)手术步骤

(1)患者取仰卧位,肩下垫枕,颈部后仰,头稍向病变对侧偏。皮肤切口:沿胸锁乳突肌前缘斜行切开,病变位置高的情况下,延伸到乳突的下方(图2-21)。

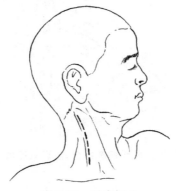

图2-21 手术切口

(2)切开颈阔肌和颈筋膜,沿胸锁乳突肌前缘分离,暴露颈动脉鞘(图2-22)。

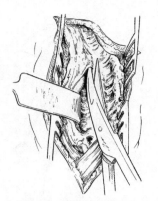

图 2-22 分离皮下组织

（3）分离颈动脉和颈内静脉前方，为了更好显示术野，切断面静脉（图 2-23）。

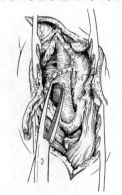

图 2-23 分离颈动脉鞘

（4）剪开颈动脉鞘，暴露颈动脉及其分支，为了避免颈静脉窦反射，在颈总动脉分叉处，利多卡因浸润后，进一步分离颈动脉（图 2-24）。

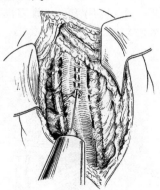

图 2-24 血管穿刺

（5）为了防止血栓或动脉粥样硬化斑块脱落，要轻柔进行颈动脉的分离，将分叉部彻底游离，确认上方的舌下神经非常重要，剥离颈动脉后方时，不要损伤迷走神经及其分支的喉上神经，分离颈总动脉、颈外动脉、颈内动脉、甲状腺上动脉（图 2-25）。

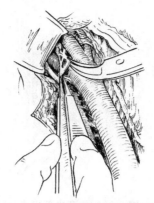

图 2-25 游离颈内与颈外动脉

（6）阻断颈总动脉前，静脉滴注肝素（5 000 U/kg），使全身肝素化，依次阻断颈内动脉、颈总动脉、颈外动脉、甲状腺上动脉（图 2-26）。

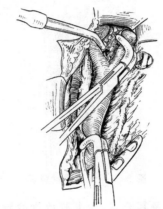

图 2-26 血管钳钳夹血管远、近端

（7）尖刃刀在颈总动脉前壁切开一小口，用 Potts 剪刀向颈内动脉方向，剪开颈总动脉到颈内动脉斑块远端正常内膜部分（图 2-27）。

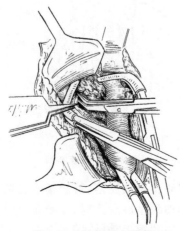

图 2-27 剪开颈内动脉

(8)用显微剥离子从颈总动脉向颈内动脉剥离斑块,剥离时一定要在同一层面进行,避免段差出现,修整颈动脉内表面的残余斑块,消除段差,颈内动脉远端残留的部分病变内膜给予缝合固定(图 2-28)。

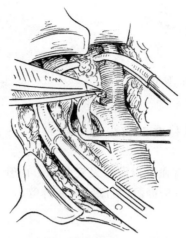

图 2-28　游离颈内动脉斑块

(9)冲洗颈动脉管腔,防止斑块碎屑及空气栓子在开放颈动脉后形成栓塞,6-0 聚丙烯缝线自远端开始连续全层缝合动脉壁切口,缝合应严密,尤其是两端。缝合时勿将外膜带入动脉腔内,以免形成血栓,缝合结扎切口近端最后一针缝线前,先后暂时松开颈外,颈内动脉控制夹,若血液反流良好,再随即夹闭,助手用肝素盐水冲出动脉腔内气泡,结扎最后一针缝线(图 2-29)。

(10)切口缝合结束后,先后撤除颈外及其分支甲状腺上动脉,颈总动脉的控制钳(或夹),约 20 s 后再撤除颈内动脉控制钳,以确保所有可能残留的组织碎片、气泡冲入颈外动脉(图 2-30)。

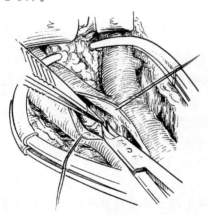

图 2-29　彻底处理粥样硬化斑块

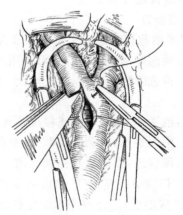

图 2-30　显微缝合动脉

(11)缝合后颈动脉表面放置止血纱布,防止术后颈动脉缝合处针孔出血,必要时补缝 1～2 针(图 2-31)。

(12)缝合颈动脉鞘,颈阔肌,皮下,皮内缝合皮肤(图 2-32)。

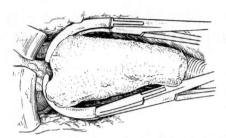

图 2-31　颈动脉表面放置止血纱布,防止出血

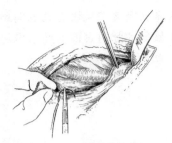

图 2-32　缝合皮下组织

(六)术后处理

(1)血压控制:一般收缩压维持在 13.3～20.0 kPa(100～150 mmHg),不可过高,也不能过低。

(2)观察生命体征、伤口是否有血肿以及神经症状和心血管功能。

(3)术后第 24 h 应用低分子右旋糖酐、口服阿司匹林等。

(任崇文)

第七节　高血压脑出血手术

一、开颅血肿清除术

分为成形骨瓣开颅和颞肌下减压切除骨窗开颅两种方法,为常规开颅术式。

(一)适应证及禁忌证

1.病情分级

根据术前意识状态和主要体征分为 5 级。

1 级:神志基本清楚,嗜睡,可采用非手术治疗,继续观察。

2 级:神志朦胧或嗜睡,瞳孔等大,不同程度失语及偏瘫,可先行非手术治疗,如症状进展、恶化则手术。

3 级:浅昏迷,瞳孔等大或轻度不等大,肢体不完全或完全瘫痪,行手术治疗。

4 级:中度昏迷,患侧瞳孔散大,对侧肢体偏瘫,急症手术,辅以内减压或内外减压。

5 级:深昏迷,患侧或双侧瞳孔散大,去脑强直,濒死状态,应放弃手术。

2.CT 扫描结果评估(按出血部位及血肿量)

(1)壳核出血:是外科手术治疗的主要对象,按多田提出的血肿量计算公式[T=L(长轴)×S(短轴)×Slice(层面厚度)],血肿大于 50 mL 者积极手术,30～50 mL 者可以选择手术,30 mL 以内者非手术治疗。

(2)丘脑出血:以非手术治疗为主,手术选择要十分慎重。出血量在 20 mL 以上且破入脑室形成梗阻、病情进展者,可选择手术治疗。

(3)脑叶出血:超过 50 mL,或血肿累及或压迫功能区者予以手术,该类型患者手术效果较好,往往可恢复工作。

（4）小脑出血：为手术的绝对适应证，出血量在 10 mL 左右即应手术。

（5）脑桥出血：采用非手术治疗。

（6）血肿破入脑室且引起梗阻者应积极手术治疗。

3.患者一般情况

年龄不是手术绝对禁忌证，血压收缩压在 26.7 kPa（200 mmHg）以下，稍有或无并发症，重要脏器无严重疾病者，可为手术选择对象，应灵活掌握。但高龄也有手术成功者。

除上述条件外，对诊断不明、年轻患者出血部位表浅或位于非高血压脑出血常见部位、CT 扫描血肿呈混乱密度，不能除外脑血管畸形者，术前应先行脑血管造影，明确诊断后再行手术。

手术时机：凡具有手术适应证者，手术越早越好，一般是在 24～48 h 间进行手术，尽量争取超早期手术（发病后 7 h 内）。

（二）术前准备

除常规开颅术前准备及备血外，要围绕高血压并发症做必要的检查，如心电图、肾功能检查等。

（三）麻醉

应选择行气管插管全麻。术中麻醉要平稳，避免血压增高或颅压升高。

（四）手术步骤

（1）开颅：按照 CT 或其他检查方法定位，作相应马蹄形切口或改良翼点入路切口，作成形骨瓣，或咬除颅骨。前者显露充分，后者快速，负担较轻，术后自然形成外减压。

（2）切开皮层、清除血肿：典型的基底核外侧型血肿手术，多采用颞上回或颞中回前中部入路。一般深入 5 cm 即可达血肿腔。亦有分开外侧裂，经岛叶进入血肿者，该入路皮质损伤轻，但要避免损伤侧裂血管。清除血肿后有时可见豆纹动脉仍有活动性出血，最好是在手术显微镜下止血，只夹闭出血的分支血管，以保证其主干不受损伤。深入 5～7 cm 达血肿腔者多为基底核内侧型血肿。手术中应尽可能不要损伤血肿壁，附着在血肿壁上的少量血块不要强求清除。尤其是在深部内侧型血肿更要避免盲目用电凝止血，破入脑室的血肿应清除，但应采用额中回或顶叶入路，切开皮层，清除脑室内血肿后，再通过侧脑室壁血肿穿破处清除内残余血肿，术后行脑室引流。

（3）手术结束时应使血压回升至原来水平，检查止血应彻底。根据术中颅内压力情况决定是否行内减压或去骨瓣等减压。

（4）关颅与缝合：同常规开颅术。

（五）术中注意事项

（1）脑叶血肿开颅时，应在血肿最接近皮层的部位手术。

（2）脑皮层造瘘切口以能满足清除血肿为度，不可过多切开或牵拉。

（六）术后处理

为保持呼吸道通畅，必要时作气管切开，控制血压，防止再出血，行抗脑水肿治疗。

二、立体定向吸引术

立体定向吸引手术为应用立体定向仪定位、钻孔、脑内穿刺置入吸管吸除脑内血肿的方法。吸除血肿的方法有用空注射器徒手吸收（只能吸除血肿液化之部分）和为能吸除血肿用阿基米德钻及 CUSA 等。由于本法患者负担较轻，适用于年老体衰、并发症多的高血压脑出血患者。但因为是一种立体定向手术,需要立体定位仪及 CUSA 或阿基米德钻等特殊设备和专门技术。

（一）适应证

可较开颅术的适应证有一定程度放宽,基本上适用于各部位及除 1 级以外各期的高血压脑出血患者,尤其适用于深部基底核区及丘脑的血肿,也有用于小脑血肿,以至脑干血肿的报告。但对于皮质大型血肿要小心除外脑血管畸形所致的出血。从血肿量考虑,一般 30 mL 以下行内科保守治疗,30～100 mL 行吸引术,100 mL 以上行开颅术,丘脑以 20 mL、小脑以 10 mL 为度,尚有报告为改善功能预后,用于内囊附近的小血肿亦取得好效果者。

手术时机:主张 24 h 至 3 d 为宜,特别是发病 24 h 后 CT 复查血肿无进行性增大者,因为吸引术并非直观下操作,不能止血,超早期或有活动性出血者术后有再出血的危险。

（二）手术步骤

先于手术室钻孔缝合后送至 CT 室,安装立体定位仪,按血肿中心的靶心及钻孔部位的坐标求两点直线的角度（方位角及仰角）和穿刺距离。确定这一角度后,按穿刺针通过的 2 个层面求两点的坐标,并确定两点连线和通过手术靶点平面的交点,若此交点的坐标和血肿靶点有差距,即为其误差。若误差大,则应在进一步修正穿刺针的角度后才可行穿刺吸引,吸除量一般为血肿测算量的 60%～70%。术后血肿腔内置入导管,必要时再辅以尿激酶化学溶解引流治疗,通常 3～4 d 间可全部清除血肿。

（三）术中注意事项

(1)为减少脑组织损伤要控制负压。单纯吸除血块需 9.3 kPa 负压,血肿液化者仅需 2.7～5.3 kPa 负压即可吸除。

(2)术中血压最好控制在正常范围,或高血压降低至原血压的 20%～30% 或降至年龄＋12 kPa 以下,一般认为血压高于 21.3 kPa(160 mmHg) 就会增加再出血的发生率。

（四）术后处理

主要是观察再出血的可能。一旦发生,可再吸引或开颅清除血肿。

三、简易定向、锥颅脑内血肿碎吸术

常规开颅术式对高血压、年老体衰、并发症多的患者手术负担较重,死亡率亦高(20%～80% 不等),手术适应证较为严格。简易定向血肿碎吸术可减轻患者负担,是作者近来简化和发展了立体定向吸引治疗高血压脑出血的一种术式(图 2-33)。

（一）适应证

由于本术式简易,适用于年老体衰、多并发症的患者,尤其适用于丘脑等深部血肿,也可用于其他类型的血肿,和开颅术比较,无论是在病期、血肿量、出血部位还是年龄条件上,均可较大地扩大手术适应证。但对已有脑疝形成或 4 级的患者,如需术后去骨瓣减压者,仍以开颅血肿清除为宜。对 5 级患者如家属要求也可试用本法,待好转为 4 级或 3 级再酌情进一步开颅手术;若无好转,则放弃手术。

（二）术前准备

剃发,可不备血。

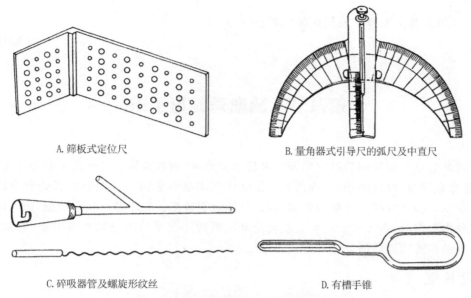

A. 筛板式定位尺

B. 量角器式引导尺的弧尺及中直尺

C. 碎吸器管及螺旋形纹丝

D. 有槽手锥

图 2-33　简易定向锥颅,脑内血肿碎吸器

(三)麻醉

局麻。

(四)手术步骤

(1)准备简易筛板定位尺、量角器式定向尺、有槽手锥及颅内血肿碎吸器。

(2)按 CT 片 O-M 线上各层面血肿前后缘的厘米数,将血肿图形移植到定位尺的筛板上,然后将筛板框架放于患侧头颅的额颞部,此时筛板下缘要对准 O-M 线,额侧纵向对准矢状线,之后即可将筛板上的血肿图形转画到患者头皮上。血肿穿刺点一般选择血肿中心至头皮的垂直最短距离处,但如该处脑皮质有血管或重要脑中枢,则用量角器式导向尺改选穿刺点及方向;方法为将导向尺的中直尺对准血肿中心距头皮的垂直最短距离线,并缩回与此线相同的厘米数;此时血肿中心即落在导向尺的弧尺的圆心上,在此弧尺上的任一点及方向均可刺中血肿中心。

(3)穿刺点头皮常规消毒,局麻,用有槽手锥锥颅,如有阻力减低或落空感即停钻。先用针芯圆钝的脑针在手锥槽沟中按 CT 深度试穿,证实刺入血肿后再经槽沟置入或导入碎吸器管至同样深度之后,退出管芯,安装螺旋绞丝至碎吸器管中,即可开始边打碎边吸除血块的操作。

(五)术中注意事项

(1)术中负压要控制在 0.03～0.04 kPa 以减少外周正常组织损伤。

(2)操作中要点吸或间断吸引,避免持续吸引。

(3)术中要密切观察吸出的标本是陈旧性血抑或新鲜血或脑组织。

(4)操作中吸管可适度活动,但要保证在血肿腔内操作,不能超过预定深度或头皮标志的血肿范围,以防损伤外周正常脑组织。

(5)当吸出的陈旧血为 CT 片上测算的血肿量 70% 左右时,即应停止吸引,退出碎吸器管,埋入硅胶管行术后引流。也可配合注入尿激酶溶解引流残血。

(六)术后处理

(1)主要为注意再出血的发生,如症状加重,要及时复查 CT;如有再出血,或二次吸引或开颅血肿清除。

（2）引流管加强无菌操作及使用抗生素。

（潘奇才）

第八节　脑血管畸形手术

脑血管畸形是胚胎早期阶段的先天性血管发育异常，根据其形态的不同可分为 5 类，即动静脉畸形、静脉血管瘤、静脉曲张、毛细血管扩张症和海绵状血管畸形。在脑血管畸形中以动静脉畸形最为常见。脑血管畸形又称血管瘤、脑动静脉血管畸形。它不是真正的肿瘤，但习惯上常把它包括在颅内肿瘤内，占 1.5%～4%。脑动静脉血管畸形手术目的是防止再出血，解除癫痫、治疗或改善神经系统功能障碍。

一、适应证

（一）患者有下述情况之一、而造影检查确定畸形血管可以切除者

（1）自发性蛛网膜下腔出血史。

（2）癫痫频发，药物治疗效果不佳者。

（3）有进行性神经系统定位性损害症状或智力减退者（盗血综合征）。

（4）合并颅内血肿或颅内高压者。

（5）颅内血肿已形成（非高血压脑出血常见体征）脑疝者。

（二）可采用下列手术方法治疗者

（1）血肿清除术，适用于出血后有血肿的患者。如患者情况良好，可于术前行脑血管造影，术中同时做畸形血管切除，术后再次行脑血管造影，考虑海绵状血管畸形，术中仔细探查血肿壁，多能发现畸形血管予以切除。如病情危重，若未能发现血管畸形，可先清除血肿，待病情恢复后行脑血管造影，再行二次手术作病变切除术。

（2）畸形血管切除术，适用于有过出血，特别是反复出血者；由于脑盗血现象产生进行性轻偏瘫等进行性脑功能障碍及有顽固性癫痫发作而药物难以控制者。

（3）供应动脉结扎术，适用于深在病变，涉及重要结构如脑干、深部大静脉等。但有多条供应动脉，仅结扎其中 1～2 条，不一定能起到治疗作用。

（4）人工栓塞术，适用于广泛或多发性病变不能切除者，或适用于广泛血管畸形切除术前，作为一种预备性手术。

二、禁忌证

（1）均为相对禁忌证，随着技术的改进，其中有些病例仍可手术治疗。

（2）脑深部、内囊、基底核、脑干等处的动静脉畸形。

（3）广泛性或多发性动静脉畸形。

（4）无症状者。

（5）60 岁以上老年，伴有心、肾、呼吸系统严重疾病者。

三、术前准备

（1）由于有多发的可能，术前应做全脑血管造影或双侧颈动脉造影，或按畸形血管部分推测，加做椎动脉造影。典型的脑动静脉畸形包括供应动脉、畸形灶及引流静脉三部分。通过造影应查清供应动脉来源及引流静脉走向，畸形灶的部位及范围，有无血肿的并发症，以及患者有无它处畸形等，才能制订出完善的手术计划，也是手术成功的关键。

（2）对于复杂的动静脉畸形，为了对付术中大出血，备血要充足（较大的动静脉畸形应备血1 500～2 000 mL），止血的药物及器械亦需备全。术前做好两处静脉输液通道，备好动脉输血器械。按全麻术前给药。

（3）如有条件，手术应在可以造影的手术台上进行，以便必要时术中造影。

（4）对于脑出血形成脑疝者，血肿位于非高血压脑出血常见部位，应备血充足，做切除畸形血管准备。

四、麻醉

如病灶浅而小，估计术中易于处理者，可用局麻。对较复杂的动静脉畸形，手术最好在气管插管全麻下进行。对于复杂而困难的脑动静脉畸形可以在显露畸形血管时即予降压，并在整个手术的主要过程中使收缩压定在10.7～12.0 kPa(80～90 mmHg)。

五、手术步骤

（一）准备性手术

对于颈动脉及其分支主干为脑动静脉畸形供应动脉的手术，术中欲控制颈动脉血液供应时，取仰卧位，头部转向健侧。局麻后，在甲状软骨平面，沿胸锁乳突肌前缘作纵形切口。切开颈阔肌，向外拉开胸锁乳突肌，切开颈动脉鞘，分离出颈内动脉，用胶皮圈绕过，但暂不阻断其血流。切口塞入干纱布保护好，以备术中必要时暂时控制出血。

（二）体位、切口（以较多见的大脑半球额顶叶病灶为例）

患者侧卧，做额顶部大马蹄形切口，前方应能显露中央前回，并把整个病灶包括在手术视野中，切口中线在矢状线上，以便显露大脑半球纵裂。

（三）开颅

按头皮颅骨瓣开颅常规处理，但要注意以下几点：①头皮、颅骨出血较多，有时像脑膜瘤，故头皮要分段切开，认真电凝止血；头皮和骨瓣可分别翻开。②如中央前回的粗大血管与硬脑膜明显粘连，不要勉强掀开，可以留下小块硬脑膜。③如掀开骨瓣时已经撕破血管，可用小块肌肉或吸收性明胶海绵压迫，并缝合于硬脑膜上，不可结扎血管，否则术后可发生偏瘫或癫痫。④头皮骨瓣形成后，将骨窗边缘出血处涂以骨蜡，渗血的静脉及蛛网膜颗粒用吸收性明胶海绵加脑棉覆盖，可止血和预防气栓形成。

（四）鉴定中央回及供血动脉

单凭解剖位置来确定运动区还不够准确，可用电刺激器来鉴定。主要供血动脉直径比正常动脉粗，血管壁比畸形血管壁略厚，血管内主要系动脉血，符合造影片上的定位，可根据以上条件来确定。但有时由于动、静脉血相混，血管壁本身也具缺陷，无法确定时，可用小镊子或动脉瘤夹夹住血管，观察片刻。若系动脉，其远端将变为静脉血；反之，若系静脉血，则无此改变。

(五)结扎供血动脉

确定动静脉畸形在大脑皮层的范围及供血动脉后,用动脉瘤夹夹住或丝线结扎供血动脉,但应保留供应前中央回区域的血管。如主要供血动脉来自大脑中动脉,可先把侧裂小心分开,显露大脑中动脉,上血管夹暂时控制血运 6~8 min,迅速分出其供应血管瘤的分支,上动脉瘤夹后切断,然后放开小血管夹。总之,应尽量把主要供血动脉结扎,而且越靠近血管瘤越好。此时,应可见到血管瘤变小及血管瘪缩,如未瘪缩,应考虑深部尚有主要供血动脉,分离时应注意显露并予处理。

(六)分离血管瘤

在紧贴血管瘤的外周,电凝及切开皮层 3~4 mm 深(已上动脉瘤夹的动脉应予以切断)。应用脑压板(深部要用带灯脑压板或冷光源)及吸引器在直视下小心地边分离边吸引,但绝不能盲目乱掏,以免引起汹涌出血。遇到较大血管,常用动脉瘤针带线作双重结扎后切断。也可双侧上动脉瘤夹在中间电凝并切断。再逐步把畸形灶分离翻转,找到深部主要供血血管,牢固结扎后切断,即可摘除脑动静脉畸形。

(七)瘤腔止血

血管瘤取出后,将活动性出血点用双极电凝止血。然后放入一层止血纱布,上面加盖湿脑棉,用吸引器吸引,使止血纱于瘤腔壁附着,待几分钟后,细心、缓慢地将脑棉掀起,渗血处耐心细致地用双极电凝分别止血。如此反复处理,出血即会停止。关颅前把生理盐水充满瘤腔,并再次观察有无渗血;如有,则继续处理,直至放在瘤腔内的生理盐水保持澄清,并在撤去降压药复压后或压迫颈静脉仍不出血为止。

(八)关颅

紧密缝合硬脑膜,颅骨窗缘硬脑膜悬吊缝合。颅骨窗内硬脑膜过分松弛时,可做一硬脑膜悬吊线,从颅骨瓣相应部位钻一小孔,将悬吊线引至颅骨外,于骨膜缝合结扎,以尽量消灭硬脑膜外间隙,减少术后血肿形成的机会。硬脑膜下和硬脑膜外各放一引流管并另做切口引出。

六、术中注意事项

(1)手术计划应周密稳妥,一般原则是术前行 DSA 检查。开颅后先设法找出其供应动脉,予以结扎,在切除畸形灶后再处理静脉。如患者情况恶化,即可停止手术,术后也可减轻症状。脑动静脉畸形的静脉内充有动脉血而变红色,有时不易和动脉鉴别,此时误把静脉结扎,势必引起血管瘤更充血,甚至使管壁较薄的静脉胀破而出血。

(2)大出血:脑血管畸形切除时,大出血的可能性是经常存在的,应按预定手术计划,在直视下细致操作,尽可能避免出血;如一旦发生出血,其主要原因往往是供血动脉未能妥善处理,此时,应根据造影片及术前计划显露供血动脉的主干(如大脑中动脉、大脑前动脉等),并用血管夹或动脉瘤夹控制。为了减少在显露供血动脉主干过程中继续出血,可请助手把绕过颈内动脉的胶皮圈收紧,暂时阻断颈内动脉血流,但时间越短越好,如一时不能解决问题,可间断放松胶皮圈,以免时间过久,使脑组织缺血;或可把血压降至 10.7~12.0 kPa(80~90 mmHg)收缩压。如供血动脉显露不良时,术者可用手指把已分出的血管瘤紧紧捏住,沉着而迅速地沿血管瘤分离,边分离边上动脉瘤夹止血或双击电凝烧灼;助手则用吸引器清理手术野。把主要供血动脉结扎后,出血多可停止,同时应按估计失血量加快输血。但这是一种不得已才采取的措施。

另一种大出血是正常灌注压突破综合征引起的,虽然少见,但如果处理不当,常会使手术失败。当血管瘤供应动脉粗大时,动脉血经畸形灶血管直接导入静脉,使动脉内压降低及静脉内压升高,病变附近脑血管长期处于极度扩张及低压状态,使脑血管自动调节功能丧失。病变切除后,该区域的脑血管流量将随脑灌注压的上升而增加,导致正常灌注压突破综合征,表现为脑组织的急性肿胀、渗血甚至广泛出血。处理方法是延长降血压的时间,并增加降血压的幅度。如果血管瘤位于额极、颞极等非重要功能部位,也可做广泛的脑叶切除,直至脑组织不再渗血或出血。

(3)休克:主要由于大出血所致,术中减少失血及等量输血是根本的预防方法。但如果休克已经很重,输入足量全血仍不见迅速好转时,还要注意采取以下措施。①输入平衡液 1 000 mL,再输入低分子(分子量 10 000～40 000)右旋糖酐 500～1 000 mL,以便扩大血容量;最近有采取氟碳人造血液,每次可输入 500～1 000 mL,但有类变态反应,过敏体质者一般不宜输入。②增加心收缩效应(可用异丙基肾上腺素或多巴胺等)。③充分给氧。④适当降温。⑤应用大量激素(如静脉输入地塞米松等)。⑥注意弥散性血管内凝血的可能,并给予必要的检查及处理。

(4)术中找不到病灶:深部或较小的血管畸形有时不易寻找,因此,术前要认真分析和定位,选择正确的手术入路,术中应沿供应动脉耐心细致地追踪探查。如一条主要供应动脉的小病灶,有时单纯结扎该动脉也可收到满意效果。必要时可用带有银夹的脑棉片(需黑丝线扎住,以防遗漏在切口内)塞入病灶附近处,在手术台上做正、侧位脑血管造影,判定病灶和银夹的距离以助寻找。

(5)因颅内出血致脑疝而行紧急开颅手术的血管畸形患者,应以清除血肿、解除脑疝压迫、抢救生命为主要目标。术中如能发现血管畸形,则按上述要求步骤处理。若血管畸形范围广泛且供应动脉来源不清,则不可盲目切除血管畸形,以防导致大出血,危及患者生命。待患者情况稳定后,再行脑血管造影明确诊断,进行二次择期手术,切除血管畸形。

七、术后处理

严密观察生命体征,注意有无颅内血肿、休克、脑水肿的发生,并做相应处理;对于术后继续降低血压以治疗正常灌注压突破综合征者,更应有专人治疗及护理,直至血压恢复正常。

(任崇文)

第九节　颅内动脉瘤手术

颅内动脉瘤是脑动脉上的异常膨出部分,是蛛网膜下腔出血最常见的原因,也是一部分颅内血肿的原因。颅内动脉瘤分为颈动脉循环动脉瘤和后循环动脉瘤。颈动脉循环动脉瘤包括后交通动脉、脉络膜前动脉和颈内动脉分叉部动脉瘤,床突旁动脉瘤,远端大脑前动脉动脉瘤,大脑中动脉动脉瘤,大脑前动脉和前交通动脉动脉瘤,以及前循环巨大动脉瘤;后循环动脉瘤包括基底动脉末端与大脑后动脉动脉瘤,基底动脉中下段动脉瘤,椎-小脑后下动脉瘤。颅内动脉瘤手术治疗的目的是夹闭动脉瘤颈,将动脉瘤孤立于血液循环之外,使之不再破裂;同时保持载瘤动脉通畅,防止发生脑缺血和脑梗死。颈动脉循环动脉瘤均可选择翼点或改良翼点入路,其中前交通、后交通动脉瘤可选择眉弓入路;基底动脉末端与大脑后动脉动脉瘤,基底动脉中下段动脉瘤可采取翼点或颞下入路,椎-小脑后下动脉瘤采取枕下乙状窦后入路。

一、适应证

(1)动脉瘤破裂后病情较轻,脑血管痉挛不重,属于 Hunt 和 Hess 分级Ⅰ～Ⅱ级者,可在 72 h 内手术。

(2)动脉瘤破裂后发生威胁生命的颅内血肿,甚至脑疝者,不管是否造影,都应立即手术。

(3)动脉瘤破裂后脑血管痉挛较重,属于Ⅲ～Ⅳ级者,待病情稳定或有好转时进行手术。

二、禁忌证

(1)动脉瘤破裂后病情危重,处于Ⅴ级(濒死状态者)。

(2)动脉瘤破裂后脑血管痉挛较重,并发严重脑水肿,应延期手术。

(3)患者合并全身性疾病,如糖尿病、心脏病、肾脏病、肺部疾病等,无法耐受开颅手术者。

三、术前准备

(1)头部 CT 扫描,了解蛛网膜下腔出血的特征,有无血肿、脑积水和脑肿胀。

(2)头部 CTA 或 DSA 检查,了解动脉瘤的大小、指向、形状、位置,与载瘤动脉的关系,脑血管痉挛的程度和范围,以及颈动脉和椎-基底动脉系统的侧支循环状态等。

(3)意识水平降低的患者(Ⅲ～Ⅴ级),麻醉前用药是不必要的。

(4)术前要备血,做好输血准备,给予抗生素预防感染。

四、麻醉

意识水平下降的患者(Hunt 和 Hess 分级Ⅲ～Ⅴ级),可以不予麻醉前用药。手术均在气管插管全麻下进行,麻醉诱导要平稳,防止出现挣扎、呛咳以及任何运动,要保持诱导过程及全手术过程中血流动力学的稳定。对血压较高的患者要采取控制性降压技术,使整个手术过程收缩压稳定在 10.7～12.0 kPa(80～90 mmHg)。

五、手术步骤

(一)经翼点或改良翼点入路

颈动脉循环动脉瘤、基底动脉末端与大脑后动脉动脉瘤,基底动脉中下段动脉瘤通常经翼点或改良翼点入路,以较常见的前交通动脉瘤为例,现将其步骤介绍如下。

1.体位、切口

仰卧位,头向对侧旋转 15°并稍下垂,使颧突部处于最高点,使用或不使用固定头架;额颞部弧形切口,标准翼点切口自颧骨颧突向上延伸,弯向前,终止于通过眶上缘中点的垂直线与发迹交界处,改良翼点切口向耳上后延伸成一弧形。

2.按头皮颅骨瓣开颅常规处理

需要注意以下几点。

(1)头皮要分段切开,认真电凝止血,颞肌要从其附着部切断,分别形成皮瓣和颞肌瓣。

(2)骨瓣形成掀起时如撕破脑膜中动脉,要电凝止血,并以吸收性明胶海绵压迫,将外周硬脑膜悬吊于皮下。

(3)咬除蝶骨大翼外 1/3 要彻底,使骨窗平齐颅前窝,骨面出血涂以骨蜡,四周悬吊硬脑膜以防形成硬膜外血肿。

3.动脉瘤显露

如果硬脑膜张力大,脑压高,给予20%甘露醇250 mL快速静脉滴注,以蝶骨嵴处为中心,半圆形或放射状切开硬脑膜,悬吊牵开,打开外侧裂,先切开外侧裂额叶侧蛛网膜,用显微剪刀向远、近侧分离,放出脑脊液,一直分离到前床突,如果侧裂仍显露不佳,可电凝切断外侧裂浅静脉汇入蝶顶窦的几条桥静脉。切断颈内动脉分叉处的蛛网膜索带,敞开侧裂,继续抬起额叶,打开颈动脉池,剪开视神经表面的蛛网膜,敞开视交叉池和终板池,至此后交通动脉瘤的显露已足够,前交通动脉瘤尚需打开Liliequist膜,有时需要切除部分额叶直回脑组织。而大脑中动脉瘤在分开侧裂后,逆向分离即可,不必打开颈动脉池和视交叉池。

4.分离、夹闭动脉瘤

颈内动脉位于视神经的外侧,沿颈内动脉向后追寻即可发现后交通动脉瘤,分离出瘤颈的近、远侧壁后即可夹闭瘤颈;而前交通动脉瘤要找到同侧A_1段,沿向内侧分离,显露对侧A_1段,两个A_2段,并显露动脉瘤,游离瘤颈两侧,即可夹闭动脉瘤(图2-34～图2-36);大脑中动脉瘤在分离侧裂后,显露M_1段,沿游离找到两个M_2段,并显露动脉瘤,游离出瘤颈的两侧,夹闭之(图2-37～图2-39)。

5.合并颅内血肿的动脉瘤处理

开颅后先清除部分血肿,待脑压稍降后,再分离侧裂寻找动脉瘤,动脉瘤夹闭后将血肿完全清除。

6.术中注意事项

(1)手术计划应周密稳妥,如果术前判断动脉瘤破裂可能性大,术前要做好配血准备。去除蝶骨大翼外三分之一要充分,使颅骨不影响显微镜光线垂直进入。

(2)大出血:在夹闭动脉瘤颈以前,动脉瘤均可能过早破裂大出血,甚至休克死亡。遇此情况不要慌乱,不要棉片盲目填塞,以免血液反流入颅内造成急性脑膨出,应用吸引器快速吸净血液,如果能看清动脉瘤,可先用动脉瘤夹夹闭破口或瘤颈,再仔细分离瘤颈,调整动脉瘤夹位置;如果看不清动脉瘤,可用阻断夹暂时阻断载瘤动脉,阻断血流的时间不可超过15 min,然后分离瘤颈,用动脉瘤夹夹闭之。

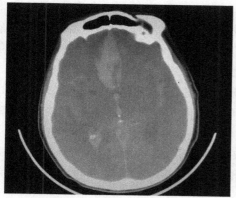

图 2-34　SAH

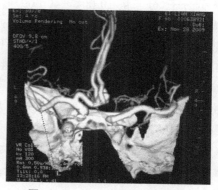

图 2-35　CTA 示前交通动脉瘤

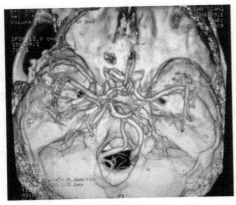

图 2-36 术后 CTA

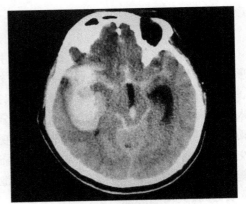

图 2-37 右侧颞叶血肿

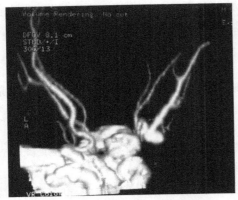

图 2-38 CTA 示大脑中动脉动脉瘤

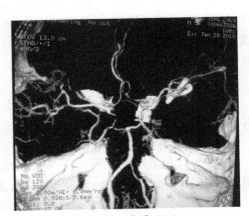

图 2-39 术后 CTA

（3）休克：主要由于大出血所致，术中减少失血及等量输血是根本的预防方法。但如果休克已经很重，输入足量全血仍不见迅速好转时，还要注意采取以下措施：①输入平衡液 1 000 mL，再输入低分子（分子量 10 000～40 000）右旋糖酐 500～1 000 mL，以便扩大血容量；最近有采取氟碳人造血液，每次可输入 500～1 000 mL，但有类过敏反应，过敏体质者一般不宜输入。②增加心收缩效应（可用异丙基肾上腺素或多巴胺等）。③充分给氧。④适当降温。⑤应用大量激素（如静脉输入地塞米松等）。⑥注意弥散性血管内凝血的可能，并给予必要的检查及处理。

（4）因颅内出血致脑疝而行紧急开颅手术的脑动脉瘤患者，应以清除血肿、解除脑疝压迫、抢救生命为主要目标。开颅时骨瓣要够大，打开硬脑膜后先清除部分血肿，待脑压稍降后，分离侧裂最终夹闭瘤颈，最后将血肿全部清除。

（5）如果动脉瘤夹闭后瘤体仍膨大，为验证瘤颈夹闭是否完全，可用脑穿针穿刺瘤体，如血流出，囊壁瘪陷，证实夹闭完全；如拔除针头后有血喷出，说明夹闭不全，重新调整瘤夹，直至完全夹闭。

（6）夹闭瘤颈时，勿误夹部分载瘤动脉，以免造成狭窄，也不要太远离载瘤动脉，以免造成动脉瘤夹闭不全。

（7）如有血管痉挛存在，可用一支罂粟碱稀释成 5 mL 喷于动脉瘤外周，几分钟后吸去，或者术中用尼莫地平注射液冲洗。

7.术后处理

（1）切口引流经 24～48 h 拔除，全层缝合切口防止切口漏。

（2）如有低血压应给予输血和提高血压的药物，并补足液体量，使血压维持在原有或稍高的水平，防止发生脑缺血。

（3）术后如意识障碍加重并出现局灶性神经症状，应立即行头部 CTA 检查以排除颅内血肿，并了解脑血管痉挛情况，然后立即采取扩容、提高血压、稀释血液（HHH 疗法）和降低颅内压力，扩容可输入全血、血浆、清蛋白和血浆代用品。提高血压可用多巴胺 10～50 μg/(kg·min)。稀释血液可用低分子右旋糖酐。

（二）椎-小脑后下动脉瘤采取枕下乙状窦后入路

1.体位、切口

取侧卧位，手术侧在上，并且头转向手术侧 30°，上固定头架。取枕下乙状窦后入路，在乳突后缘的后内侧，上起上项线，向下延至 C_4，做 6～8 cm 的直切口，切开皮肤、皮下组织及肌层，电刀切开颅底附着的肌肉，直达骨板，自动牵开器牵开切口，颅骨钻孔 4 枚，铣刀锯开移除骨瓣，开颅范围从横窦向下达枕骨大孔，内侧为中线，外侧达乙状窦。

2.动脉瘤的显露及夹闭

剪开硬脑膜暴露外侧小脑半球和外侧延髓，打开蛛网膜放出脑池中的脑脊液，向内上方牵拉小脑半球，也可切开小脑蚓部或吸出部分小脑扁桃体，从上方显露延髓外侧面、椎动脉近端和后组脑神经，确认动脉瘤颈的位置，显微剪刀分离蛛网膜的附着处，游离后组脑神经后，严格锐性分离，必须明确动脉近端发出的小穿通支，及动脉瘤近端的脑神经，加以保护完全游离动脉瘤颈后，夹闭瘤颈。

3.术中注意事项

（1）在颈部不要伤及 C_1 后弓的椎动脉；术野暴露要充分，理想范围为上方是第Ⅸ和第Ⅹ对脑神经，下方是枕骨大孔处的椎动脉，外侧是延髓。

（2）保护后组脑神经。

（3）保全延髓的供血动脉。

（4）勿造成椎动脉狭窄。

（任崇文）

第十节　脑膜瘤切除术

一、大脑凸面脑膜瘤切除术

（一）适应证

脑膜瘤多为良性，全部切除后复发率低，功能恢复好，所以一旦明确诊断，应力争全切除。在脑外凸面生长者有可能做到完全切除，达到根治。

(二)术前准备

(1)对于巨大的脑膜瘤可先行脑血管造影,必要时可同时行供血动脉栓塞,以减少术中出血。

(2)备好足够的血,并做好快速输血的准备。麻醉采用气管内插管全身麻醉。体位根据肿瘤的不同部位,采用仰卧或侧卧位。

(三)手术步骤

根据肿瘤部位设计切口。以额部凸面脑膜瘤为例,切口如图(图2-40)。

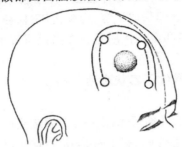

图2-40 切口

(1)骨瓣开颅,有的脑膜瘤血供异常丰富,侵犯头皮和颅骨,出血量多,故每一步骤都要尽量减少出血。否则输血量多影响血凝固。如钻骨孔时即有较多出血,在骨瓣未翻开前止血困难,可用骨切除法开颅,边咬去颅骨边用骨蜡止血(图2-41)。

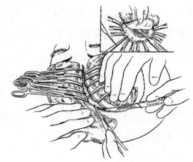

图2-41 切开头皮

(2)肿瘤常侵犯颅骨,与之粘连紧密,翻骨瓣时先伸入剥离器将硬脑膜或肿瘤与骨瓣分开(图2-42)。

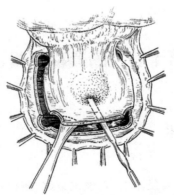

图2-42 剥离肿瘤与颅骨间的粘连

（3）如肿瘤侵犯脑膜，应将有病变的硬脑膜切除。沿肿瘤外方约 0.5 cm 处围绕肿瘤将脑膜切开一口，再放射状扩大切口。如肿瘤与硬脑膜粘连很少，也可瓣状切开硬脑膜（图 2-43）。

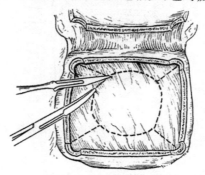

图 2-43　剪开硬脑膜

（4）电凝切开肿瘤与正常脑皮质之间的蛛网膜，沿肿瘤的包膜与脑分离（图 2-44）。

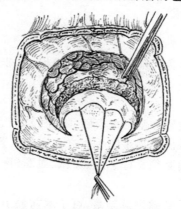

图 2-44　电凝肿瘤供血动脉

（5）如肿瘤与硬脑膜粘连可用缝线贯穿肿瘤与硬脑膜，轻轻提起（图 2-45）。

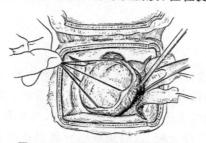

图 2-45　分离肿瘤与正常脑组织

（6）沿肿瘤与脑组织的交界细心分离，同时电凝切断所有供应肿瘤的血管，沿肿瘤四周用棉片保护脑组织，用吸引器沿肿瘤边缘由浅入深地吸引分离并电凝切断血管，直到将肿瘤完全切除。

　　肿瘤较大者，可先切除或用 CUSA 吸除肿瘤的中心部分以缩小体积，然后如上法切除全部肿瘤，肿瘤切除后彻底止血。如果硬脑膜有缺损，可于切口中取颞肌筋膜或骨膜加以修补。如颅骨被侵犯，可将病变处切除，或将骨片去掉，颅骨缺损处可同时修补。放置引流后，逐层缝合头皮（图 2-46）。

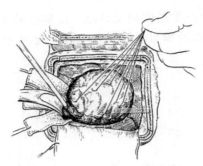

图 2-46　各方向分离肿瘤与脑组织

（四）术后处理

（1）严密观察，及时发现和处理颅内血肿。

（2）对术中出血较多者，术后应补充输血。

二、矢状窦旁脑膜瘤切除术

（一）适应证

脑膜瘤系良性肿瘤，一经确诊为大脑矢状窦旁脑膜瘤，除非全身情况不良，不能耐受麻醉和开颅手术者，均应及早进行手术

（二）术前准备

脑膜瘤血运丰富，接受脑膜血管和脑内血管双重供血；如已侵入颅骨或头皮，还常有颅外动脉的头皮血管供血，故是神经外科出血最多的手术之一。矢状窦旁脑膜瘤因紧贴上矢状窦，甚至已侵及该窦，术中出血更多。术前必须做好思想、器械、血源（需配血 2 000 mL 左右）等各方面的准备。

术前可做脑血管造影，如颈外动脉供血丰富，可于术前数小时内行颈外动脉栓塞术或术中同时做颈外动脉结扎术。

（三）麻醉

全麻（控制性低血压麻醉）。

（四）手术步骤

1.切口、开颅

以肿瘤为中心作头皮颅骨成形瓣。如术前考虑为单侧性者，切口可不超越中线。术中若发现肿物已侵及对侧，则可将皮瓣远端（近中线侧）切口的前后支各向对侧延长一段，超越中线，形成并翻开对侧皮瓣，再用咬骨钳咬去中线的颅骨。边咬骨、边剥离硬脑膜、边止血，而不可在对侧钻孔后用线锯导板引导线锯锯开颅骨板，以避免线锯导板损伤双侧蛛网膜粒和矢状窦而造成大量出血。若肿瘤侵及颅骨形成较大骨疣时，可在骨疣四周钻孔，把疣留在硬脑膜上，不可勉强翻开骨瓣，以防大量出血。翻开骨瓣后，应立即用吸收性明胶海绵及棉片压迫蛛网膜粒止血，缝扎脑膜动脉。这一步骤必须迅速，否则短期内即可造成大量失血。

若肿瘤与硬脑膜无粘连或浸润，可将硬脑膜瓣翻向中线。若已侵入，则该处硬脑膜不能保存，可用手指扪清肿瘤突出于脑皮层的后缘，在肿瘤边缘以外 2 cm 将硬脑膜环形剪开。

2.切除肿瘤

脑膜瘤切除的理想目标是保存或恢复神经功能。应注意保留脑组织的血液供应，尽量少牵

拉脑组织,任何牵拉或压迫应着力于肿瘤包膜及附着的硬脑膜,而不应着力于脑组织。小型及表浅脑膜瘤可完整剥离肿瘤,大型深在脑膜瘤最好先作瘤内切除,腾出空间后便于牵引及切除薄的瘤壁。吸引器、肿瘤镊和刮匙是瘤内切除的常用器械,辅以单极或双极电凝烧灼。如有条件,可采用超声波吸引或激光手术刀,也可采用机械的吸切器,即通常的吸引器管内装有转动的螺丝或刀片,将肿瘤切割成碎块然后吸除。肿瘤组织软、血管不丰富或有坏死者,容易作瘤内切除。较大血管可在肿瘤包膜外用双极电凝烧灼或银夹钳夹。出血多者术中可降压。

分离肿瘤和脑组织之间的蛛网膜应在手术显微镜下进行。脑膜瘤是脑实质外肿瘤,故只要小心分离,可不损害脑组织。在手术显微镜的放大及照明下,用双极电凝及显微剪刀处理纤细的蛛网膜条索及进入肿瘤的小血管。分离时应从外向中线部分,最后分离矢状窦旁部分,如有必要牵拉脑组织,脑压板下用湿棉片保护,自动牵开器比手持脑压板优越,但用力不可过大,时间不可过长。附着在脑膜瘤上的硬脑膜及大脑镰应尽可能在附着边缘 2 cm 以外切除,矢状窦上的肿瘤附着区应尽量用双极电凝烧灼,但避免破入上矢状窦。

如中央回静脉跨越肿瘤,应分块切除肿瘤保留静脉,这是防止术后偏瘫的重要步骤。

瘤腔彻底止血后,硬脑膜的缺损可用骨膜、筋膜或尼龙血管薄膜严密修复。

如肿瘤已向大脑镰的对侧蔓延,可根据对侧肿瘤的大小以及术中患者情况的好坏决定对策。如对侧较小,可剪开大脑镰,将对侧肿瘤切除;如对侧肿瘤很大且患者情况不佳时,可留待 2 期手术。

(五)术中注意事项

脑膜瘤手术成败关键在于止血,而出血多少与肿瘤病理供血情况及是否侵入矢状窦内有关。大量出血可致患者休克,而大量输血后又可导致凝血功能紊乱,造成出血不止、心功能紊乱、感染、高钾血症等危险。术中应细心操作,尽量减少出血。

脑膜瘤术中出血主要发生在开颅和分离肿瘤并翻向矢状窦时,以及肿瘤切除后瘤腔内出血等。故开颅动作要迅速,头皮应分段切开,以便止血。颅骨钻孔时可能引起板障大量渗血,骨蜡往往不能有效地控制出血,应尽快把骨瓣翻开止血。如骨瓣出血严重,可以暂时取下,待关颅时再放回。蛛网膜粒出血可用吸收性明胶海绵压迫,上盖脑棉,到关颅时一般均可完全止血。脑膜中动、静脉分支应妥善缝扎止血。分离肿瘤时,血管要逐条处理。如肿瘤已侵入上矢状窦而又未完全阻塞,肿瘤分离后翻向矢状窦时可能造成该窦破裂出血,故要小心翻转。如遇到大量出血时,应先用手指压住出血点,吸尽血液后,用丝线间断缝合裂口。当将肿瘤完全取出后,肿瘤腔内常有较多出血,也可盖以吸收性明胶海绵。总之,以上方法可交替使用,直到确无出血时方可取出吸收性明胶海绵。如患者血压较低,须待血压回升,或请麻醉师压迫患者颈静脉,见创面确无出血后方可关颅。

其他措施:①开颅前适量使用脱水药及人工过度换气,并使颅内压下降,并使颅内、外的静脉回流较为通畅,以减少出血。②手术过程中勿使血压过高,收缩压维持在 12.0～13.3 kPa(90～100 mmHg)即可;必要时可用控制性低血压麻醉。③患者应置于头略高位。④保证呼吸道通畅。⑤术中可滴入止血剂。⑥如颈外动脉充血明显,开颅前可结扎颈外动脉或行栓塞术。如肿瘤病理供血丰富,也可同时显露颈内动脉,以备术中必要时暂时控制止血。

(六)术后处理

应密切观察有无颅内再出血及脑水肿所致颅内高压的程度。有条件者可根据病情需要随时CT 扫描复查。

三、大脑镰旁脑膜瘤切除术

（一）适应证

同矢状窦旁脑膜瘤。

（二）术前准备

（1）备血量应充足。

（2）必要时行脑血管造影，了解肿瘤的供血状况。

（3）气管内插管全身麻醉。体位同矢状窦旁脑膜瘤切除术。

（三）手术步骤

（1）采用马蹄形切口，切口的中段要跨过正中线，如肿瘤位于中央区，为保护此重要功能区和中央沟静脉，可以从前方或后方达到肿瘤（图 2-47）。

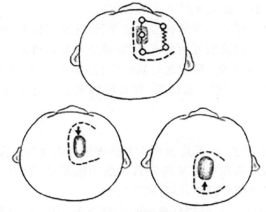

图 2-47　肿瘤的定位

（2）骨瓣开颅，方法与矢状窦旁脑膜瘤切除术相同。为便于显露肿瘤，需将矢状窦表面的颅骨咬除。如果肿瘤位于大脑镰的两侧，骨瓣应跨过矢状线更远。为避免遗留颅骨缺损，在矢状窦两侧均钻孔，作跨越矢状窦的骨瓣（图 2-48）。

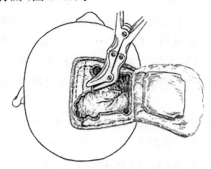

图 2-48　咬骨钳咬除骨瓣

（3）因肿瘤位于大脑纵裂之中，必须将脑向外牵离大脑镰才能显露肿瘤，此时脑表面汇入上矢状窦的桥静脉常会妨碍手术入路。可选两条桥静脉之间的空隙进入纵裂，必要时切断1～2条桥静脉以利显露。但中央沟静脉引流中央前、后回血液，不可切断，否则可能造成偏瘫和偏身感觉障碍。手术应从其前或后进行（图 2-49）。

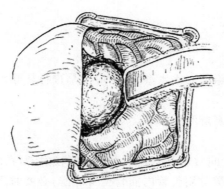

图 2-49　暴露脑肿瘤

（4）对于较大的肿瘤，可分块切除，其基底部的大脑镰应电灼，以减少复发的机会（图 2-50）。

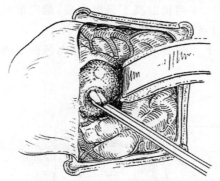

图 2-50　电凝肿瘤供血动脉

（5）肿瘤较小者，可沿其外周切开大脑镰，将肿瘤连同大脑镰一并切除。大脑镰两侧均有肿瘤者，也可用此法连同对侧肿瘤一并切除。下矢状窦应用银夹或电凝妥善止血，下面的胼胝体外周动脉慎勿伤及。妥善止血后依常规关闭颅腔，缝合切口（图 2-51）。

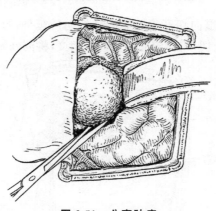

图 2-51　分离肿瘤

（四）术后处理

同大脑凸面脑膜瘤切除术

四、嗅沟脑膜瘤切除术

(一)适应证
一旦确诊为嗅沟脑膜瘤,除非有手术禁忌,均应及早进行切除术。

(二)禁忌证
全身状况不良,不能耐受麻醉和手术者。

(三)术前准备
剃发,备血 1 000 mL。余同常规幕上开颅术。肿瘤较大者,在麻醉后做腰穿置管,以便在术中引流脑脊液,以利显露。麻醉常用气管内插管全身麻醉,必要时可采用控制性低血压麻醉。体位采用仰卧位,头部抬高,稍转向对侧。

(四)手术步骤
(1)在发际内作半冠状切口,在帽状腱膜下分离皮瓣,翻向前额。在眶上缘后 2 cm 处横向切开颅骨膜,形成一个颅骨膜瓣以备覆盖开放的额窦。

(2)切开颅骨膜,钻骨孔 4 个。锯开颅骨,将骨瓣翻向颞侧。骨窗前缘尽可能低,内侧需过中线(图 2-52)。

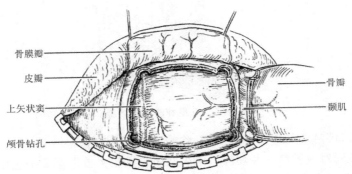

图 2-52　头颅开颅后的层次结构

(3)在骨窗前缘后 1 cm 处横向切开硬脑膜。外侧向后延伸,且向颞突方向作一放射状切口。内侧平行于上矢状窦作 2 cm 长切口,与先前的横切口相交,将前部硬膜瓣悬吊在骨窗缘(图 2-53)。

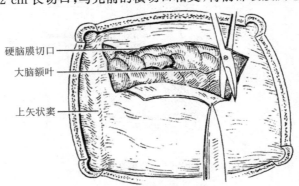

图 2-53　额部骨瓣开颅后的层次结构

(4)打开外侧裂蛛网膜或经腰穿预置导管引流脑脊液后,用自动牵开器抬起额叶底面,探查颅前窝底。发现肿瘤后,分离肿瘤与额叶底部的粘连,显露肿瘤前上部分(图 2-54)。

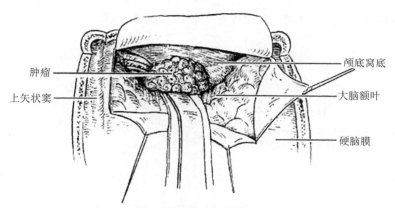

图 2-54 额底肿瘤暴露后的层次结构

（5）抬起肿瘤，显露肿瘤在颅前窝底硬脑膜的附着区。用双极电凝烧灼后切开附着处，烧灼，再切开，重复进行，尽可能多地将肿瘤基底分离，以阻断肿瘤血供（图 2-55）。

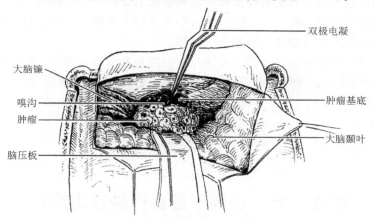

图 2-55 分离肿瘤基底阻断肿瘤血供

（6）电凝切开已显露部分的肿瘤包膜，进行包膜内肿瘤分块切除，随时用双极电凝止血。切除已分离的肿瘤包膜。再次分离肿瘤基底的附着区，随着又行肿瘤包膜内切除，如此反复进行，直至肿瘤基底完全分离，肿瘤大部游离（图 2-56）。

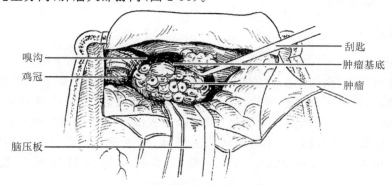

图 2-56 大脑镰旁肿瘤术中周边解剖结构

（7）将肿瘤包膜牵向前下，分离肿瘤与额叶底面的粘连。在肿瘤的后内极，注意将来自大脑前动脉进入肿瘤的分支电凝后切断,必须保留大脑前动脉主干(图 2-57)。

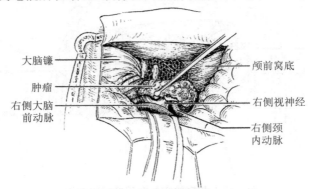

大脑镰　　　　　　　　　　　　　　　颅前窝底

肿瘤

右侧大脑　　　　　　　　　　　　　　右侧视神经
前动脉

右侧颈
内动脉

图 2-57　视神经与大脑镰旁肿瘤的关系

(8)沿肿瘤边缘切开大脑镰,显露对侧肿瘤部分。电凝切开肿瘤包膜,做包膜内肿瘤部分切除,然后将残余的肿瘤包膜从对侧额叶面和颅底硬脑膜上分离,全部切除。

(9)肿瘤基底在嗅沟内,应予彻底清除,残余部分可用电凝烧灼处理。如果筛板已破坏缺损,与筛窦或鼻腔相通,则颅底硬脑膜的缺损应予修补。

(10)撤出脑压板,严密缝合硬脑膜。将预先做好的前额骨膜瓣翻转,覆盖开放的额窦,与骨窗缘的硬脑膜缝合固定。额骨瓣复位,硬脑膜外置空心引流,头皮分层缝合。

(五)术后处理

同幕上开颅术。

(吕祖光)

第十一节　小脑半球良性肿瘤切除术

一、适应证

多见于小脑网织细胞瘤。

二、手术步骤

(一)切口,开颅

患者坐位或侧卧位(患侧小脑在上)。做颅后窝中线切口,分开双侧项肌及枕肌,钻颅后咬去双侧枕骨鳞部,并咬去寰椎后弓约 1.5 cm。切开硬脑膜前,先在小脑延髓池部位作一小口放出脑脊液,如不成功,可作右枕角脑室穿刺后,放入细导尿管或塑料管,引流脑脊液,以降低颅内压力。Y 形切开硬脑膜,结扎枕窦后向上翻起,向下剪开延髓外的硬脑膜及高位硬脊膜,显露双侧小脑扁桃体(可能已疝至 C_1 或 C_2 水平),以利脑疝复位及解除脑疝压迫(图 2-58A)。

(二)探查肿瘤

探查方法和大脑半球肿瘤探查大致相同。肿瘤侧小脑半球的脑回比健侧明显变宽而扁平,整个小脑比健侧外突而硬(在做脑室引流后,正常小脑变软,张力很小),患侧常出现小脑扁桃体疝;若出现双侧疝时,则患瘤侧较对侧明显。

(三)穿刺放出囊肿液

相当一部分小脑良性肿瘤系囊性者(如部分星形细胞瘤,血管网状内皮细胞瘤),或部分囊性变者,可用脑针放出其中部分囊液(不易全放出),以便分离患侧小脑病变(图2-58B)。

(四)分离、切除肿瘤

小脑皮层表面的血运主要由小脑后下动脉分支供应,可在蚓部和扁桃体之间找到,应先予结扎,然后用电刀切开皮层。若肿瘤已侵及小脑皮层,则作病变区皮层及肿物切除;若皮层尚无病变,可电凝后作一皮层横切口,用脑压板及吸引器分入,先找到肿瘤边缘,然后分离并切除肿瘤。小脑良性肿瘤有包膜,又多有囊性变,故边缘易于找到,可沿边缘分离肿瘤(图2-58C)。囊性肿瘤的瘤结节有两种情况,一种是瘤在囊肿内,另一种是囊肿在瘤内。前者只要切除瘤结节即可(图2-58D),后者则应将整个肿瘤连同囊肿一起切除。切断肿瘤蒂部时应小心止血,因该处常有一团供应血管,有时可致大出血。必要时瘤蒂可先用银夹钳闭,或用丝线结扎,然后切断。如系实质性肿瘤,应尽量找到肿瘤包膜或边缘,再分离肿瘤及结扎肿瘤四周血管,然后完整取出。肿瘤巨大,位置深在或完整切除时有损伤外周组织可能者,则应分块切除。脑疝如不严重,可不必处理。肿瘤切除后即能自行复位。如已有粘连,可予轻轻分离。如已有脑组织坏死、软化,可以吸除,止血满意后关颅。

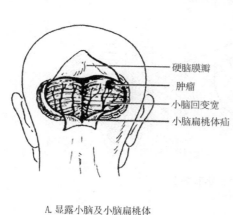

A. 显露小脑及小脑扁桃体

(标注:硬脑膜瓣　肿瘤　小脑回变宽　小脑扁桃体疝)

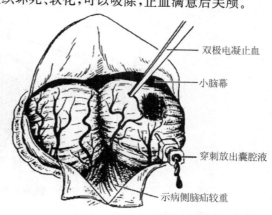

B. 穿刺放液

(标注:双极电凝止血　小脑幕　穿刺放出囊腔液　示病侧脑疝较重)

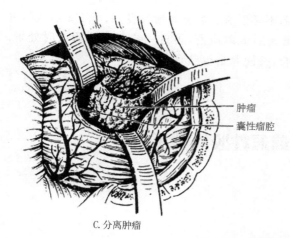

C. 分离肿瘤

(标注:肿瘤　囊性瘤腔)

D. 摘出肿瘤结节

(标注:肿瘤结节　肿瘤的囊腔)

图2-58　小脑半球良性肿瘤切除术

(五)关颅

如肿瘤切除彻底,脑水肿不严重,小脑扁桃体疝较轻,止血又较满意,则最好缝合硬脑膜,这样术后恢复多较平稳,小脑功能亦较好;但也可部分缝合或不缝合。

枕肌及颈部肌肉缝合应十分严密。颈部肌肉,特别是枕外隆凸附近的肌肉,应分2~3层缝合,否则易引起脑脊液漏,导致后果严重的颅内感染。皮下组织及皮肤也应严密缝合。

三、术中注意事项

小脑半球肿瘤有时可在腹侧或上蚓部等处,寻找比较困难,即使已找到囊腔,肿瘤结节也可在不同位置,故必须小心探查方可避免遗漏(图2-59)。

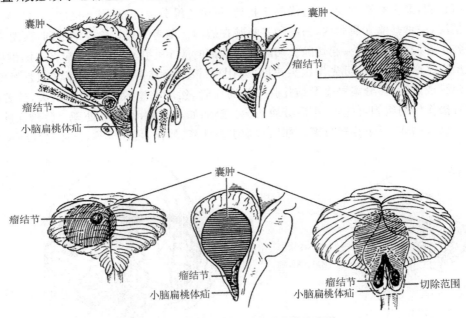

图 2-59　囊肿内肿瘤结节的大小和部位

四、术后处理

脑室引流的导尿管(或塑料管)可暂时保留,但不必引流。如患者情况良好,于2 d后拔除并严密缝合引流切口;如患者情况恶化,可随时作脑室引流以应急,再进一步找出原因及时处理。术后一旦发生脑脊液漏,应立刻送手术室加针缝合,并注意是否已有感染。

(申　斌)

第十二节　大脑半球恶性胶质瘤手术

一、适应证

(1)有颅内压增高症状或局灶性症状者需手术治疗。

（2）临床和影像学资料不能获得确切诊断的患者，建议行手术活检或部分切除以确立诊断。

（3）肿瘤巨大或占位效应明显，有导致脑疝的可能。

（4）难治性癫痫。

（5）为推迟辅助性治疗及其对儿童的不良反应（尤其是年龄小于5岁的患儿）。

（6）对于大多数浸润生长的大脑半球胶质瘤外科手术无法治愈，这些肿瘤中多数不能完全切除，在条件允许的情况下尽量切除肿瘤可改善预后。

二、术前准备

常规准备。

三、麻醉

全麻。

四、手术步骤

（一）切口

以病灶为中心设计皮瓣。恶性胶质瘤浸润范围广泛，皮瓣应够大才能在直视下操作。如病灶恰在皮层功能区，切口应略偏前或偏后，以便从旁边迂回进入，避免损伤功能区。

（二）开颅

按照一般开颅方法作头皮颅骨瓣。开颅的同时从静脉输入20％甘露醇降颅压。如翻开骨瓣见硬脑膜张力仍高，可请麻醉师作过渡换气。待颅内压不高时剪开硬脑膜，蒂部翻向矢状窦侧。

（三）探查肿瘤

从大脑皮层视诊、触诊及试验穿刺三方面来探查肿瘤病灶。肿瘤所在处表面的皮层沟回往往变宽而平，甚至消失，颜色苍白；但也有由于局部新生血管较多而充血者。有些肿瘤已侵及皮层，可看到肿瘤结节或瘤组织浸润灶。用手指轻轻触诊该区域，可感到已失去正常脑组织的柔软和弹性感，或深部有实物感，和正常脑组织比较即可辨别。但此时仍不能完全确定，应在肿块表面的非功能区，双极电凝后用脑针刺入，碰到硬物或阻力消失感时拔出枕芯，用空注射器抽吸，检视有无囊液、血液、瘤组织。如果肉眼不能辨定为瘤组织，应送冷冻切片以检查肿瘤性质及恶性程度。如果穿刺未获瘤组织而定位明确者，则在皮层最靠近肿块的脑沟处电凝后作一小切口，长为2～3cm，以两个脑压板垫以棉片拉开脑皮层，用吸引器边吸引边深入探查肿瘤，进行活检。恶性肿瘤的特点是无包膜、无边界、浸润性生长、软脆而极易出血、瘤内有红褐色大片出血。肉眼观察或冷冻切片证实为恶性肿瘤后，如肿瘤大小、部位不宜作脑叶切除者，即可作肿瘤大块切除术。

（四）决定切除范围

先在皮层上设计出切除范围；如非功能区，应从肉眼所见的正常边界作为切除的边界。

（五）切开皮层

切除区内较大的动脉应行银夹夹闭，在两个银夹间电凝后切断；小动脉及静脉可用双极电凝止血的同时切开皮层。

（六）锥形切除肿瘤

以两个脑压板伸入皮层切口内，脑压板下用脑棉垫好，然后用吸引器边吸引边向深部进入。

切口内的正常脑组织用脑棉垫保护好。分离中应经常检查肿瘤组织是否已全包括在内,避免遗漏。一般是在肿瘤切除后,肿瘤腔应呈锥形,其尖端往往可在脑室附近。在肿瘤外周也会发现血管,应用双极电凝或银夹夹闭、电凝后切断。如果术中发现肿瘤尖端突入脑室,应连同该处侧脑室壁一起切除,并电凝脉络丛。

(七)止血及缝合

肿瘤大部分切除后,瘤腔先用脑棉压迫,过 3～5 min 逐一取出脑棉,将出血点电凝,至完全无活动性出血后,脑棉片压迫瘤腔,控制小渗血。彻底止血后取出脑棉,在肿瘤腔内注满生理盐水,紧密缝合硬脑膜。硬脑膜外放胶皮管引流。然后放回骨瓣,依次关颅。如肿瘤太大,只能作小部分切除;当脑组织水肿明显时,可行去大骨片减压术。然后,修复硬脑膜,放引流管,紧密缝合帽状腱膜及头皮(图 2-60)。

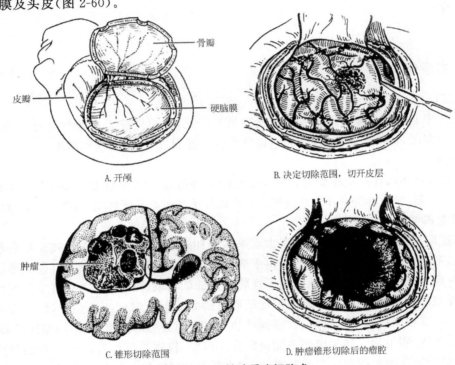

A. 开颅

B. 决定切除范围,切开皮层

C. 锥形切除范围

D. 肿瘤锥形切除后的瘤腔

图 2-60　恶性胶质瘤切除术

五、术中注意事项

(1)应力争在肿瘤外周水肿反应层分离肿瘤,避免过多损伤正常脑组织。所有血管应力争在切断前先用双极电凝或银夹止血,避免切断后血管断端缩回正常脑组织,造成止血困难。

(2)切除肿瘤底部时,如不慎破入脑室,不可使破口过分扩大,以防止血液流入脑室。

六、术后处理

(1)引流管于 24～48 h 拔除,并在无菌操作下严密缝合引流口。

(2)减压术后,如因脑水肿使切口有张力,应在术后 7～10 d 拆线,以免切口裂开。

(申　斌)

第十三节　其他颅内肿瘤切除术

一、脑室肿瘤切除术

(一)侧脑室肿瘤切除术

1.术前准备

常规准备,做好手术预案。

2.麻醉

全麻。

3.手术步骤

(1)手术的入路:如为侧脑室前角肿瘤,以前额皮骨瓣入路为好。三角部和颞角部的肿瘤以高位或者低位顶颞皮骨瓣为宜。

(2)显露肿瘤:先用脑针探查脑室及肿瘤的位置,然后切开皮质。电凝皮质血管后切开皮质,吸引器钝性分开白质达脑室壁。电凝止血并切开室管膜。

(3)肿瘤的切除:若肿瘤较小且活动度较好,可用取瘤钳向外上方提拉肿瘤以显露基底部血管,并电凝切断,完全游离肿瘤后完整切除。若肿瘤较大,活动度较差者,应先行包膜内或囊内分块切除。

(4)关颅:妥善止血,注意止血后尽量去除脑室内吸收性明胶海绵。生理盐水反复冲洗凝血块及血液。脑室内置硅胶引流管,力争缝合硬脑膜,复位骨瓣,缝合头皮。

4.术中注意事项

(1)皮质切口尽量避开皮质的功能区。

(2)勿损伤脑室内侧壁上的丘纹静脉。

(3)对于术中见到的脉络丛最好予以电凝,减少脑脊液的分泌。

(4)切除囊肿性的包块时,用脑棉保护好四周,防止囊液漏入脑室内。

(5)重建脑脊液循环通路。

5.术后处理

除常规处理外,术后给予脑室外引流 3～5 d。大脑半球皮质损伤者,术后预防性应用抗癫痫药物 3～6 个月。

(二)第三脑室肿瘤切除术

第三脑室肿瘤指起源于第三脑室内部结构的肿瘤,或起源于第三脑室邻近结构的肿瘤,而其瘤体大部分突入第三脑室内者。手术入路依据肿瘤所处部位的不同而加以选择。主要入路:经额叶皮质入路、经胼胝体前部入路、经侧脑室脉络丛下入路、经枕叶下入路、经幕下小脑上入路、经侧脑室三角区入路和经胼胝体后部入路等。下面以枕部经小脑幕入路为例加以叙述。

1.术前准备

常规。

2.麻醉

全麻。

3.手术步骤

(1)皮肤切口:多于右侧开颅。头皮切口起于枕外隆凸,先在中线左侧向上7～8 cm,后横向右达7 cm,转向下终于乳突。

(2)骨瓣形成:取6个颅骨钻孔,4个在右侧,2个在左侧。各孔间锯开,其中跨矢状窦处可用咬骨钳咬断骨桥。

(3)切开硬脑膜:三角形剪开硬脑膜,蛇形牵开器牵开枕叶脑组织。注意保护滑车神经。

(4)显露瘤体:注意保护瘤体外周的重要静脉。

(5)切除肿瘤:用取瘤钳先行囊内或肿瘤内切除,沿瘤体表面游离并电凝止血。

(6)关颅:彻底止血,小脑幕缝合数针以防止枕叶下疝。严密缝合硬脑膜,骨瓣复位,皮肤缝合。

4.术中注意事项

(1)牵开枕叶时宜动作轻柔,避免损伤视觉皮质。

(2)注意保护大脑大静脉及其主要分支。

5.术后处理

参照侧脑室肿瘤切除术。

(三)第四脑室肿瘤切除术

1.术前准备

除常规准备外,若颅内压极高者,术前应作侧脑室持续引流,以缓解颅内压。

2.麻醉

全麻。

3.手术步骤

(1)手术切口:多采用颅后窝中线直切口。

(2)开颅:步骤见"小脑半球良性肿瘤切除术"。

(3)切开硬脑膜后显露瘤体,探明瘤体外周邻属关系,找出供血动脉,并在肿瘤与菱形窝之间垫以棉片以保护脑干。

(4)切除肿瘤:肿瘤表面血管——电凝切断。用丝线贯穿缝合瘤体,将肿瘤向后牵起。将两侧深面的供血动脉电凝切断,再由肿瘤的顶部侧面前方游离,最后由肿瘤基底部切断,并摘除肿瘤。生理盐水冲净第四脑室内积血。

(5)小脑延髓池放置引流管行闭式引流。

(6)关闭伤口,扩大修补缝合硬脑膜,逐层缝合肌层、皮下组织和皮肤。

4.术后处理

见小脑半球良性肿瘤切除术。

二、颅内脊索瘤切除术

(一)术前准备

常规准备。

（二）麻醉

全麻。

（三）手术步骤

1.手术入路

可采用经颞骨入路切除术。皮瓣可从颞部开始做问号形切口,向耳后和乳突延伸,再在胸锁乳突肌前与下颌骨之间下延。在皮下分离,切断外耳道,将耳郭和皮瓣翻向前方。

2.显露颈部血管和神经

水平切开乳突基底部骨膜,切口以上的骨膜和颞肌后部游离翻开备用。分离骨膜及胸锁乳突肌,注意保留副神经。切断二腹肌后腹。分离出颈内、外动脉,颈内静脉和第Ⅸ～Ⅻ对脑神经。

3.形成骨窗

做乳突后和颞部小骨窗,切除乳突。

4.岩骨切除

切除骨性外耳道的皮肤、骨膜和听骨链,磨开面神经管。切断内听道的耳蜗和前庭神经。用肌块堵住耳咽管开口。切除茎突。磨除鼓骨、骨性外耳道、耳蜗和斜坡。

5.切除肿瘤

到达斜坡后即可切除硬膜外肿瘤。

6.缝合切口

缝合硬膜,转移颞肌后部与胸锁乳突肌缝合。取腹壁脂肪填塞空腔,缝合切口。

（四）术中注意事项

注意硬脑膜的修补和开放气房的封闭。

（五）术后处理

(1)严密观察术后颅内血肿的发生,如有可疑,及时行 CT 扫描及手术清除血肿。

(2)颅后窝术后易发生脑干功能障碍,脑水肿或枕骨大孔疝。桥小脑角手术后易有暂时性吞咽困难、咳嗽反射消失等,可因进食反呛而致肺炎,必要时可鼻饲数天,如有指征,应及时行气管切开。

三、颅内胆脂瘤切除术

胆脂瘤又称上皮样囊肿或珍珠瘤,较多见于小脑脑桥角。

（一）术前准备

常规。

（二）麻醉

全麻。

（三）手术步骤

(1)切口及开颅:患者侧卧位,采用耳后直切口、乙状窦后入路。

(2)显露及切开肿瘤:切开硬脑膜,由一侧小脑半球上方及小脑脑桥角外侧部探查肿瘤。肿瘤包膜呈灰白色,表面光滑,血管少。打开囊肿表面蛛网膜,在囊肿最隆起处电凝切开包膜,用刮匙将囊内银屑状内容物彻底清除,少量生理盐水小心冲洗。小心剥离包膜,并予以彻底切除。

(3)如果囊壁与脑干或椎动脉等重要结构紧密粘连,切勿强行切除。可以弱电流将残余囊壁组织破坏。

（4）生理盐水冲洗术野，瘤床内置引流管做闭式引流，缝合硬脑膜，逐层缝合肌肉、皮下组织和皮肤。

（四）术中注意事项

（1）仔细操作，避免损伤脑干、椎动脉及脑神经的重要结构。

（2）术中防止囊液漏入蛛网膜下腔。

（五）术后处理

参照颅内脊索瘤切除术。

（申　斌）

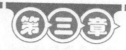

神经外科疾病介入治疗

第一节 血管内神经介入治疗的常用器械

神经介入放射治疗(简称放疗)是指在 X 线的监护下,通过经动脉或静脉的途径,对中枢神经系统的某些疾病进行治疗。血管内神经外科近 20 年来发展迅速,影像学、栓塞材料和栓塞技术不断改进,治疗效果不断提高。选择适当的材料可使治疗更安全有效,因此我们应该对介入治疗的相关材料有所了解。目前,市场上有大量不同类型的介入材料供选择,主要包括血管造影基本材料、超选择导管导丝、介入治疗材料等。

一、血管造影基本材料

(一)穿刺针
由聚乙烯外套管和不锈钢斜面针的内套管组成。

(二)导管鞘
由内套管(血管扩张器)、外套管(血管留置鞘)及导引导丝组成。外套管侧壁带有连接管,用于连接加压滴注容器,预防导管鞘内血栓形成。

(三)高流量造影管
以 4~6 F 为宜,主要用于血管造影,有时也可用作导引导管。

(四)普通导丝
与造影导管配合使用,便于进入迂曲血管,用于选择性血管造影。

(五)辅助材料
有三通、加压袋和 Y 形止血阀等。

(六)止血鞘
用于手术结束后动脉穿刺点的止血,可替代人工压迫止血。

二、超选择导管导丝

(一)导引导管
主要用于选择性导入微导管,临床常用的有 5~8 F 多种类型,根据治疗用途而选用不同型号的导引导管,其中 Envoy 导管腔大壁薄,支撑力较好,神经介入中最为常用。

(二)交换导丝

与造影导管相交换,用于血管迂曲时导引导管的选择性到位。

(三)微导管

1.血流导向微导管

这种导管的驱动力是血液的流动,特点是微导管的头端柔软而极具漂浮性,如 Magic 系列导管(Bait 公司)、Marathon 和 UItraflow 微导管(EV₃ 公司),主要用于治疗高血流的病变(如脑动-静脉畸形等),后两种微导管还具备较好的导丝导向性,最为常用。

2.导丝导向微导管

这种导管的驱动力是机械力,利用导丝进行导引,精确到达病变部位(如动脉瘤腔内)。头端多由可以塑性的材料制成,如 Excelsior 导管(Boston 公司)、Prowler 系列导管(Crodis 公司)、Echelon、Rebar 系列导管(EV 公司)等。

(四)微导丝

微导管配合使用,引导微导管精确到达需要治疗的病变部位,如 Excelsior(Boston 公司)、Essence(Crodis 公司)、Xpedion、Mirage(EV₁ 公司)等。

三、介入治疗材料

(一)栓塞微粒

栓塞微粒包括干燥硬脑膜、聚乙烯泡沫醇微粒(PVA)、明胶海绵、真丝线段等临时栓塞物质;Embosphere 被认为是相对永久性栓塞微粒。这些微粒主要用于姑息性栓塞(如颈外动脉供血的栓塞)或术前(如肿瘤)栓塞。

(二)液体栓塞剂

1.N-丁基-氰基丙烯酸酯(NBCA)

NBCA 使用时必须配以碘苯酯,用于稀释和透视下显影;如果必须用纯的 NBCA,则需要混合钽粉,才能在透视下显影。注射前必须用纯的糖水来冲洗微导管。

2.Onyx(EV₃ 公司)

Onyx 是一种新型的液态栓塞剂,可用于脑动脉瘤、脑动-静脉畸形和硬脑膜动-静脉瘘的栓塞。注射前必须用二甲基亚砜(DMSO)来冲洗微导管。

(三)微弹簧圈

1.按弹簧圈解脱方式

可分为游离弹簧圈、电解可脱式弹簧圈、水压式解脱弹簧圈以及机械解脱弹簧圈等。

2.按弹簧圈物理性状

可分为标准型、2D 型、3D 型、复杂型(后几种用于不规则动脉瘤和宽颈动脉瘤的成篮);柔软型(用于动脉瘤腔的填充)、抗解旋型(用于动脉瘤颈的封闭)。

3.按弹簧圈生物性能

可分为裸弹簧圈、生物活性物质涂层弹簧圈、带纤毛弹簧圈等。

(四)支架

按使用原理分为自膨式支架(柔软,顺应性好,但支撑力弱)和球囊扩张式支架(支撑力好,但偏硬,顺应性差);按使用部位分为颅外血管支架和颅内血管支架;按生物学性能分为药物涂层支架、普通裸支架和带膜支架等。

1.颈动脉支架

为自膨式支架,常用的有 Precise、Protege 和 Wallstent。在治疗颈动脉狭窄时,为防止术中的脑栓塞,还可使用远端保护装置,如 Cordis 公司的 Angioguard、EV3 公司的 Spider。

2.颅内支架

为自膨式支架,有 Boston 公司的 Neuroform,用于宽颈动脉瘤的治疗(封堵瘤颈口);Wingspan 则用于脑动脉狭窄的治疗;球囊扩张式支架有 Cordis 公司的 BX 支架,上海微创公司的 Firebird、AptolIo 等,主要用于颅内动脉狭窄的治疗,有时也可用于颅内夹层动脉瘤的治疗。

3.带膜支架

如 Jomed 公司的 Jostent Graft-master,上海微创公司正在研制的 Willis,可用于宽颈动脉瘤和外伤性颈动脉海绵窦瘘的治疗。

4.药物涂层支架

如 Cordis 公司的 Cypher,可能有助于预防血管的再狭窄。

(五)球囊

根据用途分为堵塞球囊、Remodeling 球囊、压力扩张球囊三种。

1.堵塞球囊

分为不可脱式球囊和可脱式球囊,前者用于行血管暂时阻断试验(BOT),后者用于堵塞外伤性颈动脉海绵窦瘘、脑动-静脉瘘,永久性闭塞动脉和静脉血管。Magic 可脱式球囊的安装需要特制的球囊镊。

2.Remodeling 球囊

用于栓塞宽颈动脉瘤时保护载瘤动脉及其分支,防止弹簧圈突入载瘤动脉,也用于液态栓塞剂栓塞动脉瘤时封闭瘤颈。目前,最好的是 EV_3 公司的 Hyperglide 和 Hyperform,后者为高顺应性球囊,可用于血管分叉处的动脉瘤栓塞。

3.压力扩张球囊

为非顺应性球囊,在一定压力下,可扩张狭窄或痉挛的血管,多用于血管内支架成形术。

(沈江涌)

第二节　脑血管造影术

近年来随着 CT、MRI、血管多普勒、CTA 及 MRA 等检查技术的不断进步,很多情况下,CTA 及 MRA 检查已基本能够获得完整的颈动脉和脑血管的图像。由于经皮插管脑血管造影术有一定的创伤性,其检查的应用范围已经明显缩小。但当我们需要精确了解脑血管病变的部位和程度,以更好地指导对脑血管病患者的临床诊治时,经皮插管脑血管造影术仍然是其他检查手段所无法替代的重要方法。

一、适应证

(1)寻找脑血管病的病因,如出血性或闭塞性脑血管病变。

(2)怀疑血管本身病变,如动脉瘤、动脉夹层形成、动-静脉瘘、烟雾病、多发性大动脉炎、外伤性脑血管损伤等。

(3)怀疑有静脉性脑血管病者。

(4)颅内出血或蛛网膜下隙出血病因检查。

(5)头面部富血管性肿瘤的患者在术前了解血供状况。

(6)观察颅内占位性病变的血供与邻近血管的关系及某些肿瘤的定型。

(7)实施血管介入或手术治疗前明确血管病变和周围解剖关系。

(8)头面部及颅内血管性疾病治疗后复查。

二、禁忌证

(1)碘过敏或造影剂过敏者。

(2)金属和造影器材过敏者。

(3)有严重出血倾向或出血性疾病者。

(4)有严重心、肝、肾功能不全者。

(5)全身感染未控制或穿刺部位局部感染者。

(6)有未能控制的高血压者。

(7)并发脑疝或其他危及生命的情况。

三、术前准备

了解病情、完善相关的实验室检查、签署手术知情同意书、术前及术中药物准备、造影剂准备、建立静脉通路。

术前了解患者的临床表现和既往史,尤其有无药物及造影剂过敏史。虽然目前使用的非离子型造影剂比较安全,并不强调一定要做过敏试验,但临床上仍有一定比例的患者发生超敏反应。了解患者的肾功能、血小板计数、凝血指标。一般认为血肌酐≤250μmol/L 的患者,行脑血管造影是安全的;血小板计数≤80×10^{12}/L 的患者,即使凝血指标正常,一般不建议行脑血管造影检查;长期服用华法林进行抗凝治疗的患者,脑血管造影术前数日应停用华法林,改用肝素抗凝。因肝素抗凝的患者出血可及时使用鱼精蛋白中和,而华法林治疗的患者出血时需用新鲜血浆来中和。

四、术中注意事项

虽然术者会在术中关注患者的生命体征变化,但操作过程中术者会将其注意力更多地放在导管的操作及 X 线显示屏上,有时会忽略对监护仪的观察及与患者的交流。

脑血管造影时,了解主动脉弓上各大血管及其主要分支的大体情况(包括头臂干、双侧锁骨下动脉、双侧颈总动脉、双侧颈内动脉、双侧椎动脉、基底动脉以及它们的分支),缓慢有序地进行,能显著减少并发症的发生;在条件许可的情况下,应尽可能地进行选择性造影,以明确诊断并为后续治疗提供更加翔实的资料;选择性造影时应以血管显影清晰为前提,不可盲目增加造影剂用量,否则只会增加并发症。

五、并发症及其处理

(一)脑血管痉挛

多见于导管或导丝的刺激,有时造影剂也可以导致脑血管痉挛,可发生于有病变的血管,也可以发生于正常血管,前者更多见。造影图像多呈现规律而对称,类似于波浪形的图像,局部血管壁可出现不规则状,严重者可出现血管完全闭塞。脑血管痉挛如能及时发现,一般不会造成严重后果,但血管痉挛时间较长可能造成脑缺血或脑卒中发生。一旦出现血管痉挛,应立即停止各种刺激性操作并同时经导管给予解痉药(如罂粟碱、尼莫地平或硝酸甘油等)。推荐使用尼莫地平 5 mL+生理盐水 5 mL,按 1 mL/min 的速度经导管内注入,或用生理盐水将罂粟碱稀释成 1 mg/mL,按 1 mg/min 的速度给药。

(二)缺血性脑卒中

多由于术中血管壁斑块脱落或导管壁上血栓形成而出现脑栓塞,少部分由于气栓造成。预防措施:①穿刺成功后全身肝素化,可有效预防导管壁上血栓的形成。②依次进行主动脉弓、弓上大血管、二级或三级分支的超选择性造影,一旦发现血管壁有斑块形成的可能,导管导丝禁止超越这些部位,可有效防止斑块脱落。③严防管道中空气的存在,可有效预防气栓的发生。血栓形成溶栓有效,斑块脱落则无有效处理方法,气栓形成可行高压氧治疗且效果极佳。

(三)腹股沟血肿、假性动脉瘤

原因多见于:①反复股动脉穿刺,穿刺时穿透股动脉后壁或同时累及股动脉分支,股动脉穿刺后的压迫不当。②少数患者术前查凝血指标正常,但术后压迫血管时出现凝血困难。③术后压迫时间过短或穿刺侧下肢过早负重。

(四)后腹膜血肿

发生原因如下:①穿刺点过高或导管、导丝损伤髂动脉所致,穿刺点过高可造成穿刺时因股动脉后壁穿透而血液进入腹腔,同时因血管后壁缺少坚韧组织支持而无法进行有效的压迫。②导管或导丝损伤髂动脉,特别是髂动脉本身已有严重病变,如严重的动脉粥样硬化或有动脉瘤存在。出现后腹膜血肿病情极其凶险,同时少有处理方法。

(五)股动脉或髂动脉血管夹层形成

多由于穿刺或介入经验不足造成,穿刺针或导管、导丝进入内膜下而未及时发现,这种情况因内膜破口位于血管夹层的远心端,而血管夹层位于近心端,如没有导管的持续刺激,血管夹层不易继续扩大,一般数小时或数日后可自行愈合。如血管夹层延伸太深,可能会累及对侧大血管供血。

(六)迷走反射

多见于拔除血管鞘时及拔鞘后加压包扎时,主要表现为血压下降,心率下降,患者可有出冷汗、面色苍白、四肢湿冷等休克表现。静脉注射阿托品为首选处理方法,同时可适当补充血容量。有学者建议在拔鞘前于动脉穿刺点周围用利多卡因局部浸润处理,以减少血管的牵张反射,认为这是一个有效的方法。

(七)皮质盲

有多个报道称在脑血管造影结束后出现皮质盲,在数小时或数日后完全恢复,其机制目前尚不完全清楚,推测可能和造影剂的浓度及剂量,以及导管刺激后血管痉挛有关。推荐造影剂浓度为200 mg/mL。

(沈江涌)

第三节 缺血性脑血管病急性期的介入治疗

缺血性脑血管病一旦发生,必须在最短时间内(有效时间窗)展开治疗,才能最大限度地降低患者的死亡率和致残率。缺血性脑血管病急性期介入治疗主要包括动脉内接触溶栓、血栓抽吸术、超声动脉溶栓术、机械辅助的动脉溶栓术等。其中动脉内接触溶栓的治疗效果已经为大样本多中心随机对照研究所证实,在一些发达国家已经广泛开展。另外,血管内取栓术等技术在近年来也发展迅速,将来有可能成为治疗急性缺血性脑血管病的主流方法。本节主要介绍接触性动脉内溶栓技术及其相关问题。

一、理论基础和常用方法

目前,脑血管病已成为我国城乡居民第一位的致死原因和致残原因。随着人口老龄化速度的加快,脑血管病的发病率还有逐年上升的趋势。目前,我国每年有新发脑血管病患者 250 万例;其中脑梗死是最常见的脑血管病。临床研究表明,急性脑梗死传统治疗的效果并不理想,许多患者遗留严重的后遗症。急性脑梗死后 30 天及 5 年的死亡率分别为 17% 和 40%,大脑中动脉急性闭塞患者早期死亡或严重残疾的发生率高达 78%。因此,对急性缺血性脑血管病必须采取更积极的治疗方法,以改善患者的预后,提高患者的生活质量。

(一)溶栓治疗的理论依据

缺血半暗带理论是急性缺血性脑血管病救治的理论依据。研究表明,脑组织仅能耐受 5~10 min 完全缺血。由于侧支循环的存在,局灶性脑梗死周围存在着部分受损的神经细胞。当缺血区组织及时恢复供血后,这部分神经细胞可恢复正常。因此,尽快恢复缺血组织的血供,抢救半暗带内濒死神经细胞是缺血性脑血管病救治的关键。

溶栓治疗可迅速恢复缺血脑组织的血供,缩小梗死体积,拯救缺血半暗带内濒死神经细胞。动脉内接触溶栓是将多侧孔微导管直接插入血栓内注射溶栓药物,可显著提高局部溶栓药物浓度,增加药物与栓子的接触面积,减少药物使用总量。同时,使用微导丝实施机械碎栓,从而加速血栓溶解的速度。与单纯药物溶栓相比,动脉内接触溶栓可显著提高溶栓效果,减少全身不良反应,缩短溶栓时间,增加闭塞血管再通率,而不增加出血危险性。一般认为 6 h 恢复灌注是缺血神经细胞恢复功能的时间窗。超过这一时间不仅溶栓效果明显下降,还会加重脑组织缺血后的再灌注损伤。目前,前循环静脉溶栓治疗的时间窗通常为使用 rt-PA 溶栓为 4.5 h 以内,使用尿激酶溶栓为 6 h 以内。

尽管动脉内溶栓在急性脑梗死救治的有效性已被多项随机对照研究所验证,但这一方法仍存在局限性。如部分患者溶栓成功后,管腔仍残留明显狭窄;当栓子很大或很硬,或被阻塞的血管有动脉粥样硬化性改变时,单纯用动脉接触溶栓很难使血管再通。即使溶栓成功,再次血栓形成的发生率也很高。临床研究表明,由于这些因素的存在,单纯药物溶栓的血管完全再通成功率甚至低于 35%。如此低的血管再通率显然不能达到脑血管病急性期救治的目的。因此,应用血管内介入技术提高动脉内溶栓的再通率,是目前缺血性脑血管病急性期治疗研究的一个重点问题。

(二)溶栓治疗的种类和特点

溶栓治疗包括药物溶栓及机械辅助溶栓。机械辅助溶栓包括栓子部位的直接机械球囊扩张、机械取栓、抽吸取栓、捕获装置、经动脉抽吸装置、激光辅助溶栓和能量辅助多普勒溶栓。其中已经有两种装置获得 FDA 的批准应用于临床。药物溶栓目前已经在临床上被广泛应用。药物溶栓可根据给药途径分为静脉溶栓、动脉溶栓以及动静脉联合溶栓。美国国家神经病及脑血管病研究所(NINDS)的研究结果表明,发病 3 h 以内的急性脑梗死患者,静脉给予 rt-PA (0.9 mg/kg,总量≤90 mg)治疗,有 30% 接受 rt-PA 静脉溶栓治疗的患者仅遗留轻度或没有神经功能障碍,显著优于对照组。此后,其他的对照研究将治疗时间窗延长至 6 h,由于 rt-PA 静脉溶栓治疗显著增高脑出血转化而未能取得肯定的结果。根据这些研究结果,美国 FDA 批准 t-PA 仅用于发病 3 h 内的急性脑梗死静脉溶栓治疗。但是 ECASS-Ⅱ试验提示在 4.5 h 内使用 rt-PA 仍可获益。这一结论已经在《2008 年欧洲脑卒中指南》和《2010 年美国 AHA 脑卒中二级预防指南》中进行推荐使用了。

由于静脉溶栓受治疗时间窗的限制,而脑梗死多于夜间发作且缺乏心肌梗死剧烈疼痛等明显症状,加之转运及诊断过程的延误,真正能够获得静脉溶栓治疗的患者仅占极小部分,即使像美国这样的发达国家 3 h 内 t-PA 静脉溶栓治疗的患者仅占缺血性脑血管病的 3%~5%。北京脑血管病协作组联合全国 35 家医院,曾观察急性缺血性脑血管病患者 2 914 例,其中得到静脉溶栓治疗者占 5%,这一数据还是来自我国最发达的少数几个大城市。基于 1999—2001 年 NHDS 的注册数据,共有 1 796 513 名缺血性脑卒中患者在 1999—2001 年入院治疗。在这些患者中有 1 314 例(占 0.07%)接受了经动脉溶栓治疗,11 283 例(占 0.6%)患者接受了经静脉溶栓治疗。因此如何获得较长的治疗时间窗、减少颅内出血是将溶栓技术应用于临床的关键。要达到这一目的,一方面需要提高全民对脑血管病的认识,发病后及时送治;另一方面通过辅助方法延长溶栓治疗的时间窗。如通过局部低温、脑保护剂等增加脑组织对缺血的耐受程度。动脉内溶栓治疗由于其选择性高、溶栓药物用量小及血管再通率高而得到广泛的关注,多中心病例-对照研究表明,对发病 6 h 内的脑血栓形成患者采用动脉内动脉溶栓,可以显著改善患者预后。但其远期效果仍在研究之中。

二、急性脑梗死动脉内接触溶栓

目前对于脑梗死患者,发病 4.5 h 内进行 rt-PA 静脉溶栓是 FDA 批准的唯一药物治疗方法。但静脉溶栓能有效溶解较小动脉闭塞(如大脑中动脉 M2 段及以远的分支的闭塞),对大血管的闭塞如颈内动脉末段、大脑中动脉、基底动脉等的再通率还比较低。1983 年,Zeumer 等首先报道动脉内直接溶栓。1999 年,PROACT Ⅱ试验完成,动脉内动脉溶栓取得迅速发展。动脉内动脉溶栓较静脉溶栓或其他治疗方法具有明显优势。首先可以直接发现血管闭塞的部位,评价侧支循环的状况;其次在血栓部位直接给药,降低系统溶栓药物的用量,减少因溶栓药物引起的继发性出血;还可以同时实施机械溶栓,使血栓破裂;最主要的是闭塞血管再通率高,并可同期实施血管成形术,减除血管狭窄,减少再闭塞或复发。但动脉溶栓同样存在不可忽视的缺陷,它需要昂贵的设备、复杂的技术和高昂的费用。血管内操作本身存在一定的并发症(如脑栓塞、出血、血管损伤等)。另外,动脉插管造影和溶栓需要较长时间,在一定程度上会延误治疗时机,因此临床应用必须掌握时机和严格控制适应证。

(一)院前转运和处理

因为治疗急性缺血性脑血管病的时间窗所限,因此当患者来院后及时评估和诊断是至关重要的。目前我国的脑血管病患者大多是由急救车辆或家庭首先运送到医院的急诊科,因此院前急救人员能够快速地识别和转运脑血管病患者非常重要。院前救护人员应了解急性脑血管病的简单评估和处理方法,在及时转运的同时,尽快与医疗机构进行联系,使其做好必要的接收和救治准备。

目前,在适合时间窗内采取药物溶栓或其他手段开通血管的患者大约有一半来自急救中心,因此当来院前车辆上应当与医院急诊科通话,报告将运送一个疑诊为急性脑血管病的患者,这样有可能提高急性脑血管病的识别和诊断效率,同时医院急诊科也应当加强与救护车辆的联系,取得拟诊信息,这同样也有助于加快急性脑血管病的识别和诊断。对于另一半由家庭运送来院的患者,急诊也应当提高识别和诊断的效率。加强这方面的演练并培训出专门处理急性脑血管病的人员和方案是很有必要的。

(二)急诊评估

对急性脑血管病患者的评估与其他疾病的初步评估基本一样,包括生命体征(呼吸、血压、心律、血氧饱和度和体温)是否平稳。这是最基础的评估,应当放在神经功能评估之前。这个评估能够帮助选择适合进一步介入治疗的患者。对于生命体征不平稳的患者首先要进行急救,而不是优先进行血管内治疗。对于生命体征平稳的患者,应进行病史、症状和体征的评估。

1.病史

病史最重要的要素就是发病时间,这是决定进一步治疗方案的重要指标。有些患者并不是在发病当时就知道自己发病。例如,可能是在醒来后发现出现了偏瘫。因此,对于发病时间需要一个限定。目前对发病时间的定义是,能回忆的未出现此症状的最后时间。对于患者是醒来发病或因为发病后意识障碍不能提供上述时间的,就以睡前时间或最后意识清醒的时间为发病时间。如果患者先前有多次 TIA 发作,那些发作的状态均不计算在发病时间内,而以末次发病的时间来计算。发病时间越长,磁共振弥散加权成像(DWI)越容易检出病变,但是溶栓的成功率越低,并发症的发生率越高。

病史询问中还应注意结合发病时的情况及有关病史,可能会排除一些其他原因引起临床症状的可能,比如高血压脑病、低血糖昏迷等。对于急性脑血管病的诊断,危险因素的询问同样重要,比如既往是否有高血压、糖尿病等。为了鉴别诊断,还应了解患者是否有药物滥用史、偏头痛史、癫痫史、感染史、外伤史及妊娠史等。通过这些病史的询问有助于对急性脑血管病的诊断和鉴别诊断,对于进一步合理选择检查和治疗手段同样重要。病史搜集中应当注意向家人及目击者了解既往史及发病时的状况。运送患者来院的人员亦应注意询问,这样可以了解患者发病后病情有怎样的演变过程,这对于完善急性脑血管病的资料是相当重要的。

2.体检

在评估生命体征及必要的病史询问后应当进行简要的全身体检,以筛选出可能引起脑血管病的疾病及可能对进一步治疗方案产生决定性影响的疾病(如肿瘤、血小板减少等)。首先是头颈部的检查,可以发现外伤及癫痫发作的一些表现(比如瘀斑和舌咬伤等),也可能发现颈动脉疾病的一些证据(如颈动脉杂音)、充血性心力衰竭的证据(颈静脉怒张)等。心脏的体检主要侧重于有无心肌缺血,是否有瓣膜病、心律失常等。胸腹体检应了解有无相关疾病,这对于选择治疗手段是非常必要的。皮肤和肢端的检查可能发现一些系统性疾病(如紫癜、黄疸等)。

3.神经系统检查及量表评估

针对已获得的既往史及现病史,对于急性脑血管病患者应当已经有初步的判断,因此进行神经系统检查时应当有针对性,尽量简短。同时对患者应当进行量表评分,这对于决定进一步的治疗方案是必要的。目前常用的是 NIHSS 量表。该量表包括了 11 项内容,主要是从患者的意识水平、意识内容、语言、运动系统、感觉系统、共济运动及空间位置等方面进行评估。这些内容基本上涵盖了脑血管病患者的各个方面,依据此表进行检查不易遗漏,能够对病变部分进行初步的定位,且能对患者的病情严重程度进行量化评价,有利于依据指南的要求选择合理的治疗手段,并对患者的预后及治疗中可能出现的并发症进行预估。量表评分最好能够在脑卒中单元进行,因为脑卒中单元的医师经过专业的训练,可以更准确地使用 NIHSS 量表,同时对脑卒中患者的管理更专业。

4.辅助检查

在进行完神经系统体检后要进行必要的辅助检查,这对于进一步明确诊断,防止误诊及选择合理的治疗方案至关重要。这些辅助检查包括血糖、电解质、血常规检查(主要了解血小板数)、凝血常规检查(APTT、INR、PT)、血生化检查(了解肝肾功能)。低血糖能导致局灶性体征,引起貌似急性脑血管病的表现;高血糖容易引起症状的恶化,导致不佳的预后。对于口服华法林及肝功能不良的患者,PT 和 INR 值的检测是非常重要的。这些检查都是需要一定的时间才能得出结果的,因此除非发现了不能溶栓的一些体征(比如发现血小板减少性紫癜)或者怀疑是出血性病变,不能坐等检验检查结果回报,应当利用检验的时间进行进一步的工作,为尽早溶栓作准备。

5.心血管检查

对所有的脑卒中患者常规的心脏的物理检查、心肌酶谱测定及 12 导联心电图检查是必要的。急性脑血管病患者中心脏疾病是普遍存在的,有些患者甚至存在需要急诊处理的心脏疾病。比如急性心肌梗死可能引起脑卒中,同样急性脑血管病也能引起心肌缺血。在急性缺血性脑血管病中可能合并心律异常。引起缺血性脑血管病的一个重要的原因的房颤通过心脏检查可以较容易发现。对于有严重心律不齐的患者应当常规进行心电监护。

6.其他检查

以前推荐急性脑血管病患者进行胸部 X 线检查,后来一项研究发现胸部 X 线检查与常规临床检查之间的差别仅有 3.8%,这意味着常规进行胸部 X 线检查意义有限,当然也不是全无意义。对于疑诊蛛网膜下腔出血而常规 CT 检查无阳性发现的患者可进行腰椎穿刺脑脊液检查。当然,CT 检查阴性的蛛网膜下腔出血与缺血性脑血管病的鉴别诊断还是比较容易的。对于怀疑癫痫的患者可进行脑电图检查。缺乏相应影像学证据的癫痫是使用 r-TPA 的相对禁忌证。至少其他的一些相关检查(如血液酒精含量、毒素水平、血气分析以及妊娠试验等)主要根据病史的询问以及体检中的对诊断的初步判断来实施(表 3-1)。

表 3-1　脑血管病鉴别诊断常用检查手段

检查项目	目的
血清肝功能检查	除外肝脏疾病引起类脑卒中表现的患者
血清毒理学检查	除外某些毒物引起类脑卒中表现的患者
血酒精水平测定	除外因酒精摄入引起意识改变的患者

检查项目	目的
血 HCG 检查	对部分女性患者除外妊娠
血气分析	了解是否无低氧血症引起意识变化
胸片	除外胸部疾病引起类脑卒中表现
腰穿	除外 CT 阴性的蛛网膜下腔出血
脑电图	与癫痫部分性发作相鉴别

(三)急性脑血管病的影像学检查

为了选择合理的治疗方案,急性脑血管病患者进行影像学检查的重要性越来越大。通过脑的影像学检查发现的病变的部位、大小、血管分布区域以及是否存在出血,这些对于选择治疗方案非常重要。通过这些检查可以了解病情是否可逆,了解颅内血管的状态及脑血流动力学状态,还能筛选出适合进行溶栓或血流重建治疗的患者。针对脑血管病常用的影像检查见。头颅 CT 平扫是最常用的手段,可以发现患者是否有颅内出血或者发现有无新发低密度病灶。一些临床中心可以很便利地获得头颅 MRI 影像学检查,特别是弥散加权 MRI(DWI)能够准确地提示缺血性脑血管病的部位、大小。但是选择进行 MRI 检查必须是在不影响溶栓治疗开始时间的情况下进行。

1.头颅 CT 扫描

绝大部分的颅内出血及引起神经功能缺失的颅内占位可以通过头颅 CT 平扫发现。指南里推荐 CT 平扫是诊断脑血管病的常规检查。该检查对于幕下病变尤其是小脑干病变的诊断是有限的。因此这些部位的病变的影像检查需要其他手段。为了筛选出适合进行溶栓治疗的患者,进行 CT 检查时应注意是否在病变区域已经出现低密度病灶或者有没有出现大脑中动脉高密度征等变化。有时前循环的脑梗死,虽然没有出现低密度灶,但是仔细阅片还是可能会发现一些征象的,比如灰白质界限不清、脑沟变平或消失等等。这些 CT 征象提示前循环大血管闭塞病变的发病时间多在 6 h 内,其检出率高达 82%。因此应当认真阅片,尤其是对这些细节多加关注,才能为选择合理的治疗方案提供依据。因为出现这些征象如果采取溶栓治疗,出血率会大大增加。研究表明,对于发病 3 h 内的缺血性脑血管病患者,如果 CT 检查发现脑水肿或团块效应,溶栓治疗的出血率增加 8 倍。但是也有研究表明,如果大脑中动脉闭塞引起的急性脑梗死,早期 CT 检查发现已有超过其供血区域 1/3 脑区的部位出现早期脑梗死征象,并不表明这些患者进行 rt-PA 溶栓治疗预后不佳,反而这部分患者对溶栓治疗还能获益。ECASS 试验的结果与此不同,如果急性大脑中动脉闭塞脑梗死患者发病 6 h 以内即在头颅 CT 检查中发现超过 1/3 其供血区域早期脑梗死征象,溶栓治疗后出血风险大增加,而小于 1/3 其供血区域发现早期脑梗死征象的患者溶栓治疗是可以获益的。因此对于这些发病 6 h 以内的急性缺血性脑血管病患者,如果头颅 CT 平扫发现了一些比如灰白质界限消失或者脑沟变浅或消失的征象,其对于治疗方案的选择的影响到底如何尚需进一步研究,溶栓治疗需慎重。幸运的是在目前国内不少的临床中心,不仅只有溶栓治疗一种方案,条件许可时可以尝试采用机械的方式再通血管,这或许可以减少因为药物使用引起的出血性并发症。应当争取在患者进入医院急诊科后的 25 min 内完成头颅 CT 检查,同时从事脑血管病的专业人员应当学会判读 CT 片,在 CT 检查完成后能够立即作出正确的和全面的研读,这样才能为尽早进行溶栓治疗节省时间。

　　2.多模式 CT

　　通过造影剂增强 CT 扫描,可以进行脑灌注检查及血流动力学检查。这些检查目前在国内的部分临床中心均可进行,但是这不仅增加了患者的放射照射剂量,而且这些检查均有各自的缺点,并且对于超早期溶栓治疗的指导性不强,因此各指南中均未推荐此检查作为常规检查,仅认为此项检查能够提供一些更丰富的信息。

　　3.头颅 MRI 扫描

　　目前常用的检查手段有 T_1 加权、T_2 加权、梯度回波、弥散加权(DWI)、灌注加权(PWI)。对于急性缺血性脑血管病患者,尤其是常规 CT 扫描不敏感的区域(比如小脑、脑干),MRI 检查有着不可替代的作用。在上述各种检查手段里 DWI 是最有用的手段,在不需要注射对比剂时可以检出病变的部位、大小,其所显示的病变多为已经发生不可逆性脑梗死的所谓病灶的核心部位。此检查的准确性为88%～100%,特异性为 95%～100%。而 PWI 则在通过注射对比剂的条件下显示整片病变的大小,其中包括了可以通过治疗挽救的半暗带区域。半暗带的大小定义为 PWI 所显示的病变的区域(主要表现为灌注减少)减去 DWI 所显示的病变的核心区域。因此在进行 MRI 检查时如果同时进行 DWI 和 PWI 检查,不仅可以了解病变的核心的位置和大小,而且可以了解通过治疗可能挽救的脑组织的大小,对于预判治疗的效果有一定的帮助。通过这种检查手段使一些超过时间窗的患者也获得了接受溶栓治疗的机会,但是目前没有任何指南推荐使用此方法来选择适合溶栓治疗的患者。而且这种方法需要花费不少的时间,对于尽早进行血管再通治疗是一种时间上的耗费。随着 MRI 对于超早期脑出血诊断水平的提高,直接进行头颅 MRI 检查而不是头颅 CT 检查可能成为将来进行急性脑血管病影像学检查的首选方案。当然,如果临床怀疑是蛛网膜下腔出血的患者,还是应当首选头颅 CT 检查(表 3-2)。

表 3-2　脑血管病患者常规检查

检查项目	目的
头颅 CT 平扫	明确是缺血性脑卒中还是出血性脑卒中;对缺血性脑卒中还要观察是否出现新发低密度病灶
头颅 MRI 平扫＋弥散检查	作为头颅 CT 平扫的补充,对于 CT 检查受限的部位(如后颅窝、脑干等)及 CT 检查发现的低密度病灶不能明确是否为本次发病的新发病灶时使用,不作为常规检查手段
心电图检查	了解心律及其他
血生化检查	了解患者血糖水平、水电解质情况及肾功能
心肌酶谱检查	了解有无心肌缺血
凝血常规检查	了解 PT、APTT、INR、Fib 等值
血常规检查	主要了解血小板计数

(四)动脉溶栓的时机及病例选择

　　溶栓治疗的时间窗并非一成不变的。在实际应用时应考虑病理的动态变化和患者的个体化因素等,溶栓的效果往往与脑梗死后侧支循环情况、血压、年龄、梗死类型、有无合并症、并发症等因素有关。总体而言,目前比较认同的动脉溶栓治疗的时间窗,前循环梗死为 6 h;后循环梗死由于其预后差、死亡率高,脑干对缺血再灌注损伤的耐受性强,可放宽至 12 h,甚至 24 h。《中国脑血管病指南(2010)》中推荐如下:发病 6 h 内由大脑中动脉闭塞导致的严重脑卒中且不适合静脉溶栓的患者,经过严格选择后可在有条件的医院进行动脉溶栓(Ⅱ级推荐,B 级证据);发病 24 h 内由后循环动脉闭塞导致的严重脑卒中且不适合静脉溶栓的患者,经过严格选择后可在有条件的单位进行动脉溶栓(Ⅲ级推荐,C级证据)。

颈内动脉系统急性脑梗死,当患者出现严重的神经功能障碍,CT出现大脑中动脉高密度征(M1段血管闭塞的标志)或早期皮质(岛叶外侧缘或豆状核)灰白质界限消失和脑沟变浅,进行经静脉药物溶栓治疗预后往往较差。一项非随机研究对比了伴或不伴CT显示大脑中动脉高密度征的83例患者的预后,分为经动脉溶栓组和经静脉溶栓组,溶栓药物为rt-PA。不管有无大脑中动脉高密度征,在经动脉溶栓组更有可能获得良好预后,表现为出院时的NIHSS评分显著降低。亚组分析表明,经静脉溶栓组有大脑中动脉高密度征的患者获得良好预后(表现为出院时的mRS评分降低)的可能较无高密度征的患者小。这提示有无大脑中动脉高密度征经静脉溶栓与经动脉溶栓的效果不同。MRA或DSA显示颈内动脉及其主要分支或大脑中动脉M1段闭塞,予rt-PA静脉溶栓治疗的再通效果差。因此,应积极采取动脉内溶栓治疗,越早越好,可以更多地挽救一些半暗带的神经元,减少梗死范围。溶栓时机应尽可能掌握在6 h以内,能在3 h以内则更为理想,如果发病超过6 h,溶栓后缺血区血流再灌注导致出血转化和脑水肿加重的危险性增加,特别是豆纹动脉等终末支闭塞6 h以上,更增加其危险性。而单纯颈内动脉近段闭塞,大脑动脉环代偿良好时,是否需要采取溶栓治疗目前尚无定论,总体认为溶栓治疗可能导致栓子脱落导致远端血管闭塞,存在加重神经功能缺损的风险。

虽然缺乏针对椎-基底动脉系统脑梗死动脉溶栓治疗的临床大规模随机试验,1986年以来报道的椎-基底动脉系统脑梗死UK或t-PA动脉溶栓治疗的病例数达300余例,70%的患者血管再通,总体存活率达55%～70%,其中2/3患者预后良好。椎-基底动脉供血区的脑梗死动脉溶栓治疗的时间窗文献报道的差异非常大,但普遍认为较颈内动脉系统而言相对较长。一方面由于后循环闭塞的预后非常差,总体死亡率高达70%～80%;另一方面脑干对缺血的耐受性强。但是否采取积极的动脉溶栓治疗的关键取决于患者当时的临床状况。

进行性椎-基底动脉供血区梗死伴不完全性脑干功能损害和进行性梗死,DSA示双侧椎-基底动脉闭塞,是局部动脉溶栓治疗的适应证,应尽早溶栓治疗。当患者因椎-基底动脉闭塞昏迷超过6 h,或脑干反射消失也可考虑溶栓治疗,但当昏迷6 h呈去脑强直状态,提示预后极差,则不适合动脉溶栓治疗。Becker等报道13例椎-基底动脉血栓形成行动脉溶栓治疗的患者,其突出的特点是患者从发病到接受溶栓治疗的时间较长,4例24 h内接受溶栓;9例24～48 h由于症状逐渐加重而接受溶栓治疗。动脉溶栓治疗前患者头颅CT或MRI检查均提示有明显的梗死灶,接受治疗的平均时间为24 h。10例存活的患者溶栓后血管再通,溶栓时间与血管再通没有明确关系,未再通的3例全部死亡,2例出血。Cross等报道20例经DSA证实的基底动脉血栓形成的患者,分析治疗时间、术前影像学改变、术前症状、血栓的部位、患者的年龄与溶栓后出血转化及预后的关系,7例发病10 h之内接受治疗,术前头颅CT阴性,术后3例出血;13例发病10 h之后接受治疗(最长79 h),术前CT提示有明显梗死灶,动脉溶栓术后无出血病例。认为动脉溶栓治疗出血转化与血栓部位有关,与其他因素无关;基底动脉远段再通率高于中段和近段,再通后3个月预后良好的比例分别为29%和15%;脑干比大脑半球更加能够耐受缺血,50%的患者再通,其中60%的患者生存,30%预后良好;未再通者全部死亡。

动脉内溶栓治疗应尽可能在脑梗死发病6 h以内进行,推荐应用于颈内或颅内的主要动脉闭塞,临床产生明显神经功能障碍的患者。脑动脉闭塞通常采用Qureshi分级(ACA——大脑前动脉;BA——基底动脉;ICA——颈内动脉;MCA——大脑中动脉;VA——椎动脉),由研究者推荐 Qureshi 分级 2 级以上时,可以考虑动脉溶栓。Qureshi 分级(表 3-3)包含血管闭塞部位以及缺血程度两方面的情况。

表 3-3　动脉闭塞之 Qureshi 分级

0 级		未发现闭塞血管	
1 级	大脑中动脉闭塞 M3 段	ACA 闭塞 A2 或 A2 段远端	BA/VA 分支闭塞
2 级	大脑中动脉闭塞 M2 段	ACA 闭塞 A1 和 A2 段	BAA/A 分支闭塞
3 级	大脑中动脉 M1 闭塞		
3A	M1 闭塞,豆纹动脉通畅或存在软脑膜侧支循环		
3B	M1 闭塞,豆纹动脉闭塞,无软脑膜侧支循环		
4 级	ICA 闭塞 存在侧支循环	BA 闭塞 部分灌注(不完全闭塞或通过侧支循环)	
4A	大脑中动脉侧支供应	顺行充盈(主要血流模式)	
4B	ACA 侧支供应	逆行充盈(主要血流模式)	
5 级	ICA 闭塞,无侧支循环	BA 完全闭塞,无侧支循环	

对于单一血管闭塞的患者,也可借用心肌梗死溶栓治疗时血管闭塞的评分法:TIMI0——完全闭塞;TIMI1——可见少量造影剂通过血栓部位;TIMI2——部分闭塞或再通;TIMI3——无血管闭塞或已经完全再通。一般溶栓时间最迟不超过发病后 48 h。临床实践证明:发现有临床症状 6 h 以内溶栓疗效最佳,12 h 效果亦显著,若超过 48 h,近期效果不明显,但有利于后期恢复。故介入治疗时间应尽早,一旦病情确诊,应及时行溶栓治疗。

(五)动脉溶栓的病例选择

动脉溶栓治疗尚未广泛应用于临床,仅限于一些硬件和软件比较完备的医院或专科中心,因此目前缺乏统一的病例选择标准,不过学者认为除治疗时间窗适度放宽外,病例选择应基本遵循 NINDS 急性脑梗死 rt-PA 静脉溶栓治疗试验的入选和排除标准。

动脉溶栓病例选择应遵循的原则如下。

(1)临床入选标准:①表现为脑血管病综合征,临床考虑大血管闭塞可能。②发病 6~8 h 间,后循环梗死可延长至 12~24 h。③年龄 18~85 岁,NIHSS 评分 11~24 分。④患者或家属理解治疗的可能危险性和益处,并签订知情同意书。

(2)临床排除标准:①近 3 个月头部外伤和脑血管病病史。②近 3 个月发生过心肌梗死。③近 30 d 消化道及泌尿道出血病史。④近 30 d 曾进行外科手术、实质性脏器活检、内部脏器外伤或腰穿。⑤近 7 d 曾行不可压迫部位的动脉穿刺。⑥颅内出血、蛛网膜下腔出血或颅内肿瘤病史(小的脑膜瘤除外)。⑦临床考虑脓毒性栓塞或腔隙性脑梗死者。⑧出血素质,基础 INR≥1.7、APTT 大于正常值 1.5 倍或血小板计数<100×10⁹/L。⑨无法控制的高血压,收缩压≥180 mmHg(24 kPa),舒张压≥100 mmHg(13.33 kPa)。⑩体检发现活动性出血或急性创伤(骨折)证据。⑪口服抗凝药物且 INR≥1.5。⑫近 48 h 内曾使用肝素治疗,APTT 大于正常值 1.5 倍。⑬合并妊娠或严重肝肾功能不全。⑭血糖浓度<2.7 mmol/L(50 mg/dL)。⑮不能排除癫痫发作后遗留的神经功能缺损或者发病时曾有癫痫发作。

(3)CT排除标准:①颅内肿瘤(小的脑膜瘤除外)。②颅内出血。③明显的占位效应伴中线结构移位,或超过大脑中动脉供血区1/3的低密度病灶或脑沟消失。

(说明:目前,美国《ASO/AHA指南》及中国《脑血管病指南》2010年版均明确指出,动脉溶栓目前推荐的适应证为一定的时间窗内不适合进行静脉溶栓或预期静脉溶栓不能取得良好预后的患者中进行。)

(六)动脉溶栓的技术与方法

动脉溶栓需要DSA设备和训练有素的神经介入专家,即使是训练有素的医师从股动脉穿刺至开始进行动脉溶栓过程约需0.6 h,而如果包括术前的准备等方面,则需耗时1 h余,这是临床无法推广和普及的主要原因,但随着介入技术的发展以及介入材料更新,血管内治疗必将给缺血性脑血管疾病超急性期治疗带来重大的突破。

1.人员配备

经动脉溶栓治疗必须由能够熟练掌握全脑血管造影及有血管内治疗经验的医师完成,每台手术至少有术者两名,台下医师一名,手术护士两名。

2.器械准备

(1)数字减影血管造影机及常规血管造影用品。

(2)5 F猪尾巴导管、造影导管和8 F或6 F导管鞘、Y型阀、连接管、三通开关。

(3)动脉加压输液装置及袋装生理盐水。

(4)6 F或8 F指引导管、交换导丝、微导管、微导丝。

(5)其他介入操作常用器材。

(6)药物及特殊材料。

(7)rt-PA。

(8)肝素。

(9)脱水药物。

(10)急救药品及急救器材。

3.介入的一般操作过程

患者仰卧于血管造影床上。凡能合作患者均采用右侧腹股沟区穿刺部位浸润麻醉,以便于术中观察患者的意识状态、语言功能及肢体运动等。对不能合作的患者予以镇静,必要时可气管插管全身麻醉。一般术中需监护患者生命体征并记录。两侧腹股沟区常规消毒,铺巾。在穿刺部位行局部浸润麻醉。用16 G或18 G穿刺针穿刺一侧股动脉,采用Seldinger法插入6 F或8 F导管鞘,导管鞘与Y形阀相连接,Y形阀侧臂通过两个三通连接管与加压输液管道相连及高压注射器相连接。注意排清管道内的气泡,调节加压输液持续滴入生理盐水(生理盐水中加入肝素钠注射液,配比为2 000 U加入500 mL生理盐水)。不进行经静脉途径的全身肝素化。

进行全脑血管造影,首先进行主动脉弓造影,了解弓上血管分布及病变情况(该步骤虽然可能耗费一定的时间,但是能够为进一步的造影和治疗提供明确的路径和可能有用的诊断信息,因此建议在动脉溶栓过程中还是有必要进行主动弓造影这一步骤的)。然后对经过临床检查或影像学初步检查预判的责任血管进行造影,了解闭塞血管的部位。同时还应当进行其余血管的造影,这主要是为了评估患者脑区的血管代偿状态,部分代偿较好的患者造影时可以通过侧支循环的逆向显影判断责任血管的闭塞段长度,为进一步治疗提供决策依据。如果是颅外段闭塞,如颈内动脉颅外段或椎动脉颅外段,可以将指引导管贴近病变处,将微导丝穿过病变,引导微导管越过闭塞段，进行远端血管造影，而判断闭塞段的长度及累及的远端分支。

动脉溶栓治疗时，先在闭塞处的远心端注射一定剂量的 rt-PA，然后在闭塞段的近心端注射一定剂量的 rt-PA，再将微导管置入闭塞段，余量 rt-PA 通过微导管注射入闭塞段内。有文献报道注射剂量分别为近心端和远心端各 1 mg，闭塞段内 20 mg，总量为 22 mg。注射完毕后进行血管造影，了解血管再通情况。一般来说整个手术时间不超过 2 h。早期在国内通常采用尿激酶（原）实施动脉内接触溶栓，与 rt-PA 治疗相比除药物本身特点有差别外，它们在使用的步骤上是相同的。

一旦闭塞血管再通，溶栓药物的灌注即刻停止，撤出溶栓微导管。若血管粥样硬化狭窄严重，再闭塞可能性较大，而病变血管不适合采取支架成形或球囊成形术，可留置微导管（肝素化生理盐水持续灌洗），密切观察患者的临床症状和体征，必要时可复查血管造影甚至再次灌注溶栓药物。术后予甘露醇脱水、扩容、自由基清除剂以及预防血栓形成的药物治疗。

（七）动脉溶栓的药物选择及溶栓药物的研究进展

临床上理想的溶栓药物应具备较好的安全性，毒性/疗效比值低的优点，应具备以下特点：①对血栓选择性高。②血浆半衰期短，作用迅速。③快速清除，不产生持续性的毒性代谢产物。④无免疫性反应。⑤引起颅内出血并发症的作用轻微。

第一代溶栓药物链激酶、尿激酶临床已应用多年，其优点是价廉，缺点是特异性差。ASK、MAST-E、MAST-I 等诸多的急性脑梗死链激酶溶栓治疗均因极高的出血转化和早期死亡率而终止。此外，链激酶具有抗原性，易造成变态反应，因此链激酶目前已不用于急性脑梗死的溶栓治疗。尿激酶是双链蛋白酶，不同于链激酶，尿激酶是直接的纤溶酶原激活剂，其优点是无抗原性，对新鲜血栓溶解迅速有效，缺点是对陈旧性血栓的溶解效果差，是目前常用的溶栓制剂。我国"九五"攻关课题——急性脑梗死发病 6 h 内尿激酶静脉溶栓治疗的临床多中心双盲实验的结果表明，急性脑梗死的尿激酶溶栓治疗安全有效。诸多的动脉溶栓试验也同样证实其有效性，而且准确地说尿激酶是目前动脉溶栓治疗使用最多的溶栓制剂。动脉溶栓时 2 h 内给予尿激酶 50 万～70 万 U，一般不超过 75 万 U，但也有总量至 100 万～150 万 U 的个案报道。PROACT 的结果表明大脑中动脉主干闭塞 6 h 内尿激酶原（proUK）动脉溶栓治疗有效。PROACT 选择的病例比其他急性脑梗死溶栓治疗试验选择的病例病情严重，proUK 动脉溶栓治疗的绝对和相对效益分别为 15% 和 60%。尽管 PROACT 表明 proUK 疗效确切、安全性高，但由于必须有两个以上严格的临床试验证实该药物有效方能获得 FDA 批准，而制造商（AbbottLaboratories）预计进一步的临床试验所耗费的资金将超出获得 FDA 批准后该药销售所获得利润。因此，proUK 或许永远只能作为罕用药。PROACTproUK 的推荐用量为 6～9 mg/2 h。

第二代即组织型纤溶酶原激活剂（tissue-typeplasminogenactivator，t-PA）。t-PA 属天然的血栓选择性纤溶酶原激活剂，具有选择性与血栓表面的纤维蛋白结合能力，结合后的复合物对纤溶酶原具有极高的亲和力。t-PA 的这种"血凝块特异性"的溶栓作用，对循环血液中的纤溶系统几乎没有影响，不致产生全身纤溶和抗凝状态，这是 t-PA 与尿激酶的根本区别。此外，t-PA 体内半衰期短，溶栓迅速，再通率高，无抗原性，并可通过基因重组技术大量生产（rt-PA），是目前最为理想、应用广泛的治疗血栓性疾病的药物，缺点是价格过于昂贵。

第三代溶栓药物是应用现代分子生物学对第一代和第二代溶栓药物进行改造，在特异性、半衰期、溶栓效率等方面进行改进和提高。它们都是对 t-PA 进行蛋白质工程技术的改造获得。如瑞替普酶、兰替普酶、孟替普酶等。瑞替普酶（reteplase，rt-PA）是一种单链无糖基化的 t-PA

缺失突变体,能自由地扩散到凝块中,以降解血栓中的纤维蛋白,发挥溶栓作用。其半衰期较长,为 12~16 min。在体外 rt-PA 与纤维蛋白的结合力很低,但在体内对纤维蛋白具有选择性。兰替普酶(lanoteplase,NPA)是采用重组 DNA 技术生产的 t-PA 中间缺失突变体衍生物。具有纤维蛋白特异性而没有抗原性。

(八)动脉溶栓的并发症

动脉溶栓除了介入操作本身的风险外,症状性脑出血和再灌注损伤是其最主要的并发症。

1.出血

所有溶栓药物均有产生出血的可能,包括脑内出血和脑外出血。影响药物疗效的主要为脑内出血。出血转化的机制尚有争论。大多数学者有以下观点。

(1)急性脑梗死发生后,闭塞血管因缺血缺氧而受损,血管的强度降低,当血栓溶解后,受损的血管暴露于升高的灌注压下,导致出血。

(2)脑梗死时,血小板聚集形成血小板栓子,以后由于凝血酶及纤维蛋白的作用形成稳固的血栓,限制梗死区出血,溶栓药物干预血栓形成,因而溶栓药物本身是引起或加剧颅内出血的重要因素。对于动脉溶栓的出血转化率、不同的文献报道的差异比较大,Perry 等对急性脑梗死的动脉内溶栓治疗试验进行荟萃分析,结果表明动脉溶栓治疗患者 24 h 内出血转化发生率为 35%~42%,对照组患者为 7%~13%;发病后 10 d 动脉溶栓治疗的出血转化发生率可高达 68%,对照组为 57%,二者并无显著性差异。从上述结果可以看出,出血转化与血管再通后再灌注密切相关。尽管出血转化的发生率非常高,但动脉溶栓治疗后症状性脑出血的发生率为 10%~17%,比静脉 t-PA 溶栓的症状性脑出血发生率 6.4%(NINDS)、8.8%(ECASS Ⅱ)稍高,可能与动脉溶栓所入选的患者病情重有关。目前认为症状性脑出血的发生可能与伴随使用的抗凝药物如肝素的剂量、溶栓治疗的时间、溶栓药物及剂量、梗死的范围及侧支循环水平、血糖及血压等因素相关,但均缺乏定论。这给溶栓后是否适合支架置入的判断带来一定的难度。

2.再灌注损伤

缺血脑组织在血流供应重新恢复后的短时间内,其神经损害体征和形态学改变往往会有所加重,形成脑缺血再灌注损伤,目前认为自由基级联反应是造成这种损害的重要原因。再灌注损伤引起的脑水肿可使颅压升高,严重可危及生命。因此动脉溶栓血管再通后应立即给予甘露醇脱水及自由基清除剂治疗。

(九)动脉溶栓并发症的预防和处理

有关动脉溶栓的导管导丝的操作技术目前还没有统一的标准。但熟练的导管导丝操作技术对于降低并发症、提高再通率是非常重要的。在做动脉溶栓时,将微导丝穿过闭塞段到达远端往往是溶栓成功的关键。由于闭塞血管远端没有血流,因此导丝在前行过程中往往无法在路图的指引下实施。对于大脑动脉环以内的闭塞血管可以借助交通支血管建立路图。例如,左侧颈内动脉闭塞时,如果前交通动脉开放良好,可以通过右侧颈内动脉建立路图,这样在路图下指导导丝安全通过闭塞段并位于血管腔内。

对于需要用球囊扩张来促进溶栓的病例,颅内段血管闭塞宜选取较小球囊进行扩张,颈内动脉颅外段血管闭塞的患者可从小球囊起逐渐换用较大球囊进行扩张。对于闭塞病变较长的患者,可选用短球囊由远端向近端逐步实施扩张,同时注意同步的血管造影,了解有无发生夹层及出血等并发症。

术中注意观察患者,观察的内容包括意识状况、生命体征及神经系统体征。如果发现躁动、血压升高及呕吐等表现时,应立即暂停治疗,行血管造影及神经系统体检。如果造影发现血管破裂出血或出现新的神经系统体征应立即停止治疗。必要时进行头颅CT检查。

出血是溶栓治疗较常见的并发症。出血总体上分为中枢神经系统和其他器官出血两大类。治疗出血的依据如下:①血肿的大小和位置。②出血产生机械压迫效应的可能性。③神经系统症状恶化或死亡的风险。④给予溶栓药物和出血发生之间的时间间隔。⑤所使用的溶栓药物。如果怀疑出血,应当立即进行血常规检查,了解血细胞比容和血红蛋白值及血小板计数;行凝血功能检查了解活化部分凝血活酶时间(APTT)、凝血酶原时间(PT)、国际标准值(INR)和纤维蛋白原值(Fib)。某些部位的活动性出血可以采取机械的方法进行压迫止血。例如动脉或静脉穿刺点的出血可以机械压迫止血。对所有潜在的威胁生命的出血,包括可疑的颅内出血,应当立即停止给予溶栓药物。尽管颅内出血易出现血压升高,但是胃肠道出血或腹膜后出血更易引起低血压或低血容量性休克。有时即使大量补液也不能纠正。怀疑颅内出血应当立即进行急诊头颅CT平扫检查。如果证实存在颅内出血,应当请神经外科会诊,决定是否进行手术治疗。如果是非神经系统的严重出血,在进行外科手术或进一步处理前应当进行相关急诊影像学检查。

无论是否实现血管再通,在治疗完成后患者应进入脑卒中单元进行监护,观察患者的生命体征及神经系统体征的变化。动脉溶栓后最初3 h内每15 min测量一次生命体征,每半小时进行一次神经系统体检。一旦发现生命体征变化(比如血压明显升高或者血压明显降低等)及神经系统新发阳性体征或原有症状加重,应当认真检查患者,了解有无颅内出血,对于怀疑颅内出血的患者应当立即复查头颅CT。一般术后24 h内不使用抗血小板聚集药物。当然如果是单纯使用机械辅助的方法实现再通的患者,在复查凝血常规无禁忌时可以及早应用抗凝或抗血小板聚集药物。

(十)急性脑梗死动脉溶栓的预后

诸多临床试验结果使由保守的抗凝和抗血小板治疗转向积极的溶栓治疗。就目前的研究结果而言,静脉溶栓适合于小血管闭塞导致的缺血性脑血管病,动脉内溶栓则更适于颅内大血管闭塞的再通。大脑中动脉近端闭塞动脉内溶栓和静脉溶栓治疗的再通率分别为70%和31%,再通率高可能是动脉内溶栓时间窗长的原因。动脉内溶栓的另一优势是所需溶栓制剂的总量低,对全身出凝血功能的影响较小,这对一些存在出血倾向的患者可能较为安全。但动脉内溶栓症状性脑出血的发生率显著高于静脉溶栓,尽管目前认为动脉内溶栓症状性脑出血高的原因可能与入选的患者重、治疗时间窗长有关。

动脉溶栓的预后除了与溶栓后症状性脑出血直接相关外,还取决于闭塞血管供血区的侧支循环。例如:颈内动脉末端闭塞(CTO),也称为血管分叉口闭塞,即T形闭塞,此时既影响同侧的ACA A1段又影响同侧大脑中动脉M1段。这类患者预后极差。原因是缺少软脑膜提供的侧支循环。甚至有些学者认为,若CT、MRI或血管超声等检查考虑CTO,应视为非溶栓治疗适应证。

总体而言,血管再通预示良好的开端,但应该强调的是,动脉溶栓后血管再通并不总意味着良好的临床预后,血流的恢复不代表功能的恢复;反之,溶栓后尽管血管未能完全再通,但可能因溶栓后侧支循环形成而取得良好的临床疗效。此外,高龄是动脉内溶栓预后不佳的独立危险因素。

三、急性脑梗死动脉内溶栓联合支架置入术

早期针对缺血性脑血管病的溶栓治疗,无论是经动脉还是经静脉途径,主要是使用单一溶栓药物。但随后的研究发现,使用一种药物无论经动脉或静脉途径均不能快速有效地开通大动脉的闭塞。即使奏效,也要花费至少 20 min。没有证据表明某种溶栓药优于其他溶栓药物。颈内动脉或基底动脉闭塞通常对单一药物溶栓反应更差。TCD 超声研究证实,经静脉途径 rt-PA 溶栓治疗大脑中动脉闭塞仅有 30% 的再通率,48% 的部分再通率,而开通动脉的再闭塞率高达 27%。经动脉 rp-UK 溶栓大脑中动脉完全再通率 2 h 后仅为 20%,63% 的部分再通率。而完全开通动脉 1 h 后的再闭塞率为 50%。一般在 rt-PA 溶栓后 24 h 内不能使用阿司匹林,这可能与较低的再通率和较高的再闭塞率有关。

对闭塞血管实施快速而完全的再通是患者良好预后的前提。为达到这一目标,在处理急性冠脉综合征(ACS)时,目前的共识是使用多种药物,而且更多地联合应用经皮冠脉介入方法。其目标就是要尽快并完全地恢复闭塞或狭窄冠脉的血流。目前,针对大多数 ACS 患者标准的治疗方法是包括抗栓(阿司匹林、氯吡格雷、Ⅱ b/Ⅲ a 拮抗剂)、抗凝(肝素或低分子量肝素)和直接经皮冠脉介入。TIMI 研究组报道在处理 ACS 患者时,使用较小剂量的 rt-PA 联合 Ⅱ b/Ⅲ a 拮抗剂(阿昔单抗)闭塞血管能达更高的完全再通率。然而在 GUSTO 试验中,采用降低剂量的 rt-PA 联合阿昔单抗治疗发现>75 岁的患者脑出血的风险显著增加。

为了提高急性缺血性脑卒中患者溶栓治疗的成功率,一个方法就是参考急性冠脉综合征(ACS)的治疗方法,应当探索多模式的治疗方法。颅内支架置入术治疗急性颅内血管闭塞即是其中可选方案之一。

颅内支架置入术治疗急性颅内动脉闭塞相对于其他机械性再通方案的优势在于能够立即重建血流。有时候因为血栓的固有结构特点对溶栓药物不敏感,有时候因为栓子与血管内膜牢固粘连,使得机械碎栓等手段亦不易奏效。通过支架置入将栓子推移到血管壁上从而重建血流成为一种有效的治疗方法。

颅内支架置入重建脑血流的概念是从心血管治疗中演化过来的。最初关于颅内支架置入治疗急性颅内动脉闭塞的病例即是置入的冠脉用的球扩式支架。Levy 等报道了 19 例患者在发病 6.5 h 内采用颅内支架置入进行补救性治疗,79% 的患者实现了血管再通(TIMI 2～3 级);共有 6 例患者死亡(5 例死于进展性脑卒中,一例死于并发症),仅有 1 例患者出现症状性颅内出血。使用球囊扩张式冠脉支架行颅内支架置入术产生并发症更多是因为冠脉和颅内血管的解剖结构不同所致。与冠脉血管不同,颅内血管缺乏外弹力膜,并且因为发出众多的穿支动脉而相对位置固定。另外,血管闭塞的原因也不同。冠脉闭塞的原因就是因为局部的血管病变,而颅内血管闭塞的原因更多是因为来源于其他血管的栓子引起的栓塞。因为球扩式支架本身所具有的缺乏弹性,因而相对而言在前循环病变使用球扩式支架更难释放。同时因为栓子的推移效应,导致在使用球扩式支架时栓子可能被推移到穿支血管的开口部从而栓塞了穿支血管,形成大血管再通,但病变部位脑组织无复流的现象。因此为了避免这种现象,在进行球扩式支架释放前最好先用一个球囊进行一次预扩张。预扩张球囊的直径要小于血管直径,且不要打开得充分,最好约为命名直径的 80%。然后再置入球扩式支架或有助于减少上述情况的发生。

相对而言,颅内自膨式支架治疗急性颅内血管闭塞更有优势。具体表现在以下几个方面。第一,自膨式支架输送系统较球扩式支架更柔顺,在送到靶血管区域时对沿途血管的损伤较球扩

式支架要小,产生诸如夹层等并发症的可能性降低。第二,自膨式支架本身亦较球扩式支架更柔顺,在释放后与血管壁的贴壁性更佳。第三,改良后的自膨式输送系统对迂曲血管的通过性较自膨式支架更强。目前临床使用的自膨式颅内支架系统有以下 5 类:Neuroform(Boston Scientific)、Wingspan(Boston Scientific)、Enterprise(Codman Neurovascular)、Solitaire(ev3)、Leo(Balt,Montmorency)。这 5 类中只有 Wingspan 支架是经过 FDA 批准的、用于治疗症状性颅内动脉狭窄的支架,其他 4 类都是用来治疗颅内宽颈动脉瘤的支架。

目前关于自膨式支架治疗急性颅内动脉闭塞的研究仅有少量的病例报告。前文所述的 Levy 等的研究中共纳入了 19 例患者,其中 16 例患者使用了 Neuroform 支架,在另 3 例中使用了 Wingspan 支架。另外的患者使用了一些其他辅助再通装置,如 MERCI 装置等。该研究总再通率为 79%,NIHSS 提高 4 分以上的患者为 39%,所有的单支血管病变全部再通,多支血管病变的再通率为 64%。Zaidat 等报道 9 例患者,再通率为 89%(TIMI 2~3 级)。主要并发症是颅内出血。其中一例出现支架内急性血管栓栓形成,经使用阿昔单抗及球囊扩张成形后缓解。有 3 例患者死于脑卒中相关并发症,存活的 6 例术后 90 d 随访,mRS 评分均小于 2 分。Brekenfeld 报道了 12 例患者,治疗时间为发病 510 min 内(平均 310 min),再通率为 92%(TIMI 2~3 级)。其中 6 例患者术后 90 d 随访 mRS 评分小于 3 分,另有 4 例患者死于进展性脑卒中。未发生颅内出血病例。

SARIS 试验是 FDA 批准的首个使用支架治疗颅内血管急性闭塞的前瞻性研究。共纳入 20 例患者,NIHSS 评分为 14 ± 3.8,平均治疗时间为发病 5 h。12 例患者采用了联合治疗,其中包括血管成形8 例、经静脉 rt-PA 溶栓 2 例、经动脉溶栓 10 例。研究中共使用了 19 例自膨式支架,其中 Wingspan 支架 17 例,Enterprise 支架 2 例。其中一例患者在支架到位时发现闭塞血管再通,遂放弃使用支架治疗。全部闭塞血管实现了部分可完全再通,其中 TIMI 2 级为 40%,TIMI 3 级为 60%。24 h 内共出现 3 例颅内出血的并发症,其中 1 例是症状性颅内出血。65% 的患者术后 NIHSS 评分提高大于 4 分。5 例患者死于脑卒中相关的并发症。12 例患者(60%)术后 30 d 随访,mRS 评分小于 3 分。

新一代的自膨式支架还可以实现临床血管再通的功能。这种临床再通的好处不仅可以实现血管再通,而且避免了支架置入后的再狭窄以及患者需要长期服用抗血小板聚集药物的负担。Kelly 等于 2008 年报道了 1 例临时使用支架辅助再通的病例。患者为一例 55 岁男性,NIHSS 评分为 20 分,经过动脉使用阿昔单抗、rt-PA 以及机械再通等治疗均未实现右侧大脑中动脉 M1 段闭塞再通。遂采用 Enterprise 支架在病变部位部分释放,实现血管再通。将支架在原位维持 20 min 后加收支架。患者的 NIHSS 评分术后戏剧性地下降到 7 分。Hauck 等报道了一个相似的病例。一例 41 岁男性患者椎基底动脉闭塞 9 h,NIHSS 评分为 19 分,采用上述相似的治疗方法,术后 NIHSS 评分立即下降到 8 分,术后 30 天为 2 分。前述的 5 种自膨式支架中 Wallstent 支架和 Neuroform 支架因为是开球式设计,不能回收,故不适合这种疗法。Enterprise 支架、Leo 支架和 Solitaire 支架可以实现部分释放后再回收功能。其中 Enterprise 支架释放>70% 可实现回收,Leo 支架释放<90% 可实现回收,而 Solitaire 支架完全释放后亦可实现回收。

该治疗方法对患者的选择上与动脉溶栓不尽相同,主要注意排除的病例包括术前存在颅内出血、严重脑水肿以及没有缺血半暗带的患者。目前所进行的一些临床试验,例如 SARIS 试验以及 Enterprise 回收试验,均对入组患者设定了颅内出血不能入组的排除标准。术前脑水肿是一个相对禁忌证,主要是因为术前存在脑水肿的患者进行支架置入血管再通治疗后可能会继发再灌注损伤。没有缺血半暗带血管再通后不能改善临床症状。

四、器械溶栓和超声辅助溶栓

正如前文所述,既往进行的一些关于经静脉溶栓、经动脉溶栓及二者的联合治疗在实现血管再通及良好临床预后上均未取得令人满意的效果。由此催生了进行其他方法实现血管再通及再灌流的研究热潮。第三节所述动脉溶栓联合支架置入治疗急性颅内血管闭塞即为其中方案之一,本节介绍几种近年来得到重点研究并应用的治疗方法。这其中包括血栓清除、机械碎栓、血栓吸取等。

血栓清除指的是使用机械的方法将栓子从指引导管或动脉鞘中取出的方法。Chopko 等在2000 年报道了采用血管内捕获装置对大脑中动脉进行血管内取栓治疗的报道。一例大脑中动脉 M1/M2 交界处闭塞的患者经过经静脉使用尿激酶、阿昔单抗以及经动脉微导丝碎栓等处理后仍不能实现血管再通,最后选用鹅颈式血管内捕获器成功取出栓子,立即实现了完全的血管再通。Nesbit 等报道使用 Microsnare(Microvena,Minneapolis,MN)和 Neuronet(Guidant,Temecula,CA)分别治疗了 6 例和 5 例患者,实现了约 50% 的再通,并且没有发生与器械相关的并发症。

在 MERCI 装置于 2004 年获得 FDA 的批准用于临床之前,所有有关机械血管再通的研究均为临床试验研究。MERCI 装置是由三部分组成:镍钛合金的记忆导丝,其末端卷曲成环状、一个微导管以及一个球囊支持的指引导管。使用 MERCI 装置进行的第一阶段试验入组了 30 例不适合进行静脉溶栓或者经静脉溶栓失败的病例,43% 的患者成功实现了血管再通,64% 的患者追加了经动脉 rt-PA。在血管再通的 18 例患者中 9 例在术后 1 个月随访时 mRS 评分≤3,术后一个月总的死亡率为 36%,没有一例是因为手术相关的并发症而死亡的。由此设计了 MERCI 试验来验证 MERCI 装置治疗脑卒中发病 8 h 以内的患者的有效性和安全性。这是一个前瞻性多中心的研究,入组了 151 例不适合进行经静脉溶栓的患者。结果提示血管再通率为 46%,其中成功使用了 MERCI 的患者再通率为 48%。临床预后显著优于 PROCAT Ⅱ 试验(P<0.000 1)。3 个月随访良好预后(mRS 评分≤2)率为 27.7%,死亡率为 43.5%。血管再通组在术后 90 d 随访时神经功能评分优于未再通组,而死亡率低于未再通组。后来又设计一个多中心的 MERCI 试验评价新一代 MERCI 装置的安全性和有效性。其中 166 例患者使用了 MERCI 装置,血管再通率为 55%,联合使用了经动脉溶栓后血管再通率提高至 68%。术后 3 个月随访良好预后率为 36%,死亡率为 34%,以上两项指标均优于 MERCI 试验的结果。Devlin 等采用与 MERCI 试验相似的设计对 25 例患者进行血管内 MERCI 再通治疗,其结果提示再通率为 56%,90 d 时死亡率为 36%,但是所有死亡患者均为未实现血管再通的患者。

Phonex 血栓取出装置(Phenox,Bochum,Germany)是一种类似毛刷样的装置,其核心是一根微导丝,周边是长度不等的呈栅栏样排列的微丝样结构。这种装置自 2006 年起在欧洲被用于治疗急性脑血管闭塞。这种装置共有 3 种尺寸,最小的一种能够对直径为 2 mm 的血管(比如大脑中动脉的远端分枝)进行治疗。

Liebig 等运用第二代这种装置对 55 例患者进行了血管内治疗,包括颈内动脉、大脑中动脉、大脑后动脉、椎-基底动脉系统。结果提示血管再通(定义为 TIMI 2~3 级)率为 56.3%,没有发生装置导致的致残和致死。

血管内激光装置被认为是一种设计合理很有应用前途的装置。其设计原理是通过激光的能量将血栓粉碎成能够通过毛细血管进入微循环的微碎片,从而实现血管再通的目的。LaTIS 激光装置(LaTIS,Minneapolis,MN)是第一个在美国用来进行前瞻性和开放性研究的装置。这项研究是因为在 12 个动物上进行预实验取得成功后得到 FDA 批准的。入组标准为前循环脑卒中发病 8 h 以内,后循环脑卒中发病 24 h 以内。初步研究结果显示在 5 例患者中有 2 例装置不能到过病变部位,实验总共进行了 12 例患者即停止了。后来尽管对装置进行了改进,但是未开展进一步的试验。

EPAR 激光装置(Endovasix,Belmont,CA)的原理是通过光纤将激光的能量转化为声能,在微导管的末端产生微气泡达到血栓消融的目的。一项使用此装置的先导研究纳入了 34 例患者,血管再通率为 41.1%。EPAR 试验中成功使用了该装置的患者数为 18 例,再通率为 61.1%,死亡率为 38.2%。目前正在进行对于该装置的 2 期临床试验。

通过微导管或指引导管进行血管内抽吸新鲜栓子的方法已经开展了多项研究。比如对颅外血管进行抽吸的装置,如 AngioJet System(Possis Medical,Minneapolis,MN)、Oasis System(Boston Scientific,Natick,MA)、Hydrolyzer(Cordis Endovascular,Warren,NJ)、Amplatz Device(Microvena,White Bear Lake,MN)等。这些装置通过在血栓局部形成涡流进而碎裂并吸出栓子。曾有一个试验用来评价使用 AngioJet System 抽吸颅内血管的栓子,包括颈内动脉颅内段、大脑中动脉及椎-基底动脉系统等,因为产生的动脉夹层及装置不能到位等导致试验提前终止了。尽管厂商更改了装置的设置及试验的设计,但目前有关该装置的安全性和有效的试验仍未得到批准。

Penumbra 装置是 FDA 于 2008 年批准用于临床的一种新型的血栓抽吸装置。研究该装置的先导试验是在欧洲完成的,共纳入了 23 例患者,均为脑卒中发病 8 h 以内的患者。尽管有 3 例患者因为血管迂曲未能使用该装置治疗,其余患者经过该装置治疗后再通率为 87%。接着这个试验又设计了一个更大规则的前瞻性多中以的研究(PPST,the Penumbra Pivotal Stroke Trial),共纳入了 125 例患者,81.6% 的患者实现了完全或部分再通,3 个月后随访死亡率为 32.8%。在该装置被批准用于临床后,一项荟萃分析提示 6 个国际中心共使用该装置治疗了 105 例患者,术前 NHISS 平均分为 17 分,56 例患者治疗后 NIHSS 评分提高至少 4 分以上。术前靶血管大部分(96%)TIMI 分级为 1~2 级,治疗后 52% 的患者血管再通的 TIMI 分级为 2 级,31.3% 的患者为 TIMI 3 级。24 h 内颅内出血率为 5.7%,死亡率为 21%。

另外,Solitaire AB 支架装置已用于脑血管急性闭塞再通的治疗。最新的研究表明,63.6% 的急性大脑中动脉闭塞的患者经 Solitaire AB 支架装置再通后,NIHSS 评分下降了 10 分;血管再通率高达 90.9%。

五、急性脑梗死介入治疗的展望

急性脑梗死的血管内治疗是目前研究的热点,尤其是机械辅助再通治疗因为其具有再通率高、并发症低、预后较好的优点正在成为临床研究的重点。目前,FDA 批准用于临床的 MERCI 装置和 Penumbra 装置均未获得中国 FDA 的批准在国内使用。因此可以尝试采用球囊成形、支架置入治疗急性脑血管闭塞的临床研究,提出自己的临床研究证据。

六、临床病例分享

(一)病例摘要
某某,男,72 岁。

入院情况：患者因言语欠清，左侧肢体活动不能 1 h 而入院治疗，既往有冠心病病史。因需要血管介入取栓治疗转往神经血管外科，目前手术已完成，由神经血管外科转入神经内科一病区。

入院查体：T：36.2 ℃，P：86 次/分钟，R：18 次/分钟，BP：（163/84 mmHg）。昏睡状态，查体欠合作，双肺呼吸音粗，未闻及明显干湿啰音，心率绝对不齐，心音低钝，腹软，无压痛及反跳痛。神经系统查体：言语欠清，双眼向左凝视，视野缺损，鼻唇沟变浅，左侧肌力 0 级，肌张力正常，右侧肌力正常。

辅助检查：颅脑 CT 平扫示右侧颞叶及左侧基底节区软化灶；脑白质疏松症。床旁自动分析心电图示房颤，ST-T 异常。

入院诊断：①脑梗死；②冠心病（不稳定型心绞痛，心功能不全）；③心律失常（房颤）。

诊疗经过：患者入院后急诊排除脑梗死给予溶栓治疗，效果不佳，往导管室行介入治疗转我科行机械拉栓术后恢复好，后给予替罗非班注射液抗血小板聚集，溶栓 24 h 后复查颅脑核磁排除出血后加用阿司匹林、波立维双联抗血小板聚集治疗，且与替罗非班注射液重叠 4 小后停用替罗非班注射液，目前给予灯盏细辛活血化瘀改善脑供血，清开灵清脑开窍、匹伐他汀钙片减缓动脉硬化、普罗布考抗氧化、氟桂利嗪片改善脑供血、气压治疗预防下肢静脉血栓形成、普通针刺改善神经功能、雷尼替丁抑酸保护胃黏膜、丁苯酞保护线粒体改善微循环等支持对症治疗。心率快，且为快速房颤，心电图示：房颤伴快速心室率，左室高电压，ST-T 异常；加用倍他乐克控制心室率，视情况抗凝治疗；加用琥珀酸美托洛尔缓释片控制心室率，考虑目前脑梗死且大血管狭窄，应用双联抗血小板聚集治疗，待脑梗死病情相对稳定后加用抗凝药物治疗；继续降脂治疗，并嘱患者低脂饮食，患者合并低蛋白血症，嘱患者适当高食优质蛋白，患者合并轻度肝功能不全。

出院情况：患者病情稳定，言语稍欠流利、左侧肢体活动不灵较前减轻，无其他不适，一般情况尚可，睡眠正常，饮食尚可，大小便正常，查体：血压为 126/67 mmHg。神志清，精神尚可，双肺呼吸音粗，未闻及明显干湿啰音，心率 82 次/分钟左右，房颤节律，各瓣膜区未闻及杂音，脉搏短绌。腹软，无压痛及反跳痛；神经系统查体：神志清，言语不清，左侧中枢性面舌瘫，双眼向右侧凝视，右侧瞳孔无法查，左侧瞳孔直径约为 3 mm，对光反射灵敏，四肢肌张力正常，四肢肌力查体Ⅲ级，四肢腱反射正常。双侧巴氏征阳性。

（二）术前讨论与临床决策

1.手术指征

右侧大脑中动脉急性闭塞、右侧大脑中动脉中干重度狭窄。

2.临床决策

拟行"右侧大脑中动脉急性闭塞机械取栓术＋全脑血管造影术"手术。

（三）手术过程

患者取水平仰卧位，标记右侧股动脉穿刺点，术区常规消毒，铺无菌巾及大覆被，未贴切口保护膜。

全身麻醉后，取 Seldinger 法穿刺右侧股动脉，顺利植入 8F 导管鞘，泥鳅导丝导引下猪尾导管及椎动脉导管行主动脉弓及弓上各动脉造影示右侧大脑中动脉 M1 起始部以远未见显影，右侧大脑前动脉通过软膜支向右侧大脑中动脉供血区部分代偿供血；右侧大脑后动脉通过软膜支向右侧大脑中动脉供血区部分代偿供血。据患者病史体征及相关检查考虑右侧大脑中动脉急性闭塞为责任病灶，向患者家属详细解释血管内治疗的手术风险性及必要性，家属慎重考虑后同意手术并签字。在泥鳅导丝导引下将 6F 长鞘头端置于右侧颈总动脉近分叉处及将 5F 心玮远端通路导管头端置于海绵窦段,在 200 cm Synchro 14 微导丝引导下将 Rebar-18 微导管缓慢通过闭塞段头端置于右侧大脑中动脉 M2 段,确认真腔后,送入心玮颅内取栓支架 HC＊TDE-4020 释放,等待 5 min,负压抽吸下,回收支架至体外可见大量血栓,复查造影可见右侧大脑中动脉恢复前向血流 3 级但中干 M1 与 M2 交界处重度狭窄,经 5F 心玮远端通路导管给予替罗非班 0.5 mg 缓慢注入,观察 15 min 复查造影右侧大脑中动脉前向血流 3 级。撤出导管导丝,封堵器封堵穿刺动脉,结束手术。

手术顺利,术中血压平稳,未发生并发症。术中出血约 2 mL,未输血,输液 1 000 mL。术中麻醉满意。生命体征平稳,术毕自主呼吸未恢复,呼吸囊辅助呼吸下将患者安全护送至病房。

(四)术后恢复情况

出院时自主睁眼,可坐起,可简单应答,无组织性语言,刺痛有躲避动作,神志清,血压控制好,生命征稳定,口服降压药物及尼莫地平预防血管痉挛,查体:查体配合,头颅无畸形,无言语,双瞳孔等大等圆,直径为 2.5 mm,对光反射灵敏,颈有抵抗,胸廓对称,呼吸音粗,腹软,无压痛,双上肢肌力Ⅲ级,双下肢肌力Ⅱ级,双巴氏征阳性。

3 个月后返院复查脑血管造影时,神志清,言语流利,对症正确,行走正常,肌力四肢均为Ⅳ级。

(五)经验与体会

本患者经脑血管造影发现:右侧大脑中动脉急性闭塞,中干 M1M2 交界区重度狭窄。大脑中动脉是大脑半球重要供血血管,此管闭塞后大脑半球重要脑组织渐进性梗死,水肿,给予患者造成重要功能伤残。水肿加重可脑疝,需要开颅减压处理。

既往患者存有房颤,考虑房颤后栓子脱落形成血管阻塞,此种类型溶栓效果相对局限,考虑支架取栓。本患者发病 1 h,时间窗内,考虑急性取栓,打通供血通道尤为重要。手术过程可能需要多长对大脑中动脉双干进行拉栓,拉栓时注意通过中间导管进行抽吸形成管腔内负压。拉栓过程可导致脱落栓子自颈动脉交通段进入同侧大脑前动脉,此时注意复查造影示大脑前显影情况。

术后严控血压,预防血管痉挛、低灌注损伤,预防再灌注损伤出血,注意远端脑梗死出血转化,术后应用抗血小板,自由基清除药物,改善脑代谢,控制房颤等药物治疗,辅助以高压氧疗、康复理疗更可达到康复效果。

老年患者,脑血管发生率高,涉及房颤患者、糖尿病患者,脑供血主要血管发生急性闭塞改善增大,手术时间窗内今早进行介入治疗,恢复脑组织供血,患者受益大。

(沈江涌)

第四节　椎-基底动脉狭窄的介入治疗

椎-基底动脉系统供应脑干、小脑、间脑、大脑半球后部等重要脑区。缺血性脑卒中近 1/4 发生在椎-基底动脉系统。椎-基底动脉系统发生的动脉粥样硬化是导致后循环卒中的主要原因之一。颅外脑动脉狭窄的患者中,25％～40％发生在椎动脉颅外段。后循环卒中或 TIA 患者,其

5 年内再次脑卒中的风险为 25%～35%。症状性椎动脉开口狭窄目前有多种治疗方案可供选择,单用抗血小板聚集药物行二级预防,年脑卒中发病率仍高达 15%;症状性颅内动脉狭窄的患者予华法林治疗与阿司匹林治疗效果相当,但出血的风险却大为增加;外科手术风险高、并发症多、术式复杂,在临床广泛开展亦受限。由于药物治疗及外科手术治疗的局限性,结合血管成形及支架置入术在冠状动脉粥样硬化性疾病中广泛运用的经验,椎动脉狭窄血管成形及支架置入术(vertebral artery angioplasty and stenting,VAS)因术式简单、手术风险低、并发症少,目前被认为是药物治疗无效的椎动脉开口狭窄患者一种有效选择。该方法能够明确改善血流,缓解狭窄相关的缺血症状,改善预后并预防缺血性事件的发生。

一、椎-基底动脉血管内介入治疗的适应证

目前,椎-基底动脉狭窄的介入治疗并没有统一的指南,2008 年欧洲脑卒中组织(ESO)发布的《缺血性脑卒中和短暂性脑缺血发作管理指南 2008》对椎动脉颅外段病变有简要描述,但未给予治疗的推荐等级,国内出版的《中国缺血性脑卒中和短暂性脑缺血发作二级预防指南 2010》则并未提及椎-基底动脉血管内介入治疗,美国心脏协会/美国脑卒中协会(AHA/ASA)于 2010 年及 2011 年先后发布了《缺血性脑卒中或短暂性脑缺血发作患者预防脑卒中指南 2010》及《颅外段颈动脉及椎动脉疾病处理指南 2011》,对椎-基底动脉狭窄病变的临床评估、药物治疗、血管重建均给出指导性的意见。

(一)AHA/ASA2011 椎动脉疾病诊断的血管影像指南

Ⅰ级推荐:①有后循环及锁骨下盗血综合征的患者,无创的 CTA 或 MRA 检查可初步评估椎动脉疾病(C 级证据)。②无症状的双侧颈动脉闭塞或单侧颈动脉闭塞且大脑动脉环不完整的患者应对椎动脉进行无创检查(C 级证据)。③提示有大脑后部或小脑缺血患者,更推荐行 MRA 或 CTA 检查而非超声评估(C 级证据)。

Ⅱa 级推荐:①有大脑后部或小脑缺血症状的患者,系列无创的颅外椎动脉检查是合理的,可评估动脉粥样硬化疾病的程度并且排除新发的病损(C 级证据)。②患者出现大脑后部或小脑缺血症状且可能行血管重建,当无创检查无法定位或评估狭窄程度时,基于导管的血管造影术对评估椎动脉病理解剖学有益(C 级证据)。③已行椎动脉血管重建的患者,可间隔行颅外椎动脉无创的血管影像学检查(C 级证据)。

(二)AHA/ASA2011 椎动脉疾病的药物治疗指南

椎动脉粥样硬化高危因素管理推荐如下。

Ⅰ级推荐:①根据对颈动脉颅外段动脉粥样硬化的标准化推荐,椎动脉粥样硬化患者推荐药物治疗和生活方式调整以降低动脉粥样硬化风险(B 级证据)。②若无禁忌证,动脉粥样硬化性椎动脉疾病应接受抗血小板药物治疗(阿司匹林 75～325 mg/d),以预防心肌梗死或其他缺血事件(B 级证据)。③与颅外椎动脉粥样硬化相关的缺血性脑卒中或 TIA 推荐抗血小板药物治疗作为首选的治疗方法。阿司匹林(81～325 mg/d)或阿司匹林联合双嘧达莫缓释剂(每次 25～200 mg,2 次/天)或氯吡格雷(75 mg/d)均是可选方法。应根据患者的基础疾病的风险、成本、耐受性和其他临床特征个体化选择药物治疗方案(B 级证据)。

Ⅱa 级推荐:对阿司匹林禁忌的患者(包括阿司匹林过敏症),除了活动性出血,氯吡格雷(75 mg/d)或噻氯匹定(每次 250 mg,2 次/天)是合理的代替(C 级证据)。

（三）AHA/ASA2010 椎动脉颅外段介入治疗指南

2010 年 12 月 AHA/ASA 发布了《缺血性脑卒中或短暂性脑缺血发作患者预防脑卒中指南》，在 2006 年版指南的基础上，进一步对椎动脉颅外段血管内介入治疗进行如下阐述：椎动脉近端或颈段闭塞与后循环或椎-基底动脉缺血高度相关。系统回顾性研究认为，与新近发生的症状性颈动脉狭窄患者相比，症状性椎动脉狭窄患者在首发症状 7 d 内再发脑卒中的风险更高，然而这类患者最佳的药物治疗方案仍不清楚，而且侵袭性治疗的治疗价值仍不能准确评估。考虑到外科手术干预（动脉内膜切除术或血运重建术）的高风险，药物治疗仍是这类患者治疗的主要手段，但是仍有许多的回顾性病例研究报告了血运重建术在药物治疗无效的椎-基底动脉 TIA 或脑卒中患者中开展。

2010 指南推荐：所有椎动脉狭窄的 TIA 或脑卒中患者仍推荐口服药物治疗，包括抗血小板聚集治疗、他汀药物治疗及危险因素的控制（Ⅰ级推荐，B 级证据）。口服药物治疗（包括抗栓、他汀及危险因素控制）无效的颅外椎动脉狭窄患者，可以考虑血管内治疗和外科手术治疗（Ⅱb 级推荐，C 级证据）。

（四）专家建议

1.症状性椎动脉狭窄患者

症状性椎动脉颅外段动脉粥样硬化性疾病传统的药物治疗方法有抗血小板聚集、抗凝或是二者联合治疗。但上述治疗方法是沿用了来源于颈动脉治疗的研究数据，尚不知晓这种治疗方法患者能够获益多少，也不知道上述药物是否应该成为一线治疗药物。当最优化的药物治疗失败，不能缓解后循环缺血的症状，将考虑血管内治疗。原因是在这些选择性的病例中，血管内治疗（血管成形术及支架置入术）潜在获益优于手术的风险。最优化的药物治疗失败且 DSA 证实椎动脉开口狭窄＞50％，应考虑血管内治疗。若是后循环缺血事件是由于栓塞引起的，若未能找到心源性栓塞的证据，可以考虑是近端椎动脉引起的动脉-动脉栓塞导致的临床症状，基于这个原因，即使狭窄＜50％，但由于是栓子的来源地仍应考虑血管内治疗。理由是：血管内治疗术后新生内膜使得不规则的血管内腔变得光滑，从而预防可以发生的远端栓塞。若存在两处狭窄病灶，处理其中一处还是两处，应根据后循环缺血的发病机制。如果是栓子脱落所致的症状性病灶或是串联病变，则倾向于治疗起始部、病变程度较高或伴有溃疡的病变。

2.无症状性椎动脉狭窄患者

大多数无症状性狭窄患者不需进行介入治疗。但对于具有脑卒中高发风险的患者，行介入治疗是有指征的。需再次强调的是，对于颅外段椎动脉闭塞性病变而言，常以脑卒中为首发症状，而非 TIA，而椎-基底动脉系统脑卒中伴随着高发病率和死亡率。存在高度血管狭窄病变（≥70％）或狭窄程度进行性加重的患者，若脑储备功能下降，他们发生脑卒中的风险更高。因此，介入治疗对于这些患者是十分有益的，特别是在伴有一侧椎动脉先天发育不良或阙如的情况下。我们认为有证据表明患者后循环灌注不足或脑血管储备功能下降且是由椎动脉狭窄病变或同样高危的串联病变引起的，则应考虑治疗。还有一些患者并发同侧颈动脉的闭塞，颅内血管有后向前的代偿，表现为前循环缺血的症状，此类患者经椎动脉血运重建后，前循环缺血的症状明显改善。

（五）后循环介入治疗的适应证

1.颅外段椎动脉狭窄

典型的椎动脉狭窄致后循环缺血患者首先要给予传统的药物治疗，只有当最优化的药物治疗无效时方能考虑血管内介入治疗。完整的病史、体格检查、辅助检查在术前、术后及随访中都应由独立的神经专科医师来完成。根据 AHA/ASA 的指南推荐及专家组建议,结合相关的文献及临床经验,总结椎动脉颅外段狭窄介入治疗的适应证如下。

(1)症状性椎动脉狭窄,最优化的药物治疗失败且血管狭窄程度＞50%。

(2)症状性椎动脉狭窄,对侧椎动脉闭塞、狭窄或发育不良且血管狭窄程度＞50%。

(3)症状性椎动脉狭窄,若是由近端椎动脉粥样硬化斑块引起的动脉-动脉栓塞,即使血管狭窄程度＜50%,若最优化的药物治疗无效,也考虑治疗。

(4)无症状性椎动脉狭窄患者,血管狭窄程度＞70%且椎动脉为单侧优势型或孤立型。

(5)无症状性椎动脉狭窄患者,血管狭窄程度＞70%或串联病变且后循环灌注不足或脑血管储备功能下降。

(6)无症状性椎动脉狭窄患者,血管狭窄程度进行性加重。

(7)无症状性椎动脉狭窄患者,血管狭窄程度＞70%,并发同侧颈动脉闭塞,其供血区由椎动脉代偿分流。

2.颅内段椎-基底动脉狭窄

ASTIN(the American Society of Interventional & Therapeutic Neuroradiology)、SIR(Society of Interventional Radiology)及 ASNR(American Society of Neuroradiology)这 3 个组织一致认为:①症状性颅内段血管狭窄＞50%,且内科治疗无效的患者,应行血管成形术,可根据需要辅以支架置入术。②无症状性颅内段血管狭窄患者,目前没有充足的依据支持血管内介入治疗。应给予患者最佳的药物治疗(包括抗血小板和他汀类药物治疗),并密切随访,包括评估患者是否有神经系统症状出现,以及常规的无创影像学观察6～12 个月(如 MRA,CTA),如有必要,随访过程中可行脑血管造影检查。

(六)后循环介入治疗的禁忌证

根据目前文献的报道,总结已经发表的对照研究的结果,目前一般认为后循环介入治疗禁忌证包括:①3 个月内有颅内出血。②伴有颅内动脉瘤,并且不能提前或同时处理者。③2 周内曾发生心肌梗死或较大范围的脑梗死。④胃肠道疾病伴有活动性出血者。⑤不能控制的高血压。⑥对肝素、阿司匹林或其他抗血小板类药物有禁忌者。⑦对造影剂或所使用的材料或器材过敏者。⑧有严重心、肝、肾疾病。⑨血管迂曲或变异,导管或支架等输送系统难以通过。⑩目标血管直径＜2 mm。⑪狭窄血管供血区域已建立良好的侧支后循环。⑫血管病变广泛或狭窄范围过大。⑬血管炎性狭窄,广泛的血管结构异常。⑭穿刺部位或全身有未能控制的感染。⑮没有获得患者或其家属知情同意。

二、椎-基底动脉血管成形术及支架置入术

(一)椎-基底动脉血管成形术

1980 年,Sundt 等首先应用经皮腔内血管成形术(percutaneous transluminal angioplasty,PTA)成功治疗了 2 例基底动脉高度狭窄病例,并取得极好的短期疗效。此后,PTA 开始应用于椎-基底动脉狭窄的治疗。PTA 手术成功率达 90% 以上,短期疗效较好,长期疗效目前还未验证。

由于血管弹性回缩,PTA 术后有 10% 的患者残存严重狭窄(＞70%)。PTA 术后脑卒中发病率依然很高。经 PTA 治疗(无论是否辅以支架)的患者,在没有脑卒中发生的基础上,其术后

第一年生存率为 88%～93%。PTA 前后并发颅内出血的风险较高,特别是在术后 1 h 内。其他并发症如远端血管闭塞、血管内膜夹层等很难防治,术后再狭窄发生率也很高。椎动脉 V1 段的动脉弹力纤维丰富,对于球囊扩张不敏感,经 PTA 治疗会出现弹性回缩(elasticrecoil),造成残留狭窄,辅以支架置入术,可有效解决这一问题。

随着导管及导丝技术的不断完善,PTA 并发症的发病率在不断下降。但由于存在以上问题,目前 PTA 仅作为椎动脉颅外段支架置入前预扩张处理或在分期支架置入术中应用,但在颅内段及基底动脉介入治疗中,是单纯行 PTA 还是行 PTA+支架置入术目前临床上仍有争议。

(二)椎-基底动脉支架置入术

由于药物、外科手术及 PTA 均存在不同缺陷,人们开始探讨椎-基底动脉狭窄的血管内支架置入治疗。血管内支架置入术很早就被用于治疗冠状动脉及周围血管的狭窄病变,并取得了肯定的疗效。1996 年 Storey 等应用血管内支架置入术成功治疗了 3 例 PTA 术后再狭窄的椎动脉起始部狭窄病例。1999 年 Phatouros 等报道了第 1 例基底动脉狭窄支架置入术治疗病例。此后陆续有支架治疗椎-基底动脉狭窄的报道出现,且疗效较佳。与 PTA 相比,血管内支架置入术治疗有以下优点:①对管腔狭窄的改善程度优于 PTA。②可降低目标血管急性闭塞的危险。③血栓形成及栓子发生率较低。④症状复发率明显降低。

支架治疗有 3 种方法。①常规支架置入术:即在支架置入前先用球囊进行预扩,这是目前应用最广泛的支架置入方法。②直接支架置入术:在支架放置前不进行球囊血管成形,已在冠状动脉及外周血管狭窄治疗中证实安全可靠,治疗的成功率与常规支架置入术相当,但它可以减少手术费用、手术时间、射线照射时间、造影剂用量及导管用量。对于狭窄程度相对较轻、病变较直、预计球囊扩张式支架可顺利通过狭窄病变的患者,可采用该方法。③分期支架置入术:在球囊血管成形术 1 个月后,再置入支架。对于不稳定(近期引起症状)、溃疡性或高度狭窄的病变,可采用分期支架置入术。

(三)技术路线

1.术前准备

(1)术前 3～5 d 开始口服阿司匹林(100～300 mg/d)和氯吡格雷(75 mg/d)。如患者需行急诊介入,则静脉给予糖蛋白Ⅱb～Ⅲa 抑制剂[如盐酸替罗非班氯化钠注射液 0.4 μg/(kg·min)],并同时口服负荷剂量抗血小板药物。

(2)术前 6 h 禁食、禁水。

(3)术前 6 h 内行碘过敏试验。

(4)双侧腹股沟区备皮。

(5)除急诊介入外,术前应对患者进行全面的评估,完善各项检查。

(6)准备好急救药物及抢救设施。

(7)获得患者或其家属的知情同意。

2.椎动脉颅外段手术过程

(1)局部麻醉,常规右侧股动脉 Seldinger 穿刺,置入 6 F 动脉鞘。全程给予肝素(50～75 U/kg)抗凝,监测活化凝血时间(activated coagulation time,ACT),ACT 控制在 250～300 s。

(2)在 0.035 in 的亲水导丝的引导下送入 6F 导引导管。若狭窄部位位于椎动脉 V1 段及 V2 段中下段,将导引导管头端置于锁骨下动脉;若狭窄部位位于 V2 段中上部,可将导引导管头端置于椎动脉近端,距病变 3～5 cm。行血管造影,再次确认病变部位、狭窄程度及性质,并测量病变的长度及直径,选择可能使用的支架型号。

(3)更换 0.014 in 微导丝(或脑保护装置),头端越过病变部位 5 cm 以上。

(4)高度狭窄的病变,支架置入前需行球囊预扩。将球囊沿微导丝送至病变部位,使其覆盖整个病变,略偏向于狭窄的近段。缓慢扩张球囊,压缩斑块,扩张压力则根据球囊张开的形态而定,一般在 6～10 atm(1 atm=101 kPa)。球囊撤回后对患者进行简单的神经功能评价并造影确认血管形态。

(5)沿微导丝将支架送至病变部位,缓慢释放支架,使其完全覆盖病变部位。支架释放成功后,对患者进行神经功能评价。

(6)支架释放后,再次行血管造影,并测量治疗后血管直径。

(7)若支架释放后残留狭窄严重,可行球囊后扩。

(8)撤回导引导管及微导丝(脑保护装置),停用肝素。

(9)采用血管吻合器缝合股动脉壁的穿刺孔;或在术后 4～6 h 采用动脉 C 型夹夹闭血管;或术后 6 h 拔出动脉鞘,人工按压止血 15 min。

3.椎动脉颅内段及基底动脉手术过程

(1)局部麻醉,常规右侧股动脉 Seldinger 穿刺,置入 6F 动脉鞘。全程给予肝素(50～75 U/kg)抗凝,监测活化凝血时间(activated coagulation time,ACT),ACT 控制在 250～300 s。

(2)在 0.035 in 的亲水导丝的引导下插入 6 F 导引导管,超选至椎动脉,将导引导管头端置于椎动脉 C_2 水平。行血管造影,再次确认病变部位、狭窄程度及性质、手术径路,并测量病变的长度及直径,选择可能使用的支架型号。

(3)更换 0.014 in×300 mm 微导丝,头端置于同侧或对侧 PCAP1 段或 P2 段内。

(4)选择合适的低压球囊预扩。将球囊沿微导丝送至病变部位,使其覆盖整个病变,略偏向于狭窄的近段。缓慢扩张球囊,压缩斑块,扩张压力在 4～6 atm。球囊撤回后对患者进行简单的神经功能评价。

(5)沿微导丝将支架送至病变部位,缓慢释放支架,使其完全覆盖病变部位。支架释放成功后,对患者进行神经功能评价。

(6)支架释放后,再次行血管造影,并测量治疗后血管直径。

(7)除非残留狭窄严重,一般不行球囊后扩。

(8)撤回导引导管及微导丝,停用肝素。

(9)采用血管吻合器缝合股动脉壁的穿刺孔;或在术后 4～6 h 采用动脉 C 型夹夹闭血管;或术后 6 h 拔出动脉鞘,人工按压止血 15 min。

4.注意事项

(1)术中密切监测患者生命体征。

(2)大多数患者可行局麻;不能有效配合治疗的患者,可予全麻防止术中躁动。

(3)对于椎动脉颅外段病变,6F 的导引导管可适用于大多数支架置入术。如需使导引导管更可靠地固定,可采用 0.014 in 或 0.018 in 的双导丝技术,其中较硬的导丝放置到锁骨下动脉远端,起到更好的固定作用。

(4)对于椎动脉颅外段病变,大多数情况下,为防止指引导管弹出锁骨下动脉,指引导管到位后继续将 0.035 in 的亲水导丝放置在锁骨下动脉远端,0.014 in 微导丝顺利通过病变部位并能提供足够的支撑时再将 0.035 in 的亲水导丝撤出。微导丝输送至足够远的位置是十分重要,这样才能确保它的稳定性。整个操作过程中导丝的头端都应在荧光屏监视范围内，以减少血管穿孔的风险。

（5）处理颅内病变时，导引导管头颅勿顶在 V2 段转弯处血管壁上（极易产生血管痉挛）。若颅内血管严重迂曲，输送球囊或支架则比较困难，导引导管支撑力不足时因反作用力而后退，常在锁骨下或弓上形成绊，影响手术成功率并可增加手术并发症的风险，此时可选择 6F 指引导管外套用 8F 指引导管或 7F 80 cm 的长鞘，增加指引导管的支撑力。

（6）颅外段病变球囊扩张的速度一般是在 1 atm/s 左右，缓慢扩张球囊的目的是使狭窄部分充分扩张，降低动脉壁弹性回缩的发生率，并可充分观察患者的临床表现，减少出血或夹层的发生率。但扩张球囊时间较长存在血流减慢、穿支血管栓塞等风险。对于后交通或对侧椎动脉发育较好的患者，可适当延长扩张时间；反之，应缩短扩张时间，否则易造成远端供血不足及血栓形成。颅内段病变因其血管壁较薄且血管周围缺乏软组织的支撑，为减少血管破裂或夹层形成，球囊扩张时速度较颅外段慢，根据患者对缺氧的耐受程度，一般在 0.5 atm/s 左右。

（7）球囊扩张及支架释放应在透视下完成，以避免球囊或支架发生移位，产生"瓜子现象"。

（8）进行球囊后扩时，支架的骨架可能会影响球囊进入支架，对于开环式支架尤为突出。将导引导管送至支架近端可帮助球囊进入支架。有时后扩球囊会难以从支架中撤回，这可能是由于抽气不完全或支架骨架阻碍造成的。将导引导管向上输送，往往可帮助球囊回撤。

（9）万一脑保护装置不能通过其标准回收鞘收回，可尝试采用造影导管、导引导管或 0.038 in 输送系统的球囊将其收回。

（10）操作过程中，应密切监测患者的不良反应。特别是在输送导管导丝、扩张球囊及释放支架过程中。如球囊扩张过程中，患者出现疼痛，应立即停止球囊扩张，及时造影评估，并对患者进行神经功能评价。

（11）椎动脉起始处病变常累及锁骨下动脉，支架近段应延伸至锁骨下动脉内 2 mm 左右。若支架仅覆盖椎动脉边缘，会增加再狭窄的发生率；若支架伸入锁骨下动脉过多，易导致红细胞机械性破坏。

5.术后处理

术后患者返回监护病房，监测血压、呼吸、脉氧及心电 24 h，保持收缩压＜18.7 kPa（140 mmHg）。注意观察是否有新出现的神经系统症状或体征，原有的症状体征是否有所加重。若出现新发症状或体征，应及时行头颅 MR 或 CT 检查，排除脑栓塞、颅内出血、急性支架内血栓形成等严重的并发症。

术后应口服氯吡格雷（75 mg/d）至少 6 个月，终身服用阿司匹林（100 mg/d）。

（四）相关技术问题

1.选择合适的支架类型

由于椎-基底动脉特殊的解剖结构，要求使用的支架具有良好的柔顺性、较强的径向支撑力和 X 线下的可视性。支架类型主要有球囊扩张式支架和自膨胀式支架两种。球囊扩张支架有良好的径向支撑性，但其顺应性及通过性较差，多用于较平直的颅外血管，自膨胀式支架柔顺性较佳，适用于走行迂曲的椎-基底动脉。

支架类型的选择取决于病变的解剖特点和动脉通路的选择。一般来说，椎动脉颅外段常选用径向支撑力较大的球扩式支架，若血管管径过大（如＞5.5 mm），亦可选择适用于颈动脉的自膨胀式支架，若病变过于迂曲，则应选择通过性及顺应性强的支架；椎动脉颅内段及基底动脉因其血管迂曲、管壁较薄,常选用通过性好的自膨胀式支架或球扩式颅内专用支架。目前,球扩式冠脉支架及肾动脉支架已被广泛应用于治疗椎动脉颅外段狭窄病变。它具有以下特性:①良好的径向支撑力;②较低的径向回缩率;③较小的外形构造;④可选择的适合尺寸。支架的直径选择原则是颅外段远端正常血管管径的 1.1 倍或颅内段近端血管管径的 0.9 倍。支架的长度应能覆盖病变部位及病变两端各 2 mm 左右。

2.选择合适的手术路径

合适的手术路径的选择对手术的成功率会产生很大的影响,椎动脉手术绝大多数采用股动脉入路,但椎动脉起始处解剖变异较多,血管常迂曲或与锁骨下动脉成角,若经股动脉入路不能使导管导丝可靠固定,可采用经肱动脉入路,快速到达病变部位。在椎动脉起始部成角较大或主动脉弓解剖变异时,选择桡动脉或肱动脉建立动脉入路更好。

基底动脉的狭窄病变,究竟该选择哪一支椎动脉为合适的手术路径,有学者认为应把握以下几个原则:①优势椎动脉;②椎动脉无串联病变;③椎动脉起始部或颅内段弯曲度小,通过性好;④根据两椎动脉的解剖实际,判断哪支椎动脉可能给指引导管提供更强的支撑力。

3.支架置入前是否要进行球囊预扩

对于高度狭窄的病变,支架置入前行小球囊预扩是必需的。其目的是轻度扩张狭窄段血管,便于支架输送器顺利通过狭窄部位,进而降低支架输送过程中斑块脱落栓塞远端血管的风险。球囊预扩本身仅将狭窄部位的斑块撕开、压扁,及时覆盖支架,导致斑块脱落的风险不大。所选择的球囊长度应能覆盖整个病变,直径应小于病变远端血管的直径。

4.支架置入后是否需要球囊后扩

支架置入后应慎用球囊后扩,除非残余狭窄严重,否则一般不再进行球囊后扩。球囊后扩张有可能使支架的网眼对斑块形成切割效应,导致小斑块脱落。所选球囊直径应与病变远段血管直径一致。需要强调的是不可采用过大直径的球囊,以免造成血管破裂或内膜夹层形成;球囊过度膨胀还可使斑块从支架中挤出,造成远段栓塞。

5.椎动脉介入治疗是否需要脑保护装置

椎动脉 PTA 和支架置入术,血管远端栓塞是其风险之一。但椎动脉介入治疗常难于使用脑保护装置,这是由于以下原因:①椎动脉管径相对狭小。②将脑保护装置运送至椎动脉远端在技术操作上相对困难。③椎动脉很少能提供适于脑保护装置放置的平直血管段。④回收脑保护装置时可能出现困难。所以,对于椎动脉直径>3.5 mm,椎动脉起始部成角较小,且为溃疡斑块的病变,才考虑使用脑保护装置。

6.置入的支架是否会导致穿支血管或小的分支血管闭塞

支架置入后是否会导致分支血管闭塞是一个重要的问题,目前用于颅内支架的金属丝(钢丝或合金)的直径为 80~120 μm,金属丝覆盖的主要分支的直径为 100~500 μm,故由支架金属丝闭塞分支血管的可能性较小,而斑块在 PTA 及支架置入术过程中被挤压进入分支血管开口,导致血管闭塞的可能性较大。术前、术中及术后给予抗凝治疗对于预防血栓形成及血管闭塞有重要作用。

(五)双侧椎动脉狭窄或串联狭窄病变

双侧椎动脉狭窄及串联狭窄的 PTA 及支架置入术较为复杂,易发生过度灌注综合征。介入治疗应遵循以下几点:①双侧椎动脉狭窄患者,原则上首先处理狭窄更严重侧的血管。②串联狭窄应首先处理远端病变,再处理近端病变。③术中密切监测血压,术后严格控制血压在 14.7~

17.3/9.3～10.7 kPa(110～130/70～80 mmHg)水平。④手术后可适当静脉滴注尼莫地平以缓解脑血管痉挛。

(六)如何减少介入手术的并发症

PTA及支架置入术的并发症有动脉内膜夹层、血管闭塞、血管痉挛、血栓形成、远段栓塞、血管破裂等。为了避免这些并发症的发生,所选用的球囊直径应比治疗血管的管径小一个尺寸或0.2 mm,在球囊扩张时应尽可能缓慢。采用气压计是必需的,它能使球囊扩张尽量缓慢,防止球囊过度扩张或破裂。

颅内血管管径很小,若损伤血管壁,很容易造成血栓形成,血管闭塞,手术过程中应特别注意动作轻柔,导管导丝头端均应在荧光屏监视范围内。此外,术前术后抗凝治疗也是必需的。后循环介入治疗很少采用脑保护装置,栓子脱落造成远段栓塞也需引起注意,术中应密切观察患者反应,一旦发生栓塞,及时给予降纤药物。术后可行MRI检查。

三、后循环介入治疗的循证医学证据

(一)前瞻性临床试验

近年来随着医学影像学的发展、新材料新技术的运用,椎动脉支架置入术已成为椎动脉颅外段狭窄病变较为成熟的治疗方法,中外文献也大量报道了VAS的可行性、安全性、有效性、围术期并发症及短中期随访结果,但无论是最优化的药物治疗、外科手术治疗,还是VAS联合最优化的药物治疗,现阶段尚缺乏针对其远期疗效的大规模的随机临床对照试验或荟萃分析结果。目前报道的VAS前瞻性研究有三个:2004年的SSYLVIA试验、2007年的CAVATAS试验、2008年的VEST试验。

1.SSYLVIA试验

SSYLVIA(症状性椎动脉或颅内动脉粥样硬化性病变支架置入术)试验是多中心、非随机化、前瞻性研究,该研究并非专门针对椎动脉颅外段,入组椎动脉颅外段病例数有限,总共只有18例,结论是VAS手术成功率高,术后30 d内脑卒中发病率为6.6%,术后30 d到1年内脑卒中发病率是7.3%。虽然术后再狭窄率达35%,但仍有61%的患者无临床症状。该研究结果仅能说明临床的一些现象,并不能提供有说服力的证据。

2.CAVATAS试验

CAVATAS(颈动脉和椎动脉腔内血管成形术研究)试验是前瞻性、多中心、随机化对照研究,其中一个亚组比较了症状性椎动脉狭窄血管内治疗与药物治疗的远期疗效。入组的16例症状性椎动脉狭窄患者被随机分成VAS组8例与最优化的药物治疗组8例,由独立的神经科医师随访患者,随访时间长达8年。8例VAS手术成功率为100%,其中2例出现术中TIA,30 d内无干预血管区域的脑卒中或死亡。在平均随访时间为4.7年期间,两组均未发生椎-基底动脉的脑卒中,但两组各有3例患者死于心肌梗死或颈动脉系统脑卒中,VAS组另有一例出现颈动脉系统非致死性脑卒中。该研究认为:椎动脉狭窄患者在随访过程中发生心肌梗死或前循环卒中的概率大于再发后循环卒中,VAS并不优于药物治疗,但是样本量太小,偏差大,并没有大的说服力。

3.VEST试验

VAST(椎动脉支架试验)是前瞻性、多中心、开放式的随机化对照研究,始于2008年,由荷兰心脏基金会支持,荷兰多家医学院神经科参与,现处于实施阶段。拟入组180例患者,入组对象是:椎动脉狭窄＞50％且出现短暂性脑缺血发作或非致残性脑卒中的患者。首要目标是比较症状性椎动脉狭窄＞50％的患者行最优化的药物治疗与最优化药物治疗＋支架置入术两组的安全性及有效性;其次是比较两组远期的预后。该试验入组患者数量大,设计严谨,可以期待在不久的将来对药物治疗或是药物＋支架治疗有个令人信服的结论。

(二)介入治疗术后疗效

1.术后短期疗效

手术的短期目标包括:①成功的临床预后,患者症状获得缓解。②技术上成功(定义为支架放置在合适部位,术后造影残余狭窄＜30％),无围术期(术中及术后 30 d)神经系统及血管通路上的并发症。

国外文献曾统计了 300 例椎动脉开口狭窄介入治疗的病例,其手术死亡率是 0.3％,围术期的神经系统并发症是 5.5％,手术成功率高达 95％以上。而对 170 例远端椎-基底动脉血管介入治疗的回顾性研究中,其围术期的神经系统并发症为 24％(80％的并发症发生在急诊椎-基底动脉血管重建术)。

急性脑卒中及串联狭窄患者具有较高的围术期并发症,并且预后较差。

2.长期随访和再狭窄评估

对椎-基底动脉狭窄 PTA 及支架置入术后患者应进行长期随访,观察支架内再狭窄及患者是否有椎-基底动脉缺血事件的发生。

患者的基础状况、狭窄部位和程度及随访时间和方法均可影响长期随访结果。在 VAS 术后随访中,无论是小样本的前瞻性研究,还是大样本的回顾性病例研究,其最突出的问题是狭窄病变处术后再狭窄的问题,文献报道中的术后再狭窄发生率差异很大。随访时间越长,亚急性和慢性支架内再狭窄的发生率就越高。许多随访研究都没有血管造影资料。部分接受血管造影检查的患者是因为他们在支架置入术后出现了新症状,或原症状有所进展。值得注意的是,相当一部分患者其血管再狭窄程度较严重,所表现的临床症状却很轻;而那些症状不稳定的患者,其再狭窄程度反而较轻。症状的持续性、再发性与再狭窄的程度并没有明确相关性。所以在随访过程中仅关注患者的临床表现是不够的,对患者的血管状况进行评价(超声、CTA、MRA 等)是必需的,有条件应行血管造影检查。

有学者统计了近年来发表的较大样本的椎动脉颅外段回顾性病例研究,平均随访 12 个月(4～36 个月),再狭窄发生率平均为 26％(0％～48％)。从统计结果中得出:椎动脉颅外段狭窄血管成形术及支架置入术手术操作相对简单,手术成功率高,围术期并发症少,安全性、可行性高,症状缓解率高,但是金属裸支架的术后再狭窄率高,相反,药物涂层支架的术后再狭窄率相对较低,术后再狭窄与症状缓解率并不对称,多数术后再狭窄患者并无临床症状。

椎动脉颅内段及基底动脉狭窄的血管内介入治疗其远期再狭窄率较椎动脉开口低,在 10％左右(平均随访 12.6 个月)。综合 14 个单中心回顾性病例研究中,远端椎-基底动脉血管内介入治疗年脑卒中发病率在 3％,越是远端病变,越是复杂病变,其脑卒中发生率及再狭窄发生率就越高。

3.再狭窄发生的病理机制

支架置入术后发生再狭窄的病理机制是内膜的过度增生和支架内附壁血栓的机化。血管壁发生急、慢性炎症,诱导一系列细胞因子和生长因子分泌,激活各种信号转导途径,使平滑肌细胞增殖、迁移,导致血管内膜增生,管腔缩窄。发生再狭窄的患者,2/3 是无症状性的,这是因为由内膜增生引起的再狭窄病变,较动脉粥样硬化而言,其发生血栓栓塞的风险较低。

4.加速再狭窄的诱因

(1)吸烟:吸烟患者其椎动脉支架术后再狭窄率较未吸烟患者高,亦有文献报道吸烟是椎动脉支架术后再狭窄的独立危险因素。

(2)糖尿病患者,支架置入术后再狭窄率≥30%。

(3)血管直径小,再狭窄的发生率高。

(4)椎动脉开口处病变再狭窄的发生率较高。

(5)病变血管扭曲度大,其术后再狭窄高。

(6)所选择的支架大小不合适,可加速再狭窄。若所选支架尺寸偏大,则可能破坏内弹力膜,促进肌纤维增生。新内膜增生,加速再狭窄。若所选支架尺寸偏小,则可能破坏层流现象,形成一个血流淤滞区域,造成涡流,发生再狭窄。

(7)目前适合椎-基底动脉的神经介入专用器材较少,椎动脉颅外段大多是采用冠脉支架或肾动脉支架。这些支架并不是针对扭曲的椎动脉及坚硬而有弹性的斑块设计的,这从某种程度上可能会增加血管再狭窄的发生率。

5.椎动脉开口处的再狭窄

椎动脉开口处的解剖组织学特征决定了其有较高的再狭窄发生率。椎动脉管径较小,在扩张后较易发生回缩。椎动脉起始处较为扭曲,PTA 或支架置入术将其不自然的拉直,这会造成内膜损伤,加速再狭窄。此外,椎动脉开口处的斑块常较坚硬,球囊及支架难以将其完全压缩。血管造影椎动脉起始处常与锁骨下动脉重叠,不能很好显像,造成支架难以放置在最佳位置。

椎动脉开口处与冠状动脉、肾动脉开口处一样,具有丰富的弹力蛋白和平滑肌,可在 PTA 及支架置入术后可产生巨大回缩力。研究表明,冠状动脉、肾动脉开口处较其远段更易发生支架后再狭窄。这是因为它们从主动脉直接发出,有较大的切应力,并易在开口处形成涡流。同样,椎动脉起始处常成锐角,其管径与锁骨下动脉相差甚大,与冠状动脉、肾动脉开口一样,再狭窄发生率较高。

不同的回顾性病例研究发现,吸烟、术前病变长度、糖尿病、术前血管高度狭窄、术后残留狭窄大于 30%、血管扭曲度、血管管径、支架类型可能是再狭窄风险相关因素。绝大多数椎动脉起始狭窄患者在支架置入术后症状都能改善,其术后 1 年的症状缓解率为 80%~97%,这与术后再狭窄率并不匹配。其症状改善的原因是支架覆盖斑块防止栓子脱落还是因为血流量得到了改善? 目前观点倾向于认为椎动脉起始处狭窄栓子栓塞性疾病要多于血流动力学疾病。

(三)药物涂层支架的应用

目前主要有两种药物涂层支架(drug-elutingstents,DES):西罗莫司涂层支架及紫杉醇涂层支架。药物涂层支架置入术的操作技术成功率已取得理想结果,但对其远期疗效还需要长期随访的资料。

对于再狭窄风险较高的血管病变,DES 可能成为一种有效的治疗工具。一项研究表明,颅内狭窄患者支架置入术后再狭窄发生率有 32%。再狭窄预示着脑卒中再发的风险较高,若再次进行介入治疗会增加患者手术并发症的风险。DES 治疗冠状动脉狭窄已取得了成功,使冠状动脉再狭窄率下降至 5%。近几年 DES 也开始应用于颅内动脉狭窄的治疗。一项研究对 8 名颅内动脉狭窄者进行了 PTA+药物涂层支架置入治疗。术后 1 年随访,患者均没有再出现脑缺血事件,血管造影结果显示除一位患者在支架处出现轻度内膜增生(29%狭窄),其他患者均没有内膜增生表现。这说明 DES 治疗颅内动脉狭窄,远期随访结果要好于普通支架。

采用 DES 也存在一些理论上的风险。如药物会引起血管或脑组织毒性反应,造成动脉瘤等不良后果。动物实验及临床应用结果均证明药物涂层支架是安全的。此外,DES 还存在迟发性内皮化的可能性,即在支架置入 6～12 个月出现迟发性支架内血栓形成,当然普通支架也存在这样的风险。延长联合抗血小板治疗(阿司匹林+氯吡格雷联合使用 1 年以上)可预防支架内血栓形成。但最新研究表明,对于伴随广泛的小血管病变或糖尿病的脑卒中患者,联合应用阿司匹林和氯吡格雷的时间延长,会增加颅内出血的风险。

(四)展望

脑血管介入技术已经日臻成熟,围术期并发症也在不断降低,但椎动脉开口处狭窄支架治疗究竟能否预防椎-基底动脉系统脑卒中发生,还需依赖多中心随机对照研究的结果而定。

最近的研究并没有足够多的例数来调查基于椎动脉疾病自然史最优化的药物治疗的影响或与椎动脉支架的比较。将来,仍有许多最优化的血管内治疗策略尚未解决,双侧椎动脉狭窄成了临床的一个挑战。与前循环缺血不同,椎-基底动脉缺血的症状很难判断是哪一侧导致的。尚不清楚单侧椎动脉支架能缓解临床症状还是有必要行双侧椎动脉支架。锁骨下动脉狭窄并无椎动脉狭窄也能引起椎-基底动脉缺血。最近的研究表明,29.9%的患者并发锁骨下动脉狭窄。很需要知道是否锁骨下动脉狭窄也应该行支架治疗。

另一个重要的问题是支架内的再狭窄问题。与 CAS 较低的再狭窄率不同,VAS 有很高的再狭窄率。关于药物涂层支架的使用其信息量也很有限,虽然最初的报告提示了较低的再狭窄率。目前,严格控制适应证、选用适当的支架、控制危险因素、药物预防和新技术新材料的应用可能会降低支架内再狭窄的发病率。

对于动脉粥样硬化性病变而言,治疗的目标是安全、有效(症状可得到缓解或可预防脑卒中发生)、持久。对于椎-基底动脉狭窄病变而言,DES 的应用可能会使治疗成果到达一个新的高度。糖尿病患者较非糖尿病患者发生支架内再狭窄的概率高,所以采用 DES 可能会使糖尿病患者受益。

随着对内膜增生和支架内再狭窄发生机制的深入研究,以及材料科学的发展,应用生物降解材料制造的支架治疗血管狭窄病变已成为一种可能。在动脉内膜重塑后逐渐降解为可溶解部件,它可以预防再狭窄。

(任崇文)

第五节　颈内动脉-海绵窦瘘的介入治疗

颈内动脉-海绵窦瘘(CCF)是位于海绵窦区域异常的动、静脉之间的沟通。追溯到1809 年,"搏动性眼球突出"一词此前一直用来描述这种血管疾病。这种疾病的综合征与海绵窦的压力升高有关。CCF 的治疗方法包括:颈内动脉压迫保守治疗、微创手术及血管内治疗。目前随着血管内技术的进步,CCF 的治疗已彻底得到了改良,为临床提供了安全有效的治疗手段。

一、分类和病因学

CCF 按照病因学可分为外伤性和自发性,按血流量可分为高流量和低流量,按照与颈内动脉的交通形式可分为直接型和间接型。目前最被广泛接受的分类方法是由 Barrow 等人提出,此方法将 CCF 按照动脉供血分为以下四种不同的类型。

A 型:直接和 ICA 交通的瘘管。

B 型:CCF 由 ICA 的脑膜动脉分支供血。

C 型:CCF 由颈外动脉的脑膜动脉分支供血。

D 型:CCF 由 ICA 和颈外动脉的脑膜动脉分支共同供血。

A 型是属于高流量的直接型 CCF,此类型的最常见病因是外伤损坏血管壁,这种损坏可能源于额骨钝性伤、眼球损伤、火器伤或医源性损伤。这些类型的瘘管一般都不能自愈,如有症状可能需要干预。其他的类型都是间接型的,常被称为海绵窦区硬脑膜动静脉瘘。这些间接类型的血流速度都不相同,且有不同的病因学机制。可能和妊娠、海绵窦的血栓、鼻旁窦炎及小的外伤有关。

二、临床表现和病理生理学

CCF 的临床表现是海绵窦内压力升高的直接结果。窦内压力向前传至同侧的眼眶,向后传至下方的岩下窦。眼窝内静脉压力升高表现为经典的三联征:眼球突出、球结膜水肿及头部杂音。在 Venuela 等研究表明,CCF 三联征中前两种症状出现的概率比最后一种大。复视也是 CCF 的一种常见症状,病因可能与海绵窦内的第Ⅲ、Ⅳ、Ⅵ对脑神经及它们支配的眼外肌功能受限相关。CCF 患者的视力丧失是最严重的视网膜缺血并发症,亦是眼科的急症,需要立即实施治疗。鼻出血和颅内出血比较少见,一般认为与静脉压力的升高有关。这些临床症状在直接型 CCF 中多呈急性发作,在间接型 CCF 中呈缓慢进展状态。

三、治疗前评估

CCF 临床诊断并不困难,但在实施最佳的治疗方案之前,仍需细心的体格检查、影像学检查及血管评估。因为实施任何的血管内治疗,治疗前都要对患者的伴随疾病进行仔细评估。如评估患者是否罹患糖尿病、高血压及动脉粥样硬化等相关疾病。头颅增强 CT 可明确是否存在的头颅损伤,如多发性骨折、颅内血肿和海绵窦的显影。MRI 检查可提供是否存在软组织损伤信息,如眼上静脉突出、眼部肌肉挤塞、皮质静脉充血及海绵窦横向膨出。

脑血管造影术对于 CCF 的诊断、分类及血管内介入治疗非常重要。脑血管造影需分别超选双侧颈内动脉、双侧颈外动脉和双侧椎动脉,通过高帧频显影,动态地显示动脉系统及引流静脉,明确瘘口位置及瘘管与 ICA 之间的关系。其他的相关损伤,如外伤性假性动脉瘤、动脉内壁分离及静脉血栓形成等亦可通过脑血管造影术明确。部分 CCF 可伴有动脉盗血现象,此往往会影响眼动脉的供血。

高流量的 CCF 瘘口虽使用选择性的高帧频 DSA 也难以清晰显示,但使用特殊的方法可以降低瘘口的血流流速便于图像的捕捉。Mehringer-Hieshina 方法需要压迫同侧颈总动脉,行同侧 ICA 低流速血管造影;Huber 方法亦需要压迫同侧的颈总动脉,行椎动脉造影,通过后交通动脉获得 CCF 的低速图像。

四、目前的治疗

在症状轻微时,可以采用保守治疗方案,严密监测眼内压、视力及颅内神经病变。保守治疗的方法是指压同侧的颈动脉及颈静脉,促使海绵窦内形成血栓而达到闭塞瘘口的目的。这种方法可以在患者坐立或平躺时,由患者自己的对侧肢体实施完成。如出现缺血或虚弱,有症状的上肢会自动停止压迫。因保守治疗通常对于高流量的 CCF 无效,故高流量的 CCF 需要血管内的治疗。

颈动脉和颈静脉压迫的禁忌证包括心动过缓和有皮质静脉引流的患者。因为颈动脉受压常会使心动过缓加重。而颈静脉的压迫可以阻断静脉引流,导致皮质静脉压力更加升高,从而形成静脉性梗死或者出血。

对于病情紧急的有症状的患者,血管内治疗方法是其主要的治疗手段。急性视力丧失、鼻出血、蝶窦动脉瘤和精神状态恶化都是急诊介入手术的指征。部分不能进行血管内治疗的有症状患者可以考虑采取经颅底海绵窦填塞治疗。有些研究机构正试图将立体放射外科学应用于治疗 CCF。尽管初步的数据提示放射外科治疗对于间接型的 CCF 可能有效,但目前仍存在短期无法起效、复发率较高、不能处理急症及外伤性 CCF 等缺陷。

五、血管内技术

CCF 的血管内治疗操作方法较多,其目的就是闭塞动脉和海绵窦之间的交通,尽可能保证血管的通畅。可供选择的治疗方法有:使用可脱性球囊、栓塞材料和覆膜支架的经动脉栓塞,经静脉栓塞及 ICA 闭塞。治疗的选择应根据瘘口的解剖学特点、动脉缺损的类型和尺寸、手术者的喜好进行个体化选择。

(一)可脱性球囊

经动脉可脱性球囊栓塞是直接型 CCF 血管内治疗最常用的方法。3D-血管造影可以显示瘘口周围复杂的解剖结构,有助于球囊进入瘘口。术中球囊通过血流漂浮经瘘口直接流入海绵窦,随后用等渗造影剂充盈球囊,让球囊紧紧压住瘘口球囊尺寸应比瘘口大,避免脱入 ICA。往往单个硅树脂球囊就能治疗大多数 CCF,但有时也需要使用多个球囊。球囊到位、充盈后,需再次造影检查以确保瘘口闭塞和 ICA 的通畅。

应用这种技术栓塞瘘口并不是每次都可行。瘘管周围的复杂解剖结构可能阻碍了球囊漂浮进入海绵窦,增加血流压力可以辅助球囊进入海绵窦。早期球囊移位、缩小或被骨片刺破都可能导致不完全的栓塞。随着球囊缩小之后,之前球囊充盈的地方可能形成一个静脉囊。大多数这样的病例中都能自愈,很少发展并出现症状。

(二)弹簧圈和其他栓塞材料联合栓塞

经动脉的 CCF 栓塞和动脉瘤栓塞技术一样。微导管通过 ICA 进入海绵窦,然后通过填塞弹簧圈来闭塞海绵窦,达到治疗 CCF 的目的。在 ICA 缺损较大时,为了防止弹簧圈脱入血管,可以通过支架辅助避免其发生。其他的栓塞材料还有 NBCA、ONYX 等。这一技术的难点与通向海绵窦的小动脉旁路有关,导致微导管超选瘘口非常困难。

(三)经静脉的栓塞

经静脉栓塞主要用于治疗间接型的 CCF,常通过后方或前方入路完成。后方入路通过股总静脉到颈内静脉、岩下窦,然后进入海绵窦,这种入路最常用。前方入路是通过面静脉到达眼上静脉,再进入海绵窦。通过侧翼丛、岩上窦、皮质静脉及眼下静脉的方法很少使用。只要微导管成功超选进入海绵窦,随后的栓塞便类似于经动脉的方法。弹簧圈、NBCA 和 ONYX 均可用于此项技术。

这一方法的优点是可以一次性治愈 CCF、比经动脉栓塞更简单及长期效果好。但在 CCF 发生的早期因为静脉壁还没有动脉化,静脉壁较薄,经静脉栓塞可能比较危险。微导管能否成功超选进入海绵窦是这一方法的关键所在。

(四)覆膜支架

据报道,PTFE 或者 Gore-Tex 覆盖的支架已应用于直接型 CCF 的治疗。在 ICA 缺损处置入这种非通透性屏障能够闭塞瘘口,同时可保持 ICA 的通畅。关于有覆盖的支架的成功应用,目前仍缺乏研究,也缺乏长期的随访结果。尽管这是一种很有前景的介入技术,但在它成为 CCF 治疗的成熟方法之前,还需要更多的循证医学依据。

(五)颈内动脉闭塞

ICA 的血管壁损伤可以导致直接型 CCF。在危及生命的急诊情况下,对于大的瘘口,需要闭塞动脉才能达到治疗目的。在次紧急的临床情况下,临时的球囊闭塞试验证实侧支循环代偿足够后,再行颈内动脉闭塞。闭塞颈内动脉治疗 CCF 可使用弹簧圈,也可使用可脱球囊。弹簧圈闭塞 ICA 应从瘘口远端向近端填塞,这样可以防止床突上段的 ICA 逆行灌注进入瘘管。可脱球囊闭塞颈内动脉,球囊应置放在瘘口处,或分别瘘口远端和近端各置放一枚球囊,必要时可再置入一枚保护球囊,防止球囊移位。

六、治疗预后

DSA 随访结果显示,CCF 血管内治疗的长期预后良好。直接型 CCF 的闭塞成功率为 82%~99%,间接型 CCF 则为 70%~78%。Higashida 等研究发现,206 例血管内治疗的直接型 CCF 患者,血管造影栓塞率为 99%,ICA 通畅率为 88%。Gupta 等人对 89 例经治疗的直接型 CCF 患者进行随访,显示临床有效率为 89%。主要的并发症是动眼神经麻痹加重及同侧的 ICA 闭塞,其发生率为 10%~40%。

(任崇文)

第六节 脑动静脉畸形的介入治疗

一、脑动静脉畸形概述

脑动静脉畸形(arteriovenous malformation,AVM)是一种先天性血管畸形,是指 AVM 中供血动脉的动脉血液不经毛细血管床而直接汇入引流静脉。一般在出生时畸形血管团内血流量较低,但随着年龄增长,血流量增多,病变也逐渐增大。病理表现最具特征性的是粗大的"红色"引流静脉(因容纳较多含氧的动脉血液)。

二、脑动静脉畸形的分类及临床表现

AVM 根据其分布,主要可分为以下几类:皮质 AVM(又可分为软脑膜 AVM);皮质下 AVM;皮质与皮质下混合型 AVM;脑室旁 AVM;单纯型硬脑膜 AVM;皮质及硬脑膜混合型 AVM。在美国,根据临床研究,AVM 的发生率约为 0.14%,而且大部分患者确诊于 40 岁前。AVM 患者的临床表现主要有以下几个方面。

(一)出血

颅内出血是脑 AVM 最常见的症状,占 52%~77%,尤其需要指出的是妊娠期妇女的出血风险增加。与颅内动脉瘤相比,AVM 出血的高峰年龄相对较早,一般在 40 岁前,半数发生在 30 岁前。另外,AVM 出血的程度也较动脉瘤轻,多为扩张的静脉出血,所以发展缓慢,故因出血所致严重不良预后者较少。此外,AVM 的脑血管痉挛和早期再出血发生率也较低。

(二)癫痫

癫痫是浅表 AVM 中仅次于出血的主要临床表现,占 28%~64%,其中半数是首发症状。癫痫发生的主要原因包括:①AVM 的"盗血"特性,临近脑组织缺血缺氧。②出血或者含铁血黄素沉积,周围神经胶质增生形成致癫痫灶。③AVM 的所谓"点燃"作用,即在颞叶等处伴有远隔致癫痫灶。

癫痫的发生往往与 AVM 的部位和大小密切相关,其中位于大脑半球浅表的大型 AVM 发生癫痫的可能性较大,以顶叶最高,额、颞叶次之。临床上部分诊断为原发性癫痫的患者,需经 CT 及 MRI 检查排除 AVM 的存在。

(三)局部占位效应

未破裂的 AVM 很少会产生占位效应。但是部分特殊位置的 AVM 可产生相应的局部占位效应,比如桥小脑角 AVM 患者可有三叉神经痛症状。

(四)脑缺血表现

主要是因为 AVM 中大量动脉血不经脑实质而直接回流至静脉中,故而产生"盗血"效应,致使周围脑组织缺血,产生相应的神经功能障碍。一般在较大的 AVM 中常见,多发生于剧烈运动后。

(五)头痛

头痛是 AVM 另一常见症状,但是并无特异性。16%~42%患者以头痛为首发症状,60%的患者有长期头痛史。有些患者,特别是枕叶由大脑后动脉供血的 AVM 易引起偏头痛,同时伴有偏盲和象限盲,是其特征表现。

(六)颅内杂音

颅内杂音常见于硬脑膜 AVM。

(七)颅内压增高

可因出血及 AVM 自然增大致颅内高压,可伴有视盘水肿等体征。

(八)其他表现

在婴幼儿,中线部位如有较大 AVM 引流至 Galen 静脉,并发脑积水、巨颅及心脏肥大等较常见。

三、AVM 的分级

Spetzler-Martin 在 1986 年提出的 AVM 分级方法被临床上广泛应用,该分级系统可评估神经功能障碍的风险和外科治疗的死亡率。Spetzler-Martin 分级根据 AVM 的大小评为 1～3 分、根据其是否位于功能区评为 0～1 分,根据静脉引流的方式评为 0～1 分,赋予相应的数值,3 项总和分值(1～5 分)对应地将 AVM 分为 Ⅰ～Ⅴ 级(表 3-4)。

表 3-4　AVM 的 Spetzler-Martin 分级

项目	标准	分值
大小	≤3 cm	1
	3～6 cm	2
	>6 cm	3
部位	非功能区	0
	功能区	1
深部静脉引流	无	0
	有	1

四、AVM 的诊断

(一)CT 和 MRI

CT 因拥有适用范围广及操作快捷的特点,成为 AVM 疑似患者的首选检查。CT 平扫只能显示 AVM 组织密度的不均匀性,但较小的 AVM 可能会被漏诊。增强 CT 相对较为敏感,扩大的 AVM 脉管系统呈葡萄样对比增强。

MRI 的优势在于可评估 AVM 血管团的大小和解剖关系。MRI 对 AVM 的初步诊断是必需的,AVM 在 MRI 上表现为不规则或球形占位,可出现在大脑半球或脑干的任何部位,T_1W、T_2W 或 FLAIR 序列成像时,病灶内或病灶周围有小的圆形低信号斑块,可能为供血动脉、脑动脉瘤或引流静脉的流空现象。如果有出血掩盖其他诊断指征,应进行脑血管造影或复查 MRI。AVM 周围或 AVM 内有时可见呈低信号的细胞外含铁血黄素,则提示症状性或无症状出血史。MRA 可确诊直径>1 cm 的脑 AVM,但无法清晰显示供血动脉和引流静脉的形态,小的 AVM 易漏诊。此外,功能磁共振成像可对位于 AVM 病灶内或周围的重要脑功能区进行定位。

(二)DSA

DSA 检查对准备行治疗的 AVM 患者是十分重要,根据 AVM 的 DSA 影像学特点可以决定治疗方案,DSA 主要的影像学特征包括供血动脉、静脉引流形式、动脉瘤或静脉瘤的存在与否等。其他重要的 DSA 特征还包括引流静脉的扭曲或扩张及供血动脉狭窄等。DSA 并不能发现所有的 AVM,部分患者临床上或 CT、MRI 提示为 AVM 存在,但 DSA 却阴性,这种"隐性(cryptic)"或"血管造影阴性"的血管畸形(AOVM)行病理学检查时通常可以证实。

五、AVM 的血管内治疗

AVM 的治疗需要经过多学科合作、认真评估,需要有掌握血管内栓塞、手术切除及放射性手术治疗等专业知识的医师对患者进行联合会诊。至今仍没有任何随机对照试验对这些治疗手段的利弊进行评估过。因此,合理的选择治疗手段相当具有挑战性。而目前正有一项随机试验对未破裂脑 AVM 的各种治疗手段进行对照性研究。

血管内治疗可以概括为以下 5 种:术前栓塞术、放射性手术前栓塞术、靶向治疗、根治性栓塞术和姑息性栓塞术。

(一)术前栓塞术

尽管许多较小的、浅表脑 AVM 可不需术前栓塞就能直接手术切除,且致残率和死亡率较低,但术前栓塞仍是手术治疗 AVM 前常用的手段。术前栓塞常用于Ⅲ级 AVM 的治疗,尤其是位于中央区或功能区并且有很深供血动脉的病灶;当然,术前栓塞也经常用于Ⅳ级和Ⅴ级的 AVM 治疗。然而,仍有一些例外,比如Ⅰ级和Ⅱ级 AVM 的供血动脉太深,很难手术到达,便会采用术前栓塞处理。

目前并无随访比较术前栓塞的手术治疗效果的研究。尽管如此,仍有相关病例提示术前栓塞有益于 AVM 的系统性治疗。术前栓塞处理主要有以下优点:①减少血容量丢失;②通过减小病灶及减少血流量,从而缩短手术时间;③栓塞的血管在术中更容易被识别,当需要断掉病灶供血动脉同时保留周边正常组织供血动脉时,栓塞的血管便可起到分界作用;④分时段降低病灶血流量可减低其潜在出血的风险。

在一组同时接受血管内及手术联合治疗的 AVM 研究中,轻度、中度、重度 AVM 并发症发生率在术前血管内栓塞患者中分别为 3.9%、6.9% 及 1.98%。Morgan 和他的同事调查发现,在单纯手术病例中有 33% 的患者出现并发症,而接受了术前栓塞的患者术后的并发症仅为 18%。当然,这些数据并没有将破裂与未破裂的病例分开统计。

哥伦比亚大学医院曾对 119 名治疗的 AVM 患者进行分析后显示,未破裂的 AVM 行栓塞处理会加大其症状性颅内出血的风险,急性致残性的临床症状也会增加。

众多临床研究表明,应用氰基丙戊酸丁酯(N-butyl-cyanoacrylate,NBCA)对 AVM 进行栓塞处理可明显降低 AVM 的 Spetzler-Martin 等级,同时也能降低其发病率及死亡率。一项随机对照试验对 AVM 术前栓塞所用的两种栓塞剂[NBCA 和聚乙烯醇(PVA)颗粒]进行比较,原发终点事件是通过观察病灶切除率及血管造影显示供血血管数量来评定血管收缩程度;继发终点事件则是通过后期的手术切除效果及术中所需的输血量来评定。其结果显示,除了 PVA 组的切除术后颅内出血发生较多外,其他的继发终点事件两组间无明显差异。

(二)放射性术前栓塞术

AVM 的放射性治疗成功率与其病灶大小成反比,对于容量低于 10 mL(直径小于 3 cm)的 AVM 病灶比较适合放疗,2 年内治愈率可达 80%~88%。正是因为如此,血管内治疗的一个主要目标就是将病灶体积充分缩小,从而方便放疗。当然,也包括其他的目标,如对于有出血风险的动脉瘤进行预处理,或者是闭塞那些能耐受放射性手术的动静脉瘘畸形。放疗的最大弊端就是无法在短期内消除颅内出血风险,而这个风险在病灶完全清除之前可高达 10%,甚至在病灶去除后也可出现。其他可能存在的毒副反应包括:大范围的放射性坏死、颅内动脉狭窄及脑神经损伤。并且这些反应会随着放射剂量的增加、病灶的深入及 AVM 的破裂而加大。

Golin 与其同事对 125 例接受放射性术前栓塞的患者进行调查,其中 11.2% 的 AVM 患者病灶可完全清除,而 76% 的患者可将病灶缩小至放射性手术治疗范围内。近乎 90% 的患者病灶直径介于 4~6 cm,而大于 6 cm 的病灶仅有不到一半可以通过栓塞缩小后放疗。因此,辅助性栓塞处理对于直径为 4~6 cm 的 AVM 病灶最为合适,对于直径小于 4 cm 的 AVM 病灶,放射性术前栓塞并无确切指征。总体来说,栓塞与放射性治疗联合处理可以清除 65% 的局部栓塞后病灶。最近,Henkes 和他的同事报道这种联合治疗只能清除 47% 的 AVM 患者病灶,也许是因为这些 AVM 的等级较高,所以导致较低的清除率。

放射性手术之后无 AVM 病灶残余及动静脉分流存在并不意味 AVM 永久性清除。尽管目前治疗成功的终点是造影阴性,但最近的一项对于 236 例放射性手术治疗 AVM 病例的研究发现,在造影阴性后平均为 6.4 年间对其进行随访,有 4 例病例在原先病灶部位出现继发性出血,2 例再次出现小的动静脉畸形血管。这些病例除了在术后行造影检查外,还需加做 MRI 增强扫描进行确认。

目前并无放射性术前栓塞的理想材料,报道发现相对不稳定的材料可以导致放射性术后 AVM 再通率约为 16%,所以许多研究中心倾向于使用更恒定的材料,比如 NBCA 或者 ONYX 胶,而 ONYX 胶是由乙炔乙烯醇聚合物溶解在二甲亚砜(DMSO)中形成的。然而也有证据显示新型的更为稳定的材料也可引发 AVM 放射性术后再通,约占 11.8%。如果仅仅降低病灶血流量,而不减小 AVM 容量的话,可能对后期的放射性手术并无益处,甚至会使放射剂量的制定更为困难。

(三)靶向治疗

靶向栓塞可用于高风险病灶的处理,比如手术或放疗之前对于病灶内或血流较急促的动脉瘤治疗。同样,对于不适合手术或根治性血管内栓塞的高等级的 AVM,局部的靶向处理可用来清除出血点。

动脉瘤常常伴随 AVM 出现,伴有动脉瘤 AVM 的处理应综合考虑。不管是病灶内还是病灶外的动脉瘤,均是 AVM 患者颅内出血的高危因素。研究者发现,病灶内伴有动脉瘤的 AVM 患者在不予处理的情况下,年出血率为 10%。因此,血管内治疗应首先闭塞动脉瘤或动脉瘤的载瘤血管,防止其发生出血。

对于 AVM 出血相关的供血动脉处动脉瘤的处理意见不尽相同。Thompson 等对 600 例 AVM 患者(其中有 45 例患者同时伴有动脉瘤)进行随访研究发现,有 5 例在治疗前就已并发出血,2 例在治疗后 3 周内发生出血。这些亦提示在治疗 AVM 之前,就应对供血动脉上的动脉瘤进行处理。然而,亦有其他的研究者提出,降低 AVM 本身的血流量可致病灶外动脉瘤的缩小及退化,故认为不需要对其进行单独处理。正如一项研究所报道,AVM 根治性处理可致 80% 的病例远端供血动脉上的动脉瘤自发性退化。这些动脉瘤的缩小及退化,很大程度上取决于 AVM 的收缩程度。同时,对于中央血管上的动脉瘤,其缩小及退化速度更快。因此目前认为,如 AVM 是出血的责任病灶,其血流动力学紊乱相关的动脉瘤便不需要单独处理;如其所载动脉瘤是急性出血的责任病灶,应对破裂的动脉瘤单独实施处理。

(四)根治性栓塞术

某些 AVM 可完全通过栓塞达到根治目的,文献报道的 AVM 栓塞治愈率为 10% 左右。AVM 的栓塞治愈率与其血容量及供血血管数量呈反比。Wikholm 等报道,AVM 的完全栓塞率很大程度上依赖于病灶的大小,其中容量 <4 mL 的病灶整体清除率为 71%,而容量在 4~8 mL 的病灶整体清除率仅有 15%。但 Valavanis 等却认为,AVM 的血管内栓塞根治率与病灶大小无明显关系。

随着栓塞技术的不断发展及经验的不断累积,栓塞根治 AVM 的成功率逐渐增长。近年来栓塞材料(ONYX 胶)的应用使得清除 AVM 病灶更为成功,整体清除率已达 18%~49%。治疗效果的改善与这些新型材料可不断重复注入相关。

(五)姑息性栓塞术

对于较难治愈的 AVM 患者,姑息性栓塞术似乎并不能改善其药物治疗效果,甚至会使其临床症状进一步恶化。有证据显示,对于较大的 AVM 行局部处理(栓塞或者手术)会增加其颅内出血风险。

然而,姑息性栓塞术也有其可供选择之处,它可通过减少动静脉分流及降低静脉压来缓解临床症状,但这些效果都仅是临时的。因为病灶的侧支出现较快,导致这种治疗的效果大大减低。另外,对于药物耐受的癫痫发作患者,此种方法也用于对症处理。局部栓塞术可以降低动静脉分流的严重程度,从而改善周边功能性脑组织的血流灌注。

六、脑动静脉畸形的血管内栓塞技术

(一)微导管到位

原则上是将微导管通过血流漂浮或在微导丝导引下,经供血动脉超选至畸形血管团内,最佳位置是动静脉瘘口处,这个位置微导管头端通常能阻断血流,即所谓"block"状态,然后注射栓塞剂,使之逐渐推移弥散,填充铸形,将畸形血管团全部或部分闭塞,达到治愈 AVM 或减小病灶、减轻临床症状的目的。在一些特殊情况下,可以仅行供血动脉的栓塞。例如术前栓塞,为减少术中出血,可栓塞主要供血动脉,有利于术中对出血的控制。另外,当供血动脉血流量很大时,微导管进入畸形血管团后,往往并不能"block"血流,栓塞剂则不能在畸形团内很好的弥散,容易随血流漂向引流静脉,达不到栓塞的效果,甚至会误栓引流静脉造成严重后果。在这种情况下,可以将微导管置于供血动脉近畸形血管团处,确认没有正常分支后,缓慢注胶,使最初的胶阻塞血流,以便后续的胶在推力的作用下,缓慢地在畸形血管团内弥散,注胶时要十分小心,严防胶反流误栓正常分支或导致微导管难以拔除。但希望通过单纯栓塞 1 支或多支供血动脉来治愈 AVM 的愿望常常是不可靠的,因为 AVM 不是静止不动的,它存在再生长、增大及重塑等病理过程。栓塞治疗时单纯闭塞某些供血动脉,其供血的部分畸形血管团可能暂时性缺血,但更多的供血动脉会增粗,代偿性充盈那些一过性缺血的畸形巢,不但未达到栓塞的目的,还增加了病灶的复杂性。

(二)微导管的选择

首选"漂浮导管",其头端柔软,能够随着血流漂流到畸形血管团内,不会穿破畸形血管团。只有在供血动脉迂曲、路径长远且是低血流病灶时,漂浮导管难以到位,此时可以选用导丝导引微导管。但使用微导丝导引时,一定要避免微导丝进入畸形血管团内,更不能在畸形血管团内来回拉动,否则极易穿破畸形血管团造成出血。目前应用较多的微导管有 Marathone、Magic 微导管等。

(三)栓塞材料的选择

目前最常使用的胶是 NBCA 胶,可以根据血流动力学情况,配成不同浓度,能较好地在畸形血管团内弥散。如果栓塞时拔管不及时,便会有粘管的风险,但只要操作规范,NBCA 胶的浓度不很高,这种风险多能避免。新近上市的 ONYX 胶,是乙烯-乙烯基醇共聚物(EVAL)、二甲基亚砜(DMSO)和钽的混合物,由于其优良的弥散性能和不粘管的特性,比 NBCA 胶栓塞更安全、更具操作可控性。但 ONYX 胶中的二甲基亚砜是一种有毒溶剂,在血液中挥发,容易引起血管痉挛,因此导致微导管拔管困难。此外,注射 ONYX 胶的操作时间过长及价格昂贵也是其主要缺点。

(四)NBCA 胶浓度的选择

究竟用何种浓度的 NBCA 胶主要决定于术者的经验,目前没有现成的公式计算术中使用何

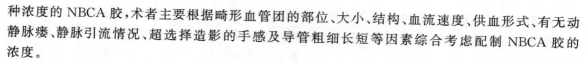

种浓度的 NBCA 胶,术者主要根据畸形血管团的部位、大小、结构、血流速度、供血形式、有无静脉瘘、静脉引流情况、超选择造影的手感及导管粗细长短等因素综合考虑配制 NBCA 胶的浓度。

(五)区域功能试验

微导管进入重要功能区附近或畸形血管团中疑有正常供血动脉时,可行"区域功能试验"。即从微导管内推注利多卡因 20 mg,观察 15 min,如出现一过性运动障碍、感觉障碍、抽搐、意识障碍等情况即为阳性。试验阳性的功能区提示不适合在此处行栓塞治疗,应立即退出微导管,选择另 1 支供血动脉栓塞。但此试验多不稳定,且在全麻时难以实施,因此目前应用较少。目前仍主张,通过微导管内造影证实在目标栓塞畸形血管团内没有正常动脉是栓塞该分支动脉的标准。

(六)控制性降压

BAVM 的栓塞全过程应在严密监测,控制血压的情况下进行,微导管到位后,适当降低血压,减轻血流冲击力,便于 NBCA 在畸形团内推进弥散,充分铸形。在一些血流特别高的病灶栓塞时,可以使用可脱卸球囊或弹簧圈先进行瘘口的封堵,甚至可以通过药物暂时使心脏停搏,在血压极低[低于 2.7 kPa(20 mmHg)]的情况下完成栓塞。术后应行控制性降压[12.0～13.3/8.0～9.3 kPa(90～100/60～70 mmHg)],在监护室密切监护 48～72 h,可有效地预防高血流病灶栓塞术后发生正常灌注压突破(NPPB)。但对于低血流的病灶,降压并非必需,而且对于较小病灶,全部或大部栓塞后,供血动脉内血流变缓,再行控制性降压后,易引起邻近正常脑组织缺血性改变。对于高血压患者,降压也应谨慎,以降低平时血压的 20%(不可超过 30%)为宜。

(七)分次栓塞

对于大型 AVM 的栓塞治疗,为避免发生 NPPB,应分次栓塞。一般情况下,每次栓塞的体积不应超过总体积的 1/3。但是部分栓塞后,由于血流动力学发生改变,会引起畸形血管团内及供血动脉内的压力升高。若畸形血管团内尚有动脉瘤等薄弱结构,则应继续栓塞,不用顾忌栓塞体积的大小。对于引流静脉不畅的病灶,在栓塞时引流静脉的误栓塞极易引起残留畸形血管团破裂出血,此时应该争取完全栓塞,若不能达到完全栓塞,则应尽早手术切除。对于分次栓塞的病例,两次栓塞应间隔 4～8 周,以使邻近的脑血管适应血流动力学的改变。

(八)伴发动脉瘤的 AVM 处理

许多文献指出,在畸形血管团闭塞后,供血动脉及残余畸形血管团内压力会明显升高,而大脑动脉环附近的血压变化却不明显。结合我们的经验,伴发动脉瘤的 AVM 处理策略如下:①若有颅内出血时,首先应确定出血原因,如果出血来自动脉瘤,则首先处理动脉瘤。②若为畸形血管团出血,与血流动力学无关的动脉瘤,应首先处理 AVM;若伴发的动脉瘤为位于患侧大脑动脉环上,也应该首先处理 AVM;若伴发供血动脉和畸形血管团内动脉瘤,则应首先处理动脉瘤或含动脉瘤的那部分畸形血管团。③若不能确定出血来源时,应首先处理动脉瘤。④若未发生颅内出血,首先处理动脉瘤。⑤在血管内治疗时,往往可以一次完成 AVM 和动脉瘤的栓塞,但栓塞时尚应根据以上策略,有先后、有偏重。

七、脑动静脉畸形血管内栓塞术的常见并发症

(一)颅内出血

常见原因包括正常灌注压突破、误栓 AVM 的引流静脉、静脉继发性血栓形成、注射 NBCA 时拔管不及时而导致粘管及血管或畸形团被微导丝刺破等。颅内出血的预防措施常包括:①每

次栓塞不得超过畸形团总体的 1/3,两次栓塞应间隔 2 周至 2 个月。②术后鱼精蛋白中和肝素,并持续降血压 48~72 h。③栓塞前仔细评价超选择造影资料,配置合理比例的 NBCA。④注射栓塞剂时一定在 DSA 条件严密监视之下,尽量不要过早栓塞引流静脉,注意反流情况,应及时拔管。⑤尽量少用微导丝导引。使用微导丝时,最好不要伸出微导管头端,导丝在微导管弯曲处,不要用力强行通过。当微导管接近畸形团时,应及时退出微导丝。

(二)神经功能障碍

主要原因为:①微导管到位不佳,栓塞畸形团内存有潜在正常供血动脉。②反复插管及 NBCA 刺激导致脑血管痉挛。③微导管断裂,末段滞留在脑血管内。④畸形团出血,形成血肿压迫脑组织。⑤插管过程中脑血栓形成,造成脑梗死。

预防措施包括:①微导管应精确到位,排除正常血管存在后再注射 NBCA。②必要时行区域功能试验。③插管动作应轻柔,插管时间不宜过长。④全身肝素化,所用同轴导管间均应有加压持续冲洗装置。⑤整个操作过程中需在良好的 DSA 显示下进行。

(任崇文)

第七节　颅内动脉瘤的介入治疗

一、动脉瘤的治疗选择

颅内动脉瘤的发生率各家报道不一,尸检发现动脉瘤的发生率在 0.2%~7.9%,其中破裂与未破裂动脉瘤比率为 5:(3~6)。在所有动脉瘤中,儿童动脉瘤占 2%。

动脉瘤的发生机理目前尚不清楚,争议颇多,病理显示颅内动脉与颅外动脉相比,内膜和外膜的弹力组织相对较少,中层的肌细胞亦少,外膜菲薄,内弹力层较明显。颅内大血管位于蛛网膜下腔,与颅外动脉相比明显缺少结缔组织支撑,这些因素可能是造成颅内动脉瘤发生的基本条件。根据发生原因,颅内动脉瘤可归为以下几类:先天缺陷性动脉瘤,因为动脉管壁肌层的先天缺陷引起,最为常见;动脉硬化或高血压性动脉瘤,梭形动脉瘤多见;剥离性动脉瘤,如壁间动脉瘤,动脉黏液瘤,夹层动脉瘤等;感染性动脉瘤,主要是真菌感染,也称"霉菌性动脉瘤";创伤性动脉瘤,因外伤引起。

动脉瘤多发生于动脉分叉处或血流动力学改变的部位。常见的发生部位有:颈内动脉系统(占 85%~95%),其中前交通动脉瘤占 30%,后交通动脉瘤占 25%,大脑中动脉瘤占 25%。椎-基底动脉系统(占 5%~15%),其中基底动脉瘤占 10%,以基底动脉尖动脉瘤最常见,另外还包括小脑上动脉瘤,小脑前下动脉瘤和基底动脉-椎动脉接合处动脉瘤;椎动脉瘤占 5%,主要是小脑后下动脉瘤。有 20%~30% 的颅内动脉瘤为多发性动脉瘤。

动脉瘤治疗的手段主要有手术和介入两种,如何平衡这两种治疗技术也一直是研究与讨论的热点。国际颅内动脉瘤临床研究协作组[International Subarachnoid Aneurysm Trial(ISAT) Collaborative Group]进行的两项多中心随机临床试验发现,动脉瘤患者介入治疗的死亡率比手术治疗更低,但是存在相对较高的再出血率。总之,对于治疗而言,应该充分考虑患者的个体情况,结合栓塞及手术夹闭的优、劣势,选择最适合患者的治疗方法。

一般来说,以下患者更适合手术夹闭治疗:①年轻患者,手术风险相对较低,预计生存期较长,夹闭后再出血率较介入手术偏低。②大脑中动脉 M1 分叉部动脉瘤。③巨大动脉瘤(最大径>20 mm),介入治疗后复发率较高。④有占位效应者,不论是巨大动脉瘤内血栓,还是 SAH 后血肿引起的占位效应,开颅行动脉瘤夹闭术,同时解除占位效应,比栓塞更有优势。⑤微小动脉瘤:最大径<1.5~2.0 mm 者,这类动脉瘤栓塞时破裂的风险较大。⑥宽颈动脉瘤:但随着支架技术的发展,越来越多的宽颈动脉瘤可栓塞治疗。⑦栓塞术后残留的动脉瘤。

与此相对应的,以下情况更适合介入治疗:①老年患者,尤其是 75 岁以上者,选择介入治疗明显降低患者的死亡率。②临床分级较高者:对于 Hunt-Hess 分级 3~4 级,甚至达 5 级者。③手术难以显露到达部位的动脉瘤:如后循环动脉瘤。④动脉瘤的形状为瘤颈宽度≥2 或动脉瘤颈<5 mm 者。⑤后循环动脉瘤。⑥特殊的抗凝药物治疗中的患者。⑦夹闭失败或因医师技术估计开颅手术不能顺利夹闭者。

二、动脉瘤血管内治疗的术前准备

自 1995 年美国 FDA 批准电解可脱卸弹簧圈(guglielmi detachable coils,GDC)之后,颅内动脉瘤的血管内治疗发展迅速,特别是介入材料和血管内治疗技术的发展及数字显影设备的进步,促进了血管内治疗不断向前发展。针对动脉瘤患者开展血管内治疗前应做好充分的准备。

(一)知情同意

签署手术志愿书,告知患者及其家属手术风险,以取得患者及其家属的充分理解和配合。

(二)一般检查

血、尿、便常规及肝、肾功能检查,行凝血时间检查对选择血管内治疗患者尤其重要,同时需查胸部 X 片及心电图检查排除心肺疾病。

(三)影像学检查

CT 检查明确蛛网膜下腔出血诊断,同时可进一步观察瘤壁有无钙化,瘤内是否有血栓等;如怀疑有血栓的患者,需行 MRI 及 MRA 进一步了解。必要时实施脑血管造影明确动脉瘤诊断。

三、麻醉与监护

首先,所有的血管内治疗均需在患者全麻下进行,一般采用静脉插管麻醉,同时给予持续的心电监护。对于破裂的动脉瘤患者,血压监测尤其重要,在操作过程中需要适当降低血压。其次,在术中如动脉瘤不慎破裂,更需即刻降低血压,从而为处理动脉瘤提供充裕的条件和时间。

四、动脉瘤血管内治疗的操作方法与技术

(一)弹簧圈栓塞动脉瘤

1.弹簧圈栓塞系统

弹簧圈栓塞系统主要由软的铂金合金及其附着的不锈钢递送金属丝构成。根据松软度、型号、螺旋直径及长度进行分类,目前有多种弹簧圈可供选择,其中有波士顿科学公司的 GDC 和 Matrix,强生公司的 Orbit,Microvention 公司的 Microplex 和 Hydrocoil 及 EV3 公司的 EDC 和 Axium 等。新一代的弹簧圈材料具有二维模式、三维模式、涂层材料及复杂的螺旋模式,以便更加精确地消除动脉瘤瘤腔。弹簧圈系统的解脱方式也分成电解脱、水解脱及机械解脱。

2.单纯弹簧圈栓塞技术

单纯弹簧圈栓塞技术中主要包括微导管塑形技术、三维成篮技术及分部填塞技术。微导管塑形技术即是根据动脉瘤与载瘤动脉的解剖关系将微导管头端进行塑形,使之更容易超选,便于进入动脉瘤且在弹簧圈填塞时微导管能更稳定。三维成篮技术是指第一枚弹簧圈填塞时通过调整形成三维形状,并尽可能封堵动脉瘤口,弹簧圈尽可能紧贴动脉瘤壁,这样有利于后续的弹簧圈填塞。分部填塞技术主要针对细长形或不规则形动脉瘤,填塞时分部分进行填塞,最终达到致密栓塞的目的。

在操作中,首先选好工作角度,工作角度能够清晰显示动脉瘤和载瘤动脉,当微导管在微导丝导引下置入动脉瘤腔内,在路图(roadmap)下置入弹簧圈,填入弹簧圈时可将动脉血压降低15%～20%。第一个弹簧圈的直径应大于瘤颈,等于或者稍大于瘤体最小径,尽可能长一些,使其在瘤腔内能紧贴瘤壁盘成篮状。在栓塞中可使用多个大小相近或者不同的弹簧圈填塞致密,填塞满意后进行解脱。当动脉瘤被最大限度闭塞或手术医师考虑如继续填塞会导致动脉瘤破裂、载瘤动脉面临闭塞等风险时,应当结束手术。

3.支架辅助弹簧圈栓塞技术

支架辅助弹簧圈栓塞技术的运用使原来不能栓塞的复杂动脉瘤及宽颈动脉瘤成为可能。目前应用于颅内的支架均为自膨胀支架,主要有 Neuroform(美国波士顿科学公司)、Solitaire(EV3公司)、Enterprise(强生公司)等。以往操作上通常先将支架推送至动脉瘤口释放,然后再将微导管从支架网孔内超选进入动脉瘤,最后依次填塞弹簧圈,直至动脉瘤致密填塞。支架的应用可防止弹簧圈脱入载瘤动脉内,亦可以改变动脉瘤内的血流动力学,从而促进动脉瘤腔内血栓的形成。但是支架置入后使得血栓及栓子出现的可能性增大,故围术期需应用抗凝及抗血小板治疗。目前支架辅助弹簧圈栓塞术常采用支架后释放技术,先将微导管超选进入动脉瘤,再将支架完全释放或部分释放,使微导管处于支架外,最后从微导管填塞弹簧圈。该技术适用于宽颈动脉瘤和梭形动脉瘤。

球囊辅助弹簧圈栓塞技术:球囊辅助弹簧圈栓塞技术通常又称重塑形技术。术中将顺应性球囊在微导丝导引下送至动脉瘤口,同时将微导管超选进入动脉瘤,充盈球囊封堵动脉瘤口后,于微导管内填塞弹簧圈,在每一枚弹簧圈解脱之前,将球囊抽瘪,造影观察弹簧圈在动脉瘤内是否稳定,如弹簧圈无移位等异常,将其解脱后,再继续在球囊充盈下填塞弹簧圈,直至动脉瘤致密填塞。目前通常使用的球囊主要是 EV3 公司的顺应性球囊 Hyperglide 和高顺应性球囊 Hyperform。

该技术适用于宽颈动脉瘤,对瘤颈特别宽或梭形动脉瘤应选用支架辅助技术。文献报道,应用该技术的动脉瘤填塞率为 77%～83%,但术中动脉瘤的破裂出血率高达 5%,是普通栓塞技术的 2 倍。

双导管填塞技术:双导管填塞技术主要运用于球囊和支架辅助均难以完成的宽颈动脉瘤的填塞。手术中将两根微导管先后置入到动脉瘤内,从两根微导管内依次填塞弹簧圈,并始终保持其中一根微导管内的弹簧圈不解脱,直至动脉瘤完全闭塞,再将弹簧圈全部解脱。双导管技术在防止弹簧圈突入载瘤动脉的可靠性方面不如球囊辅助和支架辅助技术。

(二)液体栓塞剂栓塞动脉瘤

ONXY 胶作为 EV3 公司生产的新型液体栓塞材料,因其不会粘管,可用于一些大型动脉瘤的栓塞,通常是将微导管超选进入动脉瘤,用球囊封堵瘤口后从微导管内注入 ONYX 胶,以达到保证载瘤动脉通畅而动脉瘤闭塞的目的。由于欠缺大规模病例和长期随访资料来评估这一治疗技术,所以还未广泛应用于临床。目前常用栓塞剂的规格是 ONYXHD500。

(三)血流转向装置治疗动脉瘤

以往的实验研究显示血管内支架覆盖动脉瘤口后,可以减慢动脉瘤内的血流,促进动脉瘤内的血栓形成。但常用于临床的支架因网丝过细、网孔过大对血流的影响很小,很难达到治疗的目的。临床上会使用重叠支架或特制的密网孔支架作为血流转向装置治疗动脉瘤。目前,这种治疗多用于复杂性未破裂动脉瘤或夹层动脉瘤。

(四)载瘤动脉闭塞治疗颅内动脉瘤

载瘤动脉闭塞治疗颅内动脉瘤主要分为主干型动脉瘤的载瘤动脉闭塞和末梢型动脉瘤的载瘤动脉闭塞。

如闭塞主干型动脉瘤的载瘤动脉应在术前行血管造影,评估侧支循环的代偿能力,必要时行球囊闭塞试验加以验证。在行闭塞试验时,需有良好心电监护,在正常血压下用球囊临时闭塞载瘤动脉数分钟至半小时,如无神经系统障碍,降低血压至正常值的 2/3 后再行观察。如果术前评估显示侧支循环良好,可选择球囊或弹簧圈闭塞动脉瘤和载瘤动脉。使用球囊闭塞时应选择合适的球囊型号,放置于动脉瘤近端,也可放置于动脉瘤颈处。有时可使用两个球囊以便获得更好的保护,从而防止因血流的冲击而发生球囊移位。使用弹簧圈闭塞时通常将动脉瘤及载瘤动脉一并闭塞。

如闭塞末梢型动脉瘤的载瘤动脉时,应判断该血管的供血区域是否重要及侧支循环代偿情况。当其供血区域有侧支循环代偿或不位于重要的功能区,才考虑闭塞载瘤动脉。闭塞末梢型动脉瘤的载瘤动脉,通常使用弹簧圈或液态栓塞剂将动脉瘤和载瘤动脉一起闭塞。

(五)带膜支架治疗颅内动脉瘤

带膜支架可治疗颅内动脉瘤,但由于颅内血管扭曲且分支较多,带膜支架的使用非常局限,且长期疗效难以确定。因此,目前尚未广泛使用。其释放过程,与冠脉球囊膨胀型支架的释放过程相似。

五、术后处理

所有患者术后均需在麻醉监护室观察,待苏醒后转至神经外科重症监护病房监护过夜。术后 24 h 内需严格心电监护,并每小时评估神经系统功能。根据术中的情况确定术后是否抗凝及抗血小板聚集治疗。必要时行头颅 CT 检查,了解有无出血、梗死及脑积水等颅内并发症,并给予积极的处理。

六、常见并发症及处理

颅内动脉瘤血管内治疗的术后并发症原因是多方面的,常与手术者的技术和经验、动脉瘤的位置、大小、形状及破裂与否有关。主要的并发症有以下几种。

(一)血栓形成

文献报道动脉瘤血管内治疗后血栓形成的发生率为 2.5%~28%,MRI 弥散成像(diffusion-weightedimage,DWI)能发现无症状的梗死(silentinfarcts)或症状性梗死引起的一过性脑缺血改变高达 60%~80%。

血栓形成最主要的原因是术中导管及弹簧圈处理不当,未使用足够抗凝处理等。此并发症在需要辅助技术的宽颈动脉瘤处理中发生率更高。其中第一个和最后一个弹簧圈的放置是否妥当是血栓形成关键因素,第一个弹簧圈放置时应尽可能地轻柔并且迅速,减少尝试次数,从而减弱对动脉瘤内已形成的血栓或弹簧圈内血栓的刺激;最后一个弹簧圈放置时,应避免勉强放入已填致密的瘤颈部,以免破坏载瘤动脉管壁,造成后续血栓的形成。

预防措施主要包括术中、术后严密监测患者肝素化程度及全程抗凝。如发现弹簧圈部分拖入载瘤动脉内或使用支架辅助弹簧圈栓塞,可延长肝素抗凝时间至术后 72 h,并应用抗血小板聚集药物至少 6 周;如果术中发现瘤腔内有不稳定血栓,可用支架辅助将血栓限制于瘤腔内;如动脉内血栓已形成,需用尿激酶等溶栓药物行动脉内溶栓治疗。

(二)动脉瘤术中破裂

文献报道动脉瘤血管内治疗术中破裂的发生率为 2%～8%。主要发生于微导管超选进入动脉瘤内及填塞弹簧圈的阶段。

该并发症的发生主要与术者的经验密切相关。同样的,放置第一个及最后一个弹簧圈与动脉瘤破裂的关系最为密切。第一个弹簧圈的选择需将对动脉瘤壁的张力减至最小为宜,因此亲水的柔软的弹簧圈是首选且选择小于动脉瘤最大径为 1～2 mm 的为宜;最后一个弹簧圈放置时不宜过于勉强。

一旦发生动脉瘤破裂,切忌撤出微导管、导引导管或者弹簧圈等,应中和肝素,严密监护,控制血压。如果在放置微导管时出现动脉瘤破裂,则需快速置入弹簧圈以减少经破口流出的血流;如发生于放置弹簧圈过程中,需继续置入弹簧圈直至出血动脉瘤闭塞,出血停止。术中可予甘露醇脱水,术后立即行头颅 CT 检查,了解出血量。

(三)血管痉挛

常见于血管内导管、导丝的刺激。

(四)弹簧圈解旋、移位

一旦发生,应尽可能将弹簧圈取出,无法取出时,可给予升压、抗凝等治疗,位置明确的可开颅取出。

七、临床病例分享

(一)病例摘要

某某,男,59 岁。

入院情况:患者因突发头痛伴意识不清 2 h 入院。既往高血压病史 2 年,规律服药 3 个月。

入院查体:嗜睡,精神差,可言语,能正确回答简单问题,可遵嘱动作,颈部抵抗(+),双侧瞳孔等大等圆,直径约为 3 mm,光反应灵敏,口角无歪斜,伸舌居中,四肢肌力肌张力正常,双侧巴氏征(-),脑膜刺激征(+)。

辅助检查:颅脑 CT 示额叶脑出血破入脑室,自发性蛛网膜下腔出血。

入院诊断:①自发性蛛网膜下腔出血(动脉瘤?);②额叶脑出血破入脑室;③高血压病。

(二)术前检查

头颈部 CTA 示:前交通动脉囊状突起,动脉瘤诊断明确。

(三)介入手术操作

患者入导管室后,安全核查无误,气管插管全麻成功后,腹股沟区消毒,铺无菌洞巾,Seldinger 法穿刺右侧股动脉成功,置入 8F 股动脉鞘,选用 6F 中间导管在 125 cm 多功能导管引导下,将中间导管放置于左侧颈内动脉岩骨段,正侧位造影及 3D 旋转造影显示前交通动脉囊状突起,大小约 3.2×3.5 mm,瘤颈宽,瘤体侧顶端可见微小凸起,动脉瘤诊断明确,且为宽颈动脉瘤,遂应用支架辅助弹簧圈栓塞治疗。应用双微导管技术,支架微导管放置于大脑前动脉远端,另一微导管置入动脉瘤腔内,通过支架微导管预先置入一枚 3.5×15 mm 的 Lvis 支架,采用半释放技术,覆盖动脉瘤颈,动脉瘤腔内微导管先置入一枚 3×6 cm 的 Cosmos 弹簧圈成篮,然后依次放置一枚 2×8 cm 的 Helical Soft、一枚 1.5×2 cm、一枚 1×3 cm Hyersoft 弹簧圈,造影显示动脉瘤致密栓塞,未再显影,遂完全释放支架。再次造影显示载瘤动脉通畅,动脉瘤未显影。手术顺利,遂结束手术。

(四)术后处理

术后给予脱水减轻脑水肿、降颅压;预防癫痫发作;尼莫地平静脉泵入预防脑血管痉挛;双抗＋他汀预防支架血栓;补液维持水电平衡;腰椎穿刺释放血性脑脊液等综合治疗。

(五)随访

出院 2 周随访,患者恢复日常生活。

(六)经验与体会

患者急性蛛网膜下腔出血入院,Hunt-Hess 分级Ⅲ级,行 CTA 显示前交通动脉囊状突起,动脉瘤诊断明确。瘤体不规则,带有子瘤,极易再次破裂出血,需作急症处理,防止动脉瘤再次破裂出血,危及患者生命。该动脉瘤位于前交通动脉瘤、瘤颈较宽,遂采用支架辅助弹簧圈栓塞术。术中选用 Lvis 支架辅助,该支架为编制支架,是一款低张力高顺应性的支架,在前交通动脉瘤颈处采用"灯笼"技术,半覆盖瘤颈,将宽颈动脉瘤变为窄颈动脉瘤,然后应用弹簧圈进行栓塞。术后给予脱水降颅压、预防癫痫、预防脑血管痉挛,补液维持水电平衡,腰椎穿刺释放血性脑脊液等综合治疗。

该病例术后建议复查,复查时间为 6 个月、1 年、2～3 年;进行定期检查随访非常必要,可以早期发现复发的动脉瘤。

（任崇文）

第八节　脊髓血管畸形的介入治疗

一、概述

上自颈髓下达终丝,这些血管在多个体节的脊髓平面由许多来自根动脉的血管所组成。所有根动脉到达脊髓腹面中线或背面的后外侧区时,都分为升支和降支。每个降支都和邻近的前根动脉或后外侧根动脉的升支吻合。吻合点周围有所谓"分水岭"区,其中血流相对减少。在脊髓前动脉和后外侧脊髓动脉的吻合系统中,其血流主要是上下的垂直方向,平行血管之间的水平吻合,在脊髓动脉不像沟通大脑两半球的脑底动脉环那样明显。在脊髓平行动脉系统之间唯一有意义的水平性交通发生在圆锥尖部,此处脊髓前动脉通过"十字分支"或尾部吻合袢与脊髓后动脉吻合。脊髓血管的纵行吻合代表其主要的侧支循环,就功能而论可与脑底动脉环相比拟。

脊髓血管畸形单独提出并分类的原因是它与脑的血管畸形在诊断和治疗上有明显的区别。脊髓血管畸形一般分为硬脊膜动静脉瘘、硬膜内髓周动静脉瘘动静脉畸形动静脉瘘和髓内动静脉畸形及幼稚型动静脉畸形、硬膜外动静脉瘘、脊髓动脉瘤、髓内海绵状血管畸形、脊髓血管性肿瘤、脊髓缺血性卒中。

(一)髓内动静脉畸形

髓内动静脉畸形平均发病年龄 20 岁。好发于颈膨大和腰膨大。影像学上,畸形团位于或大部分位于脊髓实质内,但正如 Yasargil 所言,所有髓内动静脉畸形均位于实质外,尽管畸形团似乎位于软膜下、脊髓表面下或位于脊髓灰质或白质的深部,但实际上总位于神经组织之外。其供血动脉为脊髓前动脉及其分支,脊髓后动脉也经常同时参与供血。其引流静脉常同时向脊髓前、后静脉引流。但畸形团并非总位于脊髓实质内,可部分位于脊髓实质外的前内侧沟内。高血流者最多见的临床症状为畸形团破裂出血(髓内出血或蛛网膜下腔出血),如不加以治疗,则有再出血倾向。低血流者其临床症状可源于脊髓引流静脉长而迂曲造成脊髓静脉高压引起脊髓水肿、占位效应。同脑动静脉畸形一样,高血流者理论上存在脊髓盗血,但影像学上尚未证实。可表现为突发的进行性肢体功能障碍,约半数可同时伴有瘫痪或根性疼痛。

目前,尽管显微手术和血管内治疗技术显著提高,脊髓动静脉畸形尤其是髓内动静脉畸形的治疗,仍是难题。目前单纯治疗髓内动静脉畸形的方式有三种,即显微手术切除、血管内栓塞和射波刀立体定向放疗脊髓动静脉畸形效果无论采用血管内治疗还是手术治疗,完全闭塞或切除畸形团,即完全清除畸形血管团的血运是治疗的首要目的。血管内治疗损伤小,恢复快,但畸形团清除程度低,长期疗效差;手术治疗短期损伤大,疗效短期也不佳,如畸形团完全清除,长期预后好。射波刀立体定向放疗的优点是安全、精准,缺点是容易引起术后出血、放射剂量个体差异大。复杂型、难以手术切除的脊髓动静脉畸形,可采取联合治疗手段,以解除占位效应,保留神经功能为主。

(二)髓周动静脉瘘

髓周动静脉瘘是脊髓外的软膜动脉与静脉的直接交通,常常是脊髓前动脉或脊髓后动脉与相应的静脉直接沟通,占脊髓血管病变的 13%～17%。髓周瘘常伴有动脉瘤或静脉瘤样扩张。又可分为 3 型:A 型为脊髓前动脉供血的小的单血管瘘,通常位于圆锥的前表面或终丝的上部。静脉引流缓慢,流向嘴侧;B 型为较大的多血管瘘,由脊髓前、后动脉供血,通常位于圆锥的后外侧或前外侧表面。静脉引流缓慢,流向嘴侧;C 型为最常见的病变亚型,病变包括一个大型瘘,由多支扩张的脊髓前动脉和脊髓后外侧动脉供血,病变多位于胸髓,其次位于颈髓。静脉引流速度快,流入节段静脉内。常见于 14～42 岁。主要临床症状亦多为出血。亦可源于盗血造成的脊髓缺血或因脊髓引流静脉长而迂曲造成脊髓静脉高压引起脊髓水肿(多见于Ⅰ型)。病程进展(7～9 年)可发展为截瘫。为进行性加重的不对称根-脊髓综合征。

患者多相对年轻。一般发病年龄为 20～25 岁(年龄范围 2～42 岁),性别无差异。病变分布沿脊髓节段呈双峰表现,最常见的部位位于胸腰段,尤其是圆锥部位,上颈段略少。病变在 MRI 影像上表现为特征性的巨大流空信号。但是,应当注意的是有时病变在 MRI 上并不明显,因此对于怀疑髓周动静脉瘘病变的患者,如果 MRI 阴性,应当做椎管造影或脊髓血管造影。有报道可通过 CTA 诊断部分髓周动静脉瘘病变。因脊髓静脉无静脉瓣,胸腰段髓周动静脉瘘发生在脊髓较低位置,脊髓静脉压较高,呈进行性发展,病程进展较快。胸腰段髓周动静脉瘘的临床症状无特异性,多表现为下肢乏力、步态不稳、大小便功能异常、性功能障碍、腰背部疼痛、臀部以下部位感觉异常以及其他不典型神经功能障碍等,容易误诊误治。

（三）硬脊膜动静脉瘘

硬脊膜动静脉瘘是最常见的脊髓血管病变，病因仍不明，可能与感染、脊髓空洞症、脊髓损伤及手术相关，约占脊髓血管畸形的70%。男性多见（男、女性比例为5：1）。平均发病年龄为60岁，范围为28～83岁，确诊前症状存在的平均时间为23个月。大多数的病变位于胸腰段脊髓，T_7、T_8、T_9是最常见的病变节段。85%的病变位于T_6以下，100%的病变位于T_3以下。其瘘口位于硬脊膜内，外层和内层硬脊膜之间，常靠近椎间孔的神经根，是根动脉的硬脊膜支与根髓静脉之间的直接交通。主要临床症状源于脊髓静脉高压引起的脊髓水肿和坏死。开始表现为单一的感觉、运动或括约肌功能障碍。为自下而上的感觉、运动功能障碍和性功能障碍，2～4年发展为截瘫。颈胸髓交界处硬脊膜动静脉瘘易出血，约60%有出血；其他部位的硬脊膜动静脉瘘不易出血或几乎不出血。颈胸髓交界处硬脊膜动静脉瘘常有占位效应，为扩张的引流静脉球压迫引起。正常的根动脉在穿经硬膜时有一个缩窄，可防止动脉压传导至无瓣膜的冠状静脉丛。瘘口常位于这一点或位于神经根袖内。虽然任何供应硬膜的血管都可能参与瘘的供血，但通常由一个节段动脉的硬膜根支供血，鞘内脊髓静脉系统没有瓣膜，动脉压可经由相应的根静脉传导至髓周及脊髓静脉，引起静脉高压、淤血，使脊髓及神经根的微循环受损，术中直接测量冠状静脉丛的压力发现，脊髓的静脉压是同时测量的全身系统静脉压的74%。硬脊膜动静脉瘘的MRI诊断有两大要点：一为髓周（一般为脊髓前后）血管流空信号；二为脊髓水肿。若脊髓水肿较重而髓周血管流空信号不明显时常被误诊为脊髓的脱髓鞘病变。此时一定不要忘记脊髓血管畸形，特别是硬脊膜动静脉瘘，因硬脊膜动静脉瘘占所有脊髓血管畸形的80%以上，未经治疗的脊髓硬脑膜动静脉瘘的自然病史是不良的。对于40岁以上，出现双下肢由远至近的进行性功能障碍或有间歇性跛行的男性患者，若MRI有以上两点的典型表现，更要想到硬脊膜动静脉瘘。选择性脊髓血管造影是诊断硬脊膜动静脉瘘的"金标准"。其典型的影像特征是在神经孔处有血流较慢的动静脉瘘的瘘口存在，由来源于腰动脉、肋间动脉、髂内动脉的硬脊膜支供血，引流静脉常通过一条根静脉向脊髓表面引流。脊髓表面的引流静脉迂曲、扩张，在髓前或髓后向颅内或马尾引流，而且有明显滞留。

（四）混合型血管畸形

混合型血管畸形较罕见，常发生于幼儿及青年人，男、女性别无明显差异，多为一些综合征。病变较复杂，常累及脊髓内外，椎体及椎旁结构。例如，Cobb综合征（节段性血管瘤病）的病理特征是节段性侵袭椎管内外的多层组织，病变节段内的皮肤、椎旁肌肉、椎体和椎管内硬脊膜以及脊髓等都被血管瘤或血管畸形侵袭，甚至内脏，故临床表现复杂多样。Osler-Weber-Rendu综合征又名遗传性出血性毛细血管扩张，多通过常染色体显性遗传。其临床特点是固定在某一部位的皮肤或黏膜有毛细血管扩张，伴有该部位的反复出血。其病变主要累及小动脉和毛细血管，使小血管壁变薄，形成毛细血管扩张，以面部、上肢皮肤、鼻、口腔及消化道黏膜较为常见，实验室检查皆无异常。

二、介入治疗技术与方法

（一）适应证

（1）髓内动静脉畸形，尤其以根髓后动脉供血者。

（2）硬脑膜动静脉瘘。

（3）复合型性动静脉畸形栓塞与手术切除相结合。

(二)禁忌证

(1)供血动脉与脊髓前、后动脉共用或病巢与沟联动脉直接交通者应视为相对禁忌证。

(2)供血动脉与根髓前动脉起源于同一肋间动脉者,应视为 NBCA 栓塞的禁忌证。

(3)栓塞治疗的估计,患者的原有症状可能加重者亦应作为禁忌证。

(4)患者有严重的血管动脉粥样硬化病变,供血动脉较纤细。

(5)多根动脉供血瘘口,进行栓塞后复发或瘘口不完全消失。

(三)术前检查

1.常规术前检查

包括 CT 和 CTA、全脊髓节段 MRI 和 MRA 及全面体格检查。

2.DSA

由于脊髓动静脉畸形可能有多支动脉供血,供血动脉可以起源于脊柱的后同节段,甚至相距几个椎体,因此,一般常规进行全脊髓 DSA。明确血管畸形的类型;尽可能找出脊髓功能血管,了解供血动脉来源、病巢和瘘口以及引流静脉的走向。对病变处行超选造影,以分析其血管构筑。

(四)术前准备

(1)术前 24 h 灌肠。

(2)术前 24 h 静脉给予钙通道阻滞剂。

(3)MRI 提示脊髓水肿较明显者,术前 24 h 或 48 h 给予激素及脱水治疗。

(五)栓塞技术要点

1.髓内动静脉畸形

由于外科手术切除非常困难且伴有不能被接受的高并发症发生概率。因此,髓内动静脉畸形不能行根治性手术切除术。PVA 颗粒或 NBCA 胶的血管内栓塞治疗对于选择得当的病例不失为相对安全和有效的方法。血管内栓塞治疗最好全身麻醉。以便能正确理解其血管构筑。要选择安全途径进行栓塞。如果同时有脊髓前动脉和脊髓后动脉及根软膜动脉供血,则首先选择脊髓后动脉、根软膜动脉进行栓塞。栓塞应分次进行,切不可企图一次将所有畸形团全部栓塞干净。因这样可能会闭塞脊髓的功能血管,加重原症状。部分栓塞后会继发血栓形成,因此要留有余地。时刻应牢记栓塞治疗的目标是达到长期的脊髓功能良好的预后而不是彻底的解剖学治愈。最理想的栓塞材料是液体胶,但技术要求高,危险性大。经脊髓前动脉栓塞时,只有当微导管头端离开脊髓前动脉的主干进入沟联合动脉,最好是进入病巢内且造影显示无反流时方可用 NBCA 胶栓塞治疗(图 3-1),胶的浓度一般＞33％。用 EmBosphere 或 PVA 颗粒栓塞较安全(图 3-2)。最先栓塞的目标为畸形团内动脉瘤或大的动静脉瘘。颗粒栓塞时应该遵循缓慢、少量、多次造影观察的原则,一旦发现循环变慢,立即停止并造影评估。经脊髓前动脉栓塞时,颗粒直径须＞100 μm,以免颗粒误栓沟联合动脉造成脊髓不可逆性缺血性损伤。

SCAVM 的供血动脉可能是多处来源,病灶可能有高流量或低流量复杂的血流动力学改变;引流静脉与血管巢与脊髓混杂,难以区分;SCAVM 在脊髓的位置及其范围的大小等诸多因素,都是造成手术难以切除、介入治疗难以成功、常规放疗效果不佳且易损伤脊髓的原因。

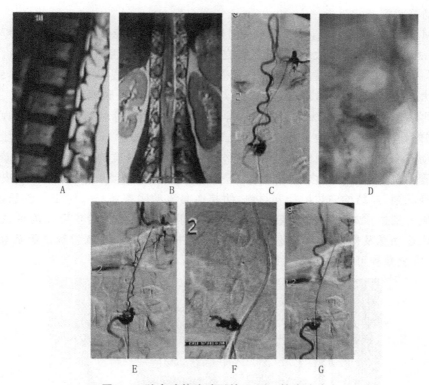

图 3-1 髓内动静脉畸形的 NBCA 栓塞治疗

A、B.脊髓 MRI T₁WI 矢状面（A）和冠状面（B）显示髓内出血；C.DSA 显示由脊髓前动脉供血的髓内动静脉畸形；D.微导管造影显示微导管头端进入畸形团内；E.显示 NBCA 在畸形团内良好的铸型；F、G.脊髓前动脉供血的畸形团被栓塞后造影发现脊髓后动脉亦参与供血，待二次栓塞

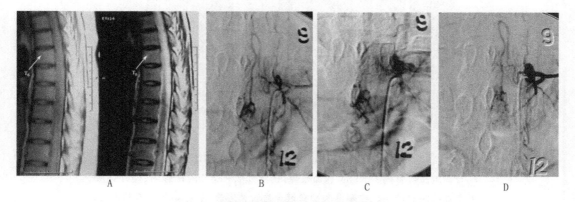

图 3-2 髓内动静脉畸形的 PVA 栓塞治疗

A.脊髓 MRI 矢状面 T₁WI 及 T₂WI 显示脊髓水肿和流空的血管；B、C.DSA 示由脊髓前动脉供血的髓内动静脉畸形；D.255～350 μm 的 PVA 栓塞后，畸形团大部消失

2.髓周动静脉瘘

Ⅰ型 PMAVE 栓塞较困难,一般手术夹闭瘘口。如果导管能够到位,使用 NBCA 将瘘口闭塞即可(图 3-3)。Ⅱ型瘘口较大,应该反复研究各条供血动脉是否向同一瘘口供血,如果为同一瘘口,可选择一支容易到达的供血动脉进行栓塞,材料可以使用适当浓度的 NBCA 或微弹簧圈。如果瘘口较大,供血动脉容许微球囊(0～1号)通过,可以使用可脱球囊闭塞瘘口。Ⅲ型一般使用弹簧圈或可脱球囊辅助。绝大多数髓内动静脉畸形和髓周动静脉瘘都可以选择血管内栓塞治疗,唯一的例外是流速缓慢的位于圆锥和终丝部位的髓周动静脉瘘。因这样的病灶常由相对细小的脊髓前动脉供血,这使得血管内栓塞治疗较为困难,而该部位的病灶外科手术较为容易。当经动脉微导管到位困难或存在多发瘘口无法经该通路闭塞全部瘘口时,可考虑经皮穿刺引流静脉,通过向"静脉湖"样结构内注射栓塞材料,使其逆向流动闭塞瘘口。对于低流量瘘口,尤其是微导管无法满意到位或难以栓塞引流静脉起始端的病变,外科手术治疗可作为首选。手术治疗的关键在于供血动脉及瘘口的辨认,但近年来随着术中血管超声、吲哚菁绿造影及复合手术等技术的应用,其安全性和可靠性越来越多地被证实。

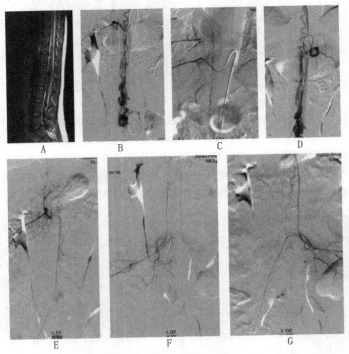

图 3-3　髓周动静脉瘘的 NBCA 栓塞治疗

A.脊髓胸腰段脊髓 MRI 的 T_2 加权像,提示 T_{11}～L_5 节段椎管内、髓外硬膜下血管性疾病;B～D.栓塞前颅脑脊髓全血管造影表现,右侧 T_{11}、双侧 L_3 选择性造影正位像,确诊为 L_3 髓周动静脉瘘,右侧 T_{11} 脊髓后动脉及双侧 L_1 脊髓前动脉供血,向髓周静脉引流,显示瘘口清晰;E～G.栓塞后的造影表现,于 L_5 椎体上缘瘘口处以 NBCA 栓塞剂进行栓塞,有少量瘘口残余

3.硬脊膜动脉瘘

硬脊膜动脉瘘(硬脊膜动静脉瘘)的病程一般为 4 年,未经治疗的脊髓硬脊膜动静脉瘘的自

然病史是不良的,常引起脊髓水肿,后期为脊髓坏死。治疗方案主要包括显微外科手术、血管内介入栓塞和联合治疗。硬脊膜动静脉瘘的显微外科手术治疗是简单和安全的。手术治疗的方式包括有半椎板切除术暴露硬膜,打开硬膜确定根静脉及其硬膜附件和瘘口,凝固或夹闭硬膜上的静脉,然后将其分离,硬膜内动脉化的静脉颜色由红色变为蓝色,且张力降低,表明瘘口已经有效闭塞。硬脊膜动静脉瘘的引流静脉多为功能静脉,且向髓外引流的静脉甚少甚至没有髓外引流,因此手术和栓塞时均要保护它,不能损伤之,血管内栓塞治疗要求微导管头端一定要到达瘘口处,所用微导管为导丝导引微导管。栓塞材料只能使用 NBCA,其浓度一般为 25%～33%。栓塞治疗成功率可达 90%。胶一定要在瘘口和引流静脉起始端形成良好的铸型方能避免复发。手术夹闭瘘口简单,效果好,但创伤较大。血管内栓塞治疗和手术夹闭所需费用大致相差无几。

其主要治疗方式有手术夹闭瘘口和血管内栓塞。手术方式治疗的核心在于半椎板开椎夹闭或切断瘘口,而血管内栓塞治疗因创伤较小已被人们广泛接受并成为另一种主要治疗方式。介入治疗的核心在于填塞瘘口。血管内栓塞具有微创、脊髓血管造影确诊后能得到快速治疗的优点,但栓塞成功率不如显微镜下灼烧切断瘘口。根据文献报道,无论采用何种治疗方案,瘘口一旦封闭,多数患者症状会快速得到改善,其中以运动障碍和疼痛改善最为显著。

目前有学者提倡应用联合治疗。术前详细评价动静脉瘘的情况,于复合手术室中尽可能在首次造影时尝试栓塞,或者为手术作准备而行部分介入栓塞;如果不能栓塞或栓塞失败可以改为显微外科手术治疗。联合治疗已经成为目前治疗硬脊膜动静脉瘘一种新的选择。因此,对于高流量、多瘘口的复杂硬脊膜动静脉瘘,提倡结合显微外科手术及介入栓塞的联合治疗,实现精准医疗的疗效最大化。当瘘口闭塞后很容易形成血栓,所以术后进行抗凝处理非常重要。通常在血管内介入栓塞或显微外科手术后 24～48 h 间行抗凝处理。临床上一般口服华法林,维持活动度为正常的 30%,凝血酶原时间为正常的 2～3 倍,一般术后抗凝时间为 1～3 个月。血管内栓塞和显微手术均是安全、有效的治疗方式。一旦脊髓静脉血栓形成导致脊髓梗死,症状突然恶化,完全截瘫,称为 Foix-Alajouanine 综合征。

4.混合型(幼稚型)动静脉畸形

有来自不同起源的供血动脉,如椎动脉、根动脉和其他颈部血管,幼稚型动静脉畸形的导管造影显影一根供血动脉只能看见病变的一部分,往往选择姑息性血管内栓塞治疗。由于血管畸形广泛且弥散性存在,旨在根治的手术切除或血管内栓塞治疗十分困难,可进行针对症状的靶向栓塞治疗。

5.其他脊髓血管病

主要包括硬膜外动静脉瘘、脊髓动脉瘤、髓内海绵状血管畸形、血管脊柱肿瘤等,发病率均极低。

(六)术后处理

脊髓血管病经血管内栓塞治疗消除原发病因后,应尽早进行神经功能康复治疗,康复介入的时间越早,其功能恢复的疗效越好。康复治疗可能加速了病灶周围或健侧的神经细胞的重组和代偿,极大地发挥了神经的"可塑性"。另外,术后抗凝非常关键,以免功能静脉继发血栓形成造成灾难性后果。对于血流较慢,只有功能静脉引流而向髓外引流较少的病变,术后抗凝一般数月,保持国际标准比值在 1.5～2 之间。半年后患者可根据其自身症状进行抗凝药剂量调节。常用药为华法林。

三、并发症及其处理

(一)脊髓前动脉痉挛

罂粟碱 30 mg 静脉推注解痉。低分子右旋糖酐或血定安等扩容。

(二)误栓致脊髓前动脉综合征(正常沟联合动脉的闭塞)

低分子右旋糖酐或补充胶体等扩容。抗凝可用肝素或低分子量肝素。

(三)术中出血

多由微导管或微导丝刺破血管造成。及时使用鱼精蛋白中和肝素,术后腰穿置换脑脊液或持续腰池引流血性脑脊液。

(沈江涌)

神经外科患者重症监护

第一节　神经外科重症监护单元(室)

现代神经重症监护的出现可以追溯到 1916 年脊髓灰质炎大流行时期,20 世纪 20 年代后期,"铁肺"(早期的人工呼吸器)开始出现,为呼吸肌麻痹的患者提供了有效的通气支持。当时,神经科医师正是救治这些患者的中坚力量,也为危重病医学的创立打下了基础。20 世纪 80 年代,显微外科技术、神经麻醉、神经介入等领域的巨大进步使一些神经系统疾病的禁区不断被突破,许多神经系统疑难疾病患者重新获得了治愈的机会,与之相伴的是一系列现代化监测技术开始用于临床,各大神经外科医学中心相继建立了神经外科重症监护室(neurosurgical intensive care unit,NICU),对重型颅脑创伤、急性脑卒中以及神经外科重大手术围术期的患者实施连续的、严密的和强化的看护与治疗。实践证明,NICU 的建立大大提高了神经重症患者的救治成功率,为神经外科重大手术起到了保驾护航的作用。

一、神经外科重症监护单元(室)的历史

神经外科重症监护的历史可以追溯到 16 世纪,从包括圣经篇章以及一些哲学家、伦理学家和历史学家的著作等在内的一些历史记载来看,当时的人们已经开始关注生命将如何结束的问题,同时也积极进行了复苏以及人工通气方面的探索,虽然从当时发表的一些图示记录来看,早期的人工呼吸装置显得非常原始甚至有些可笑,然而却为 19 世纪的呼吸机发明打下了基础。20 世纪上半叶,神经科医师迎来了脊髓灰质炎大流行的挑战,这也是他们首次大范围使用机械通气,现代神经重症护理正是始于欧洲脊髓灰质炎大流行时期建立起来的呼吸支持原则,之后这些治疗原则被广泛应用于急性的神经内外科重症患者的处理中。

在美国神经病学会(American Academy of Neurology,AAN)成立之初,大多数脊髓灰质炎患者主要接受神经内科医师的治疗,AAN 的创始者之一 A.B.Baker 博士,非常强调神经内科医师在脊髓灰质炎患者乃至其他神经重症患者的治疗中的作用。当时感染性疾病或为神经重症的诱因或与之伴发,Baker 认为对这些患者来说,神经内科医师比感染科医师的作用更为重要。在当时的神经内科病房里,神经内科医师还常常需要为患者施行一些诸如气管切开、气管镜检查之类的简单外科操作,因此神经内科医师不仅在神经重症护理的训练和神经重症医学的发展中扮演了积极的角色,而且在通用重症监护技术的提高上起过关键性的作用。20 世纪 70 年代,美国

凯斯西储大学（Case Western Reserve University）神经科的 David Jackson 博士创立了最早的通用重症监护培训项目，与此同时，还为 AAN 设置了年度重症监护课程。

历史见证了神经科医师参与重症监护医学的兴趣的起伏，当脊髓灰质炎疫苗被发明之后，脊髓灰质炎的发病率急剧下降，神经科医师又回到了常规的医疗工作中。直到 20 世纪 70 年代后期，CT 扫描开始在临床普遍应用，神经系统疾病的诊断水平飞跃性提高，显微外科技术的普及和神经麻醉领域的革新使得像颅内动脉瘤夹闭这样的高风险手术不再是少数神经外科精英的专利，整个颅腔几乎已不存在神经外科医师的禁区，大量的颅内血管病和肿瘤患者摆脱了坐以待毙的命运，同时以神经外科重大手术围术期患者为主要代表的神经重症患者急剧增加，而通过严密监护和加强护理，强化心肺支持则帮助这些神经重症患者尤其是重大手术围术期的患者渡过难关，可以说神经重症监护为神经外科医师开疆拓土起到的是保驾护航的作用。

以卒中患者为例，椎基底动脉供应区梗死的患者在心肺支持技术出现之前死亡率是非常高的，有了 NICU 给予患者强有力的心肺支持和全身状况的维护之后，这些患者有机会存活到接受动脉溶栓治疗以及后期的神经保护药物的治疗，又比如一些较为进取的治疗手段例如动、静脉内联合注射重组组织纤溶酶原有可能使脑出血的危险大大增加，而 NICU 内精确的血压控制和严密观察能使这一风险降到最低，使患者获得更多的治疗机会。有了 NICU，脑出血和蛛网膜下腔出血的患者有机会得到早期的和直接的外科干预，而重型颅脑创伤患者的预后也得到明显改善。因此，当 Allan Ropper 在麻省总医院创立了 NICU 之时，神经科医师对重症监护医学的兴趣再次燃起，1983 年 Ropper 参与编写了美国的神经重症监护教科书，当时还有其他的内科医师和神经科医师分别在约翰霍普金斯医院、哥伦比亚大学、弗吉尼亚大学联合举办了一些神经重症医学的训练项目。

在过去的 30 年中，用于新生儿、创伤、烧伤、癌症、神经重症和心脏手术后患者的各种重症监护室都取得了巨大的发展，越来越多的人认识到，专科重症监护室的救治效率更高，因为这些单位更专注于患者的专科需求，医护处理措施更具有针对性。最近的报道显示，卒中患者在卒中单位里的疗效得到明显提高，而脑出血患者在 NICU 中获得了经过专业训练的医护人员更好的照料。随着重症监护技术领域的不断革新，心肺复苏与支持，脑功能监测与保护技术的进一步提高，颅脑创伤患者的治疗结果得到了不断的改善。2003 年 2 月，神经重症学会宣告成立，这标志着神经重症医学作为一个亚专业的发展取得了极大的进步。这个学会是国际性的，虽然其成员具有不同的专业背景，但均关注神经重症患者的救治，由该学会组织的大量训练项目培养了一批又一批符合专业水准的 NICU 医护人员。

随着时代的变迁，新一代神经科医师和重症医学科的医护人员所面临的是人口的老龄化以及神经内外科疾病急性期更为进取的干预等带来的挑战。NICU 还是一个重要的、持久的神经科学研究、教学和临床实践的场所。过去，NICU 主要进行神经组织从损伤恢复过程中对患者的心肺支持，而现代 NICU 中的脑复苏和脑保护手段已经对神经科急重症的治疗结果产生了深刻的影响，特别是神经电生理和颅内生理监测技术的革新使标准化诊断在床边即得以实现。现代化的 NICU 不仅是救治神经重症患者的单位，而且也是各种先进的医学技术被整合应用以评估神经功能衰竭之后器官失功能状态的场所。

NICU 的出现催生了由具有不同学科背景的危重病专家组成的重症医学亚专科，他们密切关注神经内、外科重症患者的加强护理与治疗，与患者家属讨论患者的病情和预后，积极参与住院医师和进修医师乃至医学生、进修护士的培训，除此之外，他们还积极参与其他重症医学专科中神经病学相关的会诊,评判脑死亡,参与国内和国际学术会议进行专业学术交流并扩大专科影响,形成了一门新型的亚专业——神经重症病学。而神经重症病学作为医学科学的重要组成部分,主要研究颅脑生理病理学以及现代神经监测技术,讨论神经内外科重症患者救治过程中的一些重要概念,关注身体其他系统的监测和管理技巧,尤其强调心肺功能的维护,寻求对其他可能威胁患者生命的状况如感染、营养不良、激惹与谵妄等的妥善处理方法,并已成为组建一个现代化的、高效率的 NICU 所依赖的理论工具。

二、神经外科重症监护单元(室)的构筑和配置

(一)NICU 的构筑

现代化的 NICU 的设计无论对 NICU 使用者还是医院的管理者而言都是一种挑战,既要考虑到尽可能适应神经重症患者的需求,也要关照资源的节约和公平使用。NICU 可以设立在一个独立的区域,也可以和神经外科病区或其他 ICU 毗邻,NICU 中的床位数量取决于其管理模式以及所能配置的医护人员的数量。NICU 的空间应当较一般病区宽敞以便于患者在其中的转运和床旁的多项操作。理想的 NICU 在室内设计时还应当考虑到照顾工作人员的视线,方便医护人员直接观察到患者,例如在墙壁上应该多设计窗户并在适当位置安装高分辨率的摄像头。与此同时现在的设计理念还提倡为患者提供相对私密的空间,保护患者的隐私。专家认为每个床单位的面积以 $18\sim30$ m^2 为宜,以方便安装许多辅助设备,地板空间除了放置病床之外还需要满足工作流模式以及方便医护人员从任何角度到达患者身旁,尤其是要方便医护人员有足够的角度($270°\sim360°$)接触患者的头部以便实施一些简单的外科操作如脑室穿刺、颅压监测以及气管插管或切开等。NICU 须安装足够的氧气和空气输送管路,负压系统以及备用的光、电供应。有条件的单位应配置层流系统,以达到控制空间环境中空气洁净度适于 NICU 要求,创造一个清新、洁净、舒适、细菌数低的 NICU 空间环境。除了常规的监测和呼叫信号系统之外,还需要配备一些不依赖于患者的报警系统,例如高分辨率的视频监测系统帮助及时发现诸如呼吸机或监测设备脱落等有害事件。NICU 的空间设计方面比较理想的是让病床环绕中央护士站,矩形的设计会影响到中央护士站对远端病床的视线。除了治疗区域之外应保留储存空间、家属等待、会面,临终告别等区域。然而大多数单位的 NICU 都是在原有病房内改建的,因此空间设计上存在一定的限制。

(二)NICU 设备

NICU 以严密的生理监测和先进的治疗措施为特色,因此需要配备各种监测和治疗的设备,而且所有医务人员都应该熟悉和掌握这些设备的性能、使用的方法和适应证,各种参数的临床意义以及故障的识别和简单的排除方法,以下介绍一些 NICU 应当配备的设备。

1.床旁监护仪

床旁监护仪是实施循环监测的主要设备,必须配置。较简单的监护仪能提供心电、心率、无创血压及脉搏血氧饱和度监测,鉴于神经重症患者常伴有血流动力学不稳定(休克、血容量不足、高血压危象),呼吸窘迫以及经常需要机械通气以及亚低温治疗,为监护仪配备有创压力监测、呼气末二氧化碳分压以及体温监测的模块是有必要的。

2.呼吸机

呼吸机是 NICU 必备的设备,并且最好是集能提供各种呼吸模式和监测功能为一体的多功能呼吸机,其主要功能是维持通气,改善气体交换,保证组织氧供和二氧化碳排除,同时减少呼吸

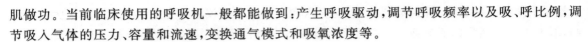

肌做功。当前临床使用的呼吸机一般都能做到：产生呼吸驱动,调节呼吸频率以及吸、呼比例,调节吸入气体的压力、容量和流速,变换通气模式和吸氧浓度等。

3.神经系统监测设备

NICU 最基本的神经系统监测设备当属颅内压监测仪,脑室穿刺置管与颅压监测仪连接进行床边连续的颅内压记录是颅内压监测的金标准,颅内压探头还可置于脑实质内、硬膜下或硬膜外,但脑室内置管除了测得的压力能更准确反映整个颅腔的压力之外,还可在必要时通过引流脑脊液有效降低颅内压,因此颅内压监测首选脑室置管测压。此外还有一些无创的颅压监测方法,例如闪光视觉诱发电位、经颅多普勒、脑电阻抗、脑电信号分析、眼内压以及神经鞘直径的测定等,但这些方法都是对颅内压的间接推算,准确性较低,仍无法取代有创的颅内压监测方法。

在有条件的情况下 NICU 还可配备:①颈静脉球血氧定量仪,可连续监测从脑组织回流至颈静脉的血氧饱和度,该指标能反映连续的脑氧输送和氧消耗或代谢需求间的平衡状况,当与动脉氧饱和度同时监测时能计算出脑动静脉间的氧差,适用于重型颅脑外伤、蛛网膜下腔出血以及严重脑缺血患者的监护以了解患者的脑血流方式以及颅内压变化趋势。②便携式脑电图监测仪,除了能监测癫痫活动之外,由于脑电活动与脑代谢率密切相关,脑电图监测对缺血缺氧造成的脑功能紊乱十分敏感因而能早期发现之,便携式脑电图监测仪配备体积小、无须屏蔽、操作简单,对评估脑复苏效果,检测临床脑死亡和决策治疗很有帮助。③经颅多普勒探测仪(TCD),NICU 收治的患者中有相当一部分存在不同程度的脑血管病变或异常,TCD 能在床边提供连续的、无创的颅内大动脉评估,可用于了解颅内大血管的通畅程度、发现局灶性的硬化和痉挛,评估脑血管自动调节功能和血管的反应能力,推测颅内压。④近红外线脑氧频谱仪(NIRS),类似于脉搏氧饱和度监测,快速、无创地评估脑氧饱和度,NIRS 可用于颅脑创伤、脑静脉栓塞溶栓治疗、缺血性卒中以及癫痫持续状态的监测,了解患者的脑灌注状态。

4.亚低温治疗仪

亚低温具有调节脑血流、降低脑氧代谢率和改善细胞能量代谢、减少兴奋性氨基酸的释放、减少氧自由基的生成、减少细胞内钙超载,增加神经元泛素的合成、减少神经元坏死和凋亡、促进细胞间信号传导的恢复、减少脑梗死的面积、减轻脑水肿和降低颅内压等作用。重型颅脑创伤以及某些颅脑手术后的患者或中枢高热患者常需要接受不同程度的亚低温治疗,并通常在 NICU 中实施。亚低温治疗仪一般由主机和外设附件两部分组成,主机部分包括制冷系统,温度控制系统和水循环控制系统。外设附件包括水毯,连接管,体温传感器。

5.血气分析仪

神经重症患者的血气检测非常频繁,如有条件,NICU 应自备血气分析仪,以便随时了解患者呼吸功能的变化和并根据需要调整呼吸机的参数设置,此外还可同时检测电解质、血红蛋白和血细胞比容和血糖等参数,帮助了解酸碱平衡和组织代谢情况。

6.支气管镜

神经重症患者常伴有误吸,气管插管或气管切开的概率较高,使用机械通气的时间较长,肺部感染发生率高,纤维支气管镜或电子支气管镜到达气管支气管及其更远端,操作时医师可对着图像更清晰、画面更逼真的显示屏完成,纤维支气管镜在 NICU 中可用于协助气管插管、换管、拔管,吸除气道内血块及浓稠分泌物,去除支气管异物,收集下呼吸道分泌物或支气管肺泡灌洗液进行病原学检查,有效解除肺不张,治疗阻塞性肺炎。

7.移动 CT

由于 NICU 内患者病情重、不宜搬动,而且病情变化突然,有时难以得到辅助科室的及时配合,因此小型 B 超和 X 光机最好也能配备。近年来国内多家神经外科已经添置了移动 CT,在神经重症监护室床边实施急诊头颅平扫、增强。对颅脑各种病灶切除或残留程度进行观察、定位评估,及时发现颅脑手术后的脑出血、水肿、急性脑积水等状况,加快了必要的外科干预速度,提高了神经重症患者的抢救质量。

8.其他设备

NICU 内诊断和治疗均高度量化,因此通常必须配备一定数量的容量注射泵、微量注射泵和加压输血泵,以能够更精确地使用一些对计量要求较严格的药物。

神经重症患者通常伴有严重意识障碍,需要绝对卧床,NICU 中的病床应方便移动,可升降,床头易拆卸以便于气管插管、切开、床旁 CT 检查等操作。

(三)NICU 的医护管理

目前不同单位的 NICU 存在多种运转模式,例如有半开放式的和全封闭式的,有专职医师负责或临床专科医师兼管的,不同的单位都有自己不同程度上的成功经验,但也都存在着不断改善的空间。关于 NICU 中医护力量的配置有以下一些标准可供参考:所有的 NICU 医师应当具备急性心肺复苏、心肺支持、心脏复律、建立通气道、管理呼吸机、有创血流动力学监测以及纠正代谢紊乱等方面的知识和技能。NICU 应该配备普通的 ICU 医师还是经过特殊训练的神经外科重症医师存在着一些争论,但最佳的方法是普通 ICU 医师应当接受神经科方面的训练,或者神经外科重症医师接受专门的 ICU 培训。

NICU 效率和水平的保障与提高离不开起着核心作用的、经过神经外科重症护理专门训练的护理集体,同时这也是 NICU 人员管理面临的最大难题之一。神经外科重症患者的护理需要极大的耐心,因为患者病情的改善通常需要经历漫长的过程,甚至预后不良,尽管职业标准在不断提高,但由于包括需要倒班、收入低、工作辛苦、压力大等原因,有经验的护士短缺的问题普遍存在。NICU 中的护理人员的数量与床位的比例以达到 3∶1 为宜,其目的是使每个班次内,平均每个患者有 1 名护理人员,以保证高质量的护理工作,因为在同等素质情况下,工作人员的数量与护理质量是相关的,NICU 内护士比例降至(1~2)∶1 后护理效果并非简单地等于减少50%,可能会减少更多,因为超负荷的工作所承受的精神紧张、噪声干扰和过度疲劳会对工作人员的精神、心理和生理等方面造成严重的损害,结果工作效率不是呈倍数而可能是呈指数地下降。护士长以下应设 3 名助理护士长,以使每个班次都有专人负责管理。鉴于 NICU 患者的生活护理相当繁重,每个班次至少还应配备 1 名护理工。

NICU 的医护人员还肩负着对低年资工作人员各方面的培训任务,无论医疗还是护理队伍的人员配置应当是阶梯式的,以便知识和经验的传授。目前神经重症专科训练尚缺乏国家标准,也缺失规范化的训练课程。

(四)NICU 的准入

NICU 资源昂贵且紧缺,所以选择适当的患者是非常重要的。NICU 的收容范围应该是已经发生或可能发生危重病情,但可望通过加强治疗治愈或显著改善的神经重症患者。虽然病情危重,但在当前认为无救治可能的患者如恶性肿瘤晚期、脑死亡(除非拟作器官移植供体)等,均不宜收入 NICU。需要转入 NICU 的患者通常存在以下一些情况:意识水平变差,通气不足,气道保护反应变弱(咳嗽反射差、易误吸),神经功能的急剧下降,或同时伴有心血管系统的不稳定。

1977年，Marsh等将卒中，颅脑创伤，脑肿瘤，缺氧性脑病，围术期观察等列为最主要的NICU转入指征。另外有的NICU单位也收治脊髓损伤，癫痫持续状态，重症肌无力，各种感染以及高血压脑病的患者。虽然收治标准未变，但是随着疾病谱的改变以及急性神经系统疾病的新治疗技术的出现，转入NICU的患者的数量一直在增加。

虽然目前尚无统一的NICU收治标准，但以下一些原则可供参考：①患者原发病情加重面临危险；②患者病情危重需要高强度的专科治疗和加强护理；③患者需要一些不便在普通病房实施的干预和操作(例如连续的心电监测、机械通气、颅内压监测等)。

患者转入NICU后应立即给予严密监护和积极治疗以保持全身和神经系统稳定，一旦病情平稳不再需要加强监护，应常规转出NICU。在一些开放或半开放式的NICU，患者转出前需要和专科医师确定后续治疗方案，尽可能避免再次转入NICU。

NICU在一些大型医学中心中已经成为不可或缺的重要医疗单位，NICU的主要目标之一就是防止神经系统疾病加重对患者造成的生命危险，正如其他NICU单位一样，转入和转出的标准仍有待进一步合理调整，每个医学中心可能有着不同的NICU出入制度，但总体上应当符合危重病医学会制订的指南和原则，同时这也是NICU质控须考核的重要内容之一。

三、神经外科重症监护单元(室)的主要缺陷及对策

NICU出于治疗和护理需要，减少交叉感染以及未来便于管理的缘故，通常禁止或限制(少于30 min)家属进入探望，这一措施在保证了患者的治疗和护理操作顺利进行的同时增加了部分意识清醒的神经重症患者的紧张、恐惧和焦虑，在一定程度上增加了治疗的困难，同时患者家属由于长时间(有时超过两周或一个月)无法接触患者，也容易产生焦躁情绪，有时甚至失去对医护措施的理解和对医护人员的信任。针对这一问题，首先在条件允许的情况下，应将意识清醒的患者与需要加强处理的危重患者隔离安排在不同的区域，NICU内的工作人员要加强保护患者的意识，例如对于疑有动脉瘤破裂的蛛血患者最好是能够安排单独的病房，做好避光、避声措施，医护人员应关心患者的心理状态，安慰和疏导患者的焦虑情绪，必要时应及时使用镇静或催眠药物。此外，NICU的医护人员要加强与患者家属的沟通和交流，对于全封闭式的NICU应创造条件(例如视频探视)让家属在不妨碍医护操作的前提下对患者病情有较直观的了解，每天应安排固定的时间由主管医师和护士向家属介绍患者的病情及其演变过程，减少患者家属的紧张，增加医患间的互信。

目前国内大多数单位的NICU尚缺少一支专业的神经重症医学医师队伍，大多数NICU由神经外科医师兼管，他们可能缺乏危重病学专业的知识和技能，比如呼吸机的正确使用，严重心律失常的处理等，少数单位则配备了NICU专业的医师，他们虽然具备休克复苏、创伤急救、各脏器系统生理病理状况下的功能监测和支持管理的知识和经验，但是对神经系统疾病，尤其是对神经外科手术及其给患者神经系统功能乃至全身各系统带来的冲击和损伤缺乏深入的理解，因而限制了他们处理神经外科重症患者的水平。NICU医师接受神经系统疾病知识和术中监护技术的培训十分必要。在欧美文献中一直存在有关NICU医师接受神经科专科训练的必要性的争论，这些争论帮助NICU逐渐成长起来成了一个治疗神经内外科重症患者更为准确而有效的单位。而作为一名合格的神经外科重症科医师，通常需要具备有关临床医学、颅内压(ICP)、脑血流(CBF)、脑电活动、神经系统疾病的系统异常和内科并发症、术后护理、神经肌肉疾病导致的呼吸衰竭的管理、急性卒中、脑出血(ICH)、脑死亡、严重神经疾病的伦理学困境以及内科重症患

者的神经系统特征等方面的知识。因此当前由神经重症专家委员会制定神经重症治疗的临床规范,创立定期的神经重症专业培训项目非常必要,各单位宜挑选一批具有主治医师以上资质的神经外科医师到 NICU 中进修学习,提高其危重病医学的理论和实践水平,培养一支专业化的神经重症医师队伍。

四、神经外科重症监护单元(室)的未来

神经医学始终处于科技发展的前沿,半个多世纪以来,随着 CT,磁共振成像技术、手术显微镜以及手术机器人等人类重大发明的出现,神经外科临床的发展突飞猛进,新型的监护技术和设备层出不穷,给 NICU 的发展创造了有利条件。重型颅脑创伤,急性脑出血以及重大神经外科手术围术期患者是 NICU 主要的收治对象,NICU 最主要的治疗目标是防止,或及时发现和处理继发性的脑损害,这包括一系列的病理性事件(例如脑水肿,颅内高压,脑缺血或缺氧,脑功能紊乱,非痉挛性癫痫等),它们发生于原发损伤或手术后早期,将进一步加重原发脑损伤最终影响脑功能的恢复。未来随着科技的发展,除了颅内压监测之外,一系列无创或微侵袭性的监测手段如经颅多普勒、近红外脑氧频谱仪、脑电图、脑组织氧分压监测,脑微透析和局部脑血流监测等技术必将因为更加准确可靠和便于操作而被广泛应用于 NICU 中,并通过新一代的信息技术将它们整合在一起,从而帮助 NICU 医师及时监测到有害事件的发生,全面评估这些事件对大脑功能造成的影响,准确采取个体化的靶向干预措施,有效避免继发性脑损害。有研究表明,多模态的联合监测能改善神经外科重大手术患者的治疗和护理效果。

随着信息时代的到来,在线医学教育的普及使医护人员获得专业知识更加便捷,新技术的传播和分享变得更加迅速。NICU 内医疗文书和护理记录的电子化不但解放了医护人员的劳动力,使之将更多的时间用于床边的医疗和护理操作,更重要的是能将各种监测手段获得的生理信息和参数整合在一起并通过无线传输储存于监护站的信息中心供护士和住院医师识别与分析,除了帮助医护人员对患者病情作出准确判断从而采取相应干预之外,这些重要的信息还将被系统性地储存起来以便医护人员更好地总结、分析,展开高水平的临床研究。总之,伴随着科学和技术的不断革新,NICU 无论是结构还是功能未来必将进一步改善和提高。

(康　新)

第二节　脑功能监测

一、颅内压及脑灌注压监测

颅内压(intracranial pressure,ICP)是指颅腔内容物——脑组织、脑脊液(CSF)和 CBF 三种物质容积之和对颅腔壁产生的压力,常以侧卧位测量脑室内压力值表示。ICP 的调节主要依赖 CSF 和 CBF 量的改变,当 ICP 增高时,首先影响的是颅腔内的 CSF,其次为 CBF。CPP 是指平均动脉压(MAP)与平均 ICP(MICP)的差值,即 CPP＝MAPMICP。CBF 量与 CPP 成正比,与脑血管阻力(CVR)成反比,即 CBF＝CPP/CVR,可见 CPP 是维持 CBF 的基本条件,而 CVR 来自其本身的紧张度和 ICP 对脑血管的外加压力。正常状态下,MAP 为 10.7～13.3 kPa(80～

100 mmHg),ICP 为 0.7～2.0 kPa(5～15 mmHg),因此 CPP 为 9.3～12.0 kPa(70～90 mmHg),而现在观点多主张 CPP 为 6.7～9.3 kPa(50～70 mmHg)。

连续行动脉血压和颅内压监测可以了解脑灌注压的变化。ICP 监护是采用传感器和监护仪连续测量颅内压以观察颅内压动态变化的方法。ICP 监护可以了解 ICP 的状态,在诊断、治疗和预后判断方面都有较大的参考价值。Guilliance 于 1951 年最先在实验中应用 ICP 监测,1960 年 Lundberg 首先在临床使用。目前,在国内外 ICP 监护已广泛地应用于临床。现在多数学者主张对重型 TBI 伴有昏迷者(GCS≤8)应行 ICP 监护,而且 ICP 监护同时行脑灌注压(CPP)监测。脑血流量与脑灌注压(CPP)成正比,与脑血管阻力(CVR)成反比。血管阻力来自紧张度,和 ICP 增高对血管的外加压力。这样不但能了解脑的血流量,而且也知道脑供氧量。如 ICP 下降,CPP 增加能反映脑血流量和氧供给改善。

一般主张伤后或术后连续监护 ICP 和 CPP1 周左右,这能及时发现颅内并发症,尤其在 6 h 内动态观察 ICP 和 CPP 变化非常重要。

(一)动脉血压监护

(1)动脉血压监测主要有两种方式:分为有创性的动脉插管连续监测及无创性的袖带式定时监测。

(2)脑血管意外、重型 TBI 或开颅手术后的患者,若病情危重,生命体征不平稳者,应行动脉插管监测血压,特别是全身平均动脉压,直至生命体征稳定后,改为无创性袖带式定时测量。可依病情设定测量间隔时间,一般需连续监护 48～72 h。

(二)ICP 监测

ICP 监护的类型有两类,即植入法和导管法。前者是经颅骨钻孔将微型传感器植入颅内,使传感器直接与颅内某些间隙或结构接触而测压;导管法是指将颅腔内的脑池、脑室、或腰部蛛网膜下腔放入导管,使传感器与导管连接,经由导管内的脑脊液与传感器接触而测压。

1.ICP 监护的方法

ICP 监护的方法包括脑室内插管法、蛛网膜下腔插管法、硬脑膜下、硬脑膜外及脑组织内置入传感器测压等 5 种方法。其中脑室内插管法是最精确和最可靠的 ICP 监护方法,并可确保治疗性的脑室内脑脊液的外引流,降低 ICP 减轻脑水肿。脑实质内压力传感器法测定 ICP 类似于脑室 ICP,但由于不能再校准,有引起明显的测量差异和漂移的可能。若因弥漫性脑肿胀等原因导致脑室太小不能进行脑室内插管测量 ICP 时,可用脑实质内法监护 ICP。蛛网膜下腔、硬脑膜下腔或硬脑膜外 ICP 监护法不如前者精确,因此目前大多数学者不主张应用这三种 ICP 监护方法。ICP 监测手术要严格遵守无菌操作规程,监测的时程一般不超过 7 d。

2.ICP 分级

目前,国际上比较公认的 ICP 分级标准为——成人正常 ICP＝0.7～2.0 kPa(5～15 mmHg);轻度增高,ICP＝2.1～2.7 kPa(16～20 mmHg);中度增高,ICP＝2.8～5.3 kPa(21～40 mmHg);重度增高,ICP≥5.4 kPa(40 mmHg)。但也有人将正常 ICP 值定为 0～1.3 kPa(0～10 mmHg)。关于 ICP 增高的标准,有 2.0 kPa(15 mmHg)、2.7 kPa(20 mmHg)和 3.3 kPa(25 mmHg)。作为上限的不同主张,但大多数学者认为 ICP≥2.7 kPa(20 mmHg)时应作为 ICP 处理的界限。正常 CPP 值为 9.3～12.0 kPa(70～90 mmHg)。目前的观点认为 CPP 保持在 6.7 kPa(50 mmHg)以上即可保证 CBF 量,若 CPP<6.7 kPa(50 mmHg)属低灌注,将会导致脑缺血发生,CPP≥12.0 kPa(90 mmHg)并不能提高 CBF 且可能导致脑充血。

3.应用价值

ICP监护仪显示ICP增高的改变往往先于临床ICP增高的表现。因此,ICP监护可以起到ICP增高的早期报警作用。通过ICP监护,能准确了解ICP变化,合理应用降颅压措施,减少治疗的盲目性。更重要的是有利于及早发现迟发性或手术后并发的颅内血肿和其他引起ICP增高的病变,及时采取手术治疗。

许多研究表明重型TBI患者的ICP增高发生率占40%～80%,它是引起CPP降低,CBF减少的主要原因,并因此导致中枢神经系统功能障碍或死亡。因此国内外指南推荐对重型TBI伴有昏迷(GCS≤8)应行ICP监护,而对于轻、中度TBI患者应根据颅脑CT有无异常改变等决定。ICP和CPP监护持续时间,应根据病情变化而定,一般应为伤后或术后连续监护一周左右。ICP监护也为可能出现的脑疝提示出预警信号,同时亦可借此评估CPP改变。国内天津、北京、上海、西安、成都等神经外科中心已经对重型TBI患者进行了ICP和CPP全程动态监护的研究,结果表明当ICP增高时,CPP下降和CBF减少;ICP>8.0 kPa(60 mmHg)时,CPP可为零,CBF趋于停止。可见,ICP和CPP监护对重型TBI患者的全程治疗具有指导作用。全国各地神经外科应重视并广泛开展TBI患者的ICP和CPP监护,这对于指导治疗有重要作用。

二、脑血流监测

脑的功能和代谢的维持依赖于足够的供血和供氧。正常人脑只占体重的2%,却接受心排血量15%的血液,占全身耗氧量的20%。正常成人在休息状态下平均脑的脑血流量(cerebral blood flow,CBF)为(50±5)mL/100(g·min)。脑的各个区域血流量并不均匀,一般认为,静息状态下脑灰质的CBF平均为(76±10)mL/100(g·min),而白质仅为(20±4)mL/100(g·min)。全脑和局部脑血流量(rCBF)可以在一定范围内波动,低于这一范围并持续一定时间将会引起不同程度的脑功能障碍,甚至发生梗死。

目前的研究显示,由于患者病情发生变化(恶化或改善)、影响CBF的全身性因素(如MAP、ICP等)发生变化以及接受了影响CBF的治疗手段和药物,患者的CBF始终处于动态变化中,但由于影响CBF变化的因素较多,如患者的年龄、致伤暴力的轻重程度、颅内病变的病理类型、脑血管反应能力以及全身性因素,如动脉血压和心肺功能等,因此CBF水平和变化过程存在明显的个体差异,即不同患者的CBF水平及其变化过程各不相同。

CBF监测有多种方法,目前比较常用的半球或区域CBF测量方法有[133]Xe清除法、Xe-CT和SPECT,但这些方法都不能用来进行CBF的持续监测。有学者利用$AVDO_2$间接检测CBF变化,还有学者利用光纤探头经皮穿刺至颈内静脉球部,持续监测$S_{jv}O_2$。在SaO_2稳定的情况下,可以利用$S_{jv}O_2$估计CBF。但这些间接的CBF监测技术较烦琐,准确性有待进一步研究。目前只有激光多普勒血流测量法(LDF)能进行CBF的持续监测。另外,通过经颅多普勒超声成像(TCD)测量脑底大动脉血流速度来确定,也有一定的临床参考价值。TCD作为床旁的无创性监护手段,一般选用大脑中动脉,根据其血流速度、指标及波形,可以判定颅内血流动力学变化。正常人大脑中动脉平均血流速度为(65±17)cm/s。重症神经外科患者大脑中动脉初始速度通常低于正常水平65 cm/s。数天内,血流速度可仍低于或恢复正常或高于正常水平,达100 cm/s。脑创伤越重,低血流速度持续时间越久。血流速度快且颈静脉氧饱和度($S_{jv}O_2$)增高提示脑充血。此外,高血流速度也是脑血管狭窄、大脑中动脉痉挛的反映。这在蛛网膜下腔出血患者常见,其平均血流速度可达250～300 cm/s。在脑创伤后脑血管痉挛,血流速度增加则不甚显著,

通常为 $100\sim200$ cm/s。由于 ICP 增高或血压降低致 CPP 降低时,舒张血流速度比收缩血流速度更快地下落,由此引起脉率指数升高。在重型 TBI 患者,脉率指数升高在 CPP 降至 9.3 kPa (70 mmHg)时开始。适当治疗后,随 CPP 回升,脉率指数恢复正常。连续监测 CBF 可以帮助医师准确判断患者的预后,调整治疗方案。比如脑缺血伴有低血压可以用多巴胺升高血压,增加 CBF;脑充血时,可以应用短暂过度换气降低 CBF。CBF 只能反映局部脑灌注,颈静脉血氧饱和度监测反映大脑半球氧代谢,可以联合应用,互相补充各自的不足。颈静脉氧饱和度监测有两种方法,即通过颈静脉间断采血测氧饱和度或将 Paratrend 探头经皮穿刺置入到颈静脉球部,连续监测颈静脉血氧饱和度。颈静脉氧饱和度正常值为 $50\%\sim70\%$,小于 50% 或大于 70% 均提示预后不良。饱和度下降常出现 CBF 下降。

CBF 监测也可采用 LDF,通过有创性颅内探头,持续监测 rCBF 变化情况。LDF 测量的脑皮层微循环血流不能以绝对值[mL/100(g·min)]来表示,而只能以人为计量单位 AU 来表示,但动物实验已经证实 LDF 血流值与微循环 CBF 相关性良好。研究表明脑皮层 LDF 血流值的正常参考范围为 $50\sim150$ AU,小于 50 AU 为脑缺血,大于 150 AU 为脑充血。LDF 可以持续监测微循环 CBF,因此对于动态观察 TBI 后 CBF 变化及检测脑血管反应功能具有重要价值。

对于 CBF 低灌注的患者,维持正常的 CPP、正常的血氧分压以及正常的血红蛋白浓度是必要的。由于相当一部分患者的自动调节丧失,所以在此期间适当使用升高血压的药物可以有效改善 CBF 循环。不少 TBI 患者存在区域性 CBF 下降并伴有 CO_2 反应敏感性增强,因此不宜使用过度换气,以免加重 CBF 低灌注而发生脑缺血。高渗盐水可以明显降低 ICP,但对 CBF 无明显影响,因而适用于 CBF 下降伴高颅压的患者。由于床头抬高可使 CBF 下降,因此对于 CBF 低灌注的患者应尽量采取水平体位。亚低温的神经元保护作用已经得到普遍承认,因此在此期间可以通过亚低温治疗来保护神经元免受缺血性损害。

对于脑充血的患者,使用过度换气降低 ICP 是比较安全的,但由于 CBF 变化的区域性差异,过度换气仍不能作为降颅压的一线手段,短暂、适度的过度换气则比较妥当。同时对于自动调节受损的患者,应谨慎使用升高血压的药物,以免增加出血机会和加重高颅压。吲哚美辛通过降低 CBF 和减轻脑水肿来降低 ICP,因此比较适用于脑充血的患者。对于脑充血伴有高颅压的患者,还可采用床头抬高来降低 ICP,但不应超过 $30°$,因为床头抬高超过 $30°$ 可引起 CPP 下降和 ICP 的升高。

对于脑血管痉挛引起 CBF 下降的患者,应使用扩容和升血压等治疗来增加 CBF,同时使用尼莫地平等松弛血管平滑肌的药物可能具有一定的保护作用。

(康　新)

第三节　脑外器官系统监测

一、心电监护

神经外科患者,伤后或术后应立即用床旁心电监护仪进续监测,警惕心率、心律异常及心肌损害。病情稳定后,可改为定时监测。神经外科患者心电图(ECG)可出现复杂的变化,可显示心率、心律异常及心肌缺血征象，尤其是脑干及其周围区域受到影响时，而 TBI 病情的严重程度与心电图异常改变呈正比。有文献报道，TBI 后出现各种心律失常的占 75%，最常见的心律失常是房性期前收缩和室性期前收缩，偶见窦性心动过速和交界性心律。左心室高电压者占 50%，ST 段改变者占 62%，Q-T 间期延长占 30%，出现低血钾样改变占 8%。迄今关于 TBI 所致心电图异常改变的发生机制尚不十分清楚。有三种观点：①可能是由于 TBI 后儿茶酚胺释放增多，血中肾上腺素及去甲肾上腺素浓度增高使心排血量改变所致。②血管中枢位于延髓和下丘脑，当受到损伤和（或）刺激时可出现心动过速或各种期前收缩。③多种因素调节有关，如脑干生命中枢、自主神经功能、激素水平、水电解质紊乱以及血流动力学改变等都会影响心电图。开颅手术患者术中体液的丢失，以及应用脱水剂造成脱水状态，使血容量不足、心功能不全、高热、缺氧和疼痛刺激均可引起心率增快；ICP 增高，节性心律，电解质紊乱及传导阻滞等可引起心率减慢。血钾和血钙有明显异常者，ECG 监测能迅速发现异常波形，帮助临床做出明确诊断。

二、血流动力学监护

血流动力学是观察并研究血液在循环系统中对作用力、流量及容积三方面因素变化规律的科学。从 1929 年第 1 例测量右心房压力开始，它已逐步成为对病情发展的了解和对临床治疗指导的重要工具。影响循环的因素分为前负荷、后负荷、心肌收缩力及心室顺应性四个方面。重型 TBI 后的患者在血流动力学方面有重要变化。因此，血流动力学的监测在这些患者的整个治疗过程中十分重要。血流动力学监测的目标包括了解血容量状态和心功能、最大的组织灌注压以及避免补液和药物治疗的并发症。其中中心静脉压（CVP）是一项重要指标，能判定患者心功能和血容量状态，特别对 ICP 高的患者，借此可选择和调整静脉输液量和速度。正常人 CVP 为 $0.5\sim1.2$ kPa（$5\sim12$ cmH$_2$O。）如 CVP 偏低或呈下降趋势，常表示血容量不足，应该增加输液量和加快补液的速度，若 CVP 迅速上升并超过正常水平，则表示输液速度过快或超量，应暂停或减缓补液，以免心脏超负荷发生心力衰竭。当右心衰竭时，也可造成中心静脉压升高。若有条件可应用 Swan-Ganz 右心漂浮导管，监护心功能和全身血流动力学状态，其主要包括 CVP、右心房压（RAP）、肺动脉压（PAP）、肺动脉楔压（PAWP）、心排血量（CO）、每搏量（SV）和心排血指数（CI）等指标。在许多年轻健康的成人，CVP 或 RAP 能反映血容量状态和左心室功能，尤其是将他和血压、脉搏、尿量结合起来应用时。然而，在老年人或特别危重的患者，CVP 或 RAP 反映血容量状态和左心室功能经常有误。因此，肺动脉导管被用在 60 岁以上的老人，或原有高血压、心肺疾病的患者，或存在 TBI（脊髓伤、胸腔或腹部伤）的患者，或使用扩血管药物（大剂量巴比妥等）的患者，或低血容量休克、心源性休克、呼吸衰竭、败血症、多脏器功能衰竭的患者。在这些情况下，心内监测 PAWP 比单独用 CVP 监测左心室功能和左心室前负荷更精确。

三、呼吸功能监护

呼吸监测主要是对呼吸状态、肺功能与血气分析的监测。呼吸状态通常包括呼吸频率、幅度、节律。正常每分钟呼吸频率（f）12～20 次/分钟，潮气容积（VT）8～12 mL/kg，通气量（VE）为 6～8 L/min。当患者呼吸障碍时，开始 VT 增加，以后 VT 不再增加，而 f 继续增加，致使呼吸功增加，实际上对改善有效通气量无益，反而增加了无效腔通气。故 f 增加通常是面临呼吸障碍的早期体征，其增加程度与潜在疾病的严重性成比例。事实上，当 f>30 次/分钟时，常是呼吸肌失代偿的征兆，意味着呼吸肌疲劳即将要发生。浅快呼吸一般在限制性呼吸困难时（胸痛、膈肌升高)出现,中枢神经系统损伤或 ICP 升高时,常可引起张口、叹气、Biot 呼吸及过度通气,最后导致呼吸停止。呼吸抑制时则 f 减慢,常见于碱血症(pH>7.45)、严重低血糖、糖尿病昏迷、镇静麻醉药过量、体温过低等。其次,呼吸形式的监测要观察胸廓运动的变化。当呼吸肌疲劳时,吸气时间分数(吸气时间/总呼吸时间)也发生变化,由正常 0.35 延长到 0.4 或 0.5,此时平时作为被动动作的呼气肌群将主动收缩,辅助呼吸肌如胸锁乳突肌也参与呼吸动作,出现三凹征,呼吸音减弱或消失,甚至出现胸腹部矛盾运动,即胸部与腹壁在呼吸时呈现不同步或反向运动,这更是呼吸肌疲劳的征象。再则,呼吸形式监测还应注意呼吸道通畅情况。上呼吸道阻塞时,患者呼吸用力,出现三凹征和鼻翼翕动,其原因有舌后坠、下颌松弛后退、分泌物、反流物以及鼻胃管等刺激迷走反射而引起喉痉挛等。下呼吸道阻塞时,患者也可出现重度的呼吸困难,呼气时间延长,听到哮鸣音,其原因有支气管痉挛、痰液阻塞、急性左心衰竭、肺水肿、自发性气胸、胸腔积液等。

呼吸监测的患者主要包括:①神志不清的患者;②急性呼吸衰竭(如急性呼吸窘迫综合征、急性肺水肿、肺梗死以及重症肌无力等发生的急性呼衰);③休克或严重电解质紊乱、酸碱失衡的患者;④心肺复苏后;⑤重症复合伤;⑥手术前有呼吸系统疾病或心肺功能减退者;⑦手术中(特别是开胸术)承受麻醉和手术刺激者;⑧大手术后血流动力学不稳或需辅助呼吸者;⑨准备脱离呼吸机者;⑩血气进行性恶化的患者。

神经外科患者常发生呼吸中枢抑制功能异常,导致呼吸障碍。如累及下丘脑、脑桥和延髓,更可能引起中枢性呼吸衰竭。加之并发支气管黏膜下出血、神经源性肺水肿及肺部感染等情况,常使呼吸功能障碍加重。通常,f 为 12~20 次/分钟,f>30 次/分钟,即为呼吸过快;呼吸频率少于 12 次/分钟为呼吸过慢。病理性呼吸有潮式呼吸、窒息性呼吸等。如出现呼吸频率、幅度异常及病理性呼吸,应从脑部和全身多方面因素分析病因,及时处理。因此监测呼吸功能对神经外科患者是必要的。

动脉血气分析,在呼吸监测中有十分重要的价值,临床意义在于:血气分析主要反映了肺泡弥散、生理分流和肺的通气/血液灌流比例情况。任何原因(如 TBI)导致的比例失调、弥散功能障碍等均可引起正常值的变化,在 ICU 中常作为呼吸衰竭的监测指标。另外,在血气分析中,电解质、乳酸、BUN、SB、BE 以及渗透压等也可反映了神经重症患者的状态。测定 $PaCO_2$ 直接反映肺泡通气状态,正常参考值 4.7~6.0 kPa(35~45 mmHg),低于 4.0 kPa(30 mmHg)为过度换气;而高于 6.0 kPa(45 mmHg)为 CO_2 潴留,说明肺通气功能不良,应及时处理。PaO_2 提示动脉血氧的分压,正常参考值 10.7~13.3 kPa(80~100 mmHg)。要求维持动脉氧分压在 10.7 kPa(80 mmHg)以上,低于 10.7 kPa(80 mmHg)为低氧血症,应及时处理;低于 8.0 kPa(60 mmHg)为严重低氧血症,属于呼吸衰竭,应予支持呼吸等处理。同时,监测血酸碱度(pH)、碱剩余(BE)、碳酸氢根(HCO_3^-)等项目,可了解体内是否有酸碱失衡。参照吸气中氧浓度(FIO_2)、血红蛋白(Hb)、血酸碱度(pH)、氧饱和度(SaO_2)等,还可计算出一系列呼吸监测指标。这些指标提示了多个量间的相互关系,因此有时比单纯直观指标更有指导意义。

神经外科危重患者在血气分析的同时,最好能应用血气-电解质联机行血电解质检查,测定血钾(K^+)、钠(Na^+)、氯(Cl^-)、钙(Ca^{2+})、镁(Mg^{2+})、血糖、血乳酸及 BUN 等。通过这些检查,明确血离子的高低及一些代谢指标,以指导制订治疗方案。至少每日监测血气一次,重症者可以每 4 小时一次,根据血气情况调整液体用量。

SaO_2 监测方法有间歇性血气分析测定法和持续性脉搏血氧饱和度(SpO_2)监测法。SpO_2 是通过脉搏血氧饱和度仪来持续监测的,它可以较敏感地反映 SaO_2,并可同时计数脉搏。SpO_2 持续监测法已普遍应用于重症监护及手术麻醉过程中。当 $SaO_2<70\%$ 时,其 95% 可信限的精度为 4%,可见 SpO_2 是准确可靠反映动脉血氧合状态的指标。

神经外科重症患者,可出现呼吸循环障碍,代偿能力降低,易导致缺氧,所以应常规地监测 SaO_2,重视血气分析。SpO_2 应保持在 95%～100%[$PaO2>10.7$ kPa(80 mmHg)]水平;若 $SpO_2<95\%$[$PaO_2<10.7$ kPa(80 mmHg)],提示低氧血症;$SpO_2<90\%$[$PaO_2<8.0$ kPa(60 mmHg)],提示严重低氧血症。在 SpO_2 持续监测过程中,一旦发现病情变化,应考虑解除引起病情加重的原因;另一方面调整体位,改善呼吸,适时地应用机械通气辅助呼吸,以纠正缺氧状态。

四、体温监测

体温监测包括持续脑温(BT)、肺动脉内温度(中心温度)、肛温、食管温度或体表温度监测法和间歇性腋下温度测量法。

BT 的波动常提示脑代谢、CBF 的改变,神经元的损伤和脑功能的变化。脑组织对温度的变化非常敏感。在外部条件恒定的情况下,影响 BT 高低的机体内在因素主要包括三个方面:①局部脑组织的产热量;②局部脑血流量;③局部灌注血流的温度。实验研究表明,在缺血情况下,BT 的高低直接影响神经细胞受损害的程度、范围及动物的预后。同样,大量的临床和实验证据表明,BT 是决定脑创伤病变范围发展趋势的一个重要因素。即使 BT 的微小变化也可严重影响实验性脑创伤动物模型的组织病理损害程度及范围。一些研究甚至发现某些药物,如非竞争性 NMDA 受体拮抗剂 MK-801、巴比妥类药物、尼莫地平等,其脑保护作用也与药物造成局部 BT 降低的机制有关。BT 的变化可能不仅是机体对各种因素作用的一种生理反应,而且极有可能是脑保护作用的一个调节因素,成为某些药物或治疗手段发挥脑保护作用的共同途径。因此,准确监测 BT 对于判断预后,保证疗效,防止或减轻继发性脑损害的发生、发展以及预防并发症等至关重要。重型 TBI 后 24～48 h 内,应持续监测体温或每 2～4 小时测温一次。此后每 6 小时测温一次,直至体温正常连续 1 周,改为每天 2 次。

一般认为 BT 与机体核心温度相接近,所以在以往的文献中常用核心温度来代表。有许多部位可用来测定核心温度,如中耳、直肠、口腔、膀胱、食管、肺动脉或颈静脉等。但近年来的研究发现,正常情况下,BT 比躯体中心温度高,异常温度范围时,其差距更大,这与脑代谢功能旺盛,产热量高以及脑血液供应丰富有关。

BT 的监测分直接测温法和间接测温法。直接测温法即直接测定脑组织内(包括脑室内、深部脑皮层、硬脑膜下间隙等部位)的温度。此法准确可靠,但创伤大且临床上对于设备及技术条件要求较高,亦有可能引起脑脊液渗漏、颅内感染和颅内血肿等严重并发症,故应用范围有限。目前 BT 直接监测设备有两类:一类是德国生产 LICOX 监测系统,该仪器有一直径为 0.5 mm 的温度探头,可监测探头周围大约 17 mm^2 内脑组织温度,即 BT;另一类是 Neurotrend-7 生物传感器,其光纤探头直径为 0.5 mm×3.5 mm,敏感长度为 7.1 mm。间接测温法即测定机体中心温度以代表 BT。

通常,BT 被普遍认为与直肠温度接近,因而以往的文献报道中常用直肠温度代表 BT,但近期的国内外动物实验及临床研究所得出的结论却不尽相同,甚至是相互对立。此外,日本的山下进等报道以膀胱温度为基准,则平均肺动脉温度低 0.33 ℃,颈内静脉温度低 0.32 ℃,BT 高 0.17 ℃。Verlooy 亦观察到脑室内温度比膀胱温度高(0.5±0.2)℃。他们建议以持续监测膀胱温度替代 BT 来指导治疗过程,但膀胱温度受尿液流速的影响,当尿液流速快时,由于热传递不均衡导致膀胱温度下降,且长期插管易致泌尿系统感染。鼓膜温度与 BT 最为接近,其平均差异接近 0 ℃。颞肌温度亦能较好地反映 BT 变化。Lyeth 等观察到液压打击法脑创伤大鼠在常温(37.5 ℃)和低温(30 ℃)条件下,其皮层下 BT 与颞肌温度之差均保持在 0.4 ℃ 以内。但两者在测定时均有一定的困难。口腔和食管温度与直肠温度相近,但其不适用于躁动、神志不清和不合作者,故而在 BT 监测中较少使用。

有学者对重型脑创伤患者的 BT 和肛温进行持续监测研究,发现在伤后 BT 和肛温均明显升高,肛温比 BT 低 0.3 ℃～1.2 ℃。在亚低温治疗中,早期肛温低于 BT 约 1 ℃,降到亚低温标准后,肛温与 BT 基本一致。持续高体温,增加脑氧代谢,加重脑缺氧,并可能引起惊厥。重度 TBI 患者 48 h 后体温仍不逐渐下降时,则提示下丘脑损伤或脑干等部位损伤严重,或因蛛网膜下腔出血,颅内感染或颅外感染,如肺炎、尿路感染也常引起体温升高,对病情恢复极为不利,应及时针对原因,予以处理。

近年来对于 BT 的研究已取得一些进展,但仍存在诸多问题,如:以中心温度推测 BT 的最佳估算方法以及直接监测 BT 的理想置入部位仍有争议;灵敏度与精确度更高、操作更简便且无创的测温方法尚在探讨中;现 BT 变化的绝大部分成果是在缺血性脑损伤的研究中获得的,对其他神经外科疾病时的 BT 变化研究还很薄弱,临床研究普遍例数较少,尚有待于大样本的进一步深入研究。

五、胃肠功能及营养状况监测

重症中枢神经系统病变,如 TBI、脑血管疾病、颅内感染、缺氧性脑病、脊髓炎和脊髓损伤等可引起:①胃肠道运动功能抑制;②内脏血管痉挛,胃肠黏膜缺血缺氧,血管内皮细胞大量释放内皮素将加重胃肠黏膜缺血缺氧;③胃泌素释放和胃酸分泌增高,破坏胃黏膜天然防御功能。临床上表现为胃肠动力功能障碍,如腹胀、厌食、恶心、呕吐、便秘等;急性胃黏膜病变(胃黏膜浅表性糜烂或溃疡),即 Cushing 溃疡伴消化道出血;胃肠道细菌移位,引起远隔部位或全身的感染;胃肠消化吸收功能减退,营养障碍。重症神经系统疾病引起胃肠功能障碍的发生率为 50%～75%,轻者延长住院治疗时间,增加治疗费用;严重者因肠梗阻和胃十二指肠溃疡穿孔而增加病死率。对胃肠功能进行密切监测,已成为 NICU 一项重要的常规工作。

临床上常从空腹胃管内抽吸胃液进行胃酸量及 pH 监测,正常人空腹胃液游离酸为 0～30 mmol/L,总酸为 10～50 mmol/L,基础胃酸量为 2～5 mmol/h,最大胃酸量为 6～21 mmol/L。严重脑功能损伤将引起胃酸分泌增加,会破坏胃肠黏膜屏障。监测胃酸量,对了解胃酸相关的消化道功能障碍和指导抗酸药物治疗效果有重要的意义。胃内 pH≥4 的持续时间是衡量抗酸药或抑酸药疗效的重要指标,是抗酸药或抑酸药治疗的终点。pH 过高将引起胃内细菌繁殖,继发严重感染;pH 过低则导致胃黏膜受损。对于胃内容物的监测,常常采用定时鼻胃管抽吸,通过抽吸了解胃内残留物的量和胃内残留物的性状。肉眼观察可对胃内残留物进行初步判断,如是否存在胃内出血、出血的量以及出血的速度。当怀疑有出血时,可经胃内容物实验室检测证实。

许多神经系统疾病因自主神经功能异常而影响胃肠动力,加之危重症患者长时间卧床而加重胃肠动力功能障碍。目前常见的胃运动功能检查包括:放射性核素胃排空检查、$^{13}CO_2$ 呼气试验及体表胃电图(EGG)监测。但由于对放射性防护措施、较长扫描时间的要求较高,放射性核素胃排空检查在 ICU 的应用受到限制;而 $^{13}CO_2$ 胃排空到最终由呼吸道呼出的过程中受内脏血流状态、肝功能、肺功能等多种因素影响,因此有相关功能障碍者不适合此检查;EGG 记录的是胃肌电活动,不能完全代表胃动力,短时间的记录难以发现一过性胃肌电节律紊乱,长时间的动态记录易受多因素干扰,因此临床应用具有一定的局限性。

另外,还可以通过监测粪便了解消化道炎症、出血、致病菌或机会致病菌。消化道有炎症时,粪便可呈稀糊状、稀水样、黏液状、脓血样等,粪便潜血试验为阳性提示存在消化道出血。消化不良时粪便中淀粉颗粒、脂肪颗粒增多,并可见肌肉纤维、结缔组织等。重症患者免疫功能低下,如果有大剂量抗生素的应用,很容易并发肠道菌群失调和肠道感染,因而进行粪便细菌学监测具有重要的临床意义。生理状态下,肠道正常菌群的种类、数量、比例相对稳定。球菌与杆菌的比例为 1∶10,菌群失调为正常菌群减少、消失或比例变化,如球菌、真菌大量繁殖及球/杆比例失调,临床表现为腹痛、腹泻、发热等肠道感染。肠道致病菌检查主要靠粪便的化验、分离培养以及药物敏感试验等。

六、肝功能监测

临床上能够特异性地反映肝细胞损害的实验室指标并不多,主要是血清酶学测定、血清蛋白质测定和血清胆红素测定。

(一)血清酶学测定

1.氨基转移酶

氨基转移酶即转氨酶,是一组催化氨基酸与 α-酮酸之间氨基转移反应的酶类,其中丙氨酸氨基转移酶(alanine aminotransferase,ALT)和门冬氨酸氨基转移酶(aspartate aminotransferase,AST)是临床应用最广、最有价值的肝功能检测指标。肝细胞损伤时血清转氨酶增高,其增高的程度大致与损伤的严重程度平行。转氨酶下降可能是肝细胞修复的标志,但也可能是肝细胞坏死殆尽的结果。如果出现胆红素增高而转氨酶下降的"胆酶分离"现象,则提示肝细胞严重坏死,某些中枢神经系统病变,如急性脑血管疾病的高应激状态下可出现一过性 ALT 和(或)AST 增高,急性期过后恢复正常。这一现象可能与以下因素有关:①急性期脑内、外多种生物活性调节物,如一氧化氮、血小板激活因子、兴奋性氨基酸以及各种神经肽导致肝脏功能损伤。②谷氨酸及天冬氨酸在中枢神经系统中广泛存在,两者的转化和降解需要丰富的酶,其中以 AST 含量最高。当细胞膜的通透性改变或坏死时,AST 被释放出来,并经通透性增高的血-脑屏障进入血液循环,使血清 AST 增高。AST 增高的概率及幅度与脑组织病变的范围和严重程度平行。某些危重症患者发生多器官系统功能障碍(MODS)时,肝脏可被累及,ALT 或 AST 呈进行性急剧增高;随着病情的好转,ALT 或 AST 恢复正常。此外,抗生素等药物多经肝脏代谢,引起药物性肝功能损害,ALT 或 AST 增高,当停止用药或药物减量后逐渐恢复正常。

2.碱性磷酸酶

碱性磷酸酶(alkaline phosphatase,AKP)是一组在碱性环境下能水解多种有机磷酸酯化合物的酶,AKP 的主要合成部位在肝脏的星形细胞和成骨细胞。AKP 不是肝细胞损害的敏感指标,有时严重肝损害时并无明显增高,因为肝细胞内的 AKP 与脂性膜紧密结合,不易释放;肝脏内的 AKP 主要位于胆管区,远离肝窦,进入胆汁的量多于进入血清的量;某些生理现象也可以引起血清 AKP 升高,如妊娠期、进食性血糖增高及紫外线照射后;此外,急性中枢神经系统疾病时 AKP 可增高,但机制并不十分清楚。

3.肌酸激酶

肌酸激酶(creatine kinase,CK)主要分布于心肌和骨骼肌,其次是脑组织和平滑肌等。CK增高见于:①心肌病变,如病毒性心肌炎、心肌梗死等;②骨骼肌疾病,如多发性肌炎、进行性肌营养不良、癫痫或癫痫持续状态(肌肉强烈强直阵挛)等;③骨骼肌损伤,如肌内注射或手术等;④脑组织急性病变;⑤其他,诸如酒精中毒、甲状腺功能减退症及低体温等。CK降低见于酒精性肝病、甲状腺功能亢进症、药物毒副作用(如避孕药和皮质激素)等。

(二)血清蛋白质测定

血清总蛋白(total protein,TP)是血清中全部蛋白质的总称,主要包括白蛋白(albumin,Alb)和球蛋白(globulin,G)。NICU患者由于进食困难(意识障碍、真性或假性延髓麻痹、急性胃黏膜病变伴上消化道出血、呼吸机治疗等)消化吸收障碍,应激性高分解状态,使低蛋白血症发生的概率增高,并主要与Alb的减少有关。前白蛋白(prealbumin,PA)在肝脏合成,体内半衰期较Alb短,因此比Alb反映肝细胞的损害早。PA降低的程度与肝细胞损害的程度一致,可更敏感地反映肝实质的损害。30%的肝脏疾病患者在Alb正常时PA已有降低。此外,PA是反映饥饿状态和营养代谢障碍的敏感指标,PA下降通常发生在Alb之前。

(三)血清胆红素测定

正常情况下,进入血中的胆红素与被清除的胆红素处于动态平衡状态。胆红素每日生成量略低于50 mg,而肝脏处理胆红素的储备能力很大,每日能处理胆红素1 500 mg,因此早期轻度肝细胞损害时血清胆红素尚无反应,一旦增高提示存在肝细胞损害,而且是较严重的肝细胞损害。血清总胆红素(serum total bilirubin,STB)的正常值为1.7~17.1 μmol/L。当STB在17~34 μmol/L时巩膜和皮肤黄染尚不易察觉,称为"隐性黄疸";34~170 μmol/L为轻度黄疸;170~340 μmol/L为中度黄疸;>340 μmol/L为重度黄疸。STB和间接胆红素增高为溶血性黄疸;STB和直接胆红素增高为阻塞性黄疸;STB、间接胆红素和直接胆红素均增高为肝细胞性黄疸。此外,除了溶血和肝胆疾病可影响血清胆红素浓度外,某些肝外因素也可引起血清胆红素变化,在NICU需引起足够的重视,并认真加以鉴别。

七、肾功能监测

重症神经疾病并发急性肾功能不全(ARI)或急性肾衰竭(ARF)的并不少见,引起急性肾功能不全的因素既可以是肾前性、肾性亦可以是肾后性的。当存在中枢性高热、频繁呕吐、脑脊液引流过多、强效脱水利尿剂应用等因素的情况下,常常出现有效循环血量不足,从而使肾灌流不足;脑内疾病或损伤累及下丘脑时可反射性地引起肾血管痉挛,导致肾灌流不足。肾灌流不足的后果是肾小球滤过率下降,发生急性肾前性ARI。此时,如果予以及时有效地纠正,则肾功能不全很快逆转;否则将演变为肾性ARI。中枢神经系统疾病并发严重感染时,在细菌毒素或抗生素的直接作用下,可引起急性肾性ARI。脑和脊髓排尿中枢受损时,严重的尿液潴留可引起肾后性ARI。由此看来,加强肾功能监测,在ARI早期发现问题并加以解决,已成为NICU的一项重要工作。肾功能监测的许多指标已被公认,并在临床上沿用多年。通过监测结果进行分析,可准确地了解肾功能状态,并以此为依据指导治疗。

(康 新)

第四节 神经外科患者围术期的重症监护

一、围术期神经外科患者接受重症监护的指征

需要接受神经重症监护的患者有一定的指征,此类患者常见的临床症状包括:虚弱无力、认知功能障碍、意识不清伴或不伴气道反射减弱、未控制的癫痫发作和呼吸肌衰竭。可能产生这些症状的情况包括以下几个方面。

(1)重型颅脑病变患者(无论手术或非手术治疗)急性蛛网膜下腔出血(SAH)、硬膜下或颅内出血伴有神志改变、昏迷、内环境紊乱(代谢、中毒或缺氧),缺血性脑卒中等。

(2)等待手术治疗的危重患者:严重脑外伤或脊髓损伤,颅内占位性病变伴颅内高压,脑动脉瘤,高颈段占位性病变等。

(3)中枢神经系统或神经肌肉病变:感染性或流行性脑膜脑炎,癫痫持续状态,中毒代谢性脑病,重症肌无力,肌萎缩侧索硬化,急性神经肌肉病或多神经病等。

(4)没有较严重并发症的神经外科术后患者:严重电解质紊乱,颅内感染,肺部感染,休克,败血症,心肾功能衰竭以及小儿和老年术后患者等。

(5)特殊手术患者:如脑干及其邻区动脉瘤、脑血管畸形、严重脑外伤术后等。

(6)严重颅脑外伤非手术治疗者中,需要低温治疗者。

(7)当决定器官捐献时,脑死亡或潜在脑死亡并正接受积极治疗者。

二、神经外科常规重症监测治疗

(一)深静脉血栓的预防

深静脉血栓(DVT)的形成主要与血液的淤积、血管壁的损伤及血液高凝状态三个方面有关。所以引起 DVT 的高危因素包括近期手术、恶性病变、血流缓慢、外伤、急性脑卒中、急性心肌梗死,原有的深静脉血栓、妊娠,服用雌激素、抗血小板Ⅲ因子、C 反应蛋白和 S 蛋白缺乏、肾病综合征、充血性心力衰竭、肥胖(年龄在 40 岁以上)、弥漫性血管内凝血(DIC)、抗心磷脂抗体、狼疮抗凝物、缺乏性纤维蛋白原血症以及血管炎等。神经科 ICU 中的患者多数都存在这些高危因素,因而成为发生 DVT 的高危人群。DVT 有导致肺栓塞的潜在危险。

预防 DVT 的方法包括间断使用空气压缩装置(pneumatic compression devices),穿弹力袜,早期下地行走,物理治疗及抗凝治疗等方法。临床证实这些方法对妇产科、泌尿外科及骨科术后患者的 DVT 预防具有良好的效果。对于神经科 ICU 患者来说早期下地行走比较困难,虽然抗凝治疗在理论上也有引起脑出血的可能,但是研究报道表明:在脑卒中患者抗凝治疗可有效地预防 DVT 的发生。目前,在神经科 ICU 患者,预防 DVT 的主要方法是采用物理治疗、穿弹力袜及抗凝治疗(CT 显示没有颅内出血的患者)等方法(表 4-1)。

表 4-1　几种高危情况下 DVT 的预防方法

患者类型	治疗方法
妇产科或普通外科择期手术后卧床超过 48 h	低剂量肝素（5 000 U 皮下注射，每 12 小时 1 次）或间断使用空气压缩装置
泌尿外科或大关节的择期手术	间断使用空气压缩装置
髋关节择期手术	静脉滴注肝素维持 APTT 在正常水平之上 华法林维持 NR 在 2～3
髋关节骨折	华法林维持 NR 在 2～3

(二)胃溃疡的预防

神经科 ICU 的患者同其他重症患者一样,存在发生胃溃疡的危险。因为在应激状态下,患者的胃酸大量分泌,而胃黏膜的防御机制难以很好地发挥作用。所以,在神经科 ICU 的患者可预防性的应用 H_2 受体阻滞剂、抗酸药、硫糖铝或肠道营养。

(三)外脑室引流的管理

神经科 ICU 中的患者常常接受外脑室引流(EVD)术,一方面避免脑水肿的发生,同时还可以持续监测颅内压(ICP)。外脑室引流开始后调整引流管的高度,当 ICP 达到临床允许的范围内时,此时引流管的高度就是合适的放置高度。这时可以将之夹闭,当 ICP 发生变化持续超出允许范围时再重新调整。

EVD 管理时有几个必须注意的问题,如果引流管放置的位置过高,则脑脊液不能被充分引流,因此可能导致脑水肿或颅内压增高;反之,如果位置过低,则会导致脑脊液引流过度,如果同时存在引流对侧脑组织的占位性病变,就可能发生脑疝综合征。在颅内动脉瘤的患者,因为脑脊液引流过度还可能导致动脉壁的透壁压增加,甚至导致动脉瘤破裂。并有可能引起脑组织与颅骨间的牵拉力增加,导致桥静脉破裂而形成硬膜下血肿。

当患者咳嗽或出现其他一些可引起咽鼓管捏鼻鼓气(Valsalva)效应的动作时,会引起 CSF 短暂过度外流,从而导致 ICP 降低。这使动脉瘤破裂出血和硬膜下血肿的发生率增加,所以应尽量避免患者类似的动作发生。

EVD 被夹闭后,必须密切监测 ICP。如果 ICP 超过了临床允许的范围就应立即恢复引流,以维持 ICP 在正常范围内。

EVD 时必须严格保证无菌操作,以免感染。有资料表明,EVD 持续 5 d 后,感染的发生率明显增高。将 EVD 导管的一部分置入皮下是有效降低感染率的方法之一。临床上应该每周或更频繁的更换引流装置。可以通过检测 CSF 中的白细胞记数来判断是否有感染发生,但是这种操作本身也有增加感染率的可能。

(四)镇静

关于对 ICU 中患者的镇静治疗一直是一个存有争议的问题,因为镇静可能促使脑损伤的患者发生昏迷,不适当的镇静还会导致无法充分评估患者病情的进展,从而延长住院时间,增加诊断和治疗的难度。所以,通常情况下不对神经科 ICU 的患者使用镇静药物。在患者因为过度亢奋伤害到自己或影响医务人员的工作时才予以适当镇静。

当我们不得不使用镇静药物时,则应选用药效可以逆转并且作用时间短的药物。如芬太尼(或同类其他药物),咪达唑仑,硫喷妥钠或丙泊酚。给药方法分为口服和静脉,可以按需给药,也可以制定长期的给药方案。药物的选择及用法因人而异。

1.口服给药

优点是在下一次给药时医师可以判断患者的意识情况，从而避免给药过量。但由于反复间断给药，会导致患者的血压波动及兴奋状态反复出现等问题而使患者的病情进一步恶化。

2.静脉滴入给药

如果没有严密的监测，有可能在不知不觉中给药过量，而且药物会积聚在机体组织中，需要很长时间才能从体内清除。但是，这种方式可以避免上述口服给药的缺点。

3.几种镇静药物的选择

（1）阿片类药物：药理作用可以被逆转，并且对血流动力学无明显影响，它的镇咳作用恰好有利于气管插管的患者，这些优点使它成为神经科 ICU 患者镇静时的理想药物。但是，通过动物和人体的观察发现，大剂量阿片类药物（$>20\ \mu g/kg$ 的芬太尼）会引起脑电图上癫痫样发作和脑缺血。

（2）苯二氮䓬类：药理作用可以被逆转，但是逆转后可能导致惊厥发作。如同其他 γ-氨基丁酸（GABA）类药物一样，苯二氮䓬类药物具有脑保护作用。但是，该类药物可导致血压的显著下降及定向力的障碍。一些患者服用苯二氮䓬类药物后出现兴奋现象；而且，长时间服用苯二氮䓬类药物后会因药物在组织中的蓄积，使苏醒时间延长。

（3）丙泊酚：用于神经科 ICU 患者的镇静效果比较满意。药理作用不能被逆转，但是因为生物效应较短，即使长时间大量给药也可以快速唤醒。丙泊酚可引起血压降低。有观点认为丙泊酚有后遗效应，但是这种效应对神经科 ICU 患者有何影响目前尚不清楚。作为一种 GABA 能类药物，丙泊酚也有脑保护作用。因为丙泊酚是溶于甘油三酯的一种乳剂，所以不能耐受甘油三酯的患者不宜使用。

（4）硫喷妥钠：有时也被用于神经科 ICU 患者的镇静。它药理作用不能被逆转，不过短期使用会因为在体内的重分布，而药效时间较短；但是长期使用会因在体内的蓄积，使苏醒时间延长。它也有脑保护作用，并可维持 ICP 在较低水平。

随着研究技术的不断发展，在 EEG 监测下，通过静脉精确泵入镇静药物进行镇静治疗的方法已成为现实，它将成为神经科 ICU 中一种切实可行的镇静方法。

（五）呼吸道的管理

ICP 升高时，患者对饱胃，一些内外科并发症以及高碳酸血症，低氧血症的耐受力进一步降低，这反过来又可加剧 ICP 的升高并加剧脑水肿。这种情况下应通过加深镇静或使用静脉麻醉复合肌肉松弛剂进行快速插管。镇静或麻醉药物的选择取决于患者的基础情况及血流动力学稳定性。血压过高时，ICP 会因为血管麻痹而升高，从而加剧脑水肿。反之，过低时会发生脑缺血。脑血管代偿能力下降时，低氧血症就可能引起神经功能损伤。高碳酸血症和低氧血症都会加剧 ICP 的升高。

当患者存在意识障碍或参与气体交换机制中存在生理或解剖因素异常时，就需要采取积极的措施来保护呼吸道。芬太尼或硫喷妥钠等药物可降低 ICP，对 CNS 具有抑制作用，当采用此类药物时，应该监测血流动力学及 ICP 的变化。

神经肌肉功能降低时，应该慎重选择神经肌肉阻滞药，因为这种情况下使用琥珀酰胆碱可能会诱发致命的高钾血症。

（六）气体交换

很多颅内病变都会引起脑血管的代偿能力下降。正常情况下，当供给大脑的氧及代谢底物减少时,大脑可以通过代偿地扩张血管来维持或提高 CBF。例如,当一侧颈动脉闭塞或存在中度的低氧血症时,由于脑血管发挥代偿机制可以不引起任何症状,所以,多数人认为当脑血管代偿机制正常时,动脉血氧降低并不会引起脑损伤。但是,如果缺氧的同时又出现颈动脉闭塞或颈动脉闭塞的情况下又出现缺氧,由于脑血管的代偿机制已充分发挥,血氧的进一步降低就有可能引起脑卒中。可以引起脑血管代偿能力下降的情况包括脑水肿、低氧血症、颈动脉闭塞,一定程度上影响了大脑的氧供进而引起神经损伤。

$PaCO_2$ 对 CBF 有着不可忽视的影响。正常情况下,当 $PaCO_2$ 处于 $2.7 \sim 8.0$ kPa($20 \sim 60$ mmHg)之间时,CBF 的变化与 $PaCO_2$ 呈线性关系。$PaCO_2$ 影响 CBF 的同时也影响脑血容量。当颅内顺应性下降时,即使脑血容量发生微小的变化,也会对 ICP 有很大的影响。所以这时,$PaCO_2$ 降低 ICP 就降低,$PaCO_2$ 升高 ICP 就升高。

原来的观点认为 ICP 的升高会伴随脑血流量的降低,这种观点是错误的。目前认为 $PaCO_2$ 在减低 ICP 的同时也降低了 CBF;而高碳酸血症时,ICP 升高的同时也升高了 CBF。这种观点适合于正常状态下具有自动调节能力的脑组织。以这种观点为前提,当通过提高 $PaCO_2$ 引起 ICP 升高来增加正常脑组织的 CBF 时,就会降低损伤部位脑组织的血流量;相反,当正常脑组织的 ICP 降低时,就会引起损伤部位的血流增加即"盗血"。另外,也有研究数据表明脑水肿时过度通气会加剧病情恶化。

尽管研究表明高血糖症会加剧缺血性脑损伤,但近期的一些证据表明轻度的酸中毒可以保护脑组织。这可能是拮抗了 NMDA-谷氨酸受体的作用引起。

(七)体温

神经科 ICU 患者的体温管理十分重要。动物实验模型表明,体温过高会加剧脑缺血、脑外伤和抽搐。相反,体温适度降低对大脑具有保护作用。这种保护作用在体温降低到 32 ℃ ~ 36 ℃ 范围内或更低时得以发挥。此作用不能完全由脑代谢率(CMR)的降低来解释,还可能是因为降低了自由基产物或神经递质的神经毒性。脑外伤患者受伤后 6 h 内低温管理可以发挥保护作用,并且在 24～48 h 内都有显著效果。尽管还没有实验证实低温对于脑缺血和抽搐有何保护作用,但有报道在北美洲的医疗机构,神经外科麻醉医师已经在神经科手术中常规使用低温管理。

(八)血压的管理

控制血压对于绝大多数神经科 ICU 患者的治疗都是很重要的一个方面。血压过高会加剧脑水肿,诱发颅内出血,并能引起肺水肿或心肌缺血。相反,血压过低会导致组织的灌注不足,而血压轻微的下降会产生平台压。神经科 ICU 中患者的血压控制原则如下。

1.高血压

当血压升高时,首先应该判断是不是由于机体自我调节引起的血压代偿性升高。例如在脑干血流灌注不足的情况下,机体会代偿性增加肾上腺素的分泌以维持脑干的血流及氧供,从而导致血压代偿性的升高。这时如果降低血压就会引起脑干衰竭甚至死亡。

脑缺血动物实验模型的研究表明,抗交感神经药物可以用于脑缺血患者的降压治疗。出血引起低血压时,使用神经节阻滞剂六甲铵、α_2-肾上腺素能阻滞剂及 ACEI 类药物降压可以减轻脑缺血性损伤,具有脑保护作用。为了证实儿茶酚胺对脑损伤的影响,有报道在动物实验中使用六甲铵的同时静脉注射儿茶酚胺,结果发现儿茶酚胺可抑制六甲铵的脑保护作用。缺血前和抽搐前使用利血平治疗,由于利血平耗竭了突触前儿茶酚胺的储备而起到了脑保护的作用。Neil-

Dwyer 等人还报道：蛛网膜下腔出血（SAH）的患者分别接受酚妥拉明和普萘洛尔等抗交感神经药物治疗，并与没有接受此种治疗的患者进行比较，前者的预后明显优于后者。但还没有关于 β-肾上腺素能受体阻滞剂扩张脑血管和升高 ICP 的报道。

同样具有脑保护作用的钙通道阻滞剂也可用于降压治疗。包括：维拉帕米，地尔硫䓬，硝苯地平，尼莫地平和尼卡地平。其中，尼莫地平和尼卡地平对缺血性脑损伤的脑保护作用已经得到共识。这些药物还可以扩张血管、升高 ICP。发挥扩张血管作用时可能会代偿性引起儿茶酚胺的释放，从而减弱了药物的脑保护作用。

外周血管扩张剂如硝普钠和硝酸甘油等都有潜在扩张脑血管作用，从而引起充血性颅内压升高。而且，这些药物还可代偿性的增加外周儿茶酚胺和肾素的分泌，加重缺血性脑损伤。但是，这些药物不引起心动过缓和支气管收缩，所以仍是这些患者的首选药物。如果在患者脑缺血和颅内压升高可能加剧的情况下，使用这些药物就必须加以严密监测，一旦出现上述情况的恶化，立刻停用。而硝普钠在停药后药效可立刻消失，比较适合上述脑缺血和颅内压升高的患者。

对有可能发生脑缺血的患者，选择降压药物时，应考虑治疗是否紧急、药物的交感神经作用和脑保护作用及药物对 ICP 的影响等因素。如果必须在几分钟内迅速降低血压，樟磺咪芬持续泵入是安全有效的。樟磺咪芬 1 mg/mL 静脉泵入，每隔几分钟将剂量加倍直至达到临床期望的降压效果。如果樟磺咪芬降压不能满足需要，还可以同时使用其他药物。如果两种药物混合使用仍不能满足降压需要，还可以使用硝普钠。尽管它有如前所述的不利作用，但目前它仍是最强有力的降压药物。和尼卡地平配伍也可以，0.1 mg/mL，给药方式与樟磺咪芬相似，从 0.1 mg 开始将血压快速并准确的降至我们希望的水平。

平台压最初由 Lundberg 报道，并认为它与神经功能的损伤有关，而后，Risberg 等人又报道它与脑血管的扩张有关。Rosener 等人报道血压降至 8.0～10.7 kPa（60～80 mmHg）范围时会出现平台压。可以设想一下，血压下降可以引起正常调节作用下的脑血管扩张，使 CBF 呈指数倍增加；CBF 的增加进一步又引起 ICP 呈指数倍迅速升高，因而出现平台。这提示，使用任何一种降压药物治疗时，除了药物本身对脑血管的影响之外，当脑灌注压降至 10.7 kPa（80 mmHg）或更低时，脑血管的正常调节机制也可以增高 ICP。

总之，我们应该根据患者的颅内顺应性、缺血或水肿等具体情况来指导降压治疗并选择适当的降压药。同时进行密切的监测。一旦出现病情的恶化，立刻更换治疗方案。

2.低血压及人为性高血压

当患者出现低血压时，首先应该判断血压降低的原因。脑外伤的患者应该考虑到出血或脊髓休克。脑干血流减少引起的低血压不易治疗。另外，非神经系统原因引起的低血压如气胸、脓毒血症、心源性原因也应该加以考虑。

血压的过度升高会加剧脑水肿，尤其在自动调节机制及血-脑屏障（BBB）被破坏的脑组织，血压升高引起血管扩张，局部脑血流（rCBF）升高，进而液体通过破坏的 BBB 渗透入脑组织中引起脑水肿。另外，血压过度升高还会引起颅内出血。

儿茶酚胺作为神经递质或神经递质的化学结构类似物而发挥升压作用。所以，儿茶酚胺如果可以通过 BBB 就可以发挥升压作用了。但事实上，外源性儿茶酚胺不能通过完整的 BBB，因而对 CBF 和脑代谢不能发挥影响。但当 BBB 遭到破坏时，静脉使用儿茶酚胺可以提高 CBF 并加速脑代谢。所以如果 SAH 患者静脉使用儿茶酚胺就会因提高 CBF 而产生不良的结果。实验数据还表明儿茶酚胺本身作用于皮质还会产生神经毒性。尽管有这些不利因素的存在，由于儿茶酚胺肯定的升压作用,目前,神经科 ICU 中患者的升压治疗主要还是依赖儿茶酚胺类药物。

输入晶体或胶体稀释血液增加心脏前负荷也可以升高血压。但应结合患者的具体情况而定。血液稀释可以改善微循环,但如果红细胞比积过度降低超过了血管扩张的代偿范围时,就会引起 CBV 增加及充血性的颅内压增高。

对于是否应该使用晶体或胶体来升高血压这个问题仍有争议。BBB 在功能上起着渗压剂的作用,胶体对渗透压微小的影响似乎对血压的改善没有太大的作用。而动物实验表明,使用等渗或轻度高渗的溶液可以减轻脑水肿的发生。

(九)葡萄糖

高血糖症会使脑外伤和脑缺血患者的脑损伤加剧。脑缺血后导致的神经损伤会因高血糖而加重。有研究表明脑卒中患者的血糖超过 120 mg/dL 时是有害的。但在动物实验研究发现,血糖只有超过180 mg/dL时才会加剧脑缺血。尽管血糖加重神经功能损伤的阈值还不明确,但当血糖超过 400 mg/dL 时,对脑缺血患者的神经功能预后十分不利。

高血糖对局灶性脑缺血的脑损伤作用还不明确。Prado 等人在白鼠实验中发现高血糖对缺血部位的损害程度取决于局部的侧支循环情况。在侧支循环不丰富的脑组织处,高血糖不影响甚至有利于神经功能的恢复。而在侧支循环丰富的区域,高血糖明显加剧神经功能的恶化。不过,在血流减少的脑组织(但还没有达到缺血的程度),由于代谢底物减少,氧供不充分,从而导致代谢性酸中毒,也会加剧脑损伤。所以这些观点很难在临床上对局部性脑缺血的患者加以应用。

尽管轻度的血糖增高对机体是有害的,但在治疗方面却比较困难。如果治疗过度,则有可能发生低血糖进一步加重脑损伤。所以,最好通过静脉滴注胰岛素降低血糖,同时密切监测血糖。血糖控制在200 mg/dL左右最为合适,并应避免血糖的大幅度波动(如超过 400 mg/dL 或低于 100 mg/dL),因为血糖的大幅度波动会使脑缺血进一步恶化。如果血糖超过 225 mg/dL 则有可能发生无氧代谢导致代谢性酸中毒。

高血糖对癫痫患者的神经功能是有损伤还是保护作用还未证实。但实验表明,对于癫痫患者,代谢性酸中毒并不引起脑损伤明显加重。

(十)钠离子

1.高钠血症

引起神经科 ICU 患者高钠血症的原因主要有糖尿病非酮症性昏迷,输液量不足或使用利尿剂导致的脱水,高渗液体的不恰当使用,尿崩症或全垂体功能减低。高钠血症可以导致口渴,躁动,抽搐,颅内出血甚至昏迷。与临床症状密切相关的是血钠升高的速度,如果血钠经过很长一段时间才升高到170 mmol/L,则神经系统症状可不明显。

当使用利尿剂,特别是在需要降低颅内压大量使用利尿剂时,我们必须及早、充分的补充电解质。一旦出现了高钠血症,就会涉及颅内渗透压及 ICP 的改变,使治疗变得复杂。

当神经系统病变影响到垂体或它的供应血管时就会发生尿崩症,即正常饮水和输液情况下,尿量异常增多。通常尿量会大于 1 L/h,并伴有严重的高钠血症和低血容量性低血压。尿崩症的诊断依据是大量稀释的低渗尿。尿比重约为 1.001,渗透压<200 mOsm,而血清渗透压>320 mOsm。

低血容量患者的治疗主要是补充体内总水分(TBW):TBW 失水量=0.6×体重(kg)-(140/钠离子浓度)×0.6×体重(kg)失水量在 24~48 h 内以不超过 1~2 mmol/(L·h)的速度补足。纠正高钠血症速度宜慢,以防止抽搐和脑水肿的发生。如果患者既有高血容量又有高钠血症,则可以使用呋塞米合并稀释的晶体液以降低血容量和血钠。

2.低钠血症

引起低钠血症的原因主要有抗利尿激素异常分泌综合征（SIADH），脑高盐耗综合征及输入过量液体。SIADH引起高血容量而脑高盐耗综合征引起低血容量，但两者均导致尿钠浓度升高，使得在临床中很难区别两者。

当低钠血症引起严重症状时需要及时处理。可以用3％的盐水和呋塞米迅速升高血钠浓度。但是，血钠浓度的迅速升高会导致中枢性桥脑髓鞘破坏，从而引起神经功能的永久性损伤。所以，不到万不得已不应使用此种方法纠正低血钠。如果低钠血症还没有引起严重的神经功能损害，并且患者的低钠血症是由高血容量引起，即使发生治疗性低血容量也相对无害时，限制输液量是很好的治疗办法。但如果患者已经存在低血容量或不能耐受低血容量（如蛛网膜下腔出血后引起的血管痉挛）时，则我们可以在患者的饮食或输液中加入一定量的盐。如在每天的饮食中加$1\sim4$ g的盐或静脉滴注0.9％的生理盐水，或两者同时使用。如果仍不能纠正低钠血症，则可以10 mL/h的起始速度静脉滴入3％的盐水，渐渐加快速度直至血钠达到我们希望的水平。总之，血钠升高速度应<2.5 mmol/L/h，并<20 mmol/(L·d)。

重度低钠血症的患者应该每小时监测一次血钠，中度应该每$4\sim8$小时监测一次，而轻度低钠血症对神经功能暂时没有威胁可以每天监测一次。

（十一）高灌注综合征

正常情况下CBF与血压呈线性关系。但临床上经常也会有CBF相对于血压异常增高的情况。比如血管麻痹时，CBF的异常增高引起脑灌注增高。这种高灌注综合征可以发生在重度肝性脑病早期，严重的脑伤害后$2\sim3$ d，大面积动静脉畸形（AVM）切除术后，颈动脉严重阻塞性病变行血管内膜剥脱术后伴侧支循环不良及动脉血栓溶栓治疗后和行脑血管扩张治疗时。

Aggarwal等人对重度肝性脑病及肝移植术后恢复期时大脑的血流动力学及代谢进行了大量的研究。总结了从最初大脑生理功能发生异常至发生脑死亡期间各个阶段的变化。即开始在血压正常时出现CBF的极度升高，随之出现高血容量性颅内压升高，随后出现水肿伴有低血容量性颅内压升高，颅内循环衰竭，直至脑死亡。这一过程充分说明了高血容量的危害及其继发脑水肿的作用。在高血容量阶段使用巴比妥和过度通气的方法可以防治脑水肿。

对脑外伤后脑血管变化的研究发现，受伤后的最初阶段血流量是正常或稍低的，几天后才出现高血容量状态进而引起颅内压增高。

大面积AVM切除后引起正常灌注压的改变被视为高灌注综合征。AVM的近处多存在慢性低血压，且AVM的范围越大，通过脑血流-平均动脉压（CBF-MAP）的自我调节，患者所能耐受的颅内血压越低。当AVM切除后，颅内动脉及小动脉突然处于前所未有的压力下（尽管这时的压力处于正常范围内），血管压力调节机制不能发挥自我调节，脑内血管处于麻痹状态，从而导致生理上的恶性高血压引起脑水肿和出血。但也有人认为，AVM切除后的血管床自我调节机制是正常的，也就是说慢性低血压引起的血管麻痹并不是引起正常灌注压改变的主要原因。

颈动脉内膜剥脱术后引起神经功能损伤的一个原因是剥脱远端的脑水肿或脑出血。研究发现，近端的大范围阻塞被清除后会引起高血流量。这与AVM的情况相类似；脑血管已经适应术前近端血管的低血压状态，当血压升高时，即使仍在正常范围内也会导致高灌注综合征。这种血压升高会增加脑出血的危险性，特别是对于术前就已经存在梗死的患者。搏动性头痛是发生高灌注综合征的有力证据，但比较少见。

颅内动脉的溶栓治疗后会导致再灌注区域发生水肿和出血。缺血区域再灌注时会在一段时间内出现高血容量状态。但如果这种状态持续存在,则意味着血管内皮已经发生了不可逆的损伤,患者将再面临继发水肿和出血的危险。

血管扩张剂如硝普钠常用于恶性高血压的降压治疗。它可以明显增加 CBF,并引起 ICP 的显著增加。随着血压的降低,ICP 及 CBF 增加的幅度也随之降低。在一些已发生脑水肿的神经外科手术过程中使用硝普钠降压时脑组织的神经活动减弱。这一现象可以证明上述观点,同时也说明脑血管扩张剂的使用会引起大脑的高灌注综合征。但是,还没有关于血管扩张剂加剧脑水肿和脑出血的报道。

上述这些情况都说明脑血容量相对于血压异常增高时,会引起脑水肿和脑出血。原因可能是由于血管自我调节机制的丧失使脑内的细小动脉和毛细血管不能耐受从未有过的较高血压(尽管是处于正常范围内的血压),从而导致 BBB 的破坏,引起血液和液体的漏出,而导致高灌注综合征。

(十二)神经源性肺水肿及心肌梗死

神经功能损伤的状态下,如颅内压增高,缺血综合征,小脑幕疝,SAH,癫痫持续状态,中脑缺血等会因血浆儿茶酚胺浓度升高,从而使机体处于高血流动力学状态,甚至导致肺水肿、心肌缺血、心肌梗死的发生。反过来,心肺功能损伤还会进一步加剧脑损伤。

神经功能损伤时,血浆中儿茶酚胺增加,导致后负荷增加,从而引起心肌耗氧量增加,甚至出现心肌功能不全——可能为缺血的早期表现。对脑死亡患者心脏的研究发现,患者尽管生前没有冠心病,但心内膜下存在许多坏死灶。SAH 和颅内压升高之后可出现 ECG 异常,肌酸磷酸激酶升高及心肌肌壁的异常运动。因此,神经功能损伤引起血流量的减低,提高了 CNS 对心血管系统的调节使外周儿茶酚胺大量释放,导致肺及体循环后负荷增加、心室肌的舒张及射血阻力增加。这一过程引起心肌耗氧量增加和冠状动脉收缩(类似不稳定型心绞痛)。心肌耗氧量增加而供氧量减少,最终导致心肌舒张功能减弱和心肌缺血。后负荷增加,心肌舒张功能降低使肺内液体迅速聚积出现肺水肿。

神经功能改善后心肌功能仍会有残余负面的影响,表现为心肌无力或心肌梗死。另外,肺内的液体也需经过一段时间才能被吸收。有创性监测肺毛细血管锲压如果正常就表明为非心源性肺水肿。肺水肿时静水压是增高的,有观点认为肺组织渗透性可以在儿茶酚胺及神经因子的作用下发生改变,并且机械性原因引起静水压增高的过程也可以由神经因素来调节。那么,在神经功能损伤时,除了通过上述方式对心脏产生影响外,还可以通过改变肺组织的渗透性的途径使大量液体进入肺实质,加剧肺水肿。肺水肿液中蛋白含量高可以支持这一理论。

三、神经重症监护中的特殊监测项目

(一)脑血流量监测

当脑血流量(CBF)、血红蛋白浓度(HBG)和动脉氧饱和度(SaO_2)中任意一者或几者减少时,就会引起大脑的氧供减少,导致脑缺血/氧。大脑对缺氧十分敏感。虽然大脑仅占人体重量的 2%,但是心排血量的 15% 都流向大脑,大脑的氧耗量占全身的 15%～20%(表 4-2)。大脑的各个区域对缺血的敏感程度不一样。在小脑、基底节、海马体的 CA-1 层及颅内血管的主要分支之间伴有动脉支配的区域对缺血十分敏感。此外,缺血引起脑损伤的程度与缺血的范围及缺血持续的时间有关。动物实验中发现,当 CBF 降至 23 mL/100(g·min)以下时可导致瘫痪;而引起脑梗死则需降至 18 mL/100(g·min)以下。引起脑梗死与缺血的范围和时间有关,当 CBF<10 mL/100(g·min)并持续 2 h 以上时则势必导致脑梗死。

表 4-2　大脑及全身组织血流量监测情况

	全身组织平均情况	大脑
血流量（mg/100 g/min）	7.0	50
CaO_2	20	20
氧输送量（mg/100 g/min）	1.4	10
A VDO_2	5.0	7.0
静脉氧饱和度	75	65
氧耗量	0.3	3.4

脑缺血可分为局部性脑缺血及弥漫性脑缺血，还可分为完全性脑缺血及不完全性脑缺血。大多数引起弥漫性脑缺血的原因如：低血压、低氧血症、心搏骤停，可通过普通的监测发现。但是当体循环血流量正常时也可能发生局部性的脑缺血。这时，我们只有通过以下这些特殊监测才能及时发现大脑的生理改变，预防脑卒中、蛛网膜下腔出血导致的血管痉挛及脑外伤等脑损伤发生。

目前测定 CBF 有很多方法，包括：稳定性 Xe 计算机断层扫描（XeCTCBF）、标记红细胞方法、热稀释法、^{133}Xe 清除率法、超声下血流测定法、正电子发射断层扫描（PET）、单光子发射计算机断层扫描（SPECT）、动静脉氧差法、脑血流放射性元素测定法、前额温度记录法、热稀释流量计算法、激光多普勒脑血流监测和碘对比的超速计算机扫描法。常用于神经科 ICU 中患者的CBF 监测方法为以下几种。

1.XeCTCBF

患者的吸入气中含 26%～33% 的稳定 Xe，Xe 立刻被吸收入血，转运至大脑并被脑组织吸收。连续监测潮气量的呼气终末时的 Xe 含量并假设为动脉内 Xe 含量。因为 Xe 不被放射线穿透，所以可以通过一系列 CT 扫描中显示的密度变化计算 CBF。这种方法可以定量计算出 CBF，可以对脑缺血的程度有清楚的了解。据报道，吸入稳定性的 Xe 会引起 CO_2 降低和 CBF 增加。但实际上与其他方法测得的 CBF 相比较，此种方法的误差并不大。这种方法的优点在于可以通过 CT 成像直接观察到脑内缺血的部位及缺血的程度，并可以定量测得 CBF 的具体数值；20 min重复一次的测量还有助于及时发现 CBF 的变化并采取及时的治疗。

2.^{133}Xe 清除率法

通过呼吸道吸入、静脉或动脉内注射入放射性同位素 133Xe 作为示踪剂，然后通过头部的闪烁探测器测定放射性示踪剂从组织中的清除率，得出时间——放射性强度变化曲线，即清除曲线。示踪剂的清除取决于 CBF，所以可以通过该曲线测定出 CBF。由于探测系统固定于头皮上的某一位点，所以只能得出平面的 CBF 分布图形。因此当图形显示 CBF 减低时，我们不能判断是大脑深部的血流减少还是皮层的血流减少。

3.正电子发射断层扫描（PET）

利用回旋加速器产生的 15O_2 等放射性标记物能顺利通过 BBB，并按脑血流分布迅速分布到脑组织的各个部位参与脑代谢并发出 r 射线的特点，由探测器摄取 r 射线，经计算机处理后就可得到脑切面组织的图像，进而计算出 CBF。这种方法高度敏感，十分精确。但由于放射性物质的使用，患者不能反复测定，因此不利于取得动态的变化结果。并且价格昂贵，目前较难应用，仅在科研领域中使用。

4.单光子发射计算机断层扫描(SPECT)

目前常用 Tc 标记的放射性物质如 HMPAO 作为示踪剂静脉注射。它能顺利通过 BBB,快速进入脑组织。在脑组织中的分布与局部的脑血流成正比,即在血流丰富的脑组织中比较浓集。它可以在脑内存留几个小时,所以,当患者需要监测 CBF 时,可以先在病房中注射,然后再被送到核素扫描仪下,用单光子发射断层扫描重建图像得出类似 PET 的结果。这种方法精确度较高,价格相对低廉,所以目前被普遍应用于神经科 ICU 中患者的 CBF 监测。但是,SPECT 不能像 XeCTCBF 那样获得 CBF 的定量结果。最近,人们正在致力于研究可以通过 SPECT 定量测定 CBF 的方法。一旦成功,SPECT 将会在神经科 ICU 中得到更加广泛的应用。

5.动静脉氧差法

将静脉导管放置于颈静脉球部测得动静脉氧差。根据 FICK 等式,脑代谢率稳定时,动静脉氧差的改变代表 CBF 的改变。这种方法的优点在于不需移动患者,在病床旁边即可完成,并且可以为医师提供充分的有关 CBF 相对于 CMR 变化的信息。但是,此种方法需要将静脉导管准确的定位在颈静脉球部,否则误差较大;并且所得数值反映的是大脑平均动静脉氧差,而不能获得局部脑组织的缺血情况。因此当脑组织局部充血程度高于局部缺血程度时,得出的结论则不能真实反映出脑组织局部缺血的情况,进而耽误病情。

6.激光多普勒脑血流监测

这种方法将多普勒技术与激光结合起来,为我们提供连续不断的 CBF 监测。它的缺点在于它的有创性,必须将探头准确定位于大脑皮质或硬脑膜上,并且只能提供局部的脑血流情况。

(二)经颅多普勒超声(TCD)

TCD 于 1982 年问世,是一种无创伤、连续、动态监测脑血流动力学的方法,通过测量大脑不同部位的动脉血流速度(BVF)来反映局部脑灌注的情况。所以,TCD 测定的是脑动脉的血流速度而不是 CBF。最常监测的动脉是大脑中动脉,一方面是因为解剖因素比较容易监测,另一方面因为颈内动脉的 75%～80% 的血流都通过大脑中动脉流向同侧大脑,可以代表该侧大脑的血流情况。TCD 可以用于病床旁及手术中监测,并可以持续监测数小时,得到动态的血流动力学变化。影响 BVF 准确性的因素包括:多普勒探头入射角度的改变、血管直径的变化、红细胞比积、PCO_2 和血压等。

对于神经科 ICU 中的患者,TCD 可用于评价血管痉挛、血管反应性、颅内高压、动脉开放的程度,发现脑栓塞及脑血管充血,探测血流方向,判断脑死亡。

1.发现血管痉挛

当大脑动脉狭窄时,尽管血流量减少,但血流速度是加快的。血流速度超过 200 cm/s 时高度提示血管痉挛。所以 TCD 可以在临床上还未出现缺血症状时就发现血管痉挛,已成为神经科 ICU 中患者监测血管痉挛的一种常规方法。但是 SAH 患者如果正在服用尼莫地平,则 TCD 可能显示血管充血而非血管痉挛;另外,TCD 很难发现远端血管的痉挛,因此容易造成诊断错误。基于这些原因,TCD 缺乏对 SAH 诊断的敏感性和特异性。只有当患者已经明确诊断为缺血或充血时,TCD 才被用来监测病情的发展。

2.评价血管反应性

对于脑损伤的患者来说,评价脑血管反应性是十分重要的。正常情况下,大脑血管存在自动调节机制。当脑灌注压降低、血氧及血葡萄糖降低时,脑血管可以代偿性扩张。在代偿范围内平均动脉压的变化不会引起 BVF 的改变。所以,TCD 监测到 BVF 发生变化时,说明大脑已经失去了自动调节机制。

通过增加吸入气中的 CO_2 或服用乙酰唑胺增加组织中的 CO_2 可以评价脑血管对 CO_2 的反应性。正常情况下,PCO_2 每升高 0.1 kPa(1 mmHg),BFV 会增加 3%～4%。如果 TCD 显示 BFV 没有随 PCO_2 升高而增加,则说明脑血管的反应性已降低,处于失代偿状态,这时即使血氧发生细微的变化,也会导致脑代谢的异常。

3.发现颅内高压

ICP 升高或 CPP 降低时,TCD 频谱的收缩峰血流速度、舒张末期血流速度和平均血流速度均降低。当舒张期 CPP 进行性降低时,脑循环的舒张期血流速度也降低;CPP 进一步降低使脑血流灌注变得间断时,大脑舒张期的血流速度就减为 0。基于这一现象,TCD 可以用于监测 CPP。

ICP 升高到 2.7～4.0 kPa(20～30 mmHg)时,可以引起 CBF 的明显降低,但并不引起明显的脑缺血症状。因为,ICP 在一定范围内升高时,由于脑血管代偿性扩张可不引起脑缺血。然而当 ICP 进一步升高达到舒张压水平时[为 5.3～8.0 kPa(40～60 mmHg)],舒张期大脑血流就会减为 0。根据 Giulioni 等人的观点,当 ICP 达到阈值后,收缩期的脑血流速度就会加快而舒张期的脑血流速度则减慢。事实上,ICP 达到 6.4 kPa(48 mmHg)后患者就开始出现脑死亡。

动物实验中也发现,在 CPP 降低、ICP 升高的初期,由于脑血管的自动调节机制,出现 CBF 下降和 BFV 的升高,维持大脑血供。但当 CPP 降低到 5.3 kPa(40 mmHg)以下时,由于 ICP 的过度升高,脑血管阻力增加,BFV 随着 CPP 的降低而降低。因此,在排除血管痉挛后如果发现随着 ICP 的升高出现 BFV 的降低,则说明脑血管已经失去了自动调节作用。

如果 CPP 进行性下降以至出现 CBF 为 0 时,就会继发脑死亡。这时 TCD 波形显示舒张期血液的逆流。因此,TCD 可以用来监测并协助诊断脑死亡。但是必须注意的是,我们在诊断脑死亡时必须监测体循环舒张压。因为当大动脉供血不足引起舒张压低于 ICP 时,尽管患者是清醒的,TCD 上也会出现类似脑死亡的波形。

4.监测损伤血管的通畅程度

大脑中动脉或颈内动脉损伤的患者,在动脉完全闭塞之前不会表现出症状或根本就不会有症状出现。这时就需要 TCD 连续监测血管的通畅程度。血管阻塞时,TCD 显示血流速度发生变化,所以 CBF 也会随之改变。

5.发现脑栓塞

心脏或颈动脉手术之后,脑栓塞的发生率增加。所以可以利用 TCD 及时发现脑栓塞。在神经科 ICU 中,TCD 可以用于指导人工心脏瓣膜置换术后或近端血管损伤等患者的抗凝治疗。但是,很多患者在多次发生脑栓塞后并没有留下明显的神经功能后遗症,所以是否需要抗凝治疗仍然是临床中有待决定的问题。

6.探测血流方向

在病床边通过 TCD 可以提供脑底动脉环的血流方向,反映侧支循环的范围及来源。

7.发现脑血管充血

对于动静脉畸形(AVM)术后、颈动脉内膜剥脱术后、肝功能衰竭及高血压的患者,脑血管充血成了一个主要的问题。TCD 可以用来发现脑高灌注综合征——有报道说颈动脉内膜剥脱术后,在体循环血压正常的情况下,会出现脑灌注压的升高引起脑水肿或脑出血。颈动脉内膜剥脱术后脑血管充血被认为是脑出血的先兆，标志着脑血管自身调节机制的丧失。所以 TCD 及时发现脑血管充血，可以指导医师及时正确的治疗。

TCD 已成为神经科 ICU 中诊断和监测脑血管疾病的一种常规方法。因此准确的操作和测量已成为对医务人员的基本要求。正确识别大脑各个动脉，避免每次测量中的误差（尽量使探头与血管走向平行，减少因测量角度不同产生的误差），尽求能够多次、快速、准确地对患者的情况进行监测。

(三)脑电图(EEG)

EEG 是指将电极放置在头皮或颅内各规定部位，应用单极或双极的连接方法描记各个位点之间的电位，以反映大脑的功能情况。在神经科 ICU 中，电极常规放置在头皮，主要反映大脑皮质的功能情况。神经科 ICU 中 EEG 主要用于发现脑缺氧/血，发现癫痫放电，指导镇静药物或抗惊厥治疗。EEG 的局限性在于它主要反映皮质神经的活动而不能反映皮质以下的功能情况。

深度昏迷的患者，EEG 常表现为慢波，若病情改善可恢复为正常波；若病情恶化则逐渐进入平坦波形。对怀疑脑死亡的患者，其脑电活动消失呈等电位改变，若持续 30 min 以上，结合临床可诊断为脑死亡。

在神经科 ICU 中，EEG 监测主要应用于两个方面：一是动态观察意识障碍患者的脑功能转归，二是判断患者是否已进入脑死亡状态。对于术后患者应考虑到麻醉药物的影响，因此若判断脑功能状态，须在麻醉 6 h 以后进行，否则难以消除麻醉药物的影响。

(四)诱发电位

诱发电位(Eps)是中枢神经系统在感受外在或内在刺激过程中产生的生物电活动。有助于诊断神经系统病变的部位，对于判断手术中及手术后感觉或(和)运动传导通路、皮层中枢的损伤程度、恢复过程及预后具有很大的价值。根据目的及手术部位的不同，可选用听觉、视觉、躯体感觉或运动诱发电位。

当神经科 ICU 患者 Eps 上出现潜伏期延长或波幅降低，通常预示可能出现了脑缺血或神经传导通路的破坏。突然发生的 Eps 的变化通常比进行性的改变更有意义。所以，医务人员要有丰富的经验来判断 Eps 的变化与病情的相关性，以指导诊断和治疗。脑干诱发电位的改变与病情的相关性如下所示：①Eps 微小的改变；②Eps 较明显的改变；③潜伏期延长>0.5 s 或波幅降低>30%——轻度异常；④潜伏期延长>1.0 s 或波幅降低>50%——中度异常；⑤潜伏期延长>1.5 s 或波幅降低>80%——严重异常；⑥波形完全缺失——严重异常；突然出现比进行性出现更加严重。

颈动脉内膜剥脱术患者如果躯体感觉诱发电位(SEPs)的波幅降低超过 50% 则表示严重异常。这种情况如果在术中出现，则预示术后会出现持续性的神经功能损伤。

总之，Eps 已被广泛应用于神经科 ICU 中患者的监测，包括：监测大脑局部及整体的缺血情况，发现颅内高压及血管痉挛，判断脑死亡，为患者的诊断、治疗及预后提供重要的信息。

(五)颅内压(ICP)的监测

按照公式：$CPP=MAP-ICP$(CPP 为脑灌注压，MAP 为平均动脉压)，ICP 可以代表脑循环的流出压(假设颈静脉压小于 ICP)。尽管 MAP 和 ICP 不能直接反映 CBF，但是 ICP 与 CBF 有很大关系。所以目前，ICP 的监测被广泛应用于脑损伤、严重中枢神经系统感染、缺氧性脑损伤和 SAH 等多种疾病中的监测。

Lundberg 等人最先将 ICP 监测用于闭合性脑损伤的患者。这种患者通常都存在颅内高压，如不及时治疗就会导致脑疝或脑组织低灌注。临床上有 1/3 脑损伤患者的 ICP 超过 2.7 kPa (20 mmHg)，必须引起临床上的注意。

最早用于监测 ICP 的方法是通过腰穿蛛网膜下腔置管或经颅骨侧脑室置管，与压力传感器连接持续测压。但因为是有创性监测，感染的危险较大，置管的时间一般不能超过 1 周。目前常用的方法是硬膜外压力传感器，将传感器置于硬膜与颅骨之间，在硬膜外连续监测颅内压。近年来传感器已发展为纤维光束传感器，根据 ICP 变化造成镜面反光强度的改变来测定 ICP。

对于脑损伤的患者和 Reye 综合征的儿童，ICP 监测已成为常规监测项目以避免发生颅内高压；当 ICP 升高超过 2.0～2.7 kPa(15～20 mmHg)时，可以通过间断释放 CSF 降低 ICP。我们还可以根据 ICP 的具体情况来指导治疗，如决定是否需要使用利尿剂、过度通气，是否需要改变患者的位置和姿势，是否还需要其他监测等等。对于正在使用神经肌肉阻滞剂治疗颅内高压的患者来说，ICP 的监测显得更为重要。这种患者不能配合完成复杂的神经功能体格检查，因此只能通过 ICP 的连续监测来反映颅内情况。如果 ICP 监测发现常规降颅压方法仍不能缓解颅内高压，则可以诱导巴比妥酸盐昏迷。但并没有报道证明这种办法可以改善脑损伤患者的预后。

ICP 监测临床意义：正常清醒平卧位 ICP 为 1.3～2.0 kPa(10～15 mmHg)。超过 2.7 kPa (20 mmHg)被称为高颅压。颅脑手术后若 ICP 在 2.7 kPa(20 mmHg)以下波动，认为预后良好；若 ICP 大于 2.7 kPa(20 mmHg)，应给予降颅压处理；若 ICP 超过 5.3 kPa(40 mmHg)，则提示预后不良。

ICP 监测的适应证：①脑损伤后怀疑出现 ICP 升高者。②昏迷时间较长或出现水、电解质平衡失调者。③指导脱水治疗者。

(六)脑代谢的监测

1.颈静脉氧饱和度($S_{Jv}O_2$)

颈静脉球部的血液相当于脑内的混合静脉血。CBF、$CMRO_2$、CAO_2 和颈静脉血氧含量($C_{jv}O_2$)之间的关系符合下列等式：

$CMRO_2 = CBF \times (CAO_2 - C_{JV}O_2)$ 所以，$C_{JV}O_2$ 可以反映 CBF、$CMRO_2$ 和动脉氧合情况。那么，颈静脉氧饱和度就可以代表脑循环的好坏了。

自从 21 世纪 40 年代就出现了颈静脉球部穿刺技术。现在我们利用氧饱和度导管与这种技术结合可以比较容易测出 $S_{Jv}O_2$。但是由于颈静脉球的结构造成持续监测的困难性，需要我们经常的调整管子的位置或重新穿刺插管。另外，脑混合静脉血就像全身的混合静脉血一样，反映的是大脑各个不同部位血氧的平均值，而不能反映出脑内某一特定部位的低灌注。所以，当 $S_{Jv}O_2$ 降低时可以认为存在脑缺血；而当反复测得 $S_{Jv}O_2$ 正常或升高时，也不能因此就认为脑组织灌注是正常的。

2.脑红外光谱仪

近红外光对人体组织有良好的穿透性，可穿透头皮、颅骨深达颅内几个厘米。因为血红蛋白对这种近红外光有特殊吸收光谱特性，根据近红外光波长的改变可以得出脑内氧合血红蛋白和还原血红蛋白的浓度，进而可以进行脑内血氧定量和血流动力学监测。是用于临床治疗、脑氧供需平衡监测，快速诊断脑缺氧和脑缺血的一种无创、连续、简便的方法。与 EEG 相比，反应更快且较少受药物影响。

这种监测方法的理论基础早在 30 多年前就已经建立了，在动物实验和临床中的数据也表明了它对脑血氧变化的灵敏性。但是由于对红外线在头部这样的复杂介质中的传播特性还缺乏认识,光在动脉、静脉、位于光源与监测系统之间的毛细血管及混合血中的反射作用还未完全了解,所以测量的结果是有潜在误差的,有待于找到更好的解决办法。

四、重症监测患者的营养治疗

(一)大脑的生理代谢特点

尽管大脑不参与机械、渗透等生理过程,也不参与大量生化合成及需要大量能量的生理过程,但它同那些需要大量能量的组织一样进行着快速的氧化代谢。在白鼠的实验中我们发现,白鼠的脑氧代谢率($CMRO_2$)大约是 $4.4\ \mu mol/(min \cdot g)$,与心脏的 $8.7\ \mu mol/(min \cdot g)$,肾脏的 $7 \sim 13\ \mu mol/(min \cdot g)$,肝脏的 $5.5\ \mu mol/(min \cdot g)$ 相近。对于灵长类动物,由于大脑的重量占身体比例更大,所以中枢神经系统的氧耗量会进一步增加。

神经组织几乎没有能量储备,必须依靠血液的不断运输来供应营养物质。大脑可以利用的能量主要来源于葡萄糖,氨基酸和短链氨基酸也可以为大脑提供少量能量。当机体处于饥饿状态时,酮体则成为主要的能量来源。葡萄糖进入大脑可以通过主动运输和自由扩散两种方式。氨基酸的吸收则主要依靠主动运输。不论是通过哪种运输方式,葡萄糖进入脑内的速度快慢及量的多少均与葡萄糖在脑组织内及在血液内的浓度有关。就是说,当血液内葡萄糖或氨基酸浓度发生变化时,脑组织内该种物质的浓度也会相应变化。在脑组织中胰岛素对糖及氨基酸的调节作用变得相对较弱。主动运输的完成需要具备完整的血-脑屏障(BBB),所以在缺乏 BBB 的垂体及 BBB 被破坏的脑组织,营养物质的转运主要依赖于自由扩散。

(二)神经科 ICU 中患者的代谢特点

神经科 ICU 中的患者多处于高分解代谢、耗竭状态。

(1)蛋白质分解加速,尿氮排出量明显增加,摄入不足,液体输入限制,导致负氮平衡,低蛋白血症,白球比倒置。

(2)脂肪的氧化代谢增高。由于肌肉组织和脂肪组织的消耗增加,可造成体重下降。

(3)神经内分泌系统明显改变,尤其是血中的儿茶酚胺、糖皮质激素、胰高血糖素和生长激素等激素的释放增加,使血糖迅速升高。在灌注不良时,葡萄糖无氧代谢增加,血乳酸水平升高。

(4)创伤后由于 ADH 及醛固酮的分泌或细胞膜通透性变化和离子交换紊乱,导致不同程度的水、钠潴留,使部分患者出现尿崩样改变,排尿明显增加,导致顽固性低钠血症及血钾改变。

(5)如果下丘脑、垂体等自主神经中枢受累,还会导致全身性的代谢改变,使能量消耗异常增加。合并中枢性高热、躁动、肌肉抽搐时更加明显。同时体液、水电解质平衡失调,碳水化合物、蛋白质和脂肪的需要量也显著增加。

这些改变导致免疫功能下降,伤口延迟愈合,使感染性并发症(脓毒血症、肺部感染、尿路感染、颅内感染等)的发生率增高。因此准确的判断患者的营养状况,恰当纠正患者代谢紊乱,加强营养支持治疗十分重要。

(三)神经科 ICU 中患者营养状况的评估方法

评估神经科 ICU 患者营养状况的方法与评估其他重症患者所用的方法基本相同。有以下几种方法。

1.通过 Harris-Benedict 等式,计算每天基础能量消耗(BEE)

$$BEE(男)=66.47+13.75W+5.00H-6.76A$$
$$BEE(女)=655.10+9.56W+1.85H-4.68A$$

其中 W:体重(Kg),H:身高(cm),A:年龄(岁)

BEE 随影响机体的因素存在而发生改变。脑外伤的患者因为大量氮的丢失(负氮平衡)而使 BEE 增高到 1.5～2 倍,癫痫患者因为处于高代谢状态下 BEE 也同样增高。另外,许多与神经功能状况有关的高代谢状态也使能量需求相对增加。相反,一些神经科 ICU 的患者因为服用大量中枢神经抑制药或伴有脊髓高位病变或处于昏睡状态时,因代谢降低而使 BEE 也相应降低。因此,当我们决定患者的营养需求时必须将这些影响因素考虑进去。

Vanlanschat 总结不同影响因素对 BEE 的影响(表 4-3)。

表 4-3　不同因素对 BEE 的影响

影响因素	BEE
体温超过 37 ℃,每升高 1 ℃	1+0.12
ARDS	1.2
严重感染或脓毒血症	1.1～1.3
大手术	1.1～1.3
创伤或骨折	1.1～1.3
烧伤	1.5～2.5

2.间接能量测定

通过测量通气量、O_2 浓度、CO_2 浓度,得出 O_2 消耗量和 CO_2 产生量,根据间接能量测定方法,计算能量消耗,据此补充能量。

代谢率(kcal/h)=VO_2(mL/min)×60 min/h×1 L/1 000 mL×4.83 kcal/L=3.9×VO_2(L/H)+1.1×VCO_2

氧耗(VO_2)(mL/min)=CO(L/min)×[CaO_2(mL/L)－CVO_2(mL/L)]

正常 VO_2 约为 250 mL/min(3.5 mL/kg·min)正常 CO_2 产生量(VCO_2)约为 200 mL/min(2.6 mL/kg·min)。

此种方法最准确,但操作复杂、价格昂贵,很难在临床中推广。

3.氮平衡测定

用下列公式计算氮平衡:

排 N 量(g/d)=1.2×[UUN(mg/dL)×UO(mL/d)×1 g/1 000 mg×1 dL/100 mL]+2 g/d

N:氮;UUN:尿中尿素氮量;UO:尿量。尿素氮占尿排氮量的 80%。排氮量约等于 UUN+4。另外 2 g 由粪便和皮肤排泄。

根据排氮量多少决定补氮量。

4.简单的估算方法

体重=50 kg→1 300 kcal/d;60 kg→1 500 kcal/d;70 kg→1 700 kcal/d;80 kg→1 800 kcal/d。

5.病史和查体

是否出现非有意识的体重下降,1 个月内体重下降 5%,或 3 个月内下降 7.5%,6 个月内下降 10%。以前是否有摄入不足、吸收不良,或两者均有;或有消耗增加;可望在多长时间内恢复充分进食。

6.根据内脏蛋白水平估计营养状况

内脏蛋白的半衰期各不相同:清蛋白 $t_{1/2}$=20 d;转铁蛋白 $t_{1/2}$=8 d;清蛋白前体 $t_{1/2}$=1 d;

维生素 A 结合蛋白 $t_{1/2}=1/2$ d。

$t_{1/2}$ 短的蛋白质在营养支持的早期即可发生变化,如:维生素 A 结合蛋白;$t_{1/2}$ 长的蛋白质在体内较恒定,在营养不良时间长时才发生变化,如:清蛋白。

(四)神经科 ICU 中患者补给营养的途径

补给营养的途径有经胃肠道和经胃肠外两种。一般可按下列情况选择:①消化道功能正常者以口服为主,必要时经胃肠外补充部分热量、水和电解质。②昏迷患者或不愿进食的患者可用管饲代替口服。③口服或管饲有困难或仍难提高营养时可采用胃肠外营养。

进入神经科 ICU 的患者如果 3 d 后仍不能自己进食,就应该自鼻腔将管插入胃内或经胃造口、高位空肠造瘘,进行管饲。即使是正在接受大量中枢神经抑制剂或神经肌肉阻滞剂治疗的患者,如果可以听到肠鸣音,也应首选管饲。但是,如果多次发现胃内残余量过多(>50 mL/2 h),最好改成胃肠外营养,通过静脉输送营养。在周围静脉与中心静脉营养之间,尽量选择前者。

(五)神经科 ICU 中患者营养治疗时的注意事项

对正在接受营养治疗的患者,我们应该密切观察有无代谢方面的并发症。因为这些并发症的存在会加重患者的病情。这些并发症包括糖、钠、镁及磷酸盐代谢的异常。高血糖会加剧缺血性脑损伤;而如果脑血管代偿能力下降,则将不能耐受低血糖。另外,低血糖,低血钠,低磷酸盐血症还会引起抽搐——已成为神经科 ICU 患者时刻面临的潜在危险。如果高钠血症治疗过度又可能导致低钠血症,进一步加剧水肿。镁被认为可以阻断钠通道上的 N-乙基-D-天门冬氨酸(NMDA),并有抗惊厥的作用,所以应该避免低镁。最后,我们还应该注意到的是导管相关性脓毒血症,因为它可以降低 CBF,增加 CBV 并破坏 BBB。而且,还会降低血压引起脑血管的改变。

五、神经外科重症监护与脑死亡

随着近几十年来医学理论及临床技术的发展,脑死亡的概念应运而生。从前,死亡被认为是呼吸和循环的停止。但随着机械通气和维持心血管血流动力学稳定的方法不断完善,对于大脑功能已经完全丧失的患者来说何时才是生命的终止?脑死亡的诊断标准是什么?这成为一个有待解决的问题。

最早关于脑死亡的定义是由哈佛医学院脑死亡协会于 1968 年制定的。脑死亡即指:不可逆的昏迷;大脑功能不可逆的丧失。之后,脑死亡一直成为全世界范围内的临床医师、人类学家、哲学家及伦理学者之间争论的问题。尽管,关于脑死亡的争论现在仍在进行,脑死亡的标准仍在不断完善,但凭借丰富的临床经验,充分的实验室研究以及严格的临床验证,已经制定出一系列诊断脑死亡的标准。

(一)临床诊断脑死亡时的监测项目

在排除:①急性代谢及内分泌紊乱等因素引起的大脑功能丧失;②药物中毒或中枢神经系统抑制药物(如:抗抑郁药,抗癫痫药等)引起的大脑功能丧失;③低温引起的大脑功能暂停(体温 <32 ℃);④酸碱平衡失调后出现如下表现。

1.深度昏迷

对于不明原因的昏迷在诊断脑死亡方面有一定疑虑,但如果长期反复观察并符合其他诊断脑死亡的标准,仍可诊断。

2.任何疼痛刺激无反应

脑死亡患者在压迫眶上和甲床产生疼痛刺激时身体四肢无相应反应。但有时脑死亡的患者在伴有低氧或低血压的情况下进行呼吸暂停试验时可以有短暂的四肢动作反应,考虑可能与脊髓反射有关。呼吸性酸中毒和快速的颈部旋转运动也可以引起脊髓反射。脊髓反射表现为四肢肌肉的旋转或伸展运动,产生类似"抓"或"行走"的动作,在年轻人中更多见。使用神经肌肉阻滞剂的患者因为药物的药理作用是也会使患者对疼痛的刺激无反应,所以在诊断脑死亡的时候应该借助于床旁的周围神经刺激器。

3.脑干反射的消失

(1)瞳孔反射:脑死亡时瞳孔可以是圆形、椭圆形或不规则形。直径 3~9 mm,平均为 4~6 mm。因为支配瞳孔括约肌的神经通路是完整的,所以脑死亡时瞳孔往往是散大的。使用神经肌肉阻滞剂对瞳孔大小的影响较小。脑死亡时瞳孔对光反射是绝对消失的,即使静脉注射阿托品对判断瞳孔对光反射也几无影响。但是如果存在眼球解剖结构异常可能成为诊断脑死亡时瞳孔反射消失的混淆因素。

(2)眼球运动:脑死亡时 Dol's 眼征和前庭-眼反射是消失的。Dol's 眼征是指迅速有力地向两侧转头达 90°时,眼球向头运动的相反方向转动。脑死亡患者在头部转动的时候没有相应的眼球运动。前庭-眼反射是指将头抬高 30°时先后向双侧耳郭中灌入冰盐水或冰水 50 mL 刺激鼓膜,每侧耳朵观察 1 min,5 min 后换另一侧耳朵,正常人会因为冰水刺激鼓膜出现眼球运动,而脑死亡患者则没有。镇静药、氨基糖苷类、三环类抗抑郁药、抗胆碱酯能药、抗惊厥药可以减弱前庭-眼反射。面部外伤累及听小管和岩骨时也会影响前庭-眼反射。颈椎骨折或稳定性减弱的患者禁忌行 Dol's 眼征试验;骨膜完整性遭到破坏的患者禁忌行前庭-眼反射试验。

(3)面部的感觉及运动反射:脑死亡患者角膜反射和下颌反射消失。角膜反射可以用棉签刺激角膜获得;用力按压眶上、甲床或颞下颌关节在正常人会产生面部的痛苦表情,而在脑死亡患者则没有变化。但严重的面部外伤患者可能也会出现这些面部反射的改变

(4)咽部反射和气道反射:脑死亡患者呕吐反射和咳嗽反射消失。呕吐反射可以通过用压舌板刺激咽后壁获得;但是对于经口气管插管的患者有一定难度。咳嗽反射可以通过人为气道吸入异物诱发。

4.自主呼吸停止

自主呼吸停止是诊断脑死亡的必要条件。脑干功能丧失最终会导致呼吸中枢功能丧失。呼吸中枢的化学感受器对 $PaCO_2$ 和脑脊液中的 pH 值十分敏感。当 $PaCO_2$ 超过 8.0 kPa(60 mmHg)时就会明显刺激脑干的呼吸中枢。但对于存在长期慢性高碳酸血症的患者所需刺激呼吸中枢的 $PaCO_2$ 还要更高一些。诊断脑死亡时判断患者自主呼吸是否停止可以通过呼吸暂停试验。急性脑损伤的患者或过度通气治疗或低血容量的患者会有低碳酸血症,在进行呼吸暂停试验之前必须先纠正低碳酸血症,但应避免使用吸入 CO_2 混合气体的方法,因为会引起高碳酸血症和呼吸性酸中毒。

在呼吸暂停试验过程中可能出现心律失常或低血压。心律失常通常由于高碳酸血症和呼吸性酸中毒导致;而低血压是由于 $PaCO_2$ 升高引起酸中毒所致。在呼吸暂停试验过程中将 pH 值控制在 7.17±0.2 之间,$PaCO_2$ 控制在 8.0~10.7 kPa(60~80 mmHg)之间可以避免上述血流动力学紊乱。

目前常用的呼吸暂停试验方法的步骤:①断开机械通气;②以 6 L/min 的速度输入纯氧,气管插管位置置于气管隆凸处;③观察患者的呼吸运动(如腹部或胸廓的动度);④输入纯氧 8 min 后重新连接上机械通气,并测定 PaO_2、$PaCO_2$ 和 pH 值。

为了避免实验过程中出现心律失常和低血压,在进行试验之前应:①维持患者体温≥36.5 ℃;②维持收缩压≥12.0 kPa(90 mmHg);③维持血容量正常;④维持血碳酸正常[$PaCO_2$≥5.3 kPa(40 mmHg)];⑤维持血氧正常。

实验结果可分为:①阳性;②阴性;③出现循环和呼吸的不稳定状态;④不能确定。

5.确诊试验(辅助检查)

当根据上述检查及试验结果无法诊断脑死亡时,还需要下列辅助检查来进一步诊断。

(1)阿托品试验:静脉注射 2 mg 阿托品后心率无加快说明迷走神经张力消失,可以证实脑干功能的丧失。由于阿托品对迷走神经的影响,这项实验应该在临床体格检查及脑电图检查之后进行。并且这项实验在患有自主神经病的患者及支配心脏的自主神经切除术术后的患者可能无效。

(2)脑血管造影:脑死亡患者在血管造影时可发现颈动脉分支及大脑动脉环中没有血液充盈;而颈动脉的颅外部分血液充盈明显。

(3)脑电图:采用美国脑电图协会的 16 或 18 导联脑电图监测,如果脑电活动消失超过30 min可诊断为脑死亡。

(4)经颅多普勒超声(TCD):大脑中动脉的血流可以代表该侧大脑的实际血运。TCD 可以通过颧弓上方的颞窗监测大脑中动脉的血流情况,反映大脑的血流情况。TCD 诊断脑死亡时应包括血管阻力增加引起颅内压异常升高产生的 TCD 表现。①舒张期血流消失或血流逆流;②仅有收缩期血流或伴有舒张期血液逆流;③收缩早期出现小而尖锐的收缩峰。当 PCO_2、红细胞比积、心排血量明显改变时也会影响颅内血流速度。但因为有约 10% 的人找不到颞窗,所以未检出颅内动脉的多普勒信号并不能立刻诊断为脑死亡。

(5)体感诱发电位和脑干听觉诱发电位:脑死亡患者的体感诱发电位和脑干听觉诱发电位呈电静息状态。但诱发电位在诊断脑死亡时没有上面提到的辅助检查敏感。

(6)脑血流和磁共振:脑死亡患者[133]Xe 脑血流 CT 成像时会发现脑组织中没有[133]Xe 显影;磁共振作为一种无创的检查手段也可以发现脑死亡患者的大脑无灌注;[99m]Tc 脑扫描同样会发现脑实质对放射性核素毫无吸收(空颅现象)。

(7)颈 A-V 氧分压差:脑死亡患者颈 A-V 氧分压差消失或明显下降。

(二)脑死亡诊断标准(建议)

1.先决条件

(1)昏迷原因明确。

(2)排除各种原因的可逆性昏迷。

2.临床诊断

(1)深昏迷。

(2)脑干反射全部消失。

(3)无自主呼吸(靠呼吸机维持,呼吸暂停试验阳性)。

以上三项必须全部具备

3.确诊试验

(1)脑电图平直。

(2)经颅多普勒超声呈脑死亡图形。

(3)体感诱发电位 P_{14} 以上波形消失。

以上三项中必须有一项阳性。

4.死亡观察时间(成人)

至少观察 12 h 无变化,方可确认为脑死亡。

为了便于记忆和执行,上述标准不妨称为"3+1"标准,即 3 项临床条件+1 项确诊试验。

(三)我国脑死亡诊断标准

随着我国心肺脑复苏技术的发展与普及,1986 年 6 月在南京心肺脑复苏专题座谈会上制定了我国脑死亡的诊断标准。

(1)深度昏迷,对任何刺激无反应。

(2)自主呼吸停止。

(3)脑干反射全部或大部消失。

(4)阿托品试验阴性。

(5)EEG 呈等电位。

(6)其他:颈 A-V 氧分压差消失或明显下降;脑血管造影示颅内无血流或造影剂停滞在颅底;头颅超声波中线搏动消失;头颅 CT 示脑底部大血管不显影。①上述 1～3 项为必要条件;4～5 项为辅助诊断;6 仅供参考。②上述各项标准在严密观察和反复监测下判定(至少 24 h),并排除中枢抑制药、肌松药、毒物、低温等影响。③自主呼吸停止指需用手法或机械维持呼吸,停止手法或机械呼吸后低流量 O_2 3～5 min 或应用常规诱发自主呼吸的方法,自主呼吸仍不能出现。④脑干反射包括瞳孔对光反射,角膜反射,咳嗽反射,吞咽反射,睫-脊反射(脊髓反射除外)。⑤阿托品试验阴性指静脉注射阿托品 2～5 mg 后 5～15 min 心率不加快,但阳性不能排除无脑死亡。⑥至少需 2 位医师分别检查并签名后方可成立。

(四)诊断脑死亡的意义

(1)停止复苏。

(2)脑死亡患者可作为器官移植的供体。

(伦知科)

第五节　神经外科重症患者的感染预防

神经重症患者感染泛指因神经危重症疾病入院治疗或神经外科术后重症患者由于自身抵抗力降低或者其他相关的原因所致的院内获得性感染(HAI)。

神经外科重症患者感染后往往会在原有神经疾病的基础上增加新的负担,严重的会因为各种不同程度的感染导致病情急剧恶化,甚至死亡。因此,加强神经外科重症患者感染的预防是临床工作的重要内容。常见的神经重症感染包括呼吸系统感染、泌尿系统感染、菌血症及神经外科操作相关的中枢神经系统感染。

一、总体预防原则

(1)加强手卫生的管理策略:洗手是预防院内感染的重要和主要手段,尤其是近年来耐甲氧西林金黄色葡萄球菌(MRSA)和万古霉素耐药肠球菌(VRE)等多种耐药菌株的出现,更对医务人员的手卫生管理提出了更高的要求。手消毒以含乙醇凝胶制剂使用最为方便且有效,但有些细菌如梭形艰难杆菌感染,乙醇凝胶并无抗梭形杆菌芽孢作用,应仔细用肥皂水清洗。手消毒应该按医院感染控制的规范步骤进行操作。监护单元的适当位置及每个床单位周围均应设置相关的手消毒制剂或者洗手设施。

(2)加强营养支持治疗:稳定重症患者的机体内环境,控制患者尤其是糖尿病患者的血糖水平,提高患者的免疫力。

(3)定期消毒重症单元内的相关设施及设备:定期消毒床单位,建立医院感染防治的一整套操作规程及医院感染警示和防控预案。

(4)尽量缩短手术前住院时间,减少院内获得性细菌定植、感染的机会。

(5)严格无菌管理:严格管理中心深静脉及动脉导管,呼吸道管理及留置尿管的管理,防止因以上管理不善所致的菌血症。

二、呼吸系统感染的预防

(一)减少或消除口咽部和胃肠病原菌的定植和吸入

加强口腔护理,可使用氯己定口腔护理液,充分引流气管内分泌物及口鼻腔分泌物。控制胃内容物的反流,防止并避免肺误吸。

(二)加强气道管理

抬高床头 30°,合理吸痰和适当雾化吸入。合理管理人工气道及机械通气,使用消毒的一次性导管;如遇分泌物黏稠,可使用化痰药物并加强气道的湿化;冲洗液及盛装容器应及时更换;肺部痰液不易吸出时可经纤维支气管镜指导下吸痰;吸痰时严格无菌操作;遵循先气道后口腔的原则;重症患者预估短期内不能清醒或者需要长期呼吸支持患者可早期气管切开。

(三)合理使用抗生素

没有充分感染证据情况下,切忌无原则的使用抗生素预防呼吸道感染。

三、中枢神经系统感染的预防

(1)开颅术前 1 d 充分清洗头颅,可使用抗菌药皂;术前 2 h 内或在手术室备皮;不使用刮刀,建议使用电动备皮器或化学脱毛剂去除毛发;经鼻腔及经口腔手术,术前应充分进行清洁准备。

(2)根据手术类型可适当预防使用抗菌药物:①可选择安全、价格低廉且广谱的抗菌药物。清洁手术:以一代或二代头孢菌素为首选;头孢菌素过敏者,可选用克林霉素。其他类型手术,宜根据相应危险因素和常见致病菌特点选择用药。当病区内发生 MRS 株细菌感染流行时(如病区 MRS 株分离率超过 20% 时),应选择万古霉素作为预防用药。如选择万古霉素,则应在术前 2 h 进行输注。经口咽部或者鼻腔的手术多有厌氧菌污染,须同时覆盖厌氧菌,可加用针对厌氧菌的甲硝唑。②给药时机,在手术切开皮肤(黏膜)前 30 min(麻醉诱导期),静脉给药,30 min 内滴完。如手术延长到 3 h 以上,或失血量超过 1 500 mL,儿童患者失血量超过体重的 25%,可术中补充一次剂量。

(3)严格遵守"外科手消毒技术规范"的要求,严格刷手,严格消毒,严格遵守手术中的无菌原则,细致操作,爱护组织,彻底止血。

(4)除非必需,否则尽量不放置引流物;尽量采用密闭式引流袋或者负压吸引装置,减少引流皮片的使用；各类引流管均须经过皮下潜行引出后固定；一般脑内、硬膜下或者硬膜外引流物应48 h内尽早拔除；腰大池引流及脑室外引流要注意无菌维护，防止可能的医源性污染，留置时间不宜过久，必要时更换新管。

（5）手术操作中如放置有创颅内压监测、脑微透析探头、脑氧及脑温探头等监测设备时应严格无菌操作，皮下潜行引出、固定并封闭出口（绝对避免脑脊液漏）。

（6）术后严格按照无菌原则定期换药。

四、泌尿系统感染的预防

尿路感染，特别是导尿管相关尿路感染，也是常见的院内感染，占 ICU 所有 HAI 的 $20\%\sim50\%$。长时导尿管留置（超过 5 d）和导尿管处置不当，与院内获得性尿路感染明显相关。

（1）首先要尽量避免不适当导尿，不合理拔除导尿管后所致的重复性插管等。

（2）导尿操作时严格的无菌方法，并保证器械的无菌标准。

（3）使用尽可能小的导尿管，并与引流袋相匹配，从而最大程度减少尿道损伤。

（4）确保对留置导尿管的适当管理，尿道口局部的日常清洁，维持无菌的、持续封闭的引流系统。

（袁华涛）

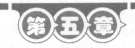

颅脑损伤

第一节 头皮损伤

一、头皮血肿

头皮血肿在临床上较常见,主要发生在顶部,其次为额部、枕部、颞部。新生儿头皮血肿主要由产伤引起,生后1～3 d即可发现,多为单纯头皮血肿,较少伴有颅脑损伤。超过80％的头皮血肿在3～4周自然吸收。其他头皮血肿多伴发于颅脑创伤并以颅骨及脑损伤为重,头皮血肿仅为合并伤。

(一)病理与病理生理

头皮是覆盖于颅骨外的软组织,在解剖学上可分为6层。

1.皮层

较厚而致密,含有大量毛囊、皮脂腺和汗腺。有丰富的血管和淋巴管,外伤时出血多,但愈合较快。

2.皮下层

皮下层由脂肪和粗大而垂直的短纤维束构成,短纤维紧密连接皮肤层和帽状腱膜层,是构成头皮的关键,并富含血管神经。

3.帽状腱膜层

帽状腱膜层为覆盖于颅顶上部的大片腱膜结构,前连于额肌,两侧连于颞肌,后连于枕肌,坚韧有张力。

4.帽状腱膜下层

帽状腱膜下层由纤细而疏松的结缔组织构成。

5.腱膜下间隙

腱膜下间隙是位于帽状腱膜与颅骨骨膜之间的薄层疏松结缔组织。此间隙范围较广,前置眶上缘,后达上项线。头皮借此层与颅骨骨膜疏松连接,移动性大,腱膜下间隙出血时,血液可沿此间隙蔓延。此间隙内的静脉可经若干导静脉与颅骨的板障静脉及颅内的硬脑膜窦相通。因此该间隙内的感染可经上述途径继发颅骨骨髓炎或向颅内扩散。

6.骨膜层

紧贴颅骨外板,可自颅骨表面剥离。

头部遭受钝性外力损伤后,头皮虽可保持完整,但组织内血管破裂出血,常积聚于皮下组织中、帽状腱膜下间隙或骨膜下形成头皮血肿。

(二)临床表现

1.皮下血肿

头皮的皮下组织层是头皮的血管、神经和淋巴汇集的部位,钝性打击伤后易出血、水肿。皮下层与表皮层和帽状腱膜层在组织结构上连接紧密,受皮下纤维隔限制,使出血受到局限而表现为血肿,位于直接受伤部位,体积较小,张力高,疼痛明显,质地中等偏硬。

2.帽状腱膜下血肿

帽状腱膜下层是疏松的蜂窝组织层,其间有连接头皮静脉、颅骨板障静脉及颅内静脉窦的导血管。当头部遭受钝性损伤时,切线暴力使头皮发生层间剧烈瞬间的相对滑动,引起帽状腱膜下层的导血管撕裂出血。由于该层组织疏松,出血易扩散导致巨大血肿,其临床特点:血肿范围宽广,急性期血肿张力较高,有波动感,疼痛轻,伴贫血貌。严重时血肿边界与帽状腱膜附着缘一致,可前至眉弓,后至上项线,两侧达颞部,出血量可达数百毫升。婴幼儿巨大帽状腱膜下血肿可引起失血性休克。

3.骨膜下血肿

新生儿骨膜下血肿因产伤(如胎头吸引助产)所致颅骨可复性变形、骨膜剥离出血而形成血肿,可不伴有颅骨骨折。其他情况大多伴有颅骨骨折。出血多源于板障出血或骨膜剥离出血,血液聚积在骨膜与颅骨表面之间,其临床特征是:血肿急性期张力较高,有波动感,血肿边界不超过骨缝。这是因为颅骨发育过程中骨膜紧密连接于骨缝线上,骨膜在此处难以剥离,故少有骨膜下血肿超过骨缝者。

(三)辅助检查

首选头颅 CT 检查,即使患者无神经系统症状也需明确有无颅骨骨折或其他继发性脑损伤存在。头皮血肿骨化则应行头颅 CT 颅骨三维重建。新生儿头皮血肿可先行超声检查,了解有无颅内出血等,必要时再行 CT 检查。

(四)诊断与鉴别诊断

通过病史、头部包块体征,结合超声或 CT 检查可确诊。但需注意鉴别头皮隐匿性病变(无明确临床症状)在外伤后偶然发现头皮包块,如颅骨嗜酸性肉芽肿外伤后病变出血形成的头皮包块,头颅 CT 检查可发现头皮包块部位颅骨骨质破坏、颅骨缺损等表现即可鉴别。

(五)治疗

1.皮下血肿

皮下血肿早期给予冷敷、压迫以减少出血和疼痛。2~3 d 后血肿尚未吸收可予以局部热敷促进其吸收。

2.帽状腱膜下血肿

创伤早期可采用冷敷止血,穿刺抽吸前忌加压包扎,否则帽状腱膜疏松层进一步剥离加重出血。如出血量不多可自行吸收,血肿较大则应在伤后 5~7 d 无活动性出血、头皮包块张力不高时行穿刺包扎。穿刺前应注意患儿有无贫血及凝血功能障碍等情况,若有则应作相应的处理。穿刺前应做严格皮肤准备和消毒,穿刺抽吸血肿后弹力绷带加压包扎。巨大的血肿需 2~3 次穿

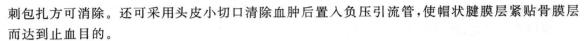

刺包扎方可消除。还可采用头皮小切口清除血肿后置入负压引流管,使帽状腱膜层紧贴骨膜层而达到止血目的。

3.骨膜下血肿

创伤早期以冷敷为宜,穿刺前忌行加压包扎,否则加重骨膜的剥离及出血。建议早期行头颅CT扫描,以发现有无并发的颅脑损伤存在,如合并颅骨骨折、硬膜外血肿。一般在1周左右血肿张力逐渐降低提示无活动性出血后行穿刺包扎,应注意严格备皮和消毒下施行,穿刺后用弹力胶布加压包扎3～5 d即可。巨大血肿可重复抽吸、包扎1～2次。对于前额暴露部位的骨膜下血肿,在血肿张力较高时就可能形成凝血块,即使行血肿穿刺后仍会影响外观,此时亦采用发际内头皮小切口清除凝血块后置入负压引流管治疗。新生儿期骨膜下血肿,往往因骨膜下成骨作用较强,20 d左右可形成骨性包壳,难以消散。对这种血肿宜在生后2～3周穿刺抽吸包扎。部分新生儿头皮血肿合并黄疸加重者(与血肿吸收相关)可提前至1周左右行头皮血肿穿刺抽吸。既往多数人认为新生儿头皮血肿都不需要处理均可吸收。事实上较大的骨膜下血肿2～3周未吸收或未及时行血肿穿刺抽吸,即开始骨膜下成骨,在血肿表面再形成新生骨,1～2个月后原正常颅骨逐渐被吸收,头颅外观可能形成畸形。

目前对新生儿头皮血肿骨化的治疗方式仍存在争议,有学者认为随着颅骨的生长,骨化的外层新生骨重新塑形生长多不影响头颅外观,且对脑发育无明显影响,故主张保守治疗。多数学者认为较大的骨膜下血肿骨化后难以满意塑形生长,会明显影响头颅外形,且骨化血肿还可能阻碍矢状缝生长而继发舟状颅畸形。因此主张骨膜下血肿骨化后形成硬性包块,应早期切除矫正头颅外形的不对称。建议根据不同情况考虑两种处理方法:对骨化血肿较小、不明显影响头颅外观者随访观察,包块多在6～12个月后逐渐塑形生长消失;对骨化血肿体积大、难以塑形生长、包块消失而影响头颅外形者早期手术治疗。

头皮血肿骨化手术治疗:不同时期的头皮血肿骨化程度不同,个体差异较大。大致可分为3期。

(1)骨化早期(1个月左右):这时血肿未完全骨化,骨膜下形成软蛋壳样的薄层骨片,血肿腔内为暗红色不凝血,这时仍可行血肿穿刺后加压包扎,包块可能消退。若效果不佳再行手术治疗。此期骨膜与新生颅骨附着紧密,术中出血较多,但新生骨壳较薄可以用剪刀快速清除,边缘用锉刀锉平即可。

(2)骨化中期(1～4个月):此期血肿表层成骨增多,骨膜下形成质硬的骨板,此期骨壳需用咬骨钳分块清除,出血较多。

(3)骨化晚期(4个月以上):血肿外形成骨化完全的骨板,血肿内侧原颅骨基本吸收消失,此期不宜行手术,因为原正常颅骨已脱钙吸收,切除新生骨板后将形成颅骨缺损。若包块明显拟行手术,必须行头颅CT了解颅骨情况后决定。

一、二期的头皮血肿骨化存在血肿腔,原正常颅骨板脱钙后外附一层结缔组织,其下存在丰富的血供,手术时尽量不要剥离此层否则因小婴儿颅骨柔软加之丰富的血供,止血较困难。术后骨膜下引流管接负压引流瓶可使疏松的头皮贴附于颅骨利于止血,引流管留置1～2 d。手术中应注意患儿的失血情况,因为小婴儿体重轻,血容量少,耐受失血的能力差,术中控制出血尤其重要。

二、头皮裂伤

头皮属特化的皮肤,含有大量的毛囊、汗腺和皮脂腺,容易藏污纳垢、细菌滋生,容易招致感染。所幸,头皮血液循环特别丰富,虽然头皮发生裂伤,只要能够及时施行彻底的清创,感染并不多见。在头皮各层中,帽状腱膜是一层坚硬的腱膜,它不仅是维持头皮张力的重要结构,也是防御浅表感染侵入颅内的屏障,当头皮裂伤较浅,未伤及帽状腱膜时,裂口不易张开,血管断端难以退缩止血,出血反而较多。若帽状腱膜断裂,则伤口明显裂开,损伤的血管断端随伤口退缩、自凝,故而较少出血。

(一)头皮单纯裂伤

头皮单纯裂伤常为锐器刺伤或切割伤,裂口较平直,创缘整齐无缺损,伤口的深浅多随致伤因素而异,除少数锐器直接穿戳或劈砍进入颅内,造成开放性颅脑损伤者外,大多数单纯裂伤仅限于头皮,有时可深达骨膜。

如能早期施行清创缝合,即使伤后超过 24 h,只要没有明显的感染征象,仍可进行彻底清创一期缝合,同时应给予抗菌药物及破伤风抗毒素(TAT)注射。

清创缝合方法:剃光裂口周围至少 8 cm 以内的头皮,在局麻或全麻下,用灭菌清水冲洗伤口,然后用消毒软毛刷蘸肥皂水刷净创部和周围头皮,彻底清除可见的毛发、泥沙及异物等,再用生理盐水至少 500 mL,冲净肥皂泡沫。继而用灭菌干纱布拭干创部,以碘酊、乙醇消毒伤口周围皮肤,对活跃的出血点可用压迫或钳夹的方法暂时控制,待清除时再逐一彻底止血。常规铺巾后由外及里分层清创,创缘修剪不可过多,以免增加缝合时的张力。残存的异物及失去活力的组织均应清除。术毕缝合帽状腱膜和皮肤。若直接缝合有困难时可将帽状腱膜下疏松层向周围潜行分离,施行松解术之后缝合;必要时亦可将裂口作 S 形、三叉形或瓣形延长切口,以利缝合。一般不放皮下引流条。

(二)头皮复杂裂伤

头皮复杂裂伤常为钝器损伤或因头部碰撞在外物上所致,裂口多不规则,创缘有挫伤痕迹,创内裂口间尚有纤维相连,没有完全离断,即无"组织挫灭"现象,在法医鉴定中,头皮挫裂伤创口若出现"组织挫灭"现象,常暗示系金属类或有棱角的凶器所致。伤口的形态常反应致伤物的形态和大小。这类创伤往伴有颅骨骨折或脑损伤,严重时亦可引起粉碎性凹陷骨折或孔洞性骨折穿入颅内,故常有毛发、布屑或泥沙等异物嵌入,易致感染。检查伤口时慎勿移除嵌入颅内异物,以免引起突发出血。处理原则亦应及早施行清创缝合,并常规用抗生素及 TAT。

清创缝合办法:术前准备和创口的冲洗清创方法已如上述。由于头皮挫裂伤清创后常伴有不同程度的头皮残缺,故这里主要介绍头皮小残缺修补方法。

对复杂的头皮裂伤进行清创时,应做好输血的准备。机械性清洁冲洗应在麻醉后进行,以免因剧烈疼痛刺激引起心血管的不良反应。对头皮裂口应按清创需要有计划地适当延长,或作附加切口,以便创口能够一期缝合或经修补后缝合。创缘修剪不可过多,但必须将已失去血供的挫裂皮缘切除,以确保伤口的愈合能力。对残缺的部分,可采取转移皮瓣的方法,将清创创面闭合,供皮区保留骨膜,以中厚断层皮片植皮覆盖之。

(三)头皮撕裂伤

大多为斜向或切线方向的暴力作用在头皮上所致,撕裂的头皮往往是舌状或瓣状,常有一蒂部与头部相连。头皮撕裂伤一般不伴有颅骨或脑损伤,但并不尽然,偶尔亦有颅骨骨折或颅内出血。这类患者失血较多,但较少达到休克的程度。由于撕裂的皮瓣并未完全撕脱,并能维持一定的血液供应,清创时切勿将相连的蒂部扯下或剪断。有时看来十分窄小的残蒂,难以提供足够的血供,但却出乎意料地使整个皮瓣存活。

清创缝合方法:已如前述,原则上除小心保护残蒂外,应尽量减少缝合时的张力,可采取帽状腱膜下层分离,松解裂口周围头皮,然后予以分层缝合。若张力过大,应首先保证皮瓣基部的缝合,而将皮瓣前端部分另行松弛切口或转移皮瓣加以修补。

三、头皮撕脱伤

头皮撕脱伤是一种严重的头皮损伤,大都是因为不慎将头发卷入转动的机轮所致。由于表皮层、皮下组织及帽状腱膜3层紧密相连在一起,故在强力的牵扯下,往往将头皮自帽状腱膜下间隙全层撕脱,有时连同部分骨膜也被撕脱,使颅骨裸露。头皮撕脱的范围与受到牵扯的发根面积有关,严重时可达整个帽状腱膜的覆盖区,前至上眼睑和鼻根,后至发际,两侧累及耳郭甚至面颊部。

头皮撕脱伤的处理:根据患者就诊时间的早迟、撕脱头皮的存活条件、颅骨是否裸露及有无感染迹象而采取不同的方法处理。

(一)头皮瓣复位再植

撕脱的头皮经过清创后行血管吻合,原位再植。仅适于伤后2～3 h,最长不超过6 h,头皮瓣完整、无明显污染和血管断端整齐的病例。分组行头部创面和撕脱头皮冲洗、清创,然后将主要头皮血管、颞浅动、静脉或枕动静脉剥离出来,行小血管吻合术,若能将其中一对动、静脉吻合成功,头皮瓣即能成活。由于头皮静脉菲薄,断端不整,常有一定困难。

(二)后自体植皮

头皮撕脱后不超过6～8 h,创面尚无明显感染、骨膜亦较完整的病例。将头皮创面清洗清创后,取患者腹部或腿部中厚断层皮片,进行植皮。亦可将没有严重挫裂和污染的撕脱皮瓣仔细冲洗、清创,剃去头发,剔除皮下组织包括毛囊在内,留下表皮层,作为皮片回植到头部创面上,也常能存活。

(三)晚期创面植皮

撕脱伤为时过久,头皮创面已有感染存在,则只能行创面清洁及交换敷料,待肉芽组织生长后再行晚期邮票状植皮。若颅骨有裸露区域,还需行外板多数钻孔,间距1 cm左右,使板障血管暴露,以便肉芽生长,覆盖裸露之颅骨后,再行种子式植皮,消灭创面。

(聂荣伟)

第二节　颅　骨　骨　折

一、概述

颅骨骨折的发生是因为暴力作用于头颅所产生的反作用力的结果,如果头颅随暴力作用的方向移动,没有形成反作用力,则不至于引起骨折。颅骨具有一定的黏弹性,在准静态下,成人颅骨承受压缩时最大的应力松弛量为12%,最大的应变蠕变量为11.5%左右。同时,颅骨的内、外板拉伸弹性模量、破坏应力和破坏应力对应变率的敏感性亦有一定限度,其抗牵张强度小于抗压缩强度,故当暴力作用于其上时,总是在承受牵张力的部分先破裂。如果打击的强度大、面积小、多以颅骨的局部变形为主,常致凹陷性骨折,伴发的脑损伤也较局限;若着力的面积大而强度较小时则易引起颅骨的整体变形,而发生多数线形骨折或粉碎性骨折,伴发的脑损伤亦较广泛。

(一)颅骨局部变形

颅盖(穹隆部)遭受外力打击时,着力部分即发生局部凹曲变形,而外力作用终止时,颅骨随即弹回原位。若暴力速度快、作用面积小,超过颅骨弹性限度时,着力的中心区即向颅腔内呈锥形陷入,内板受到较大的牵张力而破裂。此时如果暴力未继续作用于颅骨上,外板可以弹回而复位,故可以保持完整,造成所谓的单纯内板骨折,是为后期外伤性头疼或慢性头疼的原因之一。如果暴力继续作用,则外板亦将随之折裂,造成以打击点为中心的凹陷或其外周的环状或线形骨折。若致暴力的作用仍未耗尽或属高速强力之打击,则骨折片亦被陷入颅腔内,而形成粉碎凹陷性骨折或洞形骨折。

(二)颅骨整体变形

头颅的骨质结构和形态,犹如一个具有弹性的半球体,颅盖部呈弧形,颅底部如断面,恰如弓与弦的关系。在半球体的任何一处加压,均可使弓与弦受力而变形。例如,当侧方受压,头颅的左右径即变短而前后径加大;反之若为前后方的暴力常使矢状径缩短而横径相应变长。因此,当暴力为横向作用时骨折线往往垂直于矢状线,折向颞部和颅底,当暴力是前后方向,骨折线常平行于矢状线,向前伸至颅前窝,向后可达枕骨,严重时甚至引起矢状缝分离性骨折。此外,当重物垂直作用于头顶部及臀部或足跟着地的坠落伤,暴力经脊柱传至颅底。这两种情况,无论是自上而下还是自下而上,其作用力与反作用力都遭遇在枕骨大孔区,引起局部变形,轻度造成颅底线性骨折,重者可致危及生命的颅底环形骨折,陷入颅内。

(三)颅骨的拱架结构

颅盖与颅底均有一些骨质增厚的部分,作为颅腔的拱柱和桥架,能在一定程度上对外力的压缩或牵张,起到保护颅脑损伤的作用。颅盖的增强部分有鼻根、额部颧突、乳突及枕外隆凸4个支柱;于其间又有眶上缘、颞嵴、上项线及矢状线4个位居前方、侧方、后方及顶部中央的骨弓,形成坚强的拱柱。颅底的增强部分有中份的枕骨斜坡、两侧有蝶骨嵴和岩锥,形成梁架,有力地支撑颅底、承托颅脑,并与周围的颅盖部支柱相接,结合为有相当韧性和弹性强度的颅腔,完美地保护着神经中枢。当头颅遭受打击时,暴力除了引起局部颅骨凹陷变形之外,同时也将造成不同程度的整体颅骨变形,若暴力的能量在局部全部被吸收,消耗殆尽,则仅引起凹陷性骨折或着力部的损伤;如果暴力的能量并未耗竭,继续作用在头颅上,则由于颅骨的整体变形,骨折线将通过着力点沿颅骨的薄弱部分延伸,也就是在增厚的拱架间区发生折裂。这种规律不仅见于颅骨骨折,尤其多见于颅底骨折,由于颅底厚薄不一,含有许多孔、裂,因而骨折线常经骨质薄弱的部分穿过。

(四)颅骨骨折的规律性

暴力作用的方向、速度和着力面积等致伤因素对颅骨骨折的影响较大,具有一定的规律性,概括如下。

暴力作用的力轴及其主要分力方向多与骨折线的延伸方向一致,但遇有增厚的颅骨拱梁结构时,常折向骨质薄弱部分。若骨折线径直横断拱梁结构,或引起骨缝分离,则说明暴力强度甚大。

暴力作用的面积小而速度快时,由于颅骨局部承受的压强较大时,故具有穿入性,常致洞形骨折,骨片陷入颅腔,若打击面积大而速度较快时,多引起粉碎凹陷骨折;若作用点面积大而速度较缓时,则常引起通过着力点的线状骨折,若作用点的面积大而速度较缓时,可致粉碎骨折或多数线性骨折。

垂直于颅盖的打击易引起局部凹陷或粉碎性骨折;斜行打击多致线性骨折,并向作用力轴的方向延伸,往往折向颅底;枕部着力的损伤常致枕骨骨折或伸延至颞部及颅中窝的骨折。

暴力直接打击在颅底平面上,除较易引起颅底骨折外,其作用力向上时,可将颅骨掀开;暴力作用在颅盖的任何位置,只要引起较大的颅骨整体的变形,即易发生颅底骨折;头顶部受击,骨折线常垂直向下,直接延伸到邻近的颅底;暴力由脊柱上传时,可致枕骨骨折;颅骨遭受挤压时往往造成颅底骨折。

颏部受击时可引起下颌关节凹骨折,但头部因可沿作用力的方向移动而缓冲外力对颅颈交界区的冲撞;上颌骨受击时不仅易致颌骨骨折,尚可通过内侧角突将暴力上传至筛板而发生骨折,鼻根部受击可致额窦及前窝骨折。

按颅骨骨折的部位,可分为颅盖骨折及颅底骨折。根据骨折的形态不同,又可分为线形骨折、凹陷骨折、粉碎性骨折、洞形骨折及穿透性骨折。此外,按骨折的性质,视骨折处是否与外界相通,又分为闭合性骨折及开放性骨折,后者包括颅底骨折伴有硬脑膜破裂而伴发外伤性气颅或脑脊液漏者。

二、颅盖骨折

颅盖骨折即穹隆部骨折,其发生率以顶骨及额骨为多,枕骨及颞骨次之。颅盖骨折有3种主要形态,即线形骨折、粉碎性骨折和凹陷骨折。骨折的形态、部位和走向与暴力作用方向、速度和着力点有密切关系,可借以分析损伤机制。不过对闭合性颅盖骨折,若无明显凹陷仅为线形骨折时,单靠临床征象很难确诊,常需行X线片或头颅CT片检查始得明确。即使对开放性骨折,如欲了解骨折的具体情况,特别是骨折碎片进入颅内的数目和位置,仍有赖于X线摄片头颅CT扫描检查。

(一)线形骨折

单纯的线形骨折本身无须特殊处理,其重要性在于因骨折而引起的脑损伤或颅内出血,尤其是硬膜外血肿,常因骨折线穿越脑膜中动脉而致出血。因此,凡有骨折线通过上矢状窦、横窦及脑膜血管沟时,均需密切观察、及时做可行的辅助检查,以免贻误颅内血肿的诊断。

线形骨折常伴发局部骨膜下血肿,尤其以儿童较多。当骨折线穿过颞肌或枕肌在颞骨或枕骨上的附着区时,可出现颞肌或枕肌肿胀而隆起,这一体征亦提示该处可能有骨折发生。

儿童生长性骨折:好发于额顶部,为小儿颅盖线形骨折中的特殊类型,婴幼儿多见。一般认为小儿硬脑膜较薄且与颅骨内板贴附较紧,当颅骨发生骨折裂缝较宽时,硬脑膜亦常同时发生撕裂、分离,以致局部脑组织、软脑膜及蛛网膜突向骨折的裂隙。由于脑搏动的长期不断冲击,使骨折裂缝逐渐加宽,以致脑组织继续突出,最终形成局部搏动性囊性脑膨出,患儿常伴发癫痫或局限性神经功能废损。治疗原则以早期手术修补硬脑膜缺损为妥。手术方法应视有无癫痫而定,对伴发癫痫者需连同癫痫源灶一并切除,然后修复硬脑膜。对单纯生长性骨折脑膨出的患儿,则应充分暴露颅骨缺口,经脑膨出之顶部最薄弱处切开,清除局部积液及脑瘢痕组织,尽量保留残存的硬脑膜,以缩小修复的面积。硬脑膜修补材料最好取自患者局部的骨膜、颞肌筋膜、帽状腱膜,亦可切取患者的大腿阔筋膜来修补缺损,必要时则可采用同种硬脑膜或人工脑膜等代用品。

颅骨缺损一般都留待后期再行修补，特别是使用人材料修补硬脑膜后，不宜同时再用无生机的材料修补颅骨缺损。若遇有复发性脑膨出需要同时修补硬脑膜及颅骨缺损时，需查明有无引起颅内压增高的因素，予以解除。颅骨修补以采用患者自身肋骨劈开为两片或颅骨劈开内外板，加以修补为佳。

（二）凹陷骨折

凹陷骨折多见于额、顶部，常为接触面较小的钝器打击或头颅碰撞在凸出的物体上所致。着力点头皮往往有擦伤、挫伤或挫裂伤。颅骨大多全层陷入颅内，偶尔仅为内板破裂下凹。一般单纯凹陷骨折，头皮完整，不伴有脑损伤多为闭合性损伤，但粉碎性凹陷骨折则常伴有硬脑膜和脑组织损伤，甚至引起颅内出血。

1.闭合性凹陷骨折

儿童较多，尤其是婴幼儿颅骨弹性较好，钝性的致伤物，可引起颅骨凹陷，但头皮完整无损，类似乒乓球样凹陷，亦无明显的骨折线可见。患儿多无神经功能障碍，无须手术治疗。如果凹陷区较大较深，或有脑受压症状和体征时，可于凹陷旁钻孔，小心经硬膜外放入骨橇，将陷入骨片橇起复位。术后应密切观察以防出血。

成年人单纯凹陷骨折较少，如果面积低于5 cm直径，深度不超过1 cm，未伴有神经缺损症状和体征，亦无手术之必要。若凹陷骨折过大过深，伴有静脉窦或脑受压征象时，则应手术整复或摘除陷入之骨折。术前应常规拍摄X线片及CT扫描，了解凹陷范围、深度和骨折片位置。手术方法是在全麻下充分暴露凹陷骨折区，做好输血准备，以防突发出血。在凹陷的周边钻孔，然后沿骨折线环形咬开或用铣刀切开，小心摘除陷入之骨片，清除挫伤、碎裂组织及凝血块，认真止血。检查硬脑膜下有无出血，必要时应切开硬脑膜探查。术毕，硬脑膜应完整修复，骨折片带有骨膜的或内、外部完全分离的，可以拼补在缺损区作为修补。若缺损过大，则应用人工材料修补或留待日后择期修补。

2.开放性凹陷骨折

开放性凹陷骨折常为强大之打击或高处坠落在有突出棱角的物体上而引起的开放颅脑损伤，往往头皮、颅骨、硬脑膜及脑均可能受累。临床所见开放性凹陷骨折有洞形骨折及粉碎凹陷骨折两种常见类型。

（1）洞形凹陷骨折：多为接触面积较小的重物打击所致，如钉锤、铁钎杆或斧头等凶器，或偶尔因头颅碰撞在坚硬的固体物体上而引起，由于着力面积小，速度大，具有较强的穿透力，故可直接穿破头皮及颅骨而进入颅腔。颅骨洞形骨折的形态往往与致伤物形状相同，是法医学认定凶器的重要依据。这种洞形骨折的骨碎片常被陷入脑组织深部，造成严重的局部脑损伤、出血和异物存留。但由于颅骨整体变形较小，一般都没有广泛的颅骨骨折和脑弥散性损伤，因此，临床表现常以局部神经缺损为主。治疗原则是尽早施行颅脑清创缝合术，变开放伤为闭合伤，防止感染，减少并发症和后遗症。手术前应例行X线片检查或CT扫描检查，了解骨折情况和陷入脑内的骨碎片位置、数目，作为清创时参考。手术时，头皮清创方法已如前述，延长头皮创口，充分暴露骨折凹陷区，将洞形骨折沿周边稍加扩大，取出骨折片，骨窗大小以能显露出正常硬脑膜为度，按需要切开硬膜裂口，探查硬膜下及脑表面的情况，然后循创道小心清除脑内碎骨片、异物及挫碎的脑组织，并核对X线片上的发现，尽量不造成新的创伤。位置深在已累及脑重要结构或血管的骨碎片，不可勉强悉数摘除，以免加重伤情或导致出血。清创完毕，应妥当止血，缝合或修补硬脑膜。骨缺损留待伤口愈合3个月之后，再择期修补。

（2）粉碎凹陷骨折：粉碎性骨折伴有着力部骨片凹陷，常为接触区较大的重物致伤，不仅局部颅骨凹曲变形明显，引起陷入，同时，颅骨整体变形亦较大，造成多数以着力点为中心的放射状骨折。硬脑膜常为骨碎片所刺破，偶尔亦有硬脑膜完整者，不过脑损伤均较严重，除局部有冲击伤之外，常有对冲性脑挫裂伤或颅内血肿，治疗方法与洞形骨折相似，术前除X线片外，尚应做CT扫描检查了解脑组织损伤及出血情况。清创时对尚连有骨膜的骨片不易摘除，仍拼补在骨缺损区，以缩小日后需要修补的面积。

3.凹陷骨折手术适应证与禁忌证

凹陷性骨折，有一定的手术适应证与禁忌证。

（1）适应证：①骨折凹陷深度＞1 cm；②骨折片刺破硬脑膜，造成出血和脑损伤；③凹陷骨折压迫脑组织，引起偏瘫、失语和局限性癫痫；④凹陷骨折的压迫，引起颅内压增高；⑤位于额面部影响外观。对静脉窦上的凹陷骨折手术应持慎重态度，有时骨折片已刺入窦壁，但尚未出血，在摘除或撬起骨折片时可造成大出血，故应先做好充分的思想、技术和物质上的准备，然后才施行手术处理。儿童闭合性凹陷骨折，多钻孔将骨折片撬起复位；成人凹陷骨折难以整复时，往往要把相互嵌顿的边缘咬除才能复位；如实在无法复位，可将下陷之颅骨咬除，用颅骨代用品作Ⅰ期颅骨成形术或留待日后择期修补。

（2）禁忌证：①非功能区的轻度凹陷骨折，成年人单纯凹陷骨折，如果直径＜5 cm，深度不超过1 cm，不伴有神经缺损症状和体征者；②无脑受压症状的静脉窦区凹陷骨折；③年龄较小的婴幼儿凹陷骨折，有自行恢复的可能，如无明显局灶症状，可暂不手术。

三、颅底骨折

单纯性颅底骨折很少见，大多为颅底和颅盖的联合骨折。颅底骨折可由颅盖骨延伸而来，或着力部位于颅底水平，头部挤压伤时暴力使颅骨普遍弯曲变形，在少数的情况下，垂直方向打击头顶或坠落时臀部着地也可引起颅底骨折。以线形为主，可仅限于某一颅窝，亦可能穿过两侧颅底或纵行贯穿颅前窝、颅中窝、颅后窝。由于骨折线经常累及鼻窦、岩骨或乳突气房，使颅腔和这些窦腔交通而形成隐性开放性骨折，易致颅内继发感染。

暴力作用的部位和方向与颅底骨折线的走向有一定规律，可作为分析颅骨骨折的参考；额部前方受击，易致颅前窝骨折，骨折线常向后经鞍旁而达枕骨；额部前外侧受击，骨折线可横过中线经筛板或向蝶鞍而至对侧颅前窝或颅中窝；顶前份受击，骨折线常经颞前伸延至颅前窝或颅中窝；顶间区受击，可引起经过颅中窝，穿越蝶鞍和蝶骨小翼而至对侧颅前窝的骨折线；顶后份受击，骨折线可经岩骨向颅中窝内侧延伸；颞部受击，骨折线指向颅中窝底，并向内横过蝶鞍或鞍背到对侧；颞后份平颅中窝底的暴力，可致沿岩骨前缘走向岩尖、卵圆孔、鞍旁、圆孔，再经鞍裂转向外侧，终于翼点的骨折；枕部受击，骨折线可经枕骨指向岩骨后面甚至横断之；或通过枕骨大孔而折向岩尖至颅中窝或经鞍旁至颅前窝。

（一）临床表现及诊断

1.症状与体征

颅底骨折临床表现特殊、典型。颅前窝、颅中窝、颅后窝骨折表现又各不相同（表5-1）。总的来说，临床上有三大体征：①迟发性瘀斑、淤血；②脑脊液鼻、耳漏；③脑神经损伤。也是诊断颅底骨折的主要依据。

表 5-1　颅底骨折临床表现区别

区别项目	颅前窝	颅中窝	颅后窝
受累骨	额、眶、筛骨	蝶骨、岩骨前部	岩骨后部、枕骨
淤血	眼眶、结膜下淤血	颞肌下淤血压痛	枕颈部压痛、乳突皮下淤血 Battle 征
CSF 漏	鼻	耳、鼻	乳突（耳、鼻）
脑神经损伤	Ⅰ、Ⅱ	Ⅱ-Ⅵ、Ⅵ、Ⅶ	Ⅸ、Ⅹ、Ⅺ
可能的脑伤	额极	颞极	小脑及脑干
并发症	气脑	CCF、ICA 破裂	气道梗阻

颅前窝底即为眼眶顶板，十分薄弱，易破，两侧眶顶的中间是筛板，为鼻腔之顶部，其上有多数小孔，容嗅神经纤维和筛前动脉通过。颅前窝发生骨折后，血液可向下浸入眼眶，引起球结膜下出血，以及迟发性眼睑皮下淤血，多在伤后数小时始渐出现，呈紫蓝色，俗称"熊猫眼"，对诊断有重要意义。但有时与眼眶局部擦挫伤互相混淆，后者呈紫红色并常伴有皮肤擦伤及结膜内出血，可资鉴别。颅前窝骨折累及筛窝或筛板时，可撕破该处硬脑膜及鼻腔顶黏膜，而致脑脊液鼻漏和（或）气颅，使颅腔与外界交通，故有感染之虞，应视为开放性损伤。脑脊液鼻漏早期多呈血性，需与鼻出血区别，将漏出液中红细胞计数与周围血液相比，或以尿糖试纸测定是否含糖，即不难确诊。此外，颅前窝骨折还伴有单侧或双侧嗅觉障碍，眶内出血可致眼球突出，若视神经受波及或视神经管骨折，尚可出现不同程度的视力障碍。

颅中窝底为颞骨岩部，前方有蝶骨翼，后份是岩骨上缘和鞍背，侧面是颞骨鳞部，中央是蝶鞍即垂体所在。颅中窝骨折往往累及岩骨而损伤内耳结构或中耳腔，故患者常有听力障碍和面神经周围性瘫痪。由于中耳腔受损脑脊液即可由此经耳咽管流向咽部或经破裂的鼓膜进入外耳道形成脑脊液耳漏。若骨折伤及海绵窦则可致动眼、滑车、三叉或展神经麻痹，并引起颈骨动脉假性动脉瘤或海绵窦动静脉瘘的可能，甚至导致大量鼻出血。若骨折累及蝶鞍，可造成蝶窦破裂，血液和脑脊液可经窦腔至鼻咽部，引起脑脊液鼻漏或咽后壁淤血肿胀。少数患者并发尿崩症，则与鞍区骨折波及下丘脑或垂体柄有关。颅中窝骨折的诊断主要依靠临床征象如脑脊液耳漏，耳后迟发性瘀斑（Battle 征）及伴随的脑神经损伤。如果并发海绵窦动静脉瘘或假性动脉瘤时，患者常有颅内血管鸣及患侧眼球突出、结膜淤血、水肿等特征性表现，不难诊断。

颅后窝的前方为岩锥的后面，有内耳孔通过面神经及听神经，其后下方为颈静脉孔，有舌咽神经、迷走神经、副神经及乙状窦通过，两侧为枕骨鳞部，底部中央是枕骨大孔，其前外侧有舌下神经经其孔出颅。颅后窝骨折时虽有可能损伤上述各对脑神经，但临床上并不多见，其主要表现多为颈部肌肉肿胀，乳突区皮下迟发性瘀斑及咽后壁黏膜淤血水肿等征象。

2.影像学检查

对颅底骨折本身的诊断意义并不太大。

（1）由于颅底骨质结构复杂，凹凸不平，又有许多裂孔，故 X 线检查难以显示骨折线，但有时患者咽后壁软组织肿胀得以显示，亦可作为颅底骨折的间接影像；拍摄 X 线汤氏位照片，即向头端倾斜 30°的前后位像，常能显示枕骨骨折，若骨折线穿越横窦沟时，则有伴发幕上下骑跨式硬膜外血肿或横窦沟微型血肿的可能，应予注意。此外，枕骨大孔环形骨折或颅颈交界处关节脱位和（或）骨折，也可以采用 X 线片检查作出诊断。

（2）CT 检查扫描可利用窗宽和窗距调节，清楚显示骨折的部位，有一定价值。

（3）MRI 扫描检查对颅后窝骨折尤其是对颅颈交界区的损伤有价值。

（二）治疗

颅底骨折本身无须特殊处理，治疗主要是针对由骨折引起的并发症和后遗症。原则：不堵流，头高患侧卧，防感染，忌腰穿。早期应以预防感染为主，可在使用能透过血-脑屏障的抗菌药物的同时，做好五官清洁与护理，避免用力擤鼻及放置鼻饲胃管。采半坐卧位，鼻漏任其自然流出或吞咽下，颅压下降后脑组织沉落在颅底漏孔处，促其愈合，切忌填塞鼻腔。通过上述处理，鼻漏多可在 2 周内自行封闭愈合，对经久不愈长期漏液达 4 周以上，或反复引发脑膜炎及有大量溢液的患者，则应在内镜下或开颅施行硬脑膜修补手术。

视神经损伤：闭合性颅脑损伤伴视神经损伤的发生率为 0.5％～0.4％，且大多为单侧受损，常因额部或额颞部的损伤所引起，特别是眶外上缘的直接暴力，往往伴有颅前窝和（或）颅中窝骨折。视神经损伤的部位，可以在眶内或视神经管段，亦可在颅内段或视交叉部。视神经损伤后，患者立即表现出视力障碍，如失明、视敏度下降、瞳孔直接对光反射消失等。视神经损伤的治疗较困难，对已经断离的视神经尚无良策。若系部分性损伤或属继发性损害，应在有效解除颅内高压的基础上，给予神经营养性药物及血管扩张剂，必要时可行血液稀释疗法，静脉滴注低分子右旋糖酐及丹参注射液，改善末梢循环，亦有学者采用溶栓疗法。视神经管减压手术，仅适用于伤后早期（<12 h）视力进行性障碍，并伴有视神经管骨折变形、狭窄或有骨刺的患者，对于伤后视力立即丧失且有恢复趋势的伤员，手术应视为禁忌。

四、颅骨生长性骨折

颅骨生长性骨折（GSF）是颅脑损伤中少见的一种特殊类型的骨折，即骨折后骨折缝不愈合，反而逐渐扩大造成永久性的颅骨缺损，同时伴有脑组织的膨出，并可产生一系列的并发症。好发于顶部，其次为额部、枕部，偶发在颅底，表现为头部搏动性包块、颅骨缺损和神经功能障碍。颅骨生长性骨折的发病率很低，文献报道颅骨生长性骨折在婴幼儿颅脑外伤中占 0.05％～1.00％，50％发生在 1 岁以内，90％发生在 3 岁以内。

（一）病理生理

小儿硬脑膜较薄且与颅骨内板贴附紧密，颅骨发生分离骨折时，下面的硬脑膜同时发生撕裂，此时如硬脑膜、蛛网膜、软脑膜及脑组织突入骨折裂隙之间，即存在向外部生长的"力量"促成生长性骨折的发生。如蛛网膜突入后可能形成某种程度的活瓣样作用，使脑脊液流出而不易返回，形成局部的液体潴留；同时骨折裂缝长期受脑搏动的冲击，使骨折缝进一步分离及骨折缝缘脱钙吸收，形成颅骨缺损逐渐加宽，导致脑组织膨出继续加重。婴幼儿期颅脑生长发育较快也是促使脑膨出加重和颅骨缺损增大的重要因素。局部脑组织的挫裂伤及膨出脑组织在骨窗缘受压迫导致血供障碍，使局部脑组织萎缩、坏死、吸收，是膨出脑组织发生囊性变形成囊肿的主要原因。若同侧脑软化严重，膨出的脑囊肿可以和脑室相通形成脑穿通畸形，加重神经功能障碍。囊肿的形成和扩大可以使颅骨缺损增大。部分病例没有明显的脑膨出，局部以胶质瘢痕增生为主要病理表现。

（二）临床表现

颅骨生长性骨折的最常见症状为颅脑外伤后数周至数月颅盖部出现进行性增大的软组织包块，可呈搏动性。多伴发偏瘫、失语等局限性神经功能障碍，其次是局灶性癫痫发作，部分患者抽搐可以是首发症状。发生于颅盖部的颅骨生长性骨折患者，病程中期、后期均可触及颅骨缺损。

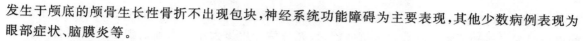

发生于颅底的颅骨生长性骨折不出现包块,神经系统功能障碍为主要表现,其他少数病例表现为眼部症状、脑膜炎等。

(三)诊断与鉴别诊断

降低严重颅骨生长性骨折的发生主要是做到早期诊断。多数学者认为颅骨线性骨折在X线片显示骨折缝宽度在 4 mm 以上是颅骨生长性骨折的确诊标准。但是一组 63 例骨折缝宽度超过 3 mm 的婴幼儿分离性颅骨骨折病例报告中提示,83%(52 例)存在明确硬脑膜破裂并手术治疗;17%(11 例)无明确硬脑膜破裂。随访 6 个月至 3 年均无生长性骨折发生。在此组病例中 14 例骨折缝宽度<4 mm 存在硬脑膜破裂、脑组织疝出,6 例骨折缝宽度>4 mm 而未发现硬脑膜破裂或脑组织疝出。提示骨折缝宽度>4 mm 不能作为颅骨生长性骨折的唯一诊断标准。笔者手术发现一例骨折缝低于 1 mm 却存在硬脑膜破裂,可能原因是幼儿颅骨较软,外伤即刻颅骨骨折明显变形移位造成硬脑膜撕裂,外力消失后移位骨板回弹复位,在颅骨影像学上骨折呈线性,无明显分离。在临床工作中需避免此类情况的漏诊。

颅骨生长性骨折局部包块需与单纯头皮血肿鉴别。颅盖部骨折后如出现逐渐增大的局部搏动性肿块,基底部触及颅骨缺损,则高度提示颅骨生长性骨折。典型的颅骨生长性骨折诊断并不困难,表现为外伤后合并颅骨骨折并逐渐出现骨折缝增宽颅骨缺损,局部搏动性包块。但颅骨生长性骨折早期诊断尤其重要,早期硬脑膜修补可避免颅骨缺损及继发性脑损伤的发生。准确判断颅骨骨折是否伴有硬脑膜破裂非常关键,因为颅骨骨折伴硬脑膜破裂是发生颅骨生长性骨折的病理基础。应根据颅骨骨折、脑损伤、合并头皮血肿等情况并辅助影像学检查,仔细判断是否有硬脑膜破裂。

发生颅骨生长性骨折的病例往往有如下特征:①骨折部位位于颅盖部;②骨折相应部位脑组织有明显挫裂伤;③骨折缝有分离,一般超过 3 mm;④局部头皮肿胀与单纯头皮血肿(此时多为骨膜下血肿)有所不同:单纯头皮血肿有明显波动感,早期张力较高,数天后张力明显降低;合并硬脑膜破裂者头皮肿胀波动感稍差,几天后有明显沿骨折走形的头皮下软组织感(皮下碎烂坏死脑组织);或者因为脑脊液漏出,较单纯头皮血肿有更明显的皮下水样波动感;⑤头皮下穿刺可见碎裂脑组织或淡血性脑脊液,此方法简便易行,安全可靠;⑥头颅 CT 检查可见皮下积液密度较头皮血肿低,结合三维 CT 及 MRI 判断硬脑膜完整性,典型病例可见脑组织疝出。一般情况下细致的体检结合头皮穿刺可以明确判断。一些难以明确诊断的病例,需充分告知家长密切门诊随访,一旦提示有生长性骨折的征象应及时复诊。

(四)治疗

颅骨生长性骨折重在早发现、早处理,因为早期诊断及治疗是控制整个病情发展的关键环节。颅骨生长性骨折只能采用手术治疗,其主要目的是修补硬脑膜及颅骨缺损,对伴发癫痫者可同时行癫痫灶切除。在病情早期手术较容易,修补硬脑膜后颅骨骨瓣原位复位,即使存在缝隙较宽一般也不会影响颅骨的生长重建。病情进展后颅骨缺损范围增大,撕裂的硬脑膜常回缩至颅骨缺损区之外,开颅时为了显露出硬脑膜边缘,应在颅骨缺损缘 1~3 cm 外钻孔以探查骨孔下方是否存在硬脑膜。若存在硬脑膜即以此为界掀开骨瓣,若没有硬脑膜则需适当再扩大范围。术前还需了解有无硬膜下积液、脑积水等引起颅内压增高的并发症,若有则应作相应处理。硬脑膜修补材料可取自患者局部的颅骨骨膜、颞肌筋膜、帽状腱膜,现在使用人工材料神经补片修补硬脑膜也是较好的选择。颅骨修补材料以往多采用患者自身的肋骨或劈开的颅骨内外板,目前修补材料主要采用塑形钛网。修补颅骨缺损时需注意,因长时间脑搏动冲击,颅骨缺损边缘成唇样外翻,直接用钛网覆盖成形差,需去除变形的颅骨缺损边缘或打磨平整后再行钛网覆盖。手术皮瓣设计时需考虑到手术范围存在的可变因素,充分估计皮瓣大小。术前的塑形钛网准备可以根据头颅三维 CT 显示的颅骨缺损形状及术中颅骨缺损缘修整范围来设计钛网大小及形状,以达到满意的修复效果。

(聂荣伟)

第三节　原发性脑损伤

一、轻型脑伤

1965 年我国神经外科临床专家,修订了我国对急性闭合性颅脑损伤的临床分型,按昏迷时间、阳性体征及生命体征表现分为轻、中、重三型,这一分型已在我国各地广泛使用。其中轻型颅脑损伤指的是单纯脑震荡、无或者有颅骨骨折,特点为:①昏迷时间在 0.5 h;②只有轻度头痛、头昏等症状;③神经系统和脑脊液检查无明显改变。与此同时,不少国家的神经外科以格拉斯哥昏迷分级计分来确定急性颅脑损伤的程度,轻型颅脑损伤为评分 13～15 分,伤后昏迷为 30 min 以内。

"脑震荡"一词自 Petit 于 1773 年提出之后,一直在临床上广泛应用,但对脑震荡的认识至今仍有不同意见。脑震荡是颅脑损伤中最轻的一种,特点为头部受伤后,立即发生短暂的脑功能障碍,经过较短的时间后可以自行恢复。

(一)病理与病理生理

有关脑震荡发生的机制,至今仍意见不一,过去认为仅是脑生理功能的一时性抑制,在组织学上并无器质性改变,但近年来的临床和实验研究发现,头部遇到暴力打击,使脑在颅内发生摆动,可以造成脑的不同部位组织学损伤,发生如下变化。

1.病理

动物受伤后意识丧失数分钟,呼吸暂停约 1 min,随后呼吸减慢和不规则,心率减慢,数分钟或十几分钟后呼吸、心率逐渐恢复正常。伤后瞬间脑血流量增加,但数分钟后血流量反而显著减小,约为正常状态下的一半,0.5 h 后脑血流量可恢复正常。颅内压伤后立即升高,数分钟后逐渐下降至正常。动物脑的大体标本看不到明显变化,但是光学显微镜可发现轻度变化,如毛细血管充血,神经细胞胞体肿大和脑水肿等。电子显微镜观察显示,受力部位脑皮质有广泛改变,可见到神经元内线粒体肿胀,线粒体嵴被挤向周围,延髓和上部颈髓受损害时更为严重。神经轴突亦发生肿胀,白质处有细胞外水肿等改变,提示血-脑屏障的通透性增加。以上改变在伤后0.5 h可出现,1 h 最明显,而多在 24 h 内自然消失。在脑干和上部颈髓,这种病理变化可以解释脑震荡出现短暂的意识丧失、呼吸、心率和脑血管的改变。

2.病理生理

脑震荡患者脑电图波幅降低,节律性差,以后出现广泛的 θ 波和 δ 波,可能与脑干网状结构功能障碍有关。患者清醒后脑电图恢复正常。脑干听觉诱发电位检查显示:半数病例的波形及其潜伏期均有改变。脑震荡患者的脑脊液中,可检出乙酰胆碱的含量增高,胆碱酯酶的活性降

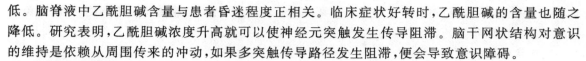

低。脑脊液中乙酰胆碱含量与患者昏迷程度正相关。临床症状好转时,乙酰胆碱的含量也随之降低。研究表明,乙酰胆碱浓度升高就可以使神经元突触发生传导阻滞。脑干网状结构对意识的维持是依赖从周围传来的冲动,如果多突触传导路径发生阻滞,便会导致意识障碍。

（二）临床表现

1.短暂性脑干功能障碍

伤后患者出现一过性意识障碍、面色苍白、四肢松软、呼吸表浅且不规则、血压降低和脉搏微弱等脑干功能紊乱的表现。动物实验出现的呼吸暂停、心率减慢、角膜反射和瞳孔对光反射消失等情况,在伤后来院的患者中多数观察不到。

以上脑干症状多在数分钟或十多分钟逐渐消失或恢复正常。意识障碍一般不超过 30 min。但偶有患者表现为瞬间意识混乱或恍惚,并无昏迷,亦有个别出现为期较长的昏迷,甚至死亡者,这可能因暴力经大脑深部结构传导至延髓等生命中枢所致。患者遭受外力时不仅有大脑和上脑干功能的暂时中断,同时也有下脑干、延髓及颈髓的抑制,而使血管神经中枢及自主神经调节也发生紊乱,引起心率减慢、血压下降、面色苍白、出冷汗、呼吸暂停继而浅弱及四肢松软等一系列反应。大多数可逆的轻度脑震荡患者,中枢神经功能迅速自上而下,由颈髓-延髓-脑干向大脑皮质恢复;而在不可逆的严重脑震荡则可能是自上而下的抑制过程,使延髓呼吸中枢和循环中枢的功能中断过久,因而导致死亡。

2.逆行性遗忘或近事遗忘

患者从昏迷中清醒后,不能回忆受伤发生的时间、地点和经过,对受伤前不久的事情也不能回忆,但对往事（远记忆）仍能叙述,伤前越久的事情记忆越清楚。此称为逆行性遗忘。可能为近记忆中枢——海马回受外伤影响的结果。

3.其他症状

脑震荡患者清醒后,约有半数出现头痛、头昏、眩晕、耳鸣、恶心、呕吐、畏光、乏力及心悸、失眠、烦躁、怕吵闹、注意力不集中、思维力低下等症状。一般可持续数天至数周,以后逐渐消失。有的患者症状持续数月或数年,称为脑震荡后综合征或脑外伤后综合征。

4.神经系统检查

均无阳性体征。

（三）辅助检查

目前,脑震荡客观的诊断依据及其与轻度脑挫伤的临床鉴别仍无可靠的方法。因此,常需要借助各种辅助检查方法始能明确诊断:如颅骨平片、腰穿测压力、脑脊液检查、脑电图、脑干听觉诱发电位、CT 等。

（四）诊断与鉴别诊断

根据患者头部外伤后有以上临床特点,特别是伤后有短暂昏迷或近事遗忘,但无明显的生命体征改变,无神经系统阳性体征发现,患者症状很快消失者,即可诊断本症。但伤后患者一直无意识障碍,对受伤当时情况记忆清楚者,一般不能诊断脑震荡。

（五）治疗原则

1.观察对症治疗

在伤后一定时间内可在急诊室观察,密切注意意识、瞳孔、肢体活动功能和生命体征变化。一般无须特殊治疗,急性期要安静休息,减少对患者不良刺激,最好卧床休息5～7 d,对兴奋患者可适当给予镇静剂,一般性头痛可服罗通定等止痛药,对血管性头痛可用调节血管运动功能药物

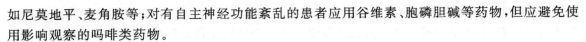

如尼莫地平、麦角胺等;对有自主神经功能紊乱的患者应用谷维素、胞磷胆碱等药物,但应避免使用影响观察的吗啡类药物。

2.症状延迟恢复

部分患者症状消失较慢,原因可能如下:①外伤较重,脑干等重要结构损害比较明显;②可能合并有其他类型的脑损伤,如脑挫伤、颅内血肿等;③恐惧心理,一部分人对脑震荡认识不清,有恐惧心理。因此,对此类患者应做详细检查,必要时行 CT 扫描,在排除器质性病变后,向患者做耐心解释工作。

二、脑挫裂伤

脑挫裂伤是脑挫伤和脑裂伤的总称,一般脑凸面挫裂伤多发生在暴力的直接作用部位,属于加速伤,通常为局灶性。但是头枕部等部位着力后,远离冲击点的对冲部位即额、颞前端和底部接触面广泛的脑组织在颅腔内发生滑动并与凹凸不平的颅底相擦、碰撞,从而可以出现损伤(减速性),临床上称为对冲性脑挫裂伤。

(一)病理与病理生理

脑挫伤指脑组织遭受破坏较轻,软脑膜尚完整者;脑裂伤指软脑膜、血管和脑组织同时有破裂,伴有外伤性蛛网膜下腔出血。脑挫裂伤的程度与致伤力的大小有关,轻者可见脑表面淤血、水肿,软膜下有点状出血灶,血性脑脊液。严重时脑组织挫碎、破裂,局部出血、水肿,甚至形成脑内血肿,受损皮质血管栓塞,脑组织坏死,挫裂区周围有点状出血及软化灶。4~5 d 后坏死组织开始液化,凝血块分解,周围脑组织可见铁锈样含铁血黄素染色,糜烂组织中混有黑色凝血碎块。

(二)临床表现

轻者可没有原发性意识障碍,如由单纯的闭合性凹陷性骨折造成的脑挫裂伤即有可能出现此种情况。而重者,如损伤多发、范围广泛或合并脑内血肿,可至昏睡,甚至昏迷。

1.意识障碍

意识障碍是脑挫裂伤最突出的临床表现之一,其严重程度是衡量伤情轻重的指标。轻者伤后立即昏迷的时间可为数十分钟或数小时,重者可持续数天、数周或更长时间,有的甚至长期昏迷。

2.头痛、恶心、呕吐等症状

脑挫裂伤患者由于同时伴有不同程度的脑水肿、颅内压增高和外伤性蛛网膜下腔出血,清醒后多有头痛、头晕、恶心、呕吐。伤后早期出现恶心呕吐可能由于头部受伤时第四脑室底部呕吐中枢受冲击、蛛网膜下腔出血对脑膜的刺激或对前庭系统的刺激等所致。如果脑挫裂伤急性期已过,仍持续剧烈头痛、频繁呕吐,或者一度好转后又加重,须警惕继发颅内出血的可能。

3.脑损伤局部症状

如果脑挫裂伤发生在脑皮质功能区时,可出现相应的神经功能缺失症状,如肢体瘫痪、失语、感觉障碍、视野缺损及局灶性癫痫等。如果仅伤及额、颞叶前端等脑功能"哑区",可无神经功能缺如的表现。

4.生命体征变化

早期多表现为血压下降、脉搏呼吸浅快,这主要为脑干功能抑制所致,常于伤后不久逐渐恢复。若出现持续性低血压,需注意有无复合伤存在。如果生命体征短时间内即恢复正常并出现血压进行性升高,脉搏洪大有力,心率变慢,呼吸深缓,则需考虑发生颅内血肿及脑水肿、脑肿胀等继发性损伤。脑挫裂伤患者常有低热,若损伤波及下丘脑则会出现中枢性高热。

5.脑膜刺激征

因蛛网膜下腔出血引起,表现为畏光,颈强直,克氏征阳性,多在1周后消失,若持久不见好转,应注意排除颈椎损伤或继发颅内感染。

(三)辅助检查

1.腰椎穿刺

腰穿检查颅内压多显著增高,脑脊液呈血性,含血量与损伤程度有关;颅内压明显增高者应高度怀疑有颅内血肿或严重肿胀、脑水肿。已出现颅内压明显增高、颅内血肿征象或脑疝迹象时禁忌腰穿。

2.头颅 X 线片

在伤情允许的情况下,头颅 X 线片检查仍有其重要价值,不仅能了解骨折的具体情况,而且对分析致伤机制和判断伤情有其特殊意义。

3.头颅 CT 和 MRI 扫描

CT 扫描是首选的重要检查,能确定脑组织损伤部位及性质,脑挫裂伤多表现为低密度和高、低密度混杂影像,挫裂伤区呈点片状高密度区,数小时后病灶周围出现低密度水肿带,同时可见侧脑室受压变形,严重者出现中线移位。CT 扫描对脑震荡和脑挫裂伤有明确的鉴别诊断意义,并能清楚显示挫裂伤的部位、程度及继发损害,如颅内出血、水肿,同时通过观察脑室、脑池的大小和形态及移位情况间接估计颅内压的高低。但需要强调的是,CT 只反映检查当时的颅内情况,而不能预测颅内血肿和严重脑肿胀的发生和发展。

MRI 扫描较少用于急性颅脑损伤诊断,但对诊断脑挫裂伤的敏感性明显优于 CT,主要表现为脑挫裂伤灶内的长 T_1、长 T_2 水肿信号及不同时期的出血信号。

(四)诊断与鉴别诊断

根据患者头部外伤后有以上临床特点,特别是伤后有原发昏迷超过 30 min,有神经系统定位体征,脑膜刺激征阳性,结合 CT 扫描等辅助检查,即可确立脑挫裂伤的诊断。临床上需与颅内血肿鉴别,颅内血肿一般表现为继发昏迷,与脑挫裂伤原发昏迷之间可有一个中间好转或清醒期,并且颅高压症状明显,明确的诊断有赖于辅助检查。

(五)治疗原则

脑挫裂伤的治疗视伤情及继发性脑损伤的程度而定,一般以非手术治疗为主,若出现颅内继发性血肿、难以遏制的脑水肿、颅内高压时需考虑手术治疗。

1.非手术治疗

对于轻型脑挫裂伤患者的非手术治疗可参照脑震荡的治疗,密切观察病情变化,针对脑水肿对症治疗,以及时复查 CT 扫描。对于中重型脑挫裂伤患者则应加强专科监护,注意保持气道通畅,持续给氧,对有呼吸困难者应及时行气管插管呼吸机辅助呼吸。维持水、电解质平衡,在没有过多失钠的情况下,含盐液体 500 mL/d 即可。含糖液补给时要防止高血糖以免加重脑缺血、缺氧损害及酸中毒。如果患者 3～4 d 不能进食时,宜留置胃管,鼻饲流食以补充热量和营养。对于休克患者在积极抗休克治疗同时,应详细检查有无骨折、胸腹腔有无脏器伤和内出血,避免延误复合伤治疗。

(1)脱水:伤后 6 h 当除外了颅内血肿,无血压过低及其他禁忌证即可使用脱水治疗。其中20%甘露醇为临床常用的渗透性脱水药,它除了有确切的降低颅内压的作用外,尚可降低血细胞比容、降低血液黏滞度、增加脑血流量和增加脑氧携带能力。目前主张小剂量甘露醇,每次125 mL,6～8 h 1次,10～15 min 快速静脉滴注。值得注意的是甘露醇进入血-脑屏障破坏区可加重局部脑水肿,大剂量、长期使用时可引起电解质紊乱、肾衰竭、酸中毒等,如同时应用其他肾毒性药物或有败血症存在时更容易发生肾衰竭。当出现弥漫性脑肿胀时,则应立即给予激素和巴比妥疗法,同时行过度换气及强力脱水,冬眠降温、降压也有助于减少脑血流量、减轻血管源性水肿。

(2)抗癫痫和镇静:患者的躁动、抽搐、去脑强直和癫痫发作常加重脑缺氧,促进脑水肿,应及早查明原因给予有效的抗癫痫和镇静治疗,苯巴比妥 0.1～0.2 g 肌内注射,并避免使用有呼吸抑制作用的药物。对于颅脑损伤患者是否需要给予预防性抗癫痫药的问题一直存在争议。有些学者认为伤后给予抗癫痫药能有效地预防癫痫灶的形成和癫痫的发生,而一些前瞻性的临床研究却认为预防性抗癫痫药无效。但后来有人提出,只要达到药物有效的治疗浓度,就能起到预防癫痫的作用。

(3)脑功能保护:急性期治疗中应注意保护脑功能,可以酌情使用神经功能恢复药物,待病情平稳后尽早开始各种脑功能锻炼,包括听力、语言、肢体功能的康复治疗。对于不伴有气胸、休克、颅内血肿、感染等患者,可采用高压氧治疗;可降低脑外伤后因合并低氧血症、低血压、贫血等,从而导致继发缺血缺氧性脑损伤的可能,早期适时使用高压氧疗法有助于可逆性脑损伤的好转。

2.手术治疗

原发性脑挫裂伤一般不需要手术治疗,但对于下列两种情况应考虑急诊手术治疗:①伤后进行性意识障碍和神经功能损害加重,出现急性颅内压增高,通过脱水等药物治疗无法控制,颅内压>3.3 kPa(25 mmHg),或出现脑疝临床表现者;②额颞顶叶挫裂伤体积>20 mL,中线移位>5 mm,伴基底池受压,应尽早行开颅手术。除了掌握手术指征,临床医师还必须结合患者年龄、全身复合伤、生命体征、伤前有无重要脏器疾病、伤后 CT 扫描时间等综合因素全面分析,才能做出合理判断。手术的目的是清除颅内血肿和挫碎坏死的组织,充分内外减压。

手术要点:①根据 CT 扫描所显示的病变部位选择适合的手术方式。由于严重脑挫裂伤多发生在枕部着力所致的额颞叶对冲部位,因此手术切口多采用额颞部问号或反问号形;②术中注意彻底清除挫碎的脑组织和颅内血肿,达到内减压的目的,严密止血,必要时行颞肌下减压或去骨瓣减压。

三、脑干损伤

脑干损伤是一种严重的脑损伤,常危及伤者的生命,包括原发性损伤和继发性损伤两种。原发性脑干损伤占 44.4%～71.1%,在颅脑损伤中发生率为 3%～55%,但死亡率高达 33.3%;脑干损伤出现并发症者可占 80%。因并发症而死亡者高达 30%～50%。脑干伤有大量的迟发性细胞死亡或细胞凋亡。头颅 CT 和 MRI 扫描,可以用于脑干损伤诊断、分类及判断其预后。

(一)生物力学机制

原发性脑干损伤指脑干在外力作用当时直接受到震动、牵拉、撕裂而受损,或是由于颅脑外伤后脑干受周围形成的水肿或血肿而受到挤压,或是脑干本身出现水肿或血肿,而造成的继发损伤。外力作用的力学模式多见于脑干直接受撞或是脑干快速旋转扭挫。

(二)临床表现

1.意识障碍

脑干损伤后,由于网状结构受损,可产生严重的意识障碍,多在外伤当时出现,呈持续性昏迷,无中间清醒期。昏迷时间长短不一,可达数天、数周甚至数月或长期处于植物状态。持续昏迷常见于原发性脑干损伤,但在继发性颅内血肿致严重脑疝形成或救治效果差时也可发生。

2.瞳孔与眼球运动变化

脑干损伤后,尤其是中脑和脑桥损伤,常有双侧瞳孔散大或大小不等;或双侧瞳孔交替变化,时大时小,对光反射消失;或一侧或双侧瞳孔极度缩小,对光反射消失;眼球位置常有异常,可表现为眼球固定、眼球分离、双眼偏斜、双眼同向凝视麻痹等。

3.锥体束征

患者可出现一侧或双侧肢体无力或瘫痪,肌张力增高,腱反射亢进,病理反射阳性等锥体束征,严重者可呈松弛性瘫痪状态。中脑和延髓损伤常致偏瘫或双侧锥体束征阳性,脑桥损伤则肢体瘫痪征象可不甚明显。伤情严重时,可出现全部反射和病理反射皆不能引出,四肢肌张力消失,待病情稳定、好转后,锥体束征等阳性体征又开始出现。

4.去皮层状态和去大脑强直状态

脑干损伤后可表现出去皮质状态,如四肢伸直,肌张力增高,双上肢内收前旋,双足过度跖屈,颈项后仰呈角弓反张状。轻者呈阵发性发作,如压迫眶上神经或刺痛皮肤即可引起发作,重者呈去大脑强直状态。一般在临床上将去大脑强直状态作为脑干损伤,尤其是中脑平面以上受损的特征性表现。

5.生命体征改变

(1)呼吸功能紊乱:脑干损伤早期即可出现呼吸节律紊乱,多为先浅快继而深慢,最后出现病理性呼吸。延髓直接损伤者,可发生急性呼吸衰竭,在伤后或很短时间内即自动停止。同时,由于自主神经功能紊乱,气管内分泌物增多。一般呼吸停止后心跳并不立即停止,可在人工呼吸下维持数小时、数天,甚至能维持十数天。

(2)心血管功能紊乱:脑干损伤后,可出现血压的明显波动,一般先升后降,先心率增快继而心率减慢,后期可出现心律不齐、搏动微弱甚至停止,因此,脑干损伤的患者在出现呼吸紊乱的同时也可出现脉搏细速微弱或慢而弱、血压低等,有人称此现象为脑性休克或延髓休克。

(3)体温调节障碍:脑干损伤可引起交感神经系统功能障碍,可导致伤者高热或虚脱。

6.脑干各平面损伤的特点

(1)中脑平面损伤:主要表现为意识障碍较深、眼球位置异常和去皮质强直。伤者常双侧瞳孔大小不等,或时大时小交替变化,形态可不规则,早期伤侧瞳孔可明显散大且不规则,对光反射消失,眼球歪斜或凝视。四肢肌张力显著增高,呈角弓反张状,并阵发性发作,常因刺激而加重。严重时可出现双侧瞳孔散大固定,四肢松弛性瘫痪,深浅反射消失。

(2)脑桥平面损伤:多有持久性昏迷,双侧瞳孔常极度缩小,对光反射消失,双眼球多向健侧凝视,虽然锥体束征较少见,但面神经、展神经核性麻痹多见。可出现较为突出的呼吸、脉搏节律的紊乱,呈现呼吸节律不规则、陈-施呼吸或抽泣样呼吸。

(3)延髓平面损伤:突出表现为呼吸抑制和循环功能紊乱。伤者呼吸慢而不规则,常出现潮式呼吸,甚至呼吸停止。脉搏往往细弱和增快,血压下降,心眼反射消失。

7.合并伤和并发症

原发性脑干损伤多同时伴有弥散性轴索损伤,或合并有较严重的弥漫性脑损伤,以及脑挫裂伤和下丘脑损伤。下丘脑损伤后可出现体温调节障碍、尿崩症、糖尿病、消化道出血、顽固性呃逆及内分泌功能障碍等。

8.预后过程

临床所见多在伤后最初的1～2个月呈深昏迷,对强痛刺激仅有肢体伸直反应,其后1～2个月痛刺激时,逐渐出现睁眼动作。晚期可出现本能的自发睁眼,或无目的眼球游动,对语言毫无反应,无遵嘱活动。随时间推移,原有的去皮层状态或去大脑强直逐渐减弱或消失,对痛刺激出现缓慢的肢体回缩反应,但肌张力仍较强,并常有强握、吸吮、磨牙和咀嚼等动作出现。

(三)辅助检查

1.CT 扫描

由于颅后窝伪影,一般 CT 平扫很难显示脑干损伤征象,高分辨 CT 平扫可提示脑干内小灶出血。

2.磁共振成像(MRI)

在脑损伤早期,T_2加权像可见脑干内呈现类圆形或条状高信号,常见于脑干背外侧,T_1加权像则为低信号;伤后 3～4 d,T_1加权像可显示高信号小出血灶;脑干损伤后期,T_2加权像可见局灶性低信号。

脑干损伤后 40 d 复查:脑桥左半挫伤后软化灶,伴左小脑深部挫裂出血灶

3.脑电图检查

脑干损伤患者脑电图多有异常,多呈弥漫性高慢波活动,或呈低波幅 8～9 Hz 的 α 波,以前额和中央区明显。

4.脑干听觉诱发电位检查

脑干听觉诱发电位(BAEP)能较准确地反映脑干损伤的平面及程度,并能进行动态的监测,以了解脑干损伤的情况。严重脑干损伤患者,对声、光、疼痛等刺激均无反应。

(四)诊断与鉴别诊断

如患者伤后立即出现昏迷、去大脑强直、瞳孔变化、眼球位置异常、双侧锥体束征及呼吸循环功能障碍者,应考虑为原发性脑干损伤可能。头颅 CT 或 MRI 检查可进一步明确是原发性脑干损伤还是继发性脑干损害,尤其是 MRI 检查,对脑干损伤具有独特的临床诊断价值。脑干听觉诱发电位(BAEP)与体感诱发电位(SEP)可比较正确地反映脑干损伤的平面和程度。通常损伤平面以下的各波正常,而损伤水平及其以上的各波则显示异常或消失。

(五)治疗原则

1.ICU 监护

进入 ICU 进行严格的监护,严密观察意识状态、生命体征,颅内压、血氧饱和度、眼征、锥体束征及其他神经系统症状和体征的改变,注意水、电解质及酸碱平衡的监测,血糖的监测,出入量的平衡,必要时行脑干诱发电位和影像学的动态观察等。

2.颅内压监护

颅内压(ICP)监护原理:是采用传感器和监护仪连续监测颅内压以观察颅内压动态变化的方法。可以了解颅脑伤后 ICP 的状态,在颅脑损伤的诊断、治疗和预后判断方面都有较大的参考价值。除了解 ICP 外,还可以借此监测脑灌注压(CPP)。

3.呼吸道管理

应定时叩击胸部、翻身拍背,协助排痰,有气管切开的指征者,应尽早行气管切开术,以保证呼吸道通畅,防止脑缺氧。同时,在保持呼吸道通畅的前提下应充分给氧,以面罩给氧较为有效,氧流量可为 3～5 L/min,以维持血氧饱和度在 95％～100％,并定期抽动脉血查血气分析。呼吸不稳定者,用呼吸机维持和辅助呼吸,血氧饱和度(SaO$_2$)进行性下降者,可果断行气管切开术。

4.减轻脑水肿、降低颅内压

(1)高渗性脱水剂的应用:常用的脱水剂有甘露醇、呋塞米等,可单独或两者合用,与肾上腺皮质激素合用效果更佳。甘露醇的用量依伤情而定,使用期间应注意肾功和血清电解质的变化。另外,适当应用血浆和(或)人血白蛋白以提高胶体渗透压可增强渗透性脱水剂的脱水、减轻脑水肿的功效,并可减少渗透性脱水剂的"反跳现象"。

(2)亚低温治疗:目前国际上将低温划分为轻度低温(33 ℃～35 ℃)、中度低温(28 ℃～32 ℃)、深度低温(17 ℃～27 ℃)和超深低温(2 ℃～16 ℃)。

(3)巴比妥昏迷疗法:应在连续监测各项生理指标和颅内压监护的情况下进行。临床上一般用硫喷妥钠,按 10～20 mg/kg 缓慢静脉滴注,若能配合亚低温治疗,则对脑干损伤的脑保护作用更佳。

(4)开颅减压手术:原发性脑干损伤常伴有严重脑挫裂伤或颅内血肿等。可出现进行性的颅内压增高,若非手术疗法不能缓解高颅压时,应积极考虑开颅减压手术,清除挫碎糜烂的脑组织、颅内血肿及散在的血肿块,或行侧脑室外引流术、基底池引流术、小脑幕切开术等,必要时可切除部分非功能区脑组织、去除骨瓣等减压措施,以达到切实有效的减压效果。

5.维持水、电解质及酸碱平衡

该类伤者在临床上多出现高钠血症、低钠血症、低钾血症、代谢性或呼吸性酸中毒等。因此,应常规记 24 h 出入量,每天抽血查电解质、血糖、肝肾功能、血气分析等,一旦出现电解质紊乱或酸碱平衡失调,应及时予以纠正。

6.并发症防治

(1)消化道出血:上消化道出血是原发性脑干损伤最为常见的并发症之一,若脑干损伤合并下丘脑损伤则更易发生消化道出血。

(2)肺部感染:应提早预防肺部感染,加强呼吸道的护理工作。对有意识障碍、排痰困难者,应及早行气管切开,以利于排痰和吸痰。

(3)其他:感染、癫痫、失水、便秘、尿潴留及压疮等并发症的预防和处理也不容忽视。

7.营养支持

为维持营养,除口服和鼻饲饮食之外,尚需静脉给予乳化脂肪、氨基酸、水解蛋白、维生素、微量元素、血浆、清蛋白、球蛋白等,也可深静脉给予高能量复合营养液,定期输以少量新鲜血液;为防止关节强直和肌肉萎缩,可隔数天肌内注射丙酸睾酮等雄性激素,促进蛋白合成。

8.神经营养、活血化瘀西药和中药

患者度过急性期以后,可尽早选用促进脑细胞代谢和脑功能复活的药物,同时应用催醒的药物。给予神经营养(吡拉西坦、吡硫醇、脑蛋白水解液、脑活素、神经生长因子、神经节苷脂等)和代谢活化药物(三磷腺苷、辅酶 A、细胞色素 C、谷氨酸、谷酰胺、γ-氨酪酸、维生素 B$_6$、琥珀酸平醛、胞磷胆碱)。呼吸微弱或不稳定者,辅以呼吸兴奋剂(洛贝林、尼可刹米)、催醒药物(中药麝香、安宫牛黄丸)及活血化瘀药物(尼莫地平、中药丹参)等。

9.高压氧治疗

为改善脑血供应和提高血氧含量,可行高压氧舱和充氧血输入等措施;提倡早期进行高压氧治疗,以促进患者的康复。但应注意伴有癫痫发作或阵发性去皮质强直发作的患者不宜施行高压氧治疗。

四、弥漫性轴索损伤

弥漫性轴索损伤(DAI)为严重的脑白质损伤,是在特殊的生物力学机制作用下,脑内发生以神经轴索肿胀、断裂、轴缩球形成为特征的一系列病理生理变化,临床以意识障碍为特点的综合征,占重型颅脑损伤的 28%~42%,死亡率高达 50%,恢复良好者不及 25%。常见于交通事故,另见于坠落、打击等,诊断与治疗都较为困难。弥漫性轴索损伤伤后最初期光镜下难以发现损伤性病理变化,伤后中晚期光镜下可以见到轴突变性、轴缩球或称回缩球,微胶质星状物,脑白质萎缩等病理改变。轴索损伤易发生在以脑干为轴的中线结构、脑灰、白质交界处和胼胝体等部位。严重损伤时可以出现在整个脑区。随着人们对 DAI 病理生理概念认识的不断深化,近年来有倾向将脑震荡及原发脑干伤纳入 DAI 中,认为脑震荡是最轻的 DAI,原发脑干伤为最重的 DAI。

(一)DAI 生物力学机制

动物和尸颅实验研究证实,DAI 是在特殊的外力机制作用下,脑内发生的以神经轴索断裂为特征的系列病理生理变化,意识障碍是其典型临床表现,诊断和治疗困难,预后极差。目前,已有可靠的头颅瞬间旋转加速脑损伤动物模型,用于研究 DAI 的病理生物学特征及临床行为学特点。DAI 动物模型对于研究人类 DAI 更有其广阔的应用前景。头颅旋转加速伤模型被认为是研究 DAI 的良好模型。

头颅瞬时旋转,使脑在惯性驱导下作非线性加速运动,此间脑冠状面产生的与脑长轴垂直的剪力,是 DAI 发病的始动因素。一般认为,脑质量越小,惯性越小,头颅侧向旋转越难引发颅脑加速伤。目前,头颅瞬间旋转加速伤动物模型多限于上述狒狒、幼猪等大动物,至今尚无小动物头颅旋转加速颅脑损伤模型。20 世纪末,国内学者贺晓生经过反复探索和尝试,研制出适于小动物头颅的旋转加速致伤装置,并成功地建立了大鼠头颅绕脑中心侧向旋转的 DAI 动物模型。

大鼠头颅瞬间旋转后均表现有原发昏迷,时间 2~25 min,组织切片嗜银染色光镜下见延髓、中脑被盖等部位广泛神经轴索迂曲、增粗、肿胀,部分轴索断裂后轴浆溢出形成轴缩球,脑干多处见点状出血性改变。NF68 免疫组织化学染色更清楚地显示了本模型中脑内,尤其是脑干区,存在着大量的神经轴索迂曲、增粗、肿胀,以及轴缩球形成。以上表明本动物模型符合 DAI 的临床及病理特征,而脑干损伤最重是该旋转加速损伤模型的突出点。

(二)DAI 病理学变化

1.损害部位

DAI 好发于轴索集聚区,如胼胝体、脑干上端背外侧、脑白质、小脑、内囊、基底核区。DAI 越重,损伤越趋于脑深部或中线结构。尸检示 DAI 典型征密度顺序为胼胝体>脑干>白质>基底核。

2.大体改变

组织间裂隙及血管撕裂性出血灶,与显微镜下 DAI 征在分布和密度上一致,是 DAI 区域能被肉眼所识的病理改变。尸检病例大体见,严重 DAI 数小时或数天内胼胝体区及脑干上端背外侧常有限局性出血灶。尽管严重 DAI 者偶伴矢状窦旁白质局限性挫伤及深部小血肿,但和非

DAI 相比,其一般不伴明显脑挫裂伤及颅内血肿等引起颅内压显著增高的病灶。

3.显微及超微结构异常

轴缩球是 DAI 光镜下诊断依据。

(三)临床表现

(1)意识障碍:以脑干为轴的中线结构、脑灰、白质交界处和胼胝体等部位是上行传导激活系统的重要组成部分。该部位的受损,会导致即刻昏迷,昏迷程度深,持续时间较长,极少有清醒期,此为 DAI 的典型临床特点。

(2)生命体征变化:弥漫性轴索损伤后可表现为血压偏高或偏低,脉搏增快或减慢,但以血压降低、脉搏增快多见,且波动较大。呼吸功能的紊乱可表现为减慢,甚至呼吸停止。可出现非脑疝性的一侧或双侧瞳孔散大。

(3)双侧病理反射、去脑强直。

(4)其余临床表现似脑干损伤及重型脑挫裂伤。

(四)辅助检查

DAI 概念的形成是基于病理学发现,因而临床上 DAI 的诊断实际上属于间接诊断。如果 CT 或 MRI 未发现明显的脑挫裂伤病灶或颅内继发性血肿,但患者意识障碍发生早,程度深,时间长,大多考虑为 DAI。CT 和 MRI 在 DAI 诊断中起重要辅助作用。

1.CT 扫描

(1)早期可见弥漫性脑水肿或脑肿胀,脑室变小,脑池消失。大片密度减低区或出现双侧对称密度降低,CT 值<20 Hu。

(2)多在伤后 24 h 之内,大脑灰、白质交界处常可以出现单发或多发散在不对称高密度小出血灶(直径<2 mm),多伴有蛛网膜下腔出血。

(3)可出现胼胝出血、脑室内出血或第三腔室周围小出血灶(直径<2 mm)。

2.MRI 检查

(1)MRI 的诊断敏感性明显优于 CT,T_2 加权像优于 T_1 加权图像。T_2 像在脑白质、脑灰白质交界处和胼胝体等部位出现散在、不对称分布的 5~15 mm 圆形或椭圆形异常高信号,在 T_1 像可见上述病灶为低信号或等信号。

(2)T_2 加权像的高信号水肿区中,可见低信号出血灶;T_1 像则为等信号,常无占位效应。损伤后期出血灶在 T_1 像变为高信号。

CT 及 MRI 不能显示受损伤轴索,常以 DAI 中组织撕裂性出血变化作为诊断间接证据。DAI 愈重,其影像学诊断就愈可靠。CT 或 MRI 示脑干出血,则确诊 DAI 的把握性最大。目前国外推崇的 DAI 诊断标准如下:①创伤后持续昏迷(>6 h);②CT 示组织撕裂出血或正常;③颅内压正常但临床状况差;④无明确结构异常的创伤后持续植物状态;⑤创伤后弥漫性脑萎缩;⑥尸检可见 DAI 病理征象。

(五)诊断与鉴别诊断

DAI 的临床诊断较为困难,多发于交通事故、坠落伤后,此后长时间深度昏迷(6 h 以上),其诊断更依赖于影像学检查。CT、MRI 示好发区域组织撕裂出血的影像学特点,另外无颅脑明确结构异常的伤后持续植物生存状态,创伤后弥漫性脑萎缩都需考虑此诊断,确诊需病理检查。DAI 需与原发性脑干损伤、广泛性脑挫裂伤相鉴别。原发性脑干损伤应属于 DAI 的较重的一类;广泛脑挫裂伤有时亦出现长时间昏迷、植物生存状态,但 DAI 的脑水肿、颅内压增高不明显,而且 CT 上无明显占位效应,是散在小出血灶。

根据临床昏迷时间和程度,可将 DAI 分为 3 种类型。

1.轻型 DAI

轻型 DAI 占闭合性颅脑损伤 8%,占 DAI 11%。伤后昏迷时间一般在 6~24 h 清醒,后伴有记忆力减退,逆行性健忘,无肢体运动障碍,少数患者有去脑皮质状态,但这些体征可很快消失。

2.中型 DAI

中型 DAI 最为常见,占闭合性颅脑外伤 20%,占 DAI 患者的 45%。伤后昏迷时间可在数天至数周,常伴有颅底骨折,伤后偶有脑干体征和去脑皮质状态,可有躁动,清醒后可有明显记忆力减退,逆行性健忘和轻度肢体运动障碍。

3.重型 DAI

重型 DAI 是 DAI 最严重的一种类型,占闭合性颅脑外伤 26%,占 DAI 患者的 1/3 以上。伤后昏迷时间可在几周或更长时间,有明显的脑干体征、去脑皮质状态或去大脑强直,这类患者常包括临床诊断的原发性脑干伤。

(六)治疗原则

DAI 患者病情重,恢复时间长。恢复过程中极易伴发各种并发症或多器官功能衰竭,也是最常见的导致伤者死亡的原因。因而重症监护(ICU)十分必要。在 ICU 治疗期间,一般可采用过度换气、吸氧、脱水、巴比妥类药物治疗,冬眠、亚低湿治疗措施亦可应用。还可应用脑细胞功能恢复药物系统治疗,但应早期应用。现临床中已开始应用尼莫地平、自由基清除剂、兴奋性氨基酸阻滞剂等,但目前疗效仍难以确定。此外需加强并发症治疗,防治感染。对明显脑肿胀、非手术疗法难以控制的颅内压渐进性增高的患者,可行减压手术。

1.密切观察病情

对生命体征及神经系统体征进行动态观察。持续颅内压监护及血氧饱和度监测。入院初期每天记出入量,查血生化、肾功能。如病情无好转,或病情逐渐加重,应及时复查头颅 CT。

2.呼吸功能监护和管理

保持呼吸道通畅,一旦出现呼吸困难及低氧血症,应立即气管切开,早期应用呼吸机。

(1)呼吸机监测:呼吸监测主要是对呼吸频率、幅度、呼吸状态、血氧饱和度与血气分析的监测。使用呼吸机机械通气辅助呼吸时,要在使用之前调整潮气量、气道压力、吸入气氧分压等,确认呼吸机的工作状态正常时,才能用于患者。临床定时观察患者的呼吸频率、呼吸深度、缺氧体征(鼻翼翕动、发绀),以及肺部听诊等,均是估价呼吸功能简单有效的敏感指标之一,但它不能真正反映其呼吸功能。而呼吸机监护可以准确反映呼吸功能。

(2)机械辅助通气:DAI 如伴发下丘脑、脑桥和延髓损伤,更可能引起中枢性呼吸衰竭。如同时继发支气管黏膜下出血、神经源性肺水肿及肺部感染等周围性呼吸不利因素,使用呼吸机辅助呼吸更为重要。通常呼吸频率为 10~30 次/分钟,呼吸频率超过 30 次/分钟即为呼吸过快;呼吸频率少于 10 次/分钟为呼吸过慢。病理性呼吸有潮式呼吸、窒息性呼吸等。如出现呼吸频率、幅度异常及病理性呼吸,应多方面从脑损伤和全身因素分析病因,以及时处理。

(3)动脉血气分析:动脉血气分析在呼吸监测中有十分重要的价值,用于直接测定 PaO_2 和 $PaCO_2$。其中 $PaCO_2$ 直接反映肺泡通气状态,正常参考值 4.7~6.0 kPa(35~45 mmHg),低于 4.0 kPa(30 mmHg)为过度换气;而高于 6.0 kPa(45 mmHg)为二氧化碳潴留,说明肺通气功能不良,应及时处理。PaO_2指示动脉血气氧分压,正常参考值 $11.3 \sim 13.3$ kPa($85 \sim 100$ mmHg)。重型颅脑损伤患者,要求维持氧分压在 11.3 kPa(85 mmHg)以上。低于 10.7 kPa(80 mmHg)为低氧血症,应及时处理;低于 8.0 kPa(60 mmHg)为严重低氧血症,属呼吸衰竭,应予支持呼吸等处理。同时监测血酸碱度(pH)、碱剩余(BE)、碳酸氢根(HCO_3^-)等项目,可了解体内是否有酸碱失衡。参照吸气氧浓度(FIO_2)、血红蛋白(Hb)、血酸碱度(pH)、氧饱和度(SaO_2)等,还可计算出一系列呼吸监护指标。这些指标提示了多个量间的相互关系,因此有时比单纯直观指标更有指导意义。

(4)血氧饱和度监护:血氧饱和度监测方法包括间歇性血气分析测定动脉血氧饱和度(SaO_2)法和持续性脉搏血氧饱和度(SpO_2)监测法。SpO_2是通过脉搏血氧饱和度仪来持续监测的,它可以较敏感地反映 SaO_2,并可同时计数脉搏。SpO_2持续监测法已普遍应用于危重症监护及手术麻醉过程中。当 $SaO_2 < 70\%$ 时,其 95% 可信限的精度为 4%,可见 SpO_2是准确可靠反映动脉血氧合状态的指标。根据氧离解曲线的固有特性,当动脉氧分压(PaO_2)> 13.3 kPa(100 mmHg)时,SpO_2为 $99\% \sim 100\%$,PaO_2降到 10.7 kPa(80 mmHg)时,SaO_2为 $94.5\% \sim 95.0\%$,PaO_2低至 8.0 kPa(60 mmHg)时,SaO_2仍 $> 90\%$。DAI 患者,经常引起呼吸循环障碍,代偿能力降低,易导致缺氧,所以应常规地检测氧饱和度,重视血气分析。SpO_2应保持在 $95\% \sim 100\%$[$PaO_2 > 10.7$ kPa(80 mmHg)]水平,若 $SpO_2 < 95\%$[$PaO_2 < 10.7$ kPa(80 mmHg)],提示低氧血症,$SpO_2 < 90\%$[$PaO_2 < 8.0$ kPa(60 mmHg)],提示严重低氧血症。在 SpO_2持续监测过程中,一旦发现患者低氧血症等动脉血氧饱和度低下的变化,应予以相应的处理。一方面从伤情变化上考虑,解除引起伤情加重的原因,另一方面调整体位,改善呼吸,适时地应用机械通气辅助呼吸,以纠正缺氧状态。定期监测血气分析,维持脑组织氧浓度,以免使脑组织发生继发性损害。

3.药物治疗

常规应用止血剂、抗生素及神经细胞代谢药物。适当补充水和电解质,防止水、电解质紊乱。静脉应用胰岛素,降低高血糖。

4.脱水降颅压

降低颅内压控制脑水肿根据颅内压增高程度给予脱水药物,如甘露醇、呋塞米和人体清蛋白。伤后早期可应用大剂量地塞米松。

5.脑保护治疗

(1)静脉应用尼莫地平,减轻轴索钙超载引起的轴索肿胀;

(2)应用镇静、冬眠及抗癫药物,对不能控制的脑干发作和癫痫发作患者,应在呼吸机控制下静脉应用肌松剂;

(3)亚低温(32 ℃~ 35 ℃)治疗,应激期基础代谢率高,亚低温降低基础代谢率,减少机体能量消耗。

6.亚低温治疗

亚低温治疗可减轻脑损伤后的继发性病理损害程度,促进神经功能的恢复。一般说来,对脑干损伤患者行亚低温治疗开始越早,效果越好。

7.手术治疗

一般而言,DAI 不伴有明显占位的伤后继发性病理改变,尽管脑室因脑肿胀而变小或消失,但中线不发生偏移,故通常无须手术减压。但部分患者,伤后继发颅内不对称性脑水肿和(或)血肿,使得开颅减压成为必须。及时采取手术,有重要意义。对伤后无脑干功能衰竭的患者,出现一侧瞳孔散大、昏迷加深,CT 提示一侧大脑半球肿胀或水肿,中线结构明显移位的患者,必须立即采取手术,去除骨瓣以达到充分减压目的,从而缓解颅内高压所引起的脑继发性损害。若发现继发颅内血肿,应急诊行血肿清除术。伤后即呈深昏迷,短时间内出现脑干功能损害或脑疝者,多属不可逆性脑损害,病情很难控制;即使有薄层硬膜下血肿或脑实质内挫伤,积极手术清除血肿或去骨瓣减压,也常预后凶险。

8.并发症防治

并发症主要有肺部、尿路、颅内及全身感染,包括细菌和真菌感染;呼吸衰竭,包括中枢性和周围性呼吸衰竭;急性肾衰竭;应激性溃疡等。

(七)预后

DAI 预后与入院时 GCS 评分、瞳孔表现、年龄及脑出血灶部位等明显相关。Cordobes 等报道重型 DAI 患者痊愈率为 5%,重残率为 49%,植物生存率 15%,死亡率为 49%。

(陈凡增)

第四节　颅内压增高与脑疝

一、颅内压增高

颅内压增高是神经外科临床上最常见的重要问题,尤其是颅内占位性病变的患者,往往会出现颅内压增高症状和体征。颅内压增高会引发脑疝危象,可使患者因呼吸循环衰竭而死亡,因此对颅内压增高及时诊断和正确处理,十分重要。

(一)颅内压增高的类型

根据病因不同,颅内压增高可分为两类。①弥散性颅内压增高:由颅腔狭小或脑实质的体积增大而引起,其特点是颅腔内各部位及各分腔之间压力均匀升高,不存在明显的压力差,因此脑组织无明显移位。临床所见的弥散性脑膜脑炎、弥散性脑水肿、交通性脑积水等所引起的颅内压增高均属于这一类型。②局灶性颅内压增高:因颅内有局限的扩张性病变,病变部位压力首先增高,使附近的脑组织受到挤压而发生移位,并把压力传向远处,造成颅内各腔隙间的压力差,这种压力差导致脑室、脑干及中线结构移位。患者对这种颅内压增高的耐受力较低,压力解除后神经功能的恢复较慢且不完全,这可能与脑移位和脑局部受压引起的脑血管自动调节功能损害有关。由于脑局部受压较久,该部位的血管长期处于张力消失状态,管壁肌层失去了正常的舒缩能力,因此血管管腔被动地随颅内压的降低而扩张,管壁的通透性增加并有渗出,甚至发生脑实质内出血性水肿。

根据病变发展的快慢不同,颅内压增高可分为急性、亚急性和慢性三类。①急性颅内压增高:见于急性颅脑损伤引起的颅内血肿、高血压脑出血等。其病情发展快,颅内压增高所引起的症状和体征严重,生命体征(血压、呼吸、脉搏、体温)变化剧烈。②亚急性颅内压增高:病情发展较快,但没有急性颅内压增高那么紧急,颅内压增高的反应较轻或不明显。多见于发展较快的颅内恶性肿瘤、转移瘤及各种颅内炎症等。③慢性颅内压增高:病情发展较慢,可长期无颅内压增高的症状和体征,病情发展时好时坏。多见于生长缓慢的良性肿瘤、慢性硬脑膜下血肿及其他破坏性或浸润性病变。

急性或慢性颅内压增高均可导致脑疝发生。脑疝发生后,移位脑组织被挤进小脑幕裂孔、硬脑膜裂隙或枕骨大孔中,压迫脑干,产生一系列紧急症状。脑疝发生又可加重脑脊液和血液循环障碍,使颅内压力进一步增高,从而使脑疝更加严重。

(二)引起颅内压增高的疾病

能引起颅内压增高的常见中枢神经系统疾病如下。

1.颅脑损伤

由于颅内血管损伤而发生的颅内血肿,脑挫裂伤伴有的脑水肿是外伤性颅内压增高常见原因。外伤性蛛网膜下腔出血,血块沉积在颅底脑池而引起的脑脊液循环障碍,以及红细胞阻塞蛛网膜颗粒所引起的脑脊液吸收障碍等,也是颅内压增高的常见原因。其他如外伤性蛛网膜炎及静脉窦血栓形成或脂肪栓塞亦可致颅内压增高,但较少见。

2.颅内肿瘤

颅内肿瘤出现颅内压增高者占80%以上。一般肿瘤体积愈大,颅内压增高愈明显。但肿瘤大小并非引起颅内压增高的程度的唯一因素,肿瘤的部位、性质和生长速度也有重要影响。例如,位于脑室或中线部位的肿瘤,虽然体积不大,但由于堵塞室间孔、中脑导水管和第四脑室脑脊液循环通路,易产生梗阻性脑积水,因而颅内压增高症状可早期出现而且显著。位于颅前窝和颅中窝底部或位于大脑半球凸面的肿瘤,有时瘤体较大但颅内压增高症状出现较晚;而一些恶性胶质瘤或脑转移癌,由于肿瘤生长迅速,且肿瘤周围伴有严重的脑水肿,故多在短期内即出现较明显的颅内压增高。

3.颅内感染

脑脓肿患者多数有明显的颅内压增高。化脓性脑膜炎亦多引起颅内压增高,并随着炎症的好转,颅内压力亦逐渐恢复。结核性脑膜炎晚期,因脑底部炎症性物质沉积,使脑脊液循环通路受阻,往往出现严重的脑积水和颅内压增高。

4.脑血管疾病

由多种原因引起的脑出血都可造成明显的颅内压增高。颅内动脉瘤和脑动静脉畸形发生蛛网膜下腔出血后,由于脑脊液循环和吸收障碍形成脑积水,而发生颅内压增高。颈内动脉血栓形成和脑血栓,脑软化区周围水肿,也可引起颅内压增高。如软化灶内出血,则可引起急剧的颅内压增高,甚至可危及患者生命。

5.脑寄生虫病

脑囊虫病引起的颅内压增高其原因有:①脑内多发性囊虫结节可引起弥散性脑水肿。②单个或数个囊虫在脑室系统内阻塞导水管或第四脑室,产生梗阻性脑积水。③葡萄状囊虫体分布在颅底脑池时引起粘连性蛛网膜炎,使脑脊液循环受阻。脑棘球蚴病或脑血吸虫性肉芽肿,均在颅内占有一定体积,由于病变较大,因而产生颅内压增高。

6.颅脑先天性疾病

婴幼儿先天性脑积水多由于导水管的发育畸形,形成梗阻性脑积水;颅底凹陷和先天性小脑扁桃体下疝畸形,脑脊液循环通路在第四脑室正中孔或枕大孔区受阻;狭颅症,由于颅缝过早闭合,颅腔狭小,限制脑的正常发育,引起颅内压增高。

7.良性颅内压增高

良性颅内压增高又称假脑瘤综合征,以脑蛛网膜炎比较多见,其中发生于颅后窝者颅内压增高最为显著。颅内静脉窦(上矢状窦或横窦)血栓形成,由于静脉回流障碍引起颅内压增高。其他代谢性疾病、维生素 A 摄入过多、药物过敏和病毒感染所引起的中毒性脑病等均可引起颅内压增高。但多数颅内压增高症状可随原发疾病好转而逐渐恢复正常。

8.脑缺氧

心搏骤停或昏迷患者呼吸道梗阻,在麻醉过程中出现喉痉挛或呼吸停止等均可发生严重脑缺氧。另外,癫痫持续状态和喘息状态(肺性脑病)亦可导致严重脑缺氧和继发性脑水肿,从而出现颅内压增高。

(三)颅内压增高的临床表现

颅内压增高的主要症状和体征如下。

1.头痛

这是颅内压增高最常见的症状之一,程度不同,以早晨或晚间较重,部位多在额部及两颞,可从颈枕部向前方放射至眼眶。头痛程度随颅内压的增高而进行性加重。当用力、咳嗽、弯腰或低头活动时常使头痛加重。头痛性质以胀痛和撕裂痛为多见。

2.呕吐

当头痛剧烈时,可伴有恶心和呕吐。呕吐呈喷射性,易发生于饭后,有时可导致水、电解质紊乱和体重减轻。

3.视盘水肿

视盘水肿是颅内压增高的重要客观体征之一。表现为视神经盘充血,边缘模糊不清,中央凹陷消失,视盘隆起,静脉怒张,动脉曲张扭曲。若视盘水肿较长期存在,则视盘颜色苍白,视力减退,视野向心缩小,称为视神经继发性萎缩。此时如果颅内压增高得以解除,往往视力的恢复并不理想,甚至继续恶化和失明。

以上三者是颅内压增高的典型表现,称之为颅内压增高"三主征"。颅内压增高的三主征各自出现的时间并不一致,可以其中一项为首发症状。颅内压增高还可引起一侧或双侧外展神经麻痹和复视。

4.意识障碍及生命体征变化

疾病初期意识障碍可出现嗜睡,反应迟钝。严重病例,可出现昏睡、昏迷、伴有瞳孔散大、对光反应消失、发生脑疝,去脑强直。生命体征变化为血压升高,脉搏徐缓,呼吸不规则,体温升高等病危状态甚至呼吸停止,终因呼吸循环衰竭而死亡。

5.其他症状和体征

头晕、猝倒。头皮静脉怒张、血压升高、脉搏徐缓。在小儿患者可有头颅增大、颅缝增宽或分裂、前囟饱满隆起。头颅叩诊时呈破罐声及头皮和额眶部浅静脉扩张。

(四)颅内压增高的诊断

通过全面而详细地询问病史和认真地神经系统检查,可发现许多颅内疾病在引起颅内压增高之前已有一些局灶性症状与体征,由此可做出初步诊断。如小儿的反复呕吐及头围迅速增大,成人的进行性剧烈的头痛、癫痫发作,进行性瘫痪及各种年龄患者的视力进行性减退等,都应考虑到有颅内占位性病变的可能。应注意鉴别神经功能性头痛与颅内压增高所引起的头痛的区别。当发现有视盘水肿及头痛、呕吐三主征时,颅内压增高的诊断大致可以肯定。但由于患者的自觉症状常比视盘水肿出现得早,应及时地做以下辅助检查,以尽早诊断和治疗。

1.CT 扫描

CT 是诊断颅内占位性病变的首选辅助检查措施。它不仅能对绝大多数占位性病变做出定位诊断,而且还有助于定性诊断。CT 具有无创伤性特点,易于被患者接受。

2.MRI

在 CT 不能确诊的情况下,可进一步行 MRI 检查,以利于确诊。

3.脑血管造影

脑血管造影主要用于疑有脑血管畸形或动脉瘤等疾病的病例。数字减影血管造影(DSA)不仅使脑血管造影术的安全性大大提高,而且图像清晰,使疾病的检出率提高。

4.头颅 X 线片

颅内压增高时,可见颅骨骨缝分离,指状压迹增多,鞍背骨质稀疏及蝶鞍扩大等。对于诊断颅骨骨折、垂体瘤所致蝶鞍扩大以及听神经瘤引起内听道孔扩大等,具有重要价值。但单独作为诊断颅内占位性病变的辅助手段现已较少用。

5.腰椎穿刺

腰穿测压对颅内占位性病变患者有一定的危险性,有时引发脑疝,故应当慎重进行。

(五)治疗原则

1.一般处理

凡有颅内压增高的患者,应留院观察。密切观察神志、瞳孔、血压、呼吸、脉搏及体温的变化,以掌握病情发展的动态。有条件时可做颅内压监护,根据监护中所获得压力信息来指导治疗。频繁呕吐者应暂禁食,以防吸入性肺炎。不能进食的患者应予补液,补液量应以维持出入液量的平衡为度,补液过多可促使颅内压增高恶化。注意补充电解质并调整酸碱平衡。用轻泻剂来疏通大便,不能让患者用力排便,不可做高位灌肠,以免颅内压骤然增高。对意识不清的患者及咳痰困难者要考虑做气管切开术,并保持呼吸道通畅,防止因呼吸不畅而使颅内压更加增高。给予氧气吸入有助于降低颅内压。病情稳定者需尽早查明病因,以明确诊断,尽早进行去除病因的治疗。

2.病因治疗

颅内占位性病变,首先应考虑做病变切除术。位于手术易达到部位的良性病变,应争取做根治性切除;不能根治的病变可做大部切除、部分切除或减压术;有脑积水者可行脑脊液分流术,将脑室内液体通过特制导管分流入蛛网膜下腔、腹腔或心房。颅内压增高已引起急性脑疝时,应分秒必争进行紧急抢救或手术处理。

3.降低颅内压治疗

适用于颅内压增高但暂时尚未查明原因或虽已查明原因但仍需要非手术治疗的病例。高渗利尿剂选择应用的原则是:意识清楚,颅内压增高程度较轻的病例,先选用口服药物。有意识障碍或颅内压增高症状较重的病例,则宜选用静脉或肌内注射药物。

常用口服的药物有:①氢氯噻嗪 25～50 mg,每天 3 次。②乙酰唑胺 250 mg,每天 3 次。③氨苯蝶啶 50 mg,每天 3 次。④呋塞米 20～40 mg,每天 3 次。⑤50%甘油盐水溶液 60 mL,每天2～4 次。

常用的可供注射的制剂有:①20%甘露醇 250 mL,快速静脉滴注,每天 2～4 次。②20%尿素转化糖或尿素山梨醇溶液 200 mL,静脉滴注,每天 2～4 次。③呋塞米 20～40 mg,肌内或静脉注射,每天 1～2 次。此外,也可采用浓缩 2 倍的血浆 100～200 mL 静脉注射;20%人血白蛋白 20～40 mL 静脉注射,对减轻脑水肿、降低颅内压有效。

4.激素应用

地塞米松 5～10 mg 静脉或肌内注射,每天 2～3 次;氢化可的松 100 mg 静脉注射,每天 1～2 次;泼尼松 5～10 mg 口服,每天 1～3 次,可减轻脑水肿,有助于缓解颅内压增高。

5.冬眠低温疗法或亚低温疗法

有利于降低脑的新陈代谢率,减少脑组织的氧耗量,防止脑水肿的发生与发展,对降低颅内压亦起一定作用。

6.脑脊液体外引流

有颅内压监护装置的病例,可经脑室缓慢放出脑脊液少许,以缓解颅内压增高。

7.巴比妥治疗

大剂量戊巴比妥钠或硫喷妥钠注射可降低脑的代谢,减少氧耗及增加脑对缺氧的耐受力,使颅内压降低。但需在有经验的专家指导下应用。在给药期间,应做血药物浓度监测。

8.辅助过度换气

目的是使体内 CO_2 排出。当动脉血的 CO_2 分压每下降 0.1 kPa(1 mmHg)时,可使脑血流量递减 2%,从而使颅内压相应下降。

9.抗生素治疗

控制颅内感染及防止感染,可根据致病菌药物敏感试验选用适当的抗生素。预防用药应选择广谱抗霉素,术前和术后应用为宜。

10.对症治疗

对患者的主要症状进行治疗,疼痛者可给予镇痛剂,但应忌用吗啡和哌替啶等类药物,以防止对呼吸中枢的抑制作用,而导致患者死亡。有抽搐发作的病例,应给予抗癫痫药物治疗。烦躁患者给予镇静剂。

二、脑疝

(一)概念

颅内某分腔占位性病变或弥散性脑肿胀,使颅内局部或整体压力增高,形成压强差,造成脑组织移位、嵌顿,导致脑组织、血管及脑神经受压,产生一系列危急的临床综合征,称为脑疝。简而言之,脑组织被挤压突入异常部位谓之脑疝。

(二)脑疝的分类及命名

颅内硬脑膜间隙及孔道较多,因而脑疝可以发生的部位也较多,目前尚无统一命名。按照颅脑的解剖部位,临床工作中较多见的脑疝有四类。

1.小脑幕孔疝

(1)小脑幕孔下降疝:最常见,小脑幕上压力高于幕下压力时所引起。多见于幕上占位性病变。但幕下病变引起梗阻性脑积水,导致脑室系统幕上部位(侧脑室及第三脑室)明显扩张时,亦可出现小脑幕上压力高于幕下。靠近幕孔区的幕上结构(海马回、沟回等)随大脑、脑干下移而被挤入小脑幕孔。

由于幕孔区发生疝的部位不同,受累的脑池和突入的脑组织也不同,故此类脑疝又分为三种:①脚间池疝(颞叶沟回疝)。②环池疝(海马沟回疝)。③四叠体池(大脑大静脉池)疝;以上几种脑疝以脚间池疝较多见。

（2）小脑幕孔上升疝：此病为颅后凹占位性病变引起，并多与枕骨大孔疝同时存在。其症状和预后较沟回疝更为严重。

2.枕骨大孔疝

枕骨大孔疝是由于小脑扁桃体被挤入枕骨大孔及椎管内，故又称为小脑扁桃体疝。

3.大脑镰下疝

大脑镰下疝疝出脑组织为扣带回，它被挤入大脑镰下的间隙，故又称为扣带回疝。

4.蝶骨嵴疝

蝶骨嵴疝是额叶后下部被推挤进入颅中窝，甚至挤入眶上裂、突入眶内。

（三）脑疝形成机制及病理改变

1.小脑幕孔疝

（1）局部解剖学特点：小脑幕是一个横铺于颅腔后部的硬脑膜组织，它将颅腔分为幕上幕下两个空间，其间有幕孔相通。幕孔呈卵圆形，纵径长于横径，其前缘游离。幕孔及邻近结构造成脑疝病变的解剖学基础是：①颞叶内侧的海马沟及海马回正常情况下即位于小脑幕切迹游离缘的上方，其内侧跨入小脑幕孔游离缘。因此当外侧有占位性病变向内下挤压时，海马沟或海马回易于挤入幕孔之内造成脑疝。②脑干中脑部分，动眼神经及血管等重要结构均由幕孔通过。③基底动脉的分支小脑上动脉和大脑后动脉，分别走行于小脑幕切迹下方和上方，两动脉之间有动眼神经向前伴行。④中脑与幕孔之间有脑池，是脑脊液循环由幕下通向幕上的重要通道。此处前方为脚间池，两侧为环池，后方是四叠体池。

（2）脑疝形成机制：小脑幕孔疝多因一侧幕上占位性病变或脑水肿较为严重，从而造成颅内压力不平衡，特别是颞部压力的推动，使病变一侧的脑组织向压力较低的对侧及小脑幕下移位。因颅骨不具有弹性，小脑幕也较坚硬，这时位于小脑幕切迹上内方的海马沟或海马回即被挤入小脑幕孔的间隙内，从而形成了脑疝。脑疝形成后阻塞了脚间池、环池或四叠体池，并且压迫中脑和动眼神经及重要血管。这样就会发展成为如下的恶性循环。

小脑幕孔疝形成后，由于疝出的脑组织挤压中脑及动眼神经、大脑后动脉，并阻塞环池和导水管的脑脊液循环，从而促使颅压不断增高，脑缺氧、缺血严重，如未及时抢救阻止这一恶性循环，即会使局部性的病变引起全局性病变，从而导致整个中枢神经系统的功能衰竭而死亡。

一般说来，广泛性的脑水肿，脑脊液梗阻性脑积水，及颅内两侧对称的占位病变，由于是弥散性颅压增高，脑疝多发生于中线部位，即使形成海马沟或海马沟回疝，也往往为双侧疝。凡是足以引起脑组织侧移位的占位病变，脑疝常发生在病变同侧的小脑幕切迹处。颅内前方如有占位性病变，脑疝即发生在病变的后方。颅内幕上后方如有占位病变，脑疝即发生在病变前方。

接近小脑幕孔区的占位性病变，如颞叶及内囊部位的病变，最易形成颞叶沟回疝（前位疝）。顶枕部的占位性病变，易于形成海马沟回疝（后位疝）。幕孔周围质地坚韧的病变，如蝶骨嵴内侧脑膜瘤，由于病变本身的覆盖阻挡了小脑幕孔间隙，所以反而可以妨碍脑疝的形成。

（3）小脑幕孔疝的病理改变：①疝入的脑组织早期常有轻度水肿和淤血，晚期则发生出血、梗死或软化，因此体积膨大，从而对中脑的压迫更加严重。以上改变主要是由于疝入的脑组织嵌顿于小脑幕切迹游离缘与中脑之间，使血管受压，局部发生血液循环障碍所引起的。②中脑本身的变化：脑疝时中脑出现变形、移位、出血和水肿。严重者，脑疝压及中脑，使中脑水肿加剧，甚至引起导水管闭锁。中脑变形和移位随脑疝的发生方向和体积而改变，一般由于脑疝从一侧挤压，致脑干前后径因挤压而拉长，横径因挤压而变短，故同时脑干可有侧移位，而使中脑脚底挤压于小脑幕游离缘上,造成压迹。小脑幕上升疝或下降疝方向不同,脑干可以分别出现向上或向下移位,甚至使之扭曲。脑疝所致中脑出血和水肿是由于中脑局部受压损伤,以及弥散性脑组织缺血缺氧造成的。因为中脑和脑桥旁正中穿通动脉随脑干变形和移位,在脑干内容易被牵拉损伤,可导致脑干出血,出血还常常会向上下两个方向蔓延,向上会影响到大脑中线部位结构如视丘下部,向下则会累及延髓。导水管闭锁是中脑受压、变形、水肿、出血的结果。导水管闭锁绞窄引起脑脊液循环通路梗阻,造成梗阻性脑积水,从而使颅压增高加重。③脑神经的损伤:动眼神经从脚间窝发出到海绵窦的走行过程中,易受损害。受伤机制如下:脑干向下移位时,大脑后动脉也向下移位,从而压迫动眼神经。岩床内侧韧带、小脑幕切迹缘、斜坡嵴等处均为坚韧结缔组织或骨性组织,可在以上部位受累而损伤动眼神经。动眼神经损害者可无病理改变,重者可使受压处发生压痕,局部有点状出血,甚至坏死。滑车神经因位置低,且在幕下,很少受累。但上升疝时则可损伤。④血管的改变:脑疝时血管位置及本身发生的改变。脚间池疝(沟回疝):海马沟可将后交通动脉呈现弓形拉向内侧,大脑后动脉的起始段伴随脑干向下向内移位。环池疝:大脑后动脉后部向下向内移位。由于中脑和脑桥上部向下移位,基底动脉上端也向下移位。基底静脉后部则向后下及内侧移位。四叠体池疝:如脑疝偏重一侧,大脑后动脉的后方及其分支颞枕动脉和枕内动脉常被推向内下方,甚至超过中线。上升性小脑幕切迹疝:大脑后动脉,小脑上动脉,基底静脉及大脑内静脉均向上移位。由于血管移位和血管受损甚至梗死或出血,往往会导致枕叶梗死和脑软化。大脑大静脉的及基底静脉的损伤或阻塞会引起深部脑组织淤血水肿。以上严重的病理改变,就会造成致命的严重后果。脑脊液循环障碍:由于小脑幕孔周围的脑池阻塞及导水管受压闭锁,使脑脊液既不能流向第四脑室,也不能使脑脊液由幕下通过脑池流向幕上蛛网膜下腔。结果形成梗阻性脑积水,使颅内压力增高。

除上述变化外,由于脑干向下移位,使视丘下部被牵拉压迫于后床突及附近韧带上,致垂体柄折叠,加以血管受损,梗阻性脑积水、脑组织缺血缺氧等病理变化,从而导致自主神经功能紊乱、代谢和内分泌障碍等,使病变更加复杂,更加严重。以上病理改变,错综复杂,形成恶性病理循环,局部病变累及为全脑性病变,全脑性病变又加重了局部病理变化,当脑干遭到严重损害,患者往往因生命中枢衰竭而死亡。

2.枕骨大孔疝

(1)解剖特点:枕大孔为卵圆形,其前后径约为 3.5 cm,横径约为 3 cm。其下缘相当于延髓与脊髓相连接处。枕骨大孔的上缘相邻为延髓,下缘为颈髓,后上邻近小脑扁桃体及小脑延髓池。除脑干外还有副神经、椎动脉、脊前和脊后动脉通过此孔。

(2)发生机制:颅后窝容量较小,对颅压增高缓冲力有限。当颅压增高传导至颅后窝占位病变时,由于周围为颅骨,上方为坚实的小脑幕,因此可发生两种脑疝。其一,邻近枕骨大孔后上方的小脑扁桃体被推挤入小脑延髓池,进而推入枕大孔突入椎管内。压迫延髓和上颈髓即形成小脑扁桃体疝。与此同时小脑延髓往往下降移位。其二,幕下压力增高,为求得空间代偿,邻近小脑幕孔区的小脑上蚓部及小脑前叶向上移动,严重者即可发生上升性小脑幕切迹疝。如小脑扁桃体疝急性发生,可由于疝出组织对延髓压迫导致延髓水肿、淤血、出血、软化等病理改变,加以脑脊液循环障碍和血管改变,致迅速出现延髓功能(生命中枢)衰竭。如系颅后窝原发病灶,因病程发展缓慢,颅压缓慢增高,则可出现慢性小脑扁桃体疝。随后是小脑扁桃体缓缓地坠入椎管内,并无明显脑疝症状。但在这种病变基础上,如有用力咳嗽、挣扎、外伤、施行腰椎穿刺并快速大量放出脑脊液等诱因,即可引起脑脊液动力改变,使枕骨大孔疝骤然恶化,出现延髓危象,甚至突然呼吸停止。

综上所述，小脑幕上的病变容易引起小脑幕孔下降疝，小脑幕下病变易引起枕骨大孔疝。但从脑疝发生机制考虑，小脑幕上病变有可能引起以下两类脑疝：即小幕孔下降疝(其中包括种类型与一侧完全疝或双侧疝)及枕骨大孔疝。幕下占位性病变有可能引起以下三类脑疝：即枕骨大孔疝，小脑幕孔上升疝及小脑幕孔下降疝。

颅内占位性病变，有时还可并发其他部位的脑疝，成为多发性脑疝。这种情况多见于晚期脑疝病例。如小脑幕孔疝常合并有大脑镰下疝及蝶骨嵴疝等，往往使病情更加错综复杂。

3.大脑镰下疝(扣带回疝)

当一侧大脑半球有占位病变，除海马沟回小脑幕孔疝入外，病变侧的大脑内侧面扣带回也在大脑镰下前 2/3 部位向对侧疝入，因大脑镰后 1/3 与胼胝体接近，而其前 2/3 则与胼胝体有一段距离。一般扣带回疝不引起特殊症状，但有时由于扣带回疝可使大脑前动脉较窄，使本侧额叶内侧面或旁中央小叶出现血液循环障碍，甚至软化，出现对侧下肢运动和深感觉障碍以及排尿障碍等。但此种并发症并不常见。

(四)脑疝的分期

根据脑疝病程发展规律，在临床上可分为以下三期。

1.脑疝前驱期(初期)

该期指脑疝即将形成前的阶段。主要症状是患者突然发生或逐渐发生意识障碍。剧烈头痛，烦躁不安，频繁呕吐以及轻度呼吸深而快脉搏增快，血压增高，体温上升等。以上症状是由于颅压增高使脑缺氧程度突然加重所致。

2.脑疝代偿期(中期)

该期指脑疝已经形成，脑干受压迫，但机体尚能通过一系列调节作用代偿，勉强维持生命的阶段。此期全脑损害引起症状为昏迷加深，呼吸深而慢，缓脉，血压、体温升高等。另外由于脑干受压，局灶性体征可有一侧瞳孔散大，偏瘫或锥体束征出现等。

3.脑疝衰竭期(晚期)

由于脑疝压迫，脑干衰竭，代偿功能耗尽。主要表现深度昏迷，呼吸不规律，血压急速波动并逐渐下降，瞳孔两侧散大而固定，体温下降，四肢肌张力消失。如不积极抢救，终因脑干衰竭死亡。

脑疝各期持续时间长短和临床表现的特点，取决于导致脑疝的原发病灶性质、部位和脑疝发生类型等因素。例如，急性颅脑损伤后所致脑疝，病程短促，多数一天之内即结束全部病程。而某些诱因(如腰穿)造成的急性枕骨大孔疝，往往呼吸突然停止而死亡，就无法对病程进行分期。

(五)脑疝的临床表现

1.小脑幕孔疝的临床表现

(1)意识障碍：患者在颅压增高的基础上，突然出现脑疝前驱期症状(即烦躁不安，呕吐，剧烈头痛，呼吸深快，血压升高等)，以后意识模糊，逐渐昏迷。但也可昏迷突然出现。昏迷往往逐渐加深，至脑疝衰竭期进入深昏迷。因此颅压增高病变患者突然发生昏迷或昏迷逐渐加重，应当认为是脑疝的危险信号。脑疝出现昏迷的原因，一般认为是由于颅压增高时脑缺氧，加以位于中脑部位的网状结构受脑疝的压迫，尤其中脑背盖部缺氧、出血，使中脑-间脑上升性网状结构受到损害所致。

从解剖关系来看，小脑幕孔疝较早出现意识障碍，是因为易影响网状结构上行激活系统所致。相反,枕骨大孔疝尤其是慢性枕骨大孔疝发生意识障碍往往不明显或出现较晚。

(2)生命体征的改变:①脑疝前驱期:呼吸深快,脉搏频数,血压升高。②脑疝代偿期:呼吸深慢,脉搏缓慢,血压高。③脑疝衰竭期:呼吸抑制,不规则,脉搏细弱,血压急速波动至衰竭。

以上表现是由于脑疝初期因颅压增高,脑血循环障碍,脑缺氧,血中二氧化碳蓄积,兴奋呼吸中枢,呼吸变深变快。血压升高,从而代偿脑组织对血液和氧气需要量。至脑疝代偿期,颅压增高及脑缺氧严重,使呼吸和心血管中枢再加强其调节作用来克服脑缺氧,血压更加增高,甚至收缩压可超过 26.7 kPa(200 mmHg)以上,同时脉搏缓慢有力。这种缓脉的出现是由于血压骤然升高,通过心跳抑制中枢反射作用使心搏变慢的结果。也有人认为这是由于迷走神经受到刺激所致。脑疝衰竭,因呼吸和心血管中枢受到严重损害,失去调节作用,从而使呼吸变慢,血压下降,脉搏细弱和不规则;甚至呼吸停止,循环衰竭。一般为呼吸首先停止,而心跳和血压仍可维持一段时间。呼吸首先停止的原因,是因为呼吸中枢较心血管中枢敏感,易于衰竭,或因为延髓内呼吸中枢位置低于心血管中枢,枕骨大孔疝时呼吸中枢易先受压,所以呼吸最先停止。呼吸停止而心跳继续维持的原因可能与心脏的自动节律有关,因为此时有试验证明心血管中枢调节作用已经完全丧失。

脑疝时体温升高主要是由于位于视丘下部的体温调节中枢受损害,交感神经麻痹,汗腺停止排汗,小血管麻痹;使体内热量不能发散,加上脑疝时肌肉痉挛和去脑强直产热过多,使体温升高。

(3)眼部症状:脑疝时首先是脑疝侧瞳孔缩小,但时间不长,易被忽略;以后病变侧瞳孔逐渐散大,光反射减弱,而出现两侧瞳孔不等大现象;最后脑疝衰竭期双侧瞳孔全部散大,直接和间接光反应消失。在病变瞳孔出现变化的前后,可出现眼肌麻痹,最后眼球固定。

小脑幕孔下降疝时眼部症状主要是由于同侧动眼神经的损害所致。动眼神经是一种混合神经,其中包含有两种不同作用的神经纤维,一种是副交感神经纤维支配缩瞳肌和睫状肌;另一种是运动神经纤维,支配除上斜肌及外直肌以外的其余眼外肌。沟回疝时,瞳孔首先发生改变的原因有人认为副交感神经纤维分布在动眼神经的上部,当脑干向内向下移位时,使大脑后动脉压迫动眼神经,最初仅仅是副交感神经受到刺激,所以瞳孔缩小(刺激现象),以后因神经麻痹而致瞳孔散大,支配眼外肌的运动神经纤维直径细并且对损伤敏感,所以脑疝发生首先出现瞳孔改变。但以上仍然难以解释临床上各种复杂现象,其原理有待于进一步研究。

(4)对侧肢体瘫痪或锥体束损伤:由于颞叶沟回疝压迫同侧大脑脚,损伤平面在延髓锥体束交叉以上,使支配对侧肢体的锥体束受到损伤。依据压迫程度不同可以出现不同程度对侧肢体偏瘫或轻偏瘫或锥体束征阳性。

少数病例也有出现同侧肢体偏瘫及锥体束征者,这可能是由于海马回及沟回疝入小脑幕孔内将脑干挤向对侧,使对侧大脑脚在小脑幕切迹游离缘上挤压较重所致。极个别情况,属于解剖变异,锥体束纤维可能未行交叉而下降。小脑幕疝时出现的病变同侧动眼神经麻痹及对侧肢体偏瘫,即形成交叉性瘫痪。这是中脑受损的典型定位体征(Weber 综合征)。

(5)去大脑强直:脑疝衰竭期,患者表现为双侧肢体瘫痪或间歇性或持续性四肢伸直性强直。往往同时伴有深昏迷,瞳孔两侧极度散大,呼吸不规则,高热等生命体征危重变化。去大脑强直这是由于脑疝挤压,在脑干红核及前庭核之间形成横贯性损伤,破坏了脑干网状结构下行抑制系统的结果。其四肢伸直性强直与去大脑皮质后上肢屈曲,下肢伸直性强直不同,后者的损伤部位是两侧大脑皮质或两侧内囊损害。

去大脑强直是病情危重,预后不良的表现之一。持续时间越长,预后越差。至脑疝晚期肌张力完全丧失,常为临近死亡征兆。

2.枕骨大孔疝的临床症状

(1)枕颈部疼痛及颈肌强直:慢性枕骨大孔疝时,除有颅压增高症状外,常因小脑扁桃体下疝至颈椎管内,上颈脊神经根受到压迫和刺激,引起枕颈部疼痛及颈肌强直以至强迫头位。慢性枕骨大孔疝,有时因某一诱因(如用力咳嗽,腰穿放出大量脑脊液或过度搬运头部等)而引起脑疝急剧恶化,出现延髓危象甚至死亡。

(2)呼吸受抑制现象:由于小脑扁桃体对延髓呼吸中枢的压迫,表现为呼吸抑制,呼吸缓慢或不规则,患者此时往往神志清楚但烦躁不安。脑疝晚期,呼吸首先停止。

(3)瞳孔:由于枕大孔疝不直接影响动眼神经,所以不出现动眼神经受压症状。但这种脑疝发生时,初期常为对称性瞳孔缩小,继而散大,光反射由迟钝变成消失。这是由于急性脑缺氧损害动眼神经核的结果。

(4)锥体束征:枕骨大孔疝时,由于延髓受压,可以出现双侧锥体束征。一般由于小脑同时受累,故肌张力和深反射一并消失,锥体束征也可以不出现。而常表现为四肢肌张力减低。

(5)生命体征改变及急性颅压增高:表现同小脑幕孔疝。

(六)诊断

1.病史及临床体征

注意询问是否有颅压增高症的病史或由慢性脑疝转为急性脑疝的诱因。颅压增高症患者神志突然昏迷或出现瞳孔不等大,应考虑为脑疝。颅压增高患者呼吸突然停止或腰穿后出现危象,应考虑可能为枕骨大孔疝。诊断小脑幕孔疝的瞳孔改变应注意下列各种情况。

(1)患者是否应用过散瞳或缩瞳剂,是否有白内障等疾病。

(2)脑疝患者如两侧瞳孔均已散大,不仅检查瞳孔,尚可以检查两眼睑提肌肌张力是否有差异,肌张力降低的一侧,往往提示为动眼神经首先受累的一侧,常为病变侧。当然也可对照检查肢体肌张力,锥体束征及偏瘫情况以确定定位体征。

(3)脑疝患者两侧瞳孔散大,如经脱水剂治疗和改善脑缺氧后,瞳孔改变为一侧缩小,一侧仍散大,则散大侧常为动眼神经受损侧,可提示为病变侧。

(4)脑疝患者,如瞳孔不等大,假使瞳孔较大侧光反应灵敏,眼外肌无麻痹现象,而瞳孔较小侧睑提肌张力低,这种情况往往提示瞳孔较小侧为病侧。这是由于病侧动眼神经的副交感神经纤维受刺激而引起的改变。

体检时如仅凭瞳孔散大一侧定为病变侧,而忽略眼外肌改变及其他有关体征即进行手术检查,则有时会发生定侧错误,因此应当提高警惕。

脑外伤后即刻发生一侧瞳孔散大,应考虑到是原发性动眼神经损伤。应鉴别为眶尖或眼球损伤所致。

2.腰椎穿刺

脑疝患者应禁止腰穿。即使有时腰穿所测椎管内压力不高,也并不能代表颅内压力,由于小脑扁桃体疝可以梗阻颅内及椎管内的脑脊液循环。

3.X线检查

颅骨平片(正侧位)。注意观察松果体钙化斑有无侧移位,及压低或抬高征象。

4.头颅超声检查

了解是否有脑中线波移位或侧脑室扩大。以确定幕上占位性病变侧别。个别病例可见肿瘤或血肿之病理波。

5.脑血管造影术

颞叶沟回部时除表现有幕上大脑半球占位性病变的特点之外，还可见大脑后动脉及脉络膜前动脉向内移位。小脑幕孔上升疝时相反。慢性小脑扁桃体疝时，气脑造影往往气体不能进入第四脑室内而积存在椎管中，有时可显示出扁桃体的阴影。

6.CT扫描检查

小脑幕孔疝时可见基底池（鞍上池）、环池、四叠体池变形或消失。下疝时可见中线明显不对称和移位。

7.MRI检查

可观察脑疝时脑池变形、消失情况，清晰度高的MRI可直接观察到脑内结构如钩回、海马回、间脑、脑干及小脑扁桃体。

（七）预防

（1）对于颅压增高症患者应早期诊断，早期治疗，以预防病变突然恶化，引起脑疝发生。

（2）颅压增高症患者补液原则：①每天输液总量要少：一般成人患者总量为 1 500～2 000 mL。②输液速度要慢：以预防颅压骤然升高。③静脉输入的液体，宜采用高渗葡萄糖溶液：一般采用10％葡萄糖溶液为主。

（3）运送和搬运患者应尽量防止震动，检查患者时也应注意防止用力过大，如过猛地搬动患者的头颈部等。

（4）体位：颅内压增高症患者宜采用头高位，一般采用头高位 5°～15°，以利于颅内静脉血回流。

（5）腰椎穿刺不要快速大量放出脑脊液。颅压增高症患者腰椎穿刺时，应当谨慎，最好采用细针并密闭测量颅压。

（八）治疗

1.急救措施

脑疝发生后患者病情突然恶化，医务人员必须正确、迅速、果断地奋力抢救。其急救措施，首先应当降低颅内压力。

（1）脱水降颅压疗法：由于脑水肿是构成脑疝恶性病理循环的一个重要环节，因此控制脑水肿发生和发展是降低颅压的关键之一。颅内占位性病变所导致的脑疝，也需要首先应用脱水药物降低颅压，为手术治疗争得一定时间，为开颅手术创造有利条件。因此在脑疝紧急情况下，应首先选用强力脱水剂由静脉快速推入或滴入。

脱水药物降低颅内压力其原理可分为两类。一是高渗透性脱水药物，二是全身利尿性药物。

高渗透性脱水药物是由于静脉快速大量注射高渗药物溶液，使血液内渗透压增高，由于血-脑屏障作用，该种大分子药物不易进入脑及脑脊液内，在一定时间内，血液与脑组织之间形成渗透压差，从而使脑组织及脑脊液的水分被吸收入血液内，这部分水分再经肾脏排出体外，因而使脑组织脱水。同时因血液渗透压增高及血管反射功能，抑制脉络丛的滤过和分泌功能，脑脊液量减少，使颅内压力降低。此类药物如高渗尿素溶液、甘露醇、高渗葡萄糖溶液等。

利尿性药物的作用是通过增加肾小球的过滤和抑制肾小管的再吸收，尿量排出增加，使全身组织脱水,从而降低颅压。此类药物如依他尼酸钠、呋塞米、乙酰唑胺、氢氯噻嗪等。

脱水降颅压疗法的并发症:长时间应用强力脱水药物,可引起机体水和电解质的紊乱,如低钾和酸中毒等现象。颅脑损伤和颅内血肿患者,脱水降颅压疗法可以使这类患者病情延误或使颅内出血加剧。因此在颅脑损伤患者无紧急病情时,一般伤后 12 h 内不用脱水药物而严密观察。脱水疗法可能导致肾功能损害。心血管功能不全者,可能引起心力衰竭。

应用脱水降颅压疗法的注意事项:①高渗溶液的剂量和注入的速度直接影响脱水降颅压的效果:一般用量越大,颅压下降越明显,持续时间越长;注入速度越快,降颅压效果越好。②高渗溶液内加入氨茶碱 250 mg 或激素(氢化可的松 100～200 mg)可增强降颅压效果。③在严重脑水肿和颅压增高发生脑疝的紧急情况下,应当把 20% 甘露醇作为首选药物,足量快速静脉推入或滴入,为进一步检查和治疗做好准备,但应注意纠正水、电解质的紊乱。

(2)快速细孔钻颅脑室体外持续引流术:颅内占位性病变尤其是颅后窝或中线部位肿瘤,室间孔或导水管梗阻时,即出现脑室扩大。在引起脑疝危象时,可以迅速行快速细孔钻颅,穿刺脑室放液以达到减压抢救目的。应用脱水药未达到治疗效果者行脑室穿刺放液,脑室体外引流常常可以奏效。婴幼儿患者,也可以行前囟穿刺脑室放液。对于幕上大脑半球占位性病变所致小脑幕孔疝时不适宜行脑室引流,这类引流可加重脑移位。

2.去除病因的治疗

对已形成脑疝的病例,及时清除原发病灶是最根本的治疗方法。一般在脑疝代偿期或前驱期,清除原发病灶后,脑疝大多可以自行复位。但在脑疝衰竭期,清除原发病灶外,对某些病例还需要处理脑疝局部病变。处理脑疝局部的方法为以下几种。

(1)小脑幕孔疝:切开小脑幕游离缘,使幕孔扩大,以解除“绞窄”,或直接将疝出脑组织还纳复位。有时在清除原发病灶颅压降低情况下,刺激患者的气管,引起咳嗽,以帮助脑疝还纳。

(2)枕骨大孔疝:清除原发病灶外,还应将枕骨大孔后缘,第一颈椎后弓椎板切除,并剪开寰枕筋膜,以充分减压,解除绞窄并使疝下的脑组织易于复位或者直接将疝出的小脑扁桃体予以切除以解除压迫。

由巨大脑脓肿、慢性硬脑膜下血肿引起的脑疝,可以先行体外引流以降低颅压,待患者情况稳定后再考虑开颅手术。

3.减压手术

原发病灶清除后,为了进一步减低颅压,防止术后脑水肿,或者原发病灶无法清除,则常常需要进行减压手术。减压术的目的,是为了减低颅压和减轻脑疝对脑干的压迫。例如:囊虫病、脑肿胀、脑水肿、广泛蛛网膜炎症粘连等疾病,原发病变不可能一举清除,也可行减压术。常做的减压术为:①颞肌下减压术。②枕肌下减压术。③内减压术。

前两者减压时,切除之骨窗应够大,硬脑膜切开要充分,以达到减压之目的,后者应切除“哑区”之脑组织。对于颅内压很高的颅脑损伤合并血肿者,还可以考虑大骨片减压或双额叶切除减压等。

4.椎管内加压注射脑疝还纳术

当颅后窝或中线部位占位性病变,突然发生脑疝以致呼吸停止的紧急情况下,一方面行人工呼吸及快速细孔钻颅,脑室体外引流并应用脱水降颅压疗法。一方面注射呼吸兴奋药物,若此时患者呼吸仍不恢复,为使疝出之小脑扁桃体复位还纳至颅内,减少对延髓的压迫和牵拉,在颅压降低的前提下,作腰椎穿刺椎管内快速注射生理盐水 50～100 mL,使椎管压力升高,将疝出之小脑扁桃体推回颅内。推入液体同时,可见到脑室体外引流管的液体快速流出,有时可收到一定效果。

5.其他治疗

脑疝形成的患者,无论其原发疾病性质如何,均处于十分紧急危险状态。因此在以上治疗或手术前后均应注意其他各方面的治疗。其中包括支持疗法;氧气吸入及保持呼吸道通畅,如气管切开术;促进中枢神经系统代谢药物治疗,如应用三磷腺苷、辅酶 A、细胞色素 C、核苷酸等以促进细胞代谢消除脑肿胀。其他药物如激素治疗及促进中枢神经系统兴奋和清醒的药物,如甲氯芬酯、乙胺硫脲等亦可应用。

在抢救脑疝过程中,无论是否手术,或手术前后,应注意纠正水、电解质紊乱,合理应用降颅压、抗感染、解除脑缺氧(如吸氧及高压氧舱等)等各项措施,从而对脑疝患者进行积极正确有效的抢救。

（康　新）

第五节　颅内血肿

一、概述

颅内血肿属颅脑损伤严重的继发性病变,约占闭合性颅脑损伤 10%,占重型颅脑损伤的 40%～50%。颅内血肿极易致有生命危险的脑疝形成。因此,其早期诊断和及时手术治疗非常重要。一般而言,急性颅内血肿量幕上超过 20 mL,幕下 10 mL 即可引起颅内压增高症状。

(一)按血肿在颅内结构的解剖层次分类

(1)硬脑膜外血肿:指血肿形成于颅骨与硬脑膜之间者。

(2)硬脑膜下血肿:指血肿形成于硬脑膜与蛛网膜之间者。

(3)脑内(包括脑室内)血肿:指血肿形成于脑实质内或脑室内者。

(4)多发血肿。

(二)按血肿的症状出现时间分类

(1)急性型:伤后 3 d 内出现者,大多数发生在 24 h 以内。

(2)亚急性型:伤后 4～21 d 出现者。

(3)慢性型:伤后 3 周以后出现者。

(三)特殊部位和类型的血肿

如颅后窝血肿、多发性血肿等。因其各有临床特点而与一般血肿有所区别。

二、硬膜外血肿

(一)病因与病理

硬脑膜外血肿是位于颅骨内板与硬脑膜之间的血肿,占颅脑损伤的 1%～3%,外伤性颅内血肿的 25%～30%,其中,急性 85%,亚急性 12%,慢性 3%。可发生于任何年龄,但以 15～30 岁的青年多见,小儿则少见,可能因小儿的脑膜中动脉与颅骨尚未紧密靠拢有关。硬膜外血肿多发生在头部直接损伤部位,是因为颅骨骨折(约 90%)或颅骨局部暂时变形致血管破裂,血液聚积于硬脑膜和颅骨之间而形成血肿。出血来源为硬脑膜中动脉(70%)和静脉、板障导血管、静脉窦和脑膜前动脉和筛动脉等损伤,除原出血点外,由于血肿的体积效应可使硬脑膜与颅骨分离,撕破另外一些小血管可使血肿不断增大。血肿多位于颞部、额顶部和颞顶部。

典型的急性硬脑膜外血肿常见于青壮年男性颅骨线形骨折患者,以额颞部和顶颞部最多,这与颞部含有脑膜中动、静脉,又易为骨折所撕破有关。特别是发展急速的硬脑膜外血肿,其出血来源多属动脉损伤所致,血肿迅猛增大,可在数小时内引起脑疝,威胁患者生命。若出血源于静脉,如硬脑膜静脉、板障静脉或静脉窦,则病情发展稍缓,可呈亚急性或慢性病程。急性硬脑膜外血肿在枕部较少,因该处硬膜与枕骨贴附较紧,且常属静脉性出血。据研究,血肿要将硬膜自颅骨上剥离,至少需要 35 g 的力量。但有时由于骨折线穿越上矢状窦或横窦,亦可引起骑跨于窦上的巨大硬膜外血肿,这类血肿的不断扩张,多为硬脑膜与骨内板剥离后,因新的再出血所致,而非仅由静脉压造成继续出血。血肿的大小与病情的轻重关系密切,越大越重。不过出血速度更为突出,往往小而急的血肿早期即出现脑压迫症状,而出血慢的血肿,则于数天甚至数周,始表现出颅内压增高。位于半球凸面的急性血肿,常向内向下推压脑组织,使颞叶内侧的海马及钩回突向小脑幕切迹缘以下,压迫大脑脚、动眼神经、大脑后动脉,并影响脑桥静脉及岩上窦的回流,称为小脑幕切迹疝。为时较久的硬膜外血肿,一般于 6~9 d 即有机化现象,由硬膜长入纤维细胞并有薄层肉芽包裹且与硬膜及颅骨粘连。小血肿可以完全机化,大血肿则囊性变内贮褐色血性液体。

(二)临床表现

硬脑膜外血肿可同时存在多种类型的颅脑损伤,血肿又可以出现在不同部位,故其临床表现各有差异,出血速度及年龄的差异也使其临床表现有所不同,但从临床特征看,仍有一定规律及共性,即昏迷-清醒-再昏迷。以单纯的颞部硬脑膜外血肿为例,具有下列特征。

1.有急性颅脑损伤病史

颞部可有伤痕、可有骨折线跨过脑膜中动脉沟,伤后神经系统可无阳性体征。

2.意识障碍

由于原发性脑损伤程度不一,这类患者的意识变化,有 3 种不同情况:如果没有原发脑损伤,可无原发昏迷,而是随着颅内出血、血肿形成颅内压升高逐渐进入昏迷状态。若原发性脑损伤略重,伤后曾一度昏迷,受伤时可能有短暂意识障碍,意识好转后,因颅内出血使颅内压迅速上升,出现急性颅内压增高症状,同时再次转入昏迷状态,两次昏迷之间的时间称为"中间清醒期"。如果原发脑损伤较重,原发昏迷较深、持续时间较长,伤后可出现昏迷程度变浅,而随着颅内出血、血肿形成颅内压升高再次出现昏迷程度加深,这段时间称为"意识好转期"。"中间清醒期"或"意识好转期"短者为 2~3 h 或更短,大多为 6~12 h 或稍长,24 h 或更长者则少见。"中间清醒期"或"意识好转期"短,表明血肿形成迅速,反之则缓慢。

3.颅内压增高

随着颅内压增高,患者常有头疼、呕吐加剧,躁动不安和四曲线的典型变化,即 Cushing 反应,出现血压升高、脉压增大、体温上升、脉率及呼吸缓慢等代偿性反应,等到衰竭时,则血压下降、脉搏细弱及呼吸抑制。

4.神经系统体征

单纯的硬膜外血肿,早期较少出现神经受损体征,仅在血肿形成压迫脑功能区时,才有相应的阳性体征,如果患者伤后立即出现面瘫、偏瘫或失语等症状和体征时,应归咎于原发性脑损伤。当血肿不断增大引起颞叶钩回疝时,患者则不仅有意识障碍加深,生命体征紊乱,同时将相继出现患侧瞳孔散大,对侧肢体偏瘫等典型征象。偶尔,因为血肿发展急速,造成早期脑干扭曲、移位并嵌压在对侧小脑幕切迹缘上,则可引起不典型体征:对侧瞳孔散大、对侧偏瘫;同侧瞳孔散大、同侧偏瘫;或对侧瞳孔散大、同侧偏瘫;应立即借助辅助检查定位。

(三)诊断

具有上述典型表现的病例占小脑幕上硬脑膜外血肿的 1/3 左右,诊断较容易。辅助检查:X 线片可有骨折线;CT 扫描绝大多数(84%)表现为颅骨内板与脑表面之间的双凸镜影或梭形高密度影,据此可确定诊断,11% 表现为颅骨侧球面外凸形,而脑组织侧平直,5% 表现类似硬膜下血肿的新月形。急性一般为高密度影,含不凝血时可有低密度影,边界清楚,亚急性和慢性可等密度,需增强才能显示,有时血肿内含气体。CT 扫描可以明确血肿定位、计算血肿量、了解脑受压及中线结构移位情况,以及脑挫裂伤、脑水肿、多个或者多种血肿并存的情况,CT 骨窗可了解有无骨折及骨折情况。MRI 表现为颅骨内板梭形病灶,T_1WI 呈高信号,T_2WI 为低信号。

(四)治疗与预后

急性硬膜外血肿的治疗,原则上一经诊断即应施行手术,排除血肿以缓解颅内高压,术后根据病情给予适当的非手术治疗。一般若无其他严重并发症且脑原发损伤较轻者,预后均良好。死亡率介于 5%～25%,不同地区或单位悬殊较大。实际上这类患者死亡的主要原因并非血肿本身,而是因脑疝形成后所引起的脑干继发性损害所致,因此,必须做到早期诊断、及时处理,才能有效地降低死亡率。国外有人提出单纯硬膜外血肿患者应该争取无死亡。

1.手术技术

按常规行皮瓣、肌骨瓣或游离骨瓣开颅,部分患者可行骨窗开颅,开瓣大小要充分,以能全部或大部暴露血肿范围为宜。翻开骨瓣见到血肿后,可用剥离子或脑压板轻轻将血肿自硬脑膜上剥离下来,亦可用吸引器将其吸除。血肿清除后如遇到活动出血,应仔细寻找出血来源,探明损伤血管后,应将其电凝或用丝线贯穿结扎,彻底止血。位于骨管内段的脑膜中动脉破裂时,可采用骨蜡填塞骨管止血。如上矢状窦或横窦损伤,可覆盖吸收性明胶海绵压迫止血,出血停止后,可于静脉窦损伤处,用丝线缝合对吸收性明胶海绵加以固定。对硬脑膜表面的小血管渗血,应电凝彻底止血。沿骨瓣周围每隔 2～3 cm,用丝线将硬脑膜与骨膜悬吊缝合。如仍存有渗血处,须在硬脑膜与颅骨内板之间放置吸收性明胶海绵止血。对骨瓣较大者,应根据骨瓣大小,于骨瓣上钻数小孔,做硬脑膜的悬吊,尽量消灭无效腔。如血肿清除后,发现硬脑膜张力很高,脑波动较弱,硬脑膜下方呈蓝色,说明硬脑膜下可能留有血肿,应切开硬脑膜进行探查,如发现有血肿,则按硬脑膜下血肿继续处理。如未见硬脑膜下有血肿并排除邻近部位的脑内血肿时,提示可能在远隔部位存在血肿,应行 CT 复查或钻孔探查,以免遗漏。

2.非手术治疗

对于神志清楚、病情平稳、血肿量<15 mL 的幕上急性硬膜外血肿可采取保守治疗。但必须动态观察患者神志、临床症状和动态 CT 扫描。一旦发现血肿增大,立即改为手术治疗。急性硬膜外血肿,无论施行手术与否,均须进行及时、合理的非手术治疗,特别是伴有严重脑原发性损伤和(或)继发性脑损害的患者,决不能掉以轻心。治疗措施应是在严密观察患者临床表现的前提下,采用脱水、激素、止血及活血化瘀药物治疗,如丹参、川芎等。

(五)迟发性硬膜外血肿及慢性硬脑膜外血肿

1.迟发性硬膜外血肿

迟发性血肿的意义是影像学检查的概念,即首次 CT 扫描时没有明显影像异常,而是在相隔几小时甚至十多天之后再次复查时,才发现的血肿,故谓之迟发,并不是指血肿的期龄或病程的急缓。迟发性硬膜外血肿占整个硬膜外血肿的 5%～22%,男性青年较多。其发病机制,可能是由于患者头部外伤时存在硬脑膜的出血源,但因伤后脑组织水肿、其他先此形成的血肿及某些引起颅内压增高的因素,形成了填塞效应而对出血源有压迫作用。但继后若采用过度换气、强力脱水、脑脊液漏、清除颅内血肿及手术减压等措施,或因全身性低血压的影响使颅内高压迅速降低,突然失去了填塞效应,故而造成硬脑膜自颅骨剥离,遂引起迟发性硬膜外血肿。临床上,这类患者常有病情突然恶化或首次 CT 为阴性而病情却无好转,此时应立即复查 CT,明确诊断。一旦诊断确立,应尽早手术清除。迟发性硬膜外血肿与慢性硬膜外血肿相比,预后明显较差。

对已有明显病情恶化的患者,应及时施行手术治疗。除少数血肿发生液化,而包膜尚未钙化者,可行钻孔冲洗引流之外,其余大多数患者都须行骨瓣开颅清除血肿。一则暴露充分,二则不残留颅骨缺损。同时对术中查寻出血点和施行止血操作均较方便。此类患者如果处理得当,不伴发严重并发症,预后均较好。对个别神志清楚、症状轻微、没有明显脑功能损害的患者,亦有人采用非手术治疗,在 CT 监护下任其自行吸收或机化。

2.慢性硬膜外血肿

在临床上慢性硬膜外血肿较少见,是指伤后 3 周以上发现者,占硬膜外血肿的 3.5%～3.9%,自从 CT 应用以来发生率有所上升,这中间可能有部分属亚急性硬膜外血肿,甚至是迟发性血肿,况且诊断慢性硬膜外血肿的时间标准,也不像慢性硬膜下血肿那样明确。一般认为伤后 13 d 以上,血肿即开始有钙化现象可作为慢性血肿的诊断依据。慢性硬膜外血肿的致伤因素与急性者并无特殊之处,其不同者乃是患者伤后能较长时间地耐受血肿,且临床症状表现十分迟缓。这可能与血肿的大小、形成速度、所在部位和患者颅腔容积的代偿能力有关。故有出血源于静脉的说法,虽然静脉压力较低不易剥离硬脑膜,但若受伤的瞬间硬膜与颅骨已被分离,或因伴发脑脊液漏致使颅压偏低时,均有造成慢性血肿的可能。此外,亦有人认为是因外伤后引起的脑膜中动脉假性动脉瘤破裂所致。慢性硬膜外血肿的转归与硬膜下血肿不同,早期呈凝血块状,后期在局部硬膜上形成一层肉芽组织并能由 CT 所显示。仅有少数慢性血肿形成包膜及中心液化,但为时较久,需 5 周左右。

本病以青年男性为多,可能是因为硬脑膜在颅骨上的附着没有妇女、儿童及老人紧密,而易于剥离之故。好发部位与急性硬膜外血肿正好相悖,即位于额、顶、枕等处为多,而颞部较少,究其原因,多系颞部血肿易致脑疝,故而病程发展较速。临床特点主要是头疼、呕吐及视乳突水肿。患者可以较长时间处于慢性颅内高压状态,如果不认真检查,往往误诊为脑外伤后综合征,直到因颅内高压引起神经系统阳性体征,如意识障碍、偏瘫、瞳孔异常或眼底体征时,才引起重视。

慢性硬膜外血肿的诊断有赖于影像学检查。绝大多数患者均有颅骨骨折,而且骨折往往穿越硬膜血管压迹或静脉窦。CT 扫描的典型表现,是位于脑表面的梭形高密度影,周界光滑,边缘可被增强,偶见钙化。MRI 于 T_1 和 T_2 加权图像上均呈边界锐利的梭形高信号区。

三、硬膜下血肿

硬脑膜下血肿是颅脑损伤常见的继发损害,是颅内血肿中最常见的一类,发生率为 5%～

6%,占颅内血肿的50%~60%。由于出血来源的不同又分为复合型硬脑膜下血肿与单纯型硬脑膜下血肿。前者系因脑挫裂伤、脑皮质动静脉出血,血液集聚在硬脑膜与脑皮层之间,病情发展较快,可呈急性或亚急性表现。有时硬脑膜下血肿与脑内血肿相融合,颅内压急剧增高,数小时内即形成脑疝,多呈特急性表现,预后极差;单纯型硬脑膜下血肿系桥静脉断裂所致,出血较缓,血液集聚在硬脑膜与蛛网膜之间,病程发展常呈慢性,脑原发伤较轻,预后亦较好。

急性硬脑膜下血肿发生率最高达70%,亚急性硬脑膜下血肿约占5%。两者致伤因素与出血来源基本相同,均好发于额颞顶区。临床病程发展的快慢,则据脑原发损伤的轻重、出血量及个体代偿能力的不同而异。慢性硬脑膜下血肿约占25%,多是单纯型硬脑膜下血肿。

(一)急性硬脑膜下血肿

1.伤因与病理

急性硬脑膜下血肿大都是由脑挫裂伤皮质血管破裂引起出血,基本上均属复合型硬膜下血肿。如果加速性损伤所致脑挫裂伤,血肿多在同侧;而减速性损伤所引起的对冲性脑挫裂伤出血常在对侧;一侧枕部着力的患者,在对侧额、颞部前份发生复合型硬膜下血肿,甚至同时并发脑内血肿;枕部中线着力易致双侧额极、颞尖部血肿;当头颅侧方受到打击时,伤侧可引起复合型硬膜下血肿,即硬膜下及脑内血肿;头颅侧方碰撞或跌伤时,同侧多为复合性硬膜下血肿或硬膜外血肿,对侧可致单纯性和(或)复合型硬膜下血肿;另外,前额部遭受暴力,不论是打击还是碰撞,血肿往往都在额部,很少发生在枕部,而老年人则常引起单侧或双侧单纯性硬膜下血肿。

2.临床表现

复合性硬脑膜下血肿发生后首先使原来的神经症状加重,进而出现急性颅内压增高及脑疝征象。患者伤后意识障碍严重,常无典型的中间清醒期或只表现意识短暂好转,继而迅速恶化,一般表现为持续性昏迷或意识障碍程度进行性加重。由于病情进展迅速,多很快出现血肿侧瞳孔散大,不久对侧瞳孔亦散大,肌张力增高,呈去脑强直状态。而单纯性硬脑膜下血肿伴有的原发性脑损伤多较轻,似硬膜外血肿,常有中间清醒期,出血量一般较复合型者为多,如及时将血肿清除,多可获得良好的效果。

局灶性体征:伤后早期可因脑挫裂伤累及某些脑功能区,伤后即有相应的体征,如偏瘫、失语、癫痫等;若是在观察过程中有新体征出现,系伤后早期所没有的或是原有的阳性体征明显加重等,均应考虑颅内继发血肿的可能。

3.诊断与鉴别诊断

颅脑损伤后,原发昏迷时间较长或原发昏迷与继发性意识障碍互相重叠,表现为昏迷程度不断加深,并随之出现脑受压及颅内压增高的征象,特别是伴有局灶体征者,即应高度怀疑急性硬脑膜下血肿;行辅助检查诊断,切勿观望,不要等到瞳孔散大、对侧偏瘫、昏迷加深及生命征紊乱等典型脑疝综合征出现,以致延误病情,应该及早进行CT检查。另外,对小儿及老人急性硬脑膜下血肿的诊断,应注意其临床表现各具特点;小儿脑受压症状出现较早、较重,有时脑挫裂伤不重但脑水肿或肿胀却很明显,易有神经功能缺损,癫痫较多,预后较成人差;老年人因血管硬化、脑萎缩,脑的活动度大,故轻微头伤也可造成严重损害,故急性硬脑膜下血肿多属对冲性复合型血肿,常伴有脑内血肿,虽然脑水肿反应没有青年人重,但组织修复能力差,恢复慢,并发症多,死亡率亦高。

辅助检查首选CT扫描,既可了解脑挫裂伤情况,又可明确有无硬脑膜下血肿;颅骨X线片检查,约有半数患者可出现骨折,但定位意义没有硬膜外血肿重要,只能用作分析损伤机制的参考;头 CT 显示:颅骨内板与脑表面之间新月形高密度影,也可为混杂密度或等密度。

4.治疗与预后

(1)非手术治疗:急性硬脑膜下血肿无论手术与否,均须进行及时、合理的非手术治疗,特别是急性血肿术后,尤为重要。虽有个别急性硬脑膜下血肿可以自动消散,但为数甚少,不可存侥幸心理,事实上仅有少数病情发展缓慢的急性硬脑膜下血肿患者,如果原发脑损伤较轻,病情发展迟缓,才可采用非手术治疗。适应证为:神志清楚、病情稳定、生命征基本正常,症状逐渐减轻;无局限性脑压迫致神经功能受损表现;CT 扫描脑室、脑池无显著受压,血肿在 40 mL 以下,中线移位不超过 10 mm;颅内压监护压力在 3.3～4.0 kPa(25～30 mmHg)。

(2)手术治疗:大多数急性硬脑膜下血肿病情发展快,伤情重,尤其是特急性病例,死亡率高达 50%～80%,一经诊断,刻不容缓,应争分夺秒,尽早施行手术治疗。手术方法的选择须依病情而定,根据血肿是液体状(多为单纯性硬脑膜下血肿和亚急性硬脑膜下血肿)或固体凝血块(多为复合性硬脑膜下血肿),分别采用不同的手术方法。常用的手术方法包括:钻孔冲洗引流术、颞肌下减压术、骨瓣开颅血肿清除术＋去骨瓣减压术和标准外伤大骨瓣开颅术。

钻孔冲洗引流术:只适合术前没有条件行 CT 检查或病情进展太快,来不及 CT 定位的紧急钻孔探查,则应按致伤机制及着力点,结合患者临床表现作出定位,然后按序钻孔。若属对冲性损伤,应首先在颞前部钻孔,其次是额部,然后顶部;若系直接冲击伤,则先在着力部,继而于对冲部位钻孔探查。发现血肿后,应将钻孔稍加扩大,以方便冲洗和清除血肿。如为液状血肿,又无活动性出血时,可于血肿较厚的部位再多作 1～2 个钻孔,然后经各孔间插管冲洗常可将血肿大部排出。此时,若颅内高压得以缓解,脑搏动良好,即可终止手术。于低位留置引流管一根,持续引流 24～48 h,分层缝合头皮。小儿急性硬膜下血肿囟门未闭者可经前囟侧角穿刺反复抽吸逐渐排出,若属固态血肿则需钻孔引流或开颅清除血肿。

常规手术入路与操作:急性硬脑膜下血肿往往与脑挫裂伤和脑内血肿并存,且多位于对冲部位的额叶底区和颞极区,易发生于两侧,故多需采用开颅手术清除血肿及去骨瓣减压术。①骨瓣开颅切口:按血肿部位不同,分别采取相应骨瓣开颅。因额叶底和额极的对冲伤最为多见,常采用额颞区骨瓣或双侧前额区冠状瓣开颅,具有手术野显露广泛和便于大范围减压的优点,但其缺点为不能充分显露额极区与颞极区及脑的底面,难以彻底清除上述部位坏死的脑组织及对出血源止血。对损伤严重者可采用标准外伤大骨瓣开颅术。如血肿为双侧,对侧亦可采用相同切口。②钻孔减压:对于脑受压明显,估计颅内压显著升高者,可先在设计的颞区切口线上做小的切开,颅骨钻孔后,切开硬脑膜,清除部分血肿,迅速减轻脑受压。如系两侧血肿,也用同法将对侧血肿放出后再继续扩大开颅完成手术全过程。这样可以避免加重脑移位,防止脑膨出和脑皮质裂伤及损伤脑的重要结构。③清除血肿:翻开硬脑膜瓣后,先用生理盐水冲洗术野及冲洗出骨瓣下较远部位脑表面的血液,吸除术野内的血块和已挫裂失活的脑组织。对脑皮质出血用双极电凝耐心细致地加以止血。然后分别从颅前窝底和颅中窝底将额叶和颞叶轻轻抬起,探查脑底面挫裂伤灶。用吸引器清除失活的脑组织,并彻底止血。最后用大量生理盐水冲洗术野。④减压:应视情况而定。如损伤以出血为主,脑挫裂伤不重,血肿清除后见脑组织已自行塌陷、变软、波动良好者,只需将颞极区做适当切除,行颞肌下减压即可;如血肿量不太多,脑挫裂伤较重,血肿清除后仍有明显脑肿胀或出现急性脑膨出,并确已证明无其他部位血肿时,在应用脱水药物的同时将额极区和颞极区做适当切除,并弃去骨瓣,行颅内外减压术。

注意事项:在翻开骨瓣切开硬脑膜时,要特别注意观察,如果硬脑膜很紧张,脑压很高,最好用宽的脑压板经硬脑膜的小切口伸入硬脑膜下将脑皮质轻轻下压,然后迅速将硬脑膜切口全部剪开,或者先经硬脑膜小切口(可多处)清除部分血肿减压后再扩大硬脑膜切口,这样可以在切开硬脑膜的过程中,避免严重肿胀的脑组织由切口中膨出,造成脑皮质裂伤。

标准外伤大骨瓣开颅术:主要用于治疗单侧急性幕上颅内血肿和脑挫裂伤,特别是伴有脑疝者更适合。因为标准外伤大骨瓣开颅术能达到下列手术要求:①清除额颞顶硬脑膜外、硬脑膜下及脑内血肿;②清除额叶、颞前及眶回等挫裂伤区坏死脑组织;③控制矢状窦桥静脉、横窦及岩窦撕裂出血;④控制颅前窝、颅中窝颅底出血;⑤修补撕裂硬脑膜,防止脑脊液漏等。大量临床应用证明标准外伤大骨瓣开颅术[(10～12)cm×(12～15)cm]比经典骨瓣[(6～8)cm×(8～10)cm]疗效好,而且改良后用于双侧硬脑膜下血肿脑挫裂伤患者。目前已在国外广泛推广应用,取得肯定的疗效。临床证明标准外伤大骨瓣开颅术能清除约95%单侧幕上颅内血肿,另外5%幕上顶后叶、枕叶和颅后窝血肿则需行其他相应部位骨瓣开颅术。例如,顶后和枕部颅内血肿应该采用顶枕瓣、颅后窝血肿则需要行颅后窝直切口或倒钩切口、双额部颅内血肿应该采用冠状瓣切口等。

标准外伤大骨瓣开颅手术方法:①手术切口开始于颧弓上耳屏前1 cm,于耳郭上方向后上方延伸至顶骨正中线,然后沿正中线向前至前额部发际下。若颅脑伤患者术前病情急剧恶化,出现脑疝症状时,应首先采取紧急颞下减压术。在颞部耳郭上方迅速切开头皮,分离颞肌,颅骨钻孔,用咬骨钳扩大骨窗,迅速切开硬脑膜,放出并吸除部分血肿。紧急颞下减压术能暂时有效地降低颅内高压,缓解病情。然后应该继续行标准外伤大骨瓣开颅术。②采用游离骨瓣或带颞肌骨瓣,顶部骨瓣必须旁开正中线矢状窦2～3 cm。③对于已采取紧急颞下减压术的患者,从原来颞部硬脑膜切开处开始做T字弧形硬脑膜切开。若未曾采取紧急颞下减压术的患者,应从颞前部开始切开硬脑膜,再做T字弧形切开硬脑膜。硬脑膜切开后可以暴露额叶、颞叶、顶叶、颅前窝和颅中窝。④脑膜切开后,采用冲洗、吸引和杯状钳等轻柔去除硬脑膜下血肿。血肿清除后,仔细寻找出血来源。对于脑表面动静脉破裂出血者采用双极电凝止血;对于矢状窦静脉出血双极电凝止血无效时,宜采用吸收性明胶海绵止血或肌片填塞止血。脑挫裂伤通常发生在额叶前部、额叶底部和颞叶。对于肉眼所见的挫裂伤坏死脑组织应彻底吸除;对于颞上回后部、中央沟附近、顶叶或枕叶等重要功能区挫裂伤组织应慎重处理。若这些功能区挫裂伤组织确实坏死,则应吸除。脑内血肿最常见的部位是额叶和颞叶。脑内血肿可发生于脑浅表组织同脑挫裂伤并存,也可单独发生于脑深部组织。对于直径>1 cm浅表脑内血肿应予以手术清除。对于脑深部血肿应慎重处理,若深部脑内血肿造成颅内高压、脑移位或神经功能障碍时,则应小心分开脑组织,暴露和清除深部脑内血肿;对于未引起颅内高压和神经功能障碍的较小脑深部血肿,则不必采用外科手术清除,血肿可自行吸收。硬脑膜切开后,有时会出现急性脑肿胀和脑膨出。手术过程中急性脑肿胀、脑膨出的原因主要包括脑血管张力自主调节能力丧失,当硬脑膜切开或血肿清除减压后,脑血管被动性扩张,脑充血脑肿胀形成;手术同侧或对侧术前已存在的颅内血肿或手术过程中形成的新血肿。对于其他颅内血肿应该给予手术清除;对于脑血管张力自主调节能力丧失所致的脑肿胀患者,目前最有效的治疗措施是控制性低血压,收缩压控制在8.0～12.0 kPa,时程2～4 min,以减轻脑充血和脑肿胀。在实施控制性低血压时可同时给予甘露醇和过度通气。控制性低血压时程不宜过长,以免造成缺血性脑损害。目前通常使用的控制性低血压药物是硫喷妥钠。给药方法:成人先静脉注射500 mg,必要时加大剂量至75 mg/kg;另外,术前或术中给予降温处理,也能有效地减轻脑肿胀和脑充血,绝大多数患者经过上述治疗后能有效地控制脑肿胀和脑膨出,若经过上述治疗措施仍无效,可考虑实施部分额叶或颞叶切除术。⑤颅内手术完毕后,应尽一切可能缝合硬脑膜,若因脑张力大硬脑膜无法缝合时,应采用腱膜或其他组织修补缝合硬脑膜。缝合硬脑膜的理由:防止术后硬脑膜外渗血进入蛛网膜下腔;减少术后大脑皮层与皮下组织的粘连;减少术后脑脊液漏和脑脊液切口漏;减少术后硬脑膜下脑内感染;防止脑组织从切口膨出;减少术后外伤性癫痫发生率。硬脑膜缝合完毕,放回并固定骨瓣,缝合手术切口。在手术缝合过程中,手术区放置引流管,用于引流手术部位渗血和渗液。术后脑室放置引流管,用于监测颅内压,颅内压高时可用于放脑脊液以降低颅内压。

（二）亚急性硬脑膜下血肿

其形成机制、症状与急性型相似,不同的是进展较慢,常在脑挫裂伤的基础上,逐渐出现颅内压增高症状,出现新的神经体征或原有体征加重,甚至出现脑疝。若外伤后病情发展较缓已为期4～12 d,曾有中间意识好转期,继而加重,并出现眼底水肿及颅内压增高症状,则往往伴有亚急性硬脑膜下血肿。这类血肿要与继发性脑水肿相鉴别。MRI 不仅具有能直接显示损伤程度与范围的优点,同时对处于 CT 等密度期的血肿有独到的效果,因红细胞溶解后高铁血红蛋白释出,T_1、T_2 像均显示高信号,故有其特殊优势。所以,磁共振成像对于亚急性硬脑膜下血肿的诊断优于 CT 扫描。亚急性硬脑膜下血肿中,有部分原发性脑损伤较轻,病情发展较缓的病例,亦可在严密的颅内压监护下或 CT 扫描动态观察下,采用非手术治疗获得成功。但治疗过程中如有病情恶化,即应改行手术治疗,任何观望、犹豫都是十分危险的。手术方法的选择须依病情而定,根据血肿是液体状或固体凝血块,分别采用钻孔冲洗引流术及骨瓣开颅血肿清除术。

（三）慢性硬脑膜下血肿

慢性硬脑膜下血肿是指头部伤后 3 周以上出现症状,血肿位于硬脑膜与蛛网膜之间,具有包膜的血肿。本病好发于小儿及老年人,占颅内血肿的 10%,占硬脑膜下血肿的 25%。起病隐匿,临床表现多不明显,容易误诊。从受伤到发病的时间,一般在 1～3 个月,文献中报告有长达34 年之久者。

1.病因与病理

血肿形成和逐渐扩大的机制尚无统一认识。一般将慢性硬脑膜下血肿分为婴幼儿型及成人型。成人型绝大多数都有轻微头部外伤史,老年人额前或枕后着力时,脑组织在颅腔内的移动较大,易撕破脑桥静脉,其次静脉窦、蛛网膜粒等也可受损出血。一般血肿的包膜多在发病后 5～7 d开始出现,到 2～3 周基本形成,为黄褐色或灰色结缔组织包膜,靠蛛网膜一侧包膜较薄,血管很少,与蛛网膜粘连轻微,易于剥开,靠硬脑膜一侧包膜较厚,与硬脑膜紧密粘连,该层包膜有丰富的新生毛细血管,血浆不断渗出,有时见到毛细血管破裂的新鲜出血。非损伤性慢性硬脑膜下血肿十分少见,可能与动脉瘤、脑血管畸形或其他脑血管疾病有关。慢性硬脑膜下血肿扩大的原因,可能与患者脑萎缩、颅内压降低、静脉张力增高及凝血机制障碍等因素有关。

婴幼儿慢性硬脑膜下血肿以双侧居多,常因产伤引起,产后颅内损伤者较少,一般 6 个月以内的小儿发生率最高,此后则逐渐减少,不过外伤并非唯一的原因,除由产伤和一般外伤引起外,营养不良、维生素 C 缺乏病、颅内外炎症及有出血性体质的儿童,甚至严重脱水的婴幼儿,也可发生本病。出血来源多为大脑表面汇入上矢状窦的脑桥静脉破裂所致,非外伤性硬脑膜下血肿则可能由全身性疾病或颅内炎症所致的硬脑膜血管通透性改变引起。

慢性硬脑膜下血肿的致病机制主要在于占位效应引起颅内高压,局部脑受压,脑循环受阻、脑萎缩及变性,且癫痫发生率高达 40%。为期较久的血肿,其包膜可因血管栓塞、坏死及结缔组织变性而发生钙化,以致长期压迫脑组织,促发癫痫,加重神经功能缺失。甚至有因再出血内膜破裂,形成皮质下血肿的报道。

2.症状与体征

一般把临床表现归纳为4类。

(1)颅内压增高症状:一般呈慢性颅内压增高表现,有头疼及眼底水肿等。

(2)智力、精神症状:如记忆力和理解力减退、智力迟钝、精神失常。

(3)局灶性症状:如偏瘫、失语、偏侧感觉障碍等,但均较轻。

(4)婴幼儿患者,前囟膨隆,头颅增大,可误诊为先天性脑积水。

国外有人将慢性硬脑膜下血肿的临床表现分为四级。Ⅰ级:意识清楚,轻微头疼,有轻度神经功能缺失或无;Ⅱ级:定向力差或意识模糊,有轻偏瘫等神经功能缺失;Ⅲ级:木僵,对痛刺激适当反应,有偏瘫等严重神经功能障碍;Ⅳ级:昏迷,对痛刺激无反应,去大脑强直或去皮质状态。

3.诊断与鉴别诊断

由于这类患者的头部损伤往往轻微,出血缓慢。加以老年人颅腔容积的代偿间隙较大,故常有短至数周、长至数月的中间缓解期,可以没有明显症状。当血肿增大引起脑压迫及颅内压升高症状时,患者早已忘记外伤的历史或因已有精神症状、痴呆或理解能力下降,不能提供可靠的病史,所以容易误诊。因此,在临床上怀疑此症时,应尽早施行辅助检查,明确诊断。以往多采用脑超声波、脑电图、核素脑扫描或脑血管造影等方法辅助诊断。近年来临床都采用CT扫描,不但能提供准确诊断,而且能从血肿的形态上估计其形成时间,而且能从密度上推测血肿的期龄。一般从新月形血肿演变到双凸形血肿,需3~8周,血肿的期龄平均在3.7周时呈高密度,6.3周时呈等密度,至8.2周时则为低密度。但对某些无占位效应或双侧慢性硬膜下血肿的患者,MRI更具优势,对呈等密度时的血肿或积液均有良好的图像鉴别。

慢性硬脑膜下积液,又称硬脑膜下水瘤,多数与外伤有关,与慢性硬膜下血肿极为相似,甚至有作者认为硬膜下水瘤就是引起慢性血肿的原因。鉴别本要靠CT或MRI,否则术前难以区别。

大脑半球占位病变:除血肿外其他尚有脑肿瘤、脑脓肿及肉芽肿等占位病变,均易与慢性硬膜下血肿发生混淆;区别主要在于无头部外伤史及较为明显的局限性神经功能缺损体征。确诊亦需借助于CT、MRI或脑血管造影。

正常颅压脑积水与脑萎缩:这两种病变彼此雷同又与慢性硬膜下血肿相似。均有智能下降和(或)精神障碍,不过上述两种病变均无颅内压增高表现,且影像学检查都有脑室扩大、脑池加宽及脑实质萎缩为其特征。

4.治疗与预后

目前,对慢性硬脑膜下血肿的治疗意见已基本一致,一旦出现颅内压增高症状,即应施行手术治疗,而且首选的方法是钻孔引流,疗效堪称满意,如无其他并发症,预后多较良好。因此,即使患者年老病笃,亦须尽力救治,甚至进行床旁椎颅引流,只要治疗及时,常能转危为安。现存的问题主要是术后血肿复发率仍较高,还有部分患者出现硬膜下积液,经久不愈,因此术后治疗不可忽视。

(1)钻孔冲洗引流术:根据血肿的部位和大小选择前后两孔(一高一低)。也有临床研究证明单孔钻孔冲洗引流术与双孔钻孔冲洗引流术的疗效基本相同,故不少临床医师采用单孔钻孔冲洗引流术。

于局麻下,先于前份行颅骨钻孔,进入血肿腔后即有陈旧血凝血块及棕褐色碎凝血块流出,然后用硅胶管或 8 号尿管小心放入囊腔,长度不能超过血肿腔半径,进一步引流液态血肿。同样方法于较低处(后份)再钻孔,放入导管,继而通过两个导管,用生理盐水轻轻反复冲洗,直至冲洗液变清为止。术毕,将两引流管分别另行头皮刺孔引出颅外,接灭菌密封引流袋。采用单孔钻孔冲洗引流术者,术中需注意排气。

(2)前囟侧角硬脑膜下穿刺术:小儿慢性硬脑膜下血肿,前囟未闭者,可经前囟行硬膜下穿刺抽吸积血,选用针尖斜面较短的肌肉针头,经前囟外侧角采用 45°角斜行穿向额或顶硬膜下,进针 0.5～1.0 cm 即有棕褐色液体抽出,每次抽出量以 15～20 mL 为宜。若为双侧应左右交替穿刺,抽出血液常逐日变淡,血肿体积亦随之减小,如有鲜血抽出和(或)血肿不见缩小,则需改行剖开术。

(3)骨瓣开颅慢性硬膜下血肿清除术:适用于包膜较肥厚或已有钙化的慢性硬膜下血肿。开颅方法已如前述,掀开骨瓣后,可见青紫增厚的硬脑膜,先切开一小孔,缓缓排出积血,待颅内压稍降后瓣状切开硬膜及紧贴其下的血肿外膜,一并翻开可以减少渗血。血肿内膜与蛛网膜多无愈着,易于分离,应予切除,但不能用力牵拉,以免撕破内外膜交界缘,该处容易出血,可在近缘 0.5 cm 处剪断。术毕,妥善止血,分层缝合硬脑膜及头皮各层、血肿腔置管引流 3～5 d。对双侧血肿应分期、分侧手术。

(4)术后处理:除一般常规处理外,可将床脚垫高,早期补充大量液体(每天 3 500～4 000 mL),避免低颅压,利于脑复位。记录每 24 小时血肿腔的引流量及引流液的颜色,如引流量逐渐减少且颜色变淡,表示脑已膨胀,血肿腔在缩小,3～5 d 后即可将引流管拔除。如颜色为鲜红,多示血肿腔内又有出血,应及时处理。病情稳定好转并拔管后,可早期实施高压氧治疗,改善脑组织相对缺氧状态,以利于脑复张,减少血肿复发和慢性硬膜下积液发生。

5.外伤性硬膜下积液

外伤性硬膜下积液又称硬膜下水瘤,是外伤后硬膜下出现的脑脊液积聚,发病率占颅脑损伤的 0.5%～1.0%,以老年人多见。硬膜下积液的原因不清,多认为系外伤引起蛛网膜破裂形成活瓣,使脑脊液进入硬膜下腔不能回流,或液体进入硬膜下腔后,蛛网膜裂口处被血块或水肿阻塞而形成。有急、慢性之分,急性少见,无包膜,慢性形成晚,有完整的包膜。临床表现似硬膜下血肿。CT 表现为一侧或双侧颅骨内板下方新月形低密度区,以双侧额颞区多见,常深入到前纵裂池,呈 M 型,CT 值 7 Hu 左右。MRI 表现为 T_1WI 为低信号,T_2WI 为高信号。可演化为硬膜下血肿,也可自行吸收。治疗以保守治疗为主,不吸收者可钻孔冲洗引流术或分流术。

四、脑内血肿

头部外伤后在脑实质内形成血肿称为外伤性脑内血肿。可以发生在脑组织的任何部位,多数为急性血肿。在迟发性颅内血肿中脑内血肿最常见。一般认为,幕上出血量达 20 mL、幕下出血量达 10 mL 称为血肿,因为临床上患者达到这一出血量即可导致急性脑受压症状,否则称为出血。当然,颅内血肿是否引起脑受压状态,取决于血肿量、血肿部位、血肿形成速度,是否合并脑挫裂伤和脑水肿程度等诸多因素。在 CT 应用之前,文献报道脑内血肿在闭合性颅脑损伤中占 0.5%～1.2%。CT 应用之后其比例为 1.5%～8.3%。

(一)发病机制

脑内血肿多发生于脑挫裂伤较重的部位。浅部的出血系由于骨折后刺伤皮层小血管或挫裂伤区脑皮质血管破裂所致。对冲伤所造成血肿多位于额极及颞极处,而且血肿多接近脑表面,并多伴有硬膜下血肿,这是外力作用于脑组织时使脑组织在颅内快速移动额极、底部及颞极与顶骨及蝶骨嵴撞击摩擦所致,位于脑深部的血肿系外伤时脑组织受变形或剪应力作用造成深部血管的撕裂伤所致。位于基底核区、丘脑或脑室壁附近的血肿较大时,可破入脑室致脑室内出血。此类患者往往病情危重,预后不佳。

(二)病理改变

急性脑内血肿初期为凝血块,形状不规则,常与挫裂伤或坏死的脑组织相混杂。经 4~5 d 血肿开始液化,血肿颜色逐渐变为酱油样或棕褐色陈旧性血液,周围有胶质细胞增生,脑组织内水肿也较明显。随着时间的延长,血肿逐渐变为黄褐色液体,血肿周围包膜形成,包膜为增生的胶质纤维和神经胶质,至 2~3 周包膜也较完整,少数可出现钙化。血肿周围脑组织可见含铁血黄素沿着。脑沟变平、脑回变宽、变软,触之有波动感,此时周围脑水肿已减轻,多无明显颅内压增高。

(三)血肿部位

外伤性脑内血肿可发生于脑内任何部位,但其发生部位与受伤机制有直接关系。临床上最常见的部位为额颞叶前部,约占 80%,常为对冲性脑挫裂伤所致。其次为顶叶、枕叶约占 10%,其他则分布于基底核区、小脑、脑室内和脑干等处。在加速性损伤中,血肿多发生于外力直接作用的部位,而在减速性损伤中血肿多发生于外力作用的对冲的部位。了解受伤机制与血肿部位的关系,有助于对一些已经发生脑疝特别危重,没有时间进行 CT 扫描的患者手术时决定开颅手术部位。

(四)临床表现

脑内血肿的临床表现与血肿的部位、大小及所伴随的脑损伤程度等密切相关。脑内血肿较小、脑挫裂伤较局限者伤后意识障碍较轻、持续时间较短,多有中间清醒期;而脑挫裂伤广泛、血肿较大或深部血肿破入脑室者,伤后意识障碍多较深,且进行性加重,无中间清醒期,病情变化快,容易发生脑疝。如位于非功能区体积较小的血肿且伴随的脑挫裂伤较轻者,则可能无明显的神经缺失症状。而对于因对冲性脑挫裂伤较重的额、颞叶前部的血肿患者,则有明显颅内压增高症状,而无神经系统定位症状和体征。位于功能区附近血肿,除了颅内压增高症状外还会出现神经系统功能缺失症状、体征。如位于运动区及语言中枢及附近血肿可出现偏瘫、失语,并可出现局灶性癫痫。位于基底区者出现"三偏征"。位于小脑的血肿表现为肢体共济失调及平衡功能障碍。脑干血肿则病情凶险,意识障碍。并伴有高热和生命体征改变。

(五)辅助检查

CT 扫描是诊断颅内血肿最简便、最有效的辅助检查,对于急性出血应首选 CT 检查。主要表现脑内圆形或不规则形高密度影,急性期 CT 值为 50~90 Hu,周围有低密度的水肿带。占位效应明显者可见脑室、脑池受压变形和中线结构移位等。同时还可发现其所伴随的脑挫裂伤、蛛网膜下腔出血或其他部位血肿等情况。3 d 后,血肿周围部分的血红蛋白开始溶解、破坏并被周围巨噬细胞吞噬,周围部分出血密度开始降低,中心部分仍为高密度,随着时间推移,血肿中心的高密度范围逐渐缩小,至出血后 1 个月时,通常整个血肿呈等密度或低密度。

颅内出血的 MRI 表现比较复杂,其信号强度随出血量不同而异。新鲜出血时,理论上 T_1 和 T_2 相应为等信号,但由于血肿初期蛋白含量较低,质子密度较高,或由于血肿内水分增加,可使血肿的 T_1 和 T_2 弛豫时间稍长于脑组织,所以 T_1 相常表现为稍低信号,T_2 相对稍高信号;但在高磁场 MR 机成像时 T_1 相则表现为等信号。出血数小时后,红细胞内的血红蛋白逐渐转变为脱氧血红蛋白,它可使 T_2 弛豫时间缩短,T_2 相上呈低信号,T_1 相依据急性血肿的不同时期可呈等信号、稍低信号、稍高信号或高信号。出血 3～6 d 开始,T_1 相上常表现为高信号环,而血肿中心部分为低或等信号。而此期的 T_2 相表现较复杂,既可是高信号,也可是低信号。出血 2 周后,红细胞已溶解,出现含铁血红素沉积,并主要位于血肿壁,所以在 T_1 相上常表现为血肿周围一低信号环,呈慢性血肿的特点。因此,对诊断颅内血肿而言,急性期应首选 CT 扫描而非 MRI 扫描。

(六)诊断与鉴别诊断

根据病史,临床表现,结合头颅 CT 扫描辅助检查,发现脑内异常高密度影,周围低密度水肿带及合并脑挫裂伤或其他颅内血肿即可做出外伤性脑内血肿的诊断。在 CT 应用之前,其诊断有一定困难,CT 应用之后诊断就变得容易了。对于没有 CT 设备的医疗单位或病情危急来不及行头颅 CT 扫描者应根据受伤机制分析脑内血肿可能的发生部位进行钻孔探查,以发现血肿,以免遗漏。本病应注意与单纯脑挫裂伤、局限性脑水肿或其他类型颅内血肿相鉴别。

(七)治疗

1.非手术治疗

对于意识清楚、病情进展缓慢、临床症状较轻、无明显颅内压增高、幕上血肿＜30 mL,幕下血肿＜10 mL,中线结构无明显移位者,或年老体弱者并有其他脏器严重疾病者,可采取非手术治疗,给予脱水、利尿、止血、防治感染等手术治疗,但非手术治疗期间应严密观察病情变化,特别是位于颞叶的血肿,因容易发生颞叶钩回疝。如病情呈进行性加重,应及时复查头颅 CT,必要时改为手术治疗。少数慢性颅内血肿患者,由于血肿已囊变、颅内压不高,则无须特殊处理,除非有顽固性癫痫发作,否则也不需要手术治疗。

2.手术治疗

脑内血肿的手术指征与其他类型的外伤性颅内血肿一样,包括临床症状体征加重者、头颅 CT 扫描幕上血肿＞30 mL、颞叶血肿＞20 mL 或幕下血肿＞10 mL 并有急性颅内压增高和占位效应者。手术目的是清除血肿,控制颅内出血,降低颅内压,防止脑移位和脑疝形成。手术方法:一般采用骨瓣或骨窗开颅,清除硬膜下血肿及破碎坏死的脑组织后,采用脑针试行穿刺脑内血肿后予以清除,对血肿腔周围彻底止血。若血肿破入脑室应沿破口进入脑室系统,尽量清除其内的血肿块。术后行持续脑室外引流。清除血肿后若脑肿胀仍明显、颅内压高者应去除骨瓣减压。手术清除血肿时应注意:①打开骨瓣时如发现颅腔张力很高、触之较硬者,应采取脱水、利尿或过度换气等使压力下降后先在硬膜上切一小口吸除部分血肿及坏死脑组织再扩大硬膜切口,翻开硬膜。否则在颅压很高的情况下骤然打开硬膜会形成急性脑膨出,引起脑组织嵌顿,加重原有的脑损伤;②如果清除血肿后颅压仍未下降或降低后又出现颅压高甚至脑膨出应该查明原因,如是否其他部位还有血肿并做相应处理;③对于位于深部的血肿则不必勉强清除,血肿可自行吸收;④清除血肿时应注意保护功能区脑组织。

(八)预后

由于外伤性急性脑内血肿常伴有严重的脑挫裂伤,死亡率很高,文献报道约 45%。死亡的原因包括血肿本身的影响及脑挫裂伤、蛛网膜下腔血肿出血、脑水肿等合并伤所带来的一系列问题。本病术后遗留神经功能缺失和癫痫发生率较其他颅内血肿高。对于亚急性和慢性血肿,只要及时治疗,方法得当,则预后较好。

迟发性脑内血肿,是 1977 年 Frech 和 Dubin 根据 CT 扫描结果最早提出来的一个影像学概念,是指头部外伤后首次头颅 CT 扫描未发现的脑内血肿,经过一段时间重复 CT 扫描或手术、尸检发现的血肿,或是清除血肿一段时间后又在脑内不同部位发现血肿者,其发生率为1%～10%,多见于年龄较大的颅脑损伤患者,发病高峰常在脑挫裂伤后3 d内或清除其他脑内血肿突然减压之后。低血压、低氧血症、全身凝血功能障碍及手术减压早期应用脱水剂、过度通气降颅压等对迟发性脑内血肿的发生起到促进作用。本病的临床特点是:中老年人减速性暴力所致的中重型颅脑损伤,伤后3～6 d临床症状和体征逐渐加重,或出现局限性癫痫,意识进行性恶化,特别是有低血压、脑脊液外引流或过度换气或强力脱水的病例,应及时复查CT,以便尽早诊断及治疗。提高本病的诊疗水平关键是加强病情观察,尽早复查CT,以及时诊断迅速清除血肿。本病预后较差,死亡率为25%～55%。

五、脑室出血

外伤性脑室出血临床上相对少见,多数患者伴有严重的颅脑外伤。其特点是伤情重,预后差,死亡率较高。临床上单纯脑室内出血较少见,大部分患者常合并有弥漫性轴索损伤、脑挫裂伤,颅内血肿及颅骨骨折等其他脑损伤。

(一)发病机制

原发性脑室出血由脑室壁及脑室内血管如脉络丛血管破裂出血引起,而继发性脑室内出血则是外伤时致脑实质内出血形成血肿并破入脑室所致。外伤性原发性脑室内出血的机制尚不完全明确,有部分学者认为是沿矢状方向的外伤作用于头部,在脑室壁受伤的瞬间,突然发生向前向后移动、变形,使脑室壁上的室管膜受到负压吸引,同时受到脑脊液的强力作用,也促使中线部位的胼胝体、室管膜及脉络丛结构受到重力的作用致血管破裂,血液淤积于脑室。也有学者认为有些病例是脑室壁上的隐匿性血管畸形在外伤时由于外力作用使其破裂出血所致。总之,脑室受伤瞬间脑室变形,负压形成及剪应力作用使脑室壁破裂致室管膜下血管及脉络丛血管损伤出血,可能是外伤性原发性脑室内出血主要原因。

(二)临床表现

外伤性脑出血病情较复杂,由于常常伴有其他严重的颅脑损伤,所以其临床表现与一般的颅脑损伤并无太大区别和特异性,根据患者的出血部位、出血量的多少及累及脑室的多少、是否伤及中线结构而有不同。临床上患者可表现为意识障碍,伤后持续昏迷或昏迷持续加重,如出血量多累及全脑室系统同时脑损伤严重如伴有下丘脑、脑干损伤者,除了严重意识障碍外常有消化道出血、高热、抽搐、呼吸节律改变等;也有部分单纯性脑室内出血,其他脑伤较轻者仅有较轻意识障碍,仅表现头痛、烦躁或淡漠,无明显定位体征。生命体征不同程度的变化,临床上发热患者较多,这与脑室内出血后对视丘下部的刺激有关。神经系统检查可见脑膜刺激征、脑干损伤体征及神经系统定位体征,这与伴发的脑损伤有关。有部分患者早期症状较轻,但可突然出现昏迷、抽搐、去皮质强直发作、呼吸停止等,应予高度重视。

(三)辅助检查

头颅CT扫描见脑室系统不同程度高密度影,可表现为单侧或双侧脑室出血,有些表现为全脑室系统积血,脑室铸型。部分患者伴有蛛网膜下腔出血,有脑挫伤、颅内血肿。少数脑室内出血可以由脑室内病变引起,最常见为脑血管畸形。血管畸形可完全位于脑室内,也可以部分位于脑室旁,以侧脑室最为常见。出血可以局限在脑血管畸形部位,也可以充满脑室。若CT扫描不易鉴别,可行头颅MR检查。血管畸形在MR图像上容易显示,表现为血管流空、低信号或出血灶内信号不均质。血管畸形病灶小而出血量多时,血管畸形本身可能被掩盖。脑室旁血管畸形引起的脑室内出血,血管畸形部位脑实质内常可见到少量出血。

（四）诊断与鉴别诊断

外伤性脑室内出血由于缺乏特征性临床表现,仅凭临床症状体征难以诊断,进一步结合头颅CT扫描和患者外伤史,则诊断较容易。

在鉴别诊断方面,应注意与外伤性继发性脑室内出血相鉴别。特别是那些先有脑室内出血,后因意识丧失而跌倒致伤头部的病例。如前所述,原发性脑室出血与脑的解剖有密切关系,多是由于侧脑室侧壁脉络丛组织和室管膜血管破裂出血流入脑室所致。脑室周围1.5 cm区是由脉络膜前后动脉末梢分支组成的离心血管和一组由脑表面向脑室周围深入向心性血管所供血,两组动脉都是终末动脉分支不吻合,这些部位容易缺血、软化、梗死并出血破入脑室。原发性脑室出血的患者多数为高血压脑动脉粥样硬化的老年患者。这些病例多有高血压病史,常常伴有跌伤,除了脑室出血外,其他的脑伤往往比较轻,甚至不伴其他脑伤。总之,通过详细询问病史,结合影像学改变几乎都能做出鉴别诊断。

（五）治疗

外伤性脑室内出血的治疗应采取个体化治疗方案,除了考虑脑室积血处理,还应考虑其伴随颅脑损伤的处理,原则是引流清除脑室内积血、积液,降低颅内压。

持续脑室外引流适用于各种脑室内出血患者,通过持续脑室外引流可以清除脑室内积血,减少或防止梗阻性脑积水的发生,降低颅内压。根据头颅CT显示的脑室积血情况采取单侧或双侧脑室外引流。置管成功后对积血较多、引流不畅的患者,可以从引流管内注入尿激酶,每次2×10^4 U,夹管2～3 h后开放继续引流,每天1次,一般3～4 d后脑室内积血多能清除。脑室引流期间应特别注意防止引流管脱落,注射尿激酶时应严格无菌操作防止继发感染。此外,应注意观察每天的引流量,引流管的高度应适当,过高引流不畅,过低易造成过度引流。拔管前应先夹闭引流管观察24 h,同时复查CT了解积血引流情况及脑室大小,依据具体病情决定是否拔管。

对于合并颅内血肿有明显占位效应或脑疝形成者应积极开颅手术清除血肿,术中尽量清除脑室内积血,术毕时行脑室引流,必要时也可从引流管内注入尿激酶。

对单纯脑室内积血、病情较轻、颅内压不高的病例也可采用多次腰穿或持续腰大池引流血性脑脊液,有助于缓解临床症状,减少脑积水的发生。

（六）预后

外伤性脑室内出血死亡率较高,文献报道高达31.6％(18/45)和35.4％～61.7％。国内两组病例报告分别为40％(18/45)和35.4％(17/48)。死亡原因与合并其他颅脑损伤、脑室内积血致脑脊液循环通路受限,脑室急剧膨胀,颅内压骤升及脑深部结构破坏有关。

六、创伤性颅后窝血肿

（一）流行病学

外伤性颅后窝血肿是一种特殊类型的颅内血肿,占颅内血肿的2.6％～6.3％。因颅后窝容量较小,为脑脊液经第四脑室流入蛛网膜下腔的孔道所在,并有重要生命中枢延髓位于此,较易引起急性梗阻性脑积水及枕骨大孔疝,导致中枢性呼吸、循环衰竭,死亡率高达15.6％～24.3％。随着CT的普及,大大提高了颅后窝血肿的早期检出率,使病死率明显降低。

（二）发生机制及病理生理

外伤性颅后窝血肿大多由于枕部直接暴力损伤所引起,暴力以减速伤多见,以枕部为着力点的跌倒伤和低高度坠落伤为主。按其发生的部位可分为硬膜外、硬膜下、小脑内及混合性血肿等，以硬膜外血肿占绝大多数，这与多数患者有枕骨骨折有关。不同于幕上外伤性血肿，单纯的外伤性颅后窝硬膜下血肿非常少见，这是因为颅后窝颅骨内表面较光滑且呈弧形，导致小脑挫伤和小脑血肿很少发生。血肿范围以单侧多见，双侧者少见。血肿往往位于骨折线处，有些可以超过中线累及双侧，少数可以向幕上发展形成骑跨横窦的血肿。出血主要来源：①静脉窦撕裂出血；②板障静脉出血；③硬脑膜血管出血；④小脑皮层表面血管或桥静脉出血；⑤小脑半球挫裂伤等。此外，枕部受力除易发生颅后窝血肿外，常并发额颞部对冲损伤，如脑挫裂伤伴硬膜下血肿、脑内血肿，文献报道约 20% 的患者伴有幕上血肿。因此在早期重视颅后窝血肿可能诱发枕大孔疝的同时还须正确估价幕上脑组织损伤的程度和颅内压的情况，以便及时、全面、正确、有效地抢救患者。由于颅后窝代偿空间狭小，一旦发生颅内空间失代偿，患者的临床病情恶化进展就相当迅速，而且往往是致命的。

（三）临床表现

外伤性颅后窝血肿的临床表现缺乏典型特征，一般以进行性颅内压增高为主要表现。除非患者伴有原发性脑干损伤或伴有严重的幕上脑挫裂伤并血肿，单纯的幕下颅内血肿患者在伤后多不表现为持续的意识障碍。外伤早期意识障碍常较轻，可有中间清醒期，这种意识状态可能与硬膜外血肿多见有关。伤后烦躁往往是颅压增高的早期表现，剧烈头痛及频繁呕吐往往是血肿形成的早期症状之一。若血肿扩大，可发生进行性意识障碍，血肿增大到一定程度则可突然出现枕大孔疝导致脑干受压功能衰竭，如呼吸骤停、去大脑强直、双侧锥体束征等，甚至死亡，不容忽视。呼吸节律改变、小脑体征、颈部抵抗虽被认为是颅后窝血肿的特征性表现，但近年临床上这种特征性改变已较少见，一旦出现则预示病情凶险。患者较轻的临床表现和潜在的致命性后果之间的不一致性是外伤性颅后窝血肿的重要临床特征之一。

（四）影像学检查

1.X 线片

头颅侧位及汤氏位 X 线片，可显示枕骨骨折和邻近骨缝分离。

2.CT

头颅 CT 扫描最为方便、迅速，诊断准确率高，易于随诊复查，不仅可精确地显示血肿部位、血肿量及血肿与横窦、乙状窦、脑干等重要结构的关系，而且能提示第四脑室、环池的形态及颅内是否并发其他病变，是确诊和制订治疗方案的关键。CT 扫描时应注意充分显示后颅层面，要求扫描基线不可过高，同时扫描层面与枕鳞部夹角不可偏小，否则可漏诊颅后窝血肿，这在对有枕部着力致伤机制的颅脑损伤进行检查时尤应重视。此外，为获得良好图像，对躁动者可给予地西泮等镇静药后行 CT 扫描。

（五）诊断

颅后窝血肿的治疗关键在于早期诊断，而其诊断在很大程度上依赖于头颅 CT 检查。X 线片可提示枕骨骨折，但没有骨折不能排除血肿的存在。文献报道头部外伤后存在枕部软组织肿胀和枕骨骨折是发生颅后窝血肿的重要线索，对这些患者即使没有明显的临床症状也建议进行头颅 CT 检查，是避免漏诊的关键。故要高度重视枕部外伤史，对凡有枕部着力的外伤史，有/无枕骨骨折而出现头痛、呕吐症状进行性加重者，即应考虑有颅后窝血肿的可能，应尽早做 CT 扫描，以便早期发现颅后窝血肿，同时明确幕上伴随病变。临床查体时格外注意检查有无枕部头皮挫伤、头皮裂伤和头皮血肿，对枕部或乳突可见局部损伤者应警惕颅后窝血肿的可能。此外，需强调颅脑创伤早期动态观察患者病情变化的重要性。对已明确存在颅后窝小血肿、小脑挫伤的患者,在强调创伤早期密切注意患者病情变化的同时,即使在观察中患者的症状、体征没有明显变化,也应重视常规 CT 检查随访,以避免颅后窝血肿增大而延迟诊治;对于伤后首次头颅 CT 扫描阴性并不能除外迟发性颅内血肿的发生,必要时行 CT 复查,警惕颅后窝迟发血肿的可能。若病情危重而又无特殊检查条件者,必要时可直接施行手术探查,而不应为了强调某种检查而延误诊治。此外,对枕部伤合并幕上损害,当清除幕上血肿后,脑压仍明显高者应再探查颅后窝,对此应引起重视。总之,凡有以下体征者均提示有颅后窝血肿的存在:①向后跌倒或枕部受打击的病史;②枕部有伤痕;③枕骨骨折;④颅内高压症状、小脑症状或小脑与脑干结合性损伤症状,特别当这些症状呈进行性发展趋势者。最后,应重视横窦沟微型硬膜外血肿的诊断,即血肿在 3 mL 左右的横窦沟处的小血肿,压迫横窦引发静脉回流受阻,致患侧脑组织弥漫性肿胀,颅内压升高,最终可发生颞叶沟回疝致使病情恶化,尤其当主侧横窦受累者。临床特征为伤后渐出现颅内压增高症状及体征,在 1 周左右达高峰,脱水治疗难以奏效,部分患者病情可急骤恶化,导致严重后果。

(六)治疗

外伤性颅后窝血肿的早期诊断与及时准确的治疗是降低死亡率,提高抢救成功率的关键。颅后窝容积较小,对占位性病变代偿差,脑内血肿又伴有挫伤水肿,血肿又邻近脑干,故外伤性颅后窝血肿一经确诊,应积极治疗,但是否手术应根据临床症状、体征和 CT 征象而决定。

1.保守治疗

若有下列表现可作为非手术治疗的参考指征:①出血量＜10 mL;②GCS 评分＞12 分;③CT 提示第四脑室形态、大小和位置良好,且无环池受压、梗阻性脑积水征象;④颅内高压症状如头痛、呕吐、颈阻等不明显;⑤动态观察生命体征平稳者。治疗包括以脱水降低颅压及颅内压监测为主,期间应强调密切临床观察及头部 CT 动态复查,一旦病情有加重趋势,应调整方案,积极手术。

2.手术治疗

若患者有下列表现应及时手术治疗:①出血量≥10 mL;②CT 提示第四脑室、环池明显受压和(或)合并有阻塞性脑积水;③头痛、呕吐等颅内高压症状进行性加重,甚至出现意识状态突然变化;④开放性颅后窝损伤合并血肿;⑤保守治疗失败者;⑥横窦沟微型硬膜外血肿:部分横窦沟微小型硬膜外血肿经脱水降颅压等对症治疗,临床症状渐趋缓解,尤其是左侧非主侧横窦受压多能代偿,但保守治疗过程中,出现颅内高压症状进行性加重,应积极手术治疗,同时应警惕脱水治疗后由于颅内压暂时性下降,可因压力填塞止血作用减弱,致部分硬膜外血肿进一步扩大,甚至演变为较大的颅后窝硬膜外血肿。

3.手术策略

(1)幕上和幕下血肿共存时,根据其危害性决定手术先后顺序。

(2)就颅后窝硬膜外血肿而言,单纯的硬膜外血肿一般只需行血肿清除术,即使患者伴有梗阻性脑积水,术后也能很快缓解,而无须行脑室外引流术;但小脑挫伤伴小脑血肿患者同时伴有急性梗阻性脑积水,除了行小脑血肿清除、颅后窝减压术外还需要行侧脑室外引流术,待术后脑水肿消退后拔除外引流管。为预防小脑扁桃体上疝,脑脊液引流压力应保持在 Monro 孔水平线上 1.5～2.0 kPa(15～20 cmH$_2$O)。

(3)对于硬膜下血肿,骨窗应暴露横窦下缘,以利于发现和控制小脑天幕面汇入横窦-窦汇的桥静脉，检查发现小脑组织挫裂伤，应仔细止血，若水肿明显，可用筋膜或人工硬脑膜行颅后窝扩容，必要时咬除枕大孔后缘和寰椎后弓。

（4）对于小脑内血肿，应清除血肿周围的挫裂伤组织，尽量保留小脑蚓部回流静脉，控制好操作界面避免损伤脑干，若小脑组织肿胀明显者，可切除部分小脑半球，并行寰枕减压术，咬除枕大孔后缘及寰椎后弓，充分解除对脑干的压迫。

（5）对术前呼吸骤停的患者时应快速气管插管，人工呼吸，快速静脉滴注20%甘露醇，迅速行侧脑室外引流，进而紧急开颅清除颅后窝血肿，解除脑干压迫，仍可挽救部分脑干功能障碍的患者。

（6）对颅后窝血肿病情紧急者，在不能及时进行 CT 检查时，可在枕骨部位、枕骨骨折线上，实行正中及旁正中钻孔探查。若发现血肿，应作枕骨鳞部和寰椎椎弓部分切除，以保证充分的颅后窝减压。

（七）预后

外伤性颅后窝血肿病情恶化进展主要是压迫脑干，发生急性脑积水和枕大孔疝而导致死亡，因此及时、正确的手术清除血肿有利于解除脑干受压及缓解脑积水，这样不仅能终止病情的恶化，而且有利于改善脑神经功能。术前 GCS 评分是评价患者预后的最重要指标。Sripairojkul 等报道的 22 例颅后窝血肿 GCS 13～15 分恢复良好占 90%，而 GCS 低于 9 分的恢复良好占 30%；Avella 等报道 24 例急性外伤性颅后窝硬膜下血肿，其中 GCS 评分≥8 分 12 例，GCS 评分 <8 分 12 例，前者 75% 预后良好，后者 91.6% 预后不佳。同时，血肿部位与手术预后也有密切关系。文献报道硬膜下血肿及小脑挫裂伤伴小脑血肿患者的预后较差，与常伴有小脑、脑干损伤有关。此外，受伤后距离手术时间的长短对患者的预后亦有较大的影响。因此，早期诊断、早期手术至为关键。对于颅后窝血肿，尤其是单纯硬膜外血肿，一旦诊断明确，又具备手术指征，必须争分夺秒，有效地清除血肿或挫伤灶，充分颅后窝减压，这也是抢救的关键。对凡有枕部外伤后头痛，呕吐或发现枕骨骨折者，应及时进行头颅 CT 检查，一旦确诊又具备手术指征者，尽快手术清除血肿和减压。只要诊断及时、治疗方案选择得当，绝大多数外伤性颅后窝血肿预后是较好的。最后，外伤性颅后窝血肿预后除了取决于颅后窝创伤本身外，患者伴有的幕上创伤性病变也是影响预后的关键。即使合并幕上血肿，只要治疗及时，也能收到满意效果。只有合并广泛而严重的脑挫裂伤或严重原发性脑干伤者预后不良。

七、外伤性迟发性颅内血肿

1977 年 Frech 和 Oubin 根据 CT 扫描，最早论及外伤性迟发性颅内血肿（DTICH）的概念。DTICH 实际上是一个影像学上的概念，是一个颅内从无血肿到有血肿的病理过程。它指头外伤之后，首次 CT 扫描"颅内未见异常"，病情加重时迅速行 CT 复查，在颅内发现了血肿；也指首次 CT 扫描仅仅表现为蛛网膜下腔出血，或者脑组织灰白质交界不清，或者局部的占位效应，或者为脑挫裂伤，颅骨骨折，或者薄层血肿，颅内出血，而经反复的 CT 扫描复查发现了颅内血肿；还可指手术清除了首次 CT 扫描所发现的血肿，术后 CT 复查在原无血肿的部位新发现了血肿；而首次 CT 扫描"颅脑未见异常"，死后尸检时在原无血肿的部位发现了颅内血肿也可称作迟发性血肿。当迟发性血肿清除之后，而经常规的 CT 扫描复查在原无血肿的部位发现了新的颅内血肿，可称为多发性迟发性颅内血肿。DTICH 的发病率国内外报道不一，临床统计表明其发生率占全部颅脑损伤患者的 4%～15%，甚至高达 30%。迟发性颅内血肿可发生于中枢任何部位：硬膜外、硬膜下、脑内、脑室内。可为单发血肿，也可为多发性血肿，但以迟发性脑内血肿和迟发性硬膜外血肿多见，而硬膜下血肿较少见。此病可见于任何年龄，起病方式可为急性、亚急性或慢性，但仍以外伤后急性期多见。患者受伤机制为减速伤，年龄在50岁以上，外伤后首次头颅CT检查有脑挫伤、蛛网膜下腔出血、颅骨骨折等原发性颅脑损伤，是发生外伤性迟发性颅内血肿的高危因素。

(一)病理与病理生理

外伤性迟发性颅内血肿的发病机制目前尚不明确。多数学者认为脑挫裂伤是外伤后迟发性颅内血肿的重要基础。脑挫裂伤区血管舒缩功能障碍，导致血管坏死、破裂出血形成血肿，而低血压、低氧血症及全身凝血功能障碍、手术减压或过度使用脱水剂等治疗之后均可促使脑挫裂伤灶出血，从而形成迟发性血肿。具体而言，其发生机制有以下几个方面。

1.保护性机制学说

颅脑损伤后，由于脑水肿、脑肿胀及颅内血肿等引起颅内压增高或其他填塞效应的保护机制存在，对撕裂的血管起压迫止血作用，未形成或仅形成少量血肿，当使用强力脱水、手术清除血肿、去骨瓣减压后，颅内压迅速降低，消除了脑保护机制对出血源的填塞作用，原已破裂的血管和板障迅速出血，丧失自主调节功能的小血管也可因血管内外压力差增高破裂出血，从而形成迟发性血肿，非手术区脑组织压力及已损伤血管的血管外压力也降低，引起远隔手术区及手术区对侧硬脑膜与颅骨分离，从而牵拉和扯断硬脑膜血管、硬脑膜静脉窦，更易出血形成迟发性血肿。

2.血管舒缩机制障碍

脑挫裂伤可直接损伤血管壁，造成局部脑组织代谢紊乱，释放血管活性物质，导致血管舒缩功能障碍，颅内压增高亦可使脑血管调节功能下降，引起局部脑组织缺血缺氧，血管壁软化破裂，同时形成高碳酸血症，毛细血管和小静脉扩张、充血、血流停滞，促进血细胞外渗，形成血肿。而治疗后脑血管内外压力差突然增大可能是术后脑出血的重要诱发因素。脑外伤致血管舒缩功能障碍，使脑血管渗透性增加，血管壁坏死、破裂和出血，最后融合成血肿。

3.凝血机制障碍

颅脑损伤后，受损的脑组织释放大量组织因子(凝血活酶)进入血液循环，激活Ⅶ因子从而触发外源性凝血途径。颅脑损伤患者在合并缺氧、酸中毒、细菌感染或休克时，由于血管内皮细胞受损，又可触发内源性凝血途径和血小板聚集。这种血液高凝状态，在重型颅脑损伤患者伤后6 h内即可发生。纤溶酶原与纤维蛋白结合后，提高了对纤溶酶原激活物的敏感性，或因组织纤溶酶原被激活，引起纤溶亢进。D-二聚体是凝血酶及因子Ⅷ作用下的交联纤维蛋白经纤溶酶降解作用后的终末产物，血浆中D-二聚体含量增高表明体内有血栓形成及溶解发生，并出现在继发性纤溶中。全身性凝血机制障碍或脑损伤区释放组织凝血激酶引起局灶性凝血异常，从而导致外伤性迟发性颅内血肿。

(二)临床表现

外伤性迟发性颅内血肿多发生于颅脑损伤后3 d以内，以24 h为发病高峰。根据其发病特点可分为以下几类。

1.中老年外伤性迟发性颅内血肿

中老年人由于生理性脑萎缩，颅与脑间隙增大，脑血管硬化脆性增强，外伤后容易引起脑挫伤，导致迟发性颅内血肿。

(1)多为减速伤。

（2）由于脑萎缩，临床症状较轻，而复查 CT 时发现的迟发性颅内血肿已较大。

（3）老年人的神经反应差，当出现迟发性颅内血肿时已到了晚期。

（4）外伤性迟发性颅内血肿以中、老年人多见。

（5）中、老年患者常有高血压病史，伤后全身系统血压升高，外伤灶内血管进一步扩张、破裂出血而形成迟发性血肿。

（6）老年人多有动脉硬化、血管壁脆性大，经猛烈撞击后较年轻人更容易出血而形成血肿。

2.小儿迟发性颅内血肿

有如下临床特点：①受伤史有的不清楚，有的甚至在首次 CT 扫描正常之后仍然隐瞒病史；②临床上表现为烦躁不安、拒食、哭闹；③头痛、恶心、呕吐，以喷射状呕吐为主，多为晨吐；④重时嗜睡，甚至昏迷；⑤贫血貌，年龄越小越明显，面色苍白或是土灰色；⑥前囟张力高，搏动下明显；⑦有的逐渐地出现单瘫或者偏瘫、失语等症状；⑧实验室检查见红细胞及血红蛋白较低。

3.术中迟发性颅内血肿

颅脑损伤之后比较重，首次 CT 扫描或者复查 CT 扫描发现了需要急诊手术的巨大血肿，血肿清除之后术中发现：①术中急性脑膨出者；②术前双瞳等大，术中对侧瞳孔散大者；③手术同侧肢体活动差或者不活动者；④血肿清除之后，脑压迅速增高者（除麻醉浅之外）；⑤血肿清除之后延髓受压的症状未缓解者；⑥术中因脑肿胀而探查原无血肿的部位发现了血肿；⑦术中脑膨出，探查其他部位未发现血肿，可缝合伤口之后带气管插管急行 CT 扫描，以排除术中的迟发性血肿；⑧术前双瞳散大，清除血肿之后双瞳不见回缩者，特别是血肿对侧的瞳孔。

4.术后迟发性血肿

一般来说，伤后手术的时间越早，发生迟发性血肿的可能性越大，不论是血肿清除术还是内外减压术。在临床上主要表现：①术后意识障碍进行性加重，GCS 逐渐地降低者；②术后回缩的瞳孔又散大者；③逐渐地出现新的脑受压的症状者，如偏瘫、失语等；④术后发生癫痫者，特别是局限性癫痫或者癫痫持续状态；⑤骨窗的张力逐渐增高者；⑥颅内压监护：颅压超过 3.3 kPa（25 mmHg）者；⑦逐渐地又出现延髓受压的症状：血压高、呼吸慢、脉搏慢者；⑧术前神志清醒，术后出现精神症状或者意识障碍不能以脑挫裂伤及全身疾病所解释者；⑨术后经降颅压、止血等对症治疗之后，病情仍未见好转者；⑩术后麻醉未醒者。

5.颅后窝迟发性血肿

临床上比较少见，多为硬膜外血肿。临床症状隐匿，一旦发生迟发性血肿，病情进展迅速，失去了抢救机会。早期主要表现：①有枕部头皮下血肿或者颅骨骨折；②颅内压增高的症状较明显，头痛、恶心、呕吐、视盘水肿；③伤后逐渐地出现小脑的症状；④枕部着力，可见皮下淤血、瘀斑；⑤颈项强直或强迫头位，克氏征阴性或阳性；⑥骨折线横跨横窦者；⑦首次 CT 扫描颅后窝有出血者。

（三）辅助检查

连续性 CT 扫描是诊断外伤性迟发性颅内血肿最重要的方法之一，它可早期发现以前没有发现的迟发性血肿。严密的临床观察是 CT 复查的前奏，反复地 CT 复查确定诊断的最终目标。

对首次 CT 检查发现以下征象者应视为外伤性迟发性颅内血肿的高危因素。

（1）脑挫裂伤可能是迟发性血肿发生的基础。多数迟发性脑内及硬膜下血肿在此基础上形成，以减速性损伤多见。减速性损伤不但可致冲击点局部挫伤，而且由于对冲部位的脑皮质与粗糙的前、中颅底及蝶骨嵴冲撞造成脑组织挫伤出血，故部位多为受伤部位及额底和颞极等对冲部位。脑挫裂伤伴点片状出血,同时引起局部脑血管调节机制障碍,毛细血管、小静脉扩张充血,血流停滞,血细胞外渗,形成点状出血,最后融合形成血肿。文献报道48%~80%的外伤性迟发性颅内血肿发生于脑挫裂伤出。

(2)蛛网膜下腔出血是脑挫裂伤的重要间接征象,只有当血肿局部血红蛋白>70 g/L时,CT检查才能发现脑组织密度的差异从而诊断脑挫裂伤。首次CT检查过早,局部组织虽有出血,但血红蛋白浓度尚未达到70 g/L,CT不能发现,只能发现蛛网膜下腔出血这一间接征象。复查CT可发现脑挫裂伤灶,并在此基础上出现迟发性脑内血肿。因此检查如发现脑沟变浅、灰白质界限模糊等早期表现时不可忽视。尤其是在外侧裂、前纵裂及脚间池积血者,更应注意。同时蛛网膜下腔出血尤其侧裂及脑沟的积血,可引起脑血管的痉挛导致血管壁各层组织缺血、坏死,也可导致外伤性迟发性颅内血肿。

(3)颅骨线样骨折是迟发性颅内血肿最多见的早期CT征象,尤其当骨折线跨脑膜中动脉或静脉窦时,常发生硬膜外血肿。骨折容易造成脑膜中动脉或其分支静脉窦的破裂出血及板障出血。早期因压力填塞等原因出血缓慢,为颅腔的适应提供了时间,因此症状隐蔽,不易发现。脱水治疗后颅压降低,硬膜外血肿会在短时间内出现,造成硬脑膜从内板剥离,使出血不易止。且发病突然,出血量大,极易发生小脑幕切迹疝。

(4)首次CT检查阴性的患者亦要警惕迟发性颅内血肿的发生。

(四)诊断

目前认为颅脑损伤后及时复查CT是诊断迟发性颅内血肿的有效办法。临床上对于轻微颅脑损伤症状、体征不严重者应严密观察病情(不能依赖首次CT检查结果),一旦出现头痛、呕吐加剧,意识障碍进行性加深,出现新的神经定位体征,或术后病情好转后又加重,或原无脑肿胀,术中发生急性脑组织膨出等,均应立即复查CT,尤其是中、老年患者,由于脑萎缩的存在,更易形成迟发性颅内血肿。一般认为CT复查的最佳时间为伤后24 h,虽然24 h内及24 h后发现血肿较少,但不也可忽视,应高度重视,因仍有迟发性颅内血肿发生的可能。

(五)治疗

外伤性迟发性血肿的治疗,原则上应积极手术治疗,特别是病情进行性加重,经对症治疗未见好转的病例。

1.手术治疗

(1)适应证:①意识进行性加重者;②一侧或者双侧瞳孔散大者;③幕下血肿超过10 mL并伴有梗阻性脑积水者;④有癫痫发作者,特别是局限性癫痫;⑤幕上血肿量超过30 mL者,特别是硬膜外血肿和颞叶血肿;⑥有血肿所致的神经系统症状和体征者;⑦昏迷的患者,CT复查发现了迟发性颅内血肿;⑧迟发性颅内血肿合并脑挫裂伤或者复合血肿量加起来超过30 mL者;⑨有明显的颅内压增高症状和体征如头痛、恶心、呕吐、视盘水肿,经对症治疗不见好转者;⑩颅内压监护超过3.3 kPa(25 mmHg),并呈进行性升高者;⑪脑室、环池明显受压,显示不清楚者;⑫中线结构移位超过1 cm者;⑬幕上血肿最大直径>4 cm者。

(2)手术方法:①骨瓣开颅血肿清除术,适用于各种类型的绝大多数的迟发性颅内血肿,特别是需要内外减压术的患者。②钻孔冲洗引流术,适用于神志清楚的中老年的急性、亚急性硬膜下血肿。③血肿穿刺引流术,适用于无脑疝的症状和体征、年龄较大、因各种原因不能耐受全麻手术的急性、亚急性、慢性硬膜下血肿。多次穿刺,每3~5小时1次,直至血肿量减少,病情逐渐好转,中线结构复位,脑压下降时为止。剩余的血肿保守治疗,动态观察,复查CT见血肿完全消失

257

为痊愈。④血肿穿刺、尿激酶溶解引流术,因患者高龄,不适合全麻手术,无脑疝症状及体征,血肿位于硬膜外或者硬膜下,椎颅血肿穿刺不易抽出较多的血肿,可注入小于穿刺血肿量的尿激酶液,夹闭引流管经 4~6 h 放开引流管,行持续性外引流术,根据患者的情况,使用适当量的甘露醇,常规 CT 复查动态观察血肿的变化。夹管后病情加重时可提前开放引流管。

不论哪种手术方式,术后都要在 24 h 内行 CT 复查,以观察血肿量及脑复位的程度,以便确定下一步的最佳处理方案。术后仍然要严密观察神志的变化,若意识明显好转,可延期行 CT 复查,但离院前一定要复查 CT。

非手术治疗:因伤后常规的反复地 CT 扫描动态观察,发现了不少的迟发性血肿,这些患者在临床上少数症状轻,一般情况好,GCS 13~15 分,不一定需要手术治疗,但要严密观察。

2.非手术治疗

非手术治疗的指征:①幕上单个血肿量少于 30 mL;②神志清楚或者意识障碍不明显,GCS≥13 分者;③没有颅内压增高的症状及体征者;④环池无明显受压或正常者;⑤持续的颅内压监护≤3.3 kPa(25 mmHg)者;⑥无脑受压的症状及体征,如偏瘫、失语、偏盲等;⑦经脱水、止血等治疗后病情逐渐地好转者;⑧幕下血肿不超过 10 mL,无梗阻性脑积水者;⑨硬膜外血肿的最大厚度低于 4 cm 者;⑩中线结构的移位低于 0.5 cm 者;⑪血肿位于颞叶以外的硬膜下及脑内者。

(六)预后与展望

外伤性迟发性颅内血肿因病情变化急剧,病死率高,诊治较困难易被忽视。早期文献报道预后极差,病死率为 42%~71%。因此,只有做到早期诊断、早期治疗,才能降低死亡率。

八、临床病例分享

(一)病例摘要

某某,女,66 岁。

入院情况:患者因骑车摔伤后意识障碍约 0.5 h 入院。急诊予以查体及 CT 检查后,为进一步系统诊治,收住本科。患者受伤以来,精神差,未进食,大小便未排。患者平素体质一般。否认"肝炎、肺结核、疟疾、菌痢"等传染病史。无药物及食物过敏史。无家族性遗传病史。患者已婚,适龄婚育,配偶身体状况良好育有 1 子 3 女,子女健康。无家族遗传病史。

入院查体:T:36.5 ℃,P:78 次/分钟,R:20 次/分钟,BP:130/50 mmHg。神志模糊,GCS 评分:4+3+5=12 分。查体不能配合。精神差,理解力异常,定向力异常。左侧额部可见一约 8 cm×6 cm 范围头皮血肿。瞳孔圆,双侧对光反应正常,两侧耳郭无畸形。外耳道无出血,乳突部无压痛,听力粗测正常。鼻翼无扇动,无流涕,双侧鼻腔可见血迹。颈软,气管居中,胸廓对称无畸形,双肺呼吸运动对称,腹部平坦,腹式呼吸存在,无肌卫。四肢肌张力正常,肌力检查不配合。全身浅、深感觉检查不能配合。腹壁反射正常,膝腱反射:左侧正常,右侧正常。巴宾斯基征左侧阴性,右侧阴性。霍夫曼征左侧阴性,右侧阴性。脑膜刺激征:颈软,克尼格征:左侧阴性,右侧阴性。

辅助检查:头部、胸部、颈椎、腹部 CT 检查示右侧额颞顶硬膜下出血、右侧额顶部脑挫伤、左额部头皮血肿;肺部下叶浅淡模糊影;左侧耻骨上下支形态不规则。

入院诊断:①急性硬膜下出血;②脑挫伤;③多处损伤;④头皮血肿。

(二)术前讨论与临床决策

1.手术指征

颅内出血增多,意识障碍加重,呈昏睡状,一侧瞳孔散大。

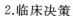

2.临床决策

拟行"脑内血肿清除术(右);暂时性气管切开术;脑室钻孔引流术(左),颅骨切除减压术(右)"手术。

(三)手术过程

1.脑室钻孔引流术

(1)取左侧发迹后 2.5 cm,中线旁 2.5 cm 为穿刺点,并标记。

(2)常规碘伏消毒、铺单。标记点切一长 1 cm 切口,颅锥按设定的穿刺方向锥颅,钻透颅骨、硬脑膜后,拔出颅锥。

(3)颅脑外引流器脑室端按锥颅方向逐步穿刺,方向为与中线平行、垂直双耳连线,进针 7cm 时见脑脊液流出,再进针 0.5 cm,拔除针芯,固定引流管,连接引流套装。

(4)再次消毒,无菌敷料贴敷。

2.脑内血肿清除术

(1)用记号笔画出体表标志和经右侧额颞部"?"形切口手术入路切口线,并用碘酒固定。常规碘伏消毒、铺单。

(2)沿切口线铺以干纱布,用手指压紧,沿切口分段切开头皮和帽状腱膜,用电凝和头皮夹止血。电刀分离皮瓣,将皮瓣翻向颅底侧。盐水纱布覆盖皮瓣并用头皮拉钩牵开。

(3)用电钻在颅骨预定的位置上钻孔,用铣刀分别锯开各孔间骨板,用 2 把骨膜剥离器将骨瓣撬起折断,用咬骨钳将骨瓣折断处咬平。颅骨边缘出血处用骨蜡堵塞止血。

(4)术中所见:可见硬膜张力高。

(5)硬膜表面出血用电凝止血,骨窗周缘硬膜外渗血,将骨窗周缘与硬膜间填入窄条明胶海棉并将硬膜与骨膜及帽状腱膜缝合悬吊止血。用过氧化氢及庆大盐水冲洗,骨窗周缘用脑棉片覆盖。术者洗手、更换手套,头皮切口周围覆盖一干净纱布。用尖刀切开硬脑膜一小口,用脑膜钩提起硬膜,放入小棉片和脑压板,再用脑膜剪剪开硬脑膜成瓣向顶侧翻开并用脑棉片覆盖。为达到减压目的将四周硬膜呈放射状剪开。

(6)术中所见:硬膜下出血十余毫升,给予清除,右颞叶挫伤严重,给予清除坏死脑组织及颞叶内血肿,电凝止血,用庆大盐水反复冲洗,用明胶海棉、可吸收止血纱覆盖止血。

(7)将放射状剪开的硬脑膜复位铺平,因脑压高脑组织向外膨出,使硬脑膜不能完全复位而出现部分硬膜缺损,取颞筋膜、人工脑膜将其覆盖在硬膜缺损部位,用丝线缝合使硬膜基本修补复位。硬膜缝合后,用过氧化氢及庆大盐水冲洗创面。去除游离骨瓣减压。将颞肌及颞筋膜复位与周围颞肌及骨膜间断缝合。

(8)在顶部切口外缘用酒精消毒,用尖刀切一小口,在硬膜外放置硅胶引流管 1 根。将皮瓣复位,头皮再次用电凝彻底止血,用丝线间断缝合帽状腱膜和头皮。

(9)伤口消毒、包扎。

3.经皮扩张气管切开术

(1)仰卧位,双肩抬高,头放低,充分暴露颈部。

(2)常规碘伏消毒、铺单。在颈部正中胸骨上 2 cm 选用 2～3 软骨环之间为穿刺点,用 1% 利多卡因 5 mL 作皮内、皮下、肌肉浸润麻醉后,用尖刀作 1.5 cm 长横形切口,切开皮肤、皮下,用血管钳钝性分离。空针抽半管生理盐水,接穿刺针穿入气道,回抽有气泡。送入导丝。沿导丝送入扩张器扩开组织和气管壁。将内侧开槽的专利扩张钳夹在导丝上,沿导丝将扩张钳滑入气管前壁,张开钳子使气管前壁前方的软组织扩张,在扩张钳打开的状态下移去扩张钳。按上一步的方法重新放入扩张钳,并穿透气管前壁。将扩张钳手柄向患者头部推移,保持扩张钳纵轴与患者身体纵轴平行,使扩张钳尖端进一步进入气管内。打开扩张钳扩张气管。在扩张钳打开的情况下移去扩张钳。沿导丝放入带内芯的气切套管,拔出内芯和导丝。

(3)套管气囊内注入空气约 10 mL,固定气管套管。气管套管垫入纱布。

(四)术后恢复情况

经治疗后恢复可,患者神志嗜睡,双侧瞳孔等大圆,左侧对光反射迟钝,右侧灵敏。

(康　新)

第六节　外伤性硬膜下积液

外伤性硬膜下积液(TSE)是颅脑损伤时各种原因导致的硬脑膜下间隙脑脊液聚集。发生率因各家报道不同,占颅脑损伤的 1.16%～10.00%。儿童发病率较高,约占 19.5%。常发生于一侧或两侧额颞部,双侧额部亦多见。

一、病理与病理生理

外伤性硬膜下积液的形成机制较为复杂,主要有以下相关机制。

(1)单向活瓣学:说软脑膜与蛛网膜之间充满脑脊液,有许多蛛网膜小梁相连,而蛛网膜与硬脑膜之间为一潜在间隙,它们之间有桥静脉、少量的蛛网膜颗粒及病理性粘连。头部创伤时,暴力可造成脑表面、视交叉池、外侧裂池等处的蛛网膜撕裂,破口可呈单向活瓣样,脑脊液可随脑搏动不断从破口流入硬膜下腔,却不能返回蛛网膜下腔而逐渐聚集形成硬膜下积液。

(2)血-脑屏障破坏学说:颅脑损伤后,血-脑屏障受到破坏,毛细血管通透性增加,血浆成分大量渗出聚积在硬膜下腔而形成。

(3)脑外伤后,由于硬膜下腔出血,积聚的血液中红细胞逐渐破坏后,积液内蛋白含量升高,或由于炎性反应致硬脑膜胶原合成增加及高蛋白渗出物增多等原因,局部积液的渗透压增高,周围组织水分不断渗入硬膜下腔积聚形成硬膜下积液。损伤出血可能是其主要原因,手术也证实在小儿颅脑创伤早期硬膜下积液都呈血性,慢性期积液呈橘黄色高蛋白液体。

(4)颅内压平衡失调,同时伴蛛网膜撕裂,脑脊液向压力减低区聚集。

(5)婴幼儿蛛网膜颗粒发育不良,易出现各种原因所致的脑脊液吸收不良。外伤及出血引起蛛网膜颗粒损伤或蛛网膜绒毛闭塞,蛛网膜颗粒对脑脊液重吸收减少也是硬膜下积液形成的可能原因。

(6)过度脱水、脑萎缩及颅内压减低使硬脑膜与蛛网膜间隙增大,促进硬膜下积液的形成。

(7)小儿脑组织含水量较成人高,脑组织脱水后体积萎缩明显,扩大的硬膜下腔易形成局部积液;小儿脑蛛网膜菲薄,易被撕破致脑脊液流至硬膜下腔。因此小儿创伤后硬膜下积液的发病率更高。对不同年龄、不同类型的颅脑损伤患儿,硬膜下积液的发生往往是多种病理生理因素综合影响形成的。

二、临床表现

小儿外伤性硬膜下积液无明显特异性的临床表现,多合并于中、重型脑损伤、硬膜下出血等的临床表现过程中。若继发于轻型脑损伤,伤后早期可无明显的临床症状,随着硬膜下积液的发生逐渐出现头痛、呕吐等高颅压表现,常见因血性积液所致的烦躁不安、易激惹等脑膜刺激症状,同时伴有神萎、嗜睡、食欲减退等表现。部分患儿可出现局灶性抽搐发作,肢体偏瘫或锥体束征阳性。婴幼儿可表现为前囟饱满、张力增高、搏动消失,颅骨骨缝增宽,头围增大,头皮静脉扩张。由于婴幼儿对高颅压代偿能力较强,极少出现瞳孔散大、光反射消失及昏迷等严重的表现。前囟穿刺或引流可见创伤急性期积液为血性,数周之后逐渐演变为橘黄色清亮积液,细胞数正常而蛋白含量增高。

根据病情演变转归情况可分为 4 个不同时期。

(一)进展期

发生在伤后早期(1~2 周),表现多合并急性脑损伤的临床症状和体征中。积液的产生使颅内压进行性增高,意识障碍加重,婴幼儿前囟膨隆,可有烦躁、偏瘫、失语等表现。头颅 CT 动态观察积液逐渐增多,脑受压逐渐加重。

(二)稳定期

急性期后脑水肿逐渐消退,硬膜下积液量多不再增加,高颅压趋于缓解,临床症状改善,病情逐渐稳定。CT 动态观察(2~4 周)硬膜下积液量无明显变化,部分病例可形成包裹性硬膜下积液。

(三)消退期

稳定期病例经 1 至数月后硬膜下积液逐渐吸收,受压的脑组织逐渐复张,临床症状好转。CT 动态观察硬膜下积液减少或消失。

(四)演变期

部分病例由于脑萎缩严重及形成包裹性硬膜下积液,积液可长期存在。包膜的形成常发生在积液后 22~100 d,积液即转变为"水瘤",包膜形成后若合并包膜内缓慢出血而导致慢性血肿。由于占位效应为慢性过程,即使积液演变为血肿,多数患儿亦无明显临床症状,仅可表现为脑的功能发育延迟或倒退。复查头颅 CT 可以确诊。

三、辅助检查

头颅创伤后择期多次的头颅 CT 扫描是常规的确诊手段,阳性率达 100%。典型的头颅 CT 表现为颅骨内板下方新月形或弧形低密度影,脑皮层有明显受压表现,脑回变平、脑沟变浅或消失。积液区 CT 值(7~28 Hu)稍高于脑室内正常脑脊液 CT 值,边界清晰,增强扫描无强化表现,额、颞、顶部常见,以脑损伤较重一侧明显,可为单侧或双侧。当积液演变为包裹性积液或慢性硬膜下血肿时,CT 显示密度增高,增强扫描包膜强化。

头颅 MRI 表现:T_1加权像、T_2加权像、质子加权像信号一般稍高于脑脊液信号或基本接近脑脊液信号,同时可以更加清晰显示局部脑损伤情况。MRI 还可以显示积液有无包膜形成。

四、诊断与鉴别诊断

(一)外伤性硬膜下积液诊断标准

(1)有明确的头部外伤病史,但需考虑到可能被家长忽略的小儿隐匿性头部创伤史。

（2）临床表现主要为原有的脑损伤症状加重或恢复延迟。部分轻型脑损伤患儿可能没有明显的症状。

（3）硬膜下积液多出现在外伤后 20 d 之内,头颅 CT 显示硬膜下腔有低密度的均匀的新月形或弧形低密度影。

（4）MRI 显示硬膜下腔有稍高于脑脊液信号或接近脑脊液信号的新月形或弧形区域,病变区及周边硬膜组织强化不明显。

外伤性硬膜下积液可演变为慢性硬膜下血肿,其诊断标准:外伤后 CT 扫描发现硬膜下积液,复查 CT 发现硬膜下积液演变为高 CT 值的硬膜下血肿。

(二)鉴别诊断

1.脑外间隙增宽(外部性脑积水)

脑外间隙增宽多无明显症状,部分患儿有头颅异常增大、前囟宽大的体征。少数患儿因头颅创伤后行头颅 CT 检查时偶然发现。脑外间隙增宽的积液部位位于蛛网膜下腔,硬膜下积液位于硬脑膜和蛛网膜之间。脑外间隙增宽 CT 表现鉴别:①为双侧额颞顶部左右对称分布,其下方脑组织沟回无任何受压表现,CT 值与正常脑脊液相同,为 0～10 Hu。②多伴纵裂池、侧颞池扩大。③脑室前角稍钝,脑室系统稍扩大,无脑室受压表现。④脑沟加深脑回变窄,有轻度对称性脑萎缩表现。

值得注意的是外部性脑积水可以合并硬膜下积液,在头颅 CT 上难以区分,而头颅 MRI 可显示两者的分界。

2.慢性硬膜下血肿

外伤可导致急性硬膜下血肿,若急性期后发现则已演变为慢性硬膜下血肿。外伤性硬膜下积液亦可演变为慢性硬膜下血肿。若有早期头颅影像资料对比即可鉴别。若无早期资料对比则通过以下影像特征鉴别:①硬膜下积液 CT 值明显低于慢性硬膜下血肿。②增强 CT 扫描硬膜下积液无强化,而慢性硬膜下血肿有边缘强化。③MRI 显示 T_1 加权像、T_2 加权像、质子加权像信号一般稍高于脑脊液信号或基本接近脑脊液信号,而慢性硬膜下血肿信号明显较强。增强 MRI 也可见到血肿有明显的边缘强化。

需注意的是,急性期单侧小儿硬膜下积液和慢性硬膜下血肿都可引起明显的占位效应导致相应的神经系统症状。

五、治疗

小儿硬膜下积液应根据有无高颅压或神经功能障碍、硬膜下积液量、积液性状、脑创伤急、慢性期等因素综合判断,选择不同的治疗方式。

(一)非手术治疗

对于无明显临床表现,病情相对稳定的病例,积液量多少仅作为手术相对指针。以下情况可考虑保守治疗:①处于稳定或消退期的无症状硬膜下积液,即使积液量大也暂不行手术治疗,因为部分病例是由于重型脑损伤继发严重脑萎缩使硬膜下腔明显增宽,从而导致积液量多,此时即使手术效果不佳,且增加继发出血及感染的风险;②头颅影像表现无中线偏移及脑室脑池受压,无明显脑结构改变的病例。

非手术治疗方法:①一般治疗,卧床头高位,避免哭闹、烦躁不安、屏气等导致颅内压增高的因素;②对症治疗,如惊厥发作需充分止惊,加强呼吸道管理,保持呼吸道通畅;③注意补液治疗,避免电解质紊乱,合理使用脱水剂,加强神经营养、扩张脑血管、改善脑微循环。适当输注清蛋白维持血浆胶体渗透压,促进积液吸收;④高压氧治疗有利于脑结构修复及脑功能恢复,促进积液吸收。

(二)手术治疗

非手术治疗效果不佳,处于进展期的病例往往需手术治疗。以下情况需考虑手术:①临床症状明显或进行性加重;②出现与积液部位明确相关的神经系统定位症状及体征,包括局灶性抽搐发作,精神智能障碍,肢体瘫痪等;③复查 CT 提示硬膜下积液进行性增多,积液厚度大于0.6 cm,脑受压明显;④积液量虽未增加但持续存在且占位效应明显,非手术治疗无效;⑤头颅CT 动态观察提示积液向慢性硬膜下血肿转化。

常用手术方式:前囟穿刺引流、钻孔外引流、包裹性硬膜下积液包膜切除、颞肌瓣硬膜下转移填塞术、硬膜下腔-腹腔分流术。

1.前囟穿刺持续引流术

对前囟未闭,积液位于前囟区域者,可行前囟侧角穿刺硬脑膜下持续引流。患儿镇静后仰卧或侧卧位,于前囟外侧角头皮局麻后,用静脉 7 号套管针于前囟右外侧角垂直或稍向前外方成30°刺入,当穿透硬脑膜时阻力消失,即达硬膜下腔(深度在 1 cm 左右),拔出针芯即见有血性或橘黄色液体流出,接肝素帽,无菌敷片固定引流针,外接引流袋。持续引流 1~3 d,最长不超过1 周。术后可采用向患侧头低位,注意脱水及补液治疗,促进脑组织膨起消除积液。

2.颅骨钻孔硬膜下腔外引流术

于积液量较厚部位、低位、发际内做切口颅骨钻孔,硬脑膜电灼成孔后立即置入引流管,深度1 cm 左右,切忌置入过深致引流管插入脑实质内。亦可采用硬脑膜切开,此法置入引流管深度及方向易控制,但造成脑脊液漏、皮下积液的风险较大。拔管指征:临床症状及体征好转或消失;引流液由血性转为较清亮无色或淡黄色;复查 CT 积液量明显减少;引流量<10 mL/d。引流时间不超过 1 周。可不必夹管而直接拔管,拔管后局部头皮缝合并采用头高位防止脑脊液漏,以减少感染的风险。

3.包裹性硬膜下积液包膜切除术

硬膜下积液时间超过 3 周,多形成囊膜包裹,囊壁由纤维组织构成,囊膜附着于大脑表面及硬脑膜,压迫脑组织,限制脑的发育。此时引流效果差,脑组织再膨起困难,须开颅切除囊膜。术中主要切除脏层囊膜(贴附脑表面侧),应尽量广泛剥离,切除困难处可放射状剪开解除对脑组织的压迫。需注意的是附着于硬脑膜内侧的壁层包膜予以保留,因剥离后易发生硬脑膜广泛渗血且止血困难,是造成术后硬膜下积血、积液的主要原因。

4.颞肌瓣硬膜下转移填塞术

对于积液形成时间短,尚未包裹,积液量多但高颅压及脑组织受压不明显者,可采用蛛网膜造瘘及硬膜下腔颞肌转移填塞术。其机制在于:①颞肌填入硬膜下腔,缩小了积液存留的空间;②带血管的颞肌有持续吸收积液的作用;③利用脑、肌血管共生作用可进一步改善脑组织功能。手术方法:于颞部取带蒂颞肌宽约 3.0 cm×1.5 cm,颅骨磨开约 1.5 cm×0.5 cm,切开硬脑膜后将颞肌瓣置入硬膜下腔,肌瓣与硬脑膜缝合固定。

5.硬膜下腔-腹腔分流术:

手术方法与脑室-腹腔分流术相同。有学者对硬膜下积液的患儿行脑池造影检查发现硬膜下积液在 2~3 周已经孤立,囊肿形成,并推荐行硬膜下分流。分流后硬膜下积液逐渐消失,分流作用停止后可以拔出分流管。但对于硬膜下腔与蛛网膜下腔相通者,手术效果不佳。

六、预后及转归

硬脑膜下积液患儿的预后主要取决于原发脑损伤的严重程度。若脑损伤较轻,硬膜下积液一般预后良好。而脑损伤严重者多有继发性脑萎缩等病理改变,硬膜下积液治疗效果往往不佳。仅从积液来说有两种转归:①大多数硬膜下积液治疗后吸收或手术后消失;②硬膜下积液长期持续存在。因脑损伤后继发脑软化、脑萎缩等导致脑复张困难而持续存在积液,手术治疗效果不佳,可以临床观察随访。

(伦知科)

第七节　外伤性脑水肿

一、概述

外伤性脑水肿是脑组织承受暴力打击后引起的一种病理生理反应,其病理改变主要表现为过多的水分积聚在脑细胞内或细胞外间隙,引起脑体积增大和重量增加。临床上,不论是局限性还是广泛性脑损伤均可引起不同程度的脑水肿。外伤性脑水肿的主要危害是引起和加重高颅内压,甚至引起脑移位和脑疝,是致死或致残的主要原因之一。近年来,颅脑损伤研究取得了许多重要突破,对于外伤性脑水肿的发生机制有了较为深入的认识,也提出了一些防治的新观点、新方法,但关于外伤性脑水肿的发生机制和临床救治仍有很多问题尚待解决。

1967 年,Klatzo 首先将脑水肿分为血管源性即细胞外水肿和细胞毒性即细胞内水肿两大类。后续研究发现,在外伤性脑水肿病理过程中往往是两类水肿并存,只是在不同病理阶段上,血管源性脑水肿和细胞毒性脑水肿的表现程度不同而已。现已发现,颅脑损伤亚急性期,可合并低渗性脑水肿;而在慢性期,可发生脑积水合并间质性脑水肿。故近年来,多数学者主张在血管源性脑水肿和细胞毒性脑水肿的基础上,增加渗透压性和间质性脑水肿。

(一)血管源性脑水肿

血管源性脑水肿主要因血-脑屏障受损,毛细血管通透性增加,水分渗出增多,积存于血管周围及细胞间隙所致。此外,由于部分蛋白质也渗透到细胞外液中,使细胞外液渗透压升高,脑水肿继续发展。脑损伤所致的脑水肿早期主要为血管源性脑水肿。

(二)细胞毒性脑水肿

细胞毒性脑水肿是不同致病因素使脑细胞内外环境改变,细胞膜系统功能障碍,Na^+-K^+-ATP 酶、Ca^{2+}-Mg^{2+}-ATP 酶活性减低,细胞内外钠、钾、钙、镁离子交换障碍所致。钠离子由胞外向胞内转移,钾离子由胞内向胞外转移,形成了胞内高钠、细胞间隙高钾的反常现象。此外,细胞钙离子通道也受到影响,发生钙超载,这些因素均可导致细胞内水肿,出现神经细胞肿胀,髓鞘内液体积聚。此类水肿时,血-脑屏障可不受影响,血管周围间隙及细胞外间隙无明显扩大。

(三)渗透压性脑水肿

渗透压性脑水肿是由于细胞内、外液及血液中电解质与渗透压改变引起的细胞内水肿。正常情况下,细胞内、外电解质和渗透压保持平衡和稳定状态,受下丘脑与垂体调节和制约。腺垂体分泌促肾上腺皮质激素,促进醛固酮分泌,血浆渗透压增高,胞内水分外流。神经垂体释放抗利尿激素(ADH),致水潴留、血容量增加、血液稀释、血浆渗透压降低,水分由胞外流入胞内。脑损伤后,下丘脑-垂体轴功能受影响,ACTH 分泌减少,ADH 释放增多,血浆渗透压降低,引起渗透压性脑水肿。

(四)脑积水性脑水肿

脑积水性脑水肿又称间质性脑水肿,常见于梗阻性脑积水。不同病因引起梗阻性脑积水,致使脑室内压力显著高于脑组织内压力,产生脑室-脑组织压力梯度,脑室内液体可透过室管膜渗透至脑室周围组织中,形成间质性脑水肿。

二、病理与病理生理

(一)病理

1.肉眼观察

大体标本与手术中可见硬脑膜紧张度增加,脑部张力增高,脑表面静脉淤血,脑组织膨隆呈黄白色,脑回增宽变平,脑沟变浅。以细胞外水肿为主者,脑组织较软且湿润;细胞内水肿为主者,脑组织较实密。

2.光镜检查

血管和细胞周围间隙扩大,有时在血管周围间隙可见絮状物,为水肿液中蛋白物质凝固、染色所致。也可见星形或少突胶质细胞肿胀、变形。神经细胞水肿表现为胞体肿胀,核固缩,胞间边界不清,有时可见格子细胞和神经轴索解离、退变、弯曲、呈念珠状,最后破碎。

3.电镜检查

毛细血管周围间隙明显扩大,星形胶质细胞突起肿胀,内质网肿大,线粒体改变,胞核、胞膜破坏,髓鞘排列紊乱。

(二)病理生理

外伤性脑水肿的病理生理机制复杂,至今仍未完全阐明,存在多种学说。

1.血-脑屏障学说

血-脑屏障结构与功能损害是血管源性脑水肿的病理基础,主要特点是毛细血管内皮细胞微绒毛形成、胞饮小泡增多、紧密连接开放,通透性增加,血中大分子物质及水分从血管内进入脑组织,积聚于胞外间隙,形成血管源性脑水肿。既往认为脑损伤后血-脑屏障破坏在伤后 6 h 出现,伤后 24 h 明显。1990 年,徐如祥等发现伤后 30 min 就已有血-脑屏障通透性改变,伤后 6 h 达高峰。

2.钙通道学说

钙对于神经细胞损害和凋亡起决定性作用。脑损伤后钙超载的原因:①缺血缺氧致神经细胞能量供应障碍,Ca^{2+}-Mg^{2+}-ATP 酶的排钙功能受损;②内质网、线粒体的储钙作用减弱;③细胞膜结构受损,Ca^{2+} 通道开放,细胞外 Ca^{2+} 进入细胞内。神经细胞内钙超载产生下列危害:激活细胞内中性蛋白酶及磷脂酶,促进细胞蛋白质及脂质分解代谢增加,破坏细胞膜完整性,胞外钠、氯及水进入细胞内致细胞内水肿。Ca^{2+} 沉积于线粒体内,无氧代谢增强,大量氢离子释放,细胞内 pH 降低,造成细胞内酸中毒,Na^+-H^- 交换使 Na^+ 进入细胞内增多,发生细胞内水肿。Ca^{2+} 进入微血管壁,通过钙调蛋白或直接作用于微血管内皮细胞,使紧密连接开放,血-脑屏障通透性增加,导致血管源性脑水肿。血管平滑肌细胞内 Ca^{2+} 浓度升高,肌细胞收缩致血管痉挛,加重脑缺血缺氧,破坏血-脑屏障,诱导血管源性脑水肿。

3.自由基学说

氧自由基是指一类具有高度化学反应活性的含氧基团,主要有超氧阴离子(O_2^-),羟自由基(OH^-)和过氧化氢(H_2O_2)。氧自由基主要产生于神经细胞和脑微血管内皮细胞。脑损伤后上述部位氧自由基产生增多的原因:①缺血缺氧使线粒体呼吸链电子传递中断,发生单价泄露现象,氧分子被还原为 O_2^-;②细胞内能量合成减少,分解增多,大量 ATP 降解为次黄嘌呤,后者在被还原为尿酸过程中生成大量 O_2^-;③细胞内 Ca^{2+} 超载激活磷脂酶 A_2,花生四烯酸产生增加,后者在代谢过程中产生 O_2^-;④单胺类神经递质,肾上腺素、去甲肾上腺素和 5-羟色胺大量释放,自身氧化生成 O_2^-、OH^- 和 H_2O_2;⑤脑挫裂伤及蛛网膜下腔出血,大量氧合血红蛋白自身氧化成氧自由基。

氧自由基对生物膜的损害广泛和严重。神经细胞和脑微血管内皮细胞既是自由基的产生部位,又是受自由基损害最为严重的部位,细胞膜遭受氧自由基攻击后,产生下列病理损害:①Na^+-K^+-ATP 酶、Ca^{2+}-Mg^{2+}-ATP 酶、腺苷酸环化酶、细胞色素氧化酶等重要的脂质依赖酶失活,膜流动性和通透性增加,细胞内 Na^+、Ca^{2+} 增多;线粒体膜破坏,细胞能量合成障碍;溶酶体膜破裂,溶酶体内大量水解酶释放,导致细胞内环境紊乱,细胞肿胀发生细胞毒性脑水肿。②氧自由基破坏脑微血管内皮细胞的透明质酸、胶原和基底膜,使血-脑屏障通透性增加,血浆成分漏出至细胞外间隙,导致血管源性脑水肿。③氧自由基攻击脑血管平滑肌及其周围的结缔组织,导致血管平滑肌松弛,血管扩张,微循环障碍加重,加剧脑水肿。

4.脑微循环学说

脑微循环障碍包括血管反应性降低、血管自动调节紊乱和血流动力学改变。脑血管反应性降低是指对 CO_2 的收缩反应能力低下,当血中 CO_2 降低时管壁并不收缩。研究证实严重脑损伤后数小时内脑血流量下降,随后脑血流量增加,24 h 达高峰。脑血管扩张可能是脑组织缺血、缺氧和血管活性物质堆积的继发性反应,由于毛细血管后括约肌、微静脉等阻力血管麻痹扩张,而细静脉、小静脉因耐受缺氧的能力较强,对 CO_2 和乳酸反应性低,仍处于收缩状态,损伤组织呈过度灌注,加剧血-脑屏障损伤,血浆成分漏出增多,发生和加剧血管源性脑水肿,严重者发展为弥漫性脑肿胀。

5.能量匮乏学说

细胞能量代谢障碍与细胞毒性脑水肿和血管源性脑水肿的发生和加剧密切相关。脑损伤后脑组织呈不完全性缺血缺氧,葡萄糖进行无氧酵解,ATP 产生不足,乳酸产生增多,细胞内 pH 下降,Na^+-H^+ 交换,使 Na^+ 进入细胞内。同时细胞膜 Na^+-K^+-ATP 酶活性受抑制,排 Na^+ 作用减弱,Na^+ 大量储存于细胞内,大量水分被动内流,发生细胞内水肿。在不完全性缺血的同时,毛细血管内血流处于淤积状态,水分从血管内向外移动,脑组织含水量增加,致血管源性脑水肿。临床上采用能量合剂、亚低温和高压氧等治疗脑损伤均能使脑水肿减轻,也证实能量代谢障碍是导致并加重创伤性脑水肿的重要因素。

6.兴奋性氨基酸学说

研究表明,大鼠弥漫性脑损伤后脑组织谷氨酸(Glu)含量迅速升高且与脑损伤程度呈正相关。Glu 是中枢神经系统含量最丰富的兴奋性氨基酸,在生理及病理状态下发挥不同的作用。生理状态下,Glu 释放对维持神经细胞间的突触传递、调节神经功能具有重要作用;病理状态下,Glu 过度释放或重吸收障碍致 Glu 堆积或 Glu 受体敏感性上调,通过多种途径产生神经毒性作用;离子型谷氨酸受体(iGluR)活化导致 Ca^{2+} 内流,神经元细胞内钙超载;代谢性谷氨酸受体(mGluR)则通过第二信使系统如 PI、DAG、cAM 等改变,引起细胞内 Ca^{2+} 释放与钙超载,造成神经损害。

三、临床表现

外伤性脑水肿是颅脑外伤后常见的继发性病理过程,往往会引起或加剧颅内压增高,其临床表现往往与原发伤所致的症状重叠,并使其加重。

局限性脑水肿多发生在局部脑挫裂伤伤灶或脑瘤等占位病变及血管病的周围。较轻微的脑水肿,一般不致增加脑损害症状;较重的脑水肿,可以使原有症状恶化。常见症状为癫痫与瘫痪症状加重,或因水肿范围扩大,波及语言运动中枢引起运动性失语。脑损伤后,如症状逐渐恶化,应多考虑脑水肿所致。如症状急剧恶化,应考虑继发颅内血肿。脑水肿可使原有症状加重,经治疗数天后,脑水肿消退,症状又逐渐减轻。

弥漫性脑水肿可因局限性脑水肿未能控制,继续扩展为全脑性,或一开始即为弥漫性脑水肿,例如弥漫性轴索损伤,主要表现为以下两点。

(一)颅内压增高症状

脑水肿使脑体积增大,增加颅内容物的总体积,引起颅内压增高或加剧颅内压增高症状。表现为头痛、呕吐加重,躁动不安,嗜睡甚至昏迷。眼底检查有视盘水肿。早期出现生命体征变化,脉搏与呼吸减慢,血压升高,如脑水肿与颅内压升高继续恶化则会导致脑疝发生。

(二)其他症状

脑水肿影响到额叶、颞叶、丘脑前部,可以引起精神障碍,严重者神志不清、昏迷;累及下丘脑,可引起相应的下丘脑损害症状;累及顶叶,引起肢体运动、感觉障碍等。

四、辅助检查

(一)CT

CT 显示外伤性脑水肿均出现在血肿周围。开始表现为较薄的一层,以血肿近脑室侧较为明显,与血肿或挫伤的形状较一致,呈不规则形或者圆形。随后,近脑室侧的水肿加重明显,向脑室方向发展;近皮层处水肿加重不明显,沿皮层向两侧发展,逐渐形成三角形,顶点指向脑室,底边为水肿的皮层,类似圆锥形。近皮层处的水肿比近脑室处轻,如血肿或挫伤不在皮层表面,皮层可无水肿。脑水肿高峰过后,水肿面积逐渐减少,近皮层的水肿吸收得较近脑室侧的快,但仍保持三角形的特点。

(二)MRI

脑水肿时细胞内和(或)细胞外水分增加,致使脑组织纵向弛豫和横向弛豫时间均不同程度延长。所以 T_2WI 呈高信号,T_1WI 呈低信号,以前者表现更加明显,如有出血则可随时间推移而表现出不同的混杂信号。

五、诊断与鉴别诊断

脑水肿的诊断可以从几方面得到提示。

(一)临床表现与发病过程

脑水肿多是继发于原发疾病,如在短时间内,临床症状显著加重,应考虑存在局限性脑水肿,如果患者迅速出现严重的颅内压增高症状、昏迷,多为广泛性或全脑水肿。应用脱水治疗,如出现利尿效果,且病情亦随之改善,也表明存在脑水肿。

颅脑损伤时,分析临床表现特点有助于诊断脑挫裂伤、脑水肿与颅内血肿,脑挫裂伤、脑水肿患者,伤后病情发展与加重的过程,多是渐进性的,脉搏多数偏快、血压稍高或有波动。而颅内血肿,在伤后多有中间清醒或好转期,然后意识障碍又急剧加重。生命体征在脑受压时表现为两慢一高,即呼吸慢、脉搏慢、血压高。

(二)CT 或 MRI 检查

同辅助检查。

(三)颅内压监护

颅内压监护可以显示和记录颅内压的动态变化,如颅内压升高,从颅内压曲线结合临床过程分析,可以提示脑水肿的病情进展。

六、治疗

脑水肿治疗主要是病因治疗。可通过外科手术切除颅内病灶、减压术及各种分流术解除病因。药物治疗包括脱水剂和激素等,随着脑水肿研究机制的深入,也出现了一些新的治疗方式,但有待进一步临床验证。

(一)手术治疗

1.解除病因

解除病因包括清除脑挫裂伤和坏死脑组织,清除颅内血肿,摘除凹陷性骨折片等。病因去除有利于脑水肿消退。

2.去骨瓣减压

对于颅脑外伤引起的广泛性脑水肿,去骨瓣减压是有效治疗方式之一。

3.脑脊液引流

根据 Starling 假设,利用水肿区脑组织压力高于相对正常脑组织压力,使水肿液向压力低的区域移动最后流入脑室,可减轻脑水肿。行脑室持续引流,不仅可以引流脑室的脑脊液,而且有消除水肿作用。对于间质性脑水肿和严重脑外伤患者有一定效果。但同时需要注意,脑水肿患者脑室小,不易穿刺置管,故临床治疗中此法应慎用。

(二)非手术治疗

1.保持水、电解质平衡

液体摄入过多,特别是体内渗透压较低,如低钠血症时,会导致体液过多积聚于组织间隙加重水肿。入水量应稍少于失水量,一般控制在 1 500～2 000 mL/d,使脑组织保持轻度脱水状态。补液以糖为主,根据尿钠高低补盐。尿钠低于 20 mmol/24 h,提示机体已处于钠负平衡,可适量补盐。

2.脱水剂的应用

目前常用的脱水剂有以下 4 种。

(1)呋塞米:属非渗透性利尿剂,借细胞膜离子传递作用于肾脏,也能抑制脉络丛分泌脑脊液。常用剂量为 10～20 mg/6～12 h。呋塞米脱水效果一般,易于反弹,由于大量水分和电解质排出,应注意水电解质平衡。

(2)20%甘露醇:应用最普遍,属于大分子高渗溶液,不能透过正常的血-脑屏障,在机体内不被破坏,随尿排出时借渗透压作用而产生利尿作用。但甘露醇只有在血-脑屏障正常时起作用,对血-脑屏障受破坏的脑水肿区不起作用,甚至甘露醇分子可经开放的血-脑屏障聚集于脑组织细胞外液,形成局部高渗环境,加重脑水肿。脑组织对持续高渗透压可产生适应性,长期应用甘露醇脱水效果变差。甘露醇使用剂量每公斤体重 1～3 g,每 4～6 小时快速滴注 1 次,根据病情和颅内压监测调整。该药对肾功能有轻度损害,肾功能不全和休克患者慎用。

(3)血浆清蛋白:高渗透胶体溶剂,其降压效果差,可协同甘露醇作用。

(4)高渗盐水:以 7.5%NaCl 溶液为代表,其应用理论依据为,在大多数非中枢部位,内皮细胞的平均连接距离为 65A,在这种连接状态下,蛋白质不能通过,而钠则可以通过。但在脑组织内,内皮细胞连接距离为 7A,所有递质包括钠均不能通过。在脑组织内,决定水交换的因素是晶体压而不是胶体压。大量研究表明高渗盐水通过其渗透性作用,调节血流动力学、血管活性、神经递质及免疫特性等方式,有效提高氧分压、增加脑血流量、降低脑血管阻力使颅内压降低,其推荐用量为 4～6 mL/kg 体重。但是,在临床抢救工作中,绝对不能单纯依靠高渗液体。必须明确,高渗 NaCl 溶液的少量应用,只是抢救工作的一个补充,而不能代替任何一个已被实验证明是有效的复苏技术。

3.糖皮质激素

主要起保护细胞膜,稳定细胞膜钙离子通道,促使钙离子外流,对抗自由基,改善脑细胞代谢功能,减少毛细血管通透性,促使血-脑屏障正常化,从而加速脑水肿消除。有研究结果显示,脑外伤后使用激素不能降低脑水肿的发病率和死亡率,糖皮质激素对细胞性水肿疗效不肯定,需谨慎使用。

常用的糖皮质激素为地塞米松,每天分数次投药,起始用 10 mg,然后用 4 mg,每天 4 次。如在 48 h 内起效,则应维持此剂量至神经系统症状缓解后再减量。激素治疗最常见并发症是消化道出血,同时用酸抑制剂并尽量缩短激素用药时间可降低并发症发生率。

4.钙通道阻滞剂

目前不少人认为钙离子阻断剂是治疗外伤性脑水肿的有效药物,钙通道阻滞剂尼莫地平等可以阻止钙离子通过血-脑屏障进入细胞内,有效防治细胞毒性和血管源性脑水肿。其他钙离子阻断剂,如 N-甲基-D-天冬氨酸受体拮抗剂如苄哌酚醇等也可以减轻脑损伤后脑水肿,对神经细胞有保护作用。

5.高压氧治疗

高压氧能够增强有氧代谢,降低血浆内皮素水平,减少氧自由基的产生,抑制脂质过氧化反应,减轻脑水肿;高压氧还可增强吞噬细胞吞噬和消化坏死组织细胞的能力,加速病灶清除和血肿吸收;加速组织修复,促进胶原纤维产生,加速侧支循环形成,可减少脑损伤的后遗症,降低致死率。

6.亚低温治疗

亚低温(32 ℃～35 ℃)能够显著减轻颅脑外伤后脑水肿的发生,其作用机制可能与降低氧耗量,减少脑组织乳酸堆积,维护血-脑屏障,抑制乙酰胆碱、儿茶酚胺及兴奋性氨基酸等内源性毒性物质对脑细胞的损害,抑制神经元凋亡,减少钙离子内流,阻断钙对神经元的毒性作用,减少脑细胞结构蛋白破坏,促进脑细胞结构和功能恢复,减轻弥漫性轴索损伤等因素有关。

7.自由基清除剂

治疗外伤性脑水肿的许多药物如甘露醇、巴比妥盐、维生素 C、维生素 E、氯丙嗪、辅酶 Q10

等均有清除自由基的作用。大剂量维生素 C 治疗创伤性脑水肿的作用明显,优于常规剂量维生素 C。外源性超氧化物歧化酶(SOD)可清除脑内氧自由基,而对继发性脑水肿有防治作用,但因其半衰期较短,难以通过血-脑屏障,其效果并不理想。有研究报道,用脂质体包埋的 SOD 静脉注射 10 000 U/ mL,可使脑内 SOD 水平增加并持续 2 h 以上,且其增加的程度与脑损伤后脑水肿改善程度一致。

8.巴比妥类

近年来发现巴比妥类药物有减轻脑水肿和脑保护作用,其作用机制是能降低脑代谢率,使脑血管收缩,脑血容量减少并能增加血管阻力,使脑血流转向缺血区。此外,还具有清除自由基和抗氧化作用;在脑供氧障碍时可稳定细胞膜,干扰脂肪酸释放,减少缺血时脑细胞内钙含量,减少神经介质释放等。常用的巴比妥类药物有巴比妥钠、硫苯妥钠、戊巴比妥。巴比妥类药最好能在颅内压监测、心脏和血压监护及血药浓度监测下使用,其血药浓度的安全值为 20~40 mg/L,如超过此值时应停药。本疗法常与人工冬眠、类固醇、脱水剂合用。

随着现代医学科学技术的不断发展,相信在不久的将来,人类必将研究出疗效更确切的药物和更完善的治疗方法,从而大大提高外伤性脑水肿的治愈率,有效降低其致死和致残率。

（刘　虔）

颅 脑 肿 瘤

第一节　颅内脂肪瘤

原发于颅内的脂肪瘤(ICLs)是中枢神经系统较为少见的良性肿瘤,由脂肪组织发生,随着神经影像学的发展,对本病的报道日渐增多。

一、概述

颅内脂肪瘤在临床上发病率较低,Kazner 等在 3 200 例颅内肿瘤患者中通过 CT 检查发现了 11 例颅内脂肪瘤,约占 0.34%。颅内脂肪瘤可发生于各年龄组,无性别差异。可发生于颅内任何部位,但多见于中线周围,以胼胝体区多见。Maiuri 回顾了文献中的全年龄组 203 例,发现最常见的位置是胼胝体的体部,占 64%;位于四叠体池和环池的占 13%;位于漏斗及视交叉区的占 13%;位于脑桥小脑角的占 6%;位于侧裂的占 3%。颅内脂肪瘤常合并有其他中枢神经系统畸形,如胼胝体发育不全、透明隔缺如、脊柱裂、脑膨出、脑膜脑膨出、小脑蚓部发育不全、脑皮质发育不良等。

颅内原发的脂肪瘤,其发生机制仍存在着争议,有多种理论:①胚胎间质细胞的移位。②软脑膜脂肪细胞过度增生。③软脑膜上结缔组织的脂肪瘤化生。④增生的神经胶质细胞的脂肪变性。⑤神经管闭合时,隶属于中胚层的脂肪细胞被卷入其中。⑥胚胎形成过程中,原始脑膜的残留和异常分化,神经嵴向间质衍化的结果。多数学者倾向于认同最后一种理论,认为颅内脂肪瘤为一种先天性畸形,而非真正的肿瘤。Truwit 提出:起源于神经嵴的原始脑膜间充质组织在胚胎发育过程中常常被程序化地溶解和吸收,由此产生蛛网膜下腔;胼胝体的生长、发育是从其嘴部向压部开始的,如果其背侧的原始脑膜不被溶解吸收,而是分化成脂肪组织,阻碍了蛛网膜下腔的发生,也导致了相邻的胼胝体的严重发育不良,形成较大的脂肪瘤;在胚胎发育后期,胼胝体前部已大部分发育,如果与背侧胼胝体沟相邻的原始脑膜溶解、吸收和分化成蛛网膜下腔发生障碍,形成较小的脂肪瘤,位于胼胝体体部背侧,呈狭带状或呈 C 形绕在胼胝体压部;处于胚胎发育较晚阶段,脂肪瘤常伴有胼胝体发育不良或轻微畸形,从而在组织发生学上肯定了颅内脂肪瘤是原始脑膜间充质异常分化形成。

二、病理学

大体标本:脂肪瘤大小不一,可小如豆粒或大如香蕉。形状有卵圆形、细线状或柱状。瘤体呈金黄或黄白色,外面可有纤维结缔组织囊包绕,质地较韧,囊壁及周围脑组织可有不规则钙化。

镜下检查:肿瘤是由细纤维分隔的成熟脂肪细胞组成,周围由薄层纤维囊包裹,细胞核位于周边,有时可见齿状胞核,细胞间质为结缔组织,其内还可含有部分神经组织和血管结构,没有上皮样结构。

三、临床表现

半数以上的颅内脂肪瘤无明显症状,少数颅内脂肪瘤可在相应部位的头皮下有脂肪堆积。肿瘤多为检查时偶然发现,部分患者虽有症状,但无明显特异性。癫痫是颅内脂肪瘤最常见的症状,尤其是胼胝体脂肪瘤的患者癫痫发生率可达 60% 以上,绝大部分始于 15 岁以前,几乎均是局限性发作,有的发作频繁,药物难以控制。癫痫发生的原因可能是由于瘤体周围脑组织发生胶质变性对脑组织的刺激,也有可能与胼胝体联合纤维被阻断有关。除癫痫外,还可伴有智力低下、精神障碍、行为异常、性格改变、痴呆及记忆力减退等,有的儿童出现生长迟滞。其他部位的脂肪瘤多表现为该部位的一般占位性病变的症状和体征,如靠近脑室周围的脂肪瘤可引起梗阻性脑积水症状,脑桥小脑角区脂肪瘤可引起面、听神经及后组脑神经受累、脑干受压的表现。

四、影像学

颅内脂肪瘤的 CT 和 MRI 扫描表现较有特征性,具有重要的诊断价值。典型的颅内脂肪瘤在 CT 上表现为中线附近、均一的脂肪样低密度影,边界清楚,其 CT 值为 $-100 \sim -50$ Hu,增强后病灶不强化,亦无明显占位效应和周围脑组织水肿,常可伴有线状或点状钙化。由于颅骨在脑实质内产生伪影,时常影响肿瘤的检出,特别是位于脑干及其周围池内较小脂肪瘤的检出有较大困难。

MRI 表现上,病变主要分布于中线及其附近部位,并常伴有胼胝体发育不良等先天性畸形。不同部位其形态表现多样。病灶边缘清晰,无占位效应和瘤周水肿带,可显示棘状突起或锯齿样改变,沿脑沟、脑池生长,这是颅内脂肪瘤的特征性表现。脂肪瘤具有短的 T_1 弛豫值和长的 T_2 弛豫值,增强后无强化。在 STIR 序列中脂肪瘤中的脂肪完全被抑制,呈低信号,该序列为脂肪成分的定性提供了准确可靠的诊断手段。

五、诊断及鉴别诊断

多数脂肪瘤无症状,常为偶然发现。因其影像学特点较典型,诊断并不困难,但需与畸胎瘤、皮样囊肿、表皮样囊肿及蛛网膜囊肿相鉴别。脂肪瘤因不含有脱屑的上皮组织及其他的组织成分,故在 CT 和 MRI 上表现为均质性,而畸胎瘤和皮样囊肿因有多种组织成分共存,影像学上很少表现为均质性。此外,皮样囊肿及表皮样囊肿病灶虽然在 CT 上呈低密度,但 CT 值高于脂肪瘤组织。病变好发部位不同:畸胎瘤和皮样囊肿多位于第三脑室后方。表皮样囊肿常见于脑桥小脑角区、鞍区、第四脑室等部位,多沿脑池延伸生长。蛛网膜囊肿好发于侧裂、枕大池等部位。

六、治疗

目前,对于颅内脂肪瘤是否需要手术治疗仍然存在着争议,多数学者不主张直接手术切除肿瘤,其理由在于:①脂肪瘤与毗邻神经组织粘连紧密,且常包裹周围脑神经和血管,手术难以全切除病灶,勉强全切除常造成严重的神经功能损害。②肿瘤为良性,且生长缓慢,很少引起致命性的颅内压增高。③肿瘤所表现出的症状、体征并不完全是由脂肪瘤本身引起,可能为伴发的其他先天性畸形所致(额骨缺损,胼胝体发育不良等),手术切除后并不能明显改善症状和体征。

因此,对于无临床症状的患者,应密切随访,不需立即手术治疗。对于引起明显邻近结构受压表现的,如阻塞室间孔引起脑积水、脑桥小脑角区肿瘤引起神经损害表现或出现癫痫症状、经药物治疗无法控制者的患者,可考虑行手术切除。而对于伴有脑积水的可行分流术以缓解症状。

手术应以减轻病灶对邻近结构的压迫为主要目的,强调显微操作,不必强求全切,因其为良性病变,生长缓慢,即使部分切除也可获得较长时期的症状缓解。Kiymaz认为位于重要功能区或者与周围重要血管、神经关系密切(如胼胝体、鞍区、脑桥小脑角、脑干背侧等处)的脂肪瘤,手术很难达到全切除,如果为了达到全切除目的,可能会过度牵拉或损伤重要的血管及神经,以致遗留严重的并发症。对于切除后仍有癫痫的患者,需要继续服抗癫痫药物治疗。

七、预后

本病属良性病变,预后良好。Baeesa及Jallo认为由于脂肪瘤属于良性肿瘤,生长缓慢,部分或大部切除后常能获得长时间的缓解。过去因手术例数少,效果不一,近年来手术效果较前有较明显的改善,Baeesa报道了2例儿童脑干背部脂肪瘤(1例位于四叠体,1例位于延髓背侧),均采用显微外科手术进行减压治疗;手术以后,术前症状均消失,其中1例脑积水症状也得到了缓解。有学者报道的手术切除胼胝体脂肪瘤7例,其中对2例有顽固性癫痫发作的患者采取了胼胝体切开,肿瘤全切3例(42.9%),术后除了3例短期有轻度并发症(缄默、轻瘫)外,其余4例恢复良好,6例随访1~3年,术前癫痫、头痛、幻听、精神呆滞等症状完全消除。

(申　斌)

第二节　少突胶质细胞瘤

少突胶质细胞瘤占脑胶质瘤的4%~12.4%,占颅内肿瘤的2.6%,由少突胶质细胞形成,平均年龄40岁。男性占60%。90%位于幕上,其中10%左右由丘脑长出,突入侧脑室或第三脑室;其余位于大脑白质内,半数位于额叶。肿瘤生长缓慢,病程较长。有时可见肿瘤钙化。肿瘤虽呈浸润性生长,但肉眼边界清楚,有利于手术切除。切除后复发较慢。复发后再切除仍可获较好效果。

一、病理

肿瘤多位于皮质下,侵犯皮质和邻近的软脑膜;部位较深的可侵及脑室壁。亦可通过胼胝体侵至对侧。肿瘤多实质性,边界光整,可与正常脑组织分开,但无包膜,质地脆软,切面灰红色,常有钙化。有些肿瘤有黏液样变,质地如胶冻样。较大的肿瘤中心常有囊腔形成,也可有坏死,但多不显著。肿瘤钙化是少突胶质瘤的形态特点之一,钙盐多沉积在肿瘤的周边部分,比较均匀,不太致密。周围脑水肿较轻。

镜检下,肿瘤与四周脑组织分界不清,呈浸润性生长。细胞极丰富,形状均匀一致。胞核圆形,染色深。胞质少而透亮或染浅伊红色,胞膜清楚,故胞核似置于空盒之内。银染色能见少而短的细胞突起。细胞排列成条索状或片状。其中可杂有星形细胞或室管膜细胞。血管较多,可有内膜增生和血管周围结缔组织增生。血管壁可有钙化。典型少突胶质细胞瘤的组织学特点:①细胞密集,大小一致,细胞质呈空泡状,肿瘤细胞呈"蜂房"状排列在一起。②细胞核位于空泡状细胞质的中央,大小一致,分化良好,细胞核内染色质丰富,故胞核染色极浓。③常可见到肿瘤细胞之间有球形或不规则形钙化物沉着,甚至可以形成大病灶状钙化。④肿瘤血管丰富,但均为细小的毛细血管,分支穿插于肿瘤细胞之间,瘤组织内很少见到粗大血管分布。⑤有时肿瘤细胞围绕血管生长而形成酷似假菊花团形态,注意同室管膜瘤相鉴别。

有的肿瘤分化不良,细胞及核形状不规则,核分裂较常见,称为间变性或恶性少突胶质细胞瘤,或称少突胶质母细胞瘤。少突胶质细胞瘤和少突胶质母细胞瘤的不同之处在于,后者的组成细胞是少突胶质母细胞,与少突胶质细胞比较,少突胶质母细胞分化程度低,形状较圆,核较大而染色较浅,胞质较多,核分裂象常见。有时有巨细胞形成,血管内皮细胞增生及大片组织坏死。这类肿瘤并不少见,约占少突胶质细胞系肿瘤的1/4。少突胶质细胞瘤是否恶性变,形成胶质母细胞瘤,意见尚不一致。也许后者起源于混在少突胶质细胞瘤内的星形细胞。

二、临床表现

少突胶质瘤生长很慢,病程较长。症状取决于病变部位。自出现症状至就诊时间平均2~3年,侵入脑室阻塞脑脊液循环者则病程较短。

(一)癫痫发作

癫痫发作为最常见的症状,见于52%～79%的病例,并常以此为首发症状。

(二)精神症状

精神症状亦较常见。精神症状常见于额叶患者,尤其是广泛浸润,沿胼胝体向对侧额叶扩展者,以情感异常和痴呆为主。

(三)偏瘫和偏侧感觉障碍

偏瘫和偏侧感觉障碍较常见,占1/3,是由于肿瘤侵犯运动和感觉区所引起。

(四)颅内压增高症状

颅内压增高症状一般出现较晚,见于55%的患者除头痛、呕吐外,视力障碍和视盘水肿者约占1/3。间变型肿瘤生长较快,临床特征与胶质母细胞瘤相似。

三、辅助检查

(一)头颅X线平片

头颅X线平片约半数可见钙化,有的报告高达69%,呈絮状、片状或索条状。

(二)气脑、脑室和脑血管造影

造影检查一般只能定位,显示的影像与其他胶质细胞瘤相似。但血管造影几乎看不到肿瘤血管影。

(三)CT扫描

CT扫描多显示为低密度影,70%可见钙化,50%有周围脑水肿,但不广泛,注射造影剂后多数有不规则的影像增强。

（四）MRI

MRI 示长 T_1 长 T_2 信号，周围水肿易与肿瘤区分，若肿瘤内有较大的钙化，呈低信号。发生间变或恶性少突神经胶质瘤可有异常对比增强。在显示多灶性少突胶质瘤方面，MRI 优于 CT。

四、治疗

以外科手术切除为主，手术方法和原则与其他脑胶质瘤相同。术后进行放疗和化学治疗（简称化疗）。由于肿瘤呈浸润性生长，术后几乎都要复发，但间隔时间较长。复发后再手术，仍能获得较满意的效果。

（申　斌）

第三节　多形性胶质母细胞瘤

多形性胶质母细胞瘤过去称为多形性成胶质细胞瘤。由于这种肿瘤的细胞形态复杂，并非单独含有成胶质细胞，为了避免与极性成胶质细胞瘤混淆，目前广泛使用多形性胶质母细胞瘤这一名称（以下简称胶母细胞瘤），需要注意的是，在胚胎发育中，并无胶质母细胞这种细胞。所谓胶母细胞瘤，只是这种肿瘤的称谓。按 Kernohan 的分类，属胶质细胞瘤Ⅳ级。其起源细胞可能是各种胶质细胞，但在肿瘤内已不再能找到起源细胞的原型。

胶母细胞瘤是最常见的脑胶质瘤之一，占脑胶质瘤的 $25\%\sim50\%$，也是最恶性的一种。患者的年龄多较大，85% 介于 $40\sim70$ 岁；男性较多见，占 $55\%\sim65\%$。成人胶母细胞瘤多位于额、顶、颞叶，枕叶少见，儿童多位于脑干。病程较短，肿瘤呈浸润性生长，生长迅速，手术切除肿瘤后复发较快。其预后是脑胶质瘤中最差的一种，是颅内肿瘤治疗上的一个重要研究课题。

一、病理

胶母细胞瘤体积常较大，多起源于脑白质中，大脑的前半部是好发部位，特别常见于额叶，颞叶次之，枕叶少见。肿瘤常沿神经纤维或血管方向呈浸润性生长，常侵犯几个脑叶。可侵犯大脑皮质，并可与硬膜粘连，或侵及深部结构，胼胝体常成为肿瘤跨越中线的桥梁。当额、顶、枕叶的胶母细胞瘤经胼胝体侵犯到对侧大脑半球时，冠状切面内肿瘤具有蝴蝶形的分布范围。或侵及脑室壁，并可突入脑室内。突出脑表面或突入脑室者，瘤细胞可随脑脊液播散，个别的可向颅外转移至肺、肝、骨或淋巴结。颞叶胶母细胞瘤常侵犯基底核。基底核和丘脑的胶母细胞瘤常经中间块侵入对侧丘脑，或经底丘脑和大脑脚侵入中脑。小脑的胶母细胞瘤较少见。

肉眼所见肿瘤边界常较光整，但实际瘤细胞浸润的区域远远超过这一边界。较表浅的胶母细胞瘤常侵犯和穿过大脑皮质并与硬脑膜黏着，手术易被误认为脑膜瘤。深在者常穿过室管膜突入脑室中。瘤的切面形状多不规则；有酱红色的肿瘤区、灰黄色的坏死区和暗红色的出血区，并可有囊肿形成（个数和大小不一），有的瘤腔中含有乳白色黏稠液体，易误认为脓液，但在镜检下没有脓细胞，仅为粉末状坏死物质。瘤组织柔软易碎，血供丰富，易出血，分化较好的区域质地较韧。周围脑组织明显水肿和肿胀，边界不清。

镜检见组成细胞有多种。①多角形细胞：不同大小和形状，聚集成堆而无特殊排列。分裂象多而不正常。②梭形细胞：有细长突起,状如成胶质细胞,交织成束,有时排列成假栅栏样,放射形指向中央坏死区,细胞内有胶质纤维。③星形母细胞：常围绕血管呈假菊花样。④多核巨细胞：常与多角形细胞混杂,大概是异常核分裂的产物。⑤星形细胞：常位于肿瘤的周边部分,可能是肿瘤周围正常脑组织中的星形细胞发展而成。

胶母细胞瘤的一个形态特点是瘤内血管改变：①主要影响小血管,特别是微血管。②血管增多扭曲,状如肾小球,称肾小球化。③血管内膜显著增生,突入管腔形成小堆,并可见核分裂象,有些血管甚至被增生内膜所阻塞。这种病态血管易于形成血栓,造成肿瘤的部分坏死。

生长特性：①胶母细胞瘤有沿白质中的神经束生长到远处的倾向,例如沿额顶束自额叶长到同侧顶叶,沿胼胝体长到对侧大脑半球,沿钩束自额叶长到颞叶等。②肿瘤侵入脑室后,可经脑脊液转移接种于远处脑室壁上和蛛网膜下腔。这种转移灶并不多见。③多中心性生长,有4.9%~20%的胶母细胞瘤,由几个独立的瘤中心组成。个别瘤中心常聚集在一处,有些在肿瘤主体邻近有卫星灶形成。肿瘤中心相互远离(在不同脑叶或两个大脑半球)的病例较少见,仅占全部肿瘤的2.5%。

二、临床表现

胶母细胞瘤恶性程度很高。患者就医前的病程常在1年以内,其中1个月内者占30%,3个月内者占60%,6个月内者占70%,偶尔也有病程较长者,超过2年者仅占7%。这可能是由于肿瘤以较良性的类型开始,后演变为胶母细胞瘤。

在临床方面,除病程较短,症状发展较快外,并无特异的症状群。①颅内压增高：由于肿瘤增长迅速并有广泛脑水肿,颅内压增高症状明显。几乎均有头痛,大多有呕吐及视盘水肿,并多有视力减退。②癫痫：25%~30%患者有癫痫发作。③精神症状：肿瘤多位于额叶,故常有精神症状,表现为淡漠、迟钝、智力减退甚至痴呆等。④脑局灶症状：依肿瘤所在部位产生相应的症状,约一半患者有不同程度的偏瘫,亦常有偏侧感觉障碍、失语、偏盲等。儿童的胶母细胞瘤常发生在脑干,早期症状为脑神经麻痹(常为多发性)和长束征症状,由导水管阻塞引起的颅内压增高症状出现于晚期。个别由于瘤内出血可表现为卒中样发病。

三、辅助检查

(一)脑脊液检查
除压力增高外可有蛋白量及白细胞数增多。特殊染色有时可见瘤细胞。

(二)放射性核素
局部放射性核素浓集较明显,见于90%以上病例。

(三)头颅平片
头颅平片多显示颅内压增高征,少数由于病程短无颅内压增高表现。有的可见松果体钙化移位。

(四)脑室造影
脑室造影可显示脑室有明显受压移位,有的可见充盈缺损。额叶肿瘤有的可压迫阻塞室间孔,致两侧脑室不通。

(五)脑血管造影
脑血管造影可见脑血管受压移位。约50%显示肿瘤病理血管,粗细不匀,形式扭曲不整,呈细小点状或丝状,或扩张呈窦样,或有动静脉瘘早期静脉充盈。

(六)CT扫描

CT扫描显示为形状不规则、边缘不整齐影像,多数为混杂密度,少数为高密度。瘤内有囊腔者显示有低密度区。周围脑水肿广泛,脑室移位显著。注射对比剂后影像增强,呈结节状或环状增强。

(七)MRI

由于肿瘤发生间变,细胞密度及多形性增加,肿瘤血管增多,瘤内大片坏死并出血,T_1加权图像上呈混杂信号,以低信号为主,间以更低信号或高信号,反映了瘤内坏死或出血;T_2加权图像上呈高信号,强度不均匀,间有许多曲线状或圆点状低信号区,代表肿瘤血管;在长TR短TE(质子密度加权)图像上,肿瘤信号低于周围水肿信号,但肿瘤内部坏死区信号高于周围水肿信号;在T_2加权图像上,肿瘤内部坏死区其信号强度近乎周围水肿信号强度,瘤体信号强度相对减低。

四、治疗与预后

以手术治疗为主,切除肿瘤方法与星形细胞瘤相似,但无法做到全部切除,可尽量切除肿瘤,或同时做内或外减压术。肿瘤约1/3边界比较清楚,手术可做到肉眼全切除,另外2/3呈明显浸润性,如位于额叶前部、颞叶前部、枕叶者,可将肿瘤连同脑叶一并切除,这样效果较好。位于脑干,基底神经节及丘脑的肿瘤可在显微镜下切除,手术同时可做外减压术。术后给予放疗及化疗。术后症状复发时间一般不超过8个月,生存时间大多不过一年。术后同步放射化疗可延长生存期。

(申 斌)

第四节 星形细胞瘤

星形细胞瘤是最常见的脑胶质瘤之一,占全部脑胶质瘤的17%~39.1%。根据病理及临床特点的不同,又可将此类肿瘤分为分化良好型及分化不良型两类,前者较多。在成年人中,星形细胞瘤多见于、顶、颞叶,少见于枕叶;儿童则常发生于小脑半球,也可见于蚓部、脑干、丘脑、视神经、脑室旁等部位。这种肿瘤主要由成熟的星形细胞构成。可浸润性生长,也可边界完整。临床上病程较长。浸润性生长的星形细胞瘤难用手术完全切除,但术后复发较慢。边界完整的星形细胞瘤手术可完全切除,全切除后能获痊愈。

一、病理

根据病理形态,星形细胞瘤可分为三种类型,即原浆型、纤维型(又分为弥漫型和局灶型两种)和肥胖细胞型。原浆型和纤维型常混合存在,不易截然分开。

(一)原浆型星形细胞瘤

原浆型星形细胞瘤是最少见的一种类型。属分化良好型星形细胞瘤。多位于颞叶。部位表浅,侵犯大脑皮质,使受累脑回增宽、变平。肉眼观察:肿瘤呈灰红色质软易碎。切面呈半透明均匀胶冻样。深部侵入白质,边界不清。肿瘤内部常因缺血及水肿而发生变性,形成单个或多个囊肿,囊肿的大小和数目不定,其四周是瘤组织也可一大的囊肿壁内有一小的瘤结节。

在镜检下,肿瘤由原浆型星形细胞构成,胞质丰富呈均匀一致的粉红色,可以见到胞质突起。核圆形,大小一致,位于肿瘤细胞中心或偏一侧,有时可以见到核小体,核分裂少见。细胞形态和分布都很均匀,填充于嗜伊红间质中。后者状如蛛网,无胶质纤维。很少见到肿瘤血管增生现象,较纤维型星形细胞瘤生长活跃。

(二)纤维型星形细胞瘤

纤维型星形细胞瘤是常见类型。属于分化良好型星形细胞瘤。见于中枢神经系统的任何部位,以及各种年龄的患者。在儿童和青年中,较多见于小脑、脑干和下丘脑,在成人中多见于大脑半球。肿瘤中有神经胶质纤维,这是与原浆型的主要区别,并使肿瘤质韧且稍具弹性,有橡皮感。弥漫纤维型星形细胞瘤的切面呈白色,与周围脑白质不易区别,邻近皮质常被肿瘤浸润;色泽变灰变深,与白质的分界模糊。肿瘤中心可有囊肿形成,大小数目不定。局灶纤维型的边界光整,主要见于小脑,常有囊肿形成。有时囊肿巨大,使肿瘤偏于囊肿一侧,成为囊壁上的一个结节。这时囊肿实际不属于肿瘤。手术时只要将瘤结节切除,就已将瘤组织全部去除。有些囊肿位于肿瘤内,囊肿四周是肿瘤组织。

在镜检下,肿瘤细胞分化良好,如正常的星形细胞,形状、大小和分布都不均匀。细胞质很少或看不到,散在分布,细胞核大小相差不大,圆或椭圆形,核膜清楚,核内染色质中等。肿瘤内血管内皮细胞和外膜细胞增生,有时可以见到点状分布的钙化灶。间质中有丰富的神经胶质纤维,交叉分布于瘤细胞之间。

(三)肥胖细胞型星形细胞瘤

这类肿瘤生长较快。属分化不良型星形细胞瘤。比较少见,占脑星形细胞瘤的1/4,多发生在大脑半球。肿瘤呈灰红色,切面均匀,质软。呈浸润性生长,但肉眼能见肿瘤边界。瘤内可有小囊肿形成。

镜检下见典型的肥胖细胞,体积肥大,呈类圆形或多角形,突起短而粗。分布致密,有时排列在血管周围,形成假菊花状。胞质均匀透明,略染伊红。细胞核卵圆形较小往往被挤到细胞的一侧,染色较浓。神经胶质纤维局限于细胞体周围。间质很少。

为便于临床掌握星形细胞瘤分化程度,Kernohan建议将星形细胞瘤按其组织细胞学分化程度分为四级。这种分级方法,尽管有一定的缺点,但有利于病理及临床的联系。

Ⅰ级:分化良好的瘤细胞。排列疏散均匀,细胞大小较一致,有的甚至与正常的组织细胞相似。

Ⅱ级:细胞较多,排列较密,部分细胞大小不等,形状不整,无核分裂象。

Ⅲ～Ⅳ级:明显恶性,细胞密集,分化程度低,核分裂象较多或细胞大小不等,形状不整,呈多形性胶质母细胞瘤的改变,有的可见瘤巨细胞。

二、临床表现

高分化星形细胞瘤恶性度不高,生长缓慢。开始时症状很轻,进展亦缓慢,自出现症状至就诊时间较长,平均两年左右,有的可长达10年,可因囊肿形成而使病情发展加快,病程缩短,个别的可在一个月以内。一般位于幕下者出现颅内压增高较早,病程较短。症状取决于病变部位和肿瘤的病理类型和生物学特性。

各部位星形细胞瘤的症状表现有所不同。

（一）大脑半球星形细胞瘤

1.分类

（1）局灶原纤维型星形细胞瘤：占大脑星形细胞瘤的半数。性别分布相等。住院时平均年龄约35岁，以21～50岁为多见，占全数的70％。病变部位以额叶为多见（40％），其次是颞叶（10％）。病程2～4年。

（2）浸润性纤维型星形细胞瘤：占大脑星形细胞瘤的20％。性别分布相等。以31～40岁为多见（占60％）。病变分布在颞、额、额顶诸叶的各占40％、30％、20％。平均病程3.5年。

（3）肥胖细胞型星形细胞瘤：占大脑星形细胞瘤的25％。男性占60％。住院时年龄大致平均分布于21～50岁间（共占全数的75％）。病变在额叶最多（40％），其次是颞叶（20％）。病程平均2年。

2.临床症状

（1）癫痫：约60％有癫痫发作，较生长快的其他神经胶质瘤为多见，肿瘤接近脑表面者易出现癫痫发作，一部分患者以癫痫发作为主要症状，可于数年后才出现颅内压增高症状及局部症状。癫痫发作形式与肿瘤部位有关，额叶肿瘤多为大发作，中央区及顶叶肿瘤多为局限性发作，颞叶肿瘤可出现沟回发作或精神运动性发作。

（2）精神症状：额叶范围较广泛的肿瘤或累及胼胝体侵及对侧者，常有精神症状，表现为淡漠、迟钝、注意力不集中、记忆力减退、性格改变，不知整洁、欣快感等。少数颞叶、顶叶肿瘤亦可有精神症状。

（3）神经系统局灶性症状：依肿瘤所在部位可出现相应的局部症状，在额叶后部前中央回附近者，常有不同程度的对侧偏瘫。在优势半球运动性或感觉性言语区者，可出现运动性或感觉性失语症。在顶叶者可有感觉障碍，特别是皮质感觉障碍。在顶叶下部角回及缘上回者，可有失读、失算、失用及命名障碍等。在颞枕叶累及视传导通路者可有幻视或视野缺损和偏盲。约1/5患者无局部症状，大多为肿瘤位于额叶前部颞叶前部"静区"者。

（4）颅内压增高症状：一般出现较晚。位于大脑半球非重要功能区的肿瘤，颅内压增高可为首发症状。少数患者可因肿瘤内囊肿形成或出血而急性发病，且颅内压增高症状较严重。

（5）其他：个别患者因肿瘤出血可表现为蛛网膜下腔出血症状。

（二）丘脑星形细胞瘤

1.丘脑性"三偏"症状

常有对侧感觉障碍，深感觉较浅感觉明显；丘脑性自发性疼痛并不常见；累及内囊时常伴有对侧轻偏瘫。丘脑枕部肿瘤可出现病变对侧同向偏盲。

2.共济失调

小脑红核丘脑系统受损者，可出现患侧肢体共济失调。

3.精神症状及癫痫发作

丘脑肿瘤时常出现精神症状（约占60％），表现为淡漠、注意力不集中、幼稚、欣快、激动或谵妄等，少见强迫性哭笑。约有1/3的患者可出现癫痫。

4.颅内压增高症状

约2/3患者出现，多在早期出现，为肿瘤侵犯第三脑室影响脑脊液循环所致。

5.其他症状

肿瘤向下丘脑发展时内分泌障碍较为突出,如影响到四叠体可出现瞳孔不等大,眼球上视障碍,听力障碍或耳鸣等症状。侵及基底核可有不自主运动。

(三)小脑星形细胞瘤

小脑星形细胞瘤占星形细胞瘤的 1/4。3/5 位于小脑蚓部和第四脑室,2/5 位于小脑半球。儿童或青少年多见,平均年龄 14 岁,男女之比为 2∶1。病程取决于病变部位:蚓部和第四脑室者引起脑积水,平均病程 7 个月;小脑半球者平均病程 1.5 年。

1.颅内压增高

为最常见的症状,出现较早,头痛、呕吐、视盘水肿。

2.后颅窝和小脑症状

位于小脑半球者表现患侧肢体共济运动失调,以上肢较明显,并有眼球震颤,肌张力降低、腱反射减弱等,位于蚓部者主要表现身体平衡障碍,走路及站立不稳。小脑肿瘤可有构音障碍及暴发性语言。亦常有颈部抵抗及强迫头位。晚期可出现强直性发作。常因急性严重颅内压增高引起,表现为发作性的去皮质强直,发作时意识短暂丧失,全身肌肉紧张,四肢伸直,呼吸缓慢,面色苍白,冷汗,一般数秒或数十秒即缓解。其发生原因可由于肿瘤直接压迫或刺激脑干,或小脑上蚓部通过小脑幕切迹向幕上疝出,引起脑干暂时性缺氧所致。

(四)脑干星形细胞瘤

脑干星形细胞瘤占星形细胞瘤的 2%。70% 的患者年龄在 20 岁以下。男女之比为 3∶2。病变多位于脑桥,常侵及两侧脑干。早期出现患侧脑神经麻痹,如位于中脑可有动眼及滑车神经麻痹,在脑桥可有外展及面神经麻痹,在延髓可有面部感觉障碍及后组脑神经麻痹。同时出现对侧肢体运动及感觉障碍。肿瘤发展累及两侧时,则出现双侧体征。颅内压增高症状在中脑肿瘤出现较早,脑桥肿瘤出现较晚且较轻。

(五)视神经星形细胞瘤

视神经星形细胞瘤多见于儿童,亦见于成人。视神经呈梭形肿大,可发生于眶内或颅内,亦可同时受累,肿瘤呈哑铃形。发生于颅内者可累及视交叉,甚至累及对侧视神经及同侧视束。如继续增长可向第三脑室前部或向鞍旁发展。主要表现为患侧眼球突出,大多向外向下,视力减退。一般无眼球运动障碍。发生于颅内者可有不规则的视野缺损及偏盲。多产生原发性视神经萎缩,有的亦可出现视盘水肿。晚期可出现垂体下丘脑功能障碍。

三、辅助检查

(一)腰椎穿刺

多数脑脊液压力增高,白细胞计数多在正常范围,部分病例蛋白定量增高。

(二)头颅 X 线平片

约 80% 患者显示颅内压增高征,15%～20% 可见肿瘤钙化。视神经肿瘤可见视神经孔扩大,并可致前床突及鞍结节变形。

(三)脑室造影

幕上肿瘤显示脑室移位或并有充盈缺损。小脑肿瘤表现第三脑室以上对称扩大,导水管下段前曲,第四脑室受压移位。脑干肿瘤表现导水管及第四脑室上部向背侧移位。

(四)脑血管造影

显示血管受压移位,肿瘤病理血管少见。

(五)CT扫描

大多显示为低密度影像,少数为等密度或高密度影像,边缘不规则,如有囊肿形成则瘤内有低密度区,周围常有脑水肿带,但较轻,脑室受压移位,亦多较轻,注射对比剂后肿瘤影像多增强。一般Ⅰ级星形细胞瘤为低密度病灶,与脑组织分界清楚,占位效应常显著;Ⅱ～Ⅲ级星形细胞瘤多表现为略高密度、混杂密度病灶或囊性肿块,可有点状钙化或肿瘤内出血。Ⅳ级星形细胞瘤显示略高或混杂密度病灶,病灶周围水肿相当明显,境界不清。增强扫描,Ⅰ级星形细胞瘤无或轻度强化,Ⅱ～Ⅳ级星形细胞瘤明显强化,呈形态密度不一的不规则或环状强化。

(六)放射性核素扫描

可显示肿瘤区放射性核素浓集,但浓度常较低,影像欠清晰。

(七)MRI

MRI呈长T_1、长T_2信号,信号强度均匀,由于血-脑脊液屏障受损不明显,周围水肿较轻,占位效应相对轻,肿瘤边界不清,不易与周围水肿鉴别。在T_2加权像甚至不易区别肿瘤的结构,但对肿瘤出血较CT显示为佳,同时由于蛋白渗出有时可见肿瘤在T_1加权像呈稍高斑片样信号异常。若做Gd-DTPA增强扫描,肿瘤多无对比增强。星形细胞瘤在T_1加权像呈混杂信号,以低信号为主,有时呈高信号表现,体现了瘤体内坏死或出血。T_2加权像表现为高信号,信号强度一般不均匀。

四、治疗及预后

治疗以手术切除为主。幕上者根据肿瘤所在部位及范围,作肿瘤切除术、脑叶切除或减压术。大脑半球表浅部位的星形细胞瘤手术切除范围要适度,以不产生偏瘫、失语、昏迷,而又能达到减压目的为限。大脑半球深部星形细胞瘤可作颞肌下减压术。视神经肿瘤经前额开颅,打开眶顶及视神经管,切除肿瘤。视神经交叉和第三脑室星形细胞瘤作手术切除时,要避免损伤下丘脑。脑干肿瘤小的结节性或囊性者可在显微技术下作切除术。脑干星形细胞瘤引起阻塞性脑积水者,可作脑脊液分流手术,解除颅内压增高。多数学者认为脑干外生性肿瘤或位于延颈髓交界处的肿瘤可行手术治疗。国内王忠诚提出脑干内局限性的星形细胞瘤应争取切除。浸润性的实质性小脑星形细胞瘤的手术原则与大脑半球表浅部肿瘤相似。小脑肿瘤一般作后颅窝中线切口,切除肿瘤。局灶性囊性的小脑星形细胞瘤如有巨大囊腔和偏于一侧的瘤结节,只要将瘤结节切除即可,囊壁不必切除。

多数星形细胞瘤难以做到全部切除,术后可给予化疗及放疗,以延长生存及复发时间。对大脑半球Ⅰ～Ⅱ级星形细胞瘤是否行术后放疗有争议。Leibel分析发现对未能全切除的Ⅰ～Ⅱ级星形细胞瘤手术加放疗的5年存活率为46%,而单纯手术者仅19%。但也有学者认为对Ⅰ～Ⅱ级星形细胞瘤术后放疗不能改善预后。对良性星形细胞瘤主张放疗的人认为可单纯行瘤床放疗,剂量30～45 Gy,疗程为6周。一般不主张预防性脊髓放疗。化疗的作用和治疗方案的选择目前尚处于摸索阶段,应用价值还有争议。

平均复发时间为两年半,复发者如一般情况良好,可再次手术。但肿瘤生长常加快,有的肿瘤逐渐发生恶性变,再次复发时间亦缩短。

术后平均生存 3 年左右。5 年生存率为 14%～31%,幕下者较幕上者疗效为好,5 年生存率达 50%～57%。如能完全切除肿瘤,可恢复劳动能力并长期生存,有报告术后生存已达 18 年者。经手术与放射综合治疗的患者,五年生存率为 35%～54%。

影响其预后相关因素包括年龄、肿瘤大小、部位、组织学类型、病史长短及治疗等多个方面,而以肿瘤组织学性质、治疗情况等尤为重要。影响儿童 Ⅰ～Ⅱ 级半球星形细胞瘤预后的主要因素是年龄,婴幼儿就诊时肿瘤一般较大,患儿的一般情况不好,因而手术耐受性差,手术危险性相对较大龄儿童高,预后也不如大龄儿童。巨大的肿瘤手术难于切除,而且手术损伤较大,预后不能令人满意。Mercuri 随访 29 例儿童星形细胞瘤 5～27 年,发现囊性星形细胞瘤预后最好。此外,病史较长,有癫痫发作及肿瘤有钙化者预后相对较好,因为这类肿瘤生长缓慢,瘤细胞分化较好,复发率较低。手术切除程度和术后是否放疗也是影响预后的主要原因之一。不论良、恶性星形细胞瘤只要能够达到全切除或近全切除,其术后生存期均明显长于部分切除肿瘤者。

(申　斌)

第五节　脑　膜　瘤

一、概述

脑膜瘤是起源于脑膜的中胚层肿瘤,目前普遍认为脑膜瘤主要来源于蛛网膜的帽细胞,尤其是那些形成蛛网膜绒毛的细胞,可以发生在任何含有蛛网膜成分的地方。

脑膜瘤曾有不同的命名,如蛛网膜成纤维细胞瘤,硬膜内皮瘤,脑膜成纤维细胞瘤,沙样瘤,血管内皮瘤,硬膜肉瘤,脑膜间皮瘤等。20 世纪初,Cushing 认为凡发生于蛛网膜颗粒的蛛网膜绒毛内皮细胞的肿瘤统称为脑膜瘤。

脑膜瘤切除术始于 18 世纪。1887 年美国报道首次成功地切除颅内脑膜瘤。20 世纪初,Cushing 根据病理改变不同将脑膜瘤分为不同类型。

(一)发病率

脑膜瘤的人群发生率为 2/10 万,约占颅内肿瘤总数的 20%,仅次于脑胶质瘤(占 40%～45%),居第二位。发病高峰年龄为 30～50 岁,约占全部脑膜瘤的 60%。脑膜瘤在儿童中少见。小的无症状的脑膜瘤常在老年人尸检中发现。近 20 年来随着 CT 及 MRI 技术的发展,脑膜瘤的发生率有所升高,许多无症状的脑膜瘤多为偶然发现。多发性脑膜瘤并非罕见,不少文献中报道有家族史,同时鲜有合并神经纤维瘤(病)、胶质瘤、动脉瘤等。

(二)病因

脑膜瘤的发生可能与颅脑外伤,病毒感染等因素有关,亦可能与体内特别是脑内环境的改变和基因变异有关。这些因素的共同特点是使染色体突变,或使细胞加速分裂,致使通常认为细胞分裂速度很慢的蛛网膜细胞加快了细胞分裂速度。这可能是细胞变性的早期阶段。

近年来研究证实,脑膜瘤的染色体异常最常见是第 22 对染色体缺乏一个基因片段。基因片段的缺失,影响细胞的增生、分化和成熟,从而导致肿瘤的发生。

（三）病理学特点

脑膜瘤多呈不规则球形或扁平形生长。颅底部脑膜瘤多呈扁平形。有包膜表面光滑或呈分叶状，与脑组织边界清楚。瘤体剖面呈致密的灰白色或暗红色，多呈肉样，富有血管，偶有小的软化灶，有时瘤内含有钙化颗粒。其邻近的颅骨常受侵犯表现有增生，变薄或破坏甚至肿瘤组织侵蚀硬脑膜及颅骨，而突于皮下。肿瘤大小不一，瘤体多为球形、扁平形、锥形或哑铃形。

按显微镜下的组织结构和细胞形态的不同，目前将脑膜瘤分为7种亚型。

1. 内皮型

肿瘤由蛛网膜上皮细胞组成。细胞的大小形态变异较大，有的细胞很小呈梭形，排列紧密；有的细胞很大，胞核圆形，染色质少，可有1～2个核仁，胞质丰富均匀，细胞向心形排列呈团状或条索状，无胶原纤维，细胞间血管很少，是临床上最常见的类型。

2. 成纤维细胞型

瘤细胞呈纵排列，由成纤维细胞和胶原纤维组成，细胞间有大量粗大的胶原纤维，常见砂粒小体。

3. 砂粒型

瘤组织内含有大量砂粒体，细胞排列呈漩涡状，血管内皮肿胀，呈玻璃样变性、钙化。

4. 血管母细胞型

有丰富的血管及很多血窦，血管外壁的蛛网膜上皮细胞呈条索状排列，胶原纤维很少；肿瘤生长快时，血管内皮细胞较多，分化不成熟，常可导致血管管腔变小或闭塞。

5. 异行型或混合型

此型脑膜瘤中含有上述四种成分，不能确定是以哪种成分为主。

6. 恶性脑膜瘤

肿瘤开始可能属良性，而以后出现恶性特点，有时发生颅外转移，多向肺转移，亦可以经脑脊液在颅内种植转移。脑膜瘤生长较快，向周围组织内生长，常有核分裂象，易恶变成肉瘤。

7. 脑膜肉瘤

临床上少见，多见于儿童，肿瘤位于脑组织中，形状不规则，边界不清，呈浸润生长，瘤内常有坏死出血及囊变。瘤细胞有三种类型，即多形细胞，纤维细胞，梭状细胞，其中以纤维型恶性程度最高。

（四）发病部位

脑膜瘤是典型的脑外生长的颅内肿瘤，其好发部位与蛛网膜绒毛分布情况相一致。总的可分为颅盖（大脑凸面，矢状窦旁，大脑镰旁），颅底（嗅沟，鞍结节，蝶骨嵴，颅中窝，横窦区和小脑脑桥角）和脑室内。据统计，大约50％的颅内脑膜瘤位于矢状窦旁，位于矢状窦前2/3者占大部分，多发性脑膜瘤占0.7％～5.4％。

（五）临床表现

脑膜瘤的临床表现是病程进展缓慢，自首发症状出现到手术，可达数年。有人报道脑膜瘤出现中期症状平均约2.5年。由于初期症状不明显，容易被忽略，所以肿瘤实际存在时间可能比估计的病程更长，甚至终生无临床症状，直到尸检时意外发现肿瘤存在。说明脑膜瘤的临床过程比较良性。

脑膜瘤的临床表现可归为两大类，即颅内压增高及肿瘤局部压迫的脑部症状。

1.颅内压增高症状

如头痛、呕吐、视力和眼底改变等,是脑膜瘤最常见的症状,可分为阵发性、持续性、局限性和弥散性等不同类型。一般早期为阵发性头痛,病程进展间隔时间变短,发病时间延长,最后演变为普遍性。有时患者眼底水肿已很严重,甚至出现继发性视神经萎缩,而头痛既不剧烈,又无呕吐,尤其是在高龄患者,颅内压增高症状多不明显。

2.局部症状

取决于肿瘤生长部位。颅盖部脑膜瘤经常表现为癫痫,肢体运动障碍和精神症状。颅底部脑膜瘤以相应的脑神经损害为特点,如视野缺损,单侧或双侧嗅觉丧失,视盘原发萎缩,一侧眼球活动障碍,继发性三叉神经痛等。在老年人,以癫痫发作为首发症状多见。

3.脑膜瘤对颅骨的影响

脑膜瘤极易侵犯颅骨,进而向颅外生长。可表现为局部骨板变薄,破坏或增生,若穿破颅骨板侵蚀到帽状腱膜下,局部头皮可见隆起。

(六)特殊检查

1.头颅 X 线平片

由于脑膜瘤与颅骨的密切关系,极易引起颅骨的改变,头颅 X 线平片定位出现率可达 35%,颅内压增高症可达 70% 以上,局限性骨质以破坏和增生同时存在是脑膜瘤特征性改变,其发生率约 100%。偶尔瘤内含砂粒体或钙化可见到斑点状或团块状致密影。肿瘤压迫颅骨内板,板障及外板可显示局部变薄和膨隆,有些颅底片可见蝶鞍的凹陷,骨质边缘的侵蚀、卵圆孔和视神经管扩大。肿瘤穿破颅骨可见骨质破坏、骨质硬化和局部肿块穿过颅骨外板可产生太阳光样骨针。多数脑膜瘤通过其与硬脑膜附着处获得脑外动脉的供血,当脑膜动脉供血增多,平片上可见颅骨内板上脑膜动脉的沟纹增粗、增深、迂曲;当肿瘤由脑膜中动脉供血且血流增多时,可见单侧棘孔扩大,脑膜中动脉远端分支增粗,与主干的径线相近,失去分支逐渐变细的特征;如脑膜瘤由较多的颅骨穿支动脉供血,可见增生的小动脉在颅骨形成多个小圆形透光区;脑膜瘤引起板障静脉异常增多时,可见板障内许多扭曲、增粗的透光区。

2.脑血管造影

在 CT 临床应用以前,脑血管造影是诊断脑膜瘤的主要方法。近几年来数字减影技术和超选择血管造影,对证实脑膜瘤血管结构,肿瘤血供程度,重要脑血管移位,以及肿瘤与重要的硬脑膜窦的关系,为术前检查提供了有利的条件,亦为减少术中出血提供了有力的帮助。

由于脑膜瘤为多中心肿瘤,坏死囊变者很少,脑血管造影能对多数较大的脑膜瘤做出肯定的诊断。脑膜瘤的脑血管造影表现如下。

(1)肿瘤中心血管影:脑的血供特点为动脉在肿瘤中心分支,经过丰富的毛细血管网,血液回流到包膜上的静脉。表现为动脉期瘤内出现较细的异常小血管网,可为帚状或放射状,位于瘤体中心,由硬脑膜附着处的脑膜动脉或颅外动脉的分支引入,以颈外动脉造影显示较佳;也可为半圆形网状血管影,分布于瘤体的外层,内由脑动脉分支供给。以颈内动脉造影显示较清楚。在微血管期至静脉期,肿瘤多表现为明显的染色,呈圆形或半圆形高密度肿块影,基底贴近颅骨,显示出肿瘤的位置、大小和范围。肿块的周围可见粗大迂曲的静脉环绕,此为肿瘤包膜的导出静脉,勾画出肿瘤的轮廓。

(2)来源于脑外的供血:脑膜瘤可为脑内供血,也可为脑外供血,或脑内外双重供血。脑血管造影发现肿瘤脑外供血或脑内外双重供血是脑膜瘤的重要特征。脑内动脉供应肿瘤的外围,肿瘤的中心常由脑外动脉的分支、即颅内的脑膜动脉和颅外的颞浅动脉和枕动脉等供应。当疑为脑膜瘤时,应做颈总动脉造影或分别做颈内、颈外动脉造影,如肿瘤有颅外动脉供血,几乎都为脑膜瘤。

(3)肿瘤循环慢于脑循环:约有50%的脑膜瘤表现为瘤内有大量造影剂潴留,形成较长久的肿瘤染色,即为迟发染色。瘤区脑皮质的引流静脉常晚于其他处皮质静脉显影。

(4)邻近脑血管受压移位:肿瘤所在的部位受压被推移,邻近的血管呈弧形聚拢、包绕,勾画出肿瘤的轮廓。

3.脑室造影

脑膜瘤由于本身肿块的占位及脑水肿改变,可压迫相应部位的脑室和蛛网膜下腔,使该部位受压变窄、移位变形;也可使脑脊液循环通路受阻,引起梗阻部位以上的脑室扩大,不同部位的肿瘤又有其不同的特点:①脑室受压变形。脑膜瘤愈接近脑室则压迫愈明显,甚至完全闭塞。若肿瘤已突入脑室,则表现为脑室内有充盈缺损。②脑室扩大:若肿瘤压迫、阻塞脑室,必然产生阻塞部位以上的脑室扩大,鞍区脑膜瘤向后上生长,可使室间孔狭窄甚至梗阻,使双侧侧脑室对称性扩大。③脑室移位:移位的程度与占位病变的大小、脑水肿的程度有相应关系。④蛛网膜下腔变形;由于脑膜瘤本身的占位效应,使脑池受压变窄、闭塞或移位,或由于脑外积水出现局部脑池的扩大。

4.CT

脑膜瘤平扫表现为一边缘清楚的肿块,圆形或卵圆形,少数为不规则形。多数为高密度,有时为等密度,偶尔为低密度。多数密度均匀,瘤体内可有大小不等的低密度区,这些低密度区多为肿瘤的囊变坏死区,少数为胶原纤维化区、陈旧出血或脂肪组织。瘤内钙化发生率大约为15%,表现为肿瘤边缘弧形或瘤内斑点状钙化,当肿瘤内含砂粒体很多且都发生钙化时可显示为整个肿瘤钙化,呈致密的钙化性肿块。注射造影剂后多数肿瘤明显强化,CT值常达60 Hu以上,少数轻微强化。平扫密度均匀者一般呈均匀性强化,平扫显示之低密度区无明显增强,一般平扫密度较高者强化较明显。增强后肿瘤的边界明显变清楚。少数肿瘤边缘有一环形的明显强化区,可能为肿瘤的包膜血供较丰富或肿瘤周围的静脉血管较多之故。

(1)肿瘤周围的低密度区:多数脑膜瘤周围出现环形低密度区,形成的主要原因是肿瘤周围脑组织的水肿,也可能为周围软化灶、扩大的蛛网膜下腔、包绕肿瘤的囊肿和脱髓鞘所致。通常将肿瘤周围的低密度区称为水肿区。脑膜瘤周围的水肿程度与肿瘤的部位和病理类型有关,而与肿瘤大小无关,矢状窦旁、大脑镰和大脑凸面的脑膜瘤水肿较明显,而近颅底及脑室内的脑膜瘤水肿较轻或无水肿。临床上一般将窄于2 cm的水肿称为轻度水肿,宽于2 cm的水肿为重度水肿。

(2)提示肿瘤位于脑外的征象:该征象对脑膜瘤的定性诊断有重要意义。①白质塌陷征:脑膜瘤生长在颅骨内板下方,并嵌入脑灰质,使灰质下方的白质受压而变平移位,白质与颅骨内板之间的距离加大,这一征象是病变位于脑外的可靠征象,称白质塌陷征。②广基与硬脑膜相连:脑膜瘤多以广基与硬脑膜相连,因此肿瘤外缘与硬脑膜连接处常为钝角,而脑内肿瘤邻近硬膜时,此角为锐角。③骨质增生:脑膜瘤附着部位的颅骨内板增厚、毛糙或颅骨全层均增厚,分不清内板板障及外板。颅骨改变一般发生在硬脑膜附着处,亦可离肿瘤一定距离,这可能与肿瘤造成局部血管扩张和血液淤滞刺激成骨细胞有关。④邻近脑沟、脑池的改变:肿瘤所在的脑沟脑池闭塞,而邻近的脑沟脑池扩大。⑤静脉窦阻塞:脑膜瘤可压迫、侵及邻近静脉窦,或形成血栓,致静脉窦不强化或出现充盈缺损。

(3)脑膜瘤的组织学类型与 CT 表现:如能根据其 CT 表现做出肿瘤亚型的判断,对肿瘤治疗方法的选择和预后的估计有着重要意义。但是目前尚不能肯定 CT 表现与组织学类型有特定的关系,部分学者认为 CT 表现与肿瘤类型有某种程度的联系,另一些学者认为两者联系不大。

(4)常见部位脑膜瘤的 CT 表现:脑膜瘤属脑外生长的肿瘤,多为单发,少数可多发。由于各部位结构和解剖不同,邻近结构不同,故除具备脑膜瘤一般特点外,有其各自特征性表现:如大脑凸面脑膜瘤,肿瘤基底与颅骨相连,局部骨质常有明显增生,可伴有骨质破坏。最常见于额、顶及颞枕区,周围常有轻中度水肿,占位效应明显,可引起脑室及中线移位。冠状位扫描有助于显示肿瘤与颅骨及邻近结构的关系。

5.磁共振头颅扫描

磁共振扫描(MRI)对脑膜瘤的定位定性诊断明显优于 CT。MRI 可显示脑膜瘤邻近结构的受压、变形与移位,位于颅底的肿瘤冠状位可清晰显示。通常,脑膜瘤在 T_1 加权像呈稍低或等信号;在 T_2 加权像呈稍高信号或等信号,约 20% 的脑膜瘤在 T_2 加权像呈低信号。肿瘤的 MRI 信号均匀性与肿瘤大小及组织学类型有关,若肿瘤较小,尤其是纤维型,上皮型脑膜瘤,其信号往往是均匀的。若肿瘤较大,属于砂粒型、血管母细胞型,尤其是肿瘤内发生囊变、坏死时,其信号强度不均匀。肿瘤内的囊变、坏死部分产生长 T_1 长 T_2 信号;纤维化、钙化部分出现低信号;富血管部分呈典型的流空现象。与脑血管造影所见相吻合,脑膜瘤引起的周围水肿在 MRI 呈长 T_1 长 T_2 表现,以 T_2 加权像最明显。有 30%~40% 的脑膜瘤被低信号环所包绕,其介于肿瘤与灶周水肿之间,被称为肿瘤包膜,在 CT 上显示为低密度晕,在 MRI 的 T_1 加权像呈低信号环,包绕瘤周围的小血管、薄层脑脊液、胶质增生等均是肿瘤包膜形成的原因。这是脑外肿瘤的特征性表现。对于小的无症状脑膜瘤水肿不明显,尤其是在靠近颅顶部者;多发性脑膜瘤的小肿瘤;有时增强 MRI 扫描也难以发现。但脑膜瘤极易增强,经注射(Gd-DTPA)造影剂,就可以充分显示。同时增强扫描不仅可区分肿瘤与水肿,而且可进一步识别肿瘤内部结构包括瘤体的灌注、血供及有无囊变、坏死。MRI 被列为首选检查方法。

(七)诊断

(1)根据病史长,病情进行缓慢的特点及查体出现的定位体征,进行 CT 或 MRI 检查。

(2)肿瘤在 CT 上的密度及 MRI 的信号强度,以及其增强后的表现,是脑膜瘤的诊断依据。

(3)典型的脑膜瘤 CT 表现为等密度或稍高密度,有占位效应。MRI T_1 像上约 2/3 的肿瘤与大脑灰质信号相同,约 1/3 为低于灰质的信号。在 T_2 加权像上,约一半为等信号或高信号,余者为中度高信号,或混杂信号。肿瘤内坏死、出血或钙化等可出现异常信号。脑膜瘤边界清楚,呈圆形、类圆形或不规则分叶形,多数瘤周存在一环形或弧形的低信号区,强化或增强后呈均匀明显强化。

(八)治疗

1.手术治疗

脑膜瘤绝大部分位于脑外,有完整包膜,如能完全切除是最有效的治疗手段。随着显微手术技术的发展,手术器械如双极电凝,超声吸引器,以及颅内导航定位及 X 刀、γ 刀的应用和普及,脑膜瘤的手术效果不断提高,绝大多数患者得以治愈。

(1)术前准备:①由于脑膜瘤血运丰富,体积往往较大,有时黏附于邻近的重要结构,功能区及大血管,手术难度较大。因此术前影像检查是必不可少的。除 CT 扫描外,特殊部位的脑膜瘤进行 MRI 检查是必需的,术前对肿瘤与周围脑组织的毗邻关系做到充分了解,对术后可能发生的神经系统功能损害有所估计。对血供丰富的脑膜瘤,脑血管造影也是不可缺少的。②术前对患者的一般状态及主要脏器功能充分了解,若有异常术前应予尽快纠正,对于个别一时难以恢复正常者,可延缓手术。③肿瘤接近或位于重要功能区,或有癫痫发作,要在术前服用抗癫痫药物,有效地控制癫痫发作。④肿瘤较大伴有明显的脑组织水肿,术前适当应用脱水及激素类药物,对减轻术后反应是非常重要的。

(2)麻醉:采用气管内插管全身麻醉,控制呼吸,控制性低血压,对于血供丰富的脑膜瘤,可采用过度换气的办法,降低静脉压,使术中出血减少。

(3)手术原则。①体位:根据脑膜瘤的部位,侧卧位、仰卧位、俯卧位都是目前国内常采用的手术体位。头部应略抬高,以减少术中出血。许多医院采用坐位,特别是切除颅后窝的脑膜瘤,但易发生空气栓塞。②切口:切口设计,应使肿瘤恰好位于骨窗的中心,周边包绕肿瘤即可,过多的暴露肿瘤四周的脑组织是不必要的。③骨瓣:颅钻钻孔后以线锯或铣刀锯开颅骨,骨瓣翻向连接肌肉侧,翻转时需将内板与硬脑膜及肿瘤的粘连剥离。对于顶枕部凸面的脑膜瘤骨瓣翻转时可取下,手术结束关颅前再复位固定,可减少出血。④硬脑膜切口:可采用 U 形、"＋"字形或放射状切口。若硬脑膜已被肿瘤侵蚀,应以受侵蚀的硬脑膜为中心至正常边缘略向外 2～3 mm,将侵蚀及瘤化的硬脑膜切除,四周硬脑膜放射状切开,待肿瘤切除后,用人工脑膜或帽状腱膜修补硬脑膜。⑤对于表浅肿瘤,周围无重要血管或静脉窦,可沿肿瘤周边仔细分离,将肿瘤切除。对于体积较大的肿瘤,单纯沿肿瘤四周分离,有时比较困难,应先在瘤内反复分块切除,使瘤体缩小后再向四周分离。此时应用显微镜及超声吸引器是十分有益的,可减少不必要的牵拉,术中应用激光(CO_2 和 Nd:YAG 激光)使脑膜瘤的全切或根除深部脑膜瘤得以实现。

(4)术后处理:①在一些有条件的医院,术后患者最好放在重症监护病房(ICU)。ICU 是医院内的特殊病房,配心电、呼吸及颅内压各种监护装置,有人工呼吸机、除颤及各种插管抢救设备。在这样的环境下,脑膜瘤术后的患者会平稳地度过危险期,对患者的治疗及抢救是高质量的,病情稳定后,再转入普通病房。②合理选用抗生素,预防感染。③应用降低颅内压药物。脑膜瘤切除术后会出现不同程度的脑水肿。术后给予甘露醇、呋塞米、高渗葡萄糖和激素等对于减轻和消除脑水肿是十分必要的。④给予脑细胞代谢剂及能量合剂。⑤抗癫痫治疗。对于脑膜瘤患者,位于或靠近大脑中央前后区的患者,特别是对术前有癫痫发作的患者,术后应给予抗癫痫治疗,在术后麻醉清醒前给予肌内注射苯巴比妥钠,直至患者能口服抗癫痫药物为止。

2.放疗

良性脑膜瘤全切除效果最好,由于位置不同仍有一些脑膜瘤不能全切除。这种情况就需要手术后加放疗。1982 年 Carella 等对 43 例未分化的脑膜瘤放疗并随访 3 年未见肿瘤发展。Wara 等对未全切除的脑膜瘤进行放疗,5 年后的复发率为 29%,未经放疗者复发率为 74%。以上资料表明,手术未能全切除的脑膜瘤术后辅以放疗,对延长肿瘤的复发时间及提高患者的生存质量是有效的。放疗特别适合于恶性脑膜瘤术后和未行全切除的脑膜瘤。

伽马刀(γ 刀)治疗:适用于直径小于 3 cm 的脑膜瘤。γ 刀与放疗一样,能够抑制肿瘤生长。γ 刀治疗后 3～6 个月开始出现脑水肿,6 个月至 2 年才能出现治疗结果。X 刀(等中心直线加速器)适用于位置深在的脑膜瘤,但直径一般也不宜大于 3 cm。

(九)脑膜瘤的复发

脑膜瘤复发的问题,迄今为止尚未得到解决。首次手术后,若在原发部位有肿瘤组织残留,有可能发生肿瘤复发。肿瘤残存原因有两方面：一是肿瘤局部浸润生长，肿瘤内或肿瘤的周围有重要的神经、血管，难以全部切除；二是靠近原发灶处或多或少残存一些肿瘤细胞。有人报道脑膜瘤复发需 5～10 年，恶性脑膜瘤可在术后几个月至 1 年内复发。Jaskelained 等随访 657 例脑膜瘤，20 年总复发率为 19.5%。处理复发性脑膜瘤目前首选方法仍然是手术治疗，要根据患者的身体素质，症状和体征及肿瘤的部位，决定是否进行二次手术。术后仍不能根治，应辅以放疗等措施，延长肿瘤复发时间。

(十)预后

脑膜瘤预后总体上比较好，因为脑膜瘤绝大多数属于良性，即使肿瘤不能全切除，只要起到局部减压或降低颅内压的作用，患者仍可维持较长的生存时间，从而使之有再次或多次手术切除的可能。有人报告脑膜瘤术后 10 年生存率为 43%～78%。脑膜瘤的根治率取决于手术是否彻底，后者主要与肿瘤发生部位有关。如矢状窦和大脑镰旁脑膜瘤向窦腔内侵犯时，除非位于矢状窦前三分之一或肿瘤已完全阻塞窦腔，否则不易完全切除肿瘤。颅底部扁平生长的脑膜瘤，也会给肿瘤全切除带来实际困难。恶性脑膜瘤同其他系统恶性肿瘤一样易复发，虽然术后辅以放疗或 γ 刀及 X 刀治疗，其预后仍较差。总之影响脑膜瘤预后的因素是多方面的，如肿瘤大小、部位、肿瘤组织学、手术切除程度等。手术后死亡原因主要与术前患者全身状况差，未能全切除肿瘤，术中过分牵拉脑组织，结扎或损伤重要血管等均有关系。

二、矢状窦旁脑膜瘤

矢状窦旁脑膜瘤是指基底位于上矢状窦壁的脑膜瘤，其瘤体常突向一侧大脑半球，肿瘤以一侧多见，也可以向两侧发展。临床上常见的肿瘤生长方式有以下几种：①肿瘤基底位于一侧矢状窦壁，向大脑凸面生长，肿瘤主体嵌入大脑半球内侧；②肿瘤同时累及大脑镰，基底沿大脑镰延伸，肿瘤主体位于一侧纵裂池内；③肿瘤由矢状窦旁向两侧生长，跨过上矢状窦并包绕之。矢状窦旁脑膜瘤常能部分或全阻塞上矢状窦腔，肿瘤常侵蚀相邻部位的硬脑膜及颅骨，使颅骨显著增生，向外隆起。

(一)发病率

矢状窦旁脑膜瘤是临床上最常见的脑膜瘤类型之一，占颅内脑膜瘤的 17%～20%。国内外不同研究机构报道的矢状窦旁脑膜瘤的发生率相差较多，原因是有些学者将靠近上矢状窦的一部分大脑镰旁和大脑凸面脑膜瘤也归于矢状窦旁脑膜瘤。矢状窦旁脑膜瘤在窦的不同部位发生率也不尽相同，以矢状窦的前 1/3 和中 1/3 最为多见。国内的报道中，位于上矢状窦前 1/3 的肿瘤占 46.6%，中 1/3 占 35.4%，后 1/3 占 18.0%。发病高峰年龄在 31～50 岁，男性患者略多于女性。

(二)临床表现

矢状窦旁脑膜瘤生长缓慢，早期肿瘤体积很小时常不表现出任何症状或体征，只是偶然影像学检查时发现，或仅在尸检中发现。随着肿瘤体积增大，占位效应明显增强，并逐渐压迫邻近脑组织或上矢状窦，影响静脉回流，逐渐出现颅内压增高、癫痫和某些定位症状或体征。

癫痫是本病的最常见症状，临床上有半数以上的患者以此为首发症状。肿瘤的位置不同，癫痫发作的方式也略有不同。位于矢状窦前 1/3 的肿瘤患者常表现为癫痫大发作，中 1/3 的肿瘤患者常表现为局灶性发作，或先局灶性发作后全身性发作；后 1/3 的肿瘤患者癫痫发生率较低，可有视觉先兆后发作。

颅内压增高症状也很常见,多因肿瘤的占位效应及阻塞上矢状窦和回流静脉引发静脉血回流障碍造成的,尤其是肿瘤发生囊变或伴有瘤周脑组织水肿时。表现为头痛、恶心、呕吐、精神不振,甚至出现视力下降,临床检查可见视盘水肿。

患者的局部症状虽然比较少见,但有一定的定位意义。位于矢状窦前 1/3 的肿瘤患者,常可表现为精神症状,如欣快,不拘礼节,淡漠不语,甚至痴呆,性格改变等。矢状窦中 1/3 的肿瘤患者可出现对侧肢体无力,感觉障碍等,多以足部及下肢为重,上肢及面部较轻。若肿瘤呈双侧生长,可出现典型的双下肢痉挛性瘫痪,肢体内收呈剪状,应与脊髓病变引发的双下肢痉挛性瘫痪相鉴别。后 1/3 的肿瘤患者常因累及枕叶距状裂,造成视野缺损或对侧同向偏盲。双侧发展后期可致失明。

有些患者还可见肿瘤部位颅骨突起。

(三)诊断

头颅 X 线片在本病的诊断上有一定意义,在 CT/MRI 应用以前,颅骨平片可确定约 60% 的上矢状窦旁脑膜瘤。表现有局部骨质增生或内板变薄腐蚀,甚至虫蚀样破坏;血管变化可见患侧脑膜中动脉沟增深迂曲,板障静脉扩张,一些肿瘤可见钙化斑。

CT 或 MRI 扫描是本病诊断的主要手段。CT 扫描可显示出上矢状窦旁圆形、等密度或高密度影,增强扫描时可见密度均匀增高,基底与矢状窦相连。有些患者可见瘤周弧形低密度水肿带。另外,CT 扫描骨窗像可显示颅骨改变情况。MRI 与 CT 相比,在肿瘤定位和定性方面均有提高。肿瘤在 T_1 加权像上多为等信号,少数为低信号;在 T_2 加权像上则呈高信号、等信号或低信号;肿瘤内部信号可不均一;注射 Gd-DTPA 后,可见肿瘤明显强化。MRI 扫描还可清楚地反映肿瘤与矢状窦的关系。

脑血管造影可见特征性肿瘤染色和抱球状供血动脉影像。在 CT/MRI 广泛应用的今天,脑血管造影则更多地被用来显示肿瘤的供血情况。在造影的动脉期可见肿瘤的供血动脉,位于矢状窦前 1/3 和中 1/3 的肿瘤主要由大脑前动脉供血,后 1/3 肿瘤主要由大脑后动脉供血,还可见脑膜中动脉及颅外血管供血。在造影的静脉期和窦期,可见相关静脉移位,有时可见上矢状窦受阻塞变细或中断,这对于术前准备及术中如何处理矢状窦有很大帮助。

(四)手术治疗

矢状窦旁脑膜瘤的生长情况比较复杂,因此术前准备需要更加充分。术前行脑血管造影,了解肿瘤的供血情况及上矢状窦、回流静脉的通畅与否对手术有一定的指导作用。有些患者需同时行肿瘤主要供血动脉栓塞术,再手术切除肿瘤,以减少术中出血。另外,术前需详细了解肿瘤所在部位的解剖关系,了解肿瘤与上矢状窦,大脑镰和颅骨的关系。

一侧生长的矢状窦旁脑膜瘤可采用一侧开颅,切口及骨窗内缘均抵达中线。为避免锯开骨瓣或掀起骨瓣时矢状窦及周围血管撕裂引起大出血,尤其是肿瘤侵透硬脑膜和侵蚀颅骨并与之粘连紧密时,可在矢状窦一侧多钻数孔,用咬骨钳咬开骨槽的办法代替线锯锯开,并轻轻分离与颅骨的粘连,可以减少血管及矢状窦撕裂的机会。矢状窦旁脑膜瘤血供丰富,术中止血和补充血容量是手术成功的关键因素之一。除了术前可行供血动脉栓塞外,术中还可采取控制性低血压的方法。矢状窦表面出血可用吸收性明胶海绵压迫止血,硬脑膜上的出血可以用电凝或压迫的方法,也可开颅后先缝扎脑膜中动脉通向肿瘤的分支。双侧生长的肿瘤可采用以肿瘤较大一侧为主开颅,切口及骨瓣均过中线。肿瘤与硬脑膜无粘连或粘连比较疏松时,可将硬脑膜剪开翻向中线,如粘连紧密则要沿肿瘤周边剪开硬脑膜。对于体积较小的肿瘤,可仔细分离肿瘤与周围脑组织的粘连,在显微镜下沿肿瘤包膜和蛛网膜层面分离瘤体,由浅入深,逐一电凝渗入肿瘤供血的血管,并向内向上牵拉瘤体,找到肿瘤基底,予以分离切断,常可将肿瘤较完整地取出。

对于体积较大的肿瘤,尤其是将中央沟静脉包绕在内的肿瘤,为避免损伤中央沟静脉及邻近的大脑皮质功能区,可沿中央沟静脉两侧切开肿瘤并将之游离后,再分块切除肿瘤。术中应尽量保护中央沟静脉及其他回流静脉,只有在确实完全闭塞时方可切除。

对残存于矢状窦侧壁上的肿瘤组织有效而又简单易行的方法就是电灼,电灼可以破坏残留的肿瘤细胞,防止复发,但要注意电灼时不断用生理盐水冲洗,防止矢状窦内血栓形成。若肿瘤已浸透或包绕矢状窦,前 1/3 的上矢状窦一般可以结扎并切除,中、后 1/3 矢状窦则要根据其通畅与否决定如何处理。只有在术前造影证实矢状窦确已闭塞,或术中夹闭矢状窦 15 min 不出现静脉淤血,才可考虑切除矢状窦,否则不能结扎或切除。也可以将受累及的窦壁切除后用大隐静脉或人工血管修补。也有学者认为窦旁脑膜瘤次全切除术后肿瘤复发率较低,尤其在老年患者中,肿瘤生长缓慢,即使复发后,肿瘤会将矢状窦慢慢闭塞,建立起有效的侧支循环,再行二次手术全切肿瘤的危险性要比第一次手术小得多。

肿瘤受累及的硬脑膜切除后需做修补,颅骨缺损可根据情况行一期或延期手术修补。

(五)预后

矢状窦旁脑膜瘤手术效果较好。术中大出血和术后严重的脑水肿是死亡的主要原因。只要术中避免大出血,保护重要脑皮质功能区及附近皮质静脉,就能降低手术死亡率和致残率。肿瘤全切后复发者很少,但累及上矢状窦又未能全切肿瘤的患者仍可能复发,复发率随时间延长而升高,术后辅以放疗可以减少肿瘤复发的机会。

近年来,采用显微外科技术,有效地防止了上矢状窦、中央沟静脉及其他重要脑结构的损伤,减少了手术死亡率和致残率,提高了肿瘤全切率。

三、大脑凸面脑膜瘤

大脑凸面脑膜瘤系指大脑半球外侧面上的脑膜瘤,主要包括大脑半球额、顶、枕、颞各叶的脑膜瘤和外侧裂部位脑膜瘤,在肿瘤和矢状窦之间有正常脑组织。肿瘤多呈球形,与硬脑膜有广泛的粘连,并可向外发展侵犯颅骨,使骨质发生增生、吸收和破坏等改变。

(一)发病率

大脑凸面脑膜瘤在各部位脑膜瘤中发病率最高,约占全部脑膜瘤的 1/3(25.8%~38.4%)。大脑前半部的发病率比后半部高。

(二)临床表现

因肿瘤所在的部位不同而异,主要包括以下几个方面。

1.颅内压增高症状

颅内压增高症状见于 80% 的患者,由于肿瘤生长缓慢,颅内高压症状一般出现较晚。肿瘤若位于大脑"非功能区",如额极,较长时间内患者可只有间歇性头痛,头痛多位于额部和眶部,呈进行性加重,随之出现恶心、呕吐和视神经盘水肿,也可继发视神经萎缩。

2.癫痫发作

额顶叶及中央沟区的凸面脑膜瘤可致局限性癫痫,或由局限性转为癫痫大发作。癫痫的发作多发生于病程的早期和中期,以癫痫为首发症状者较多。

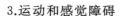

3.运动和感觉障碍

运动和感觉障碍多见于病程中晚期,随着肿瘤的不断生长,患者常出现对侧肢体麻木和无力,上肢常较下肢重,中枢性面瘫较为明显。颞叶的凸面脑膜瘤可出现以上肢为主的中枢性瘫痪。肿瘤位于优势半球者尚有运动性和感觉性失语。肿瘤位于枕叶可有同向偏盲。

4.头部骨性包块

因肿瘤位置表浅,易侵犯颅骨,患者头部常出现骨性包块,同时伴有头皮血管扩张。

(三)诊断

颅骨 X 线片常显示颅骨局限性骨质增生或破坏,脑膜中动脉沟增宽,颅底片可见棘孔也扩大。

1.脑血管造影

脑血管造影可显示肿瘤由颈内、颈外动脉双重供血,动脉期可见颅内肿瘤区病理性血管,由于肿瘤血运丰富,静脉期肿瘤染色清楚,呈较浓的片状影,具有定位及定性诊断的意义。

2.CT 和 MRI 检查

CT 可见肿瘤区高密度影,因肿瘤血运丰富,强化后影像更加清楚,可做定位及定性诊断。MRI 图像上,肿瘤信号与脑灰质相似。T_1 加权像为低到等信号,T_2 加权像为等或高信号,肿瘤边界清楚,常可见到包膜和引流静脉,亦可见到颅骨改变。

(四)鉴别诊断

大脑凸面各不同部位的胶质瘤,一般生长速度较脑膜瘤为快。根据其所处大脑凸面部位的不同,症状各异,但其相应症状的出现,都早于而且严重于同部位的脑膜瘤。额极部的胶质瘤在早期很难与同部位的脑膜瘤相区别,但是一旦其临床症状出现,则进展速度快。颅骨平片检查颅骨一般无增生破坏情况,也无血管沟纹增多或变宽。脑血管造影显示相应部位的血管位移。

(五)治疗与预后

大脑凸面脑膜瘤一般都能手术完全切除,且效果较好。与肿瘤附着的硬脑膜及受侵犯的颅骨亦应切除,以防复发。但位于功能区的脑膜瘤,术后可能残留神经功能障碍。

(吕祖光)

第六节 垂体腺瘤

一、概述

垂体腺瘤是发生于腺垂体的良性肿瘤,也是颅内最常见的肿瘤之一。根据肿瘤细胞的分泌功能,垂体腺瘤可分为分泌性(功能性)腺瘤和无分泌性(无功能性)腺瘤两大类。分泌性腺瘤占垂体腺瘤的 65%～80%,根据肿瘤细胞产生激素的不同又分为营养性激素腺瘤和促激素性激素腺瘤两类。营养性激素腺瘤肿瘤细胞分泌无周围靶腺的垂体激素,包括催乳素(PRL)腺瘤和生长激素(GH)腺瘤两种;促激素性激素腺瘤肿瘤细胞分泌有周围靶腺的垂体促激素类激素,包括促肾上腺皮质激素(ACTH)腺瘤、促甲状腺激素(TSH)腺瘤和促性腺激素(GnH)腺瘤。无分泌性腺瘤占垂体腺瘤的20%～30%,肿瘤细胞无分泌激素功能或虽有分泌功能但目前技术尚不能检测。

近半个世纪特别是近二十年来随着垂体激素放射免疫检测、CT 和 MR 的临床应用，特别是对垂体微腺瘤认识的深入，垂体腺瘤特别是催乳素腺瘤的发病率逐年增加。一份流行病学调查表明催乳素腺瘤的发病率在女性竟高达 1∶1 050，在男性也高达 1∶2 800；而尸体解剖研究发现催乳素腺瘤的检出率为 7%～21%。这些数据看起来有些危言耸听，但也确实从一个方面反映了垂体腺瘤发病率之高。

二、病理

(一)垂体腺瘤的病理分类

Schoneman 根据 HE 染色将垂体腺瘤分为嫌色性、嗜酸性、嗜碱性及混合性腺瘤，这种方法一直沿用至今。Trovillas 将垂体腺瘤分为有分泌活性和无分泌活性腺瘤两类；Sager 又将垂体腺瘤分为嗜酸性、黏液性、嫌色性及瘤细胞瘤四类。根据免疫组化技术，垂体腺瘤分为催乳素细胞腺瘤、生长激素细胞腺瘤、促肾上腺皮质激素细胞腺瘤、促甲状腺激素细胞腺瘤、促卵泡激素、黄体生成素细胞腺瘤、多功能细胞腺瘤和无功能细胞腺瘤，这是最常用的分类方法。

根据超微结构特点，垂体腺瘤可以分为以下几种。

1.生长激素细胞和催乳素细胞腺瘤

分为颗粒密集型生长激素细胞腺瘤、颗粒稀疏型生长激素细胞腺瘤、颗粒密集型催乳素细胞腺瘤、颗粒稀疏型催乳素细胞腺瘤、混合性生长激素和催乳素细胞腺瘤等。

2.促肾上腺皮质激素细胞腺瘤

可分为伴有 Cushing 综合征的促肾上腺皮质激素细胞腺瘤、伴有 Nelson 综合征的促肾上腺皮质激素细胞腺瘤、静止的促肾上腺皮质激素细胞腺瘤等。

3.促性腺激素细胞腺瘤

可同时产生促卵泡激素和黄体生成素，但不一定相等。

4.促甲状腺激素细胞腺瘤

免疫组化促甲状腺激素不一定阳性，原因不明，分泌颗粒电子致密核心与界膜之间有明显电子透亮空晕是其特征。

5.其他

包括无特征性细胞腺瘤、嗜酸性粒细胞瘤、未分化腺瘤等。

(二)垂体腺瘤的组织发生

目前认为垂体腺瘤来源于腺垂体细胞，在同一种细胞内具有能与生长激素和催乳素两种激素抗体结合的颗粒，说明两种激素可以同时在同一垂体细胞内产生。促卵泡激素和黄体生成素可由同一种细胞分泌。垂体内一种细胞不是只能分泌一种相应的激素。这类多激素细胞腺瘤，称之为"异源性垂体腺瘤"。其发生机制一般认为与瘤细胞的基因表达有关。

(三)垂体增生

垂体增生是垂体病理中最有争议的问题，其是否能单独存在目前还不能肯定。垂体增生是非肿瘤细胞数量的增加，分弥散性增生和结节性增生，前者应与正常垂体区别，后者应与腺瘤区别。一般来说，垂体腺瘤与周围非肿瘤性腺垂体有明显分界，非肿瘤性腺垂体在腺瘤附近受挤压，网状纤维缺乏、不规则和退化。腺瘤除多激素来源的混合性腺瘤外，主要由一种细胞组成。在腺瘤的附近还可见到一些非肿瘤性细胞，而这些现象在垂体增生是不多见的。

（四）恶性垂体腺瘤（垂体腺癌）

关于恶性垂体腺瘤尚无一致的看法。一般认为，凡肿瘤细胞有明显异型性，易见到核分裂，特别是侵及邻近脑组织和颅内转移者，应视为恶性垂体腺瘤。

三、临床表现

垂体腺瘤主要表现为内分泌功能障碍和局部压迫两组症状。

（一）内分泌功能障碍

垂体腺瘤的内分泌功能障碍包括分泌性垂体腺瘤相应激素分泌过多引起的内分泌亢进症状和无分泌性垂体腺瘤及分泌性垂体腺瘤压迫、破坏垂体造成的正常垂体激素分泌不足所致的相应靶腺功能减退两组症状。

1.垂体肿瘤激素分泌过多产生的内分泌症状

见于分泌性垂体腺瘤，且随肿瘤分泌激素种类的不同而表现为相应症状。

（1）催乳素腺瘤：催乳素腺瘤引起的高催乳素血症的临床表现因性别、年龄及肿瘤大小的差异而有所不同，多见于女性。

女性催乳素腺瘤：多见于20～30岁，典型临床表现为闭经、泌乳、不育三联症。①闭经，闭经或月经稀少几乎见于所有病例，这主要是由高催乳素血症所致。青春期前发生催乳素腺瘤可引起发育延迟和月经初潮延迟，随后月经稀少最终闭经；青春期后发生催乳素腺瘤表现为继发性闭经，即早期为正常排卵性月经，随后发展为虽有排卵而黄体期缩短，进而出现无排卵月经，最后月经稀发、闭经。②泌乳，多数患者表现为自发性泌乳，部分患者则需挤压乳头后才出现少量乳汁；多数表现为双侧泌乳，少数患者并未自己觉察而在检查时发现。闭经伴催乳素水平增高不一定有泌乳，有乳溢者也可无闭经。③不孕，催乳素腺瘤目前已成为不孕症的最常见原因之一。④更年期症状，部分患者可因雌激素水平低落，出现面部阵发性潮红，性情急躁，性欲减退，阴道干燥，性感丧失，性交困难等。⑤其他症状，催乳素腺瘤特别是病程较长的催乳素腺瘤患者常常表现为肥胖和高血压，目前还不清楚是与催乳素本身有关，还是其他因素所致。

男性催乳素腺瘤：男性催乳素腺瘤并不少见，由于临床症状较为隐袭，内分泌症状易于忽视，早期诊断较为困难，往往发展至大腺瘤时才做出诊断。早期主要症状为性功能减退，表现为性欲减退或缺失、勃起功能障碍、精子减少。可能与促性腺激素分泌不足或催乳素影响雄性激素的生成和代谢以及对精子生成的直接干扰有关。部分患者表现为男性乳房发育、泌乳、不育、睾丸萎缩等表现。

（2）生长激素腺瘤：生长激素腺瘤在青春期以前发生表现为巨人症和肢端肥大症，在青春期以后发生则只表现为肢端肥大症。

肢端肥大症：女性略多于男性，常于30～50岁起病，病程一般较为缓慢，早期诊断较为困难。①肢端肥大，常常是患者最早出现的临床表现，由于肿瘤长期大量分泌生长激素，全身骨和结缔组织过度增生、组织间液增加，造成特征性的容貌改变和全身组织器官肥大。②内分泌代谢紊乱，肢端肥大症患者甲状腺常常肿大，但功能多为正常。基础代谢率往往增高，可能与生长激素的代谢促进作用有关。至疾病后期，伴发垂体功能减退时，基础代谢率降低。绝大多数女性患者表现有月经失调甚至闭经。患者一般无排卵功能，不能生育。男性患者在疾病早期可呈性欲亢进，生殖器增大，随着病程的进展，性欲逐渐减退以至完全消失，并逐渐出现生殖器萎缩。性腺功能减退及腺体萎缩的原因，可能与继发性垂体功能低下有关。80%患者胰岛素耐受性增加，

30%～60%患者糖耐量异常,30%患者有糖尿病。少数患者血糖浓度可显著增高,但患者临床耐受性较好。糖尿病的发生主要与肿瘤细胞长期大量分泌的生长激素有关,多数随生长激素水平的控制而逐渐好转。

心血管系统表现:肢端肥大症患者全身脏器增生肥大,但心脏肥大的程度往往比其他脏器更为明显,心脏重量常在 500 g 以上。患者常有动脉硬化,尤其是冠状动脉粥样硬化。1/3 患者存在肥大性心脏病,主要表现为左心室肥厚、充血性心力衰竭、心律失常甚至心肌梗死。其发生的机制与合并糖尿病和异常高浓度生长激素直接作用于心脏有关。18%～48%的患者常伴高血压。

垂体性巨人症:生长激素腺瘤在儿童期起病表现为巨人症,在少年期起病者表现为肢端肥大性巨人症,即身体既高大,又有肢端肥大症的表现。

生长过度:在儿童期或少年期起病后,生长异常迅速,可持续到青春期以后,患者身高可达 2 m 左右。由于生长主要从长骨的骨骺开始,所以大多数患者肢体特别长,下部量较上部量为大。也可出现内脏增大及软组织增厚。至成年期骨骺闭合后,则出现肢端肥大症的表现。生长激素分泌过度和性激素分泌不足是造成肢体过度发育的原因。

(3)促肾上腺皮质激素腺瘤:库欣综合征又称皮质醇增多症,是由于肾上腺皮质激素分泌过多所产生的一组临床症状群,它可以由垂体促肾上腺皮质激素分泌增多、肾上腺皮质肿瘤、肾上腺皮质结节性增生、异位促肾上腺皮质激素或促肾上腺皮质激素释放因子(CRF)分泌性肿瘤等多种原因引起。其中因垂体促肾上腺皮质激素分泌增多导致双侧肾上腺皮质增生所引起的库欣综合征,称为库欣病(Cushing 病)。本病多见于女性,男、女性之比为 1:(3.5～8)。任何年龄均可发病,以 20～40 岁居多,约占 2/3。起病大多缓慢,从起病到明确诊断一般需 2～5 年。①一般表现:肥胖是最常见的临床表现(85%～96%),典型患者表现为以躯干为主的向心性肥胖,面部、颈部、躯干和腹部的皮下脂肪积聚导致满月脸、水牛背、锁骨上窝脂肪垫增厚和腹壁脂肪肥厚。重度肥胖比较少见。某些患者也可表现为全身性肥胖,儿童患者常表现为全身性肥胖和线性增长停滞。多数患者体重增加,某些患者虽然体重并不增加,但总是有向心性肥胖和特征性的脸部征象。75%～85%的患者有高血压,50%以上的患者舒张压＞13.3 kPa(100 mmHg),高血压可以发生冠心病、脑卒中等并发症,是本病患者的主要死亡原因之一。水肿的发生率较低,约在 20%以下。②皮肤改变:表皮及皮下结缔组织萎缩导致面部潮红,皮肤菲薄透亮,皮下血管清晰可见。血管脆性增加使皮肤稍受外力即可出现瘀斑,静脉穿刺处有时也可出现广泛的皮下出血。紫纹的发生率约为 50%,最常见于下腹部,也可发生于大腿部、乳房、臀部、髋部和腋窝等处,表现为中间宽、两端细、表皮菲薄的紫色裂纹。然而这种紫纹也可见于短期内明显肥胖的年轻人。一般紫纹越宽、颜色越深,诊断意义越大。紫纹多见于年轻患者,老年患者相对少见。轻微的外伤及手术刀口愈合甚慢。50%的患者有表浅真菌感染。一般的细菌感染也不易局限,往往趋慢性经过或向周围扩散。由于高浓度的氢化可的松的作用,感染的症状和发热反应等常比同等感染程度的一般人为轻,应引起重视。多毛见于 65%～70%的女性患者,但程度一般不重,表现为眉毛浓黑,阴毛增多、呈男性分布,面颊和两肩毳毛增多,在须眉区或胸腹部也可出现粗毛。35%的患者有痤疮。但男性化少见,明显的男性化更常见于肾上腺肿瘤。皮肤色素沉着较少见,常在膝、肘及指间关节的伸侧面比较显著。明显的色素沉着常见于异位促肾上腺皮质激素分泌性肿瘤。③精神症状:85%的患者出现精神症状,可表现为情感障碍(抑郁症、欣快)、认知障碍(注意力和记忆力减退)和自主神经功能障碍(失眠、性欲减退)等。④性腺功能障碍:性腺功能减低是比较常见的症状,在病程较长的患者中尤为明显。75％的绝经期前患者有月经稀少或闭经,常常伴有不育。男性患者表现为性欲低下和勃起功能障碍,精子生成减少,但女性化极为少见。⑤肌肉骨骼症状:40％的患者有腰背疼痛,肌肉无力也比较常见。X线检查,50％的患者可见骨质疏松,如果定量测量骨密度则高达80％～90％。16％～22％有脊柱压缩性骨折。⑥代谢障碍:75％～90％的患者糖耐量降低,其中多数只表现为服用葡萄糖后3 h血糖水平不能恢复正常;20％有显性糖尿病,糖尿病性微血管病变和酮症较少见;10％的患者有肾结石,可能与氢化可的松诱导的高钙血症有关。10％的患者有多饮多尿,可能与高钙血症及糖尿病有关。

(4)促甲状腺激素腺瘤:真性促甲状腺激素腺瘤极为少见,临床表现为垂体性甲状腺功能亢进症,学者在900余例垂体手术中仅见一例。多数为假性促甲状腺激素腺瘤,是由于原发性甲状腺功能减退,甲状腺激素对下丘脑的反馈性抑制减弱导致的垂体促甲状腺激素细胞的反应性增生。由于下丘脑分泌的促甲状腺激素释放激素(TRH)对催乳素的分泌有很强的激动作用,临床除表现为甲状腺功能低下症状外,还有高催乳素血症的典型表现,可误诊为催乳素瘤。

2.腺垂体功能减退症状

分泌性垂体腺瘤和无分泌性垂体腺瘤均可产生腺垂体功能减退症状,这是由于肿瘤对正常垂体的压迫、破坏所造成的。研究表明,腺垂体破坏50％一般情况下不产生明显垂体功能低下症状,破坏60％产生轻微症状,破坏75％产生中度症状,破坏95％产生严重功能低下症状。因此垂体腺瘤必须达到一定体积,才能影响垂体功能出现垂体功能低下症状,所以明显的垂体功能低下多见于垂体大腺瘤特别是巨大腺瘤。

根据对正常人体生理功能影响的不同,腺垂体功能分为主要功能和次要功能。主要功能包括对肾上腺和甲状腺的调控,而次要功能则包括对性腺和生长等功能的调控。促性腺激素分泌不足,在男性表现为性欲减退、勃起功能障碍、外生殖器萎缩、睾丸和前列腺萎缩、精子量减少、第二性征不明显、皮肤细腻、体毛黄软稀少和阴毛女性分布;在女性则主要表现为月经稀少或闭经、不孕、子宫和附件萎缩、性欲减退、阴毛和体毛稀少。促甲状腺激素分泌不足主要表现为畏寒、疲劳乏力、精神不振、食欲减退、嗜睡。促肾上腺皮质激素分泌不足主要表现为虚弱无力厌食、恶心、抵抗力差、血压偏低、低血糖;在急性严重肾上腺功能不足时表现为极度淡漠、无力甚至急性腹泻水样便。生长激素分泌不足在儿童可影响生长发育。垂体后叶激素分泌不足极为少见,垂体腺瘤术前出现尿崩极为罕见。

(二)局部压迫症状

1.头痛

头痛常位于双颞、前额或眼球后,呈间歇性发作或持续性隐痛。头痛与肿瘤大小有关,垂体微腺瘤头痛常常较为显著,可能是肿瘤刺激局部鞍膈和硬膜所致,一旦肿瘤明显鞍上发展,头痛也随之减轻;头痛也与肿瘤的分泌类型有关,生长激素腺瘤头痛常常较为显著,可能与生长激素异常大量分泌造成骨及软组织增生有关。

2.视力损害

由于鞍膈与视神经之间一般有2～10 mm的间距,因而垂体腺瘤需要达到一定体积、向鞍上发展到一定程度才能接触视神经,再继续发展一定程度才能因为直接压迫视神经、视交叉和视束的视觉传导纤维或影响视觉传导纤维的血液供应而造成视力障碍,因而视力损害主要见于垂体大腺瘤。初期主要表现为视野障碍,随后再出现视力受损。视野障碍的类型与肿瘤向鞍上生长的方式及视交叉的位置有关,当肿瘤在视交叉前下方向上压迫视交叉,则视野以颞上象限→颞下象限→鼻下象限→鼻上象限的顺序发展,双颞侧偏盲为最常见的视野障碍,两侧视野改变的程度可以并不相同,当肿瘤偏侧向鞍上发展时可表现为单侧视野障碍。尽管多数肿瘤向鞍上生长的形态较为规则,然而视力减退几乎总是从一侧开始。视力减退可以是渐进性的,也可以是迅速发展的,经眼科治疗可以有一过性好转。垂体腺瘤的眼底改变表现为视神经萎缩。视神经萎缩的程度一般与视力损害的程度成比例。

3.邻近其他结构受压表现

肿瘤显著向海绵窦内发展,可以影响展神经或动眼神经出现患侧眼球内斜或患侧上睑下垂、瞳孔散大、眼球内斜。肿瘤显著向鞍上发展,可以影响下丘脑出现嗜睡、多食、肥胖、行为异常等症状。肿瘤向蝶窦和鼻腔发展,可出现鼻出血、脑脊液漏。但即使肿瘤体积巨大也极少引起颅内压增高和梗阻性脑积水。

四、诊断

(一)临床表现

垂体腺瘤的临床症状包括垂体功能障碍和垂体邻近结构受压两组症状。临床上对闭经、泌乳、不孕,勃起功能障碍、性功能障碍,身体过度发育、肢端肥大,氢化可的松增多表现,视力视野障碍、眼底萎缩,以及头痛等症状的患者,应该考虑有垂体腺瘤的可能,需要进行进一步的内分泌检查和神经影像学检查。

(二)内分泌学检查

内分泌学检查是诊断垂体腺瘤的重要依据。详细的内分泌学检查不仅可以检测异常增高的肿瘤激素,为定性诊断和判断病情提供依据;而且还可以了解正常垂体功能受肿瘤累及的程度,确定是否需要替代治疗。

1.分泌性垂体腺瘤的内分泌学检查

(1)催乳素腺瘤:血清催乳素水平检测是诊断垂体催乳素瘤特别是催乳素微腺瘤重要的内分泌学指标,也是判断疗效的可靠指标。明显升高(>200 ng/mL)的催乳素水平可以肯定垂体催乳素瘤的诊断。一般情况下血清催乳素水平与肿瘤大小和内分泌症状之间有一定正相关关系,垂体微腺瘤患者血清催乳素水平多为轻度升高,一般不超过 100 ng/mL,明显升高提示肿瘤向海绵窦内侵袭生长。在肿瘤坏死、出血、囊变时血清催乳素水平则相应减低。

除垂体催乳素瘤外,某些生理因素、药物和病理过程均可影响催乳素的分泌,造成不同程度的高催乳素血症。妊娠、哺乳,服用精神药物(多巴胺拮抗剂)、雌激素制剂、利血平等,患有原发性甲状腺功能减退症、多囊卵巢综合征、空蝶鞍综合征等,均可导致高催乳素血症。另外,催乳素检测的实验室误差较大,对可疑患者应进行多次检测进行综合分析判断。

(2)生长激素腺瘤:基础生长激素水平是目前诊断垂体生长激素腺瘤和反映肿瘤活动程度的主要内分泌学指标。明显升高(>30 ng/mL)和显著降低(<2 ng/mL)的基础生长激素水平可以肯定或排除活动性肢端肥大症。正常人体在生理状态下生长激素也可呈阵发性大量分泌,所以轻度升高的生长激素水平也可见于正常人,特别是激烈运动、应激状态和睡眠时;另外,活动性生长激素腺瘤患者中 20% 生长激素浓度<10 ng/L,5% 生长激素浓度<5 ng/L。一般情况下血清生长激素浓度与肿瘤大小和疾病活动程度之间呈一定正相关关系。

(3)促肾上腺皮质激素腺瘤:过去内分泌学检查对垂体促肾上腺皮质激素腺瘤的诊断和鉴别诊断处于重要地位,通过促肾上腺皮质激素和氢化可的松的测定结合各种抑制和刺激试验,一般均可明确诊断。现在由于高分辨 CT 和 MRI 已可显示小至 3～5 mm 的微腺瘤,影像学检查也成为诊断垂体促肾上腺皮质激素腺瘤的重要方法。①库欣综合征的筛选试验,氢化可的松是肾上腺皮质束状带分泌的主要糖皮质激素,占肾上腺各种皮质类固醇总量的 81%,在血浆中以结合和游离两种形式存在,即一种和皮质类固醇结合球蛋白及清蛋白结合,占 90%,无生物活性,不能通过肾小球,不随尿液排出;另一种以游离形式存在,有生物活性,可从肾脏滤过,当血中游离氢化可的松增加到超过肾脏重吸收的阈值时,尿中游离氢化可的松的排泄量也增加。受促肾上腺皮质激素分泌节律的影响,氢化可的松的分泌也有昼夜节律。白天工作夜间睡眠的正常人,血浆氢化可的松有明显的变化节律,午夜含量最低,清晨 4 时左右开始升高,6～8 时达到高峰,以后逐渐下降,晚上入睡后逐渐降至最低水平。隔夜地塞米松抑制试验:隔夜地塞米松抑制试验比血浆氢化可的松的测定更有诊断价值。午夜口服地塞米松 1 mg 能够抑制 90% 以上的正常人清晨促肾上腺皮质激素的分泌,从而降低血浆氢化可的松浓度 50% 以上。尽管少数正常人血浆氢化可的松的抑制达不到这一水平,但几乎所有的库欣综合征患者均不能抑制到这一水平。综合文献,隔夜地塞米松抑制试验对库欣病的敏感性为 92%,特异性为 100%,诊断准确性为 93%。隔夜地塞米松抑制试验不能抑制的患者高度提示为库欣综合征,应进一步行库欣综合征的确诊试验。②库欣综合征的确诊试验,对隔夜地塞米松抑制试验不能抑制,或尿游离氢化可的松或氢化可的松代谢产物升高的患者,应进一步行小剂量地塞米松抑制试验以肯定或排除库欣综合征。也有人认为尿游离氢化可的松增高即可肯定诊断而无须行此试验。方法是试验前 1～2 d 收集 24 h 尿测定尿游离氢化可的松和(或)17-羟类固醇、17-酮类固醇,试验第一天上午 9 点开始口服地塞米松 0.5 mg,每 6 小时 1 次,共八次,同时收集 24 h 尿标本,正常情况下,服药第 24～48 h 的尿游离氢化可的松或氢化可的松代谢产物应抑制 50% 以上,如不能抑制,即可确诊为库欣综合征。

(4)促甲状腺激素腺瘤:详细的内分泌学检查是区别真性与假性促甲状腺激素腺瘤的重要步骤。真性和假性促甲状腺激素腺瘤患者血清促甲状腺激素均明显升高。然而,真性促甲状腺激素腺瘤患者在血清促甲状腺激素显著增高的同时,血清甲状腺激素水平也明显升高;假性促甲状腺激素腺瘤患者虽然血清促甲状腺激素也显著升高,但血清甲状腺激素水平却显著降低。

2.垂体功能检测

正常垂体功能检测包括垂体激素检测和促激素类激素靶腺功能检测两方面内容。目的在于反映正常垂体及其靶腺受肿瘤激素及肿瘤本身的直接破坏所造成的功能障碍和程度,为垂体功能评估和替代治疗提供依据。检测包括促肾上腺皮质激素和肾上腺功能(肾上腺皮质激素)检测、促甲状腺激素和甲状腺功能(甲状腺激素)检测、促性腺激素(黄体生成素 LH 和促卵泡激素 FSH)水平检测、生长激素水平检测和催乳素水平检测。

(三)垂体腺瘤的影像学表现

1.正常垂体的 CT 和 MRI 表现

熟悉正常垂体的影像学表现是诊断垂体微腺瘤等垂体微小病变的先决条件。垂体由腺垂体和神经垂体两部分组成。腺垂体又包括远侧部、结节部和中间部;神经垂体则包括漏斗部和神经部。远侧部又称垂体前叶,神经部称为垂体后叶,漏斗和结节部组成垂体柄。前叶约占垂体体积的 3/4,占据垂体窝的大部分,部分包绕中间叶和后叶。垂体的血液供应极为丰富,接受双侧垂体上动脉、垂体下动脉和下被囊动脉的供血。

(1)垂体高度:一般认为,正常垂体的高度男性≤5 mm,女性≤7 mm。垂体高度与年龄呈负相关,青春期或生育期由于内分泌功能活跃,垂体高度较高。一般认为正常垂体高度应≤8 mm,而垂体高度≥10 mm则可肯定为异常。

(2)垂体密度(信号):正常垂体也可呈不均匀的混杂密度(信号),增强扫描垂体强化的程度主要取决于其血液供应,血供越丰富密度(信号)越高;其次,也与垂体的组织结构有关,组织结构越致密密度(信号)越高。前叶的血供较后叶丰富,且组织结构较后叶致密,因而密度(信号)较高。研究表明,64%的正常垂体密度(信号)比较均匀,其中26%呈均匀一致的高密度(信号),38%呈筛网状;36%可出现局部低密度(信号)区,其中多数极小而无法用光标测量。明显的低或高密度(信号)区常见于垂体的中后部。正常情况下局部异常密度(信号)区的大小应小于垂体体积的1/3或直径在3 mm以下。明显的局部低密度(信号)区常为一些先天性变异如中间部囊肿等。

(3)垂体上缘形态:正常垂体多数上缘平坦或稍微凹陷,少数上缘膨隆。研究表明,51%的正常垂体上缘平坦,31%上缘凹陷,18%上缘膨隆。垂体上缘膨隆多见于年轻女性,而上缘凹陷多见于老年人,且与鞍膈孔较大、鞍上池压迫垂体有关。

(4)垂体柄:一般认为,绝大多数垂体柄居中或稍微偏离中线。但详细的MR研究发现,46%的正常垂体柄可以或多或少地偏离中线。根据垂体与垂体柄及大脑中线(纵裂)的关系,垂体柄的位置可分为三种类型。①垂体居中,垂体柄无偏斜,占54%。②垂体偏离中线,垂体柄仍在垂体中线进入垂体,致使垂体柄倾斜,占34%。③垂体居中,垂体柄偏离垂体中线进入垂体,垂体柄因而偏斜,占12%。由此可见,部分正常人的垂体柄也可稍微偏离中线,只有当垂体柄明显偏离中线,或伴有其他异常时才可以认为异常。

2.垂体微腺瘤的CT和MRI表现

(1)直接征象:垂体内低密度(信号)区是诊断垂体微腺瘤的可靠征象。低密度(信号)区在3 mm以上或超过垂体体积的1/3即可诊断为垂体微腺瘤。低密度(信号)区的显示与垂体及肿瘤的造影剂充盈方式有关。造影剂快速增强扫描时,由于垂体的血供极其丰富,且无血-脑屏障,注入造影剂后可立即增强,其增强的程度与海绵窦及颈内动脉相接近。而肿瘤组织的血供不及垂体丰富,增强不及垂体迅速,肿瘤密度(信号)增加缓慢,因而在注入造影剂的一瞬间,肿瘤与邻近垂体组织或海绵窦相比呈低密度(信号)。随着时间的推移,循环血中的造影剂浓度逐渐降低,垂体与海绵窦的密度(信号)均逐渐下降,肿瘤组织逐渐呈等密度(信号)。因此,快速增强扫描可使低密度(信号)区的显示最佳,而延长注射造影剂至扫描完成的时间则会造成漏诊。少数微腺瘤表现为或高密度(信号)区,表现为等密度(信号)区的微腺瘤只能依据占位征象进行诊断。

(2)占位征象。①垂体增高和(或)上缘膨隆:垂体高度超过8 mm即提示可能存在微腺瘤。但正常垂体高度也可能>8 mm。另外,垂体高度正常也不能否定微腺瘤的存在,因此不能单纯用垂体高度作为微腺瘤是否存在的唯一标准,必须结合其他CT表现。垂体增高且上缘膨隆,则高度提示微腺瘤的存在,若垂体上缘的隆起不对称,则更支持微腺瘤的诊断。有人报道,垂体增高且上缘隆起不对称,91%有肿瘤存在。垂体上缘呈普遍性隆起只有部分病例中线区有肿瘤存在。因为正常垂体上缘也可膨隆,故观察垂体上缘形态也需结合其他征象。②垂体柄移位:肿瘤的占位效应可将垂体柄推向对侧,但在少数情况下,垂体柄也可向肿瘤同侧移位。另外,动态增强扫描可见垂体柄周围毛细血管丛,微腺瘤的占位效应也可导致此毛细血管丛的移位。垂体柄偏离中线2 mm以上,常常提示微腺瘤的存在。同样,在分析垂体柄的变化时也需结合其他CT征象,因为微腺瘤患者垂体柄可以不移位,而正常人的垂体柄又可略偏离中线。③神经垂体消失；冠状 CT 扫描在通过垂体后缘的层面上，在鞍背前方常可见到略低密度的卵圆形后叶；而 MRI 检查可更清晰地显示神经垂体。微腺瘤的占位效应常导致后叶受压缩小而不能显示，或被挤向一侧。但若肿瘤发生于前叶前部，体积又较小，其占位效应不重，则仍可见到后叶。故神经垂体消失常常提示有微腺瘤，而后叶显示良好也不能完全排除微腺瘤。④鞍底骨质的变化：微腺瘤可导致鞍底骨质的吸收或破坏，使鞍底两侧厚度不一，CT 表现为鞍底一侧变薄或破坏。但正常人鞍底厚度有较大变异，只有骨质改变伴有相应部位的其他异常表现时，才可认为异常。

　　总之，垂体是否异常或是否存在微腺瘤，应从垂体高度、上缘形态、内部密度（信号）、异常密度（信号）区的存在及其大小、密度（信号）及边界、垂体柄的移位、神经垂体及鞍底骨质的变化等几方面进行仔细观察，还应结合临床表现进行综合分析。如果临床有闭经-泌乳、肢端肥大或巨人症、库欣病等内分泌障碍的症状和体征，放免检查有相应激素的分泌异常，CT 或（MRI）检查显示垂体局部低密度（信号）区大小超过垂体体积的 1/3 或大小在 3 mm 以上；或垂体高度＞8 mm，上缘呈普遍或不对称隆起，内部密度（信号）不均匀，即可诊断为垂体微腺瘤。垂体柄移位、后叶消失及鞍底骨质的变化，仅提示有微腺瘤存在。

　　3.垂体大腺瘤的 CT 和 MRI 表现

　　CT 和 MRI 检查是诊断垂体腺瘤最主要的影像学方法，不仅可以做出定性诊断，而且还可以了解肿瘤的大小、形态、质地以及与周围结构之间的关系，为治疗方法的选择提供依据。

　　非增强扫描可见蝶鞍扩大，鞍底和鞍背骨质吸收变薄、倾斜；肿瘤位于脑外，由鞍内向鞍上生长，占据鞍上池、第三脑室前部甚至达室间孔水平，但极少因此出现梗阻性脑积水；肿瘤可呈实体性或囊实性，无钙化，边界清楚，呈类圆形或哑铃形；两侧海绵窦受肿瘤推移挤压外移，少数肿瘤侵袭海绵窦腔包绕颈内动脉甚至使该侧海绵窦明显外移；有时肿瘤可明显向额叶或颞叶发展，或者突入蝶窦。增强扫描可见实体性肿瘤呈均一中度强化，囊性肿瘤呈周边强化，中小体积肿瘤在肿瘤周边可见残存垂体。

　　4.垂体腺瘤的放射学分类

　　(1)根据垂体腺瘤的大小分为微腺瘤（＜10 mm）、大腺瘤（10～40 mm）和巨腺瘤（＞40 mm）。

　　(2)根据垂体腺瘤蝶鞍断层表现，分为局限型和浸润型两种。局限型肿瘤限于蝶鞍硬膜的范围内，鞍底完整。Ⅰ级，肿瘤≤10 mm，蝶鞍大小正常（小于 16 mm×13 mm），但可见一侧鞍底下沉或局部变薄、凹陷。肿瘤直径在 10 mm 以内，即微腺瘤。Ⅱ级，蝶鞍不同程度扩大，但鞍底完整。浸润型，肿瘤破坏鞍底突入蝶窦内。Ⅲ级，蝶鞍不同程度扩大，但鞍底骨质有局限性侵蚀或破坏。Ⅳ级，鞍底骨质弥散性侵蚀和破坏，蝶鞍诸壁轮廓不清而呈幻象蝶鞍。

　　(3)对于向鞍上发展的肿瘤，根据其向鞍上发展的程度分为四级。

　　A 级：肿瘤位于蝶骨平台上方 10 mm 以内，占据视交叉池，尚未推移第三脑室。

　　B 级：肿瘤位于蝶骨平台上方 10～20 mm，占据第三脑室前下部。

　　C 级：肿瘤位于蝶骨平台上方 20～30 mm，占据第三脑室前部。

　　D 级：肿瘤位于蝶骨平台上方 30 mm 以上，达室间孔水平；或 C 级伴有不对称的侧方或多处扩展。

　　(4)根据 CT、蝶鞍断层和其他神经放射学检查及临床症状，将垂体腺瘤分为两型六级。

　　局限型有 0～Ⅱ级。

　　0 级：肿瘤直径≤4 mm，蝶鞍大小正常，鞍结节角正常≥110°，CT、MRI 检查难以检出。

　　Ⅰ级（微腺瘤）：肿瘤直径≤10 mm。蝶鞍大小正常，鞍结节角减小，鞍底有局限性骨质变薄、下凹,双鞍底,病侧鞍底倾斜。CT可以发现肿瘤,此型仅有内分泌障碍症状。

Ⅱ级(鞍内型):肿瘤直径>10 mm。位于鞍内或轻度向鞍上生长,蝶鞍扩大,不对称,鞍结节角≤90°。鞍底局限性变化明显,病侧鞍底下沉呈双鞍底。CT扫描显示肿瘤位于鞍内或扩展到鞍上池前部。临床可有内分泌症状,无视力、视野改变。

侵蚀型有Ⅲ~Ⅴ级。

Ⅲ级(局部侵蚀型):肿瘤直径>2 cm,向鞍上生长,蝶鞍扩大较著,鞍底骨质有局限性侵蚀、破坏。CT扫描可见肿瘤扩展至视交叉池,第三脑室轻度抬高,临床有或无明显视觉障碍。

Ⅳ级(弥漫侵蚀型):肿瘤直径达4 cm左右,肿瘤向鞍上或蝶窦内生长,蝶鞍显著扩大,鞍壁骨质弥散性破坏,呈幻影蝶鞍,第三脑室前下部明显抬高。

Ⅴ级(巨大腺瘤):肿瘤直径>5 cm,肿瘤除向鞍上或蝶窦生长外,并可向前、中、后颅窝及海绵窦生长,第三脑室室间孔阻塞,有脑积水。

五、鉴别诊断

(一)垂体腺瘤

垂体腺瘤多见于成年人;表现为闭经泌乳、肢端肥大、巨人症、氢化可的松增多症等特征性表现;少见于儿童及青少年,表现为闭经泌乳、巨人症、氢化可的松增多症等明显内分泌异常;视力损害多在中晚期出现,即在肿瘤体积达到相当程度以后才出现视力损害;早期表现为肿瘤激素亢进症状,晚期才出现垂体功能低下表现;颅内压增高和尿崩症状极为罕见,眼球运动障碍仅见于极少数病例;详细的内分泌学检查可见肿瘤激素增高,晚期才出现垂体功能低下;X线片蝶鞍球形扩大,骨质吸收破坏,肿瘤钙化极为少见;CT和MRI检查显示蝶鞍扩大,肿瘤由鞍内向鞍上发展,易囊变,但无钙化,实体部分呈等或略高密度,中等程度增强。

(二)颅咽管瘤

颅咽管瘤多见于儿童,也可见于成年人;造釉细胞型颅咽管瘤可见于儿童和成人,特点是有钙化、易囊变;鳞状乳头型仅见于成人,无钙化和囊变。无垂体功能亢进症状,而表现为垂体功能低下如发育迟滞、性征发育不良等,1/3患者有尿崩,易出现颅内压增高症状;蝶鞍正常或呈盆性扩大,2/3患者有鞍上钙化斑块,蛋壳样钙化对确诊更有价值;CT和MRI检查肿瘤多发生于鞍上,向鞍上池、第三脑室和鞍内生长;70%~90%为囊性,壁薄呈环状强化,多有钙化。

(三)鞍结节脑膜瘤

鞍结节脑膜瘤多见于中老年女性,内分泌症状阙如,以视力损害为突出表现,且视力损害的程度与肿瘤大小不成比例;蝶鞍无扩大,几无骨质破坏,肿瘤向鞍后发展显著时可见鞍背上端骨质吸收;CT呈高密度影像,显著均匀强化,由于肿瘤起源于鞍结节,因而肿瘤主要位于鞍上且偏前,肿瘤与垂体之间有间隙;矢状重建图像或MRI检查可见肿瘤位于鞍上池内、垂体上方,基底位于鞍结节,多数向鞍结节后上方发展较著,可见特征性的"燕尾征"。

(四)鞍区动脉瘤

鞍区动脉瘤临床少见,偶见于中老年人;缺乏内分泌障碍表现,以眼球运动障碍和视力损害为主要表现,且视力损害的程度和眼球运动障碍的出现与病变大小不成比例;蝶鞍多无明显改变,偶尔可见扩大;CT扫描病变边缘清晰,显著增强,且与颈内动脉等脑底动脉关系密切;MRI扫描可见病变内部的流空效应,病变和脑底动脉环相连,可有附壁血栓;DSA检查可以明确诊断。但要警惕垂体腺瘤合并动脉瘤的情况。

(五)脊索瘤

脊索瘤多见于成年人;无垂体功能亢进症状,可见垂体功能低下表现,眼球运动障碍较为显著,向鞍上发展较著时可出现视力损害。平片检查可见蝶鞍及邻近蝶骨体、蝶骨大翼和枕骨基底部广泛骨质破坏;CT 和 MRI 检查显示肿瘤主要位于颅底,骨质破坏范围广泛,蝶窦、蝶鞍、斜坡等部位被肿瘤侵蚀破坏,呈低密度病灶,中度增强,内有残存的被破坏的碎骨片。

(六)空蝶鞍综合征

本病未单独列出,在此略作介绍。空蝶鞍综合征(empty sella syndrome,ESS)是指鞍膈扩大或阙如,鞍上蛛网膜下腔疝入蝶鞍内,导致蝶鞍扩大、垂体受压变形而引起的临床综合征。多发生于中年肥胖及长期高血压的经产妇,病因及发病机制未完全明了,可分为原发性和继发性两类。原发性空蝶鞍综合征原因不明确,目前有多种学说:①先天性鞍膈缺损;②垂体腺退化变性;③脑积水;④鞍内囊肿破裂;⑤垂体腺缺血性坏死;⑥垂体淋巴炎等。继发性空蝶鞍综合征指发生于鞍区手术及放疗后患者。根据病变程度又将空蝶鞍综合征分为部分性(鞍内尚可见到腺垂体)和完全性(腺垂体完全消失)。

原发性空蝶鞍综合征绝大多数处于良性状态,患者无任何症状或仅有轻微症状。继发性空蝶鞍综合征通常呈良性过程,但易发生较严重并发症。其症状主要因蛛网膜下腔脑脊液冲击鞍区组织受牵拉、移位引起。其主要表现:①偏头痛,为非特异性,一般认为由于鞍内脑脊液搏动,对硬脑膜及周围结构压迫和硬膜扩张引起。②视力下降、视野缺损,有时可在影像学上发现视神经、视交叉及视束经过鞍膈孔部分或完全陷入鞍内,造成视路结构压迫。导致视力下降、视野缺损。有的在影像学上没有视路下疝而出现视野缺损,或有视路下疝而视力正常。有人认为,此临床表现可能是由于牵拉垂体柄,使视觉通路或血管出现显微结构变化所致。③非创伤性脑脊液漏,长期脑脊液搏动压迫。使鞍底骨质受侵蚀、变薄,甚至出现脑脊液鼻漏、颅内感染。④垂体功能低下,腺垂体受挤压、萎缩严重,导致腺垂体激素分泌减少。⑤高泌乳素血症,为合并催乳素腺瘤或腺垂体过度分泌所致。⑥尿崩,牵拉垂体柄,使抗利尿激素无法到达垂体所致。⑦合并垂体腺瘤时,可有肢端肥大、Cushing 病等表现。

CT 及 MRI 为诊断空蝶鞍综合征的可靠方法,尤其是 MRI 诊断准确率最高,其可清晰显示垂体受压变薄、向后下方移位,主要表现:①蝶鞍增大或正常,鞍底下陷。②鞍内充满脑脊液信号,与鞍上池蛛网膜下腔相通。③垂体对称性受压变扁,高度<3 mm,紧贴于鞍底;垂体上缘凹陷,矢状面呈新月形,冠状面垂体柄与受压的垂体共同构成锚形。④平扫及增强扫描垂体内信号均无异常,也可仅见蝶鞍内均匀一致的长 T_1、长 T_2 脑脊液信号充填,但看不到垂体信号显示(完全性空蝶鞍)。⑤垂体柄延长直达鞍底,居中或后移。⑥视神经上抬,垂体与视神经的距离延长。X 线平片结合气脑造影曾是空蝶鞍综合征的主要诊断方法,可见蝶鞍扩大呈球形或方形,骨质疏松,造影时气体可进入鞍内。

空蝶鞍综合征无症状者无须特殊处理,但应定期随访。有症状者应行对症治疗,包括激素替代治疗及用溴隐亭纠正高催乳素血症等,必要时行手术治疗,其指征:①顽固头痛。②进行性视力下降或视野缺损。③脑脊液鼻漏。④明显的内分泌功能紊乱。手术方式为空蝶鞍填充术,手术可经额或鼻蝶入路行蝶鞍内填塞,以消除鞍内异常扩大的蛛网膜下腔,解除垂体受压,抬高隔鞍,减轻视神经张力,进而改善视力障碍、视野缺损。其目的为消除鞍内异常的蛛网膜下腔,解除脑脊液搏动对垂体组织及骨质的压迫。抬高陷入鞍内的视路结构,减轻垂体柄的牵拉。鞍内填充物包括肌肉、脂肪、吸收性明胶海绵等,因生物材料可被吸收致空蝶鞍综合征复发,故有人采用

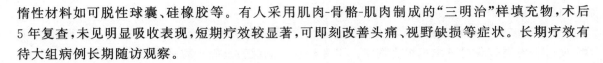

惰性材料如可脱性球囊、硅橡胶等。有人采用肌肉-骨骼-肌肉制成的"三明治"样填充物,术后5年复查,未见明显吸收表现,短期疗效较显著,可即刻改善头痛、视野缺损等症状。长期疗效有待大组病例长期随访观察。

六、治疗

(一)经蝶窦切除垂体腺瘤

1.经蝶窦切除垂体腺瘤的适应证和禁忌证

近年来由于对蝶鞍局部解剖研究的深入、CT 和 MR 的临床应用、经蝶窦垂体腺瘤切除手术经验的积累、手术显微镜和 X 线定位设备的临床应用,经蝶窦垂体腺瘤切除术变得相当安全和简单。绝大多数垂体腺瘤均适合经蝶窦手术切除;对垂体微腺瘤和侵蚀蝶鞍主要向蝶窦内生长的肿瘤更应该采用经蝶窦手术切除。

对显著向额叶或颞叶发展的垂体腺瘤、合并蝶窦急性化脓性炎症的垂体腺瘤,不适合经蝶窦手术。根据手术条件和经验的不同,蝶窦发育较差和合并蝶窦慢性炎症的垂体腺瘤应列为经蝶窦手术的相对禁忌证。

对显著向两侧海绵窦和邻近结构如上颌窦内侵袭生长的垂体腺瘤,经蝶窦手术不能全切;肿瘤向鞍上发展部分与鞍内部分连接处显著狭窄的垂体腺瘤,经蝶窦手术常常难以切除鞍上发展的部分,手术疗效不满意。但这两种情况采用经颅手术时在绝大多数情况下并不能比经蝶窦手术切除更多的肿瘤。鉴于两者在手术创伤、并发症等方面的悬殊差异,仍以采用经蝶窦手术为好。

垂体微腺瘤由于蝶鞍扩大不明显,术中蝶鞍定位要求较高,鞍底硬膜出血常常较剧烈,脑脊液漏和尿崩等并发症相对较多;主要向蝶窦内生长的垂体腺瘤和经蝶窦手术后复发的垂体腺瘤,由于局部解剖关系不清,比切除一般垂体腺瘤需要更娴熟的技巧。建议初次开展经蝶窦切除垂体腺瘤手术的医师,谨慎选择此类患者。

2.经蝶窦垂体腺瘤切除的术前准备

(1)X 线平片和断层检查:X 线平片可以提供蝶鞍局部骨质结构的全貌,应作为垂体腺瘤患者术前的常规检查,不能因为已进行 CT 或 MRI 检查而忽略。注意观察以下内容。①蝶鞍的大小、形态、左右及前后位的倾斜度,鞍底骨质的厚度及是否完整;蝶窦气化的类型,蝶窦与蝶鞍特别是蝶窦前上、后下与蝶鞍的相互位置关系。指导术中准确辨认蝶鞍;确定鞍底打开的前后位置。②观察蝶窦隔的位置、数目、形态、厚度,根据蝶窦隔与鞍底的相互位置关系,指导术中确定鞍底打开的左右位置。

(2)CT 扫描或 MRI 检查:CT 扫描或 MRI 检查能清楚显示肿瘤的直接征象及其与周围结构之间的关系,是垂体腺瘤患者最重要的影像学检查,注意观察以下内容。①对垂体微腺瘤要注意垂体的高度、上缘形态、垂体柄的位置,肿瘤的大小、位置、形态、与垂体前叶及后叶的位置关系、与海绵窦的关系。②对垂体大腺瘤要注意肿瘤大小、形态、内部质地;向鞍上发展的程度、方向;海绵窦受累的类型(推移挤压或侵袭窦腔)、位置、程度,肿瘤与颈内动脉的关系;蝶鞍周围脑池、视神经、鞍上动脉、间脑、脑干等受压的程度及其相互位置关系;残存垂体的位置、大小。③蝶鞍大小、形态、鞍底是否完整,蝶窦气化的类型、有无炎症息肉,蝶鞍与蝶窦的相互位置关系,蝶窦隔与鞍底的位置关系,肿瘤突入蝶窦的位置、大小,鼻腔内有无炎症息肉、鼻中隔有无偏曲、鼻甲是否肥大、两侧鼻腔的大小。

（3）垂体功能检查：详细的内分泌学检查一方面可以了解肿瘤激素分泌水平，为疗效判断提供依据；另一方面可以了解正常垂体功能情况，明确是否需要替代治疗，为手术创造安全条件。

（4）神经眼科学检查：检查视力、视野和眼底情况，了解患者术前视功能的损害程度，作为推断和观察手术疗效的依据。术前视力损害越重（如小于4.0）术后恢复越慢且很难恢复至理想水平；如视力仅为光感或手动，少数患者术后视力有可能没有恢复甚至完全丧失。

（5）耳鼻喉科检查：了解鼻腔有无炎症、息肉，鼻中隔有无偏曲，鼻甲是否肥大，鼻窦有无炎症。

（6）鼻腔准备：如鼻腔、鼻窦内有炎症术前要予以控制；术前要剪鼻毛。

（7）控制并发症：高血压、糖尿病是垂体腺瘤常见的并发症，术前要仔细观察，系统治疗，待病情控制以后再考虑手术。

3.经口鼻蝶窦入路切除垂体腺瘤

（1）手术器械：双极电凝、手术显微镜或头灯、消毒钳、针持、枪状镊子、吸引器、拉钩、刀柄、剥离子、鼻腔牵开器、髓核钳、椎板咬骨钳、骨凿、锤子、刮钩、钩刀、刮匙、取瘤钳或取瘤镊。

（2）手术步骤：全麻→保护角膜→消毒面部，铺无菌巾→消毒双侧鼻腔、口腔→填塞口咽部→局麻上唇黏膜→上唇黏膜切口至上颌骨牙槽突骨膜→剥离上颌骨牙槽突骨膜至梨状孔→剥离鼻中隔前端→剥离双侧鼻中隔黏膜（或一侧鼻中隔软骨部、两侧骨部黏膜）至蝶窦腹侧壁→剥离双侧鼻底黏膜→放置鼻腔牵开器，修正方向→咬除鼻中隔（或仅咬除骨性鼻中隔）→开放蝶窦腹侧壁→切开蝶窦黏膜，探查鞍底位置，修正方向→扩大蝶窦腹侧壁开口，咬除蝶窦隔，显露鞍底→鞍底开窗→鞍内穿刺→切开鞍底硬膜及垂体→刮除肿瘤→止血→扩大切除微腺瘤→修补脑脊液漏→撤出鼻腔牵开器→复位黏膜，再次消毒鼻腔，双侧鼻腔填塞纱条。

（3）手术方法。①一般准备：全麻后平卧位，头略后仰。常规消毒面部皮肤，铺无菌单；放置手术显微镜；用1%威力碘消毒双侧鼻腔、口腔；湿绷带填塞口咽部。②上唇黏膜切口和显露梨状孔：用拉钩牵开上唇，用含有肾上腺素的局麻药或生理盐水注入上唇近齿龈部黏膜下和骨膜下；再经鼻前庭注入双侧鼻中隔和鼻底部骨膜下，以此将黏膜自骨和软骨表面分离。沿上唇距齿龈0.5 cm两侧犬齿间作横行切口，第一刀与黏膜垂直达黏膜下，第二刀由黏膜下与上颌骨牙槽突表面垂直直达骨质表面。剥离上颌骨牙槽突骨膜至梨状孔下缘，然后剥离前鼻棘和鼻中隔前下缘的皮肤和黏膜，显露鼻中隔软骨前下缘，注意保持皮肤和黏膜的完整，以免形成面部瘢痕。③剥离鼻中隔和鼻底黏膜：紧贴软骨面于骨膜下剥离鼻中隔前下缘右侧黏膜至蝶窦腹侧壁，再沿梨状孔下缘于骨膜下剥离右侧鼻底黏膜，最后剥离右侧鼻中隔与鼻底黏膜交界处，即鼻中隔软骨与硬腭连接处。该处黏膜与骨质粘连紧密，应从前往后直视下自上而下（沿鼻中隔向鼻底）和自下而上（自鼻底向鼻中隔）逐渐剥离，必要时紧贴骨质表面锐性分离。采用相同的方法剥离左侧鼻中隔和鼻底黏膜。注意黏膜的剥离必须在骨膜下进行，尽量保持骨膜的完整，以防鼻中隔穿孔。为防治鼻中隔穿孔，可采用保留鼻中隔软骨的方法，即在剥离左侧鼻中隔黏膜时，从右侧将鼻中隔软骨与前鼻棘和硬腭骨质的连接处向左侧折断，直至鼻中隔骨部（犁骨），然后向上方将鼻中隔软骨与骨部（犁骨）连接处分离，将鼻中隔软骨和左侧鼻中隔黏膜作为一层结构与鼻底黏膜分离。有学者推荐采用保留鼻中隔软骨的方法。④扩大梨状孔和确定进路方向：绝大多数情况下不需要扩大梨状孔，但如牵开器太粗而患者梨状孔又太小，可咬除梨状孔下缘和外侧少许骨质扩大梨状孔。前鼻棘并不妨碍手术操作，应原位保留以防术后鼻小柱偏斜。根据以前鼻棘为基点硬腭与蝶鞍前壁之间的角度可以确定前鼻棘与蝶鞍前壁之间的连线，该线即大致为手术进路，沿此方向向后上方剥离鼻中隔黏膜即可到达蝶窦腹侧壁,自中线向外侧剥离蝶窦腹侧壁黏膜,在蝶窦前壁上份外侧可找到蝶窦口,沿此方向安放牵开器绝大多数情况下均可满足切除肿瘤的需要。犁骨恒定位于中线,牵开器前端距犁骨两侧的距离应该相等,以防侧向偏斜。少数患者蝶窦腹侧壁骨质菲薄,特别是肿瘤向蝶窦内生长时骨质吸收使蝶窦腹侧壁更为薄弱,剥离过程中容易捣碎蝶窦腹侧壁而难以准确确定蝶窦腹侧壁和蝶窦口,手术操作中应引起注意。⑤切除鼻中隔、进入蝶窦:用髓核钳咬除鼻中隔骨部(犁骨),注意保留犁骨后部作为确定中线的标志。如骨质较厚可用骨凿凿开,而不要用髓核钳左右摇曳以防将犁骨完全取下。咬除蝶窦腹侧壁骨质即可进入蝶窦,切开蝶窦黏膜,探查蝶鞍的位置,根据蝶鞍的位置确定蝶窦腹侧壁开窗的位置,一般蝶窦腹侧壁开窗达(1.0～1.5)cm×(1.0～1.5)cm即可满足手术切除肿瘤的需要。蝶窦隔的变异甚多,约半数患者蝶窦有多个纵隔、斜隔甚至横隔,术前应根据影像学检查仔细分析,以免术中定位困难。蝶窦黏膜应尽量保留,学者近千例经蝶窦垂体手术尚未发现形成蝶窦黏液囊肿。⑥确定鞍底开窗的位置和大小:根据影像学显示的蝶窦隔与蝶鞍的相互关系,进一步确定中线和鞍底开窗的左右位置和大小,对偏于一侧生长的肿瘤特别是微腺瘤,鞍底开窗可向该侧适当扩大,但两侧尽量不要显露海绵窦;根据肿瘤与蝶鞍的相互关系,确定鞍底开窗的前后位置,一般应以蝶鞍前壁与下壁转折处为中心咬除骨质,或向后方略多于前上方,前上方不宜过高,应在鞍膈或鞍结节下方。垂体大腺瘤蝶鞍扩大骨质吸收变薄,咬除蝶窦隔时多可同时打开鞍底,垂体微腺瘤或鞍底骨质较厚时则需要用骨凿凿开,然后用椎板咬骨钳扩大鞍底开窗至(1.0～1.2)cm×(1.0～1.2)cm即可满足手术切除肿瘤的需要。核实手术方向及诊断:用长针选择鞍底中部无血管区穿刺鞍内,以排除鞍内动脉瘤(抽出新鲜动脉血液)或手术方向偏斜(抽出脑脊液或新鲜静脉血液),如穿出肿瘤组织或陈旧性血液或囊液则可明确诊断。⑦切除肿瘤:X形切开鞍底硬膜,在接近海绵窦时硬膜增厚不要损伤,海绵间窦出血可以电凝或压迫止血。切开硬膜以后,即可见质地细软的灰白色肿瘤组织涌出。用刮匙分块刮除肿瘤,先切除鞍内肿瘤,然后切除向两侧海绵窦发展的肿瘤,最后切除向鞍上发展的肿瘤。切除明显向海绵窦发展的肿瘤时常常可触及颈内动脉,注意轻柔操作以免损伤颈内动脉和展神经。对显著向鞍上发展的肿瘤,不要急于向鞍上搔刮,只要肿瘤鞍内与鞍上部分连接处不十分狭窄,在鞍内肿瘤切除后鞍上部分会自动垂落入鞍内,必要时可在鞍内肿瘤切除后通过增加颅内压的方法促使肿瘤进入鞍内。肿瘤切除后可见肿瘤上壁翻入鞍内,肿瘤较小时肿瘤上壁多为质地粗糙似横纹肌样的红色残存垂体和鞍膈;肿瘤较大时肿瘤上壁则为增厚并透射上方鞍上池灰暗色彩的蛛网膜,注意不要撕破造成脑脊液漏。⑧瘤床处理:肿瘤切除后大多数瘤床没有明显出血,少数出血用凝血酶盐水浸泡顷刻即可,个别仍有活动性出血者最好电凝出血点或用吸收性明胶海绵压迫。仔细观察有无脑脊液漏,如无脑脊液漏则无须填塞蝶鞍和蝶窦,如有脑脊液漏则取自体肌肉制成肌肉浆覆盖漏液部位,然后填塞吸收性明胶海绵。无须重建鞍底。不填塞蝶窦。⑨鼻腔处理:撤出牵开器,复位鼻中隔和鼻黏膜,清理鼻腔内分泌物,再次消毒鼻腔,双侧鼻腔内填塞油纱。⑩术后处理:术后预防性应用抗生素,全麻清醒后即可进食和下地活动,2～3 d后拔除纱条。

4.经单侧鼻腔-蝶窦入路切除垂体腺瘤

经口鼻蝶窦入路切除垂体腺瘤是国内外经蝶窦切除垂体腺瘤的常规手术方式,也有由此派生的经鼻蝶入路等手术方式。虽然上述手术方式较开颅手术有很大的优越性,但仍存在手术创伤大、时间长、局部并发症多等缺点。有学者开始采用经单侧鼻腔蝶窦入路切除垂体腺瘤,取得了满意疗效。

（1）手术器械：经单侧鼻腔-蝶窦入路切除垂体腺瘤所需器械与经口鼻蝶窦入路切除垂体腺瘤类似。

（2）手术步骤：全麻→保护角膜→消毒面部，铺无菌巾→消毒双侧鼻腔，收敛手术侧鼻腔黏膜→沿手术侧鼻腔探查蝶窦下壁及前壁，寻找蝶窦口，确定进路方向→放置鼻腔牵开器→填塞鼻后孔→切开并剥离蝶窦腹侧壁黏膜→折断犁骨根部，剥离对侧蝶窦腹侧壁黏膜→开放蝶窦腹侧壁骨质→切开蝶窦黏膜，探查鞍底位置，修正方向→扩大蝶窦腹侧壁开口，咬除蝶窦隔，显露鞍底→鞍底开窗→鞍内穿刺→切开鞍底硬膜及垂体→刮除肿瘤→止血→扩大切除微腺瘤→修补脑脊液漏→取出鼻后孔棉条，再次消毒鼻腔→复位黏膜，撤出鼻腔牵开器→双侧鼻腔后上部填塞纱条。

（3）手术方法。①一般准备：全麻后仰卧位，头部略后仰，常规消毒面部皮肤，铺无菌单；放置手术显微镜；用1%威力碘消毒双侧鼻腔。②选择入路鼻腔：一般根据习惯选择左侧或右侧鼻腔入路，多数情况下学者习惯采用左侧鼻腔入路。但如肿瘤生长明显偏向右侧或左侧则分别选择左侧或右侧鼻腔入路，即选择肿瘤生长偏向的对侧鼻腔入路。③确定进路方向：经术侧鼻腔用剥离子沿鼻后孔向前上方触摸蝶窦下壁，沿蝶窦下壁继续向前上方即到达蝶窦前壁，再用剥离子在蝶窦前壁自下而上于中线外侧寻找蝶窦开口，确定蝶窦开口后沿此方向将牵开器徐徐放入，直至蝶窦腹侧壁，并使牵开器前端上缘位于蝶窦口附近。④扩大术野进入蝶窦：用牵开器前端自鼻中隔根部向对侧折断部分犁骨（鼻中隔根部），再向外侧折断同侧中鼻甲，撑开牵开器扩大术野。弧形切开鼻中隔根部和蝶窦腹侧壁黏膜后翻向外侧；咬除鼻中隔根部少许骨质即进入蝶窦，切开蝶窦黏膜，用刮匙确定蝶鞍前壁与下壁的转折处，然后修正牵开器的指向，使之正好指向蝶鞍前壁与下壁转折处。扩大蝶窦开窗至(1.0～1.5)cm×(1.0～1.5)cm，蝶窦开窗宜中线两侧等大或手术侧稍大，注意保留后下部犁骨作为确定中线的参考标志。

以下步骤与经口鼻蝶窦入路切除垂体腺瘤类似，不再赘述。

经口鼻蝶窦入路切除垂体腺瘤自上唇切口剥离上颌骨牙槽突骨膜达梨状孔，然后剥离双侧鼻底和鼻中隔黏膜至蝶窦前下壁，因而手术路径长、创伤大、定位难、出血多、时间长，不仅增加了手术难度，而且术后上切牙麻木、鼻中隔穿孔等局部并发症多。

与常规经蝶窦入路垂体腺瘤切除术相比，经单侧鼻腔蝶窦入路具有以下优点：①无须切开上唇黏膜，无须剥离双侧鼻底和鼻中隔黏膜，没有上切牙麻木、鼻中隔穿孔、鼻黏膜萎缩等并发症。②创伤极小，失血量明显减少，一般只有几十毫升。③手术时间明显缩短。④无须术中X线定位，免除了患者及医护人员的放射损伤与防护问题。⑤由于手术未剥离鼻底和鼻中隔黏膜，纱条仅填塞鼻腔后上部的上中鼻道即可，术后仍然可以用鼻腔呼吸，免除了鼻腔不通用口呼吸的痛苦，有利于术后呼吸管理；而且术后鼻腔纱条留置时间明显缩短，手术当天或次日即可拔除鼻腔纱条。⑥术后无明显刀口疼痛；全麻清醒后即可进食和下地活动。

5.经蝶窦切除垂体腺瘤术中蝶窦和蝶鞍定位技巧

准确定位蝶窦和蝶鞍是经蝶窦切除垂体腺瘤的先决条件。多年以来经蝶窦切除垂体腺瘤手术定位的常规方法为术中X线定位，以确保准确进入蝶鞍切除肿瘤。常规的X线定位设备为X线电视，可以进行实时动态的连续观察，手术定位十分简单；对于具有相当经蝶窦垂体手术经验的医师，也要求具备大功率床边X光机，以便必要时摄片定位。然而X线定位设备价格昂贵，这是经蝶窦垂体手术至今未能在国内普遍开展的主要原因；另外X线术中定位还涉及患者及医护人员的放射损伤与防护问题。

1991年有学者在没有任何术中X线定位设备的条件下,依靠蝶鞍局部的解剖关系,开展了经蝶窦垂体腺瘤切除术,除早期1例定位偏向斜坡并随即纠正外,其余病例均定位准确。利用局部解剖关系定位简单实用,分为蝶窦定位和蝶鞍定位两步。

(1)蝶窦定位。蝶窦的定位方法:①在蝶鞍侧位片上以前鼻棘为基点,向蝶鞍前壁引一直线,即大致为手术进路,该线与硬腭之间的扇形区域即为经口鼻蝶窦入路时需要剥离的鼻中隔黏膜区域,该角度一般在30°~45°。②蝶窦口位于蝶窦前壁上份鼻中隔两侧、中鼻甲后上方,用弯头剥离子沿蝶窦前壁向外上方探查即可找到蝶窦口,找到蝶窦口即可准确进入蝶窦;蝶窦口是牵开器前端上缘的安放位置,也是蝶窦开窗的上缘界限。③用剥离子沿一侧鼻腔下鼻道向后方找到鼻后孔,沿鼻后孔向上方可触及水平位的鼻咽顶部即蝶窦下壁,沿蝶窦下壁向前上方移动可感到水平位的蝶窦下壁逐渐移行为呈垂直位的蝶窦前壁,多数情况下牵开器前端指向蝶窦前壁下部或中下部即可。④在鼻腔外侧壁由下向上依次辨别下鼻道、下鼻甲、中鼻道、中鼻甲和上鼻甲,多数情况下牵开器前端安放在适对中鼻甲后端或稍微偏向上方显露出部分上鼻甲即可。

大多数垂体腺瘤患者蝶窦气化良好,蝶鞍扩大,根据上述方法定位进入蝶窦基本可以满足打开蝶鞍切除肿瘤的需要。为进一步使蝶窦打开的位置更为适合切除肿瘤的需要,术前应根据影像学检查仔细分析肿瘤与蝶鞍、蝶鞍与蝶窦、蝶窦腔与蝶窦诸壁、蝶窦前下壁与鼻腔的相互位置关系,调整牵开器前端的安放位置。一般情况下如垂体腺瘤较小,蝶鞍扩大不明显,牵开器前端的安放位置宜稍微上移,如肿瘤体积较大,蝶鞍下沉较明显,牵开器前端的安放位置宜稍微下移。当然最重要的是打开蝶窦以后的调整。

(2)蝶鞍定位。蝶鞍的定位方法:①根据蝶鞍矢状断层、CT矢状重建或矢状MR图像显示的蝶鞍与蝶窦的相互位置关系,进入蝶窦后首先探查蝶窦的最前上部和最后下部,即可确定蝶鞍的位置和鞍底开窗的高度及宽度。②犁骨恒定位于中线,是确定中线避免左右偏斜的主要解剖标志。③冠状CT和蝶鞍冠状断层图像可显示蝶窦隔与鞍底的相互位置关系,是确定中线的准确标志,对垂体微腺瘤可以利用这一定位关系仅仅打开局部鞍底,切除肿瘤。④鞍底硬膜总是具有一定的弧度,据此可进一步确定蝶鞍。如打开鞍底后见硬膜呈与影像学检查相符合的弧形,则可确定为鞍底硬膜;反之,如硬膜呈平坦而无蝶鞍弧形的冠状位或水平位,则可能偏斜至斜坡或蝶骨平台。对甲介型蝶窦,也可在准确安放牵开器后,用骨凿和咬骨钳去除未气化的骨质,到达蝶鞍。该处为松质骨因而易于切除,出血也不太多,可用骨蜡涂抹止血。根据硬膜形态的变化可以确定蝶鞍。

6.经蝶窦切除垂体腺瘤的术后处理

(1)一般处理。①吸氧:吸氧的主要原因是防止因全麻对呼吸的抑制所造成的缺氧,一般6~8h即可。②体位:麻醉完全清醒以前取平卧位,麻醉清醒以后取自由体位。对少数眼睑肿胀较明显者取头高位,以利面部肿胀的消退。③应用抗菌药物预防感染。④经单侧鼻腔:纱条拔出以后注意观察鼻腔渗液的情况,对术中出现脑脊液漏者尤应注意观察有无脑脊液漏。纱条拔出以后鼻腔滴注氯麻液或呋麻液,以减轻鼻腔黏膜肿胀和预防鼻腔感染,注意每天清理鼻腔分泌物。⑤记尿量:对绝大多数垂体大腺瘤患者,术后尿崩的发生率极低,不需要记录尿量或仅记录术后第一天尿量即可。对垂体微腺瘤,特别是行垂体微腺瘤扩大切除的患者,则应记录每小时或每两小时尿量,以便为术后尿崩的诊断与治疗提供依据。同时还应注意尿液的颜色、比重甚至电解质含量等情况。尿液的颜色对诊断术后尿崩比尿量更为直观和方便。如尿液颜色正常或较深,则基本可以排除尿崩。⑥垂体激素检测:垂体激素检测应分别在术后不同时间重复进行。目的一是了解垂体肿瘤激素分泌是否恢复正常，或减轻的程度，为判断疗效和进行进一步治疗提供依据；二是了解手术对垂体功能的影响，为术后是否需要替代治疗提供依据。

（2）脑脊液鼻漏的诊断与处理：脑脊液鼻漏是经蝶窦垂体腺瘤切除术后最为常见的并发症，多见于垂体微腺瘤。脑脊液鼻漏如不及早愈合，有可能由此造成颅内感染。

原因：部分性空蝶鞍、鞍膈孔过大和鞍膈下方残存垂体太少是经蝶窦切除垂体腺瘤发生脑脊液漏的解剖学基础，手术操作本身对鞍上池蛛网膜的直接损伤是发生脑脊液漏的直接原因。因而脑脊液漏多见于垂体微腺瘤，常在术中用刮匙搔刮鞍膈下方肿瘤时发生，偶尔也发生在用组织钳或刮匙镊子进入鞍内取出肿瘤之时。垂体大腺瘤由于鞍上池蛛网膜显著增厚所以极少发生脑脊液漏。

预防：多数情况下脑脊液漏的发生是可以避免的，由于绝大多数肿瘤质地细软，术中轻轻搔刮即可切除肿瘤。所以搔刮鞍膈下方肿瘤时应尽量轻柔；先用刮匙将肿瘤刮到鞍外再用组织钳或刮匙镊子取出肿瘤；采用双极电凝替代机械切割的方法实行垂体微腺瘤扩大切除；特别是采用显微手术，术中早期发现鞍上蛛网膜及其深部呈灰蓝色的脑池，可最大限度地减少脑脊液漏的发生。

诊断：术中出现脑脊液漏，当蛛网膜漏口较小时，表现为鞍内持续流出暗色液体；漏口较大时，表现为术野中突然涌入大量暗色液体，此时不要误认为损伤了重要血管而惊慌失措，脑脊液的颜色较出血更为灰暗。用吸引器吸除术野内的液体，随之可见脑搏动，涌入术野内的脑脊液的量也逐渐减少。此时如没有处理完肿瘤可继续切除肿瘤，随后自患者股部取肌肉用针持反复钳夹成肌肉浆，填入漏口部位，如有组胶可将其注入肌肉浆周围。如瘤床较大可再填入吸收性明胶海绵。提高颅内压，观察无脑脊液漏后即可结束手术。单纯用吸收性明胶海绵或自体脂肪填堵脑脊液漏效果并不理想；由于漏口部脑脊液的存在，EC耳脑胶常常难以封闭漏口，或虽于术中堵住漏口，但术后患者喷嚏等动作时急剧的颅内压变化有可能使胶与漏口脱离而再次出现脑脊液漏。

一般只有在术中出现了脑脊液漏的情况下，术后才有可能出现脑脊液鼻漏；在罕见的情况下脑脊液鼻漏也见于术中无脑脊液漏的患者。术后是否存在脑脊液鼻漏需要在术后拔出鼻腔纱条以后才能做出诊断。表现为头部位置变化如由仰卧位变为侧卧位和坐位时由鼻孔连续滴出数滴无色或淡血性水样液体。但应与鼻腔渗出液和泪液两种情况相鉴别。

脑脊液鼻漏与渗出液的鉴别：由于对鼻腔及蝶窦黏膜的刺激和损伤，术后短期常有渗液自鼻腔流出，如经验不足可能难以与脑脊液漏鉴别。①脑脊液鼻漏时流出的脑脊液为无色或淡血性的水样液体，而渗液为黏稠的黄色液体。②脑脊液鼻漏为间断性的，常与体位变化有关；而渗液为持续性的，与体位变化关系不大。③脑脊液鼻漏量较多，一次可能滴出数滴甚至更多；而渗液量较少，常为一滴黏稠液体缓慢向下流动。④脑脊液糖定性检查（用尿糖试纸）为＋～＋＋；而渗液糖定性为阴性。

脑脊液鼻漏与泪液的鉴别：由于手术消毒时对眼睛结膜的刺激使泪液产生增多，而鼻腔的手术操作及术后的鼻腔填塞又使泪液经鼻泪管由中鼻道的流出受到影响，因而脑脊液鼻漏还要与泪液鉴别。泪液也可呈间断外流，无色水样，但量较少，见于双侧。

处理：漏液较轻时1～2 d后多可自行愈合，无须特殊处理。漏液较重或虽然漏液较轻但3 d后仍未减轻或停止者，由于漏道周围组织浸泡在脑脊液中往往很难愈合，而一旦继发颅内感染则可能危及患者生命，因此应行腰穿蛛网膜下腔置管持续体外引流。

方法：将 18 号硬膜外麻醉穿刺针末端磨成 30°锐角以利穿透硬脊膜。取 $L_{3\sim4}$ 或 $L_{2\sim3}$、$L_{4\sim5}$ 间隙常规腰椎穿刺，见有脑脊液通畅外流后向尾侧放置塑料或硅胶硬膜外麻醉导管，拔出穿刺针后蛛网膜下腔留管 5～10 cm，用纱布覆盖穿刺点后胶布固定或直接用护肤膜覆盖，引流管外接常压闭式引流袋，调整引流袋高度即可调节脑脊液的引流量。引流袋平放于床平面时每天可引流脑脊液 300～450 mL，如患者出现明显头痛、呕吐等低颅压症状则暂时夹闭并随后抬高引流袋高度，但不宜超过室间孔高度（相当于外耳孔和冠状缝连线）。

一般引流 5 d 左右均可治愈脑脊液漏。引流期间平卧位，全身应用抗生素。引流管不通时多数将引流管向外拔出少许即可，偶尔被蛋白质凝块等堵塞可用盐水冲洗。一般置管引流后数小时脑脊液漏即停止，持续 3 d 无脑脊液漏则抬高引流袋高度至接近室间孔水平，如 24 h 内仍无脑脊液外漏即可夹闭引流管，夹管 24 h 仍无脑脊液漏即可拔管，抬高和夹闭引流过程中一旦出现脑脊液漏则应再次低位引流。

腰穿蛛网膜下腔置管持续体外引流将脑脊液引流至体外，从而避免脑脊液对漏道周围组织的浸泡，促进漏口早日愈合，是处理术后脑脊液漏简单、安全、有效的方法。

对腰穿蛛网膜下腔置管不成功者，可再次行经蝶窦手术取自体肌肉修补。

（3）尿崩的诊断与处理：尿崩是经蝶窦垂体腺瘤切除术后比较常见的并发症，几乎均见于垂体微腺瘤。

原因：垂体微腺瘤由于瘤体较小，对垂神经体功能影响较轻，机体尚没有对后叶功能进行代偿。术中的机械性搔刮有可能损伤垂体下动脉、神经垂体甚至垂体柄而发生尿崩。更常见的原因是行垂体微腺瘤扩大切除、特别是采用机械性方法切割瘤周垂体时，直接切除神经垂体而发生尿崩。垂体大腺瘤由于瘤体较大，对神经垂体功能损伤较重，神经垂体功能已经代偿，因而术后尿崩较为少见。

预防：预防的关键在于避免损伤神经垂体、垂体柄和神经垂体供血血管。垂体腺瘤质地细软，轻轻搔刮即可切除，而神经垂体质地较韧，需用力搔刮才能切除，因而切除肿瘤时动作要尽量轻柔。采用显微手术很容易区别灰白色质地细软的肿瘤和浅黄色质地致密的神经垂体；在高倍放大下采取用双极电凝依次电灼瘤周垂体的方法替代机械性切割瘤周可能受肿瘤侵袭结构的方法，均可显著减少尿崩的发生或尿崩的程度。

诊断：尿崩的诊断主要依据尿量、脉搏血压变化、皮肤脱水情况和患者自觉症状来进行综合分析和判断。尿崩多见于术 3 h 以后，表现为尿量持续在 300 mL/h 以上，脉搏逐渐加快、血压逐渐降低、脉压逐渐缩小，皮肤黏膜弹性较差，患者自觉烦渴难忍。尿崩须与术后一过性多尿相鉴别，后者是由于入量过多所致，患者尽管尿量增多，但无明显口渴，脉搏血压平稳，无脱水征象。除观察尿量以外，尿液的颜色对诊断术后尿崩比尿量更为直观和方便，尿崩时尿液呈无色水样，如尿液颜色正常或较深，则基本可以排除尿崩。术后尿崩的诊断多年来一直存在认识上的误区，主要原因是对术后尿崩缺乏深入研究，没有发现术后尿崩的特殊性，生搬硬套一般尿崩症的诊断和治疗原则来处理术后尿崩问题。一般尿崩症患者由于长期尿崩，体内电解质大量丢失，尿液为低渗尿且氯化钠等电解质含量极低。然而术后尿崩为急性尿崩，体内电解质储备相对较好，再加上为纠正多尿、循环血量不足而大量补液，尿比重和尿液中电解质特别是氯化钠含量并不明显降低反而可能升高，因而在尿崩早期甚至尿崩已相当严重时仍不能做出正确诊断，延误治疗。

处理：对尿崩症的治疗多年来也存在认识上的误区，一是认为由于抗利尿激素缺乏，尿液浓缩功能障碍，尿液成分几乎均为水，电解质含量极低，因而治疗上单纯补充大量水分如 5％葡萄糖溶液即可;二是认为术后尿崩为一过性,治疗上不宜使用垂体后叶粉等长效药物。有学者研究发现,术后尿崩患者尿液电解质(主要是氯化钠)含量约相当于血浆的一半。

术后尿崩多为一过性,如处理正确及时,多在1～3 d内稳定、1～2周内好转。治疗中注意以下原则。①控制尿量:对轻度尿崩,口服氢氯噻嗪(25～50 mg,每天3～4次)可将尿量控制在4 000 mL/d左右。氢氯噻嗪为噻嗪类利尿药,主要通过抑制磷酸二酯酶的活性来增加肾脏远曲小管和集合管细胞对水的通透性,因而能明显减少尿崩患者的尿量。②对中重度尿崩,则应使用加压素来控制尿量。加压素为油制鞣酸加压素,直接补充体内抗利尿激素的不足,因而作用迅速而显著。术后急性期用量30～60 U多可在1～2 h内将尿量控制正常,必要时可重复使用;注意从小剂量开始,如用量过大可用呋塞米等利尿药拮抗。根据术中情况估计术后肯定会发生尿崩时可于术后预防性应用小剂量垂体后叶粉。尿崩基本控制后改用氢氯噻嗪口服。③纠正水、电解质紊乱:尿崩急性期即予以控制则一般不会发生水、电解质紊乱。如尿量控制不满意,术后急性期按尿量的一半补充等渗电解质溶液即可将血浆渗透压控制在大致正常范围内;亚急性期由于患者长期多尿、大量电解质丢失,再加上口服和静脉补液时电解质补充不足,因而临床几乎均表现为低渗性脱水。对术后尿崩导致的低渗性脱水用等渗盐水很难纠正,必须用3‰～5‰高渗盐水才能产生良好效果。根据当日血浆氯化钠浓度计算出累计丧失量于当日一次或分次补给,可阻断低渗→多尿→低渗的恶性循环,水、电解质紊乱1～3 d内即可纠正。在输注高渗盐水的过程中,伴随着血浆渗透压的提高,细胞内水分外移,尿量随之增多为正常现象,不必过多补液而影响高渗盐水的疗效。在补充氯化钠的同时还要注意钾的补充。

(4)其他并发症的处理:经蝶窦切除垂体腺瘤的常见并发症主要有脑脊液鼻漏和尿崩两种。其他并发症较为少见。眼球运动神经损害偶见于展神经,常发生在切除显著侵袭海绵窦腔特别是包裹颈内动脉和展神经的肿瘤之时,表现为患侧眼球内斜和复视,多于术后1～2周内好转。术后视力损害加重主要见于术前视力极差如光感或手动的患者,一般不能恢复。其他更为少见的并发症有误入海绵窦损伤颈内动脉造成大出血、动眼神经损伤、鞍上血管损伤、下丘脑损伤、垂体功能低下等。

(二)经颅切除垂体腺瘤

经颅入路切除垂体腺瘤包括经额下入路、翼点入路和额蝶入路切除垂体腺瘤。随着经蝶窦入路切除垂体腺瘤手术的逐渐普及,经颅切除垂体腺瘤的应用已越来越少。目前经颅切除垂体腺瘤主要用于不适合经蝶窦入路切除的垂体腺瘤如明显向额颞叶发展的垂体巨大腺瘤和蝶窦发育不良或伴发蝶窦炎症的患者;另外,在缺乏开展经蝶窦垂体手术条件的单位或缺乏开展经蝶窦垂体手术经验的医师仍采用这一传统的方法切除垂体腺瘤。

经颅切除垂体腺瘤的手术操作与一般开颅手术基本相似,但应注意以下几个方面技巧。

1.手术入路选择

额下入路是经颅切除垂体腺瘤的经典方法,优点是显露充分,能同时显露双侧视神经、视交叉和颈内动脉,具备切除肿瘤的良好角度;在前置位视交叉或视交叉前间隙狭小时,可以结合额蝶入路切除肿瘤。缺点是需要抬起额叶造成手术对脑组织牵拉较重,易于损伤嗅神经。翼点入路是近年来鞍区手术采用较多的手术入路,优点是通过打开侧裂池利用额颞叶之间的间隙进入鞍区,对脑组织的机械性牵拉较轻,不易损伤嗅神经;尽管也可以经视交叉前间隙和颈内动脉内外侧间隙切除肿瘤,但对肿瘤和邻近结构的显露和切除角度不如额下入路,手术技巧要求相对较高。

额下入路取双额冠状切口,骨窗下缘尽量与前颅底齐平以尽量减少对脑组织的牵拉;同时头后仰15°～30°,使额叶借其重力自然垂落进一步减轻对额叶的牵拉。翼点入路骨窗宜略向前上方扩大以利于从视交叉前间隙切除肿瘤。

如肿瘤外形比较规则,常规采用右侧入路;如肿瘤明显向侧方扩展,则根据扩展部位的不同采用不同侧其他入路;肿瘤明显侵入一侧额颞叶脑内时行同侧入路;肿瘤明显侵入海绵窦时取对侧入路可能更有利于从视交叉前间隙切除肿瘤;肿瘤明显侵入双侧额颞叶脑内时行一侧或双侧入路。

在显露鞍区时,应首先缓慢放出脑脊液,降低脑压,避免过度牵拉脑组织。在嗅结节及前穿质附近,由额叶内侧至前脑内侧束的下行传导束及由隔区至中脑背盖的投射纤维紧靠脑表面走行,过度牵拉或损伤大脑前动脉的穿动脉,均可直接或间接损伤这些结构而出现意识障碍。

2.切除肿瘤的途径

在绝大多数情况下,均经视交叉前间隙切除肿瘤。当肿瘤向前上方发展较著时,此间隙显得较为狭小,当肿瘤被部分切除后,向前上方移位的视神经及视交叉复位,视交叉前间隙则明显扩大。如确为前置位视交叉,可以采用经额窦入路切除肿瘤,或经颈内动脉-视神经间隙切除肿瘤。但应注意,颈内动脉在此发出一组垂体上动脉,主要分布于垂体柄和前叶,也发支分布于视神经、视交叉、视束前部、乳头体及灰结节等部,应尽量避免损伤以免出现供血区域的功能障碍。另外,颈内动脉在此段还发出后交通动脉和脉络膜前动脉,一旦损伤将产生严重后果。一般情况下不推荐经终板入路切除肿瘤。终板本身虽无重要结构,但终板周围存在许多调整人体体液平衡及生殖功能的高级中枢,视上核和穹隆柱位于视交叉后上方终板侧方,是重要的体液平衡中枢并参与记忆功能;终板血管器官位于前联合下方终板的中线部位,调节人体的体液平衡及生殖功能;穹隆下器官位于室间孔水平,也参与体液平衡的调节。上述结构的损伤均可产生严重的体液失衡,特别是水盐代谢障碍;穹隆柱及视上核的损伤还可出现记忆障碍,但可随尿崩的控制而改善。

3.切除肿瘤的方法

肿瘤切除的基本方法是先在鞍内分块切除,随着肿瘤鞍内部分的切除,向鞍上扩展的部分多可自动垂落进入鞍内。因此应耐心地于视交叉后下方分块切除鞍内各部位的肿瘤,最后再向上方切除上方残留的肿瘤。根据手术中的具体情况采用不同角度和大小的刮匙切除肿瘤。注意肿瘤本身并不形成瘤壁,所谓的瘤壁实际上是肿瘤周围的正常结构特别是垂体受肿瘤推移挤压而形成的,一旦切除将造成正常垂体功能的进一步损害。在切除蝶鞍后上方、入路同侧、前方的肿瘤时,可用不同角度和大小的间接鼻咽镜观察,以正确判断肿瘤存留的大小及与周围结构的关系。

4.手术并发症

(1)下丘脑损伤:垂体大腺瘤特别是巨大腺瘤均累及三脑室及其周围的下丘脑,下丘脑室周带的直接或间接损伤是垂体巨大腺瘤手术死亡的主要原因。因为调整人体生存及生殖的神经内分泌核团、调整人体水盐代谢及糖代谢的化学感受区均位于室旁带。神经内分泌核团主要包括室旁核、弓状核及视上核,室旁核是自主神经系统及内分泌系统的高级整合中枢,调整机体适应内外环境改变的神经肽及胺类几乎均产生于室旁核。因此,下丘脑,特别是双侧下丘脑的损伤必将影响人体基本生命活动的维持。由于肿瘤组织的长期压迫,下丘脑的功能代偿多有程度不同的障碍,术中过分牵拉或间接损伤下丘脑,势必加剧原有的功能障碍而出现基本生命活动的紊乱,因此在切除上部肿瘤时必须谨慎细致,突入鞍内的肿瘤上壁往往包括下丘脑的一部分,一定要妥善保护不可切除。下丘脑的间接损伤继发于供应下丘脑的血管损伤。脑底动脉各部几乎均发出穿动脉供应下丘脑及丘脑、基底核或内囊。在前穿质附近,有大量发自颈内动脉终末段、大脑中动脉主干、后交通动脉、大脑前动脉及前交通动脉的穿动脉穿经入脑；在下丘脑视束沟、灰结节外侧部以及视束、大脑脚与乳头体之间的区域集中了大量发自颈内动脉终末段、脉络膜前动脉、后交通动脉及大脑后动脉的穿动脉。这些穿动脉之间几乎没有吻合，其中任何一支损伤，接受供血的区域将发生梗死。垂体巨大腺瘤常常累及这些区域，由于这些穿动脉多数直径不足 1 mm，应引起高度重视。

（2）脑底血管损伤：虽然少见，但常常造成术中难以控制的出血。少数颈内动脉海绵窦段可突入鞍内，尽管钝性操作一般不致损伤，但切除肿瘤之前鞍内穿刺时进入血管腔可抽得动脉血，不要将此误认为鞍内动脉瘤而放弃肿瘤切除。垂体巨大腺瘤合并鞍内动脉瘤极为少见。大脑前动脉近侧段越过视交叉或视神经上面行向内上方；在视交叉的前方、上方，少数在视交叉一侧与对侧大脑前动脉借前交通动脉相连，在解剖鞍上池特别是经颈内动脉内外侧间隙切除肿瘤时，应注意保护大脑前动脉、前交通动脉及其穿动脉。在处理蝶鞍前外侧部肿瘤时，应注意勿损伤眼动脉。垂体巨大腺瘤常常挤压或部分包绕眼动脉，而此处又为经颅入路的视线死角，容易遗漏肿瘤，可用刮匙反复搔刮，配合鼻咽镜下的间接观察，方可切除该处肿瘤而不损伤眼动脉。如肿瘤自海绵窦上方向额颞叶脑内生长，应注意勿损伤大脑前动脉、大脑中动脉、后交通动脉、脉络膜前动脉及其穿动脉。垂体大腺瘤常常累及海绵窦，其中多数为由内向外挤压海绵窦内壁，占据海绵窦内侧、前下、后上甚至外侧腔隙，少数侵蚀海绵窦内壁进入海绵窦腔包绕颈内动脉和展神经，重者海绵窦外壁可明显向外膨隆，但极少突破海绵窦壁进入脑内，出现海绵窦内神经症状者也较少。处理明显侵入海绵窦内的肿瘤是垂体巨大腺瘤手术的又一困难之处。在切除颈内动脉周围的肿瘤时应尽量使用钝性操作，用刮匙分块刮除，避免损伤颈内动脉海绵窦段及其分支。前下间隙肿瘤的切除最为困难，肿瘤常常侵入眶上裂，该处又为视线死角，应在间接鼻咽镜观察下反复搔刮，多能全切，一般不主张磨除前床突、切开海绵窦壁进入海绵窦腔。

（3）垂体功能障碍：多数术后垂体功能维持原状或略有好转，加重是术后较为少见的并发症。由于肿瘤组织的挤压，残存垂体位于肿瘤周边，特别是鞍膈下及鞍背前方；垂体柄多数位于肿瘤的后方或后外方；注意避免误切，尽量做到保留垂体的选择性全切或选择性次全切除。一般认为，如能保留正常垂体的1/3，即可维持一般的生理需要。

（4）术后视力障碍：加重并不多见。由于肿瘤体积巨大，鞍上扩展明显，视神经常严重受压、变扁、向前上方移位，有时可宽达 1 cm，极薄，贴附于肿瘤表面而不易辨认，有时可误认为增厚的蛛网膜束带，从视神经管颅口处仔细观察可以辨别为视神经而避免损伤。有时肿瘤可自明显变宽的视神经或视交叉、视束中间向上突出，多数可从视神经下方切除。另外还应注意勿损伤视神经、视交叉及视束的供血血管，以免术后残存视力进一步下降。

（申　斌）

第七节　神经纤维瘤

一、病理及分型

（一）病理

神经纤维瘤病是一种染色体显性遗传的疾病，病理特点为神经外胚层结构的过度增生和肿瘤形成,伴有中胚层组织的发育异常。

(二)分型

病理分 5 种类型:①局部神经纤维瘤病,以丛状神经纤维瘤为特征。②全身表浅皮肤的神经纤维瘤病,有些瘤结节像软纤维瘤,多数瘤结节是神经纤维瘤性增生。③内脏型周围神经干的神经纤维瘤和神经鞘瘤,通常皮肤病变不明显。④中枢型脑神经和脊神经的神经纤维瘤和神经鞘瘤,常伴发听神经鞘瘤,而且多数是双侧性。⑤多发性神经纤维瘤合并脑肿瘤,如脑膜瘤、视神经胶质瘤,偶尔伴有其他器官的肿瘤或畸形。

发病年龄从新生儿到老年人,不少病例幼年时症状不明显,到了成年期才出现症状。

二、临床表现

本病男性多见,表现为多发性皮肤结节、肿瘤块及奶油咖啡色素斑,周围神经干串珠状神经纤维瘤增粗,局部神经纤维瘤性橡皮病伴有轻度思维障碍或癫痫。有人将神经纤维瘤病分为两个独立的类型,即神经纤维瘤病Ⅰ型和Ⅱ型。

三、辅助检查

(一)头颅 X 线检查

头颅 X 线平片可见颅裂和脊椎裂,颅底和眼眶骨缺损,脊柱侧弯等畸形。

(二)CT 和 MRI 检查

CT 和 MRI 显示多发神经纤维瘤的瘤体,如双侧听神经鞘瘤、颅内脑膜瘤和胶质瘤。CT 对颅骨和脊柱的发育缺陷,如眼眶及蝶骨大翼的缺损,岩骨的发育不全和内听道扩大均能显示清晰。

四、诊断

(一)神经纤维瘤病Ⅰ型

有下面两个以上体征即可确诊:①皮肤有 6 个或 6 个以上牛奶咖啡色素斑,在成人其直径大于15 mm,在儿童须大于 5 mm。②2 个以上各种类型的神经纤维瘤或一个丛状神经纤维瘤。③腋下或腹股沟皮肤有散在雀斑。④有 2 个以上虹膜错构瘤。⑤视神经胶质瘤。⑥有明确骨病变,如脊柱裂,蝶骨发育异常。

(二)神经纤维瘤病Ⅱ型

有以下一种情况即可诊断:①经 CT 或 MRI 确诊为双侧听神经鞘瘤。②家族(父母、同胞兄弟、姐妹)有神经纤维瘤病Ⅱ型的病史,同时有下列之一者,单侧听神经鞘瘤患者年龄小于 30 岁;伴有下列两种情况,神经纤维瘤、脑膜瘤、胶质瘤、神经鞘瘤或青少年晶状体混浊。

五、治疗

(一)手术治疗

神经纤维瘤病Ⅱ型主要为双侧听神经鞘瘤。通常被认为是良性或非恶性肿瘤,其治疗计划可根据确诊时肿瘤大小、生长类型、患者年龄及听力状况决定。

1.治疗策略

首先要预防因脑干受压或颅内压增高引起的生命危险,其次要考虑至少保留一侧的听力。

因此,对于小的内听道肿瘤或肿瘤累及脑桥小脑角,可行听力保存肿瘤全切术;对于唯一听力耳的小听神经瘤,或双侧较大的肿瘤手术难以保存听力者,可先行非手术观察;波动性或进行性听力下降的患者可经中颅窝径路内耳道减压,乙状窦后径路部分肿瘤切除术;听力保存无望可采用非听力保存肿瘤全切除术;对小听神经瘤也可行 γ 刀治疗,但易引起纤维化粘连,导致再次手术困难。

2.手术方式

有枕下入路、颅中窝入路与经迷路入路。前两种术式易保留听力,后一种术式不保留听力。手术应先从威胁生命大的一侧开始,应尽量保留听力。对较大的听神经瘤,为避免脑干受刺激出现术后中枢性呼吸衰竭,可仅行部分肿瘤切除。目前,为了避免手术致听力进一步受损和面瘫,推荐使用神经电生理监测。

(二)非手术治疗

由于神经纤维瘤病Ⅱ型的特殊性,非手术治疗是临床医师的一种重要选择,包括仔细随访观察、立体放射外科治疗和化疗。保守治疗的适应证:①高龄患者,肿瘤巨大,手术危险性大。②肿瘤已造成听力损失但不对生命构成威胁。③仍有残余听力的大型肿瘤。④有其他手术禁忌证。

(袁华涛)

第八节 神经鞘瘤

神经鞘瘤是椎管内最常见肿瘤,绝大多数位于髓外硬膜下,可以通过常规的椎板切开及显微技术得到很好的切除,对于受累及的神经根需要切断方能达到全切除。少部分病变波及椎间孔及椎旁软组织,术中暴露范围有时需要扩大到硬膜内外及其椎管外附属结构,应考虑到脊柱内固定技术。极少数神经鞘瘤呈恶性改变,手术切除后需要辅助放疗以巩固疗效及达到长期控制肿瘤复发的目的。

一、神经鞘的解剖

中枢神经系统向周围神经系统过渡变化的组织学结构改变发生在 Obersteiner-Redlich 区。在此处,中枢神经系统的基质支持细胞如星形细胞、少枝胶质细胞、小胶质细胞亦由组成周围神经的雪旺氏细胞、神经元周细胞及纤维细胞所替代。周围神经在横截面上,是有许多成束的纤维组成,谓之神经束。在每一神经束内,每一单个神经纤维均由雪旺氏细胞包裹。雪旺氏细胞镶嵌在一层疏松的结缔组织上,称为神经内膜,其细胞膜被基膜包裹,在神经损伤时,基膜即成为轴突再生及髓鞘再形成的模板,引导神经再生。每一神经束周围均有另外一层结缔组织包裹,称之为神经周膜,其作半透膜屏障作用,类似中枢神经系统的血-脑屏障。雪旺氏细胞有助于调节神经束内的体液交换,并防止绝大多数免疫细胞进入神经内膜。神经外膜是一层致密的结缔组织,将多个神经束包绕于一体,组成周围神经。供应神经的营养血管均行走在神经外膜层里。在椎间孔部位,神经根袖套处硬膜与脊神经的外膜相融合。每一个节段的神经前根及后根的神经小枝,在鞘内行走过程中缺少神经外膜,比周围神经更加娇嫩。

313

二、神经鞘瘤的分类

神经鞘瘤的概念一直存有争议。现代有关神经鞘瘤的分类包括两种良性类型,雪旺氏细胞瘤和神经纤维瘤。虽然雪旺氏细胞和神经纤维瘤均被认为是起源于雪旺氏细胞,但它们仍表现出独立的组织学及其大体形态学的特征。

(一)雪旺氏细胞瘤

雪旺氏细胞瘤是最常见的神经鞘瘤。可发生于任何年龄组,但以 40~60 岁为高峰发病年龄组。无明显性别差异。虽然可以发生在周围神经的任何部位,但最常见部位是第 Ⅷ 对脑神经的前庭神经部分和脊神经感觉根。

脊神经鞘瘤趋向于呈球状,包膜完整,完全占据神经小枝的起源部位。在硬膜外,特别是神经周围部,神经由神经周膜和神经外膜支持,肿瘤形状直接与其所在的空间相适应,如在椎间孔部位,可以呈球形、哑铃形。由于含有脂肪类物质,外观呈黄色,较大的肿瘤经常呈囊性变。组织学上,雪旺氏细胞瘤经典的分为 Antonni A 和 B 型。Antonni A 型,细胞致密排列成束状,多为双极细胞,胞核呈纺锤形,细胞质界限不分明,这些细胞平行成行排列,间隔区为无核的苍白的细胞质分布。Antonni B 型,细胞相对不规则,含有更圆更加浓缩的细胞核,背景呈现空泡样及微囊改变,偶见多核聚细胞和泡沫样脂肪沉积的巨噬细胞,血管过度增生常存在,但这并不意味恶性行为。免疫组化检查显示,雪旺氏细胞瘤因含 S-100 蛋白和 Leu-7 抗原,常浓染。

(二)神经纤维瘤

神经纤维瘤常见于多发性神经纤维瘤病 1 型(NF1)患者。发生于椎管硬膜内时,像雪旺氏细胞瘤,最常起源于脊神经感觉根。在硬膜外,其比雪旺氏细胞瘤更少形成囊变,经常表现为受累脊神经梭形膨大,呈串状的神经纤维瘤可波及多个邻近的神经小枝。由于神经纤维瘤经常广泛分布于神经纤维上,因此要完全保留受累神经功能,完全切除肿瘤往往极为困难。神经纤维瘤常由菱状雪旺氏细胞,编织成束排列,细胞外基质中富含胶原及黏多糖。在 Antonni A 区常缺乏规则的细胞构型,可见散在的轴突,成纤维细胞及其神经周围细胞亦常可见。免疫组化常见 S-100蛋白强阳性反应。

(三)恶性神经鞘瘤

目前恶性周围神经鞘瘤的概念是指包涵一组起源于周围神经的一组不同类的肿瘤,有明确的细胞恶性变的证据,如多形性细胞、非典型细胞核及异形体,高度有丝分裂指数、坏死形成及血管增生等。组织学形态多变,可以包括菱形、箭尾形及其上皮样等不同细胞构型,亦偶见定向分化为横纹肌肉瘤、软骨肉瘤、骨肉瘤。组织化学染色 S-100、Leu-7 抗原及其髓基蛋白的反应亦是不稳定的。在超微结构水平,某些肿瘤显示出形成不良的微管及其雪旺氏细胞线性排列形成的基板结构。主要的鉴别诊断应考虑细胞型雪旺氏细胞瘤、纤维肉瘤、恶性纤维组织细胞瘤、上皮样肉瘤和平滑肌肉瘤等。

三、神经鞘瘤的分子生物学表现

相当多的观点认为肿瘤的发生及生长主要系基因水平的分子的改变所形成。许多癌症形成被认为是由于正常肿瘤抑制基因丢失及其癌基因激活所致。两种类型的神经纤维瘤病已被广泛研究。遗传学研究认为 NF1 和 NF2 基因分别定位于第 17 号和 22 号染色体长臂上。两种类型的神经纤维瘤病均以常染色体显性遗传,具有高度的外显率。NF1 发生率大约为 1/4 000 出生次,其中一半为散在病例,由更新的突变所引起。除脊神经纤维瘤外,NF1临床表现包括咖啡色素斑、皮肤结节、骨骼异常、皮下神经纤维瘤、周围神经丛状神经瘤,并发某些儿童常见肿瘤,如视神经及下丘脑胶质瘤、室管膜瘤。椎管内神经纤维瘤远比发生在椎管外的神经纤维瘤少。NF1基因编码的神经元纤维,是属于GTP酶激活蛋白家族的分子(220-KD)。GTP蛋白由其配体激活参与ras癌基因的下调。目前推断NF1基因突变导致变异的基因产物形成,从而不能有效地引起GTP的脱氧反应,因此,促进ras基因上调,加强了生长因子通路的信号,最终导致NF1肿瘤的特征产物出现,形成了NF1肿瘤。

NF2首次被公认独特的肿瘤类型始于1970年。其发生率相当于NF1的10％。双侧听神经瘤是其定义的特征,但其他脑神经、脊神经和周围神经的雪旺氏细胞瘤亦很常见。皮肤表现较少发生,与NF1"周围性"相比较,NF2似乎更加"中枢性"。NF2基因编码的蛋白质似乎是介导细胞外基质和细胞内构架之间的相互作用,有助于调节细胞分布与迁徙。这种肿瘤抑制功能的丧失似乎是隐性特征,需要在每个NF2等位基因上含有匹配的突变。零星发生的雪旺氏细胞瘤及脑膜瘤常在22号染色体上产生细胞行为异常。肿瘤形成的确切机制至今仍在研究中。Lothe的新近研究表明某些恶性周围神经鞘瘤的形成是与17号染色体短臂上的TP53肿瘤抑制基因的失活相关。

四、临床表现和诊断

椎管内神经鞘瘤的患者常表现出局部疼痛、根性症状及与病变大小部位相关的脊髓损害综合征。由神经鞘瘤所引起的神经根性损害与脊柱退行性变所致的损害临床上难以分辨。因为肿瘤经常位于椎管的侧方,脊髓半横贯综合征(Brown-Sequard综合征)相对常见,大约50％的神经鞘瘤发生于胸段脊柱,其余分布在颈段至腰骶部椎管内。男女性别无明显差异,症状通常发生在40～60岁年龄组。产生症状至建立诊断平均时间为2年。当神经鞘瘤发生在年轻患者或者有多个病变时,应该高度怀疑存在神经纤维瘤的可能。在磁共振影像上,神经鞘瘤T_1加权像常表现为等密度,T_2加权像为高密度。注入强化剂后,病变明显增强,边界清楚。侵袭性和破坏性变化不是肿瘤的特点,其存在提示有恶性倾向或其他诊断可能。MRI能够构化出肿瘤与脊柱和毗邻关系。在颈椎部位,肿瘤和椎动脉的关系十分重要,因此可以在常规的MRI检查同时,加做MRA显示血管特征。如果MRI及MRA诊断仍不明确,或需要进行术前栓塞椎动脉,仍需要进行有创的脊髓血管造影检查。这些措施很少需要实施,但当处理恶性神经鞘瘤时,有时应考虑。虽然CT检查总体上比MRI包含的信息量要少,但在显示肿瘤钙化及其脊柱的骨性解剖结构时,仍具有优越性。这些检查优势在鉴别神经鞘瘤与脊膜瘤或起源于骨结构的肿瘤时尤为重要。在测量椎弓根大小,椎管直径及其椎体高度为植入硬件进行脊柱内固定时,CT断层常为必需的检查。平片检查虽然能发现50％的患者有异常表现,但已不作为椎管神经鞘瘤的常规检查。放射学异常发现,如脊柱侧弯、椎间孔扩大、椎弓根或椎板变薄及椎体塌陷等,常缺乏特异性。

对硬膜内肿瘤,主要的鉴别诊断是脊膜瘤。脊膜瘤常好发于胸椎部位。但发病率女性明显高于男性。肿瘤很少生长至神经孔,并表现出椎旁肿块。对于肿瘤中心位于神经孔或椎旁软组织的病变,鉴别诊断应考虑到起源于交感链或背根神经节的神经节细胞瘤、神经母细胞瘤、副神经节细胞瘤或起源于局部的癌及肉瘤向心性扩展等病变。

五、外科治疗

(一)患者选择

从手术切除的角度看,仔细分析硬膜内外、椎旁及其多个节段的定位是十分必要的。术前得出准确结论有时比较困难,但这些考虑有助于外科医师决定是否扩大手术暴露或计划分期手术及其联合入路等。对于无症状的偶然通过影像学检查发现的肿瘤,通常采取系列的临床及放射学跟踪监测,这种情况在 NF2 患者中较为常见。较大的肿瘤压迫脊髓变形或在监测之下进行性增大,尽管患者无症状,但仍应该考虑手术治疗。除非特殊例外情况,有症状的肿瘤患者,应该考虑手术治疗。迄今认为良性脊神经鞘瘤对放疗和化疗均无效果,手术为最佳选择。

(二)硬膜内肿瘤

绝大多数神经鞘瘤表现为硬膜下髓外病变,没有硬膜外扩展。通过常规的椎板切开,硬膜下探察,显微技术切除,肿瘤均能得到全切除。可采用俯卧位,这种姿势可以保证血流动力学稳定,减少脑脊液的流失,手术助手易于参与等优点。对于巨大的颈髓部位的肿瘤,在运送患者过程中,要特别注意姿势,防止引起脊髓损伤。鼓励在清醒状态下使用纤维光导引导下行麻醉诱导,患者俯卧位时,应保持颈椎中立位。笔者习惯使用三钉头架固定头颅,防止眼球及其面部在较长时间的操作中受压。胸部和腹部中央应该悬空保持最佳通气状况并减少硬膜外静脉丛的压力。在颈部操作过程中,手术床的头部轻度提高,有助于静脉回流。使用能透放射线的手术床便于在行胸椎及腰椎的操作过程中使用术中透视进行术中肿瘤定位及其放置脊柱植入材料。在脊柱暴露的过程中,使用适量的肌松剂是有益的,但在分离邻近的神经组织时,应避免使用肌松剂,便于评估自发的肌肉收缩及其术中刺激所诱发的反应。术中监测感觉及运动诱发电对处理巨大的肿瘤有损害脊髓功能的潜在危险时具有一定价值。

在切开椎板之前准确的术中定位十分重要。在颈椎,由于第 2 颈椎棘突特别明显,定位不存在困难。在下颈椎水平及脊柱的其他水平,术中拍片或透视,识别标志为:第 1 肋或第 12 肋或腰骶联合部,比较术野中的节段水平与术前的定位是否相附和。椎板切除范围应该在嘴侧及尾侧涵盖整个肿瘤。脊椎侧块及其关节面连接应保留,除非需要做椎间孔探察时,才有可能做部分切除。较小的病变,位于椎管侧方者,可以通过单侧椎板切开,完成肿瘤的切除。在剪开硬膜之前,准确充分对硬膜外止血,便于有效使用手术显微镜。硬膜切开范围,应超过肿瘤两极,仔细的缝合固定将有利于硬膜外的止血。尽量减少对脊髓的牵拉及旋转。用较小的棉片分别置入肿瘤两极处的硬膜下腔。减少硬膜下腔的刺激。神经鞘瘤的起源是背侧感觉根,肿瘤不断生长,侵入侧方及侧前方的硬膜下腔,蛛网膜产生粘连增厚反应,包裹肿瘤,应尽力保留蛛网膜的完整。

一般很容易找到肿瘤与脊髓的界面,而在分离肿瘤与脊神经前根的界面时,当肿瘤巨大时,比较困难。背侧神经根进入肿瘤,需要切断之,偶尔可引起神经功能缺失。较大的肿瘤或粘连紧的肿瘤可以使用吸引、电凝、超声波及激光等技术,先做瘤内切除,再分离肿瘤与脊髓之间的粘连。通过不断改变瘤内瘤外的操作,即使较大的肿瘤亦易切除。在颈椎操作过程中,术者应注意保护嘴侧副神经的脊神经根,这些神经根往往位于肿瘤的前面。当证实肿瘤全切除后,获得绝对的硬膜下止血,严密缝合硬膜,通常可能需要自身筋膜作为硬膜修补,获得较为轻松的缝合。

呈哑铃状生长的肿瘤进入神经孔,通常需要较为广泛的暴露,甚至切除部分或全部的关节面。硬膜切开,可呈"T"型,暴露受累的神经根及其硬膜,某些病例,通过显微分离可以将受累的和未受累的神经束分离开,尤其对于侵犯臂丛或马尾神经的肿瘤,应仔细分离存在重要功能的神经根。术中使用神经刺激器直接刺激神经根,有助于对有功能的神经辨认。虽然有部分学者认为对受累的神经根如有重要功能,可采取保守的措施,保留神经根,但由于存在肿瘤复发的可能,因此在术前对于存在神经潜在损伤的危险时,应该对患者充分解释,力争全切除。对需要硬膜内外切除肿瘤,术后硬膜缝合是一大挑战,严密的缝合难以达到。有时在神经根出口水平的硬膜袖套处近端增厚,通常不需要缝合。此时可以通过游离的筋膜组织附上纤维蛋白胶粘贴在硬膜缺损处,其余层次的缝合一定要对位良好,防止术后脑脊液漏,如果术中修补特别薄弱,则可以放置腰部引流管数天。

起源于 C_1 和 C_2 神经根的神经鞘瘤由于其与椎动脉的关系,常出现特殊并发症,椎动脉走行在寰椎横突孔,在 C_1 侧块后方的椎动脉切迹内走行,在枕骨大孔区硬膜内进入颅内。颈神经根向远端行走通过横突,通过椎动脉内侧,神经根和椎动脉的近端极易受损,术前应该重点评估,尤其在 C_1 和 C_2 水平,椎动脉常被肿瘤包裹,单纯后正中暴露,有时控制近心端椎动脉比较困难。可以考虑放置球囊导管于椎动脉近心端,然后切除侧块的尾侧部,暴露病变部位的椎动脉内侧,从而便于控制近端椎动脉。

(三)椎旁肿瘤和椎管内外肿瘤

硬膜下和椎间孔内肿瘤通过椎板切除和椎间孔切开均能有效地获得手术切除。肿瘤侵及颈部、胸腔或后腹膜时需要前侧方、侧方,或扩大的侧后方入路进行。如果较大的硬膜下肿瘤同时合并存在椎旁肿瘤,则可考虑联合入路或分期手术切除之。一般而言,对绝大多数病例,笔者选择常规后正中入路首先切除硬膜内病变,这样保证脊髓和神经根能和残留的肿瘤分开,这样可减少随后的椎管外肿瘤手术切除时所造成的牵拉损伤。

在上颈椎,椎旁肿瘤没有显著压迫前方的椎动脉时,可以通过旁正中切口暴露中心为 C_1 和 C_2 棘突和横突中点,做 C_1 的半侧椎板切开术,暴露椎动脉的 C_0 至 C_1 段,对 C_1 神经根的病变,应联合较小的开颅,其前界为乙状窦侧方。对于肿瘤位于椎动脉前方者,从后方切除肿瘤,有较大的损害椎动脉的危险,故应选择侧方入路。可选用耳后"S"形切口,中心位于 C_1 至 C_2 横突。胸锁乳突肌应从乳突尖部离断,并向前方牵引。应该仔细分辨和保护副神经。椎动脉位于颈内静脉和胸锁乳突肌之间。

对胸椎椎间孔外的较大肿瘤,可以通过前侧方经胸腔入路,胸膜外入路或改良的肋骨横突切除后路进行肿瘤切除,虽然对相邻的胸膜要仔细保护,如果有所损伤,常规不需要放置胸管,除非合并相应部位的肺损伤时,导致了气胸,应做胸腔闭式引流。如果胸膜破损,应予以缝合或修补,这样做可以减少胸腔 CSF 漏。进入椎体内的肿瘤内容物可以使用剥离子将其完全刮除。由于一侧肋骨切除合并一侧椎旁切除及关节突切除,易形成侧弯畸形,因此,需要做后路钩棒或螺钉棒内固定术,恢复相应部位的脊柱稳定性。如果后路需要双侧暴露,则后路固定是必需的。

腰椎旁病变可以采用后腹膜外入路,但由于椎旁肌肉深在,髂骨覆盖,对腰骶部肿瘤的暴露显得较为困难。通过对椎旁肌肉的仔细分离能够保证其内侧及侧方均能牵引开,并且切除部分髂嵴骨质等措施,均能增加暴露、笔者比较赞同采用直接后路暴露椎管内及椎间孔内外呈哑铃形的肿瘤,做手术切除,对于较大的椎旁肿物,采用联合的常规的后腹膜入路。通常首先进行后正中入路操作及其完成相应的脊柱稳定固定术。然后将患者去除消毒敷料,重新摆体位,侧屈俯位,保持椎旁病变位于最高点。这一入路可以直视上、中腰椎区域病变。如果切除第 12 肋,将有助于暴露 L_1 椎体和膈肌附着点结构。腰大肌向后游离,便于显露椎体前侧方和椎间孔,腰丛通常位于腰大肌深面,如果椎旁肌肉与肿瘤粘连紧密或者分离困难,通常容易引起神经损伤。如果肿瘤浸润在腰大肌,则通过囊内切除与囊外分离,阻断肿瘤与腰大肌的粘连结构。术中神经电刺激对于鉴别因肿瘤压迫变薄或拉长的神经组织与肌纤维组织有一定价值。

神经鞘瘤亦可位于骶管内或骶管前。原发于骶管内病变可通过后路骶管椎板切除,暴露肿瘤。肿瘤充满整个骶管并不常见,如果这样,则术中对未侵犯的神经根辨认和保留非常困难。术中直接电刺激和括约肌肌电图将有助于保护上述所及的神经组织。如果 S_2 到 S_4 神经根,至少一侧保留完整,则膀胱及直肠括约肌功能将有维持的可能。较小的骶骨远端病变可以通过后路经骶骨入路切除。在正中切开骶骨椎板后,识别并切除骶管内病变成分,然后切断肛尾韧带,这样便可以用手指分离远端骶前间隙,在分离好骶尾部肌肉后,切除尾骨与远端骶骨,用手指钝性分离,游离肿瘤与直肠结构基底周围的疏松组织,然后根据肿瘤大小和特征进行整块切除或块状切除。

(四)恶性神经鞘瘤

当脊柱脊髓发生恶性神经鞘瘤(MPNST)侵犯时,控制肿瘤的目的通常难以达到。如前所述,MPNST 可以散发,或为放疗的后期并发症,多达 50% 的病例发生于 NF。脊柱 MPNST 的外科治疗目的主要为姑息性治疗,缓解疼痛和维持功能,然而由于肿瘤具有局部恶性破坏倾向,因此最佳治疗措施仍为大部切除加局部放疗。化疗无肯定疗效。患者的生存率为数月到一年。

(袁华涛)

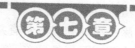

脑血管疾病

第一节 壳核出血

一、概述

壳核出血是最常见的脑出血,约占全部脑出血的60%。

壳核是豆状核的一部分,豆状核是基底节的主要核团,与尾状核共同组成纹状体,是锥体外系的重要组成成分。豆状核位于内囊外侧,与内囊前肢、膝部及后肢相邻。豆状核分为内侧的苍白球和外侧的壳核两部分,内侧的苍白球血管稀少,很少出血。

壳核的血管来自大脑中动脉的深穿支——豆纹动脉的外侧组,易发生破裂出血,故又被称为"出血动脉"。

二、病因及发病机制

同一般脑出血。

三、病理

壳核直接或通过苍白球间接与内囊相邻,所以壳核出血多压迫内囊或破坏内囊。壳核出血也可破入脑室,常在尾状核丘脑沟处破入脑室,也可经侧脑室体部外侧壁或三角部破入。

四、临床表现

(一)一般症状

壳核出血时,头痛、呕吐很常见,为颅内压增高及血液破入脑室后刺激脑膜所致。血液直接或间接进入蛛网膜下腔时可出现脑膜刺激征。出血量大时,患者可出现意识障碍,优势半球壳核出血可出现各种不同程度的失语。

(二)"三偏"征

壳核出血常出现典型的"三偏"征,即病灶对侧偏身瘫痪、偏身感觉障碍及对侧同向性偏盲。

这是由于壳核出血破坏或压迫内囊后肢而造成的。有时壳核出血也可只表现为"二偏",这是内囊后肢受到不完全损害所致。

(三)壳核出血的临床分型

壳核出血临床上可简单地分为前型、后型和混合型。

(1)前型壳核出血临床症状较轻,除头痛、呕吐外,常有共同偏视及对侧中枢性面、舌瘫,肢体瘫痪轻或无。优势侧前型壳核出血因为破坏了壳核前部、累及了内囊前肢和尾状核头部常可出现失语。

(2)后型壳核出血常出现典型的"三偏"征,共同偏视,可有构音障碍,失语少见。

(3)混合型壳核出血临床症状较重,除兼有上述二型的症状外,常出现意识障碍。

各型壳核出血破入脑室后,可出现脑膜刺激征。

五、实验室检查及特殊检查

头部 CT 是诊断壳核出血的最好方法,表现为壳核部位高密度影(图 7-1)。可根据头部 CT 确定壳核出血的量、扩展方向、是否破入脑室及分型。

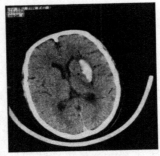

图 7-1 壳核出血

六、诊断

高血压患者,突然出现头痛、呕吐,典型的"三偏"征,应考虑壳核出血的可能,检查头部 CT 即可确诊。

七、治疗

壳核出血量小于 30 mL 时,应内科保守治疗。出血量在 30～50 mL,经内科治疗后症状逐渐加重,出现意识障碍或脑疝时,应考虑手术治疗。出血量超过 50 mL 时,应手术治疗。

八、预后

壳核出血的预后除年龄及并发症外,主要取决于出血量的大小。

九、预防

积极预防和治疗高血压、动脉硬化。

(伦知科)

第二节 尾状核出血

一、概述

尾状核属于基底神经节的一个核团,与豆状核共同构成纹状体。尾状核形如蝌蚪,头端膨大为尾状核头,位于额叶内,向内侧突出于侧脑室前角,构成侧脑室前角的外侧壁。尾状核中间部较窄,称为尾状核体,位于顶叶内,为侧脑室底部外侧的一部分。尾状核后端逐渐细小,称为尾状核尾,沿侧脑室下角走行,进入颞叶,终于杏仁核。尾状核头长约 3 cm,体长约 3 cm,尾长 4～5 cm,头部宽 1.5～2.0 cm,尾部宽仅数毫米。尾状核与侧脑室、内囊、额叶、顶叶及颞叶相邻。尾状核的头部由大脑前动脉的返回动脉和中央短动脉供血,体部由大脑中动脉的前外侧中动脉供血,尾部主要由脉络膜前动脉和脉络膜后动脉供血。

CT 问世前,尾状核出血只是在死后尸检时发现少数几例,而且生前多诊断为蛛网膜下腔出血或其他部位的脑出血。CT 应用于临床后,尾状核出血才被逐渐重视起来。白求恩医大资料统计尾状核出血约占同期脑出血的 7%。

二、病因

尾状核出血的原因与一般脑出血一样,多为高血压所致,约占 62%。此外,动脉硬化、动脉瘤、脑血管畸形及血液病等亦是尾状核出血的原因。但有报告 14 例尾状核头部出血,其中只有 5 例有高血压病史,可能说明尾状核出血的原因相对复杂一些。

三、病理

尾状核出血绝大部分发生在尾状核的头部,极少发生在尾状核体部,目前尚未见尾状核尾部出血的报道。白求恩医大收治的 50 例尾状核出血资料中,尾状核头部出血 48 例,占 96%,尾状核体部出血 2 例,占 4%。因尾状核与侧脑室紧密相邻,出血后极易破入脑室,本组资料中,有 34 例破入脑室,占 68%。如血液阻塞中脑导水管或第四脑室时,可出现脑室扩张。血肿向前发展可波及额叶,向上发展可波及顶叶,向下发展可波及颞叶,向外发展可波及内囊和壳核,向后发展可波及丘脑。

四、临床表现

尾状核出血好发于 50 岁以上,有高血压病史的患者。多在动态下发病。起病突然,出现头痛、呕吐。根据血肿发展方向的不同,可出现下列不同症状。

(一)局限性尾状核出血

尾状核出血量比较小时,可局限在尾状核,临床上除头痛、呕吐外,可出现锥体外系症状,多表现为对侧肢体肌张力降低、多动。一部分患者也可表现出肢体肌张力增高,呈齿轮样肌张力增高。局限性尾状核出血并不多见。

（二）尾状核出血破入脑室

尾状核紧邻侧脑室，出血后极易破入脑室，约占尾状核出血的68%。临床上除头痛、呕吐外，出现脑膜刺激征。当出血量较大时，脑室积血较多或血块阻塞中脑导水管或第四脑室出口，引起急性梗阻性脑积水时，可出现意识障碍，严重时可出现四肢肌张力增高，双侧病理反射阳性等脑干受压症状。由于影响了后联合及导水管附近的动眼神经核团，一些患者可出现瞳孔及眼位改变。

（三）尾状核出血向外扩展压迫内囊

尾状核头部紧邻内囊前肢和内囊膝部，出血量较大时，可累及内囊，多表现为中枢性面舌瘫及上肢轻瘫，也可累及下肢，严重时也可出现"三偏"征，即对侧偏瘫、偏身感觉障碍、偏盲。部分患者可出现共同偏视。

（四）尾状核出血波及额叶、顶叶及颞叶

尾状核出血波及额叶、顶叶、颞叶临床上少见。波及额叶时可出现运动性失语、共同偏视、精神症状及肢体瘫痪。波及顶叶时可出现失用、皮质型感觉障碍。波及颞叶时可出现感觉性失语及精神症状。

五、实验室检查及特殊检查

（一）头部CT

尾状核出血96%发生在尾状核头部，所以CT片上多在侧脑室前角外侧尾状核头部处见高密度影（图7-2）。

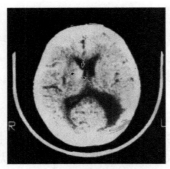

图7-2 尾状核头部出血

大部分尾状核出血破入脑室，可见同侧侧脑室或双侧侧脑室内高密度影。有时出血量较大，可充满双侧侧脑室，称之为"脑室铸型"。血液也可进入第三脑室和第四脑室，如果血块阻塞中脑导水管或第四脑室出口处，形成急性梗阻性脑积水，则可见侧脑室、第三脑室和第四脑室扩张。尾状核出血可压迫内囊前肢、膝部和后肢，也可侵入额叶、顶叶及颞叶，CT上可见高密度影波及上述部位。

（二）脑脊液检查

腰穿不应作为尾状核出血的常规检查方法，且腰穿为血性脑脊液时，并不能确定为尾状核出血。半数以上尾状核出血的患者腰穿时颅内压增高，脑脊液为血性。

六、诊断及鉴别诊断

（一）诊断

尾状核出血的诊断依靠患者高血压病史，动态发病、突然头痛、呕吐，有脑膜刺激征，定位

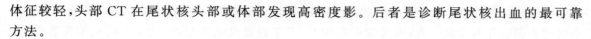

体征较轻,头部 CT 在尾状核头部或体部发现高密度影。后者是诊断尾状核出血的最可靠方法。

（二）鉴别诊断

与内科疾病引起的意识障碍或精神症状相鉴别时,详见脑出血总论部分,主要鉴别的方法是头部 CT。

（1）尾状核出血以头痛、呕吐及脑膜刺激征为主要表现时,需与蛛网膜下腔出血相鉴别。

（2）尾状核出血以偏瘫为主要表现时,需与壳核出血相鉴别。

（3）尾状核出血以各脑叶症状为主要表现时,需与各脑叶出血相鉴别。

虽然一些临床症状和体征有一定鉴别意义,但 CT 仍是最好和最可靠的鉴别方法。

七、治疗

尾状核出血的治疗与一般脑出血的治疗大致相同。

因为大部分尾状核出血破入脑室、进入蛛网膜下腔,所以患者头痛、呕吐的症状较其他脑实质出血突出。血液进入脑室后,刺激脉络丛过量分泌脑脊液,有时凝血块还可阻塞脑脊液流通,形成急性梗阻性脑积水,这两种情况都可引起颅内压增高。因此,尾状核出血破入脑室的患者,脱水药的剂量可稍大,并同时应用止痛和镇静药物,减轻患者的痛苦。

尾状核出血破入脑室形成铸型或阻塞中脑导水管、第四脑室形成急性梗阻性脑积水者,并因此出现意识障碍时,应根据情况考虑做侧脑室引流,或在引流的同时做腰穿放脑脊液。如脑室内血液凝固,引流不畅时,可向脑室内注射尿激酶,促进凝血块溶解。这些措施可引流出部分血液和脑脊液,减轻脑室内压力,缓解其对下丘脑和脑干的压迫。有时还可解除中脑导水管及第四脑室处的梗阻,恢复脑脊液的正常循环,减轻脑室扩张,促进脑室内血液的吸收。

少数尾状核出血量较大,扩展至脑叶或壳核,引起中线结构移位并出现意识障碍,条件允许时,可考虑手术清除血肿。

八、预后

尾状核出血患者,多数出血量不大,肢体瘫痪较轻,所以尾状核出血患者的死亡率及致残率均明显低于其他部位脑出血,预后较好。

九、预防

主要是预防和治疗高血压和动脉硬化。

（伦知科）

第三节　带状核出血

一、概述

带状核又称屏状核,是基底核区的一个神经核团,呈带状,位于壳核的外侧,两者之间有外囊相隔。带状核的外侧为最外囊。带状核的功能目前还不清楚,可能是纹状体的一部分。带状核出血过去多被称为外囊出血,因其发生率较低,又无特征性临床症状,在 CT 问世前罕有报道,CT 问世后国内外陆续有少量报道。

二、病因

带状核出血的病因与一般脑出血相同,主要是高血压所致。

三、病理

带状核出血量较大时,可向内扩展,破坏壳核并累及内囊。亦可向外扩展,破入外侧裂进入蛛网膜下腔或影响颞叶及顶叶。

四、临床表现

(1)发病年龄多在 50 岁以上,有高血压病史,动态发病。

(2)带状核出血的患者主要表现为头痛、呕吐,部分患者可有脑膜刺激征。多数患者仅有头痛、呕吐而无其他症状和体征。

(3)带状核出血量较大时,累及内囊,可出现肢体轻瘫及痛觉减退。个别患者表现为一过性肢体轻瘫,类似 TIA 发作。

(4)带状核出血的患者很少有意识障碍。

五、诊断及鉴别诊断

(一)诊断

带状核出血临床并无特征性症状,有高血压病史,突然出现头痛、呕吐,头部 CT 发现带状核处有高密度影即可确诊。

(二)鉴别诊断

主要是与其他引起头痛、呕吐的疾病相鉴别,头部 CT 是最好的方法。

六、治疗

与一般脑出血的治疗相同。因其位置表浅,血肿量超过 30 mL 时,应考虑手术治疗。

七、预后

因带状核远离中线及重要的脑组织结构,本身又无重要的功能,所以带状核出血一般预后较其他部位脑出血要好。

八、预防

积极治疗高血压和动脉硬化。

（袁华涛）

第四节 脑 干 出 血

一、概述

脑干包括中脑、脑桥和延髓。脑干是脑神经核集中的地方,也是除嗅觉和视觉外所有感觉和运动传导束通过的地方,脑干网状结构也在脑干内,它是维持清醒状态的重要结构。当脑干受到损伤时,可出现脑神经麻痹、肢体瘫痪、感觉障碍和意识障碍等。

脑干出血是指非外伤性的中脑、脑桥和延髓出血。脑干出血约占全部脑出血的 10%,其中脑桥出血最多见,中脑和延髓出血则较少。据统计,1984—1999 年《中风与神经疾病杂志》共报道脑干出血 274 例,其中脑桥出血 217 例(79%),中脑出血 48 例(18%),延髓出血 9 例(3%)。

脑干的主要结构有以下三部分。

(一)中脑

(1)神经核:动眼神经核、滑车神经核、红核、黑质及位于上丘内的双眼垂直注视中枢等。

(2)传导束:皮质脊髓束、皮质延髓束、内侧纵束、脊髓丘脑束等。

(3)网状结构。

(4)供应动脉:旁中央动脉(来自后交通动脉、基底动脉及大脑后动脉)、短旋动脉(来自脚间丛、大脑后动脉及小脑上动脉)、长旋动脉(来自大脑后动脉)共三组。

(二)脑桥

(1)神经核:面神经核、展神经核、前庭蜗神经核、三叉神经核及旁外展核(脑桥双眼侧视运动中枢)等。

(2)传导束:皮质脊髓束、皮质延髓束、脊髓丘脑束、内侧纵束等。

(3)网状结构。

(4)供应动脉:来自基底动脉的分支旁中央动脉、短旋动脉及长旋动脉,共三组。

(三)延髓

(1)神经核:疑核、迷走背神经核、三叉神经脊束核、舌下神经核、薄束核及楔束核等。

(2)传导束:皮质脊髓束、脊髓丘脑束等。

(3)网状结构。

(4)供应动脉:延髓的动脉来自脊前动脉、脊后动脉、椎动脉和小脑后下动脉,也可分为旁中央动脉、短旋动脉、长旋动脉三组。

二、病因

(一)高血压

高血压是脑干出血的主要原因。有学者统计《中风与神经疾病杂志》1984—1999 年报道的脑干出血 274 例中,高血压占 81.8%。

(二)血管畸形

一般认为,延髓出血多为血管畸形所致。动脉瘤、动脉炎及血液病等亦可是脑干出血的原因,但均少见。

三、病理

(一)中脑

1.出血动脉

其主要为位于大脑脚内侧的动眼动脉起始部动脉破裂出血。

2.出血部位

多位于中脑腹侧尾端靠近中线的部位,也可位于被盖部。

3.血肿扩展

其包括:①向背侧破入大脑导水管。②向上破入丘脑和第三脑室。③向腹侧破入脚间池。④向下波及脑桥。⑤向对侧扩展。

4.血肿大小

有学者统计 48 例中脑出血,血肿量最小 0.29 mL,血肿量最大 10 mL。

(二)脑桥

1.出血动脉

供应脑桥的动脉中,旁中央动脉最易破裂出血,原因是旁中央动脉自基底动脉发出后,其管腔突然变细,且血流方向与基底动脉相反,使血管壁易受损害而形成微动脉瘤,而且血管内的压力也最易受基底动脉血压的影响,在血压突然升高时破裂出血。所以,有人也把旁中央动脉称为脑桥的出血动脉。

2.出血部位

按血肿所在位置分为被盖部、基底部和被盖基底部(血肿同时累及被盖部和基底部),以基底部和被盖基底部多见。

3.血肿扩展

脑桥出血可向上波及中脑甚至丘脑,但很少向下侵及延髓。脑桥出血经常破入第四脑室,但很少破入蛛网膜下腔。

4.血肿大小

有学者统计 214 例脑桥出血,血肿量最小 0.16 mL,最大 17.8 mL。国外有学者报告被盖基底部出血可达 20 mL,累及中脑者可达 40 mL。但出血量多在 10 mL 以下,以 2～5 mL 多见。

(三)延髓

延髓出血临床非常少见,病理资料也很少。血肿多位于延髓的腹侧,有时可波及脑桥下部,但很少破入第四脑室。血肿大小为直径 1～2 cm。

四、临床表现

(一)中脑出血

1.轻症中脑出血

中脑出血量较小时,表现出中脑局限性损害的症状,意识障碍轻,预后好。

(1)Weber 综合征:一侧中脑腹侧出血时,可损害同侧的动眼神经和大脑脚,出现同侧动眼神经麻痹及对侧肢体瘫痪。

(2)垂直注视麻痹:当中脑出血累及上丘时,可以出现双眼上下视不能或受限。

（3）不全性动眼神经麻痹或核性眼肌麻痹：当出血量很小时，血肿没有波及大脑脚和上丘，所以临床上可无肢体瘫痪和垂直注视麻痹。

（4）嗜睡：因为中脑出血多累及中脑被盖部的网状结构，所以多数中脑出血的患者出现嗜睡。

2.重症中脑出血

中脑出血量较大时，出现昏迷、去脑强直，很快死亡。

（1）昏迷：大量出血破坏了中脑网状结构，患者发病后很快出现昏迷。

（2）瞳孔：双侧瞳孔中度散大，是由于双侧缩瞳核损害所致，也可表现出瞳孔不等大。

（3）四肢瘫或去脑强直：双侧大脑脚损害可出现四肢瘫，中脑破坏严重时可出现去脑强直。

（二）脑桥出血

脑桥出血临床并不少见，约占全部脑出血的 10%。过去曾经认为昏迷、针尖样瞳孔、高热及四肢瘫是典型脑桥出血的表现，但近几年随着 CT 的普及和 MRI 的临床应用，发现上述临床表现仅是少部分重症脑桥出血的症状，大部分脑桥出血的出血量不大，并没有上述的典型表现，而仅表现出脑桥局部损害的一些症状，如交叉瘫和脑桥的一些综合征。临床上发现，如果脑桥出血的血量大于 5 mL 时，患者的病情多较重，出现上述所谓的"典型症状"；而出血量低于 5 mL 时，则仅出现脑桥局部损害的症状，所以，我们把出血量 5 mL 以上的脑桥出血又称为重症脑桥出血，把出血量 5 mL 以下的脑桥出血又称为轻症脑桥出血，现分述如下。

1.重症脑桥出血

（1）昏迷：由于大量出血破坏了位于脑桥被盖部的脑干网状结构，患者发病后很快出现昏迷，且多为深昏迷。出现深昏迷者，预后不良，多数死亡。

（2）瞳孔缩小：重症脑桥出血患者的瞳孔常极度缩小，呈针尖样，是脑桥内下行的交感神经纤维损伤所致。

（3）高热：由于损伤了联系下丘脑体温调节中枢的交感神经纤维，临床上出现高热，有时可达到 40 ℃ 以上。早期出现高热者，预后不良。

（4）四肢瘫痪：重症脑桥出血多出现四肢瘫痪，双侧病理反射。少数患者可出现去脑强直，预后不良。

（5）其他：部分患者可出现上消化道出血，呕吐咖啡样物、黑便。累及脑桥呼吸中枢时，出现中枢性呼吸衰竭。

2.轻症脑桥出血

（1）头痛、头晕，恶心、呕吐。

（2）意识障碍轻或无，或为一过性，多为嗜睡，少数患者可有昏睡。

（3）交叉性症状：即同侧的脑神经麻痹（同侧的面神经麻痹、展神经麻痹或同侧的面部感觉障碍）伴对侧肢体瘫痪、感觉障碍。

（4）出血量很小时，也可只表现为单一的脑神经麻痹或单纯肢体瘫痪。

（5）偶有患者表现为同侧的中枢性面、舌瘫和肢体瘫，是由于血肿位于脑桥上部腹侧，损伤了皮质脊髓束的同时，损伤了还没交叉到对侧的皮质脑干束。此时需与大脑半球出血相鉴别。

（6）眼部症状：共同偏视（凝视瘫痪肢体）、霍纳征、眼震。

（7）脑桥综合征。①一个半综合征：表现为双眼做水平运动时，出血侧眼球不能内收和外展（一个），对侧眼球不能内收、但能外展（半个），并伴水平眼震。血肿位于一侧脑桥下部被盖部，损害了同侧的内侧纵束和旁外展核所致。②内侧纵束综合征：又称为前核间性眼肌麻痹，表现为双眼做水平运动时,出血侧眼球不能内收,同时对侧眼球外展时出现水平眼震,是由出血侧内侧纵束损伤所致。③共济失调-轻偏瘫综合征:由于出血侧额桥束和部分锥体束受损害,表现为对侧肢体轻偏瘫伴共济失调。④脑桥外侧综合征:表现为同侧的面神经与展神经麻痹,对侧的肢体瘫痪。血肿位于脑桥腹外侧,影响了同侧的展神经核与面神经核或其神经根,同时损害了锥体束。⑤脑桥内侧综合征:表现为双眼向病灶对侧凝视,对侧肢体瘫痪。血肿影响了旁外展核及锥体束。

(三)延髓出血

延髓出血临床非常少见,国内文献报道不足 20 例。发病年龄较轻,平均年龄 39 岁。病因中以血管畸形多见。

延髓出血多以眩晕、呕吐、头痛起病,伴有眼震、吞咽困难、交叉性感觉障碍、偏瘫或四肢瘫。

部分患者也可表现出 Wallenberg 综合征:①眩晕、呕吐、眼震。②声音嘶哑、吞咽困难。③患侧共济失调。④患侧霍纳征。⑤患侧面部和对侧肢体痛觉减退。

延髓出血量较大时,患者发病后即刻昏迷,很快死亡。

五、实验室检查及特殊检查

(一)CT

头部 CT 是诊断脑干出血最常用的方法,分辨率好的 CT 能发现绝大部分的脑干出血。当出血量很小或出血时间长时,尤其是延髓出血时,CT 可漏诊。

(二)MRI

MRI 不作为脑干出血的常规检查,只有当出血量很小或出血时间较长时,尤其临床疑为延髓出血,CT 不能确定诊断时,MRI 可明确诊断。

六、诊断

高血压患者,突然出现头痛、呕吐,有脑干损害的症状,应考虑脑干出血的可能,检查头部 CT 或 MRI 即可确诊。

七、治疗

脑干出血因脑干细小而结构复杂,又有呼吸、循环中枢存在,故手术难度极大,虽有脑干出血手术治疗成功的报道,但国内开展不多。所以,脑干出血仍以内科保守治疗为主,与其他脑出血相同。

八、预后

脑干出血与其他脑出血相比,死亡率高,预后差。

九、预防

同其他脑出血。

(袁华涛)

第五节　脑 叶 出 血

一、概述

脑叶出血即皮质下白质出血,是一种自 CT 问世以来才被人们逐渐重视和重新认识的一种脑出血。过去一直认为脑叶出血的发病率较低,国内报告为 3.8%,国外报告为 5%～10%。CT应用于临床后,发现脑叶出血并不少见,有人报告其发病率占所有脑出血的 15%～34%,仅次于壳核出血。

二、病因

(一)高血压动脉硬化

高血压动脉硬化仍是脑叶出血的主要原因。白求恩医大报告 88 例脑叶出血,其中 50%的患者有高血压病史,而且年龄在 45 岁以上。英勇报告 32 例脑叶出血,58%的患者有高血压病史。高血压性脑叶出血的患者,年龄一般偏大,多在 50 岁以上,顶叶出血较多。

(二)脑血管畸形

脑血管畸形是非高血压性脑叶出血的主要原因,占所有脑叶出血的 8%～20%。吉林大学第一医院神经科报告的 88 例脑叶出血中,经脑血管造影及病理证实的脑血管畸形 17 例,占20.5%。有学者报告的 27 例脑叶出血中,脑血管畸形者占 27.6%。脑血管畸形包括动静脉畸形、海绵样血管畸形、静脉瘤、静脉曲张和毛细血管扩等,而以动静脉畸形最多见。脑血管畸形致脑叶出血者,青年人多见,好发部位依次为顶叶、额叶、颞叶,枕叶少见。

(三)脑淀粉样血管病

脑淀粉样血管病也是引起脑叶出血的一个原因,约占脑叶出血的 10%。它是以淀粉样物质沉积在大脑中、小动脉的内膜和外膜为特征,受累动脉常位于大脑实质的表浅部分,尤其是顶叶及枕叶。目前,脑淀粉样血管病被认为是除高血压动脉硬化以外,最易引起老年人发生脑叶出血的原因。脑淀粉样血管病引起的脑出血多发生在 60 岁以上的老年人。遇有血压正常、伴有痴呆的老年脑出血患者,应注意脑淀粉样血管病的可能,但确诊需病理证实。

(四)脑肿瘤

脑肿瘤可引起脑叶出血,尤以脑转移瘤多见,占脑叶出血的 4%～14%。因脑转移瘤多位于皮质及皮质下,血供丰富,且脑转移瘤生长快,容易造成坏死、出血。

(五)血液病

各种血液病均可引起脑出血,且以脑叶出血多见,约占所有脑叶出血的 5%。部位以额叶多见。血液病中以早幼粒细胞性白血病及急性粒细胞性白血病多见。

(六)其他原因

烟雾病、肝硬化及滥用药物(苯丙胺、麻黄碱类)也可引起脑叶出血。

三、病理

(一)部位分布

脑叶出血中,顶叶出血最常见,其次为颞叶出血。白求恩医大报告 88 例脑叶出血中,顶叶占 28%、颞叶占 15.7%、枕叶占 9%、额叶占 5.6%,跨叶出血占 40.4%(颞、顶叶为主)。

(二)病理变化

脑叶出血以局限性损害为主,很少累及内囊和中线结构。但因脑叶出血位于皮质下白质,位置表浅,所以容易破入蛛网膜下腔。

脑叶出血因病因不同而有不同的病理所见。高血压性脑叶出血,可见粟粒样动脉瘤的病理特征;脑血管畸形者,可发现各种类型脑血管畸形的病理特点;脑淀粉样血管病者,可在光镜下见到淀粉样物质沉积于血管壁的中膜和外膜,并可见弹力层断裂等现象。

四、临床表现

(一)脑叶出血

部分脑叶出血的患者年龄在 45 岁以下,一些患者没有高血压病史。癫痫的发生率较高。

(1)占全部脑叶出血的 15%～20%,可表现为大发作或局限性发作。

(2)约 25% 的脑叶出血患者主要表现为头痛、呕吐、脑膜刺激征及血性脑脊液,而无肢体瘫痪及感觉障碍。仔细检查时,有些患者可有偏盲或象限盲、轻度的语言障碍及精神症状。少部分患者仅有头痛、呕吐而无其他症状和体征,容易误诊。

(3)约 63% 的脑叶出血患者出现偏瘫和感觉障碍。可表现为单纯的中枢性面瘫和中枢性舌下瘫,而没有明显的肢体瘫痪;有的患者表现为单肢的瘫痪;有的患者仅有瘫痪而无感觉障碍;有的患者只有感觉障碍而没有肢体瘫痪。

(4)10% 的患者发病后即有意识障碍,主要表现为昏迷,可通过压眶等检查来确定是否有肢体瘫痪。

(二)顶叶出血

(1)顶叶出血可以出现各种感觉障碍,除一般的深浅感觉障碍外,有明显的复合感觉障碍,如两点辨别觉、图形觉、实体觉及定位觉等感觉障碍。上述症状是中央后回受损害所致。

(2)顶叶出血可以出现对侧肢体瘫痪或单瘫,多较轻,且下肢多重于上肢。是由于血肿或水肿波及中央前回而产生。

(3)顶叶出血可有体象障碍,表现为偏瘫不识症,患者对自己的偏瘫全然否认,甚至否认是自己的肢体。可出现幻肢现象,认为自己的手脚丢失,或认为自己的肢体多了一两个。身体左右定向障碍。手指失认症,患者分不清自己的拇指、示指、中指及小指,且可出现手指使用混乱。

(4)顶叶出血的患者还可出现结构失用症,患者对物体的排列、建筑、绘画、图案等涉及空间的关系不能进行排列组合,不能理解彼此正常的排列关系。如患者画一所房子时,把门或窗户画在房子外边。

(5)少数顶叶出血的患者可出现偏盲或对侧下 1/4 象限盲,这是由于出血损害了顶叶内通过的视觉纤维。

（三）颞叶出血

1.失语

优势半球颞叶出血时,常有感觉性失语。病情严重者,与外界完全不能沟通,患者烦躁、冲动,偶有被误诊为精神病而送到精神病院者。这是由于血肿损伤了颞叶的感觉性语言中枢。优势侧颞叶出血向上扩展累及额叶运动性语言中枢时,也可出现运动性失语。一些颞叶出血患者可有混合性失语。

2.精神症状

因为人类的情绪和心理活动与颞叶有密切的联系,所以,颞叶出血时可以出现精神症状,如兴奋、失礼、烦躁,甚至自杀。一部分患者可出现颞叶癫痫。

视野缺失在颞叶出血时较为常见,但多被失语及精神症状所掩盖。视野缺失以上 1/4 象限盲多见,偏盲也较常见。

颞叶出血很少有肢体瘫痪,当血肿波及额叶中央前回时,可出现肢体瘫痪,多较轻微,以面及上肢为主。

（四）额叶出血

（1）额叶与人类高级精神活动密切相关,因此,额叶出血时常可见到精神症状和行为异常,如摸索、强握现象,表情呆板,反应迟钝和答非所问。

（2）额叶出血的患者可有凝视麻痹,表现为双眼向病灶侧注视。额叶出血引起的凝视麻痹一般持续的时间较短,多为数小时至 3 d。

（3）额叶出血患者出现瘫痪较多,以上肢瘫痪较重,而下肢及面部瘫痪较轻,有时,仅有下肢瘫痪。如血肿向后扩展波及顶叶的中央后回,可出现感觉障碍。

（4）一部分额叶出血的患者可出现运动性失语。

（五）枕叶出血

枕叶出血的患者均有视野缺失,多为偏盲。象限盲也很常见,多为下 1/4 象限盲。枕叶出血引起的中枢性偏盲为完全性,左右视野改变一致,与颞叶、顶叶引起的偏盲不同,后两者为不完全性偏盲。少数枕叶出血的患者有视觉失认及视幻觉。

单纯枕叶出血的患者不出现肢体瘫痪和感觉障碍。

五、实验室检查及特殊检查

（一）头部 CT

头部 CT 是诊断脑叶出血的首选方法。脑叶出血位于皮质下,在 CT 上呈圆形或椭圆形高密度影,边缘清楚,少数呈不规则形。可破入蛛网膜下腔和脑室内。一般无明显中线结构移位（图 7-3）。

（二）脑脊液检查

因为脑叶出血位置表浅,破入蛛网膜下腔的机会多,再加上破入脑室者,约 60% 的患者脑脊液呈血性,约 50% 的患者颅内压增高。但腰穿不应作为脑叶出血的常规检查。

（三）脑血管造影

50 岁以下、非高血压性脑叶出血的患者,有条件时应做脑血管造影,如发现脑血管畸形或动脉瘤时,可考虑手术治疗。

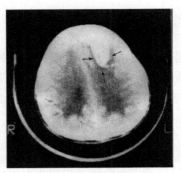

图 7-3　额叶出血

六、诊断及鉴别诊断

(一)诊断

突然发生头痛、呕吐、脑膜刺激征,伴有神经系统定位体征,头部 CT 见脑叶内有高密度影时,可确诊为脑叶出血。如无 CT 时,可参照下列诊断指标。

(1)突然头痛、呕吐、项强的患者,伴有下列情况之一者,首先考虑脑叶出血:①感觉或命名性失语,伴有或不伴有偏瘫。②运动性失语或混合性失语,不伴偏瘫。③单纯偏盲或偏盲伴失语,不伴偏瘫。

(2)突然头痛、呕吐、项强的患者,伴有下列情况之一者,考虑脑叶出血可能性大:①癫痫,有偏侧体征但不甚明显。②偏盲,伴有偏瘫,但没有偏身感觉障碍。③运动性失语,有偏瘫但无共同偏视。④混合性失语,有偏瘫但无偏身感觉障碍。

最后确诊仍需头部 CT 证实。

(二)鉴别诊断

起病后无肢体瘫痪及感觉障碍的脑叶出血,需与蛛网膜下腔出血相鉴别。视野缺失在除额叶出血外的其他脑叶出血中非常多见,在枕叶出血时表现为偏盲,在颞叶出血时表现为上 1/4 象限盲,在顶叶出血时表现为下 1/4 象限盲。蛛网膜下腔出血的患者很少出现视野缺失。失语症也常见于脑叶出血,额叶出血时可有运动性失语,脑叶出血时可有感觉性失语或命名性失语,跨叶出血时可出现混合性失语。蛛网膜下腔出血时几乎无失语症。

起病后有偏瘫和感觉障碍的脑叶出血,需与壳核出血和丘脑出血相鉴别。壳核出血及丘脑出血均可破坏或压迫内囊后肢,临床上出现偏身运动障碍、偏身感觉障碍及对侧同向性偏盲,称为"三偏"征,或出现偏身运动障碍及偏身感觉障碍的"二偏"征,是由于传导运动、感觉及视觉的纤维在内囊后肢非常集中、靠近的结果。而脑叶出血位于皮质下白质,这里各种传导束比较分散,所以,这个部位的出血几乎不可能使全部传导束受损,因此临床上常单独出现运动障碍,甚至单瘫,或单独出现感觉障碍,或单独出现视野缺失。壳核出血及丘脑出血时出现凝视麻痹,发生率远较脑叶出血多,且丘脑出血时有特殊的眼位异常,如上视不能,内斜视和内下斜视。

七、治疗

脑叶出血如疑为动脉瘤破裂所致者,有人主张用止血药,常用者为 6-氨基己酸(EACA),每天 12～24 g,溶于生理盐水或 5％～10％葡萄糖液体 500 mL 中,静脉滴注经 7～10 d 改为口服,一般用 3 周以上。主要目的是防止再出血。

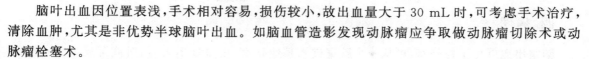

脑叶出血因位置表浅,手术相对容易,损伤较小,故出血量大于 30 mL 时,可考虑手术治疗,清除血肿,尤其是非优势半球脑叶出血。如脑血管造影发现动脉瘤应争取做动脉瘤切除术或动脉瘤栓塞术。

其他治疗同一般脑出血。

八、预后

脑叶出血因出血量一般较小,位置远离中线,脑干受压少或轻等原因,一般预后较好,死亡率为11%～32%,明显低于脑桥出血(95%)和壳核出血(37%)。

九、预防

同一般脑出血。

（相丰朋）

第六节　脑　室　出　血

一、概述

脑室出血分为原发性脑室出血和继发性脑室出血两种。继发性脑室出血是指脑实质出血破入脑室系统,原发性脑室出血是指脉络丛血管破裂出血和距脑室管膜 1.5 cm 内脑组织出血破入脑室(不包括丘脑出血及尾状核出血)。本节仅讨论原发性脑室出血。

CT 问世前,脑室出血临床很难确诊,所以一直认为脑室出血很少见。CT 应用于临床后,脑室出血的诊断率明显提高。目前的临床资料证实,脑室出血占全部脑出血的 3%～5%。

二、病因

脑室出血的病因有烟雾病、高血压、室管膜下腔隙性脑梗死、脉络丛血管畸形、肿瘤、脑室内动脉瘤、各种血液病等。某医院报告 40 例脑室出血,其中烟雾病 22 例,高血压12 例,血管畸形 1 例,其余 5 例未查明原因。

三、发病机制

(一)梗死性出血

脑室周围的动脉是终末动脉,又细又长,而且脑室旁又有很多分水岭区,如脉络膜前、后动脉间的分水岭区和大脑前、中、后动脉深穿支间的分水岭区,这些地方容易产生缺血,并出现梗死性出血,尤其是Moyamoya病及高血压动脉硬化血管狭窄或闭塞时更易发生。

(二)畸形血管或烟雾病血管破裂出血

这两种疾病在脑室壁上可见到管壁菲薄、管腔增大的异常血管,这些血管容易破裂出血。

(三)粟粒状动脉瘤破裂出血

高血压及烟雾病时可见到粟粒状动脉瘤,位于脑室壁的粟粒状动脉瘤破裂时产生脑室出血。

四、病理

脑室出血可见于各脑室,可从一个脑室进入其他脑室,出血量不大时,血液可局限于一或两个脑室内;出血量大时,血液可充满整个脑室系统,形成脑室铸型;如果血块阻碍脑脊液流通时,产生急性梗阻性脑积水,脑室扩张。后两种情况均可挤压和损伤下丘脑和脑干,并产生脑疝。

五、临床表现

过去曾认为脑室出血临床症状严重,多数昏迷、高热、四肢瘫或去脑强直、瞳孔缩小,预后不良。其实,这种传统意义上的脑室出血仅是脑室出血的一部分,是重型脑室出血。近年来,经大量临床与 CT 观察发现,55％的脑室出血患者的出血量小,临床症状轻,预后好,为轻型脑室出血,现分述如下。

(一)轻型脑室出血

患者突然头痛、恶心、呕吐,意识清楚或有轻度一过性意识障碍,颈强直,克氏征阳性。一般无偏侧体征。腰穿为均匀血性脑脊液,临床酷似蛛网膜下腔出血。

(二)重型脑室出血

脑室出血量很大,形成脑室铸型或出现急性梗阻性脑积水时,患者在突然头痛、呕吐后,很快出现昏迷,或以昏迷起病。瞳孔极度缩小,常被描述为"针尖样瞳孔"。两眼分离斜视或眼球浮动。四肢弛缓性瘫痪,可有去脑强直,也可表现为四肢肌张力增高。双侧病理反射阳性。部分患者出现大汗、面色潮红、呼吸深、鼾声明显。严重者可出现中枢性高热,有应激性溃疡时可呕吐咖啡样物。

六、实验室检查及特殊检查

(一)CT

CT 检查是诊断脑室出血的最可靠方法。脑室出血 CT 表现为脑室内高密度影。出血量少时,局限在脑室局部。侧脑室出血时,有时由于血液重力关系,血液可沉积在侧脑室后角和侧脑室三角部,在此处形成带有水平面的高密度影。出血量大时,可在脑室内形成铸型。如出现急性梗阻脑积水时,可见脑室对称性扩张。

(二)血管造影

疑有烟雾病或血管畸形时,应做 MRA 或 CTA。但 DSA 仍是最可靠的血管造影方法。

(三)脑脊液检查

脑室出血的患者腰穿可发现压力增高,均匀一致的血性脑脊液。但因为不能与继发性脑室出血、蛛网膜下腔出血鉴别,脑脊液检查不能作为脑室出血的诊断依据。

七、诊断与鉴别诊断

(一)诊断

突然头痛、呕吐,查体有脑膜刺激征的患者,应考虑有脑室出血的可能,CT 检查发现脑室内有高密度影并除外继发性脑室出血即可诊断。

(二)鉴别诊断

需与临床上同样表现为头痛、呕吐、脑膜刺激征的继发性脑室出血和蛛网膜下腔出血相鉴别,做 CT 检查可明确诊断。

八、治疗

(一)内科治疗

中等量以下脑室出血可采取内科治疗,给予甘露醇和甘油脱水降颅内压。脑室出血患者头痛一般多较重,颅内压增高明显,脱水剂的用量可适当增加。另外,可应用镇痛及镇静药物。疑有动脉瘤破裂出血时,可应用止血药,如 6-氨基己酸等。

(二)外科治疗

脑室出血量较大形成脑室铸型或出现急性梗阻性脑积水时,应进行手术治疗。手术治疗包括脑室引流术和开颅脑室内血肿清除术,前者应用较多,并可同时做脑室清洗和脑脊液置换。

九、预后

轻型脑室出血预后好,重型脑室出血如能早期进行脑室引流术治疗也可取得满意的疗效。

十、预防

同一般脑出血。

（相丰朋）

第七节　小　脑　出　血

一、概述

小脑出血的发病率约占全部脑出血的 10%。小脑出血发病突然,症状不典型,常累及脑干和(或)阻塞第四脑室,易出现枕大孔疝导致死亡。临床医师应对本病有充分认识,及时利用 CT 等检查手段,以提高诊治水平。

二、病因

小脑出血的病因仍以高血压动脉硬化为主,统计国内报告的 438 例小脑出血中,有高血压者 286 例,占 65.29%,合并糖尿病者占 11.6%。年龄较长者以高血压动脉硬化为主,儿童及青少年以脑血管畸形多见,其他少见的病因有血管瘤、血液病等。

三、病理

小脑出血的部位:70%~80%位于半球,20%~30%位于蚓部。小脑半球出血一般均位于齿状核处,外观见出血侧半球肿胀,切面见蚓部向对侧移位。血肿可穿破第四脑室顶流入第四脑室,血量较多时可经导水管流入第三脑室及侧脑室,致导水管及脑室扩张积血,严重时可使导水管的直径扩张至 0.8 cm,全部脑室扩张。血液亦可穿破皮质进入蛛网膜下腔。有的血肿虽未穿破脑室,但出血肿胀的小脑可挤压第四脑室使其变窄,影响脑脊液循环,也可挤压脑干、特别是脑

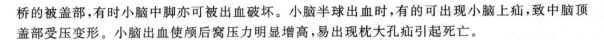

桥的被盖部,有时小脑中脚亦可被出血破坏。小脑半球出血时,有的可出现小脑上疝,致中脑顶盖部受压变形。小脑出血使颅后窝压力明显增高,易出现枕大孔疝引起死亡。

四、临床特征

文献报告本病的发病年龄为 9～83 岁,平均 60.2 岁,以 60 岁以上为多,统计 328 例小脑出血患者,60 岁以上者 198 例(60.3%)。大部分患者有高血压病史。大约 75% 的患者于活动或精神紧张时发病,个别患者也可在睡眠中发病。发病突然,常出现头痛、头晕、眩晕、频繁呕吐、眼震及肢体共济失调,40% 的患者有不同程度意识障碍。其临床症状大致可分为 3 组。

(一)小脑症状

患者可出现眩晕(54%)、眼震(33%)、肌张力降低(51%)、共济失调(40%)及言语障碍。意识清楚者可以查出上述体征,特别是蚓部或前庭小脑纤维受损者眼震明显,眼震多为水平性,偶见垂直性。半球出血者同侧肢体肌张力降低,出现共济失调;蚓部出血出现躯干性共济失调。病情严重发病后很快昏迷者,上述症状及体征常被脑干受损等继发症状所掩盖,难以查出,故易被误诊。

(二)脑干受损症状

小脑位于脑桥、延髓的背部,出血肿胀的小脑挤压脑干使之移位,或血肿破坏小脑脚侵及脑干,或血肿破入第四脑室使第四脑室、导水管扩张积血、其周围灰质受压水肿和(或)血液由破坏的室管膜直接渗入脑干均可出现脑干症状,常见的症状如下。

1.瞳孔缩小

据文献报道可见于 11%～30% 的患者。

2.眼位异常

可出现共同偏视、眼球浮动或中央固定。

3.脑神经麻痹

最常见的是周围性面瘫(23.7%～36.8%),面瘫程度一般不重,少数患者可见外直肌力弱。

4.其他

如病理反射(+)等。

(三)高颅内压及脑膜刺激征

头痛、呕吐及脑膜刺激征都是小脑出血常见的症状。小脑出血时呕吐较一般颅内出血更为严重,往往为频繁呕吐,其原因除高颅内压外,更重要的是脑干受侵特别是第四脑室底受累,因此频繁呕吐是小脑出血时较重要的症状。小脑出血时高颅内压症状明显的原因除出血占位外,血液破入脑室扩张积血或凝血块或肿胀的小脑阻塞脑脊液循环引起梗阻性脑积水进一步使颅内压增高,极易发生枕大孔疝引起死亡。曾有意识尚清的小脑出血患者,在门诊送往 CT 室检查过程中即发生枕大孔疝死亡。因此,疑诊为小脑出血的患者,即使意识清楚,亦应警惕有发生枕大孔疝的可能。

由于小脑出血的出血量不同、是否穿破脑室、有无脑干受压等情况不同,临床症状轻重不等,大致可分为 4 型。

1.重型

出血量多,血肿穿破脑室,很快昏迷,脉搏减慢,眼球浮动或分离斜视等脑干受压症状,预后不良,常于短期内死亡。

2.轻型

出血量少,未破入脑室,血肿可被吸收,多治愈。

3.假瘤型

起病较缓慢,头痛、呕吐,有明显小脑体征,颅内压增高,适于手术治疗。

4.脑膜型

主要出现项强及脑膜刺激征,预后较好。

五、辅助检查

(一)CT检查

自CT应用于临床以后,小脑出血才得以在生前明确诊断,因此CT检查是本病的首选检查项目。它不仅可以确定出血部位、范围、出血量,并可确定有无穿破脑室及脑室内积血情况,对诊断和治疗均十分必要。统计文献报告的328例小脑出血,出血量为15~54 mL,以8~21 mL多见,>15 mL者占36.9%;约25%显示第四脑室受压,有的可见环池及四叠体池消失。此外,尚可观察第三脑室与侧脑室是否有积血或扩大。有时小脑出血量很少,颅后窝伪影较多,必要时可行颅后窝薄扫以助诊断。

(二)其他检查

疑为脑血管畸形、血管瘤等病因引起的小脑出血,应作MRI、MRA或DSA等检查以明确病因。

六、诊断及鉴别诊断

由于小脑出血缺乏特异性症状,因此凡是突然眩晕、头痛(特别是后枕部疼痛)、频繁呕吐、瞳孔缩小、肢体共济失调、意识障碍迅速加重者,应高度怀疑小脑出血,立即护送进行头部CT检查以明确诊断。在未做头部CT检查前,要注意与蛛网膜下腔出血、脑干出血或梗死、椎-基底动脉供血不足、大脑半球出血相鉴别,要仔细查体,注意有无眼震、瞳孔大小及眼位、肢体肌张力及共济运动情况。某些患者还可出现强迫头位,对疑似患者可依据CT结果以资鉴别。

七、治疗

(一)内科治疗

适用于出血量<15 mL、意识清楚、临床及CT所见无脑干受压症状、血肿未破入脑室系统者。可用脱水降颅内压及脑保护治疗,与一般脑出血相同,但应密切观察病情,一旦症状加重,应复查头部CT,以进一步了解血肿及其周围水肿变化情况,以决定是否需要手术治疗。

(二)手术治疗

血肿≥15 mL或血肿直径>3 cm者,可考虑手术治疗;出血量≥20 mL、有脑干受压征或血肿破入脑室系统并出现梗阻性脑积水者,应紧急手术清除血肿,否则可能随时发生脑疝死亡;如小脑出血由血管畸形或血管瘤破裂所致,可手术治疗。

八、预后

由于目前诊断和治疗及时,小脑出血的死亡率已降至10%~20%,存活者多数恢复良好,生活可自理,甚至恢复工作。

(相丰朋)

第八节 丘脑出血

一、概述

丘脑出血是由于高血压动脉硬化等原因所致的丘脑膝状动脉或丘脑穿通动脉破裂出血,约占全部脑出血的 24%。

1936 年 Lhi mitt 首次报告丘脑出血。其后,Fisher 于 1959 年对丘脑出血的临床及病理进行了较系统的研究,提出了丘脑出血的 3 个临床特点:①感觉障碍重于运动障碍。②眼球运动障碍,尤其是垂直注视麻痹。③主侧丘脑出血可引起失语。

1970 年以来,CT 应用于临床后,提高了丘脑出血的诊断率,并且能够确定血肿的部位、大小、血肿量、扩展方向及是否穿破脑室等,使我们对丘脑出血有了更深的认识。

丘脑是一对卵圆形的灰质团块,每个长约 38 mm,宽约 14 mm,斜卧于中脑前端。中间有一Y 形内髓板,把丘脑大致分成内、外二大核群,内侧核群与网状结构及边缘系统有重要关系,外侧核群与身体的各种感觉及语言功能密切相关。丘脑膝状动脉位于丘脑外侧,丘脑穿通动脉位于丘脑内侧。

二、病因

丘脑出血的病因与一般脑出血相同,主要为高血压动脉硬化。

三、病理

丘脑出血量不大时,可仅局限于丘脑内或主要在丘脑。丘脑内侧出血为丘脑穿通动脉破裂所致,多向内扩展破入脑室,可形成第三脑室和第四脑室铸型,亦可逆流入双侧侧脑室。丘脑外侧出血是丘脑膝状动脉破裂所致,常向外发展破坏内囊甚至苍白球和壳核,也常于侧脑室三角部和体部处破入侧脑室。丘脑出血也可向下发展,挤压和破坏下丘脑,甚至延及中脑,严重时可形成中心疝。

四、临床表现

(一)头痛、呕吐、脑膜刺激征

同其他脑出血一样,丘脑出血后的高颅内压及血液破入脑室,使临床上出现头痛、呕吐、脑膜刺激征。

(二)眼部症状

约 31% 的患者出现双眼上视不能。约 15% 的患者出现双眼内下斜视,有人描述为盯视自己的鼻尖,曾被认为是丘脑出血的特征性症状。上述临床症状是丘脑出血向后、向下发展影响了后联合区和中脑上丘所致。8% 的患者可出现出血侧的霍纳征,即睑裂变窄、瞳孔缩小及同侧面部少汗,是由于交感神经中枢受影响所致。13% 的患者可出现共同偏视,系由于影响了在内囊中行走的额叶侧视中枢的下行纤维所致。

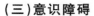

（三）意识障碍

43％的患者出现不同程度的意识障碍。丘脑本身为网状结构中非特异性上行激活系统的最上端，因此丘脑出血时常常影响网状结构的功能，产生各种意识障碍。这是丘脑出血比壳核出血及脑叶出血等更易出现意识障碍的原因。

（四）精神症状

13％的患者可出现精神症状，表现为定向力、计算力、记忆力减退，还可有情感障碍，表现为淡漠、无欲或欣快。多见于丘脑内侧出血破坏了丘脑与边缘系统及额叶皮质之间的相互联系，扰乱了边缘系统及大脑皮质的正常精神活动所致。丘脑出血所致的精神症状一般持续2～3周。

（五）语言障碍

丘脑出血的患者可出现语言障碍，包括构音障碍和失语。两侧丘脑出血均可出现构音障碍，而失语仅见于优势侧丘脑出血。表现为音量减小，严重者近似耳语，语流量减少，无自发性语言，运动性失语，常伴有听觉及阅读理解障碍。丘脑性失语属皮质下失语，多数学者认为与丘脑腹外侧核的损害有关。1968年Bell对50例帕金森病患者进行丘脑腹外侧核低温冷冻治疗，观察到34例患者出现构音障碍，17例患者出现语音减低，10例患者出现失语。丘脑腹外侧核有大量纤维投射到Broca区，据认为对皮质语言中枢起着特殊的"唤起"（alerting）作用。也有人认为丘脑腹前核或丘脑枕核在丘脑性失语中起重要作用。语言障碍多见于丘脑外侧出血，多于3周内恢复或明显减轻。

（六）运动障碍

丘脑出血出现肢体瘫及中枢性面舌瘫是由于血肿压迫和破坏内囊所致。约24％的患者肢体瘫痪表现为下肢瘫痪重于上肢，上肢瘫痪近端重于远端。国外学者把这种现象称之为丘脑性不全瘫，国内崔得华称之为丘脑性分离性瘫痪，是丘脑出血的特有症状，被认为与内囊内的纤维排列顺序有关。

有报道丘脑出血时可出现感觉性共济失调和不自主运动，但临床上很少见到。

（七）感觉障碍

丘脑是感觉的中继站，约72％的患者出现感觉减退或消失，且恢复较慢。丘脑损害时，感觉障碍的特点是上肢重于下肢，肢体远端重于近端，深感觉重于浅感觉。但在丘脑出血时这种现象并不十分明显。丘脑出血时感觉障碍一是破坏了丘脑腹后外侧核和内侧核，二是影响了内囊后肢中的感觉传导纤维。

丘脑出血时可出现丘脑痛，是病灶对侧肢体的深在或表浅性的疼痛，性质难以形容，可为撕裂性、牵扯性、烧灼性，也可为酸胀感。疼痛呈发作性，难以忍受，常伴有情绪及性格改变，一般止痛药无效，抗癫痫药如苯妥英钠和卡马西平常可收到明显效果。现在认为丘脑痛的发病机制与癫痫相似，多见于丘脑的血管病，常在发病后半年至一年才出现，丘脑出血急性期并不多见。我们对35例丘脑出血的患者进行了3年的随访观察，其中10例患者出现了丘脑痛，约占28.5％。2例病后即出现丘脑痛，2例病后1年出现，3例病后两年时出现，3例病后两年半时才出现。

（八）尿失禁

很多意识清醒的丘脑出血患者出现尿失禁，多见于出血损伤丘脑内侧部的患者，一般可持续2～3周。丘脑的背内侧核被认为是内脏感觉冲动的整合中枢，它把整合后的复合感觉冲动传到前额区。丘脑出血时损害了背内侧核的整合功能，导致内脏感觉减退，使额叶排尿中枢对膀胱控制减弱而出现尿失禁。

（九）其他症状

丘脑出血时，患者可出现睡眠障碍，表现为睡眠周期的紊乱、昼夜颠倒，部分患者有睡眠减少，可能与网状结构受影响有关。

有报道丘脑出血时可出现丘脑手，表现为掌指关节屈曲，指间关节过度伸直，伴有手的徐动。有人认为是手的深感觉障碍所致，也有人认为是肌张力异常引起的。

（十）丘脑出血的临床分型

丘脑出血在临床上并没有一个广为接受的分型，为了便于了解病变部位与症状的关系，可简单分为三型。

1.内侧型

血肿局限在丘脑内侧或以内侧为主。临床主要表现为精神症状、尿失禁、睡眠障碍，而感觉障碍、运动障碍、语言障碍均较轻或无。

2.外侧型

血肿局限在丘脑外侧或以外侧为主。临床上以偏瘫、偏侧感觉障碍为主，伴有偏盲时，可为典型的"三偏"征，常伴有语言障碍。

3.混合型

血肿破坏整个丘脑，可表现上述两型的症状。上述三型破入脑室时，可出现脑膜刺激征。

五、实验室检查及特殊检查

头部 CT 是诊断丘脑出血的最佳方法，可直观地显示血肿的位置，大小及扩展情况（图 7-4）。

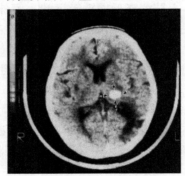

图 7-4　丘脑出血

六、诊断

有高血压病史，突然出现头痛、呕吐，并有下列症状之一者：双眼上视受限、双眼内下斜视、霍纳征、丘脑性分离性瘫痪，应考虑有丘脑出血的可能。头部 CT 发现有高密度影即可确诊。

七、治疗

丘脑出血因其位置较深，手术损伤大，术后常有严重的后遗症，临床上多主张保守治疗。

当出现以下两种情况时，可考虑手术治疗：血肿量超过 10 mL，临床症状进行性加重或出现脑疝时，可考虑做血肿清除术，一般认为以施行血肿部分清除术为好，尽量少作血肿完全清除术；丘脑出血破入脑室引起急性梗阻性脑积水时，可考虑作脑室引流术。

八、预后

(一)急性期预后

头部 CT 扫描有下列情况者预后较差:血肿直径大于 3.5 cm 或血肿量超过 13 mL,伴发急性梗阻性脑积水,中线结构向对侧移位超过 3 mm,环池、四叠体池受压消失或缩小。

(二)恢复期预后

内侧型丘脑出血预后较好,出现的精神症状,睡眠障碍及尿失禁多在一个月内消失,少数患者可不遗留任何症状。

外侧型丘脑出血预后较差,出现的感觉障碍持续时间较长,部分患者不能恢复,少部分患者还可出现丘脑痛;外侧型出血波及内囊而引起的肢体瘫痪也可持续很长时间,多数患者难以完全恢复。

九、预防

积极预防和治疗高血压和动脉硬化。

（相丰朋）

第九节　蛛网膜下腔出血

一、蛛网膜下腔出血的病因病理

(一)危险因素

蛛网膜下腔出血(SAH)可干预的主要危险因素包括高血压、吸烟和过量饮酒,不可干预的重要危险因素是家族对 SAH 的易感性。国外资料统计,一级亲属患相同疾病的危险性增高 2~6 倍。

(二)病因

比较明确及常见病因有以下几种。

1.动脉瘤

动脉瘤包括先天性和动脉硬化性两类。①先天性:最常见,多中年(40 岁)以后发病,占 50%~80%。②动脉硬化性:老年人最常见,占 13%~15%。

2.脑动静血管畸形(AVM)

青少年多见,占 2%左右。

3.烟雾病(或称脑底异常血管网)

患者多较年轻,约占 1%。

4.静脉出血

约占 10%。该组患者的血液主要见于环池或仅见于四叠体池,出血不会蔓延到大脑外侧裂或大脑纵裂前部,侧脑室后角也可沉积一些血液。这种疾病仅根据 CT 所见出血部位的特征性分布,结合无动脉瘤即可诊断。临床上多表现为非动脉瘤性中脑周围出血,很难与动脉瘤性出血区分,预后良好。

5.其他

少数患者用目前的检查手段未发现明确病因,占 14%～16%,预后较好;还有各种感染引起的动脉炎、血液疾病、结缔组织病、肿瘤破坏血管、动脉夹层分离、硬脑膜动静脉瘘等所引起者,约占 1%。

(三)发病机制

1.先天性颅内动脉瘤

先天性颅内动脉瘤多见于脑底动脉环分叉处,约 80%在该动脉环的前部。动脉瘤发生率的部位按以下顺序依次递减:大脑前交通动脉>大脑前动脉>颈内动脉、大脑中动脉>大脑后交通动脉。

动脉瘤发生部位多因动脉内弹力层和肌层先天性缺陷,在血液涡流的冲击下渐渐向外突出,到成年后出现囊状扩张(莓果样)形成动脉瘤。患者在 40～50 岁发病。大多数为单发,20%左右为多发,可以在同一侧,也可左右两侧均发生。

2.动脉硬化性动脉瘤

动脉硬化性动脉瘤多见于脑底部较大的动脉主干。脑动脉硬化时,脑动脉中的纤维组织代替了肌层,内弹力层变性、断裂,胆固醇沉积于内膜,破坏管壁,在血流的冲击下,渐扩张形成与血管纵轴平行的梭形动脉瘤。

3.脑动静血管畸形

脑动静血管畸形多发生在脑内的小动脉、静脉或毛细血管处,相对靠近皮质。该处血管壁常先天发育不全,变性,厚薄不一。

4.烟雾病

其异常血管网多位于基底池,也可波及室管膜下、脑室壁及其周围(包括基底核)。由颈内动脉末端、大脑中、前动脉起始部,因变态反应性炎症致内膜明显增生,管腔狭窄或闭塞,导致代偿性血管增生,形成异常血管网,这些异常血管网血管有的管壁菲薄、管腔大,易破裂出血;也可由于血流动力学改变形成囊性或粟粒性动脉瘤,导致出血。

在上述四种病理变化基础上(均有管壁菲薄)可引起脑血管自发破裂,或在血压突然增高时被冲破而导致出血。

(四)病理

1.大体所见

(1)出血后血液主要流入蛛网膜下腔,诸如脑沟、脑池、脑底等处可见凝血块及血液积聚。

(2)动脉瘤裂口正向着脑组织时,可继发脑内血肿。

(3)个别病例血液可直接破入或逆流入脑室,形成脑室内积血。前交通支动脉瘤破裂,血液可穿破终板进入脑室,特别是第五脑室有积血时,基本上可考虑由该处动脉瘤破裂引起。

(4)部分病例(急性期约为 70%)可见不同程度的脑室扩张、积水、积血。

(5)血管异常:可发现动脉瘤(直径>0.4 cm)、动静脉畸形、烟雾病等。

2.光镜下所见

脑膜轻度的炎性反应及脑水肿(无特异性)。

3.电镜下所见

蛛网膜纤维化改变,轻者蛛网膜轻度增厚,血管周围可见纤维组织;中度蛛网膜明显增厚,蛛网膜下腔纤维化;重者蛛网膜下腔严重阻塞至完全阻塞,没有 CSF 循环的空隙。

二、蛛网膜下腔出血的诊断与鉴别

(一)临床表现

1.一般情况

(1)年龄:各年龄组均可发病。但发病的年龄多与病因有关。先天性动脉瘤多在 40～50 岁发病,动脉硬化性动脉瘤多大于 60 岁发病,脑血管畸形、烟雾病相对年龄较轻,多在 10～40 岁发病。SAH 发病的年龄一般在 48～50 岁。

(2)性别:差异不大。男性略多于女性,男、女性之比约为 1.5∶1。

(3)起病方式:急骤,多在数分钟至数十分钟内达高峰。多在活动中发病,是四大脑血管病中发病较快的一种。

(4)诱因:多在突然用力(如排便、抬重物、剧烈运动、性交等)或情绪波动较大(如兴奋、生气、吵架等)时发生。

(5)前驱症状:大多数患者无明显的前驱症状,个别患者有轻度头痛、脑神经麻痹(最常见的为动眼神经瘫,由动脉瘤突然扩大或轻度血液外渗压迫动眼神经所致)等,但发生率很低。

2.症状

(1)头痛:突然剧烈头痛,难以忍受。发生率在 98% 左右。

(2)呕吐:恶心、呕吐,多为喷射状。发生率在 88% 左右。

(3)抽搐:发病早期出现一过性局部或全身性抽搐。发生率在 20% 左右。

(4)精神症状:个别患者可以精神症状为首发症状,也可在发病早期或经过中出现。因前交通动脉瘤或大脑中动脉第二分支处动脉瘤(位于外侧裂)破裂后影响额叶、颞叶所致。发生率为 2%～5%。

3.体征

(1)脑膜刺激征:86% 左右颈强直阳性;63% 左右克氏征阳性。

(2)眼底玻璃膜下、视网膜前出血:呈斑片状,多分布在视盘周围。这种出血在发病 1 h 内即可出现。这一体征对 SAH 具有诊断意义。发生率为 15%～25%。

(3)动眼神经瘫:后交通动脉瘤所致,动眼神经走行在小脑上动脉与大脑后动脉之间,大脑后动脉与后交通动脉相靠很近,所以后交通动脉瘤的扩张极易压迫动眼神经,产生动眼神经麻痹(包括瞳孔散大)。

(4)意识障碍:占 50%～60%。轻重程度不等,包括一过性意识障碍(多在 30 min 内恢复)、嗜睡、浅、深昏迷,甚至去脑强直。

(5)局灶体征:轻偏瘫、单瘫、失语、一侧病理反射阳性等,出现上述体征的可能原因如下。①早期因动脉瘤破裂时出血量较大,在局部形成血肿,压迫脑实质或附近的动脉;蛛网膜下腔出血的血液,沿神经纤维流入脑实质内,在脑叶中形成血肿。②浅层血管畸形破裂出血,破坏局部的脑组织。③晚期因动脉瘤破裂出血周围的动脉发生痉挛,引起局部脑组织的缺血、软化,出现部位症状。④由于动脉破裂处有血栓形成,脱落后引起栓塞。

(6)吸收热:出血后 2～3 d 出现,一般体温不超过 38.5 ℃。

4.临床分级

(1)Hunt-Hess 法:根据病情程度进行临床分级的方式有许多种,从便于临床应用的角度看,目前采用较多的是将 Hunt 和 Hess 分别在 1968 年提出的临床分级法相结合,即 Hunt-Hess

法,共分为5级。

1级:轻微头痛及项强(或无症状)。多见于非动脉瘤性中脑周围出血。多无体征,无再发和迟发性脑缺血,可有脑室增大,预后良好,恢复期短,远期生活质量高,起病时有癫痫发作者可排除此病。

2级:中度至重度头痛及脑膜刺激征(+),无神经系统定位体征及脑神经麻痹。即经典型SAH。

3级:轻度意识障碍。嗜睡、谵妄或伴有轻度神经系统定位体征(包括脑神经损伤)。

4级:不同程度的昏迷,中度到重度;神经系统定位体征;出现早期去脑强直表现,自主神经功能损伤。

5级:深昏迷,去脑强直,濒死状态。

(2)昏迷评分、分级:格拉斯哥昏迷评分(Glasgow coma scale,GCS)和世界神经外科联盟(WFNS)分级。

分别见表7-1、表7-2,WFNS分级是根据有无运动障碍制订的,也广泛应用于临床。

表7-1 格拉斯哥昏迷评分(Glasgow coma scale,GCS)

项目	指定内容反应情况	积分	项目	指定内容反应情况	积分
睁眼	自动睁眼	4		无语言	1
	呼之能睁眼	3	运动反应	按指示运动	6
	疼痛刺激睁眼	2		痛刺激时能拨开医师的手	5
	任何刺激不睁眼	1		对疼痛能逃避	4
语言回答	回答正确	5		刺激后四肢屈曲	3
	对话含糊	4		刺激后四肢强直	2
	能理解,不连贯	3		对刺激无反应	1
	难以理解	2			

表7-2 WFNS分级法

分级	GCS	运动障碍	分级	GCS	运动障碍
Ⅰ级	15分	无	Ⅳ级	12～7分	有或无局灶症状
Ⅱ级	14～13分	无	Ⅴ级	6～3分	有或无局灶症状
Ⅲ级	14～13分	有局灶症状			

注:评分标准为15分,正常;低于3分,脑死亡;13～14分,轻度昏迷;9～12分,中度昏迷;<8分,重度昏迷。

5.再发

(1)再发时间:SAH容易再发,急性存活者约30%再发,易再发的时间从病后1～4周为高峰期,至少15%的患者在首次出血后数小时内可发生早期再出血,目前这种早期再出血的发生是SAH死亡的主要原因,内、外科干预能够防止早期和后期再发性出血。

第2～3周会出现第2个再发高峰。4周至6个月后再发率下降。其诱因与第一次发病相同,但更敏感,有时查体过程中也可再发。再发的临床表现为病情稳定的患者,症状突然明显加重,如剧烈头痛、呕吐、脑膜刺激征明显等,多伴有意识障碍或抽搐。

(2)诊断再发的根据:①原症状、体征突然加重。②出现新的体征:玻璃下出血,脑神经损伤,局部定位体征。③CT：可见脑室较前扩大，诸如脑沟、脑池、脑裂血量增多。④腰穿：CSF 含血量增多。

（3）再发的机制：目前认为当动脉瘤破裂后，将启动体内的凝血机制，在血管破裂处形成凝血块。在发病初期，为了止血，凝血功能较溶血功能活跃，随后，机体又将增强溶血功能，以维持溶血及凝血之间的动态平衡。一般情况下，2 周左右血管破裂处的凝血块被溶解，但这时的血管修复过程尚未完全完成，因此，动脉瘤易破裂再发。

为预防再发，第一次出血后应尽早作血管造影，查明病因，发现动脉瘤者，及早介入栓塞或手术治疗，以防止再发，降低死亡率。

6.特殊类型的 SAH

特殊类型的 SAH 即中脑周围非动脉瘤性蛛网膜下腔出血，是 1980 年荷兰神经病学家 Van Gijn 和放射学家 Van Dongen 首先报道的，此型 SAH 出血仅限于中脑周围脑池，且脑血管造影阴性。以后又有类似的相关报道。1985 年他们提出了这一临床表现平稳，放射学独特的 SAH 类型——中脑周围非动脉瘤性蛛网膜下腔出血。目前，PNSH 已被广大神经病学者认同并重视。正确诊断 PNSH 可以缩短住院时间，减少重复脑血管造影及开颅手术探查。节省医疗资源，减轻患者思想负担，具有良好的社会效益和经济效益。

（1）PNSH 的病因：不清，可能为颅内静脉出血（Rosenthal 基底静脉及其分支撕裂、脑桥前纵静脉、后交通静脉或脚间窝静脉出血）、动脉穿通支破裂、基底动脉壁的低压力出血等。

（2）临床特点：头痛相对轻，可伴呕吐，多无意识障碍、抽搐及神经系统局灶体征。临床 Hunt 和 Hess 分级均为Ⅰ～Ⅱ级。

（3）影像学特点：头部 CT 显示 PNSH 的出血部位位于环池周围、中脑前方，不进入外侧裂或大脑前纵裂。四叠体池出血也是 PNSH 的一种。脑血管造影绝大部分为阴性。目前比较一致地认为，初次脑血管造影正常者，如出血局限于中脑周围池中，不必重复造影。

（4）治疗：与动脉瘤性 SAH 的治疗不同，PNSH 患者不需强制性卧床和限制活动，不需要过分控制血压，不用钙通道阻滞剂，住普通病房，一般对症治疗即可。

（5）预后：PNSH 患者一般无复发，无并发症，无后遗症，预后良好。

7.SAH 的特殊表现

以下几种情况临床极易引起误诊，首次接诊患者时需特别注意。

（1）老年人头痛、呕吐、脑膜刺激征等均可不出现或不典型，或仅出现精神症状，易漏诊。

（2）极重型患者发病后很快进入深昏迷，并伴有去脑强直和（或）脑疝，很快导致死亡，易误诊为脑出血。

（3）视盘水肿：发生率约为 10％，个别患者伴有视力下降，或有三叉神经、展神经、面神经功能障碍。易误诊为高颅内压或颅内占位性病变。

（二）辅助检查

1.CT 扫描

目前已将 CT 列为 SAH 必须做的首选方法，CT 显示蛛网膜下腔内高密度影可以确诊 SAH。动态 CT 检查还有助于了解出血的吸收情况，有无再出血、继发脑梗死、脑积水及其程度等。

（1）必要性：有学者曾统计过 250 例临床和腰穿诊断为 SAH 的患者，全部经 CT 检查后发现仅 134 例（53.6％）符合 SAH 的改变，其余 116 例（46.4％）为无明显部位体征的脑出血，分别为脑叶出血(51 例,占 43.9%)、脑室出血(34 例,占 28.9%)、小脑出血(8 例,占 7.3%)、丘脑出血(11 例,占 9.7%)、尾核头出血(10 例,占8.5%)、壳核出血(2 例,占 1.7%),总误诊率高达46.4%。由此可见头部 CT 在诊断 SAH 中的重要作用。

(2)CT 扫描的时间:CT 扫描时间是越早越好,但在发病当时到 1 个月内均有意义。存在广泛的脑水肿时,无论是否存在脑死亡,CT 扫描都有可能出现 SAH 假阳性诊断。广泛的脑水肿可引起蛛网膜下腔内静脉淤血,酷似 SAH。应仔细观察 CT 扫描,蛛网膜下腔内少量的血液容易被忽略。

(3)血液分布及 CT 分型:可概括为 6 种情况,即相应地分为 6 型。

1)正常型:颅内各部位均未见出血。多见于出血量少,吸收好,发病 1 周以后做 CT 的患者,CT 检查阴性率高,即使是在出血后 12 h 内进行 CT 检查,采用先进的 CT 机,SAH 患者仍有约 2%的阴性率,这时做腰穿有绝对的诊断意义,此型约占 17%(图 7-5)。

2)经典型:血液主要分布在诸脑沟、脑池、脑裂中,为典型的蛛网膜下腔出血 CT 所见,表现为此型的患者几乎均在病后 1 周内做 CT,约占 38%(图 7-6)。

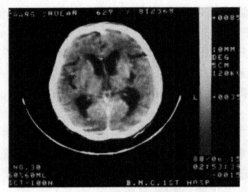

图 7-5 头 CT 示蛛网膜下腔出血正常型

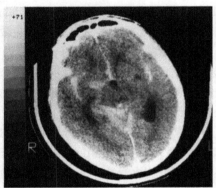

图 7-6 头 CT 示蛛网膜下腔出血经典型

3)脑室积血型:除蛛网膜下腔有血外,脑室内亦有积血,可波及一个至全部脑室,但均为部分脑室积血,不形成脑室铸型,流入侧脑室的血多可形成液平面,这两点可与原发性脑室出血相鉴别,此型约占 21%(图 7-7)。

4)血肿型:除蛛网膜下腔有血外,在脑实质中或某一脑裂内形成血肿。主要表现在额叶、颞叶、前纵裂及外侧裂等部位血肿形成。这是因为 SAH 的主要病因是动脉瘤,并多发生在大脑前动脉与前交通动脉或大脑中动脉与颈内动脉的分叉处,所以血肿形成也易在其附近。但顶叶、枕叶及小脑半球除外,如果上述部分发生血肿,基本上不能诊断原发性 SAH。此型约占 11%。根据这一特点可与脑叶出血、小脑出血相鉴别(图 7-8)。

5)混合型:为经典型、脑室积血型和血肿型三者同时并存在一个病例中,为最重的一型,约占 13%(图 7-9)。

6)非动脉瘤性中脑周围出血:出血部位位于环池周围、中脑前方,不进入外侧裂或大脑前纵裂(图 7-10)。

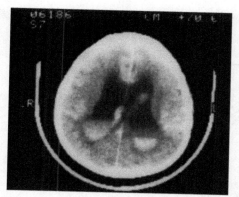

图 7-7　头 CT 示蛛网膜下腔出血脑室积血型

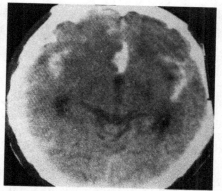

图 7-8　头 CT 示蛛网膜下腔出血血肿型

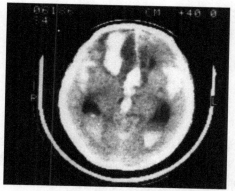

图 7-9　头 CT 示蛛网膜下腔出血混合型

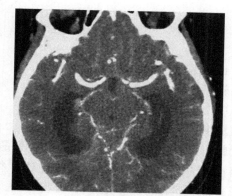

图 7-10　头 CT 示非动脉瘤性中脑周围出血

（4）颅内积血分型的临床意义：血肿的分布类型对诊断动脉瘤的存在具特异性。脑室积血通常与前交通支动脉瘤或颈内动脉与大脑前、中动脉分叉处动脉瘤有关。蛛网膜下腔与脑池中血液集聚最多的部位通常距动脉瘤的位置最近。CT 显示正常型或经典型的病例，临床分级多在 Ⅱ 级以下；脑室积血型、血肿型及混合型病例，临床分级多在 Ⅲ 级以上。

（5）脑室积血：SAH 时，常发现脑室内有积血，血液流入脑室的通道有以下几种。①通过四脑室的正中孔、侧孔逆流而入：其特点是四脑室是血最多或唯一有血的脑室。②经胼胝体嘴破入：血液以第五脑室或三脑室最多。特别值得一提的是血液主要在第五脑室时，多为前交通支动脉瘤引起，对诊断很有意义，具有定位及明确病因的作用。③血液直接从前角破入：脑室内积血多偏于一侧。④血液直接从下角破入：脑室内积血多偏于一侧。⑤胼胝体压部破入：少见。

（6）脑室扩张：根据文献报道 SAH 时急性期有 35％～70％可出现脑室扩张，部分学者的临床资料表明发生率约占 70％。①早期（急性期）：指出血当时至 2 周以内发生者，最早的发病当天就发现有脑室扩张，其中约有 45％可持续 2 周以上；②晚期（慢性期）：发生率为 3％～5％，指出血后 2～6 周内发生者。全部脑室扩张积水中 16％左右可能形成正常颅内压脑积水。

脑室扩张的判断标准及扩张程度：关于脑室扩张的判断标准有很多种，目前采用较多、简便易行、适合于临床的是 John Vassilouthis 于 1979 年提出的数值与方法。具体数值与测量方法如下。

在 CT 上分别测量室间孔平面的脑室宽度(X)和同一平面颅骨内板间的宽度(Y),取两者之比判定有无脑室扩张及扩张程度(图 7-11)。

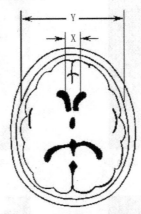

图 7-11　头 CT 测量室间孔平面的脑室宽度

正常 X∶Y＜1∶6.4。

轻度扩张 X∶Y＝1∶(5～6)。

中度扩张 X∶Y＝1∶(4～5)。

重度扩张 X∶Y＞1∶4。

脑室扩张的发病机制:早期脑室扩张是由于血液破入蛛网膜下腔后,主要集中在基底池、第四脑室诸孔附近,影响了脑室内外的 CSF 循环,或血液随着 CSF 循环,大量红细胞集聚于蛛网膜表面,形成凝血块,导致 CSF 吸收障碍,从而导致早期脑室扩张。晚期脑室扩张是 SAH 2 周后,部分病例可出现蛛网膜下腔纤维组织增生,形成不同程度的蛛网膜增厚,影响了 CSF 的循环与吸收,导致晚期脑室扩张。

(7)CT 在诊断、鉴别诊断:SAH 及对其病因、预后等判断方面的意义。

1)诊断:在以往的诊断标准中,缺乏更确切的指标,CT 是目前较普及、患者容易接受的可靠的诊断方法,应列为首选检查,尽早进行,不论其腰穿及血管造影结果如何,CT 检查均应列为诊断 SAH 的必备项目之一。

2)鉴别诊断:大部分脑叶、脑室、尾状核头出血及少数丘脑、小脑半球,少量壳核出血在症状、体征及腰穿结果上均与 SAH 十分相似,临床上几乎难以鉴别,致使临床未经 CT 诊断的 SAH 病例中出现高达 40%～50%的误诊率。CT 可使这些部位的出血一目了然,有利于指导以后的治疗、护理及对预后进行估计。

对于 SAH 后 3～4 周来诊的患者,CT 亦可鉴别脑叶等其他部位的出血,因上述部位的出血吸收速度较蛛网膜下腔血液吸收速度慢得多,一般在一个月内仍可见到原出血部位的痕迹。CT 还有助于区分原发性 SAH 和脑外伤。外伤性 SAH 的血液通常局限于脑凸面的浅沟内,且邻近骨折或脑挫伤处。

3)判断病因:CT 显示并发脑室积血或颅内血肿者,多提示有动脉瘤存在,血肿的部位不同揭示动脉瘤的部位不同,相对具有特异性。颅内血肿的形成说明动脉瘤破裂时出血量大,压力高,病情多较凶险。SAH 形成血肿一般都不发生在顶叶、基底节、丘脑、小脑、枕叶部位。SAH 致成的颞叶、额叶血肿在形状上也与原发的脑叶出血有所区别。前纵裂,第五脑室,外侧裂等部位的血肿多是动脉瘤破裂所致积血的特异部位。

4)判断动脉瘤的位置:蛛网膜下腔及脑池中的血液分布与动脉瘤的关系没有统计学意义,但有一种倾向,即血液集聚最多的部位通常表明其距动脉瘤位置最近。根据 CT 结果可以初步判断或提示颅内动脉瘤的位置。①前交通动脉瘤:额叶前中部或一侧额叶的中间部,呈火焰样血肿。也可位于前纵裂、鞍上池或形成脑室内积血,特别是第五脑室内积血,多为前交通动脉瘤引起,对前交通动脉瘤破裂具有诊断意义。②大脑中动脉分支动脉瘤:大多为颞叶或外侧裂血肿,少数形成额叶血肿。③颈内动脉与大脑前、中动脉分叉处动脉瘤:颞叶、额叶血肿或脑室内积血。④颈内动脉段动脉瘤常出现鞍上池不对称积血。⑤后交通动脉瘤:形成血肿的机会较少,多位于颞叶。而出血在脚间池和环池,一般无动脉瘤。

以上现象有助于选择脑血管造影的部位及方法。

5)判断病情程度:根据 CT 分型,估计临床分级情况。①CT 正常型:临床表现多为 1 级或 2 级;②CT 经典型:临床表现大部分为 2 级或 3 级;③CT 血肿型、颅内积血型、混合型:临床表现多在 3~5 级。

反之,也可根据临床分级估计 CT 所见:临床表现为 1 级、2 级者,CT 多为正常型、经典型;临床分级在 4 级或 5 级者,CT 多显示为血肿型、颅内积血型、混合型;临床分级为 3 级者,CT 各型均可见到,情况最为复杂。

以上五种情况综合判断,有利于指导治疗及估计预后。

6)判断预后:可根据 CT 的多项指标进行综合判断。①根据 CT 分型:正常型或经典型并且发病1~2 周后血液全部吸收者,如果短期内(1~2 个月)不再发或合并其他系统致命性并发症,预后较好,死亡率及致残率极低。②无脑室扩张者:临床分级多为 1 级或 2 级,CT 片上很少见到颅内积血,死亡率明显低于有脑室扩张者。③有脑室扩张者:需进行连续观察,半数以上(54.8%)的患者脑室可逐渐回缩,病情也随之好转,这说明早期脑室扩张大部分是可逆性改变,随着颅内积血的吸收,红细胞减少,脑室扩张改变可逆转。部分患者(45.2%)的脑室逐渐扩大,这些患者中半数为 SAH 再发,颅内出血再次增加;16% 形成正常颅内压脑积水(NPH),导致永久性脑室扩张;它们的共同点是颅内积血吸收不良,同时伴有病情恶化,这与年龄大、脑组织损害范围广(脑梗死或脑实质出血)有关。总之,脑室扩张程度是预测生存率的敏感指标之一。

7)CT 扫描还可发现一些有价值的所见,如以下几点。①发现较大的脑血管畸形:CT 增强扫描时,可显示较大的血管畸形:表现为斑状不规则的高密度区、点状出血、钙化、附壁血栓等。②发现较大的动脉瘤:CT 加强扫描后大动脉瘤呈均质高密度(血栓与钙化)影像。③继发性脑梗死或脑水肿所致的低密度区。

提示:CT 扫描对 SAH 的诊断十分重要,但需搬动患者故下列情况应慎重考虑。①再发高峰期:病后5~11 d,尽量减少搬动及各种刺激。②临床分级为 5 级的患者,因活动中比较危险,需与家属讲清利害关系,征得家属同意后方可以进行。③复发后持续昏迷不醒的患者亦应减少刺激。

2.腰穿

腰穿是常规检查项目之一,但不是唯一手段,也不是最后的诊断手段。对 CT 检查为正常型者的诊断有决定意义。要注意 CSF 的外观颜色、颅内压力、细胞数量及种类、蛋白含量,一般情况下糖及氯化物正常。有时还需进行 CSF 细胞学检查。

由于腰穿时间不同,CSF 改变也不相同。可有 5 个时间段的改变。

(1)病后 1~2 h：CSF 可完全正常，最长可在 6 h 以内均为正常 CSF。

(2)病后 6~24 h：CSF 外观呈均匀一致血性，色较深，出血量大者可类似静脉血的外观，颅内压力升高，程度不等，可至 3.9 kPa(400 mmH$_2$O)以上。常规检查：新鲜红细胞满视野，白细胞数量略增高；红细胞：白细胞约为 700：1，与血中相似；蛋白量多数正常。

(3)病后 1~7 d：CSF 外观粉红色，压力正常或升高，红细胞于 4 h 后开始溶解，离心后上清液呈黄色，并可见部分皱缩红细胞，白细胞反应性增生，蛋白量增高，约溶解 1 000 个 RBC，蛋白升高 1 mg/L。

(4)病后 1~2 周后：CSF 外观黄色，压力正常或升高，红细胞基本消失，白细胞增多，蛋白量增高，此时易与结脑混淆。

(5)发病 3 周后：CSF 外观黄变基本消失，白细胞正常或轻度升高，蛋白量正常或轻度升高，细胞学检查可见到较多的含铁血黄素吞噬细胞，该细胞持续存在 2 个月左右，有利于支持出血性疾病的诊断。

CSF 血性与误穿的鉴别方法：①误穿时因流出的是血液，所以很快出现凝固。②误穿时上清液无色透明，潜血试验阴性，红细胞形态完整且都是新鲜红细胞。③误穿时三管试验：逐渐变浅；而血性 CSF 则各管颜色均匀一致。④误穿时滴一滴流出液于纱布上，其向外扩展的印迹也逐渐变浅；而血性 CSF 则呈均匀一致性印迹。

3.磁共振成像(MRI)和磁共振血管成像(MRA)

MRI 与 CT 在显示 SAH 方面各有所长，在分析 SAH 的 MRI 征象时必须考虑 CSF 内水中氢质子与红细胞内含铁血红蛋白之间的相互作用。出血数小时后红细胞溶解，释放游离稀释的氧合血红蛋白(Oxy Hb)、还原血红蛋白(Det Hb)及高铁血红蛋白(Met Hb)。

SAH 后 24 h 内以 Oxy Hb 为主，2~7 d 内以 Det Hb 为主，8~30 d 内以 Met Hb 为主。Oxy Hb 和 Det Hb 的 T$_1$ 值近似，在红细胞溶解后 10% 浓度的 CSF 中，Met Hb 的 T$_1$ 值明显短于 Oxy Hb 与 Det Hb。因此在出血急性期的 T$_1$ 缩短效应主要由 Met Hb 所致，而与 Det Hb 与 Oxy Hb 关系不大，因它们没有明显的质子增强效应。

(1)急性期 SAH(7 d 以内)：在 CT 上可清晰显示脑沟、脑裂或脑池、脑室的高密度铸型；而 MRI 远不如 CT 敏感，这是因为小量出血被 CSF 稀释，加上氧分压与 pH 较高，以致不能形成 Det Hb；在 CSF 中 Det Hb 失去了顺磁性效应；CSF 搏动引起流动现象。所以，少量 SAH 在 MRI 上难以显影。大量出血形成局部凝血块，而氧分压与 pH 又相当低，可以形成 Det Hb，那么在高场强 T$_2$ 加权像上会因 Det Hb 的 T$_2$ 质子增强效应而显示短 T$_2$ 低信号。

(2)亚急性期 SAH(7 d 至 1 个月)：在 CT 上的高密度影已经消失，红细胞溶解后放出游离稀释的 Met Hb，Met Hb 在所有成像序列中均呈高信号。所以，MRI 在显示超过 1 周至 40 d 的 SAH 方面明显优于 CT，这种 Met Hb 高信号可持续数月之久，使之成为确定 CT 扫描阴性而腰穿阳性患者出血部位的唯一方法。

(3)MRA 检测动脉瘤：安全，但不适合用于急性期。其检测动脉瘤的敏感度和特异度都很高(敏感度为 69%~99%，特异度为 100%)。缺点是有局限性，MRA 检查的时间远远长于 CTA 检查，不适于危重患者的检查。优点是具有无创性。MRA 不需要对比剂即可对颅内血管进行成像，尤适于肾功能受损的患者。主要用于有动脉瘤家族史或破裂先兆者的筛查，动脉瘤患者的随访以及急性期不能耐受 DSA 检查的患者。但是 MRA 检出颅内动脉瘤的与 CTA 一样，对于直径<3 mm 的小动脉瘤 MRA 的敏感度较低，为 38%。

4.CT 血管成像(CTA)

CTA 是以螺旋 CT 技术为基础的,需造影剂可立即获得图像,并可据此作出初步诊断。对某一限定的感兴趣容积的最大密度投射(MIP)影像可在计算机屏幕上以各个不同的角度进行旋转和研究,这明显优于常规血管移动造影的视野限制。由于 CTA 成像速度快,创伤小,可与首次 CT 同期进行,通过三维脑血管影像可以评价脑和颅底骨的血管结构,便于制订手术计划,CTA 越来越多地应用于临床,其检出动脉瘤的敏感性可与 MRA 媲美。研究显示,CTA 对于大动脉瘤的检出甚至优于常规血管造影。CTA 检出颅内动脉瘤的敏感度为 77%～97%,特异度为 87%～100%。但是对于小于 3 mm 的动脉瘤,CTA 的敏感度为 40%～91%。因为 CTA 需要的对比剂剂量较大,肾功能受损的患者使用时需慎重。对于临床症状轻、CT 上出血仅限于中脑周围、怀疑静脉性中脑周围出血的患者宜先行 CTA,如果 CTA 阴性,那么可避免做动脉导管血管造影。目前一些学者认为 CTA 评判动脉瘤的效果或等于常规血管造影。

5.脑血管造影

(1)颈动脉穿刺术:该方法只用于检查一侧颈动脉系统病变和颅内静脉病变。该方法简单、快捷、经济。目前较少应用。

(2)椎动脉穿刺术:主要用于检查一侧椎动脉、基底动脉及其分支的病变。该方法较难,目前基本不用。

(3)经皮股动脉插管术:即数字减影血管造影(DSA),是诊断颅内动脉瘤最有价值的方法,阳性率达 95%,可以清楚显示动脉瘤的位置、大小、与载瘤动脉的关系、有无血管痉挛等。条件具备、病情许可时应争取尽早行全脑 DSA 检查以确定出血原因和决定治疗方法、判断预后。

但由于血管造影可加重神经功能损害,如脑缺血、动脉瘤再次破裂出血等,因此造影时机宜避开脑血管痉挛和再出血的高峰期,即出血 3 d 内或 3 周后进行为宜。该方法可随意选择不同的动脉,一次插管成功后可同时反复多次进行多条动脉的造影,同时随着现代介入神经放射学的发展,使大多数颅内动脉瘤都能经血管内治疗痊愈,从而免除开颅手术。但要求有一定的技术和设备,且价格较昂贵。

脑血管造影的目的是明确 SAH 的病因,发现动脉瘤者可同时进行介入栓塞治疗或为下一步的治疗奠定基础。①明确病因:该手段是诊断动脉瘤、脑血管畸形、烟雾病最可靠的方法。②为诊断和介入或手术治疗提供重要依据:通过该方法可了解动脉瘤的大小、部位、形状、单发或多发;了解脑血管畸形及其供血动脉和引流静脉的情况及侧支循环情况。以判断是否适合介入或手术治疗。③诊断主要并发症血管痉挛:这是目前诊断脑血管痉挛最可靠的手段。在 SAH 过程中是否有脑血管痉挛发生,对患者的病程及预后均有很大的影响。④估计预后:脑血管造影的统计结果显示,16% 的患者无异常发现,这可能是由于病变小,血块填塞了动脉瘤等原因引起,该类患者复发率低,死亡率低。

由血管畸形或烟雾病所致的 SAH,其预后也较好,复发率,死亡率低。造影发现动脉瘤者,其复发率,死亡率均相当高,目前唯一的解决方法是尽早进行动脉瘤的介入栓塞或手术治疗。

脑血管造影的禁忌证包括以下几方面。①碘剂过敏者:绝对禁忌。②老年人并患严重高血压,动脉硬化,不适合手术者。③有出血倾向或出血性疾病者。④有严重心、肝、肾功能不全者。⑤脑疝,脑干功能障碍,或休克者。⑥有局部皮肤感染或血管有炎症者。

6.其他

经颅多普勒超声(TCD)可动态检测颅内主要动脉流速是及时发现脑血管痉挛(CVS)倾向

和痉挛程度的最灵敏的方法。局部脑血流测定用以检测局部脑组织血流量的变化,可用于继发脑缺血的检测。

(三)诊断依据

(1)根据以下条件,多可明确诊断。

(2)活动中突然发病,数分钟内病情达高峰。

(3)剧烈头痛、呕吐,发病初期不伴有发热。

(4)项强、克氏征阳性。无其他神经系统定位体征。

(5)头部 CT 检查所见:脑沟、脑池、脑裂呈高密度影像,并可排除其他部位的脑实质或脑室出血。

(6)腰穿 CSF 呈均匀一致的血性。

(7)眼底可见玻璃膜下出血。

在上述诊断标准中,第(2)~(4)条是诊断 SAH 的必备条件。

(四)鉴别诊断

1.脑膜炎

起病时,发热在前,头痛在后。腰穿可见 CSF 非血性改变;常规、生化检查呈炎性改变;特别是当 SAH 患者的 CSF 处于黄变期时,更需要注意与结核性脑膜炎鉴别。这时检查 CSF 细胞学,如发现含铁血黄素细胞具有明确的鉴别意义。

2.脑叶出血

在 CT 应用于临床以前,临床几乎很少能够诊断脑叶出血。因为脑叶出血多位于神经功能的哑区,临床无特异的症状、体征。尽管某些部位的脑叶出血可以有特征性体征,如枕叶出血可表现为同向偏盲、象限盲、突然视觉障碍等;顶叶出血可表现为单纯性失语,特别是命名性失语等。但终因这些体征较轻,经常被临床忽略,而导致误诊为 SAH。由此可见,头部 CT 检查在鉴别诊断中具有重要意义。

3.脑室出血

轻者与 SAH 的临床表现完全相似,而重症的 SAH 又易误诊成脑室或脑干出血。CT 检查是两者进行鉴别的最好方法。

4.外伤性 SAH

因外伤性 SAH 的病因、治疗及预后均与原发性 SAH 有极大的区别,所以两者的鉴别在临床上是十分有意义的。主要通过仔细询问病史来鉴别。

5.继发性 SAH

小脑出血、尾状核头出血、丘脑出血及基底节出血均可引起继发性 SAH,易被误诊成 SAH。所以 CT 检查是十分必要的。

三、蛛网膜下腔出血的并发症

并发症最常见的有脑血管痉挛(CVS)及正常颅内压脑积水(NPH),其次为下丘脑损伤、脑心综合征等。

(一)脑血管痉挛(CVS)

SAH 有 33%~66%出现 CVS,CVS 的发生与出血次数、出血量及脑沟、脑池的积血量多少有关。痉挛的血管以大脑前中动脉多见,位于破裂动脉瘤附近,偶见于椎基底动脉。CVS 可分

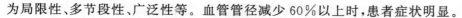

为局限性、多节段性、广泛性等。血管管径减少60%以上时,患者症状明显。

CVS的诱因多与应激状态有关,如突然血压下降、各种原因所致的血容量不足、手术操作(脑血管造影)等。

1.CVS的发病机制

(1)机械因素:血管壁破裂,血液直接刺激管壁,凝血块压迫,围绕血管壁的肌纤维受牵拉,引起血管痉挛。

(2)神经因素:颅内血管丰富,血管中层平滑肌细胞间形成的神经肌肉接头(由颈交感神经发出纤维),产生若干收缩因子,导致血管痉挛。

(3)化学因素:血液分解后,产生了一系列血管收缩因子,如花生四烯酸、神经肽Y、内皮素、一氧化氮(NO)、肾上腺素、去甲肾上腺素、血管紧张素、氧合血红蛋白、前列腺素、5-羟色胺、血栓素 A_2 等均有收缩血管的作用。其中氧合血红蛋白和NO是作用最明显的因子。①血红蛋白:SAH后红细胞破裂释放大量血红蛋白,根据出血时间的不同,主要存在3种形式:氧合血红蛋白(Oxy Hb)、还原血红蛋白(Det Hb)及高铁血红蛋白(Met Hb)。现已发现,Oxy Hb缩血管能力最强,而Met Hb几乎无缩血管活性。②Oxy Hb:能收缩游离平滑肌细胞和不同动物的脑动脉,引起培养的血管内皮细胞释放内皮素,并在自体氧化过程中产生毒性氧自由基和超氧化阴离子,催化脂质过氧化反应,损伤生物膜,影响 K^+-Na^+-ATP酶活性,导致膜流动性和通透性异常,内膜和平滑肌细胞增生。Oxy Hb对 Ca^{2+} 激活的钾通道开放有较强的作用,并在培养平滑肌细胞上能引起最大强度的 Ca^{2+} 内流。③NO:SAH时红细胞裂解产生大量血红蛋白,特异性地与NO结合,阻断其介导的舒血管机制,使血管舒张、收缩平衡破坏,导致血管痉挛。在生理情况下,NO抑制血小板聚集对维持正常血液流动起重要作用。但在SAH时血小板聚集功能亢进,黏附于血管内皮细胞上,并释放5-羟色胺,血栓素 A_2 等血管活性物质,引起血管痉挛。有人推测SAH时血小板聚集功能亢进与NO功能减弱有关,故考虑SAH时NO功能减弱与脑血管痉挛有密切关系。

2.CVS分期

由于CVS出现的时期不同,可分为三期。

(1)超早期:病后24 h内发生者。

(2)早期:病后2周以内发生者。一般4～7 d为高峰期。

(3)晚期:病后3～4周发生者。

3.辅助检查

(1)数字减影血管造影(DSA):DSA不仅是动脉瘤和脑血管畸形诊断的金标准,对脑血管痉挛的阳性检出率也很高,也是诊断血管痉挛的金标准,可清晰显示脑血管各级分支,血管造影可观察到血管内径相对减小。其缺点是不便在SAH后多次重复检查。在有条件的情况下,对怀疑有血管痉挛者可考虑行血管造影。病情允许,患者配合的情况下,也可行氙CT(Xe-CT)检查。

(2)经颅多普勒超声(TCD)血流检测:TCD是目前检测脑血管痉挛的一种常用方法。其主要优点是无创伤,可连续多次重复检测,可用于动态检测血管痉挛的病程以及评价治疗效果。需要注意的是,TCD检测的特异性较高,敏感性较低,其测得数值的准确性与负责检测的医师的经验和技术有关,而且由于颅骨厚度的限制,一般只能测定某些特定的颅内血管节段。

(3)操作方法及程序:动态观察双侧半球动脉和颅外段颈内动脉血流速度变化,TCD检测

1~2次/天，视患者病情采用连续或间断血流速度检测或监测。动态观察血管搏动指数及 MCA 与颅外段 ICA 血流速比值的变化。

（4）诊断标准：前循环多以大脑中动脉（M1 段——主干，深度 50～65 mm）为准，平均血流速度大于 120 cm/s 时可以诊断血管痉挛。

后循环动脉的探测主要集中在椎基底动脉，血管痉挛的诊断速度低限分别是平均血流速 80 cm/s 和 95 cm/s。

在没有全脑充血的情况下，每天大脑中动脉平均血流速度增加 25～50 cm/s 可视为异常。Linde-gaard 指数（血管痉挛指数），即颅内大脑中动脉平均血流速与颅外段颈内动脉平均血流速比值（V Mmca/V Meica），正常人为 1.7 ± 0.4。Lindegaard 指数常用来作为辅助参考指标来判断血流速度增快是血管痉挛还是全脑充血。当 Lindegaard 指数＞3 时，常认为发生了血管痉挛；而≤3 则认为是全脑充血状态血流动力学改变。

4.CVS 的临床表现

（1）普遍脑循环障碍：定向力、注意力障碍、精神错乱或进行性意识障碍或由昏迷转清醒后再转昏迷，这种意识障碍的动态变化为脑血管痉挛的特点。超早期和早期发生者可以表现为突然发生的一过性症状；晚期发生者可以逐渐发生，持续时间较长，2～3 周恢复。

（2）局部脑循环障碍：失语、单瘫、偏瘫、头痛加重或无欲等。

（3）颅内压增高：头痛、呕吐、视盘水肿、血压升高等，可导致脑疝死亡。颅内压持续超过 3.3 kPa（340 mmH$_2$O）时，提示预后不良。

（4）偶见脑膜刺激征加重者需与 SAH 再发鉴别。

5.CVS 的治疗

（1）钙通道阻滞剂：以口服尼莫地平为主。尼莫地平可通过抑制钙离子进入细胞内，而抑制血管平滑肌的收缩，其对脑血管的作用比对身体任何其他部位的血管作用要强得多。尼莫地平有很高的亲脂性，易通过血-脑屏障。尼莫地平应在 SAH 出血后的 96 h 内开始应用，持续服用 21 d。口服剂量为每次 60 mg，每 4 小时一次。

（2）纠正低血容量和降低血液黏度：输清蛋白、血浆、右旋糖酐-40 及丹参等。

（3）保持颅内压力正常，改善脑循环和代谢：适当脱水、吸氧、应用肾上腺皮质激素等。

（4）血压的管理：SAH 患者的高血压治疗是一个难题，特别是当血压升高超过 26.7/14.7 kPa（200/110 mmHg）时，脑血流自动调节上下限间的范围变窄，使得脑灌注更加依赖于动脉血压。所以，对血压积极的冲击治疗必然会使自动调节丧失，导致一定的缺血危险。

因此，理性的态度是不要治疗动脉瘤破裂后的高血压，而避免应用降血压药的同时增加液体摄入可能会降低脑梗死的危险性。对血压极度升高和诊断为终末器官功能迅速进行性恶化的患者，如新发现视网膜病、心力衰竭、肌酐水平升高、蛋白尿或少尿等，应选用降血压药。

（5）保持水电解质平衡：低钠血症和液体限制或血容量下降可以大大增加脑缺血的危险性。因此，除心力衰竭患者外，每天可给予生理盐水 2.5 L 左右，发热患者更应适当增加液体的摄入。

3 周以内脑血管痉挛恢复者，预后较好，很少留有后遗症，恢复得越早，预后越好。3 周后脑血管痉挛症状缓解不明显者，多数可形成永久性管腔狭窄或关闭，同时留有相应的体征。严重者患者可因产生大面积脑梗死、高度脑水肿、脑疝及继发性脑干损害而导致死亡。其死亡率明显高于不伴有脑血管痉挛的病例。

(二)正常颅内压脑积水(NPH)

NPH是一种临床综合征。最常见于SAH,其次为脑膜炎(结脑)、头外伤、脑部手术等。另外有相当一部分患者原因不明。约有16%的SAH患者出现NPH。

SAH后,血液吸收不良造成不同程度的蛛网膜纤维化粘连,影响了蛛网膜颗粒对脑脊液的吸收,导致早期颅内压增高,以后则由于脑脊液生成与吸收调整至平衡状态,颅内压趋于正常,形成NPH。

1.NPH的临床表现主要有以下三主征

(1)定向力、注意力障碍、痴呆:出现频率较高。

(2)步态不稳:如醉酒样,出现时间最早。

(3)尿便障碍:早期为尿淋漓、尿失禁,便失禁较少见。

以上三主征同时出现的患者较少见。

NPH患者腰穿可见颅内压力正常,CSF生化、常规检查基本正常。CT显示脑室轻度至重度扩张,大多数为中度至重度扩张。NPH脑室扩张的特点是前角明显变大、变圆;扩张脑室的周边,特别是额角可见透光区,其密度高于脑室、低于白质,这是由脑室壁室管膜对CSF的不正常性吸收,引起CSF渗入脑室周围白质所致;一般脑室扩张不伴有脑沟增宽,除非症状十分严重者。

2.NPH的脑室扩张应与脑萎缩的鉴别

(1)脑萎缩时脑室也可扩大,但脑室形状正常。

(2)脑萎缩时脑室扩大的前角周围无透光区。

(3)脑萎缩时脑沟增宽的程度较脑室扩大明显。

NPH的治疗:目前内科保守治疗无特效方法,应以外科分流手术治疗为主。

(三)其他

1.全脑缺血

动脉瘤破裂后可能即刻发生不可逆性脑损伤。最可能的解释是由于出血时颅内压升高至动脉压水平长达数分钟,导致了长时间的全脑缺血。这显然不同于迟发性缺血,迟发性缺血为局灶性或多灶性。

2.下丘脑损伤

下丘脑损伤表现为高热、大汗、应激性上消化道出血、血糖升高及心电图异常等。

3.心脑综合征

部分患者伴发心电图改变,影响预后,个别患者可伴发急性心肌梗死,甚至导致突然死亡。

4.继发感染

以肺部继发炎症多见。

四、蛛网膜下腔出血的治疗

(一)一般处理及对症治疗

1.保持生命体征稳定

SAH确诊后有条件应争取监护治疗,密切监测生命体征和神经系统体征的变化;保持气道通畅,维持稳定的呼吸、循环系统功能。检查和搬动患者时,动作尽量轻。

2.降低颅内压

适当限制液体入量、防治低钠血症、过度换气等都有助于降低颅内压。临床上主要是用脱水剂,常用的有甘露醇、呋塞米、甘油果糖,也可以酌情选用清蛋白。若伴发的脑内血肿体积较大时,应尽早手术清除血肿,降低颅内压以抢救生命。

3.纠正水、电解质平衡紊乱

注意液体出入量平衡。适当补液补钠、调整饮食和静脉补液中晶体胶体的比例可以有效预防低钠血症。低钾血症也较常见,及时纠正可以避免引起或加重心律失常。

4.对症治疗

烦躁者予镇静药,头痛予镇痛药,通便,止咳等。注意慎用阿司匹林等可能影响凝血功能的非甾体消炎镇痛药物或吗啡、哌替啶等可能影响呼吸功能的药物。痫性发作时可以短期采用抗癫痫药物,如地西泮、卡马西平或者丙戊酸钠。

5.加强护理

就地诊治,卧床休息,减少探视,给予高纤维、高能量饮食,保持尿便通畅。意识障碍者可予鼻胃管,但动作应轻柔,慎防窒息和吸入性肺炎;尿潴留者留置导尿管,注意预防尿路感染,采取勤翻身、肢体被动活动、气垫床等措施预防压力性损伤、肺不张和深静脉血栓形成等并发症。如果 DSA 检查证实不是颅内动脉瘤引起的,或者颅内动脉瘤已行手术夹闭或介入栓塞术,没有再出血危险的可以适当缩短卧床时间。

6.预防感染

有无意识障碍均应应用。因该类患者卧床时间长,易导致坠积性肺炎。

(二)防治再出血

1.安静休息

绝对卧床 4～6 周,镇静、镇痛,避免一切可以引起情绪变化的因素,如生气、烦躁、兴奋、疲劳等。避免一切可引起高血压、高颅内压的因素,如输液反应、突然用力、便秘、剧咳、声光刺激等。

2.调控血压

去除疼痛等诱因后,如果平均动脉压＞16.7 kPa（125 mmHg）或收缩压＞24.0 kPa（180 mmHg）,可在血压监测下使用短效降压药物使血压下降,保持血压稳定在正常或者起病前水平。可选用钙通道阻滞剂、β 受体阻滞剂或 ACEI 类等。

3.抗纤溶药物

为了防止动脉瘤周围的血块溶解引起再度出血,可用抗纤维蛋白溶解剂。常用 6-氨基己酸（EACA）,初次剂量 4～6 g 溶于 100 mL 生理盐水或者 5％葡萄糖中静脉滴注（15～30 min）后一般维持静脉滴注1 g/h,12～24 g/d,使用 2～3 周或到手术前,也可用氨甲苯酸（PA MBA）或氨甲环酸。抗纤溶治疗可以降低再出血的发生率,但同时也增加 CVS 和脑梗死的发生率,建议与钙通道阻滞剂同时使用。

4.预防血管痉挛

主要是钙通道阻滞剂:尼莫地平、尼达尔等,可口服或静脉给药,持续4 周左右。

(三)防治脑动脉痉挛及脑缺血

1.维持正常血压和血容量

血压偏高给予降压治疗;在动脉瘤处理后,血压偏低者,首先应去除诱因如减或停脱水和降压药物;予胶体溶液（清蛋白、血浆等）扩容升压;必要时使用升压药物如多巴胺静脉滴注。

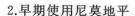

2.早期使用尼莫地平

其常用剂量为 10～20 mg/d,静脉滴注 1 mg/h,共 10～14 d,注意其低血压的不良反应。

3.腰穿放 CSF 或 CSF 置换术

其目的是缓解头痛,促进脑室扩张的恢复,促进血液吸收,减少脑血管痉挛。多年来即有人临床应用此法,但缺乏多中心、随机、对照研究。在早期(起病后 1～3 d)行脑脊液置换可能利于预防脑血管痉挛,减轻后遗症状。剧烈头痛、烦躁等严重脑膜刺激征的患者,可考虑酌情选用,适当放 CSF 或 CSF 置换治疗。注意有诱发颅内感染、再出血及脑疝的危险。

(1)适应证:蛛网膜下腔出血患者发病 3 周以内,且越早越好。蛛网膜下腔出血患者临床分级4级以下者,包括 4 级。第四脑室有积血者应首选。急性期 CT 显示脑室呈中等程度以上扩张者。

(2)禁忌证:蛛网膜下腔出血患者临床分级 5 级者应慎重。蛛网膜下腔出血患者 CT 分型为颅内血肿型及混合型的,血肿>3.0 cm×3.0 cm 者。有慢性枕大孔疝先兆者。

(3)注意事项:首次放液量不超过 4.0 mL。根据前一次腰穿测压结果及 CSF 外观颜色确定下一次腰穿间隔时间(1～7 d)及放液量(4～16 mL)。一律选用高颅内压腰穿法。

(四)防治脑积水

1.药物治疗

轻度的急、慢性脑积水都应先行药物治疗,给予乙酰唑胺等药物减少 CSF 分泌,酌情选用甘露醇、呋塞米等。

2.脑室穿刺 CSF 外引流术

CSF 外引流术适用于 SAH 后脑室积血扩张或形成铸型出现急性脑积水经内科治疗后症状仍进行性加剧,有意识障碍者;或患者年老、心、肺、肾等内脏严重功能障碍,不能耐受开颅手术者。紧急脑室穿刺外引流术可以降低颅内压、改善脑脊液循环,减少梗阻性脑积水和脑血管痉挛的发生,可使 50%～80% 的患者临床症状改善,引流术后尽快夹闭动脉瘤。CSF 外引流术可与 CSF 置换术联合应用。

3.CSF 分流术

慢性脑积水多数经内科治疗可逆转,如内科治疗无效或脑室 CSF 外引流效果不佳,CT 或 MRI 见脑室明显扩大者,要及时行脑室-心房或脑室-腹腔分流术,以防加重脑损害。

(五)病变血管的处理

1.血管内介入治疗

介入治疗不需要开颅和全身麻醉,对循环影响小,近年来已经广泛应用于颅内动脉瘤治疗。术前须控制血压,使用尼莫地平预防血管痉挛。动脉瘤性 SAH,Hunt 和 Hess 分级≤Ⅲ级时,多早期行 DSA 检查确定动脉瘤部位及大小形态,选择栓塞材料行瘤体栓塞或者载瘤动脉的闭塞术。颅内动静脉畸形(AVM)有适应证者也可以采用介入治疗闭塞病变动脉。

2.外科手术

(1)颅内动脉瘤:需要综合考虑动脉瘤的复杂性、手术难易程度、患者临床情况的分级等以决定手术时机。动脉瘤性 SAH 倾向于早期外科治疗;一般 Hunt 和 Hess 分级≤Ⅲ级时多主张早期(3 d 内)手术行夹闭动脉瘤或者介入栓塞术。Ⅳ、Ⅴ级患者经药物保守治疗情况好转后可行延迟性手术(10～14 d)。外科治疗对于防止动脉瘤再发,减少并发症,降低死亡率具有十分重要的意义,是彻底治疗 SAH 的有效方法。

（2）脑血管畸形。①根据形态分类：动静脉畸形，海绵状血管瘤，静脉畸形，毛细血管扩张症，后三种于血管造影片中多不显影，故有人称隐匿性血管畸形。手术治疗的目的是防止出血和改善神经功能。②根据畸形大小分为小型，最大径＜2 cm，中型2～4 cm，大型4～6 cm，巨型＞6 cm。③根据血流动力学分为：高血流量，如动静脉畸形；低血流量，如海绵状血管瘤、静脉畸形、毛细血管扩张症。

（3）立体定向放疗（简称放疗）（γ刀治疗）：主要用于小型AVM及栓塞或手术治疗后残余病灶的治疗。

《中国脑血管病防治指南》对SAH诊治的建议：①有条件的医疗单位，SAH患者应由神经外科医师首诊，并收住院诊治；如为神经内科首诊者，亦应请神经外科会诊，尽早查明病因，进行治疗。②SAH的诊断检查首选颅脑CT，动态观察有助了解出血吸收、再出血、继发脑损害等。③临床表现典型，而CT无出血征象，可谨慎腰穿CSF检查，以获得确诊。④条件具备的医院应争取作脑血管影像学检查，怀疑动脉瘤时须尽早行DSA检查，如患者不愿做DSA时也可先行MRA或CTA。⑤积极的内科治疗有助于稳定病情和功能恢复。为防再出血、继发出血等，可考虑抗纤溶药与钙通道阻滞剂合用。

（康　新）

第十节　高血压脑出血

一、概述

高血压脑出血（hypertensive intracerebral hemorrhage，HICH）是由脑血管破裂引起脑实质内出血的一种自发性脑血管病，具有高血压特性，又称高血压脑出血。该病是国内神经科最常见疾病。在亚洲国家脑出血占脑卒中患者的20%～30%，而欧美国家脑出血仅占卒中患者的5%～15%，在我国，虽尚未有大规模流调资料，但脑出血患者多有高血压病史，可高达70%～80%，故临床上一直沿用高血压脑出血。高血压脑出血是一种高发病率、高致残率和高致死率的脑血管疾病，起病急骤、病情凶险、死亡率高，是危害人类健康常见的严重疾病，也是急性脑血管病中最严重的一种，为目前中老年人致死性疾病之一。发病后1个月内病死率高达30%～50%，脑出血后6个月仍有80%的患者后遗残疾，存活者中超过30%遗留神经功能障碍，从而给个人、家庭和社会造成了沉重的负担。高血压常导致脑底的小动脉发生病理性变化，在这样的病理基础上，患者因情绪激动、过度脑力与体力劳动或其他因素引起血压急剧升高，导致已病变的脑血管破裂出血所致。其中以豆纹动脉破裂最为多见，其他依次为丘脑穿通动脉、丘脑膝状动脉和脉络膜后内动脉等。因此，高血压脑出血的好发部位依次为壳核（外囊）区、脑叶皮层下白质内、丘脑、脑桥、小脑半球、发生于延髓或中脑者极为少见。

高血压脑出血一般可依据临床表现作出诊断。发病年龄多在中年以上，既往常有高血压病史，寒冷季节发病较多。发病突然，患者出现不同程度头痛、呕吐、偏瘫及意识障碍。CT检查能清楚显示出血部位、血肿大小、出血扩展方向及脑水肿范围，给治疗方法的选择提供了重要依据。磁共振检查也能帮助脑出血在短时间内作出准确的诊断。

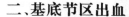

二、基底节区出血

(一)概述

基底节区是最常见的高血压脑出血部位,约占所有高血压脑出血的60%。由于该区域由不同的动脉供血,包括 Heubner 返动脉、豆纹动脉、脉络膜前动脉等,故而基底节内囊区脑出血的具体部位、出血量、有无破入脑室等因素都会引起不同的临床表现。因此对于基底节内囊区脑出血进行分型并依此进行评估,对于手术的决策以及预后的判断有十分重要的意义。

(二)应用解剖

基底节(又称基底神经节)是指从胚胎端脑神经节小丘发育而来的神经核团,是大脑的中心灰质核团,包括杏仁核、纹状体和屏状核。纹状体又分为尾状核和豆状核,豆状核又可分为壳核和苍白球。壳核和尾状核合称为新纹状体,苍白球为旧纹状体。对于基底节区的血供,一般认为主要来源是大脑中动脉、大脑前动脉、脉络膜前动脉及后交通动脉,同时脉络膜后外动脉也恒定地分布到纹状体,但范围很小,可视作次要来源。

(三)临床表现

典型可见三偏体征(病灶对侧偏瘫、偏身感觉缺失和偏盲等),大量出血可出现意识障碍,也可穿破脑组织进入蛛网膜下腔,出现血性 CSF,直接穿破皮质者不常见。①壳核出血:主要是豆纹动脉外侧支破裂,通常引起较严重运动功能障碍,持续性同向性偏盲,可出现双眼向病灶对侧凝视不能,主侧半球出血可有失语。②尾状核头出血:表现头痛、呕吐及轻度脑膜刺激征,无明显瘫痪,有时可见对侧中枢性面舌瘫,临床常易忽略,偶因头痛在 CT 检查时发现。

(四)诊断

头颅 CT 平扫为首选检查。CT 可以快速准确检查出脑内出血的部位、范围和血肿量,以及血肿是否破入脑室,是否伴有蛛网膜下腔出血等 MRI 梯度回波 T_2 加权像对判断急性出血十分敏感,且对早期出血更有价值(图 7-12)。但是时间、成本、可用性,患者的耐受力、临床状况,可能使得急诊 MRI 在大多数情况下无法实施。当怀疑引起脑出血的病因是高血压以外的因素时,进行 MRI 检查是有必要的。可以鉴别诊断脑血管畸形、肿瘤、颅内动脉瘤等。如果临床怀疑或者其他检查提示潜在的血管病变,应行 DSA 或 3D-CTA 以明确诊断。

(五)治疗

1.非手术治疗

血压的处理、颅内压的控制及循环呼吸系统的稳定是影响预后的三个至关重要的因素。血压的高低是决定血肿是否进一步扩大的最重要的因素。为减少再发出血的危险性,在最初4 h可迅速降低血压,以后可使血压缓慢升高以增加缺血区的血液灌注。收缩压>24.0 kPa(180 mmHg)或舒张压>14.0 kPa(105 mmHg)者使收缩压下降至 21.3 kPa(160 mmHg)左右水平;脑出血前血压不高者,则降压达病变前水平。降低高颅压较肯定的是用利尿剂。对于肾功能正常的患者,甘露醇降颅压既安全又有效,可单用或与呋塞米合用以增强其疗效,这两类药可明显改善患者的预后及降低死亡率。神经保护剂与神经营养剂等能阻断刺激毒性级联反应导致的局部脑缺血及阻止神经元的坏死,促进脑功能恢复。采取措施控制血压、降低颅内压、预防癫痫发作及维持系统稳定对于防止出血、水肿及缺血的加重极其重要。患者的意识状态是影响预后的最重要因素,而意识状态又可间接反映血压及颅压是否得到适当的控制。

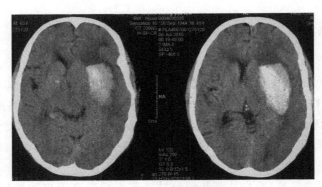

图 7-12 基底节区出血

2.手术治疗

手术治疗应综合多方的因素予以确定,以下几点是确定手术时必须予以考虑的。

(1)手术适应证和禁忌证的选择:建立在对患者整体状况全面考虑的基础上,根据患者的意识状况、出血部位、出血量、出血时间、是否存在严重的继发性损害如急性梗阻性脑积水或脑疝。对选择内科治疗的患者,应严密观察病情变化,若出现病情进行性加重,或复查 CT 发现血肿增大、出现脑积水征象,或难以用内科方法控制颅内压增高,应及时采取外科治疗。

(2)手术时机:对于中等量的壳核血肿已引起意识不清、木僵或明显运动障碍者主张超早期手术;目前国内外学者普遍认为高血压脑出血需要手术者,应尽量在发病后 6～7 h 内行超早期手术。早期手术可以解除血肿的占位效应和周围脑组织的中毒反应。手术的目的主要在于清除血肿,降低颅内压,使受压的神经元有恢复的可能性,防止和减轻出血后的一系列继发性病理变化,阻断恶性循环。早期手术可以有效解除血肿的占位效应和周围脑组织的中毒反应,但是颅内活动性出血的患者手术风险较高。另外,手术清除血肿需要切开血肿浅层的脑组织,从而造成新的出血。

(3)手术方法。①骨瓣或小骨窗开颅血肿清除术:骨瓣开颅虽然创伤稍大,但可在直视下彻底清除血肿,止血可靠,减压迅速,还可根据患者的病情及术中颅内压变化以及对术后颅内压进行预判等,决定是否行去骨瓣减压;小骨窗开颅损伤小,手术步骤简便,可迅速清除血肿,直视下止血也较满意,以基底节区血肿为例,开颅后十字切开硬膜,暴露外侧裂及颞叶皮质,用脑穿针穿刺血肿定位、抽吸减压,于颞上回上缘横行切开皮质 1～1.5 cm,沿穿刺方向深入 2～3 cm,即达血肿腔。清除血肿后,血肿腔内可置硅胶引流管,以便引流或辅以尿激酶等纤溶药物治疗。②立体定向血肿清除术及血肿纤溶引流术:该术式是在 CT 定位并引导立体定向仪行精确的血肿穿刺,然后碎吸血肿或纤溶后吸除血肿并安置引流的一种手术。整个手术过程是在 CT 监视下进行,可对血肿排出量进行测定,并能判断有无再出血而采取相应措施。具体方法是在头皮上作约 3 cm 切口后钻孔,切开硬膜,避开皮质血管进行以血肿为中心的靶点穿刺,穿刺成功后先行血肿单纯吸除,吸除量可达 70% 以上,对于血肿腔内残存的血凝块,可采用超声吸引(CUSA)或旋转绞丝粉碎血块,以利于血肿引流排空。③神经内镜血肿清除术:采用硬质镜与立体定向技术相结合来清除。内镜手术清除脑内血肿应在全麻下进行,在 CT 或 B 超定位下穿刺血肿腔,在不损伤血管壁、周围脑组织及不引起新的出血的前提下尽可能清除血肿,但不必强求彻底清除,以免引起新的出血,达到减压目的即可,然后放置引流管做外引流,必要时进行血肿腔纤溶引流,如遇有小动脉出血,可以通过内镜的工作道用高频射频凝固止血。上述几种方法的联合应用使脑出血手术更加优化。

三、丘脑出血

（一）概述

丘脑出血是脑出血中致残率和病死亡率较高的部位之一。丘脑出血死亡率占全部脑出血的13％，如破入脑室死亡率可达53％，存活者常遗留持续神经心理障碍，迟发性疼痛和运动异常等。丘脑是感觉系统的皮质下中枢，丘脑出血时因出血量的多少，病情发展速度，核损害部位和范围而临床表现不一。

（二）应用解剖

丘脑是间脑中最大的卵圆形灰质核团，位于第三脑室的两侧，左、右丘脑借灰质团块（称中间块）相连（图7-13）。丘脑是产生意识的核心器官，其功能就是合成发放丘觉。丘脑被丫形的白质板（称内髓板）分隔成前、内侧和外侧三大核群。丘脑的核团及其纤维联系。丘脑的血供来源较多，以椎-基底动脉系为主，颈内动脉为辅。较大的核团血供情况大致如下。丘脑外侧核：后半主要由大脑中动脉的丘脑膝状体动脉供应，前半（腹前核和腹外侧核等）由大脑后动脉的结节丘脑动脉供应；丘脑内侧核：后半主要由脉络膜后内侧动脉的丘脑支供应，前半由大脑后动脉的丘脑穿支动脉和后交通动脉的结节丘脑动脉供应。丘脑外侧核的血管疾病约占全部丘脑血管疾病的70％，大多是由于丘脑膝状体动脉和丘脑穿支动脉破裂所致。

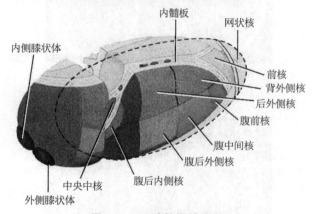

图7-13 丘脑核团模式图

内侧膝状体外侧膝状体内髓板中央中核腹后内侧核腹后外侧核腹中间核腹前核后外侧核背外侧核前核网状核

（三）临床表现

1.眼症状

由于血肿压缩下丘脑和中脑扩展，可出现垂直性眼球运动障碍，双眼呈下视位（又称"落日眼"），双眼向鼻尖注视，即所谓的丘脑眼，亦可出现向病侧或向病灶侧的侧视麻痹，双瞳孔缩小，或病灶侧瞳孔小，往往可见Horner征。

2.语言障碍

优势半球丘脑出血常表现为各种形式的语言障碍，轻者为错语，重者为完全性的表达性失语、感觉性失语、混合性失语或命名性失语。

3.运动及感觉障碍

作为初期症状可有病灶对侧半身麻木，丘脑出血往往不同程度的直接或间接损伤内囊，因此多数病例不同程度地出现偏身障碍，可为一过性或持久性。一般感觉障碍比运动障碍为重，深感觉障碍比浅感觉障碍为重。可有小脑性共济失调，深感觉障碍性共济失调和不随意运动。重症病侧可反复出现去大脑强直发作，往往于压眶时诱发。

4.皮质功能障碍

可有计算力不佳，定向力障碍，智能减退，甚至痴呆。腹侧病变，可出现结构性失用症，失认及痛感缺失，可出现同向性偏盲和半侧空间忽视，丘脑内髓板以内的结构属于上升性网状激活系统，此部位受损可出现不同程度的意识障碍，有的一直表现为嗜睡状态。

5.脑室积血

此型出血破入脑室的发生率高，故脑脊液多呈血性。

（四）诊断

头颅 CT 平扫为首选检查。CT 可以快速准确检查出脑内出血的部位、范围和血肿量，以及血肿是否破入脑室（图 7-14，图 7-15）。

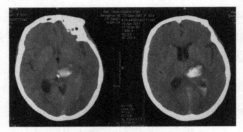

图 7-14　单纯丘脑出血

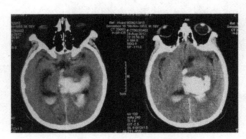

图 7-15　丘脑出血破入脑室

（五）治疗

1.非手术治疗

对于血肿量较小，一般情况良好，功能废损不严重的丘脑出血一般才用保守治疗。保守治疗注意重视颅内压的控制、血压的处理及循环呼吸系统的稳定三个至关重要的因素（同基底节区脑出血）。神经保护剂与神经营养剂的运用，促进脑功能恢复，预防癫痫发作及维持系统稳定对于防止出血、水肿及缺血的加重也尤为重要。

2.手术治疗

（1）手术适应证和禁忌证的选择。①钻孔脑室外引流：丘脑出血破入侧脑室合并梗阻性脑积水出血明显患者。②开颅手术：丘脑出血破入侧脑室血肿铸型，且有明显颅内高压；丘脑实质内血肿较大意识状态较差患者但尚有自主呼吸；丘脑血肿破入脑室合并梗阻性脑积水的患者；有明显颅内高压患者。③内科治疗的患者，应严密观察病情变化，若出现病情进行性加重，或复查 CT 发现血肿增大、出现脑积水征象，或难以用内科方法控制颅内压增高，应及时采取外科治疗。

（2）手术时机：主张超早期手术，应尽量在发病后 6～7 h 行超早期手术。

（3）手术入路：侧脑室三角区入路（右侧）或顶间沟入路（左侧）。

四、脑叶出血

（一）概述

脑叶出血的年发病率约为 8.4/10 万，约占自发性脑出血的 1/3，且随着年龄的增长发病率显著增加。脑叶出血是指大脑皮质及皮质下白质的出血，其病因，病理和临床表现等很多方面都有其特殊性，常常好发于顶叶，颞叶及枕叶，从解剖学上看是因为脑内微型动脉高度集中于此处。

脑叶出血的发病与很多因素有关，常见原因为脑淀粉样血管病（cerebral amyloid angiopathy，CAA）、脑血管畸形、高血压、抗凝治疗、梗死后出血、血液异常和肿瘤出血等。高血压不是脑叶出血的常见原因。大宗报告中尚未发现明确的病因，有报道仅 31% 的患者有慢性高血压，Kase 等的研究显示住院患者中 50% 有高血压，Broderick 等发现高血压所致的脑叶出血和其所导致的大脑深部，小脑和脑干的出血概率基本相同。Zia 等对社区人群进行跟踪随访研究，结果表明，高血压与脑叶出血和非脑叶出血均相关，但与后者的相关性更强。

（二）临床表现

自发性脑叶出血的症状依据于血肿的位置及大小。相对于其他形式的自发性脑出血，入院时患者伴有高血压和昏迷的频率较低。昏迷发病率低与血肿位于大脑周围结构组织有关。一般患者出现头痛、呕吐、畏光、癫痫和烦躁不安等症状，偏瘫少见，相应的脑叶神经缺损表现比较突出。有报道显示脑叶出血癫痫发生率高于非脑叶出血。一般认为脑叶出血患者出现头痛的可能较深部出血者多见，主要是因为脑叶出血易破入蛛网膜下腔，刺激脑膜而导致头痛。由于脑叶出血相对远离脑室系统，其继发脑室出血的发生率较低。若脑叶血肿扩大，颅内高压症状明显。

（三）诊断

头颅 CT 平扫为首选检查。CT 可以快速准确检查出脑内出血的部位、范围和血肿量，以及血肿是否破入脑室（图 7-16）。MRI 及 CTA 可以鉴别诊断脑血管畸形、肿瘤、颅内动脉瘤等。如果临床怀疑或者其他检查提示潜在的血管病变，应行 DSA 或 3D-CTA 以明确诊断。

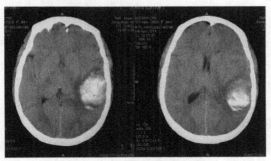

图 7-16 左侧颞顶叶出血

(四)手术治疗

1.手术适应证

脑叶大的出血主张手术治疗,认为有选择地手术治疗能使部分患者的预后得到改善。STICH 研究表明距皮层表面 1 cm 以内的血肿在发病后 96 h 内的手术治疗可能取得更好的临床预后,虽然这一研究的数据没有统计学差异。而对脑叶出血且 GCS 评分在 9~12 分之间的患者仍建议手术治疗。Broderick 等回顾性分析了 188 例幕上 ICH 患者,他们认为出血量能帮助医师最佳地预测不同部位的血肿(基底核、丘脑和皮层下)。30 d 内的死亡率和神经功能恢复情况,该研究认为手术清除血肿仍被认为是减少 30 d 的死亡率(特别是脑叶出血者)的最佳选择。外科治疗可通过减轻占位效应,挽救脑出血患者的生命。大量研究表明脑叶出血超过30 mL且血肿距皮层表面 1 cm 以内者,开颅清除幕上血肿可明显改善预后。

2.手术时机

对手术时机目前尚未达成共识。相关临床研究报告中从发病到手术的时间在 4~96 h 不等,从而使得比较不同的手术时机对预后的影响相当困难。对于脑叶出血,早期手术治疗是一种改善预后的方式。总的原则是,若血肿量超过 30 mL,占位效应明显,患者有颅内压增高的临床表现,早期手术对改善患者的预后具有重要意义。

3.手术要点

(1)骨瓣或骨窗开颅手术。必须考虑几个技术要点:①显微操作是必要的技术手段;②脑叶出血手术皮层切口应靠近血肿中心,距血肿最表浅处,注意避开语言中枢及重要功能区;③血肿中心部分先予以清除,尤其应小心避免血肿腔深部内囊纤维的损伤。

(2)定向钻孔抽吸术:非创伤性颅内血肿的治疗具有一定的疗效。通过 CT 和 MRI 的定位引导钻孔抽吸并同时应用血纤维蛋白肽类和机械辅助作用提高了疗效。有研究报道表明抽吸术具有良好的疗效。但该方法存在术后再出血的危险,尤其是在出血的高危期。

(3)神经内镜:已开始应用于脑内血肿的治疗。一项随机、前瞻性研究对内镜术和最佳的内科治疗作了比较,发现内镜治疗具有良好的疗效,所有患者血肿清除均超过50%,其中45%的患者可清除70%以上的血肿,术后早期无死亡病例;再出血率仅为 4%。对于皮层下出血的患者,应用内镜术治疗在 6 个月时,达到良好效果者占 40%,对于皮层下出血量大于 50 cm³ 的患者,接受内镜术治疗,能明显提高存活率。与保守疗法相比,神经功能的恢复比保守治疗要好,研究发现,当出血量较大时,内镜治疗可提高存活率,中等量出血时可提高神经功能恢复的概率。

五、脑室出血

(一)概述

脑室内出血(intraventricular hemorrhage,IVH)是脑出血(ICH)中的重要亚型,根据出血原因不同又分为原发性脑室内出血(primary intraventricular hemorrhage,PIVH)和继发性脑室内出血(secondary intraventricular hemorrhage,SIVH)。Darby 等将 PIVH 定义为出血仅在脑室内或脑室壁室管膜下 15 mm 以内来源的出血,SIVH 为室管膜外 15 mm 以外的脑实质出血破入脑室。PIVH 较 SIVH 的发病率低。

高血压是继发性脑室内出血的主要原因,90%以上的患者有高血压病史。有 40%的原发性脑室内出血患者的病因是血管病,包括动脉瘤和烟雾病。烟雾病是原发性脑室内出血的重要原因,占28.6%~55%,其次是血管畸形和动脉瘤。对于原发性脑室内出血的患者,有条件的医院,在患者病情允许的情况下应尽早行 DSA 造影或 CTA 检查，明确病因，针对病因治疗，预后较好。

（二）应用解剖

侧脑室和第三脑室位置深在，完全由神经结构包裹，大脑内形态弯曲，不同脑叶的形状和大小有差异，且脑室壁还有重要运动、感觉和视觉传导通路和自主神经、内分泌中枢等，所以这一部位的手术具有很大挑战性。每侧侧脑室为一 C 形的腔，围绕丘脑。每侧侧脑室分为五部分：额角、颞角、枕角、体部和房部。每一部分具有内侧壁、外侧壁、顶壁和底壁。丘脑位于侧脑室的中央，每侧侧脑室围绕丘脑的上方、下方和后面，侧脑室的体部位于丘脑的上方，房部和枕部位于丘脑的后面，颞角位于丘脑的下外侧面。丘脑的上表面构成侧脑室体部的底壁，丘脑枕的后表面构成房部的前壁，丘脑的下表面位于颞角顶壁的内侧缘，丘脑出血极易破入侧脑室。尾状核是一个包绕在丘脑周围的 C 形细胞团块，为侧脑室壁的重要组成部分，分为头部、体部和尾部。尾状核头部突入侧脑室额角和体部的外侧壁，体部构成部分房部的外侧壁，尾部从房部延伸到颞角的顶壁，与颞角尖端的杏仁核相延续，尾状核出血常经额角破入脑室。穹隆是另一个侧脑室壁上围绕在丘脑周围的 C 型结构。穹隆的体部将第三脑室的顶壁与侧脑室体部的底壁分开。胼胝体参与侧脑室各个壁的构成，由前向后分为嘴部、膝部、体部和压部，嘴部构成额角的底壁，膝部和体部形成侧脑室额角和体部的顶壁。

第三脑室位于胼胝体和侧脑室体部的下方，蝶鞍、垂体和中脑的上方，两侧大脑半球、两侧丘脑和两侧下丘脑之间。它与大脑动脉环及其分支、Galen 静脉及其属支关系密切。第三脑室是一个漏斗形腔隙，通过前上方的室间孔和侧脑室相通，通过中脑导水管与第四脑室相通。第三脑室有一个顶壁、一个底壁、一个前壁、一个后壁和两个外侧壁。第三脑室的外侧壁是由丘脑和下丘脑构成，尤以丘脑出血极易破入第三脑室。

第四脑室是小脑和脑干之间的宽篷状中线孔腔，其头侧通过中脑导水管连接第三脑室，尾侧通过正中孔连接枕大池，外侧通过外侧孔连接桥小脑角。

与侧脑室和脉络裂关系最密切的动脉是脉络膜前后动脉，该动脉供应侧脑室和第三脑室内的脉络丛。颈内动脉、大脑前后动脉、前后交通动脉都发出穿支分布到侧脑室和第三脑室各个壁。大脑深部的静脉系统回流入室管膜下的管道，穿过侧脑室和第三脑室的壁，汇聚于大脑内静脉、基底静脉和大脑大静脉。小脑上动脉与第四脑室顶壁的上半部关系密切，小脑后下动脉则主要与顶壁的下半部关系密切，基底动脉和椎动脉发出许多穿支至第四脑室底。第四脑室内无重要的静脉，关系最密切的静脉为小脑与脑干之间裂隙内的静脉，以及小脑脚表面的静脉。

（三）临床表现

多数患者在发病前有明显的诱因如情绪激动、用力活动、洗澡、饮酒等，多为急性起病，少数可呈亚急性或慢性起病。患者发病后多有意识障碍，部分患者可有中枢性高热，持续 40 ℃以上，呼吸急促，去皮质强直及瞳孔变化，极少数患者可呈濒死状态。

一般表现：视出血部位及出血量多少而异，轻者可表现为头痛、头晕、恶心、呕吐、血压升高、脑膜刺激征等；重者表现为意识障碍、癫痫发作、高热、肌张力高、双侧病理反射征；晚期可出现脑疝、去脑强直和呼吸、循环障碍以及自主神经系统紊乱；部分患者可伴有上消化道出血、急性肾衰竭、肺炎等并发症。

原发性脑室内出血除具有一般表现外与继发脑室内出血相比尚有以下特点：①意识障碍相对较轻；②可亚急性或慢性起病；③定位体征不明显；④以认知功能、定向力障碍和精神症状为常见。

因原发出血部位不同其临床表现各异：护理措施：①位于内囊前肢的血肿极易破入脑室，临床表现相对较轻；②位于内囊后肢前 2/3 的血肿，由于距脑室相对较远，当血肿穿破脑室时，脑实质破坏严重，临床表现为突然昏迷，偏瘫，在主侧半球可有失语、病理反射阳性、双眼球向病灶侧凝视；③位于内囊后肢后 1/3 的血肿，多有感觉障碍和视野变化；④丘脑出血表现为意识障碍、偏瘫、一侧肢体麻木、双眼上视困难、高烧、尿崩症、病理反射阳性等；⑤小脑出血表现为头痛、头晕、恶心、呕吐、颈强直、共济失调等；重者出现意识障碍、呼吸衰竭等；⑥脑干出血轻者表现为头痛、眼花、呕吐、后组脑神经损伤、颈强直等，重者深昏迷、交叉瘫、双侧瞳孔缩小、呼吸衰竭等。

(四)诊断

首选 CT 检查，CT 可以明确出血部位、出血量及有无梗阻性脑积水(图 7-17，图 7-18)，为临床评估提供可靠依据。针对原发性脑室内出血患者，应行血管检查明确病因，首选 DSA 造影，若患者病情较重，则行 CTA/MRA 检查。

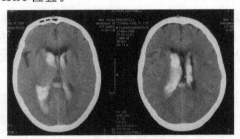

图 7-17　单纯脑室出血

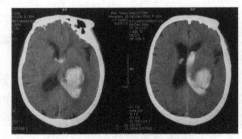

图 7-18　丘脑出血破入脑室

(五)治疗

1.一般治疗

(1)控制血压：应用药物控制血压，但要避免血压下降过快、过低[降幅应低于基础血压的 20%，收缩压 18.7～21.3 kPa(140～160 mmHg)，舒张压 12.0～13.3 kPa(90～100 mmHg)]。

(2)处理颅内压增高：应常规行颅内压监测。若出现颅压增高，应使用甘露醇等药物脱水以降低颅内压。

(3)维持水和电解质平衡。

(4)意识障碍者应酌情考虑气管插管或切开。

(5)血管造影：由于高血压脑出血所致的继发性脑室出血无论临床上或影像学上均有异于动脉瘤或 AVM 的特征性表现，故血管造影只是在需要排除脑动静脉畸形、颅内动脉瘤或其他原因所致的脑内出血时方可采用。

(6)防止应激性溃疡药物的使用。

（7）神经营养治疗。

2.外科治疗

外科治疗的主要目标是迅速清除血肿的占位效应和由此而导致的继发性脑损害，但是手术却很少能改善神经功能。是否采取外科治疗措施必须针对每一位患者具体神经功能情况、出血量和部位、患者年龄以及患者本人和亲属对疾病的治疗的期望值来决定。

原发性脑室内出血，合并梗阻性脑积水患者，考虑钻孔引流术。继发性脑室内出血，根据出血原发部位不同，直接开颅清除血肿，有以下手术入路：①经额角入路。尾状核出血破入脑室，选此入路，路径最短，直视下可有效清除尾状核及同侧侧脑室内血肿，若切开透明隔，可部分清除对侧侧脑室血肿（图7-19）。②经顶间沟入路。由于丘脑出血位置深，周围重要神经结构复杂，此入路可较好地避开重要功能区，显微镜直视下可彻底清除丘脑及左侧侧脑室血肿（图7-20）。③经三角区入路，丘脑出血破入脑室（右侧）（图7-21）。④经枕下小脑蚓部入路（图7-22）。

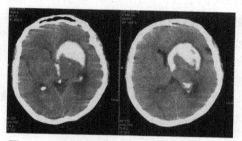

图7-19　尾状核出血破入脑室，经额角入路

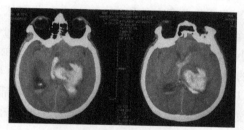

图7-20　丘脑出血破入脑室，经顶间沟入路

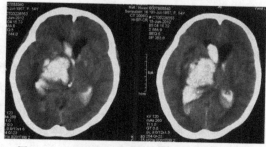

图7-21　枕顶叶出血破入脑室，经三角区入路

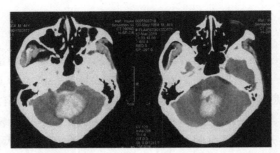

图 7-22 小脑及脑干出血破入第四脑室,经枕下小脑蚓部入路

六、小脑出血

(一)概述

自发性小脑出血(spontaneous cerebellar hemorrhage,CH),是指非外伤引起的小脑实质的脑出血。为幕下脑出血中常见,且预后相对较好的类型。急性自发性小脑血肿的人群发病率尚不清楚,早年国外部分尸检报道大约为 0.7%。从整个脑实质发病部位看,自发性小脑出血占所有自发性脑出血的 5%～13%,这一数字与小脑组织重量在整个中枢神经系统中的比例接近。其发病率男性略高于女性,发病高峰年龄在 60～80 岁。小脑出血的死亡率报道相差较大,在 20%～75%,在 CT 及 MRI 普及以前,这一数字可能更高,而手术患者死亡率为 20%～50%。

(二)病理生理

高血压是所有自发性脑出血的最常见的因素。近年来,随着对脑血管淀粉样变(cerebral amyloid angiopathy,CAA)在脑出血疾病中的研究深入,过去人们认为的罕见发病原因,现在被认为是老年人脑叶出血非常重要的原因。此外,血管畸形也是引起小脑出血的重要原因之一;在国外资料中,梗死后出血在小脑出血中也不少见。目前认为小脑出血的部位通常发生于齿状核及其附近,表现为小脑半球的血肿,这是高血压引起自发性小脑出血最常见的部位。由于齿状核可由小脑所有动脉供血,所以很难确定出血责任动脉。位于小脑蚓部的出血,较易破入第四脑室与脑室相通,并常凸向脑桥被盖部。其出血责任血管多来自小脑上动脉或小脑后下动脉的远段分支,有时见动脉瘤。

(三)临床表现

自发性小脑出血多急性起病,症状常发生在活动时。突发头痛、恶心、呕吐、头晕是常见首发症状,最常见的表现是患者突然站立或行走时跌倒,但无肢体偏瘫。头痛多表现为枕部疼痛,也有患者表现为额部头痛甚至球后部位的疼痛;呕吐症状也见于大部分患者;患者头晕症状多是真性眩晕(前庭性眩晕),在患者中也较常见。但三个症状并非同时见于大多数患者。此外患者还表现为构音障碍、耳鸣等症状,但是较之前的症状少见。同时小脑出血由于血肿压迫可能出现脑神经麻痹症状,表现为向同侧凝视麻痹、患侧周围性面瘫、眼球震颤及同侧角膜发射减弱。在清醒患者,如出现同侧步态或肢体共济失调、同侧同向性凝视麻痹和同侧周围性面瘫"三联征"时,常常提示小脑血肿的发生。

小脑出血的患者临床经过常常难以预料,入院时患者清醒或仅表现为嗜睡,短时间内可恶化为昏迷甚至死亡,这是区别于其他部位脑出血的临床特点之一。多数症状恶化的情况发生于患者发病 72 h 之内,但也有迟发恶化者,临床医师应予以高度警惕。单纯依靠患者入院时临床表

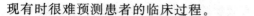

现有时很难预测患者的临床过程。

（四）诊断

CT 扫描为诊断自发性小脑出血和确定其部位提供了简便、经济、迅速且准确的方法，MRI 也可作为小脑出血的诊断检查，但检查相对耗时且不够经济。急性血肿在 CT 表现为小脑部位的高密度影。CT 能够显示血肿是否破入脑室，脑干受压情况，以及是否存在脑积水。这些都为临床确定患者手术指征及预测患者病情变化及预后提供了很重要的信息。同时反复 CT 复查在病情变化较快的患者中是非常必要的，一旦发现血肿扩大或出现脑积水等征象，即应尽早进行手术治疗，以防止病情进一步恶化。

由于目前各种影像学检查手段，包括 CT、CTA、MRI 及 DSA 等检查的广泛应用，临床医师不仅能够早期发现小脑出血，并能够判断小脑出血原因，为下一步临床治疗提供足够的依据。自发性小脑出血需要与动脉瘤、血管畸形及肿瘤引起的小脑出血进行鉴别。

（五）治疗

1. 手术指征与禁忌证

小脑出血的内科治疗方案基本同其他部位脑出血。

关于手术指征的选择上，小脑出血的患者，如出现临床神经功能恶化，或出现脑干受压及/或急性梗阻性脑积水表现时应尽早行血肿清除术。关于意识状态良好（GCS 评分≥13 分）的小脑出血患者是否手术目前仍有争议，由于患者术前意识状态与预后密切相关，同时小脑出血后临床变化过程难以预测，患者一旦出现昏迷后行手术治疗往往预后较差，故部分学者认为出现明显第四脑室受压情况时早期应积极手术治疗，不论患者神经功能是否明显恶化。部分学者则认为对于这类患者，如脑积水情况已得到控制，建议观察等待，一旦出现神经功能恶化，则行手术治疗，反之则行保守治疗。总之，对于此类患者是否手术，在病情恶化的风险、临床潜在的后果及手术风险三者间仔细衡量非常重要。

鉴于小脑出血多位于小脑半球齿状核附近，患者的临床症状表现最为重要的原因是颅压增高所致，其中颅后窝张力的明显增高常是致命性小脑扁桃体疝的主要原因，而因血肿占位效应所致的梗阻性脑积水又进一步加重了高颅压危象。我们认为对所有小脑出血的病例，除非已至濒死状态，均应采取积极手术清除血肿，尽可能挽救患者生命。

小脑出血的手术禁忌证基本同幕上部位脑出血，年龄并非小脑出血的绝对禁忌证，合并严重心肺功能疾病及凝血功能异常亦应力争纠正后行手术治疗。

2. 手术时机

由于小脑出血的手术指征多以是否出现神经功能恶化情况作为判断标准，文献报道部分患者可能在发病数天甚至数周后行手术治疗，但是可以肯定的是，患者一旦出现进行性脑干功能紊乱时，应立即行颅后窝开颅手术清除血肿减压，以预防不可逆的脑干功能障碍。绝大多数学者均主张临床神经功能恶化前尽早手术，无论患者出血时间长短，都可获得相对良好的预后。

3. 手术方式的选择

（1）单纯脑室外引流术：单纯脑室引流术仅适用于不能耐受全麻开颅患者；或血肿不大仅因破入第四脑室引起早期梗阻性脑积水者。

（2）开颅血肿清除术：根据血肿部位选择枕下开颅，枕骨骨窗约 4 cm×4 cm 大小，手术尽量清除小脑内及已破入脑室内积血，打通脑脊液循环，对于合并有脑积水患者建议同时行侧脑室外引流。如条件许可，可置入颅内压监护仪检测颅后窝压力变化情况，尽量将颅内压维持在一定范围以保证足够的脑灌注。开颅手术清除血肿优点在于：有效解除血肿占位效应及梗阻性脑积水，避免继发缺血性损害。随着显微外科及微创技术的不断进步，微创颅内血肿清除术已逐渐开展，术中行小骨窗（3 cm×3 cm）开颅，显微镜下操作，清除小脑内血肿并仔细止血，脑组织损伤小，术后并发症相对少，这在本院的临床实践中得到证实。

（3）内镜辅助下血肿清除术：过去神经内镜下血肿清除术多用于伴脑积水脑室内血肿清除，国外报道取得了较好效果。而内镜下小脑内血肿清除术的疗效仍处于探索阶段，内镜下小脑血肿清除术的经验提出，相对于传统开颅血肿清除术，内镜手术具有手术时间短，且能够缩短患者术后行脑室外引流的时间，并减少患者术后行永久分流的风险。但是由于颅后窝操作空间狭小，内镜下手术操作技术要求较高，能否推广应用还需更多的临床研究。

（4）寰枕减压及血肿清除术：作枕下正中直切口，上缘于枕外隆凸上 2 cm，下缘达第 5～6 颈椎棘突水平，术中咬除枕骨鳞部、枕大孔后缘、寰椎后弓，广泛剪开硬脑膜，达到环枕减压的目的，继之清除血肿。其好处在于能有效地行颅后窝减压，并充分引流脑脊液，疏通脑脊液循环，但手术创伤较大，术后环枕稳定性受一定影响。此术式适用于血肿大且破入第四脑室、手术难以彻底清除血肿的患者。

4.并发症及预后

小脑出血可能发生的并发症及处理基本同幕上其他部位脑出血情况。不论手术与否，出血后应加强监护，严密观察，以便及时发现可能发生的再出血。

小脑出血的预后与术前意识状态，脑干功能受损程度，手术是否早期并有效缓解高颅压危象直接相关，但总体而言其预后较之脑干、丘脑等重要功能区的脑出血为好。

七、脑干出血

（一）概述

脑干出血部位最常见的部位是脑桥，其次为中脑和延髓。在 CT 应用于临床以前，脑桥以外的脑干出血常与脑干梗死混淆。直到头颅 CT 应用于临床诊断后，才有中脑和延髓出血的病例报道。但即便进行 CT 检查，脑桥的小出血也可能被漏诊。脑干出血的病理机制是继发性血管损害，最常见的原因是高血压，由此产生的出血导致脑干功能严重损害，患者预后很差。

（二）应用解剖

脑干自下而上由延髓、脑桥和中脑组成，位于颅底内面的斜坡上，上方以视束为界，下方经枕骨大孔与脊髓相连续。脑桥和延髓的背面与小脑相连，它们之间的室腔称为第四脑室。第Ⅲ～Ⅻ对脑神经自脑干发出。延髓长约 3 cm，是脊髓到脑的过渡部，上端借横行的延髓脑桥沟与脑桥为界，下接脊髓并与脊髓的沟、裂相连；脑桥位于脑干的中部，其腹侧面膨隆称脑桥基底部，是由大量横行纤维和部分纵行纤维组成，基底部正中有纵行的基底沟，容纳基底动脉；中脑腹侧面上界为视束，下界为脑桥上缘，两侧有粗大的由纵行纤维构成的隆起，称大脑脚底。第四脑室系位于延髓、脑桥和小脑之间的室腔，形似帐篷。第四脑室上通中脑水管，下通延髓下部和脊髓的中央管，并借脉络组织上的 1 个第四脑室正中孔和 2 个第四脑室外侧孔与蛛网膜下腔相通。脑干的血液供应来自椎-基底动脉系统。延髓动脉为椎动脉和它的分支发出的一些微细血管，分布到延髓及舌咽、迷走及副神经根。脑桥动脉从基底动脉后面或两侧发出，左、右侧各有 4～5 支，供应脑桥基底部及邻近结构。中脑动脉主要由大脑后动脉环部发出。

（三）临床表现

脑干出血的临床表现取决于血肿大小和出血的位置。大多数患者有头痛和局灶性脑干神经功能缺损。患者常伴有头痛呕吐，但与脑叶或小脑出血相比，头痛的发生率不高。由于出血的位置不同，患者可出现复视，共济失调，脑神经受损，眩晕，耳鸣，听觉过敏，震颤，构音障碍，肌张力障碍，高热，呼吸功能障碍，长束体征等。若出血量大可能迅速进展至昏迷。

1.脑桥出血

中央部位大的出血可导致意识障碍，并迅速进展至昏迷状态。临床特征主要是完全性瘫痪、去大脑强直和针尖样瞳孔、高热和过度换气。大部分患者通常在几小时内死亡。

2.中脑出血

自发性中脑出血很少见。常见的临床表现有动眼神经麻痹，垂直方向凝视麻痹和不规则瞳孔。

3.延髓出血

延髓出血在脑干出血中最为少见。延髓出血的临床表现包括眩晕、共济失调、后组脑神经功能异常，呼吸功能障碍。在出血后早期即可突然出现中枢性低通气，导致呼吸骤停。

（四）诊断

脑干出血是急性神经功能障碍的重要原因，准确的早期诊断，并给予相应的治疗，有助于降低残疾，在顶盖或基底部较小的出血可仅出现局灶性体征而不伴有意识障碍，需 CT 或 MR 扫描才能诊断。脑桥出血起病时的意识水平与 CT 血肿体积的大小，直接影响到预后（图 7-23，图 7-24）。目前认为 CT 是早期诊断脑干出血的最佳选择，CT 方便快捷，有利于患者的早期诊断和治疗，但 CT 受骨质伪影影响，其清晰度远逊于 MRI，故对所有脑干出血者，力争行 MRI 检查有利于诊断和鉴别诊断。

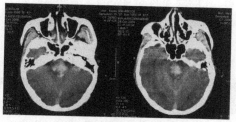

图 7-23　脑桥出血

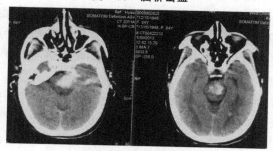

图 7-24　中脑出血

（五）治疗

对于高血压性脑干出血，既往认为其手术治疗价值很有限甚至列为手术禁忌而采用内科保守治疗，具体治疗原则同其他部位高血压脑出血。目前，对脑干出血的手术指针及禁忌证得出了共识：①意识状态为中度昏迷；②出血量超过脑干最大平面1/2；③有四脑室及中脑导水管受压或脑积水；④病情逐渐恶化，生命体征出现紊乱，尤其是呼吸变浅变慢。可考虑显微手术下清除血肿以缓解脑干受压。

下列情况则不考虑手术：①出血量少无意识障碍；②脑干出血少量，无明显脑室系统受阻；③深昏迷，双侧瞳孔散大固定；④无自主呼吸；⑤生命体征严重紊乱；⑥有其他手术相对禁忌。

手术入路选择应以距血肿最近为宜，以最短的手术路径，最低程度的脑干损伤，达到清除血肿，解除脑积水及颅内高压的目标。手术入路：血肿位于脑桥及延髓背侧，采用枕下正中入路。血肿位于脑桥腹外侧，采用经枕下-乙状窦后入路。血肿位于中脑或中脑脑桥交界部，采用颞下入路。

脑干出血患者常伴有意识障碍，为保持呼吸道通畅，有利排痰防止肺部感染、昏迷患者应行气管插管或气管切开。有肺部感染患者，应在细菌培养及药敏实验的指导下，尽早采用有效抗生素治疗。

（潘奇才）

第十一节　缺血性脑血管病

脑血管病是一种常见病，其致残率和病死率很高，居人口死亡原因中的前 3 位。各种原因的脑血管疾病在急性发作之前为一慢性发展过程，一旦急性发作即称为卒中或中风。卒中包括出血性卒中和缺血性卒中两大类，其中缺血性卒中占 75%～90%。

一、病理生理

脑的功能和代谢的维持依赖于足够的供氧。正常人脑只占全身体重的 2%，却接受心排血量 15% 的血液，占全身耗氧量的 20%，足见脑对供血和供氧的需求量之大。正常体温下，脑的能量消耗为 33.6 J/(100 g·min)（1 cal≈4.2 J）。如果完全阻断脑血流，脑内储存的能量只有 84 J/100 g，仅能维持正常功能 3 min。为了节省能量消耗，脑皮质即停止活动，即便如此，能量将在 5 min 内耗尽。在麻醉条件下脑的氧耗量稍低，但也只能维持功能 10 min。脑由 4 条动脉供血，即两侧颈动脉和两侧椎动脉，这 4 条动脉进入颅内后组成大脑动脉环，互相沟通组成丰富的侧支循环网。颈动脉供应全部脑灌注的 80%，两条椎动脉供应 20%。立即完全阻断脑血流后，意识将在 10 s 之内丧失。

为了维持脑的正常功能，必须保持稳定的血液供应。正常成年人在休息状态下脑的血流量（cerebral blood flow，CBF）为 50～55 mL/(100 g·min)。脑的各个区域血流量并不均匀，脑白质的血流量为 25 mL/(100 g·min)，而灰质的血流量为 75 mL/(100 g·min)。某一区域的血流量称为该区域的局部脑血流量（regional cerebral blood flow，rCBF）。全脑和局部脑血流量可以在一定的范围内波动，低于这一范围并持续一定时间将会引起不同的脑功能障碍，甚至发生梗死。

影响脑血流量稳定的因素有全身血压的变动、动脉血中的二氧化碳分压（$PaCO_2$）和氧分压（PaO_2）、代谢状态和神经因素等。

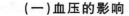

（一）血压的影响

在一定范围内的血压波动不影响 CBF 的稳定，但超过这种特定范围，则 CBF 随全身血压的升降而增高或减少。这种在一定限度的血压波动时能将 CBF 调节在正常水平的生理功能称为脑血管的自动调节功能。当全身动脉压升高时，脑血管即发生收缩而使血管阻力增加；反之，当血压下降时脑血管即扩张，使血管阻力减小，最终结果是保持 CBF 稳定，这种脑血管舒缩调节脑血流量的现象称为裴立斯效应。脑血管自动调节功能有一定限度，其上限为 20.0～21.3 kPa（150～160 mmHg），下限为 8.0～9.3 kPa（60～70 mmHg）。当全身平均动脉压的变动超出此一限度，脑血管的舒缩能力超出极限，CBF 即随血压的升降而增减。很多病理情况都可影响脑血管的自动调节功能的上限和下限，例如慢性高血压症、脑血管痉挛、脑损伤、脑水肿、脑缺氧、麻醉和高碳酸血症等都可影响 CBF 的自动调节。有的病理情况下，平均动脉压只降低 30%，也可引起 CBF 减少。

（二）$PaCO_2$ 的影响

$PaCO_2$ 增高可使血管扩张，脑血管阻力减小，CBF 即增加，反之，CBF 即减少。当 $PaCO_2$ 在 3.3～8.0 kPa（25～60 mmHg）时，$PaCO_2$ 每变化 0.1 kPa（1 mmHg），CBF 即变化 4%。当 $PaCO_2$ 超过或低于时即不再随之而发生变化。严重的 $PaCO_2$ 降低可导致脑缺血。

（三）代谢的调节

局部脑血流量受局部神经活动的影响。在局部神经活动兴奋时代谢率增加，其代谢需求和代谢产物积聚，改变了血管外环境，增加局部脑血流量。

（四）神经的调节

脑的大血管同时受交感神经和副交感神经支配，受刺激时，交感神经释放去甲肾上腺素，使血管收缩，而副交感神经兴奋时释放乙酰胆碱，使血管扩张。刺激交感神经虽可使血管收缩，但对 CBF 无明显影响，刺激副交感神经影响则更为微弱。

决定缺血后果有两个关键因素：一是缺血的程度，二是缺血持续时间。在 CBF 降低到 18 mL/（100 g·min）以下，经过一定的时间即可发生不可逆转的脑梗死，CBF 水平越低，脑梗死发生越快，在 CBF 为 12 mL/（100 g·min）时，仍可维持 2 h 以上不致发生梗死。在 25 mL/（100 g·min）时，虽然神经功能不良，但仍可长时间不致发生梗死。在缺血性梗死中心的周边地带，由于邻近侧支循环的灌注，存在一个虽无神经功能但神经细胞仍然存活的缺血区，称为缺血半暗区，如果在一定的时限内提高此区的 CBF，则有可能使神经功能恢复。

二、病因

脑缺血的病因可归纳为以下几类：①颅内、外动脉狭窄或闭塞。②脑动脉栓塞。③血流动力学因素。④血液学因素等。⑤脑血管痉挛。

（一）脑动脉狭窄或闭塞

脑由 4 条动脉供血，并在颅底形成大脑动脉环，当动脉发生狭窄或闭塞，侧支循环不良，影响脑血流量，导致局部或全脑的 CBF 减少到发生脑缺血的临界水平，即 18 mL/（100 g·min）以下时，就会产生脑缺血症状。一般认为动脉内径狭窄超过其原有管径的 50%，相当于管腔面积缩窄 75% 时，将会使血流量减少，认为此时才具有外科手术意义。

多条脑动脉狭窄或闭塞可使全脑血流量处于缺血的边缘状态，即 CBF 为 31 mL/（100 g·min）时，此时如有全身性血压波动，即可引发脑缺血。造成脑动脉狭窄或闭塞的主要原因是动脉粥样硬化,而且绝大多数(93%)累及颅外段大动脉和颅内的中等动脉,其中以颈内动脉和椎动脉起始部受累的机会最多。

(二)脑动脉栓塞

动脉粥样硬化斑块除可造成动脉管腔狭窄以外,在斑块上的溃疡面上常附有血小板凝块、附壁血栓和胆固醇碎片。这些附着物被血流冲刷脱落后形成栓子,被血流带入颅内动脉,堵塞远侧动脉造成脑栓塞,使供血区缺血。最常见的栓子来源是颈内动脉起始部的动脉粥样硬化斑块,被认为是引起短暂性脑缺血发作最常见的原因。大多数(3/4)颈内动脉内的栓子随血液的主流进入并堵塞大脑中动脉的分支,引起相应的临床症状。另一个常见原因是心源性栓子。多见于患有风湿性心瓣膜病、亚急性细菌性心内膜炎、先天性心脏病等患者。少见的栓子如脓毒性栓子、脂肪栓子、空气栓子等。

(三)血流动力学因素

短暂的低血压可引发脑缺血,如果已有脑血管的严重狭窄或多条脑动脉狭窄,使脑血流处于少血状态时,轻度的血压降低即可引发脑缺血。例如心肌梗死、严重心律失常、休克、颈动脉窦过敏、直立性低血压、锁骨下动脉盗血综合征等。

(四)血液学因素

口服避孕药物、妊娠、产妇、手术后或血小板增多症引起的血液高凝状态,红细胞增多症、镰状细胞贫血、巨球蛋白血症引起的血黏稠度增高均可发生脑缺血。

(五)脑血管痉挛

蛛网膜下腔出血、开颅手术、脑血管造影等均可引起血管痉挛,造成脑缺血。

三、类型和临床表现

根据脑缺血后脑损害的程度,其临床表现可分为短暂性脑缺血发作(transient ischemic attack,TIA)、可逆性缺血性神经功能缺失(reversible ischemic neurological deficit,RIND,又称可逆性脑缺血发作)、进行性卒中(progressive stroke,PS)和完全性卒中(complete stoke,CS)。

(一)短暂性脑缺血发作(TIA)

TIA为缺血引起的短暂性神经功能缺失,在24 h内完全恢复。TIA一般是突然发作,持续时间超过15 min,有的可持续数小时,90%的TIA持续时间不超过6 h。引起TIA的主要原因是动脉狭窄和微栓塞。

1.颈动脉系统TIA

表现为颈动脉供血区神经功能缺失。患者突然发作一侧肢体无力或瘫痪、感觉障碍,可伴有失语和偏盲,有的发生一过性黑矇,表现为突然单眼失明,持续2~3 min,很少超过5 min,然后视力恢复。黑矇有时单独发生,有时伴有对侧肢体运动和感觉障碍。

2.椎-基底动脉系统TIA

眩晕是最常见的症状,但当眩晕单独发生时,必须与其他原因引起的眩晕相鉴别。此外,可出现复视、同向偏盲、皮质性失明、构音困难、吞咽困难、共济失调、两侧交替出现的偏瘫和感觉障碍、面部麻木等。有的患者还可发生"跌倒发作"(drop attack),表现为没有任何先兆的突然跌倒,但无意识丧失,患者可很快自行站起来,是脑干短暂性缺血所致。跌倒发作也见于椎动脉型颈椎病患者,但后者常于特定头位时发作,转离该头位后,脑干恢复供血,症状消失。

（二）可逆性缺血性神经功能缺失（RIND）

RIND 又称为可逆性脑缺血发作，是一种局限性神经功能缺失，持续时间超过 24 h，但在 3 周内完全恢复，神经系统检查可发现阳性局灶性神经缺失体征。RIND 患者可能有小范围的脑梗死存在。

（三）进行性卒中（PS）

脑缺血症状逐渐发展和加重，超过 6 h 才达到高峰，有的在 1～2 d 才完成其发展过程，脑内有梗死灶存在。进行性卒中较多地发生于椎-基底动脉系统。

（四）完全性卒中（CS）

脑缺血症状发展迅速，在发病后数分钟至 1 h 内达到高峰，至迟不超过 6 h。

区分 TIA 和 RIND 的时间界限为 24 h，在此时限之前恢复者为 TIA，在此时限以后恢复者为 RIND，在文献中大体趋于一致。但对 PS 和 CS 发展到高峰的时间界限则不一致，有人定为 2 h，但更常用的时限为 6 h。

四、检查和诊断分析

（一）脑血管造影

直接穿刺颈总动脉造影对颈总动脉分叉部显影清晰，简单易行，但直接穿刺有病变的动脉有危险性。穿刺处应距分叉部稍远，操作力求轻柔，以免造成栓子脱落。经股动脉插管选择性脑血管造影可进行 4 条脑动脉造影，是最常用的造影方法，但当股动脉和主动脉弓有狭窄时插管困难，颈总动脉或椎动脉起始处有病变时，插管也较困难并有一定危险性。经腋动脉选择性脑血管造影较少采用，腋动脉较少发生粥样硬化，且管径较粗并有较丰富的侧支循环，不像肱动脉那样容易造成上臂缺血，但穿刺时易伤及臂丛神经。经右侧腋动脉插管时不能显示左颈总动脉、左锁骨下动脉和左椎动脉，遇此情况不得不辅以其他途径的造影。经股动脉或腋动脉插管到主动脉弓，用高压注射大剂量造影剂，可显示从主动脉弓分出的所有脑动脉的全程，但清晰度不及选择性插管或直接穿刺造影。

脑血管造影可显示动脉的狭窄程度、粥样斑块和溃疡。如管径狭窄程度达到 50%，表示管腔横断面积减少 75%，管径狭窄程度达到 75%，管腔面积已减少 90%。如狭窄处呈现"细线征"（string sign），则管腔面积已减少 90%～99%。在造影片上溃疡的形态可表现为：①动脉壁上有边缘锐利的下陷。②突出的斑块中有基底不规则的凹陷。③当造影剂流空后在不规则的基底中有造影剂残留。但有时相邻两个斑块中的凹陷可误认为是溃疡，也有时溃疡被血栓填满而被忽略。

脑动脉粥样硬化病变可发生于脑血管系统的多个部位，但最多见于从主动脉弓发出的头-臂动脉和脑动脉的起始部，在脑动脉中则多见于颈内动脉和椎动脉的起始部。有时在一条动脉上可发生多处病变，例如在颈内动脉起始部和虹吸部都有病变，称为串列病变。故为了全面了解病情，应进行尽可能充分的脑血管造影。脑血管造影目前仍然是诊断脑血管病变的最佳方法，但可能造成栓子脱落形成栓塞，这种危险虽然并不多见，但后果严重。

（二）超声检查

超声检查是一种非侵袭性检查方法。B 超二维成像可观察管腔是否有狭窄、斑块和溃疡；波段脉冲多普勒超声探测可测定颈部动脉内的峰值频率和血流速度，可借以判断颈内动脉狭窄的程度。残余管腔愈小其峰值频率愈高，血流速度也愈快。经颅多普勒超声（transcranial

Dopplerultrasonography，TCD)可探测颅内动脉的狭窄，如颈内动脉颅内段、大脑中动脉、大脑前动脉和大脑后动脉主干的狭窄。

多普勒超声还可探测眶上动脉血流的方向，借以判断颈内动脉的狭窄程度或闭塞。眶上动脉和滑车上动脉是从颈内动脉的分支眼动脉分出的，正常时其血流方向是向上的，当颈内动脉狭窄或闭塞时，眶上动脉和滑车上动脉的血流可明显减低或消失。如眼动脉发出点近侧的颈内动脉闭塞时，颈外动脉的血可通过这两条动脉逆流入眼动脉，供应闭塞处远侧的颈内动脉，用方向性多普勒(directional Doppler)探测此两条动脉的血流方向，可判断颈内动脉的狭窄或闭塞。但这种方法假阴性很多，因此只能作为参考。

(三)磁共振血管造影(magnetic resonanceangiography，MRA)

MRA 也是一种非侵袭性检查方法，可显示颅内外脑血管影像，根据"北美症状性颈动脉内膜切除试验研究"(North American symptomatic carotid end-arterectomy trial，NASCET)的分级标准，管腔狭窄 10%～69%者为轻度和中度狭窄，此时 MRA 片上显示动脉管腔虽然缩小，但血流柱的连续性依然存在。管腔狭窄 70%～95%者为重度狭窄，血流柱的信号有局限性中断，称为"跳跃征"。管腔狭窄 95%～99%者为极度狭窄，在信号局限性中断以上，血流柱很纤细甚至不能显示，称为"纤细征"。目前在 MRA 像中尚难可靠地区分极度狭窄和闭塞，MRA 的另一缺点是难以显示粥样硬化的溃疡。

文献报道 MRA 在诊断颈总动脉分叉部重度狭窄(>70%)的可靠性为 85%～92%。与脑血管造影相比，MRA 对狭窄的严重性常估计过度，由于有这样的缺点，故最好与超声探测结合起来分析，这样与脑血管造影的符合率可大为提高。如果 MRA 与超声探测的结果不相符，则应行脑血管造影。

(四)CT 脑血管造影(CTA)

静脉注入 100～150 mL 含碘造影剂，然后用螺旋 CT 扫描和三维重建，可用以检查颈动脉的病变，与常规脑血管造影的诊断符合率可达 89%。其缺点是难以区分血管腔内的造影剂与血管壁的钙化，因而对狭窄程度的估计不够准确。

(五)眼球气体体积扫描法

眼球气体体积扫描法(oculopneumoplethysmography，OPE-Gee)是一种间接测量眼动脉收缩压的技术。眼动脉的收缩压反映颈内动脉远侧段的血压。当眼动脉发出点近侧的颈内动脉管径狭窄程度达到 75%时，其远侧颈内动脉血压即下降，而该侧的眼动脉压也随之下降。同时测量双侧的眼动脉压可以发现病侧颈内动脉的严重狭窄。如果两侧眼动脉压相差在 0.7 kPa(5 mmHg)以上，表示病侧眼动脉压已有下降。

(六)局部脑血流量测定

测定 rCBF 的方法有吸入法、静脉法和动脉内注入法，以颈内动脉注入法较为准确。将 2 mCi(1Ci=3.7×10^{10}Bq)的^{133}氙(^{133}Xe)溶于 3～5 mL 生理盐水内，直接注入颈内动脉，然后用 16 个闪烁计数器探头放在注射侧的头部不同部位，每 5 分钟记录 1 次，根据测得的数据，就可计算出各部位的局部脑血流量。吸入法和静脉注入法因核素"污染"颅外组织而影响其准确性。

rCBF 检查可提供两方面的资料：①可确定脑的低灌注区的精确部位，有助于选择供应该区的动脉作为颅外-颅内动脉吻合术的受血动脉。②测定低灌注区的 rCBF 水平，可以估计该区的脑组织功能是否可以通过提高 rCBF 而得以改善。有助于选择可行血管重建术的患者和估计手术的效果。

五、治疗要领

治疗脑动脉闭塞性疾病的外科方法很多,包括球囊血管成形术、狭窄处补片管腔扩大术、动脉内膜切除术、头-臂动脉架桥术、颅外-颅内动脉吻合术、大网膜移植术以及几种方法的联合等。现就其主要方法作简要介绍。

(一)头-臂动脉架桥术

该术式适合颈胸部大动脉的狭窄或闭塞引起的脑缺血。架桥的方式有多种,应根据动脉闭塞的不同部位来设计。常用术式包括颈总-颈内动脉架桥、锁骨下-颈内动脉架桥、主动脉-颈总动脉架桥、椎动脉-颈总动脉架桥、主动脉-颈内和锁骨下动脉架桥、主动脉-颈总和颈内动脉架桥、锁骨下-颈总动脉架桥、锁骨下-锁骨下动脉架桥等。架桥所用的材料为涤纶或聚四氟乙烯制成的人造血管,较小的动脉之间也可用大隐静脉架桥。

(二)颈动脉内膜切除术

动脉内膜切除术可切除粥样硬化斑块而扩大管腔,同时可消除产生栓子的来源,经40多年的考验,证明是治疗脑缺血疾病有效的外科方法,其预防意义大于治疗意义。1986年Quest估计,美国每年约进行85 000例颈动脉内膜切除术。但我国文献中关于颈动脉内膜切除术的资料很少,可能与对此病的认识不足与检查不够充分有关。颈部动脉内膜切除术适用于治疗颅外手术"可以达到"的病变,包括乳突-下颌线(从乳突尖端到下颌角的连线)以下的各条脑动脉,其中主要为颈总动脉分叉部。

1.适应证

手术对象的选择应结合血管病变和临床情况。血管病变:①症状性颈动脉粥样硬化性狭窄大于70%。②对有卒中高危因素的患者,有症状者狭窄大于50%,无症状者狭窄大于60%的应积极行CEA。③检查发现颈动脉分叉部粥样硬化斑不规则或有溃疡者。

临床情况:①有TIA发作,犹近期内多次发作者。②完全性卒中患者伴有轻度神经功能缺失者,为改善症状和防止再次卒中。③慢性脑缺血患者,为改善脑缺血和防止发生卒中。④患者有较重的颈动脉狭窄但无症状,因其他疾病须行胸、腹部大手术,为防止术中发生低血压引发脑缺血,术前可行预防性颈内动脉内膜切除术。⑤无症状性血管杂音患者,经检查证明颈内动脉管腔狭窄严重(>80%),而手术医师如能做到将手术死亡率+致残率保持在3%以下,则应行内膜切除术。正常颈动脉管径为5～6 mm,狭窄超过50%时即可出现血管杂音,超过85%或直径<1 mm时杂音消失。杂音突然消失提示管径极度狭窄。颈内动脉高度狭窄而又不产生症状,有赖于对侧颈动脉和椎动脉的侧支循环,该类患者虽无症状但卒中的危险性却很大。

2.多发性病变的处理原则

多发性病变指一条动脉有两处以上的病变,或两条以上的动脉上都有病变。多发性病变存在手术指征时,应遵循以下原则:①双侧颈动脉狭窄,仅一侧发生TIA,不管该侧颈动脉狭窄程度如何,先行该侧手术。②双侧颈动脉狭窄,而TIA发作无定侧症状,一般归因于后循环供血不足;如一侧颈动脉狭窄>50%,先行该侧手术,以便通过大脑动脉环增加椎-基底动脉的供血,如一侧手术后仍有TIA发作,再考虑对侧手术,两次手术至少间隔4周。③一侧颈动脉狭窄,对侧闭塞者,TIA往往与狭窄侧有关,只做狭窄侧手术。④颈内动脉颅内、颅外段均狭窄,先处理近侧的病变,若术后症状持续存在,或颅内段狭窄严重,可考虑颅内-颅外架桥。⑤颈动脉、椎动脉均有狭窄,先处理颈动脉的病变,若术后无效,再考虑做椎动脉内膜切除术,或其他改善椎动脉供血的手术。⑥双侧颈动脉狭窄,先处理狭窄较重侧,视脑供血改善情况决定是否处理对侧。⑦两侧颈动脉狭窄程度相等时,先"非主侧",后"主侧"。"主侧"血流量大,可通过前交通动脉供应对侧。先做非优势半球侧,可增加优势半球的侧支供血,以便下次做优势半球侧时增加阻断血流的安全性。两侧手术应分期进行,相隔时间至少1周。⑧颈内动脉闭塞同时有颈外动脉狭窄,疏通颈外动脉后可通过眼动脉增加颈内动脉颅内段的供血。当颈外动脉狭窄超过50%时,即有手术指征。

3.手术禁忌证

(1)脑梗死的急性期,因重建血流后可加重脑水肿,甚至发生脑内出血。

(2)慢性颈内动脉完全闭塞超过2周者,手术使血管再通的成功率和长期通畅率很低。

(3)严重全身性疾病不能耐受手术者,如心脏病、严重肺部疾病、糖尿病、肾脏病、感染、恶性肿瘤和估计手术后寿命不长者。

4.手术并发症及防治

(1)心血管并发症:颈动脉狭窄患者多为高龄患者,常合并有冠心病、高血压等心血管疾病。术前应严格筛选,术后严格监测血压、心电图,发现问题,及时处理。

(2)神经系统并发症:术后近期卒中的原因多见于术中术后的微小动脉粥样硬化斑块栓子栓塞、术中阻断颈动脉或术后颈 动脉血栓形成而致脑缺血,最严重的为术后脑出血。因而术后应严密观察血压等生命征变化,如有神经症状发生,应立即进行CT扫描或脑血管造影,如果是脑内出血或颈动脉 闭塞须立即进行手术处理。绝大多数(>80%)神经系统并发症发生于手术后的1~7 d,多因脑栓塞或脑缺血所致。如脑血管造影显示手术部位有阻塞或大的充盈缺损,需再次手术加以清除。如动脉基本正常,则多因脑栓塞所致,应给予抗凝治疗。

(3)切口部血肿:出血来源有软组织渗血及动脉切口缝合不严密漏血,大的血肿可压迫气管,须立即进行止血,紧急情况下可在床边打开切口以减压。

(4)脑神经损伤:手术入路中可能损伤喉上神经、舌下神经、迷走神经、喉返神经或面神经的下颌支,特别是当颈动脉分叉部较高位时,损伤交感神经链可发生霍纳综合征;手术前应熟悉解剖,手术中分离、电凝、牵拉时应注意避免损伤神经。

(5)补片破裂:多发生于术后2~7 d,突然颈部肿胀、呼吸困难。破裂的补片多取自下肢踝前的大隐静脉,而取自大腿或腹股沟部的静脉补片则很少破裂。静脉补片不宜过宽,在未牵张状态下其宽度不要超过4 mm。

(6)高灌注综合征:长期缺血使脑血管极度扩张,内膜切除后血流量突然增加而脑血管的自动调节功能尚未恢复,以致rCBF和血流速度急骤增高,可出现各种神经症状,少数发生脑内血肿,多见于颈动脉严重狭窄的患者,发生率约为12%。对高度狭窄的患者应行术后TCD或rCBF监测,如发现高灌注状态,应适当降低血压。

(三)颅外颅内动脉吻合术

颅外颅内动脉吻合术(extracranial-intracranial arterialbypass,EIAB)的理论根据是,当颈内动脉或椎-基底动脉发生狭窄或闭塞而致脑的血流量减少时,运用颅外-颅内动脉吻合技术,使较少发生狭窄或闭塞的颅外动脉(颈外动脉系统)直接向脑内供血,使处于脑梗死灶周围的缺血半暗区和处于所谓艰难灌注区的脑组织得到额外的供血,从而可以改善神经功能,增强脑血管的储备能力,可以增强对再次发生脑栓塞的耐受力。

1.EIAB 的手术适应证

(1)血流动力学因素引起的脑缺血:颈动脉狭窄或闭塞患者,有 15% 的病变位于颅外手术不可到达的部位,即位于乳突尖端与下颌角的连线以上的部位,这样的病变不能行颈动脉内膜切除术,但可以造成脑的低灌注状态。此外,多发性动脉狭窄或闭塞也是低灌注状态的原因。低灌注状态经内科治疗无效者是 EIAB 的手术指征。

(2)颅底肿瘤累及颈内动脉,切除肿瘤时不得不牺牲动脉以求完全切除肿瘤者,可在术前或术中行动脉架桥术以免发生脑缺血。

(3)梭形或巨大动脉瘤不能夹闭,须行载瘤动脉结扎或动脉瘤孤立术者。

2.EIAB 的手术方式

常用的手术方式有颞浅动脉-大脑中动脉吻合术(STA-MCA)和脑膜中动脉-大脑中动脉吻合术(MMA-MCA)等。

六、临床病例分享

(一)病例摘要

某某,男,65 岁。

入院情况:患者因突发左侧肢体活动不能 2 h 入院。无明显诱因,伴口角歪斜、双眼向右凝视,言语含糊不清,无恶心、呕吐,无心慌心悸,无大汗,无憋喘,无发热,无意识不清及肢体抽搐,无大小便失禁,发病后被家属送往他院就诊,颅脑 CT 检查示颅内未见明显出血、右侧大脑中动脉走行处高密度影。为行进一步诊治,转入我院。患者既往"心房颤动"10 个月,未予抗凝治疗。否认高血压、糖尿病、冠心病等慢性病史,否认外伤、手术及输血史,对"青霉素""磺胺类""链霉素"过敏。

入院查体:T:36.7 ℃,P:117 次/分钟,R:16 次/分钟,Bp:14.7/8.7 kPa(110/65 mmHg)。被动体位,查体合作。全身皮肤黏膜未见黄染及出血点,浅表淋巴结未触及肿大。胸廓对称,无畸形。双侧呼吸运动对称,节律规则,听诊双肺呼吸音清,未闻及干湿啰音。心前区无隆起,未触及震颤,心律不齐,房颤律,各瓣膜听诊区未闻及杂音及心包摩擦音。腹平软,全腹无压痛及反跳痛,未触及肿块,肝脾肋下未触及,肠鸣音正常。双下肢无水肿。神经系统查体:意识清,精神差,言语含糊不清,记忆、理解、判断、计算力等高级神经功能基本正常,双眼强迫向右凝视,两眼睑无下垂,眼球无突出及凹陷,双瞳孔等大等圆,直径约 3 mm,对光反应灵敏,眼球活动好,无眼震,两侧咀嚼力及角膜反射、面部感觉正常,双侧额纹对称,左侧鼻唇沟浅,口角向右歪,悬雍垂居中,软腭上抬有力,咽反射正常,伸舌偏左,左侧肢体肌张力低,左侧肢体肌力 0 级,右侧肢体肌张力正常,右侧肢体肌力 5 级,腹壁反射、肱二头肌反射、肱三头肌反射、膝腱反射、跟腱反射正常,右侧巴氏征(一),左侧巴氏征(+),脑膜刺激征未引出,NIHSS 评分 15 分(强迫凝视 2 分+运动 8 分+言语 1 分+无视 2 分+面瘫 2 分),洼田饮水实验 1 级(优),MRS 评分 4 级。

辅助检查:血糖 5.3 mmol/L;心电图示心房颤动。

入院诊断:①急性脑血管意外(大面积脑梗死);②右侧大脑中动脉闭塞?③心房颤动。

诊疗经过:排除溶栓禁忌证,予以阿替普酶 50 mg 溶栓治疗,患者具备行血管内治疗的指征,同时向家属告知行血管内治疗的必要性、风险性,家属商议后同意行手术治疗。

(二)术前讨论与临床决策

1.手术指征

根据患者发病情况、临床症状及体征,颅脑 CT 检查,诊断为右侧大脑半球急性脑梗死、右侧大脑中动脉闭塞的可能,NIHSS 评分 15 分,年龄＞18 岁,ASPECET 10 分,发病后时间＜6 h,具备血管内治疗的指征。

2.临床决策

拟行急症脑血管造影(备机械取栓术)。

(三)介入手术操作

患者平卧 DSA 检查床,接心电监护,双侧腹股沟区常规消毒,铺巾,1％利多卡因局部麻醉,Seldinger 法穿刺右侧股动脉,置 8F 鞘,透视下泥鳅导丝引导猪尾巴造影管到升主动脉,行主动脉弓造影显示:Ⅰ型主动脉弓,弓上各大血管开口未见明显狭窄,头臂干迂曲,左侧椎动脉优势。单弯造影导管分别超选造影示:左侧颈总动脉、颈内动脉、左侧大脑中动脉、左侧大脑前动脉及其分支显影良好,右侧大脑中动脉闭塞右侧大脑前动脉 A_1 段未见显影,前交通动脉开放,右侧大脑前动脉显影良好,通过软膜支部分代偿右侧大脑中动脉供血区,诊断为:右侧大脑中动脉 A_1 闭塞,向家属告知脑血管造影检查情况及行机械取栓的必要性、风险性,家属同意,逐行机械取栓术,患者基础麻醉成功后,选用 8F MPA1 导引导管在 125 cm 多功能导管、泥鳅导丝配合下同轴到达右侧颈内动脉 C_1 中段,撤出多功能导管、泥鳅导丝,经导引导管造影可见右侧大脑中动脉闭塞,右侧大脑前动脉 A_1 段未见显影。选用 6F 125 cm 银蛇颅内支持导管在 Synchro-14 微导丝、Rebar-18 微导管同轴,在路图下微导丝配合微导管小心到达闭塞段近端并固定,银蛇颅内支持导管到达右侧大脑中动脉闭塞段近端,撤出微导管、微导丝,经银蛇颅内支持导管负压回抽可见少量回血,轻微前推,未见回血。持续负压下缓慢回撤银蛇颅内支持导管,至导引导管开口,导引导管接负压吸引,将银蛇颅内支持导管撤出体外,可见导管口大块血栓,导引导管接负压吸引回血通畅。经导引导管行正侧造影可见右侧大脑中动脉显影良好,局部及分支未见血栓影,将导引导管回撤至颈总动脉,造影颈内动脉未见夹层狭窄及远端显影同前,遂结束手术。完善 DynaCT 未见明显脑出血,撤出导引导管,脉合封堵器封堵穿刺处,并加压包扎。手术顺利,术中共输液 300 mL,出血约 5 mL,未予输血。术后患者镇静状态,双侧瞳孔直径约 2.5 mm,光反应灵敏,自主呼吸平稳,术后血压 14.7/8.0 kPa(110/60 mmHg),医护人员陪同下送入重症医学科。

(四)术后恢复情况

患者病情稳定,未诉头晕、头痛,无恶心、呕吐,无心慌、心悸,无大汗,无憋喘,无咳嗽,无咳痰,无发热,无肢体抽搐,无大小便失禁。自排大小便正常。饮食、睡眠可。血压 14.0/8.3 kPa(105/62 mmHg)。全身皮肤黏膜未见黄染,浅表淋巴结未触及肿大。胸廓对称,无畸形。双侧呼吸运动对称,节律规则。听诊双肺呼吸音清,未闻及干、湿啰音。心前区无隆起,未触及展颤,心率齐,各瓣膜听诊区未闻及杂音及心包摩擦音。腹平软,全腹无压痛及反跳痛,未触及肿块,肝脾肋下未触及,肠鸣音正常。双下肢无水肿。神经系统查体:意识清,精神尚可,言语清晰流利,记忆、理解、判断、计算力等高级神经功能基本正常,双眼无凝视,两眼睑无下垂,眼球无突出及凹陷,双瞳孔等大等圆,直径约 3 mm,对光反应灵敏,眼球活动好,无眼震,两侧咀嚼力及角膜反射、面部感觉正常。双侧额纹对称,左侧鼻唇沟略浅,口角无明显歪斜,悬雍垂居中,软腭上抬有力,咽反射正常,伸舌基本居中,四肢肌张力正常,肌力 5 级,腹壁反射、肱二头肌反射、肱三头肌反射、膝腱反射、跟腱反射正常，双侧巴氏征（一）。

（五）经验与体会

脑梗死又称缺血性脑卒中，是一种脑部血液循环障碍，由缺血、缺氧导致的局限性脑组织缺血性坏死或软化。脑梗死是脑血管病中最常见的一种类型，约占全部急性脑血管病的 70%，以中老年患者多见，女性与男性患者的比例为 1∶1。依据病因分类：大脑动脉粥样硬化型、心源性栓塞型、小动脉闭塞型、其他明确病因型和不明原因型。脑梗死急性期治疗，时间就是大脑，要在发病 3～4.5 h，即发病 4.5 h 之内尽快到达医院治疗。如果能在 4.5 h 前进行相关检查、准备、评估、排除禁忌证，且有适应证的情况下首选静脉溶栓治疗。静脉溶栓治疗可以有效地开通堵塞的血管，争取到最好的预后。如果考虑为颅内大血管闭塞（颈内动脉颅内段、大脑中动脉、椎基底动脉），在静脉溶栓治疗的同时可以考虑动脉取栓的桥接治疗方案。依据动脉取栓中国指南：发病 6 h 内，符合以下标准时，推荐机械取栓治疗：卒中前 MRS 在 0～1 分；缺血性卒中由颈内动脉或大脑中动脉 M_1 段闭塞引起；年龄≥18 岁；NIHSS 评分≥6 分；ASPECTS 评分≥6 分。距患者最后看起来正常时间在 6～16 h 的前循环大血管闭塞患者，当符合 DAWN 或 DEFUSE 3 研究入组标准时，强烈推荐机械取栓治疗。距患者最后看起来正常时间在 16～24 h 的前循环大血管闭塞患者，当符合 DAWN 研究入组标准时，推荐使用机械取栓治疗。针对此患者发病时间，临床表现及影像学检查，支持机械取栓证据，急症行全脑血管造影术，术中证实为右侧大脑中动脉闭塞，采取 ADAPT 技术开通闭塞血管，开通时间较短，患者预后良好，出院时患者 NIHSS 评分 1 分。

（陈凡增）

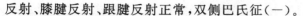

第十二节 烟 雾 病

一、发现与命名

烟雾病（MMD）是一种病因不明的、以双侧颈内动脉末端及大脑前动脉、大脑中动脉起始部慢性进行性狭窄或闭塞为特征，并继发颅底异常血管网形成的一种脑血管疾病。首先由日本的清水和竹内报道此病，铃木等根据脑血管造影时所见的血管形态学上的表现，即脑基底部的异常血管网很像吸烟时吐出的烟雾，故命名为"烟雾病"。其命名是根据脑血管造影时的血管形态学上的改变，即表现为颈内动脉虹吸部末端及大脑前或大脑中动脉近端的狭窄、闭塞并伴有脑基底部的异常血管的形成。文献报道中关于此病的命名很多，比较混乱。文献中曾用过的名称有"脑底毛细血管扩张症""脑底动脉环闭塞症""烟雾综合征""颅底异常血管网症""脑底动脉闭塞伴毛细血管扩张""特发性脑底动脉环闭塞症""韦利环发育不全""多发性进行性颅内动脉环闭塞""脑血管血栓性闭塞伴异网循环""颈内动脉发育不全伴假性血管瘤""自发性脑底动脉闭塞症""双侧颈内动脉形成不全症""脑底部双侧颈内动脉血管瘤样畸形""异网 Rete mirable"及"Nishimoto-Takeuchi-kudo 病"等 20 余种叫法。其中以日本学者铃木命名的"烟雾病"应用最广。

烟雾综合征（MMS）是一种慢性进展性脑血管病，又称"类烟雾病"，日本修订的 MMD 诊断治疗指南中，将 MMS 明确定义为在伴发明确基础疾病的前提下，双侧（或）单侧颈内动脉（ICA）

远端和(或)大脑前动脉(ACA)、大脑中动脉((MCA)、大脑后动脉(PCA)一支或多支血管近端进行性狭窄或闭塞,并且在狭窄血管周围伴发异常血管网形成的脑血管疾病。如果单侧 MMD 伴动脉粥样硬化、自身免疫性疾病等基础疾病,我们也可将其称之为 MMS。MMS 主要特点是 ICA 远端及其主要分支近端管腔进行性狭窄至闭塞,并在颅底形成烟雾状异常血管网,常伴发一种或多种基础疾病,如 Down's 综合征、神经纤维瘤病等。

二、流行病学

由于本病最先由日本人报道,当时日本学者认为此病是日本民族所特有的疾病,后来欧美、东南亚、大洋洲、朝鲜等国家亦相继报道此病。Simon 报道 1 例 10 岁法国儿童患有烟雾病,Taveras 在美国报道 11 例,Urbanek 在捷克报道 1 例儿童患者。Lee 首次报道了 11 例发生在香港中国人的病例,以后国内李树新于报道了 4 例。此病不仅发生在日本人,而且高加索人、法国人等白种人,以及黑人和中国黄种人都有发生。由此看来,此病遍布全世界各地。近年来国内北京、上海、山东、河南、武汉、安徽、辽宁、河北、内蒙古等地也都有了报道。由于此病的确诊依靠脑血管造影,到目前为止尚无法对其发病率作出客观的估计。尽管如此,文献报道已说明此病并非少见的脑血管疾病。

三、病因学

迄今,有关此病的病因尚不完全清楚,主要有以下几种因素。

(一)遗传性因素

烟雾病患者存在种族易感性和家族聚集性。流行病学研究显示烟雾病患者中 6%～12% 有家族史,提示遗传因素在烟雾病的发病过程中起着极其重要的作用。另有研究显示,家族性烟雾病的遗传方式为伴有不完全外显率的常染色体显性遗传,利用全基因组分析,已明确家族性烟雾病的基因位点为 3p24－p26 和 8q23,染色体分析其位于 6q25(D6S441)和 17q25。有遗传倾向的烟雾病家族(三代及三代以上受影响),其染色体有明显的遗传位点。在这些家族中发现 17q25.3 有显著的连锁遗传。

(二)免疫学因素

烟雾病并不是传统意义上的自身免疫性疾病,但很多研究报道,病变部位血管内膜增厚层内存在大量 IgG、IgM 等免疫球蛋白的沉积,患者血液内 α2 巨球蛋白、转铁蛋白水平升高,因此免疫介导的病理改变可能参与了烟雾病的发病过程。

(三)机体内环境因素

烟雾病患者血清中碱性成纤维细胞生长因子(bFGF)、肝细胞生长因子(HGF)、VEGF 表达水平及 EPCs 的数量均明显升高。血管生长因子,VEGF、bFGF、转化生长因子-β(TGF-β)及其受体以及黏附分子、有丝分裂原等在血管形成中发挥着重要作用。这些结果说明烟雾病的发生、发展离不开内环境因素。

四、病理学与发病机制

(一)病理解剖学

烟雾病的病理解剖变化主要有以下三种改变。

1.大脑基底部的大血管闭塞或极度狭窄

颈内动脉分叉部、大脑前动脉和大脑中动脉起始部、脑底动脉环管腔狭窄、闭塞。受损的动脉表现为细小、内皮细胞增生、内膜明显增厚,内弹力层增厚而致使动脉管腔狭窄或闭塞,中膜肌层萎缩、薄弱与部分消失,可有淋巴细胞浸润。狭窄闭塞的颈内动脉病理改变为:内弹力层高度屈曲,部分变薄,部分断裂,部分分层,部分增厚;内膜呈局限性离心性增厚,内膜内有平滑肌细胞,胶原纤维和弹力纤维;中层明显变薄,多数平滑肌细胞坏死、消失。就闭塞性血管的病变性质而言,有的符合先天性动脉发育不全,有的为炎性或动脉硬化性改变,有的为血栓形成。例如钩端螺旋体病引起者为全动脉炎。

2.异常血管网

主要位于脑底部及基底核区。表现为管壁变薄、扩张,数量增多,易破裂出血等。异常血管网为来自大脑动脉环前、后脉络膜动脉、大脑前动脉、大脑中动脉和大脑后动脉的扩张的中等或小的肌型血管,这些血管通常动静脉难辨,狭窄的异常血管网小动脉的内膜可见有水肿、增厚,中层弹力纤维化,弹力层变厚、断裂,导致血管屈曲、血栓形成闭塞。扩张的小动脉可表现为中层纤维化,管腔变薄,弹力纤维增生,内膜增厚等,有时内弹力层断裂,中层变薄,形成微动脉瘤而破裂出血。随着年龄的增大,扩张的血管可进行性变细,数量减少,狭窄动脉增加。

3.脑实质内继发血液循环障碍的变化

表现为出血性或缺血性及脑萎缩等病理改变。

电镜下观察证明烟雾病是一种广泛的影响脑血管的疾病。最明显的变化就是平滑肌细胞的变性、坏死、消失和内弹力层的破坏。

(二)病理生理学

当血管狭窄、闭塞发生时,侧支循环也在逐渐形成。侧支循环增多并相互吻合成网状,管腔显著扩张形成异常血管网。异常血管网作为代偿供血的途径。当脑底动脉环闭塞时,脑底动脉环作为一个有力的代偿途径已失去作用,因此,只有靠闭塞部位近端发出的血管,通过扩张、增生进行代偿供血。这些代偿作用的异常血管网可延续形态及走行大致正常的大脑前、中动脉。如果血管闭塞的部位继续向近侧端发展,就可能使异常血管网的起源处闭塞,从而导致异常血管网的消失。因此,异常血管网的形成是特定部位闭塞的特殊代偿供血的形式,而不是本质的东西,它可见于大脑动脉环的前部,也可见于其后部。如果闭塞继续发展而闭塞了异常血管网的起始点,或闭塞部位在起点的近端,那么可没有异常血管的出现。

(三)发病机制

血管中层平滑肌细胞的破坏、增生与再破坏、再增生,反复进行可能是烟雾病发病的形态学基础。

当血管狭窄或闭塞形成时,侧支循环逐渐建立,形成异常血管网,多数异常血管网是一些原始血管的增多与扩张形成的。当血管闭塞较快以至于未形成足够的侧支循环进行代偿供血时,那么,临床上就表现为脑缺血的症状。若血管闭塞形成后,其近端压力增高,造成异常脆弱的、菲薄的血管网或其他异常血管破裂,临床上就出现颅内出血的症状。当颅内大动脉完全闭塞时,侧支循环已建立,病变就停止发展。由于病变的血管性质不同,病变的程度不一,侧支循环形成后在长期血流障碍的作用下,新形成的血管又可发生病变,故其临床症状可表现为反复发作或交替出现。

五、临床表现

本病没有特征性的临床症状与体征,大致可分为缺血性与出血性两组表现,而缺血性表现与一般颅内动脉性缺血表现相似,出血组也无异于一般的颅内出血。

(一)缺血性表现

约 46％的患者出现脑缺血的症状与体征。且常发生在少年组,15 岁以下者约 95％以脑缺血为首发症状,这是由于烟雾状的血管狭窄、闭塞,是造成脑梗死的原因,这种脑梗死多为多发性的。其脑缺血可表现为早期为一过性短暂性脑缺血发作(TIA),约 20％的患者出现,以后多次反复发作后,随着血管狭窄的进一步发展导致闭塞,即可出现永久性脑缺血性表现。常表现为进行性智力低下、癫痫发作(9％)、轻偏瘫(92％)、头痛、视力障碍、语言障碍、不自主运动、精神异常、感觉障碍、脑神经麻痹、眼球震颤、四肢痉挛、颈部抵抗感等,这些表现可以作为首发症状出现,也可随疾病的发展伴随产生,也可呈反复发作,且每次发作多数相同,肢体瘫痪可交替出现。这些临床表现与颈内动脉狭窄的程度、累及的范围以及代偿性侧支循环建立是否完善有关。临床上发病常以发作性肢体无力或轻偏瘫多见,以头痛、呕吐起病者亦不少见,少数患者可以惊厥起病伴意识丧失,醒后偏瘫。儿童起病多较轻,易反复发作,可遗有后遗症。病程多 2～3 年或更长些,亦有患者表现为类脑瘤征象。

(二)出血性表现

约 41％的患者可表现出血性症状与体征。颅内出血表现为蛛网膜下腔出血、脑内出血或脑室内出血,其中以蛛网膜下腔出血多见(60％)。颅内出血是导致烟雾病患者死亡的主要原因。出血性表现多发生在成人组,约半数以上成人初发为蛛网膜下腔出血。其临床表现与一般颅内出血类似,即突然出现不同程度的头痛、头晕、意识障碍、偏瘫、失语、痴呆等。成年组中可发现囊状动脉瘤,主要位于基底动脉分叉处,也可见于侧脑室边缘,瘤颈多在 2～6 mm。因此,动脉瘤破裂也是烟雾病出血的重要原因之一,并且动脉瘤可以复发。烟雾病患者常见出血部位是脑室,后遗症因出血量,出血部位不同而不同,部分患者反复出血,预后极差。

按照其发病的形式可将烟雾病分为三型:①卒中型;②渐进型;③反复发作型。这对临床诊断参考具有一定的指导意义。

按照临床上可以观察到的病变过程可将其分为三期:①颅内动脉闭塞期;②侧支循环期;③神经症状期。事实上这三期没有严格的分界,而且相互交错或同时发生,只是为了临床上便于叙述而人为地分期而已。

不同类型烟雾病的症状的发生率有所差异,在缺血型和出血型中,肌无力、意识障碍、感觉障碍、头痛、言语障碍最为常见。但出血型烟雾病首发症状中,意识障碍和头痛较肌无力更为多见。不同年龄段烟雾病的发病类型亦不相同,儿童烟雾病以缺血型为主。当患者年龄＞25 岁时,通常以出血型为主,但缺血型发生率也维持在较高水平。单侧烟雾病表现为颈内动脉末端单侧狭窄或闭塞,并伴有烟雾状血管的形成,而不伴有基础疾病。儿童患者单侧烟雾病合并对侧颈内动脉末端狭窄时,称为确定性烟雾病而不再是单侧烟雾病。单侧烟雾病的症状与明确的烟雾病症状相同,除缺血症状外,还包括出血症状,并发颅内动脉瘤、不随意运动等。单侧烟雾病可向双侧烟雾病进展。

六、分期与分型

(一)SUZUKI 分期

Ⅰ期:颈内动脉末端狭窄,通常累及双侧。

Ⅱ期:脑内主要动脉扩张,脑底产生特征性异常血管网(烟雾状血管)。

Ⅲ期:颈内动脉进一步狭窄或闭塞,逐步累及 MCA 及 ACA;烟雾状血管更加明显(大多数病例在此期发现)。

Ⅳ期:整个大脑动脉环甚至 PCA 闭塞,颅外侧支循环开始出现;烟雾状血管开始减少。

Ⅴ期:Ⅳ期的进一步发展。

Ⅵ期:颈内动脉及分支完全闭塞,烟雾状血管消失;脑的血供完全依赖于颈外动脉和椎基底动脉系统的侧支循环。

典型的发展过程多于儿童患者而少见于成人患者,且可以停止在任何阶段,少部分患者可发生自发性改善。

(二)Matsushima 临床分型

Ⅰ型:(TIA 型)TIA 或 RIND 发作每月≤2 次,无神经功能障碍,头颅 CT 无阳性发现。

Ⅱ型:(频发 TIA 型)TIA 或 RIND 发作每月 >2 次,但无神经功能障碍,头颅 CT 无阳性发现。

Ⅲ型:(TIA-脑梗死型)脑缺血频发并后遗神经功能障碍,头颅 CT 可见低密度梗死灶。

Ⅳ型:(脑梗死-TIA 型)脑梗死起病,以后有 TIA 或 RIND 发作,偶然可再次出现脑梗死。

Ⅴ型:(脑梗死型)脑梗死起病,可反复发生梗死,但无 TIA 或 RIND 发作。

Ⅵ型:(出血型或其他)侧支烟雾血管破裂出血或者微小动脉瘤破裂出血,以及无法归纳为上述各型者。

七、辅助检查

(一)脑血管造影

脑血管造影是诊断烟雾病和烟雾综合征的金标准,还可用于疾病分期和手术疗效评价。

1.双侧颈内动脉床突上段和大脑前、中动脉近端有严重的狭窄或闭塞

以颈内动脉虹吸部 C_1 段的狭窄或闭塞最常见,几乎达 100%,延及 C_2 段者占 50%,少数患者可延及 C_3、C_4 段。而闭塞段的远端血管形态正常。双侧脑血管造影表现基本相同,但两侧并非完全对称。少数病例仅一侧出现上述血管的异常表现。一般先始于一侧,以后发展成双侧,先累及大脑动脉环的前半部,以后发展到其后半部,直至整个动脉环闭塞,造成基底核、丘脑、下丘脑、脑干等多数脑底穿通动脉的闭塞,形成脑底部异常的血管代偿性侧支循环。

2.在基底核处有显著的毛细血管扩张网

在基底核处有显著的毛细血管扩张网即形成以内外纹状体动脉及丘脑动脉、丘脑膝状体动脉、前后脉络膜动脉为中心的侧支循环。

3.有广泛而丰富的侧支循环形成

其包括颅内、外吻合血管的建立。其侧支循环通路有以下三类:①当颈内动脉虹吸部末端闭塞后,通过大脑后动脉与大脑前、中动脉终支间吻合形成侧支循环;②未受损的动脉环及虹吸部的所有动脉分支均参与基底核区的供血,构成侧支循环以供应大脑前、中动脉所属分支,因此,基

底核区形成十分丰富的异常血管网是本病的最重要的侧支循环通路;③颈外动脉的分支与大脑表面的软脑膜血管之间吻合成网。

根据连续血管造影观察及脑底部血管的动力学变化,将烟雾病分为六期。

(1)Ⅰ期:颈内动脉分叉处狭窄期。脑血管造影仅见颈内动脉末端和(或)大脑前、中动脉起始段有狭窄,其他血管正常。

(2)Ⅱ期:异常血管网形成期。此期可见脑底部大血管狭窄发展,烟雾状血管出现,所有的主要脑血管扩张。

(3)Ⅲ期:异常血管网增多期。此期脑底部的烟雾状血管增多、增粗,大脑前、中动脉充盈不良。

(4)Ⅳ期:异常血管网变细期。此期烟雾状血管变细,数目减少,可发现大脑后动脉充盈不良。

(5)Ⅴ期:异常血管网缩小期。此期烟雾状血管进一步减少,所有主要的脑动脉均显影不良或不显影。

(6)Ⅵ期:异常血管网消失期。此期烟雾状血管消失,颈内动脉系统颅内段全不显影,脑血循环仅来自颈外动脉或椎动脉系统。

另外,铃木二郎报道了其他两种形式的烟雾病。①筛部烟雾病:烟雾状血管位于眶内,其侧支循环途径为颌外动脉→眼动脉→筛前动脉(筛部烟雾病)→额叶底软脑膜血管。这种形式的烟雾病多见儿童,成人少见。②头盖部烟雾病:头盖部烟雾状血管来自脑膜中动脉和颞浅动脉经硬脑膜的吻合,所有的吻合血管部位均与骨缝一致。

(二)CT 扫描

烟雾病在 CT 扫描中可单独或合并出现以下几种表现。

1.多发性脑梗死

这是由于不同部位的血管反复闭塞所致,多发性脑梗死可为陈旧性,亦可为新近性,并可有大小不一的脑软化灶。

2.继发性脑萎缩

继发性脑萎缩多为局限性的脑萎缩。这种脑萎缩与颈内动脉闭塞的范围有直接关系,并且颈内动脉狭窄越严重,血供越差的部位,脑萎缩则越明显。而侧支循环良好者,CT 上可没有脑萎缩。脑萎缩好发于颞叶、额叶、枕叶,2～4 周达高峰,以后逐渐好转。其好转的原因可能与侧支循环建立有一定的关系。

3.脑室扩大

约半数以上的患者出现脑室扩大,扩大的脑室与病变同侧,亦可为双侧,脑室扩大常与脑萎缩并存。脑室扩大与颅内出血有一定的关系,严重脑萎缩伴脑室扩大者,以往没有颅内出血史,而轻度脑萎缩伴明显脑室扩大者,以往均有颅内出血史。这可能是蛛网膜下腔出血后的粘连,影响了脑脊液的循环所致。

4.颅内出血

61.6％～77.3％的烟雾病患者可发生颅内出血。以蛛网膜下腔出血最多见,约占 60％,脑室内出血也较常见,占 28.6％～60％,多合并蛛网膜下腔出血,其中 30％的脑室内出血为原发性脑室内出血。此乃菲薄的异常血管网破裂所致。脑内血肿以额叶多见,形状不规则,大小不一致。邻近脑室内者,可破裂出血,血肿进入脑室。邻近脑池者可破裂后形成蛛网膜下腔出血。

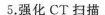

5.强化 CT 扫描

强化 CT 扫描可见基底动脉环附近的血管变细,显影不良或不显影。基底核区及脑室周围可见点状或弧线状强化的异常血管团,分布不规则。

6.CT 灌注成像(CTP)

CTP 可评估缺血范围、判断脑血流量。

（三）MRI

MRI 可显示烟雾病以下病理形态变化:①无论陈旧性还是新近性脑梗死均呈长 T_1 与长 T_2,脑软化灶亦呈长 T_1 与长 T_2。在 T_1 加权像上呈低密度信号,在 T_2 加权像上则呈高信号。②颅内出血者在所有成像序列中均呈高信号。③局限性脑萎缩以额叶底部及颞叶最明显。④颅底部异常血管网因流空效应而呈蜂窝状或网状低信号血管影像。

（四）脑电图

一般无特异性变化。无论是出血患者还是梗死患者,其脑电图的表现大致相同,均表现为病灶侧或两侧慢波增多,并有广泛的中、重度节律失调。根据异常电脑图产生的不同波形、不同部位可分为三种类型:①大脑后半球形,以高幅单向阵发性的或非阵发性的 δ 波为主,局限在大脑后半球,以缺血明显侧占优势;②颞中回型,以中高幅、持续性的 δ 波和 θ 波为主,局限于颞叶的中部,亦是以缺血明显侧占优势;③散发型,呈弥散性低中幅的 θ 波。过度换气可诱发慢波,提高脑电图诊断的阳性率。过度换气诱发慢波的机制,可能与脑组织血液供应的动态变化以及脑部动脉血的 pH 变化有关。

（五）脑脊液检查

脑脊液的化验检查与其他脑血管疾病相似。儿童多为缺血型表现,脑脊液检查一般正常,腰穿压力亦可正常。如有结核性脑膜炎,患者的脑脊液则呈结核性脑膜炎反应,即脑脊液细胞数增多,糖与氯化物降低,蛋白增高。如为钩端螺旋体病所致,患者脑脊液钩端螺旋体免疫反应可为阳性。若有破裂出血,腰穿脑脊液检查可出现血性脑脊液或脑脊液中有血凝块。若出血后 24 h 腰穿脑脊液呈红色,脑脊液中可见有均匀的红细胞,24 h 以后脑脊液呈棕黄色或黄色,1～3 周后黄色消失。脑脊液中的白细胞计数升高,早期为中性粒细胞增多,后期以淋巴细胞增多为主,这是血液对脑膜刺激引起的炎症反应。蛋白含量亦可升高,通常在 1 g/L 左右,脑脊液压力多在 1.57～2.35 kPa。

（六）一般化验检查

多无特异性改变。一般化验检查包括血常规、血沉、抗"O"、C 反应蛋白、黏蛋白测定、结核菌素试验以及血清钩端螺旋体凝溶试验等。血常规多数患者白细胞计数在 $10 \times 10^9 / L$ 以下;血沉可稍高,多数正常;抗"O"可稍高,亦可正常;若患者是结核性脑膜炎所致,结核菌素皮试可为强阳性;若为钩端螺旋体病引起,血清钩端螺旋体凝溶试验可为阳性。

八、诊断与鉴别诊断

（一）诊断

烟雾病是指包括病变部位相同、病因及临床表现各异的一组综合征。烟雾病这一诊断仅是神经放射学诊断,不是病因诊断,凡病因明确者,应单独将病因排在此综合征之前。仅根据临床表现是难以确诊此病的,确诊有赖于脑血管造影,有些患者是在脑血管造影中无意发现而确诊的。凡无明确病因出现反复发作性肢体瘫痪或交替性双侧偏瘫的患儿,以及自发性脑出血或脑梗死的青壮年,不论其病变部位位于幕上还是幕下,均应首先考虑到此病的可能,并且均应行脑血管造影。至于病因诊断,除详细询问病史外,尚需要其他辅助检查如血常规、脑脊液血清钩端螺旋体凝溶试验、结核菌素皮试等。由于脑电图及 CT 检查均没有特异性,故早期诊断比较困难。

(二)鉴别诊断

此病需要与脑动脉粥样硬化、脑动脉瘤或脑动静脉畸形相鉴别。一般根据临床表现及脑血管造影的改变多不难鉴别。

1.脑动脉硬化

因脑动脉硬化引起的颈内动脉闭塞患者多为老年,常有多年的高血压、高血脂史。脑血管造影表现为动脉突然中断或呈不规则狭窄,一般无异常血管网出现。

2.脑动脉瘤或脑动静脉畸形

对于烟雾病出血引起的蛛网膜下腔出血时,应与动脉瘤或脑动静脉畸形相鉴别。脑血管造影可显示出动脉瘤或有增粗的供血动脉、成团的畸形血管和异常粗大的引流静脉,无颈内动脉狭窄、闭塞和侧支循环等现象。故可资鉴别。

九、治疗

(一)急性期

对于出血组患者除脑实质内血肿较大造成脑受压者需要外科手术清除血肿,及伴有意识障碍的脑室内出血可考虑脑室引流外,一般情况下在急性期多采用保守治疗,治疗措施与其他脑血管病类似。但应当指出,此病的基本病理表现为缺血,对临床出现梗死者,因异常血管网的存在,随时有发生出血的可能,故应考虑到缺血与出血并存的特点,决定具体治疗方法。

1.一般治疗

制动,加强营养和护理,严密观察病情的变化等。

2.病因治疗

对于病因明确者,要同时针对病因进行治疗,例如,钩端螺旋体感染所致者,应首先应用大剂量青霉素治疗;如为结核性脑膜炎所致,应及时给予抗结核药物治疗;合并动脉瘤或脑动静脉畸形者,应考虑手术治疗。

3.控制脑水肿、降低颅内压

无论是发生脑出血还是脑梗死,都会继发出现血管性脑水肿,造成急性颅内压升高,严重者可发生脑疝而死亡。应恰当应用脱水药物。常用的脱水药物有 20％甘露醇,用法为每次 $1\sim2$ g/kg,每 $4\sim6$ 小时一次,连用 1 周左右,根据病情变化加以调节用量。亦可用复方甘油注射液,此药降低颅内压后无反跳现象,一般为每次 $250\sim500$ mL,每 $6\sim12$ 小时一次。心肾功能不全者可用呋塞米,每次 $0.5\sim1.0$ mg/kg,每 $6\sim8$ 小时一次。另外,亦可采用地塞米松、低温疗法等。

4.扩血管药物的应用

恰当合理地应用脑血管扩张剂是有益的,但有些情况下不宜采用。①脑梗死急性期,在脑水肿出现之前,在发病后 24 h 之内可适当应用脑血管扩张剂。②发病 3 周后脑水肿已消退,亦可适当应用脑血管扩张药物。

(二)恢复期

1.功能锻炼

对于恢复期患者,加强功能锻炼是很重要的。应该注意早锻炼。既要持之以恒又要循序渐

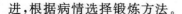

进,根据病情选择锻炼方法。

2.高压氧治疗

烟雾病患者可以采用高压氧作为辅助治疗手段进行对症治疗,来减轻脑水肿,降低颅内压,增加血氧含量。针对某些特定症状的患者或可在一定程度上缓解和改善某些脑神经功能。

3.其他疗法

可试用针灸、推拿以及离子透入等方法,促进功能恢复。

(三)手术治疗

多数病例呈进行性发展,颅内出血是预后不良的原因之一。目前尚无可靠的内科方法控制本病的病情进展,预防出血,因此,寻找外科途径就显得十分必要了。目前强调早发现、早手术,能够有效改善预后。

1.手术适应证

一般认为病程相对较短,病变范围小,尚未出现不可逆神经症状者可考虑手术治疗或经内科治疗后仍反复发作或疗效不佳者,亦可考虑手术治疗。但是以缺血发作为主的小儿病例最适于外科治疗,成人术后出血率很低,手术是唯一能够改善预后的治疗手段,应尽早手术。

2.手术方法

目前手术方式主要有以下四类。

(1)非吻合搭桥术:此类术式不做血管吻合,手术极为简单,效果亦不次于吻合术,尤适于小儿病例。常用的术式包括以下几种。①颞肌-血管联合术:此术式首先由 Henshen 设计并应用,可与颞浅动脉-大脑中动脉吻合术联合应用。此手术方式亦有不足之处,例如,手术也可能破坏已形成的侧支循环,颞肌压迫脑表面、减少局部血流,粘连广泛者可致癫痫发作,咀嚼时肌肉收缩会牵动脑组织,新生血管生长缓慢不能迅速改善血运,不能解决大脑前、后动脉供血区的问题。另外,术中是否切开蛛网膜观点不一,有人认为切开蛛网膜可促进粘连及新生血管的增生;但亦有人反对,认为切开后脑脊液外溢,可导致脑血流动态的改变及并发硬膜下血肿等。②颞浅动脉贴敷术:对于行吻合术失败者可采用此术式。其他类似的手术方式还有脑-硬膜-动脉血管联合术、脑-肌肉-动脉血管联合术等等。其优点是先前存在的侧支循环损伤小,头皮凹陷不明显,不影响外貌,手术时间短,产生的神经症状少。③硬膜翻转贴敷术:即将带有脑膜中动脉的硬膜外面敷盖于脑表面。④其他组织贴敷术:如帽状腱膜及皮下组织覆盖脑表面等。

(2)颅内外血管吻合搭桥术:主要为颞浅动脉-大脑中动脉吻合术及脑膜中动脉-大脑中动脉吻合术。Yasargil 首次应用颞浅动脉-大脑中动脉吻合术治疗此病,以后许多学者采用此类手术方式。术后患者的缺血症状均有不同程度的改善,但是颞浅动脉-大脑中动脉吻合术尚存在一些问题:①患者脑表面血管细而壁薄,吻合困难;②大脑中动脉皮层支常有闭塞;③可能破坏术前已形成的源于颞浅及脑膜中动脉的侧支循环;④大脑前动脉及大脑后动脉血供不充分,受血区域症状改善不明显;⑤吻合时暂时阻断皮层动脉可能会造成新的梗死;⑥手术后1年吻合口可能会逐渐狭窄或闭塞。其他类似的手术方式有耳后动脉-大脑中动脉吻合术、枕动脉-大脑中动脉吻合术、颞浅动脉-小脑上动脉吻合术、枕动脉-小脑上动脉吻合术,以及颅外动脉-移植血管-颅内动脉吻合术等。

(3)大网膜颅内移植术:由 Karasawa 首先采用此法治疗该病。又分带蒂大网膜颅内移植术和带血管游离大网膜颅内移植术两种,两者各有利弊。此手术方式适用于颅内外动脉吻合术或移植血管吻合术失败者,以及颅内皮层动脉广泛闭塞者。

(4)颈交感神经切除术:铃木于 1975 年首先采用颈部血管周围交感神经剥离及上颈部交感神经切除术治疗本病。在他的报告中,手术效果为成人好转率是 47.1%,15 岁以下患者好转率为 61.3%,双侧手术者更佳。但术后随访发现部分患者造影呈进行性加重,与临床症状改善矛盾,故尚待于进一步探索。

3.术式选择与手术疗效评价

一般认为在脑血管造影、CT 扫描及脑血流图等充分检查的基础上,注意预防各种并发症,各类手术方式均可一试。术式在小儿以非吻合搭桥术为首选,其他术式均可试用或分组联合应用;成人多用颞浅动脉-大脑中动脉吻合术加颞肌-血管联合术。

各项检查表明术后患者脑血流量/脑氧消耗量均明显改善,所有的手术病例在半年左右临床症状明显改善。

4.术后并发症

术后主要并发症有高灌注综合征、脑梗死、硬膜下积血、癫痫及切口愈合不良、感染等。

(1)高灌注综合征:是烟雾病脑血流重建术后最常见的并发症,不仅在直接血流重建术和联合血流重建术后存在,也可发生于仅接受间接血流重建术的患者中。怀疑高灌注综合征后,应及时进行相关处理,最关键的是保持稳定的脑血流灌注,最直接的方法是控制血压。

(2)脑梗死:脑血流重建术后 1 个月为高发时期,其中成人患者的发病率要高于儿童患者,这可能与成人患者较儿童患者血管的愈合能力更差,烟雾状血管的消失更缓慢,代偿能力还未完全体现有关。并发症常常发生于术侧,也可以发生在手术对侧。关于并发症的预防,最重要的是保持术后血流动力学的稳定,严密监测术中和术后血流动力学的变化。

(3)硬膜下积血:与长期脑血流灌注不足导致不同程度的脑萎缩,以及手术过程中脑脊液的释放有关。此外,患者术前、术后多使用抗血小板聚集药物,而且术后硬膜处于敞开状态,硬膜下积液形成,少量出血都可以积聚在硬膜下,从而形成硬膜下血肿。当硬膜下积血量少时,可以给予保守治疗;如积血量较多,则需手术治疗,但患者治疗后往往不会遗留任何神经功能障碍。

(4)癫痫:患者脑血流重建术后癫痫的发生率可高达 18.9%。为了预防癫痫发生,术后可常规给予丙戊酸钠。

(5)切口愈合不良、感染。

十、预后

本病一旦确诊应尽早手术,早期手术可明显改善预后。预后多数情况下取决于疾病的自然发展,即与发病年龄、原发病因、病情轻重、脑组织损害程度等因素有关。治疗方法是否及时恰当,亦对预后有一定影响。一般认为其预后较好,死亡率较低,后遗症少。小儿死亡率为 1.5%,成人为 7.5%。30%的小儿患者可遗有智能低下,成人颅内出血者死亡率高,若昏迷期较快度过,多数不留后遗症。从放射学观点来看,其自然病程多在 1 年至数年,一旦脑底动脉环完全闭塞,当侧支循环已建立后,病变就停止发展,因此,总的来说,其预后尚属乐观。

(陈凡增)

第十三节 脑动脉硬化症

脑动脉硬化症是指在全身动脉硬化的基础上,脑部血管的弥漫性硬化、管腔狭窄及小动脉闭塞,供应脑实质的血流减少,神经细胞变性而引起的一系列神经与精神症状。本病发病年龄大多在 50 岁以上。脑动脉硬化的好发部位多位于颈动脉分叉水平,而颈总动脉的起始部很少发生。

一、病因及发病机制

该病病因尚未完全明了,大多数学者认为与下列因素有关。

(一)脂质代谢障碍和内膜损伤

脂质代谢障碍和内膜损伤是导致动脉粥样硬化最早和最主要的原因。早期病变发生于内膜,大量中性脂肪、胆固醇由血浆中移出而沉积于血管壁的内膜上形成粥样硬化斑块。

(二)血流动力学因素的作用

脂质进入和移出内膜的速度经常处于动态的平衡。但在动脉分叉处、弯曲处、动脉成角、转向处或内膜表面不规则时,可影响血液的流层,使血液汹涌而形成旋涡流、湍流,由于高切应力和湍流的机械性损伤,致使内膜进一步损伤。血浆中的脂质向损伤的内膜移动占优势,致使高浓度的乳糜微粒及脂蛋白多聚在这一区域,加速动脉粥样硬化的发生及发展。

(三)血小板聚集作用

近年来应用扫描电子显微镜的研究发现,血小板易在动脉分叉处聚集,血小板与内皮细胞的相互作用而使内膜发生损伤,血小板在内皮细胞损伤处容易黏附,继而聚集,其结果是血小板血栓形成。

(四)高密度脂蛋白与动脉粥样硬化

高密度脂蛋白(HDL)与乳糜微粒(CM)及极低密度脂蛋白(VLDL)的代谢途径有密切关系。现已发现动脉粥样硬化患者血清高密度脂蛋白降低,故认为高密度脂蛋白降低可导致动脉粥样硬化。

(五)高血压与动脉粥样硬化

高血压是动脉粥样硬化的重要因素,患有高血压时,由于血流冲击,使动脉壁承受很强的机械压力,可促进动脉粥样硬化的发生和发展。

二、病理生理

动脉硬化早期,在动脉的内膜上出现数毫米大小的黄色脂点或出现数厘米长的黄色脂肪条。病变进一步发展则形成纤维斑块,斑块表面可破溃形成溃疡出血,亦可形成附壁血栓,可使动脉管腔变细甚至闭塞。

三、临床表现

(一)早期

脑动脉粥样硬化发展缓慢,呈进行性加重,早期表现类似神经衰弱,患者有头痛、头胀、头部压紧感,还可有耳鸣、眼花、心悸、失眠、记忆力减退、烦躁及易疲倦等症状,头晕、头昏、嗜睡及精神状态的改变。逐渐出现对各种刺激的感觉过敏,情绪易波动,有时激动、焦虑、紧张、恐惧、多疑,有时又出现对周围事物无兴趣、淡漠及颓丧、伤感,对任何事情感到无能为力、不果断。并常伴有自主神经功能障碍,如手足发冷、局部出汗,皮肤划纹征阳性。脑动脉粥样硬化时可引起脑出血,临床上可发生眩晕、昏厥等症状,并可有短暂性脑缺血发作。

(二)进展期

随着病情的进展,患者可出现许多严重的神经精神症状及体征,其临床表现有以下几类。

(1)动脉硬化性帕金森病:患者面部缺乏表情,发音低而急促,直立时身体向前弯,四肢强直而肘关节略屈曲,手指震颤而呈搓丸样,步伐小而身体向前冲,称为"慌张步态"。其他症状尚有出汗多,皮脂溢出多,言语障碍、流口水多、吞咽费力等。少数患者晚期可出现痴呆。

(2)脑动脉硬化痴呆:患者缓慢起病,呈阶梯性智能减退,早期患者可出现神经衰弱综合征,逐渐出现近记忆力明显减退,而人格、远记忆力、判断、计算力尚能在一段时间内保持完整。患者情绪不稳,易激惹、喜怒无常、夜间可出现谵妄或失眠,有时出现强哭、强笑或情绪淡漠,最后发展为痴呆。

(3)假性延髓性麻痹:其临床特征为构音障碍、吞咽困难,饮水呛咳,面无表情,轻度情绪刺激表现为反应过敏及不能控制的强哭、强笑或哭笑相似而不易分,这种情感障碍系病变侵犯皮质丘脑阻塞所致。

(4)脑神经损害:脑动脉硬化后僵硬的动脉可压迫脑底部的脑神经而使其功能发生障碍,如双鼻侧偏盲、三叉神经痛性抽搐、双侧展或面神经瘫痪,或引起一侧面肌痉挛等症状。

(5)脑动脉硬化:神经系统所出现的体征临床上可出现一些原始反射,如强握反射、口舌动作等。同时可伴有皮质高级功能的障碍,如语言障碍、吐词困难,对词的短时记忆丧失,命名不能、失用,亦出现体像障碍、皮质感觉障碍,锥体束损害及脑干、脊髓损害的症状。另外,还可出现括约肌功能障碍,如尿潴留或失禁,大便失禁等。脑动脉硬化症还可引起癫痫发作,其发作形式可为杰克森(Jackson)发作、钩回发作或全身性大发作。

四、辅助检查

(一)血生化测定

患者血胆固醇增高,低密度脂蛋白增高,高密度脂蛋白降低,血三酰甘油增高,血 β-脂蛋白增高,90%以上的患者表现为Ⅱ或Ⅳ型高脂血症。

(二)数字减影

动脉造影可显示脑动脉粥样硬化所造成的动脉管腔狭窄或动脉瘤病变。脑动脉造影显示动脉异常弯曲和伸长。动脉内膜存在有动脉粥样硬化斑,使动脉管腔变的不规则,呈锯齿状,最常见于颈内动脉虹吸部,亦可见于大脑中、前、后动脉。

(三)经颅多普勒检查

根据所测颅内血管的血流速度、峰值、频宽、流向,判断出血管有无狭窄和闭塞。

(四)CT 扫描及 MRI 检查

CT 及 MRI 可显示脑萎缩及多发性腔隙性梗死(图 7-25、图 7-26)。

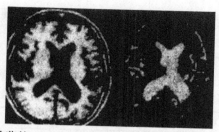

图 7-25　弥漫性脑萎缩 T_1 及 T_2 加权像,脑室系统扩大脑沟池增宽,左侧明显

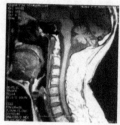

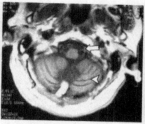
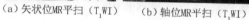
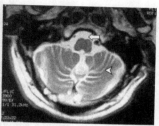

（a）矢状位MR平扫（T_1WI）　　（b）轴位MR平扫（T_1WI）　　（c）轴位MR平扫（T_2WI）

图 7-26　脑桥小脑萎缩

男,52 岁,双下肢无力、走路不稳 1 年,二便功能障碍 2 个月。（a）～（c）显示小脑体积变小,脑沟增宽加深（▷）,脑桥变细（➡）,桥前池明显增宽（⇨）,第四脑室扩大。诊断为橄榄脑桥小脑萎缩

（五）眼底检查

40％左右的患者有视网膜动脉硬化症,表现为动脉迂曲,动脉直径变细不均,动脉反光增强,呈银丝样改变及动静脉交叉压迹等。

五、诊断

（1）年龄在 45 岁以上。

（2）初发高级神经活动不稳定的症状或脑弥漫性损害症状。

（3）有全身动脉硬化,如眼底动脉硬化Ⅱ级以上或主动脉弓增宽及颞动脉或桡动脉较硬及冠心病等。

（4）神经系统阳性体征如腱反射不对称,掌颌反射阳性及吸吮反射阳性等。

（5）血清胆固醇增高。

（6）排除其他脑病。

上述 6 项为诊断脑动脉硬化的最低标准。可根据身体任何部位的动脉硬化症状,如头部动脉的硬化,精神、神经症状呈缓慢进展,伴以短暂性脑卒中样发作,或有轻重不等的较广泛的神经系统异常。有脑神经、锥体束和锥体外系损害,并除外颅内占位性病变,结合实验室检查可以做出临床诊断。

六、鉴别诊断

本病应与以下疾病相鉴别。

（一）神经衰弱综合征

脑动脉硬化发病多在 50 岁以后,没有明显的精神因素,临床表现以情感脆弱、近记忆减退为

突出症状。此外,表现为思维活动迟钝,工作能力下降,眼底动脉硬化及血脂明显增高均可与神经衰弱鉴别。

(二)阿尔茨海默病

脑动脉硬化症晚期可出现痴呆,故应与阿尔茨海默病相鉴别(表 7-3)。

表 7-3　脑动脉硬化性痴呆与阿尔茨海默病的鉴别

项目	脑动脉硬化性痴呆	阿尔茨海默病
发病年龄	50～75 岁	70～75 岁
病理改变	多发性脑微梗死灶	脑组织中老年斑与神经纤维缠结
高血压动脉硬化	常有,病起决定性作用	或无,不起决定性作用
情感障碍	脆弱,哭笑无常	淡漠,反应迟钝
人格改变	有,相对较完整	迅速衰退
记忆力	有,近事遗忘	十分突出,远近事记忆均障碍
定向力	有	时间、地点、人物定向均差
智能障碍	选择性或镶嵌性衰退	全面衰退
自知力	保持较久	早期丧失
定位特征	常有,明显	无特异性
进展情况	阶梯或进展	迅速加重而死亡

(三)颅内占位性病变

颅内占位性病变如脑瘤、转移瘤、硬脑膜下血肿。颅内占位性病变常缺乏血管硬化的体征,多伴有进行性颅内压增高及脑脊液蛋白高的表现。CT 扫描或 MRI 检查可加以鉴别。

(四)躯体性疾病

躯体性疾病如营养障碍、严重贫血、内分泌疾病、心肺疾病伴缺氧和二氧化碳潴留、肾脏疾病伴尿毒症、慢性充血性心力衰竭、低血糖、脑积水等,均应加以鉴别。以上各种疾病可根据临床特征、辅助检查加以鉴别。

七、治疗

(一)一般防治措施

(1)合理饮食:食用低胆固醇、低动物性脂肪食物,如瘦肉、鱼类、低脂奶类。提倡饮食清淡,多食富含维生素 C(新鲜蔬菜、瓜果)和植物蛋白(豆类及其制品)的食物。

(2)适当的体力劳动和体育锻炼:对预防肥胖,改善循环系统的功能和调整血脂的代谢有一定的帮助,是预防本病的一项积极措施。

(3)生活要有规律:合理安排工作和生活,保持乐观,避免情绪激动和过度劳累,要有充分的休息和睡眠,在生活中不吸烟、不饮酒。

(4)积极治疗有关疾病如高血压、糖尿病、高脂血症、肝肾及内分泌疾病等。

(二)降低血脂

高脂血症经用体育疗法、饮食疗法仍不降低者,可选用降脂药物治疗。

(1)氯贝丁酯(安妥明):0.25～0.5 g,3 次/天,口服。病情稳定后应酌情减量维持。其能降低三酰甘油,升高高密度脂蛋白。少数患者可出现荨麻疹或肝、肾功能变化,需定期检查肝肾功能。

(2)二甲苯氧庚酸(吉非罗齐,诺衡):300 mg,3 次/天,口服。其效果优于氯贝丁酯,有降低三酰甘油、胆固醇,升高高密度脂蛋白的作用。不良反应同氯贝丁酯。

(3)非诺贝特(普鲁脂芬):0.1 g,3 次/天,口服。它是氯贝丁酯的衍生物,血尿半衰期较长,作用较氯贝丁酯强,能显著降低三酰甘油和血浆胆固醇,显著升高血浆高密度脂蛋白。不良反应较轻,少数病例出现血清谷丙转氨酶及血尿素氮暂时性轻度增高,停药后即恢复正常。原有肝肾功能减退者慎用,孕妇禁用。

(4)普罗布考(丙丁酚):500 mg,3 次/天,口服。能阻止肝脏中胆固醇的乙酰乙酸生物合成,降低血胆固醇。

(5)亚油酸:300 mg,3 次/天,口服,或亚油酸乙酯1.5~2 g,3 次/天,口服。其为不饱和脂肪酸,能抑制脂质在小肠的吸收与合成,影响血浆胆固醇的分布,使其较多地向血管壁外的组织中沉积,降低血管中胆固醇的含量。

(6)考来烯胺(消胆胺):4~5 g,3 次/天,口服。因其是阴离子交换树脂,服后与胆汁酸结合,断绝胆酸与肠-肝循环,促使肝中胆固醇分解成胆酸,与肠内胆酸一同排出体外,使血胆固醇下降。

(7)胰肽酶(弹性酶):每片150~200 U,1~2 片,3 次/天,口服。服 1 周后见效,8 周达高峰。它能水解弹性蛋白及糖蛋白等,能阻止胆固醇沉积在动脉壁上,并能提高脂蛋白脂酶活性,能分解乳糜微粒,降低血浆胆固醇。无不良反应。

(8)冠心舒:20 mg,3 次/天,口服。其是从猪十二指肠提取的糖胺多糖类药物,能显著地降低血浆胆固醇和三酰甘油,促进纤维蛋白溶解,抗血栓形成。对一过性脑缺血发作、脑血栓、椎-基底动脉供血不足等有明显疗效。

(9)吡卡酯(安吉宁,吡醇氨酯):250~500 mg,3 次/天,口服。6 个月为 1 个疗程。能减少血管壁上胆固醇的沉积,减少血管内皮损伤,防止血小板聚集。不良反应较大,有胃肠道反应,少数病例有肝功能损害。

(10)月见草油1.2~2 g,3 次/天,口服。本品是含亚油酸的新药,为前列腺素前体,具有降血脂,降胆固醇,抗血栓作用。不良反应小,偶见胃肠道反应。

(11)多烯康胶丸:每丸0.3 g 或0.45 g,每次1.2~1.5 g,3 次/天,口服。为我国首创的富含二十碳五烯酸(EPA)和二十二碳六烯酸(DAH)的浓缩鱼油。其含 EPA 和 DAH 达70%以上,降低血三酰甘油总有效率为86.5%,降低血胆固醇总有效率为68.6%,并能显著抑制血小板聚集和阻止血栓形成,长期服用无毒副反应,而且疗效显著。

(12)甘露醇烟酸酯片:400 mg,3 次/天,口服。是我国生产的降血脂、降血压的新药。降血三酰甘油的有效率达75%,降舒张压的有效率达93%,使头痛、头晕、烦躁等症状得到改善。

(13)其他维生素 C、B 族维生素、维生素 E、烟酸等药物。

(三)扩血管药物

扩血管药物可解除血管运动障碍,改善血循环,主要作用于血管平滑肌。

(1)盐酸罂粟碱:可改善脑血流,60~90 mg,加入 5%葡萄糖液或右旋糖酐-40 500 mL 中静脉滴注,1 次/天,7~10 d 为 1 个疗程。或30~60 mg,1~2 次/天,肌内注射。

(2)己酮可可碱:0.1 g,3 次/天,口服。除扩张毛细血管外,还增进纤溶活性,降低红细胞上的脂类及黏度,改善红细胞的变形性。

(3)盐酸倍他啶、烟酸、山莨菪碱、血管舒缓素等均属常用扩血管药物。

(四)钙通道阻滞剂

其作用机制有：①扩张血管，增加脑血流量，阻滞 Ca^{2+} 跨膜内流。②抗动脉粥样硬化，降低胆固醇。③抗血小板聚集，减低血黏度，改善微循环。④保护细胞，避免脑缺血后神经元细胞膜发生去极化。⑤维持红细胞变形能力，是影响微循环中血黏度的重要因素。

(1)尼莫地平：30 mg，2～3 次/天，口服。

(2)尼卡地平：20 mg，3 次/天，口服，3 d 后渐增到每天 60～120 mg，不良反应为少数人思睡、头晕、倦怠、恶心、腹胀等，减量后即可消失，一般不影响用药。而肝肾功能差和低血压者慎用，颅内出血急性期、妊娠、哺乳期患者禁用。

(3)地尔硫䓬(硫氮草酮)：30 mg，3 次/天，口服。不良反应为面红、头痛、心动过速、恶心、便秘、个别患者有转氨酶暂时升高。孕妇慎用，心房颤动、心房扑动者禁用。注意不可嚼碎药片。

(4)氟桂利嗪：5～10 mg 或 6～12 mg，1 次/天，顿服。不良反应为乏力、头晕、嗜睡、脑脊液压力增高，故颅内压增高者禁用。

(5)桂利嗪(脑益嗪)：25 mg，3 次/天，口服。

(五)抗血小板聚集药物

因为血小板在动脉粥样硬化者体内活性增高，并释放平滑肌增生因子使血管内膜增生。升高血中半胱氨酸，导致血管内皮损伤，脂质易侵入内膜，吞噬大量的低密度脂蛋白的单核巨噬细胞，在血管壁内转化为泡沫细胞，而形成动脉粥样硬化病变，因此抗血小板治疗是防治脑血管病的重要措施。

(1)肠溶阿司匹林(乙酰水杨酸)：50～300 mg，1 次/天，口服，是花生四烯酸代谢中环氧化酶抑制剂，能减少环内过氧化物，降低血栓素 A_2 合成。

(2)二十碳五烯酸：1.4～1.8 g，3 次/天，口服。它在海鱼中含量较高，是一种多烯脂肪酸。在代谢中可与花生四烯酸竞争环氧化酶，减少血栓烷 A 的合成。

(3)银杏叶胶囊(或银杏口服液)：能扩张脑膜动脉和冠状动脉，使脑血流量和冠脉流量增加，并能抗血小板聚集，降血脂及降低血浆黏稠度，达到改善心脑血循环的功能。银杏叶胶囊 2 丸，3 次/天，口服。银杏口服液 10 mL，3 次/天，口服。

(4)双嘧达莫(潘生丁)：50 mg，3 次/天，口服。能使血小板环磷腺苷增高，延长血小板的寿命，抑制血小板聚集，扩张心脑血管等。

(5)藻酸双酯钠：0.1 g，3 次/天，口服。也可 0.1～0.2 g 静脉滴注。具有显著的抗凝血、降血脂、降低血黏度及改善微循环的作用。

(六)脑细胞活化剂

脑动脉硬化时，可引起脑代谢障碍，导致脑功能低下，为了恢复脑功能和改善临床症状，常用以下药物。

(1)胞磷胆碱：0.2～0.5 g，静脉注射或加用 5％～10％葡萄糖后静脉滴注，5～10 d 为 1 个疗程。或 0.1～0.3 g/d，分 1～2 次肌内注射。它能增强与意识有关的脑干网状结构功能，兴奋锥体束，促进受伤的运动功能的恢复，还能增强脑血管的张力及增加脑血流量，增强细胞膜的功能，改善脑代谢。

(2)甲磺双氢麦角胺(舒脑宁)1 支(0.3 mg)，1 次/天，肌内注射，或 1 片(2.5 mg)，2 次/天，口服。其为最新脑细胞代谢机能改善剂。它能作用于血管运动中枢，抑制血管紧张，促进循环功能，能使脑神经细胞的机能再恢复，促使星状细胞摄取充足的营养素，使氧、葡萄糖等能量输送到脑神经细胞，从而改善脑神经细胞新陈代谢。

（3）素高捷疗：0.2～0.4 g，1 次/天，静脉注射，或加入 5％葡萄糖中静脉滴注，15 d 为 1 个疗程。可激发及加快修复过程。在供氧不足的状态下，改善氧的利用率，并促进养分穿透入细胞。提高与能量调节有关的代谢率。

（4）艾地苯醌（维伴）：30 mg，3 次/天，口服。能改善脑缺血的脑能量代谢（包括激活脑线粒体、呼吸活性、改善脑内葡萄糖利用率），改善脑功能障碍。

（吕祖光）

第十四节　颅内血管畸形

颅内血管畸形是脑血管先天发育异常性病变。由于胚胎期脑血管胚芽发育障碍形成的畸形血管团，造成脑局部血管的数量和结构异常，并影响正常脑血流。可发生在任何年龄，多见于40 岁以前的青年人，占 60％～72％。可见于任何部位，但大脑半球发生率最高，为 45％～80％，8％～18％在内囊、基底节或脑室；也有国外学者报道脑室内及其周围的血管畸形占所有血管畸形的 8％，发生于颅后窝的血管畸形占 10％～32％。有 6％为存在两个以上同一种病理或不同种病理的多发性颅内血管畸形，有的甚至同时存在十多个互不相连的海绵状血管瘤。

由于颅内血管畸形的临床和病变的多样化，其分类意见亦不同，目前临床主要采用 Russell 和 Rubinstein 分类方法将颅内血管畸形分为四类：①脑动静脉畸形。②海绵状血管瘤。③毛细血管扩张。④脑静脉畸形。这些血管畸形的组成及血管间的脑实质不同。

一、脑动静脉畸形

脑动静脉畸形又称脑血管瘤、血管性错构瘤、脑动静脉瘘等，在畸形的血管团两端有明显的供血输入动脉和回流血的输出静脉。虽然该病为先天性疾病，但大多数患者在若干年后才表现出临床症状，通常 50％～68％可发生颅内出血，其自然出血率每年为 2％～4％，首次出血的病死率近 10％，致残率更高。其发病率报道不一，美国约为 0.14％，有学者回顾一般尸检和神经病理尸检资料，发现其发病率为 0.35％～1.10％，回顾 4 069 例脑解剖，脑动静脉畸形占 4％。与动脉瘤发病率比较，国外的资料显示脑动静脉畸形比脑动脉瘤少见，综合英美两国 24 个医疗中心收治的脑动静脉畸形和动脉瘤患者的比率是 1∶6.5。

（一）病因及发病机制

在胚胎早期原始脑血管内膜胚芽逐渐形成管道，构成原始血管网，分化出动脉和静脉且相互交通，若按正常发育，动静脉之间应形成毛细血管网，如若发育异常，这种原始的动静脉的直接交通就遗留下来而其间无毛细血管网相隔，因无正常的毛细管阻力，血液直接由动脉流入静脉，使动脉内压大幅度下降，可由正常体循环平均动脉压的 90％降至 45％～62％，静脉因压力增大而扩张，动脉因供血增多而变粗，又有侧支血管的形成和扩大，逐渐形成迂曲缠绕、粗细不等的畸形血管团，血管壁薄弱处扩大成囊状。因畸形血管管壁无正常动静脉的完整性而十分薄弱，在病变部位可有反复的小出血，也由于邻近的脑组织可有小的出血性梗死软化，使病变缺乏支持也容易发生出血,血块发生机化和液化,再出血时使血液又流入此腔内,形成更大的囊腔,病变体积逐渐增大;由于病变内的动静脉畸形管壁的缺欠和薄弱,长期经受增大的血流压力而扩大曲张,甚至形成动脉瘤样改变。这些均构成了动静脉畸形破裂出血的因素。

(二)病理

1.分布

位于幕上者约占90%,幕下者约10%,左右半球的发病率相同。幕上的动静脉畸形大多数累及大脑皮质,以顶叶受累为最多,约占30%,其次是颞叶约占22%,额叶约占21%,顶叶约占10%。脑室、基底节等深部结构受累约10%,胼胝体及其他中线受累者占4%~5%。幕上病变多由大脑中动脉和大脑前动脉供血,幕下者多由小脑上动脉供血或小脑前下动脉或后下动脉供血。

2.大小和形状

脑动静脉畸形的大小悬殊,巨大者直径可达10 cm以上,可累及整个大脑半球,甚至跨越中线;微小者直径在1 cm以下,甚至肉眼难以发现,脑血管造影不能显示。畸形血管团的形状不规则,血管管径粗细不等,有时细小,有时极度扩张、扭曲,甚至走行迂曲呈螺旋状。大多数表现为卵圆形、球形或葡萄状,约有40%的病例表现出典型形状,为圆锥形或楔形。畸形的血管团一般成楔形分布,尖端指向脑室壁。

3.形态学

脑动静脉畸形是一团发育异常的,由动脉、静脉及动脉化的静脉组成的血管团,无毛细血管存在,病变区内存在胶质样变的脑组织是其病理特征之一。镜下见血管壁厚薄不等,偶有平滑肌纤维多无弹力层。血管内常有血栓形成或机化及钙化,并可伴有炎性反应。血管内膜增生肥厚,有的突向管腔内,使之部分堵塞。内弹力层十分薄弱甚至缺失,中层厚薄不一。血管壁上常有动脉硬化样斑块及机化的血凝块,有的血管可扩张成囊状。静脉可有纤维变或玻璃样变而增厚,但动静脉常难以区别。

病变血管破裂可发生蛛网膜下腔出血、脑内或脑室内出血,常形成脑内血肿,偶可形成硬脑膜下血肿。因多次反复的小出血,病变周围有含铁血黄素沉积使局部脑组织发黄,邻近的甚至较远的脑组织因缺血营养不良可有萎缩,局部脑室可扩大;颅后窝病变可致导水管或第四脑室阻塞产生梗阻性脑积水。

(三)临床分级

脑动静脉畸形差异很大,其大小、部位、深浅及供血动脉和引流静脉均各不相同。为便于选择手术对象、手术方式、估计预后及比较手术治疗的优劣,临床上将动静脉畸形进行分级,常用的分级方法有以下几种。

Spetzler分级法从三个方面对脑动静脉畸形评分:①根据畸形团大小评分。②根据畸形团所在部位评分。③根据引流静脉的引流方式评分。将三个方面的评分相加即为相应级别(表7-4)。

表7-4 Spetzler-Martin 的脑动静脉畸形的分级记分表

AVM 的大小	计分	AVM 部位	计分	引流静脉	计分
小型(最大径<3 cm)	1	非功能区	0	仅浅静脉	0
中型(最大径3~6 cm)	2	功能区	1	仅深静脉	1
大型(最大径>6 cm)	3				

(四)临床表现

绝大多数脑动静脉畸形患者可表现出头痛、癫痫和出血的症状,也有根据血管畸形所在的部位表现出相应的神经功能障碍者;少数患者因血管畸形较小或是隐性而不表现出任何症状,往往是在颅内出血后被诊断,也有是在查找癫痫原因时被发现。

1.颅内出血

颅内出血是脑动静脉畸形最常见的症状,约50%的患者为首发症状,一般多发生在30岁以下年龄较轻的患者,高峰年龄较动脉瘤早,为15～20岁。为突然发病,多在体力活动或情绪激动时发生,也有在日常活动及睡眠中发生者。表现为剧烈头痛、呕吐,甚至意识不清,有脑膜刺激症状,大脑半球病变常有偏瘫或偏侧感觉障碍、偏盲或失语;颅后窝病变可表现有共济失调、眼球震颤、眼球运动障碍及长传导束受累现象。颅内出血除表现为蛛网膜下腔出血外,可有脑内出血、脑室内出血,少数可形成硬脑膜下血肿。较大的脑动静脉畸形出血量多时可引起颅内压升高导致脑疝而死亡。出血可反复发生,约50%以上患者出血2次,30%出血3次,20%出血4次以上,最多者可出血十余次,再出血的病死率为12%～20%。再出血时间的间隔,少数患者在数周或数月,多数在1年以上,有者可在十几年以后发生,平均为4～6年。有报道13%的患者在6周以内发生再出血。小型、隐匿型、位置深在和向深部引流的脑动静脉畸形极易出血,动静脉畸形越小,其阻力越大,易出血;位于深部的动静脉畸形的供血动脉较短,病灶内的压力大,也易出血。

与颅内动脉瘤比较,脑动静脉畸形出血的特点是出血年龄早、出血程度轻、早期再出血发生率低,出血后发生脑血管痉挛较一般动脉瘤轻,出血危险程度与年龄、畸形血管团大小及部位有关。

2.癫痫

癫痫也是脑动静脉畸形的常见症状,发生率为28%～64%,其发生率与脑动静脉畸形的大小、位置及类型有关,位于皮质的大型脑动静脉畸形及呈广泛毛细血管扩张型脑动静脉畸形的发生率高。癫痫常见于30岁以上年龄较大的患者,约有半数患者为首发症状,在一部分患者为唯一症状。癫痫也可发生在出血时,以额、顶叶动静脉畸形多见。病程长者抽搐侧的肢体逐渐出现轻瘫并短小细瘦。癫痫的发作形式以部分性发作为主,有时具有Jackson型癫痫的特征。动静脉畸形位于前额叶者常发生癫痫大发作,位于中央区及顶叶者表现为局灶性发作或继发性全身大发作,颞叶病灶表现为复杂性、部分性发作,位于外侧裂者常出现精神运动性发作。癫痫发生的原因主要是由于脑动静脉畸形的动静脉短路,畸形血管团周围严重盗血,使脑局部出现淤血性缺血,脑组织缺血乏氧所引起;另外,动静脉短路血流对大脑皮质的冲击造成皮质异常放电,也可发生癫痫;由于出血或含铁血黄素沉着使病变周围神经胶质增生形成致病灶;畸形血管的点燃作用尤其是颞叶可伴有远隔处癫痫病灶。

3.头痛

约60%的患者有长期头痛的病史,16%～40%为首发症状,可表现为偏头痛局灶性头痛和全头痛,头痛的部位与病灶无明显关系,头痛的原因与畸形血管扩张有关。当动静脉畸形破裂时头痛变得剧烈且伴有呕吐。

4.神经功能障碍

约40%的患者可出现进行性神经功能障碍,其中10%者为首发症状。表现的症状由血管畸形部位、血肿压迫、脑血液循环障碍及脑萎缩区域而定。主要表现为运动或感觉性障碍,位于额叶者可有偏侧肢体及颜面肌力减弱,优势半球可发生语言障碍;位于颞叶者可有幻视、幻嗅、听觉性失语等；顶枕叶者可有皮质性感觉障碍、失读、失用、偏盲和空间定向障碍等；位于基底结者常见有震颤、不自主运动、肢体笨拙，出血后可发生偏瘫等；位于脑桥及延髓的动静脉畸形可有锥体束征、共济失调、听力减退、吞咽障碍等脑神经麻痹症状，出血严重者可造成四肢瘫、角弓反张、呼吸障碍等。神经功能障碍的原因主要与下列因素有关：①脑盗血（动静脉畸形部位邻近脑区的动脉血流向低压的畸形区，引起局部脑缺血称为脑盗血）引起短暂脑缺血发作，多见于较大的动静脉畸形，往往在活动时发作，其历时短暂，但随着发作次数的增加，持续时间加长，瘫痪程度也加重。②由于脑盗血或血液灌注不充分所致的缺氧性神经细胞死亡，以及伴有的脑水肿或脑萎缩引起的神经功能障碍，见于较大的动静脉畸形，尤其当病变有部分血栓形成时，这种瘫痪持续存在并进行性加重，有时疑为颅内肿瘤。③出血引起的神经功能障碍症状，可因血肿的逐渐吸收而减轻甚至完全恢复正常。

5.颅内杂音

颅内血管吹风样杂音占脑动静脉畸形患者的 2.4%～38.0%，患者感觉自己脑内及头皮上有颤动及杂音，但别人听不到，只有动静脉畸形体积较大且部位较浅时，才能在颅骨上听到收缩期增强的连续性杂音。横窦及乙状窦的动静脉畸形可有颅内血管杂音。主要发生在颈外动脉系统供血的硬脑膜动静脉畸形，压迫同侧颈动脉杂音减弱，压迫对侧颈动脉杂音增强。

6.智力减退

智力减退可呈现进行性智力减退，尤其在巨大型动静脉畸形患者，因严重的脑盗血导致脑的弥散性缺血和脑的发育障碍。也有因频繁的癫痫发作使患者受到癫痫放电及抗癫痫药物的双重抑制造成智力减退。轻度的智力减退在切除动静脉畸形后可逆转，较重者不易恢复。

7.眼球突出

眼球突出位于额叶或颞叶、眶内及海绵窦者可有眼球突出。

8.其他症状

动静脉畸形引流静脉的扩张或其破裂造成的血肿、蛛网膜下腔或脑室内出血，均可阻塞脑脊液循环通路而引起脑水肿，出现颅内压增高的表现。脑干动静脉畸形可引起复视。在婴儿及儿童中，因颅内血液循环障碍，可有心力衰竭，尤其是病变累及大脑大静脉者，心力衰竭甚至可能是唯一的临床症状。

（五）实验室检查

1.脑脊液

出血前多无明显改变，出血后颅内压大多在 1.92～3.84 kPa，脑脊液呈血性。

2.脑电图

多数患者有脑电图异常，发生在病变同侧者占 70%～80%，如对侧血流紊乱缺血时，也可表现异常；因盗血现象，有时一侧大脑半球的动静脉畸形可表现出双侧脑电图异常；深部小的血管畸形所致的癫痫用立体脑电图可描记出准确的癫痫灶。脑电图异常主要表现为局限性的不正常活动，包括 α 节律的减少或消失，波率减慢，波幅降低，有时出现弥散性 θ 波，与脑萎缩或脑退行性改变的脑电图相似；脑内血肿者可出现局灶性 β 波；幕下动静脉畸形可表现为不规则的慢波；约一半有癫痫病史的患者表现有癫痫波形。

3.核素扫描

一般用 ^{99m}Tc或 Hg 作闪烁扫描连续摄像，90%～95%的幕上动静脉畸形出现阳性结果，可做定位诊断。直径在 2 mm 以下的动静脉畸形不易发现。

(六)影像学检查

1.头颅 X 线平片

有异常发现者占 22%～40%，表现为病灶部位钙化斑、颅骨血管沟变深加宽等，颅底平片有时可见破裂孔或棘孔扩大。颅后窝动静脉畸形致梗阻性脑积水者可显示有颅内压增高的现象。出血后可见松果体钙化移位。

2.脑血管造影

蛛网膜下腔出血或自发性脑内血肿应进行脑血管造影或磁共振血管造影（MRA），顽固性癫痫及头痛提示有颅内动静脉畸形的可能，也应行脑血管造影或 MRA。通过造影可显示畸形血管团的部位、大小及其供血动脉有无动脉瘤和引流静脉数量、方向及有无静脉瘤样扩张，畸形团内有否伴有动静脉瘘及瘘口的大小，对血管畸形的诊断和治疗具有决定性的作用，但仍有约 11% 的患者因其病变为小型或隐型，或已被血肿破坏或为血栓所闭塞而不能被脑血管造影发现。

一般小的动静脉畸形进行一侧颈动脉造影或一侧椎动脉造影，可显示出其全部供血动脉及引流静脉；大的动静脉畸形应行双侧颈动脉及椎动脉造影，可以了解全部供血动脉、引流静脉和盗血情况，必要时可进行超选择性供血动脉造影以了解其血管结构和硬脑膜动脉供血情况。颞部动静脉畸形常接受大脑中动脉、后动脉及脉络膜前的供血，故该处的动静脉畸形应同时做颈动脉及椎动脉造影。额叶动静脉畸形常为双侧颈内动脉供血；顶叶者多为双侧颈内动脉及椎动脉系统供血，故应行全脑血管造影。实际上为了显示脑动静脉畸形的血流动力学改变，发现多发性病灶或其他共存血管性病变，对脑动静脉畸形患者均应进行全脑血管造影。三维脑血管造影能更清楚地显示动脉与回流静脉的位置，对指导术中夹闭病灶血管十分有利；数字减影血管造影可消除颅骨对脑血管的遮盖，能更清楚地显示出供血动脉与引流静脉及动静脉畸形的细微结构。三维数字减影血管造影能进行水平方向的旋转，具有较好的立体感，有利于周密地设计手术切除方案。该方法尤其适用于椎-基底动脉系统和硬脑膜动静脉畸形的观察，也可用于检查术后的血管分布情况及手术切除的程度。

脑动静脉畸形的脑动脉造影影像是最具特征性的。在动脉期摄片上可见到一团不规则的扭曲的血管团，有一根或数根粗大的供血动脉，引流静脉早期出现于动脉期摄片上，扭曲扩张导入颅内静脉窦。半数以上的动静脉畸形还可显示出深静脉和浅静脉的双向引流。病变远侧的脑动脉不充盈或充盈不良。如不伴有较大的脑内血肿，一般脑动静脉畸形不引起正常脑血管移位。因脑动静脉畸形的动脉血不经过毛细血管网而直接进入静脉系统，故经动脉注射造影剂后立刻就能见到引流静脉。由于大量的动静脉分流，使上矢状窦、直窦或横窦内血流大量淤积而使皮质静脉淤滞，造影剂可向两侧横窦或主要向一侧横窦引流。大的动静脉畸形常有一侧或两侧横窦管径的扩大。脑膜或脑膜脑动静脉畸形，横窦扩大甚至可扩大几倍。脑动静脉畸形的血管管壁薄，在血流的压力下易于扩张，引流静脉扩张最明显，甚至局部可形成静脉瘤，静脉窦也有极度扩大。

在超选择性血管造影见到畸形血管的结构：①动脉直接输入血管团。②动脉发出分支输入病灶；③与血流有关的动脉扩张形成动脉瘤。④不在动静脉畸形供血动脉上的动脉瘤。⑤动静脉瘘。⑥病灶内的动脉扩张形成动脉瘤。⑦病灶内的静脉扩张形成静脉瘤。⑧引流静脉扩张。

3.CT 扫描

虽然不像血管造影能显示病变的全貌，但可同时显示脑组织和脑室的改变，亦可显示血肿的情况，有利于发现较小的病灶和定位诊断。无血肿者 CT 平扫表现出团状聚集或弥漫分布的蜿蜒状及点状密度增高影，其间为正常脑密度或小囊状低密度灶，增强后轻度密度增高的影像则更清楚;病灶中高密度处通常是局灶性胶质增生、新近的出血、血管内血栓形成或钙化所引起;病灶中的低密度表示小的血肿吸收或脑梗死后所遗留的空腔、含铁血黄素沉积等;病灶周围可有脑沟扩大等局限性脑萎缩的表现,颅后窝可有脑积水现象。有血肿者脑室可受压移位,如出血破入脑室则脑室内呈高密度影像;新鲜血肿可掩盖血管畸形的影像而难以辨认,应注意观察血肿旁的病变影像与血肿的均匀高密度影像不同,有时血肿附近呈现蜿蜒状轻微高密度影,提示可能有动静脉畸形;也有报道血肿边缘呈弧形凹入或尖角形为动静脉畸形血肿的特征。血肿周围表现出程度不同的脑水肿;动静脉畸形引起的蛛网膜下腔出血,血液通常聚集在病灶附近的脑池。如不行手术清除血肿,经 1~2 个月血肿自行吸收而形成低密度的囊腔。

4.MRI 及 MRA

MRI 对动静脉畸形的诊断具有绝对的准确性,对畸形的供血动脉、血管团、引流静脉、出血、占位效应、病灶与功能区的关系均能明确显示,即使是隐性脑动静脉畸形往往也能显示出来。主要表现是圆形曲线状、蜂窝状或葡萄状血管流空低信号影,即动静脉畸形中的快速血流在 MRI 影像中显示为无信号影,而病变的血管团、供血动脉和引流静脉清楚地显示为黑色。

动静脉畸形的高速血流血管在磁共振成像的 T_1 加权像和 T_2 加权像上都表现为黑色,回流静脉因血流缓慢在 T_1 加权像表现为低信号,在 T_2 加权像表现为高信号;畸形血管内有血栓形成时,T_1 和 T_2 加权像都表现为白色的高信号,有颅内出血时也表现为高信号,随着出血时间的延长 T_1 加权像上信号逐渐变成等或低信号,T_2 加权像上仍为高信号;钙化部位 T_1 和 T_2 加权像上看不到或是低信号。磁共振血管造影不用任何血管造影剂便能显示脑的正常和异常血管、出血及缺血等,能通过电子计算机组合出全脑立体化的血管影像,对蛛网膜下腔出血的患者是否进行脑血管造影提供了方便。

5.经颅多普勒超声(TCD)

经颅多普勒超声是运用定向微调脉冲式多普勒探头直接记录颅内一定深度血管内血流的脉波,经微机分析处理后计算出相应血管血流波形及收缩期血流速度、舒张期血流速度、平均血流速度及脉搏指数。通过颞部探测大脑中动脉、颈内动脉末端、大脑前动脉及大脑后动脉;通过枕骨大孔探测椎动脉、基底动脉和小脑后下动脉;通过眼部探测眼动脉及颈内动脉虹吸部。正常人脑动脉血流速度从快到慢的排列顺序是大脑中动脉、大脑前动脉、颈内动脉、基底动脉、大脑后动脉、椎动脉、眼动脉、小脑后下动脉。随着年龄的增长,血流速度减慢;脑的一侧半球有病变则两个半球的血流速度有明显差异,血管痉挛时血流速度加快,血管闭塞时血流速度减慢,动静脉畸形时供血动脉的血流速度加快。术中利用多普勒超声帮助确定血流方向和动静脉畸形血管结构类型,区分动静脉畸形的流入和流出血管,深部动静脉畸形的定位,动态监测动静脉畸形输入动脉的阻断效果和其血流动力学变化,有助于避免术中因血流动力学变化所引起的正常灌注压突破综合征等并发症。经颅多普勒超声与 CT 扫描或磁共振成像结合有助于脑动静脉畸形的诊断。

(七)诊断与鉴别诊断

1.诊断

年轻人有突然自发性颅内出血者多应考虑此病,尤其具有反复发作性头痛和癫痫病史者更应高度怀疑脑动静脉畸形的可能;听到颅内血管杂音而无颈内动脉海绵窦瘘症状者,大多可确定为此病。CT 扫描和经颅多普勒超声可提示此病,协助确诊和分类,而选择性全脑血管造影和磁共振成像是明确诊断和研究本病的最可靠依据。

2.鉴别诊断

(1)海绵状血管瘤:是年轻人反复发生蛛网膜下腔出血的常见原因之一,出血前无任何症状和体征,出血后脑血管造影也无异常影像,CT扫描图像可显示有蜂窝状的不同密度区,其间杂有钙化灶,增强后病变区密度可略有增高,周围组织有轻度水肿,但较少有占位征象,见不到增粗的供血动脉或扩大而早期显影的引流静脉。磁共振成像的典型表现为 T_2 加权像上病灶呈现网状或斑点状混杂信号或高信号,其周围有一均匀的为含铁血黄素沉积所致的环形低信号区,可与脑动静脉畸形做出鉴别。

(2)血供丰富的胶质瘤:因可并发颅内出血,故须与脑动静脉畸形鉴别。该病为恶性病变,病情发展快、病程短,出血前已有神经功能缺失和颅内压增高的症状;出血后症状迅速加重,即使在出血不明显的情况下,神经功能障碍的症状也很明显,并日趋恶化。脑血管造影中虽可见有动静脉之间的交通与早期出现的静脉,但异常血管染色淡、管径粗细不等,没有增粗的供血动脉,引流静脉也不扩张迂曲,有较明显的占位征象。

(3)转移癌:绒毛膜上皮癌、黑色素瘤等常有蛛网膜下腔出血,脑血管造影中可见有丰富的血管团,有时也可见早期静脉,易与脑动静脉畸形混淆。但血管团常不如动静脉畸形那么成熟,多呈不规则的血窦样,病灶周围水肿明显且常伴有血管移位等占位征象。转移癌患者多数年龄较大,病程进展快。常可在身体其他部位找到原发肿瘤,以作鉴别。

(4)脑膜瘤:有丰富血供的血管母细胞性脑膜瘤的患者,有抽搐、头痛及颅内压增高的症状。脑血管造影可见不正常的血管团,其中夹杂有早期的静脉及动静脉瘘成分,但脑膜瘤占位迹象明显,一般没有增粗的供血动脉及迂曲扩张的引流静脉,供血动脉呈环状包绕于瘤的周围。CT扫描图像可显示明显增强的肿瘤,边界清楚,紧贴于颅骨内面,与硬脑膜黏着,表面颅骨有被侵蚀现象。

(5)血管网状细胞瘤:好发于颅后窝、小脑半球内,其血供丰富易出血,须与颅后窝动静脉畸形鉴别。血管网状细胞瘤多呈囊性,瘤结节较小位于囊壁上。脑血管造影中有时可见扩张的供血动脉和扩大的引流静脉,但较少见动静脉畸形那样明显的血管团。供血动脉多围绕在瘤的周围。CT扫描图像可显示有低密度的囊性病变,增强的肿瘤结节位于囊壁的一侧,可与动静脉畸形区别。但巨大的实质性的血管网状细胞瘤鉴别有时比较困难。血管网状细胞瘤有时可伴有血红细胞增多症及血红蛋白的异常增高,在动静脉畸形中从不见此种情况。

(6)颅内动脉瘤:是引起蛛网膜下腔出血的常见原因,其严重程度大于动静脉畸形的出血,发病年龄较大,从影像学上很容易鉴别。应注意有时动静脉畸形和颅内动脉瘤常并存。

(7)静脉性脑血管畸形:常引起蛛网膜下腔出血或脑室出血,有时有颅内压增高的征象。有时在四叠体部位或第四脑室附近可阻塞导水管或第四脑室而引起阻塞性脑积水。在脑血管造影中没有明显的畸形血管团显示,仅可见一根增粗的静脉带有若干分支,状似伞形样。CT扫描图像可显示能增强的低密度病变,结合脑血管造影可做出鉴别诊断。

(8)烟雾病:症状与动静脉畸形类似。脑血管造影的特点是可见颈内动脉和大脑前、中动脉起始部有狭窄或闭塞,大脑前、后动脉有逆流现象,脑底部有异常血管网,有时椎-基底动脉系统也可出现类似现象,没有早期显影的扩大的回流静脉,可与动静脉畸形鉴别。

(八)治疗

脑动静脉畸形的治疗目标是使动静脉畸形完全消失并保留神经功能。治疗方法有显微手术、血管内栓塞、放疗,各有其特定的适应证,相互结合可以弥补各自的不足,综合治疗是治疗动静脉畸形的趋势。综合治疗可分为：①栓塞（或放疗）＋手术。②栓塞（或手术）＋放疗。③栓塞＋手术＋放疗。不适合手术者可行非手术疗法。

1.手术治疗

（1）脑动静脉畸形全切除术：仍是最合理的根治方法，即杜绝了出血的后患，又除去了脑盗血的根源，应作为首选的治疗方案。适用于1～3级的脑动静脉畸形，对于4级者因切除的危险性太大，不宜采用，3级与4级间的病例应根据具体情况决定。

（2）供血动脉结扎术：适用于3～4级和4级脑动静脉畸形及其他不能手术切除但经常反复出血者。可使供血减少，脑动静脉畸形内的血流减慢，增加自行血栓形成的机会，并减少盗血量。但因这种手术方式没有完全消除动静脉之间的沟通点，所以在防止出血及减少盗血方面的疗效不如手术切除方式，只能作为一种姑息性手术或作为巨大脑动静脉畸形切除术中的前驱性手术时应用。

2.血管内栓塞

由于栓塞材料的完善及介入神经放射学的不断发展，血管内栓塞已成为治疗动静脉畸形的重要手段。对于大型高血流量的脑动静脉畸形；部分深在的重要功能区的脑动静脉畸形；供血动脉伴有动脉瘤；畸形团引流静脉细小屈曲使引流不畅，出血可能性大；高血流量动静脉畸形伴有静脉瘘，且瘘口较多或较大者，均可实施血管内栓塞的治疗。栓塞方法可以单独应用，也可与手术切除及其他方法合用。

3.立体定向放疗

立体定向放疗是在立体定向手术基础上发展起来的一种新的治疗方法。该方法利用先进的立体定向技术和计算机系统，对颅内靶点使用1次大剂量窄束电离射线，从多方向、多角度精确的聚集于靶点上，引起放射生物学反应而达到治疗疾病的目的。因不用开颅，又称为非侵入性治疗方法。常用的方法有γ刀、χ刀和直线加速器。立体定向放疗的适用于：①年老体弱合并有心、肝、肺、肾等其他脏器疾病，凝血机制障碍，不能耐受全麻开颅手术。②动静脉畸形直径＜3 cm。③病变位于丘脑、基底节、边缘系统和脑干等重要功能区不宜手术，或位于脑深部难以手术的小型动静脉畸形。④仅有癫痫、头痛或无症状的动静脉畸形。⑤手术切除后残留的小部分畸形血管。⑥栓塞治疗失败或栓塞后的残余部分。

4.综合治疗

（1）血管内栓塞治疗后的显微手术治疗（栓塞＋手术）。手术前进行血管内栓塞有如下优点：①可使畸形团范围缩小，血流减少，盗血程度减轻，术中出血少，易分离，利于手术切除。②可消除动静脉畸形深部供血动脉和在手术中较难控制的深穿支动脉，使一部分认为难以手术的病例能进行手术治疗。③对并发畸形团内动脉瘤反复出血者，能闭塞动脉瘤，防止再出血。④对大型动静脉畸形伴有顽固性癫痫或进行性神经功能障碍者有较好的控制作用。⑤术前分次栓塞可预防术中及术后发生正常灌注压突破（NPPB）。采用术前栓塞可明显提高治愈率，降低致残率和病死率。一般认为栓塞后最佳手术时机是最后1次栓塞后1～2周，也有报道对大型动静脉畸形采用分次栓塞并且在最后一次栓塞的同时开始手术。

（2）放疗后的显微手术治疗（放疗＋手术）。术前进行放疗的优点：①放疗后可形成血栓，体积缩小，使残余动静脉畸形易于切除。②放疗后动静脉畸形血管减少，术中出血少，易于操作，改善手术预后；③放疗后可把大型复杂的动静脉畸形转化成较简单的动静脉畸形，易于手术，提高成功率。④放疗可闭塞难以栓塞的小血管，留下大的动静脉瘘可采用手术和（或）栓塞治疗。

（3）血管内治疗后的放疗（栓塞＋放疗）。放疗前栓塞的优点：①使动静脉畸形范围缩小，从而减少放射剂量，减轻放疗的边缘效应且不增加出血的危险。②可闭塞并发的动脉瘤，减少了放疗观察期间和动静脉畸形血栓形成期间再出血的概率。③可闭塞对放疗不敏感的动静脉畸形伴发的大动静脉瘘。

（4）显微手术后的放疗（手术＋放疗）：对大型复杂的动静脉畸形可先行手术切除位于浅表的动静脉畸形，然后再对深部、功能区的动静脉畸形进行放疗，可提高其治愈率，并可防止一次性切除巨大动静脉畸形发生的正常灌注压突破。

（5）栓塞＋手术＋放疗的联合治疗：对依靠栓塞和（或）手术不能治愈的动静脉畸形可用联合治疗的方法。

5.自然发展

如对动静脉畸形不给予治疗，其发展趋势有以下几种。

（1）自行消失或缩小：该情况极为罕见，多因自发血栓形成使动静脉畸形逐渐缩小。主要见于年龄大、病灶小、单支或少数动脉供血的动静脉畸形，但无法预测哪一个病例能有此归宿，故仍须施行适合的治疗方法。

（2）保持相对稳定：动静脉畸形在一段时间内不增大也不缩小，临床上也无症状，但在若干年后仍破裂出血。

（3）不再显影：第一次出血恢复后不再发生出血，脑血管造影也不显影。主要由于动静脉畸形小，出血引起局部组织坏死使动静脉畸形本身破坏，或是颅内血肿压迫使畸形区血流减少，导致广泛性血栓形成而致。

（4）增大并反复破裂出血：这是最常见的一种结局。随着脑盗血量的不断增多，动静脉畸形逐渐增大并反复出血，增加致残率和病死率。一般认为 30 岁以下年轻患者的动静脉畸形易于增大，故应手术切除，一方面可预防动静脉畸形破裂，另一方面可预防其进行性增大所导致的神经功能损害。更重要的是不会失去手术治疗的机会，因为病灶增大使那些原本能手术切除的动静脉畸形变得不能切除了。

二、硬脑膜动静脉畸形

硬脑膜动静脉畸形是指单纯硬脑膜血管，包括供血动脉、畸形团和引流静脉异常，多与硬脑膜动静脉瘘同时存在，常侵犯侧窦（横窦及乙状窦）和海绵窦，也有位于直窦区者。约占颅内动静脉畸形的 12%。硬脑膜动静脉畸形可分为两种，即静脉窦内动静脉畸形和静脉窦外动静脉畸形，以第一种多见。

（一）病因及发病机制

可能与以下因素有关：①体内雌激素水平改变。致使血管弹性降低，脆性增加，扩张迂曲，由于血流的冲击而容易形成畸形血管团，所以女性发病率高。②静脉窦炎及血栓形成。正常情况下脑膜动脉终止于窦壁附近，发出许多极细的分支营养窦壁硬脑膜并与静脉有极为丰富的网状交通，当发生静脉窦炎和形成血栓时，静脉回流受阻，窦内压力增高，可促使网状交通开放而形成硬脑膜动静脉畸形。③外伤、创伤、感染。颅脑外伤、开颅手术创伤、颅内感染等，可致静脉窦内血栓形成，发展成硬脑膜动静脉畸形或是损伤静脉窦附近的动脉及静脉，造成动静脉瘘。④先天性因素。血管肌纤维发育不良，血管弹性低易扩张屈曲形成畸形团。有学者报道，在妊娠 5～7 周时子宫内环境出现损害性改变，可致结缔组织退变造成起源血管异常而发生硬脑膜动静畸形。

（二）临床表现

1.搏动性耳鸣及颅内血管杂音

血管杂音与脉搏同步，呈轰鸣声。病灶接近岩骨时搏动性耳鸣最常见，与乙状窦和横窦有关的颅后窝硬脑膜动静脉畸形的患者约70%有耳鸣，与海绵窦有关的硬脑膜动静脉畸形中，耳鸣约占42%。有耳鸣的患者中约40%可听到杂音，瘘口小，血流量大者杂音大。

2.颅内出血

颅内出血占43%～74%，多由粗大迂曲壁薄的引流静脉破裂所致，尤其是扩张的软脑膜静脉。颅前窝及小脑幕的动静脉畸形常引流到硬脑膜下的静脉，易发生出血，可形成蛛网膜下腔出血、硬脑膜下出血、脑内血肿。

3.头痛

多为钝痛或偏头痛，也有持续性剧烈的搏动性头痛者，在活动、体位变化或血压升高时加重。海绵窦后下方区的硬脑膜动静脉畸形尚可引起三叉神经痛。其原因主要有：①静脉回流受阻、静脉窦压力增高、脑脊液循环不畅使颅内压增高。②扩张的硬脑膜动静脉对硬脑膜的刺激。③小量硬脑膜下或蛛网膜下出血刺激脑膜。④病变压迫三叉神经半月节。⑤向皮质静脉引流时脑血管被牵拉。

4.颅内压增高

其原因有：①动静脉短路使静脉窦压力增高，脑脊液吸收障碍和脑脊液压力增高。②反复少量的出血造成脑膜激发性反应。③静脉窦血栓形成造成静脉窦内压力增高。④曲张的静脉压迫脑脊液循环通路，约4%的患者有梗阻性脑积水，有3%者有视盘水肿和继发性视神经萎缩。

5.神经功能障碍

受累的脑组织部位不同其表现各异，主要有言语、运动、感觉、精神和视野障碍，有癫痫、眩晕、共济失调、抽搐、半侧面肌痉挛、小脑或脑干等症状。

6.脊髓功能障碍

发生率低，约6%。颅后窝，尤其是天幕和枕大孔区的病变可引流入脊髓的髓周静脉网，引起椎管内静脉压升高，产生进行性脊髓缺血病变。

（三）影像学检查

1.头颅X线平片

有的患者可见颅骨上血管压迹增宽，脑膜中动脉的增宽占29%。颅底位可见棘孔增大，有时病变表面的颅骨可以增生。

2.脑血管造影

表现为脑膜动脉与静脉窦之间异常的动静脉短路。供血动脉常呈扩张，使在正常情况下不显影的动脉，如天幕动脉等也能显示。病变位于颅前窝，其供血动脉为硬脑膜动脉及眼动脉之分支筛前动脉；病变位于颅中窝海绵窦附近，供血动脉可来自脑膜中动脉、咽升动脉、颞浅动脉、脑膜垂体干前支，静脉引流至海绵窦；病变位于横窦或乙状窦附近，供血动脉可来自脑膜垂体干、椎动脉硬脑膜分支、枕动脉、脑膜中动脉及咽升动脉，静脉引流至横窦或乙状窦。引流静脉有不同程度的扩张，严重者呈静脉曲张和动脉瘤样改变，一般引流静脉顺流入邻近的静脉窦，当静脉窦内压力增高后，可见逆行性软脑膜静脉引流，有时不经静脉窦直接引流，直接引流入软脑膜静脉，个别者可进入髓周的静脉网。引流静脉或静脉窦常在动脉期显影，但较正常的循环时间长。常伴有静脉窦血栓形成。对有进行性脊髓病变的患者,如脊髓磁共振成像和椎管造影见髓周静脉扩张,而脊髓血管造影阴性,应进行脑血管造影以排除有颅内动静脉畸形引起的髓周静脉所致。硬脑膜动静脉畸形者脑血管造影的表现,有 3 个特点:①软脑膜静脉逆行引流。②引流静脉呈动脉瘤样扩张。③向 Galen 静脉引流时,明显增粗迂曲。

3.CT 扫描

CT 扫描可见白质中异常的低密度影是静脉压增高引起的脑水肿;有交通性或阻塞性脑积水;出血者可见蛛网膜下腔出血、脑内或硬脑膜下血肿;静脉窦扩张。增强后 CT 可见扩张的引流静脉所致的斑片或蠕虫样血管影;有时可见动脉瘤样扩张;脑膜异常增强。三维 CT 血管造影可显示异常增粗的供血动脉和扩张的引流静脉及静脉窦,但对瘘口和细小的供血动脉不能显示。

4.磁共振成像

可显示脑水肿、脑缺血、颅内出血、脑积水等改变,可显示 CT 不能显示的静脉窦血栓形成、闭塞、血流增加等。

(四)诊断

选择性脑血管造影是目前确诊和研究该病的唯一可靠手段。选择性颈内动脉和椎动脉造影,可以除外脑动静脉畸形,并确认动脉的脑膜支参与供血的情况;颈外动脉超选择造影可显示脑膜的供血动脉及畸形团的情况,以寻找最佳治疗方法和手术途径;可了解引流静脉及其方向、畸形团大小、有无动静脉瘘和脑循环紊乱情况等。常见部位硬脑膜动静脉畸形有如下几种。

1.横窦-乙状窦区硬脑膜动静脉畸形

以耳鸣、颅内杂音和头痛最为常见,其次是颅内出血和神经功能障碍,如视力障碍、运动障碍、癫痫、眩晕、脑积水等。其供血动脉主要是来自枕动脉脑膜支、脑膜中动脉后颞枕支、咽升动脉的神经脑膜支和耳后动脉,其次是颈内动脉的天幕动脉和椎动脉的脑膜后动脉,偶尔锁骨下动脉的颈部分支也参与供血。静脉引流是经过硬脑膜窦或软脑膜血管,大多数患者伴有静脉窦血栓。

2.海绵状区硬脑膜动静脉畸形

以眼部症状、耳鸣和血管杂音最为常见。可有眼压升高、复视、眼肌麻痹、视力减低、突眼、视盘水肿和视网膜剥离。有时引流静脉经冠状静脉或海绵间窦进入对侧海绵窦,可使对侧眼上静脉扩张,表现为双眼结膜充血,如患侧眼上静脉有血栓形成,可使患侧眼球正常而对侧眼球充血。其供血主要来自颈外动脉,包括颈内动脉的圆孔动脉、脑膜中动脉及咽升动脉神经脑膜干的斜坡分支,也可来自颈内动脉的脑膜垂体干和下外侧干。静脉引流入海绵窦,软脑膜静脉引流较少见,约占 10%。

3.颅前窝底硬脑膜动静脉畸形

颅前窝底硬脑膜动静脉畸形很少见。临床症状以颅内出血最常见,常形成额叶内侧脑内血肿,尚有眼部症状,由于眼静脉回流障碍变粗,出现突眼、球结膜充血、眼压增高、视野缺损和眼球活动障碍;如果病灶破坏嗅沟骨质,破裂后进入鼻腔,可有癫痫和鼻出血的症状;亦常见耳鸣和血管杂音。其供血动脉主要是筛前、后动脉及其分支,其次是脑膜中动脉、颞浅动脉和颌内动脉等。

4.小脑幕缘区硬脑膜动静脉畸形

常见的症状是颅内出血、脑干和小脑症状及阻塞性脑积水,有的患者因髓周静脉压力高而产生脊髓症状,少见耳鸣和颅内杂音。其供血动脉主要是脑膜垂体干的分支天幕动脉、颈外动脉的脑膜中动脉和枕动脉;此外还有大脑后动脉天幕支、小脑上动脉天幕支、脑膜后动脉、咽升动脉、

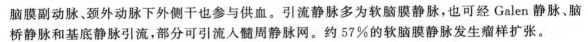

脑膜副动脉、颈外动脉下外侧干也参与供血。引流静脉多为软脑膜静脉,也可经 Galen 静脉、脑桥静脉和基底静脉引流,部分可引流入髓周静脉网。约 57% 的软脑膜静脉发生瘤样扩张。

5.上矢状窦和大脑凸面区硬脑膜动静脉畸形

上矢状窦和大脑凸面区硬脑膜动静脉畸形很少见,常见症状是头痛,其次是颅内出血,也可有失明、失语、癫痫、杂音、偏瘫等症状。主要供血动脉是脑膜中动脉、枕动脉和颞浅动脉的骨穿支,眼动脉和椎动脉的脑膜支。经软脑膜静脉引流进入上矢状窦,引流静脉大多有曲张。

(五)治疗

硬脑膜动静脉畸形的治疗原则是永久、完全地闭塞动静脉瘘口,目前尚无理想的方法处理所有的病变。常用的治疗方法有保守治疗、颈动脉压迫、血管内治疗、手术切除、放疗及联合治疗。

1.保守观察或颈动脉压迫法

病变早期再出血率较低、症状轻、畸形团较小者,可行保守治疗,轻者可自愈。也可应用颈动脉压迫法,以促进血栓形成。压迫方法是用手或简单的器械压迫患侧颈总动脉,每次 30 min,3 周可见效。压迫期间注意观察有无脑缺血引起的偏瘫及意识障碍。

2.血管内治疗

血管内栓塞已成为主要的治疗途径,除颅前窝底区病变外,所有部位的硬脑膜动静脉畸形都可应用血管内栓塞方法治疗。栓塞途径有经动脉栓塞、经静脉栓塞和联合动静脉栓塞。经动脉栓塞适用于以颈外动脉供血为主,供血动脉与颈内动脉、椎动脉之间无危险吻合,或虽有危险吻合,但用超选择性插管可避开;颈内动脉或椎动脉的脑膜支供血,应用超选择性插管可避开正常脑组织的供血动脉,也可经动脉栓塞。经静脉栓塞的适应证是对窦壁附近硬脑膜动静脉畸形伴有多发动静脉瘘,动脉内治疗无效者;静脉窦阻塞且不参与正常脑组织引流者。

3.手术切除

手术切除适用于有颅内血肿者;病变伴有软脑膜静脉引流或已形成动脉瘤样扩张,有破裂可能者;有颈内动脉和椎动脉颅内分支供血者;硬脑膜动静脉瘘和脑动静脉畸形共存者。开颅翻开骨瓣时要十分小心,因在头皮、颅骨及硬脑膜间有广泛异常的血管,或是硬脑膜上充满了动脉化的静脉血管,撕破后可引起大出血。常用的手术方法:①引流静脉切除术,适用于病变不能完全切除或病变对侧伴有主要引流静脉狭窄时。②畸形病变切除术,适用于颅前窝底、天幕等部位的硬脑膜动静脉畸形。③静脉窦切除术,适用于横窦-乙状窦区术,且静脉窦已闭塞者。④静脉窦孤立术。⑤静脉窦骨架术等。

4.放疗

常规放疗及立体定向放疗仅作为栓塞或手术后的辅助治疗,或用于手术或栓塞有禁忌或风险较大者;畸形团较小也可用放疗,放疗可引起血管团内皮细胞坏死、脱落、增生等炎症反应,使管壁增厚闭塞。

5.联合治疗

硬脑膜动静脉畸形的供血常很复杂,有时单一的治疗方法很难达到目的,可采用联合治疗方法,如栓塞+手术、栓塞+放疗、手术+放疗等。

6.其他方法

其他方法包括颈外动脉注入雌激素使血管闭塞及受累静脉窦的电血栓形成。

三、海绵状血管瘤

海绵状血管瘤是由众多结构异常的薄壁血管窦聚集构成的团状病灶,也称海绵状血管畸形。可发生在中枢神经系统任何部位,但以大脑半球为最多见,72%~78%位于幕上,其中75%以上在大脑半球表面;20%左右位于幕下,7%~23%位于基底结、中脑及丘脑等深部结构;位于脑室系统者占3.5%~14.0%;也有位于脊髓的报道。在医学影像学应用之前,对该病的认识是在出现并发症而手术或尸检时发现。其发病率较低,可见于任何年龄,文献中报道,最小者是4个月,最大者是84岁,以20~40岁多见,无明显性别差异。海绵状血管瘤多数为多发,基因学和临床研究提示该病有家族史,并且家族性患者更易出现多发病灶,也可与其他类型的脑血管畸形同时存在。

(一)病理

海绵状血管瘤外观呈紫红色,为圆形或分叶状血管团,剖面呈海绵状或蜂窝状,血管壁无平滑肌或弹力组织,由单层内皮细胞组成,多数有包膜。病灶内可含有新旧出血、血栓、钙化或胶原间质,不含脑组织,有时病灶周边可呈分叶状突入邻近脑组织内,病灶周围脑实质常有含铁血黄素沉积、巨噬细胞浸润和胶质增生;少数可能有小的低血流供血动脉和引流静脉。病灶大小0.3~4.0 cm,也有报道其直径大于10 cm者。病灶大小可在很长时间内无变化,但也有报道病灶随时间而增大,并可能与病灶出血、血栓、钙化和囊肿有关。

(二)临床表现

1.癫痫

癫痫是病灶位于幕上患者最常见的症状,发生率约为62%。病灶位于颞叶、伴钙化或严重含铁血黄素沉积者癫痫发生率较高。有报道估计,单发海绵状血管瘤的癫痫发生率为1.51%,多发者为2.48%。各种癫痫类型都可出现。癫痫的发病原因多认为是由于病灶出血、栓塞和红细胞溶解,造成周围脑实质内含铁血黄素沉积和胶质增生,对正常脑组织产生机械或化学刺激而形成癫痫灶所致。

2.出血

几乎所有的海绵状血管瘤病灶均伴亚临床微出血,有明显临床症状的出血相对较少,为8%~37%。幕下病灶、女性尤其孕妇、儿童和既往有出血史者有相对高的出血率。首次明显出血后再出血的概率明显增加,每人年出血率为4.5%,无出血者每人年出血率仅为0.6%,总的来看,每人年出血率为0.7%~1.1%。出血可局限在病灶内,但一般多在海绵状血管瘤周围脑实质内,少数可破入蛛网膜下腔或脑室内,可有头痛、昏迷或偏瘫。与脑动静脉畸形比较,海绵状血管瘤的出血多不严重,很少危及生命。

3.局灶性神经症状

局灶性神经症状常表现为急性或进行性神经缺失症状,占16.0%~45.6%。位于颅中窝的病灶,向前可侵犯颅前窝,向后侵犯岩骨及颅后窝,向内可侵犯海绵窦、下丘脑、垂体和视神经,表现有头痛、动眼神经麻痹、展神经麻痹、三叉神经麻痹、视力减退和眼球突出等前组脑神经损伤的症状。患者可有肥胖、闭经、泌乳或多饮多尿等下丘脑和垂体损害的症状。

4.头痛

头痛不多见,主要因出血引起。

5.无临床症状

无任何临床症状或仅有轻度头痛。据近年的磁共振扫描统计,无症状的海绵状血管瘤占总数的11%~14%,部分无症状者可发展为有症状的病变。Robinson 等报道 40%的无症状患者在半年至 2 年后发展为有症状的海绵状血管瘤。

(三)影像学检查

1.颅骨 X 线平片检查

颅骨 X 线平片检查表现为病灶附近骨质破坏,无骨质增生现象,可有颅中窝底骨质吸收、蝶鞍扩大、岩骨尖骨质吸收及内听道扩大等,也有高颅内压征象;部分病灶有钙化点,常见于脑内病灶。

2.脑血管造影

由于海绵状血管瘤的组织病理特点,血管造影很难发现该病,可能与病灶内供血动脉细小血流速度慢、血管腔内血栓形成及病灶内血管床太大、血流缓慢使造影剂被稀释有关。多表现为无特征的血管病变,动脉相很少能见到供血动脉和病理血管;静脉相或窦相可见病灶部分染色。如果缓慢注射造影剂使动脉内造影剂停留的时间延长,可增强病变血管的染色而发现海绵状血管瘤。颅中窝底硬脑膜外的海绵状血管瘤常有明显的染色,很像是一个脑膜瘤,但从影像学特点分析,脑膜瘤在脑血管造影动脉期可早染色及可见供血动脉,有硬脑膜血管和头皮血管增多、扩张。

3.CT 扫描

脑外病灶平扫时表现为边界清楚的圆形或椭圆形等密度或高密度影,也可呈混杂密度影。有轻度增强效应,有时可见环状强化,周围无水肿。脑内病变多显示为边界清楚的不均匀高密度影,常有钙化斑注射对比剂后有轻度增强或不增强。如病灶较小或等密度可漏诊。在诊断海绵状血管瘤上 CT 扫描的敏感性和特异性低,不如磁共振成像。

4.MRI

MRI 检查具有较高的敏感性和特异性,是目前确诊和评估海绵状血管瘤的最佳检查方法。典型的表现是在 T_2 加权像上有不均一高强度信号病灶,周围伴有低密度信号环,应用顺磁性造影剂后,病灶中央部分有强化效应,病灶周围无明显水肿,也无大的供血或引流血管。当伴有急性或亚急性出血时,显示出均匀高信号影。如有反复多次出血,则病灶周围的低信号环随时间而逐渐增宽。应该注意的是有时海绵状血管瘤与脑动静脉畸形在鉴别诊断上很困难,一些磁共振成像上表现得非常典型的海绵状血管瘤病灶,实际上是栓塞的脑动静脉畸形或是具有海绵状血管瘤与脑动静脉畸形混合性病理特征的脑血管畸形。Zimmerman 等指出,海绵状血管瘤的出血一般不进入脑室或蛛网膜下腔,而隐匿性或小的脑动静脉畸形的出血常进入脑脊液循环系统。因为真正的脑动静脉畸形无包膜,出血常向阻力最小的方向突破而进入脑脊液,海绵状血管瘤出血常进入病灶中的血管窦腔内而不进入周围的脑组织或脑室系统,仔细观察出血的情况有助于诊断。

(四)治疗

1.保守治疗

保守治疗适用于:偶然发现的无症状的患者;有出血但出血量较少不引起严重神经功能障碍者;仅发生过 1 次出血,且病灶位于深部或重要功能区,手术风险大者;以癫痫发作为主,用药能控制者;不能确定多发灶中是哪个病灶引起症状者及年龄大体质弱者。在保守期间应注意症状及病灶的变化情况。

2.手术切除

手术指征是有明显出血,有显著性局灶性神经功能缺失症状,药物不能控制的顽固性癫

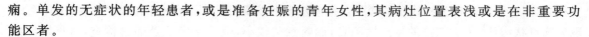

痫。单发的无症状的年轻患者，或是准备妊娠的青年女性，其病灶位置表浅或是在非重要功能区者。

3.放疗

应用γ刀或χ刀治疗，可使病灶缩小和减少血供，但易出现放射性脑损伤的并发症。目前仅限于手术难于切除的或位于重要功能区的有明显症状者，并应适当减少周边剂量以防止放射性脑损伤。

四、脑静脉畸形

脑静脉畸形又称为脑静脉性血管瘤或发育性静脉异常，认为在胚胎发育时的意外导致脑引流静脉阻塞，侧支静脉代偿增生，或为脑实质内的小静脉发育异常所致。可发生在静脉系统的任何部位，约70％位于幕上，多见于额叶，其次是顶叶和枕叶，小脑病灶占27％，基底结和丘脑占11％。好发年龄在30～40岁，男性略多于女性。

(一)病理

脑静脉畸形常合并脑动静脉畸形、海绵状血管瘤、面部血管瘤等。大体见病变主要位于白质，由许多异常扩张的髓样静脉和1条或多条扩张的引流静脉两部分组成，髓样静脉起自脑室周围区，贯通脑白质，在脑内有吻合；中央引流静脉向大脑表面浅静脉系统或室管膜下深静脉系统引流；幕下病灶多直接引流到硬脑膜窦。镜下见畸形血管完全由静脉成分构成，少有平滑肌和弹力组织，管壁也可发生透明样变而增厚；静脉管径不规则，常有动脉瘤样扩张。扩张的血管间散布有正常脑组织，这是该病的特点，不同于脑动静脉畸形和海绵状血管瘤，脑动静脉畸形的血管间为胶质化的脑组织，海绵状血管瘤的血管间无脑组织。

(二)临床表现

大多数患者很少有临床症状，症状的发生主要依病灶的部位而定，主要临床症状如下。

1.癫痫

癫痫是最常见的症状，幕上病灶发生最多，主要表现为癫痫大发作。

2.局限性神经功能障碍

可有轻度偏瘫，可伴有感觉障碍。

3.头痛

以幕上病灶最常见。

4.颅内出血

发生率为16％～29％，蛛网膜下腔出血多于脑内血肿，幕下病变的出血率比幕上病变的出血率高，尤其小脑最多，并且易发生再出血。

(三)影像学检查

1.脑血管造影

病灶在动脉期无表现，只在静脉期或毛细血管晚期显影，表现为数条细小扩张的髓静脉呈放射状汇聚成1条或多条扩张的引流静脉，引流静脉再经皮质静脉进入静脉窦，或向深部进入室管膜下系统。这种表现分别被描述为"水母头""伞状""放射状"或"星状"改变。动脉期和脑血流循环时间正常。如果不发生颅内血肿，不会引起血管移位。

2.CT扫描

平扫的阳性率较低，最常见的影像是扩张的髓静脉呈现的高密度影。增强扫描后阳性率明显提高,引流静脉呈现为粗线状的增强影指向皮质和脑深部,其周无水肿和团块占位,有时可表现为圆点状病灶。CT扫描的特异性不高,诊断意义较小,但可于定位及筛选检查,对早期出血的诊断较磁共振优越。

3.磁共振成像

表现类似CT扫描,但更清晰。在T_1加权像上病灶呈低信号,在T_2加权像上多为高信号,少数为低信号。

(四)治疗

大多数脑静脉畸形患者无临床症状,出血危险小,自然预后良好。对有癫痫和头痛者可对症治疗,如有反复出血或有较大血肿者,或难治性癫痫者应考虑手术治疗。该病对放疗反应不佳,经治疗后病灶的消失率低且可引起放射性脑损伤。

五、毛细血管扩张

毛细血管扩张症又名毛细血管瘤或毛细血管畸形,是一种临床上罕见的小型脑血管畸形,是由于毛细血管发育异常所引致。该病大多在尸检时被发现,其发现率为0.04%~0.15%,无性别差异。

(一)病理

发病部位以脑桥基底部最常见,发生在小脑者多见于齿状核和小脑中脚处,其次是大脑半球皮质下或白质深部,亦可见于基底节。病灶表现为红色边界清楚的小斑块,无明显供血动脉。镜下见血管团是许多细小扩张的薄壁毛细血管,管腔面覆盖单层上皮,管壁无平滑肌和弹力纤维。管腔径大小不等,扩张的血管间有正常脑组织,是与海绵状血管瘤的根本区别。其邻近组织少有胶质增生,无含铁血黄素和钙沉积。

(二)临床表现

一般无临床症状,只有在合并其他脑血管病,如出血或癫痫时进行检查而被发现。多数表现是慢性少量出血,很少见大出血,但因其好发部位在脑桥,可产生严重症状,乃至死亡。

(三)影像学检查

脑血管造影、CT扫描可无异常表现,磁共振成像上有学者报道表现为低信号,但也有的学者认为在不增强的磁共振成像上也无异常表现。目前看该病在影像学检查方面尚无特异性表现。

(四)治疗

一般无须治疗,若有出血或癫痫可视病情决定对症或手术治疗。

(任崇文)

第十五节　颅内静脉血栓

颅内静脉血栓(cerebral venous thrombosis,CVT)是多种原因所致由脑静脉系统狭窄或闭塞,脑静脉回流受阻的一组血管疾病,包括颅内静脉和静脉窦血栓,病因复杂,发病隐匿,表现多样,诊断困难,误诊率较高。

一、病因与发病机制

CVT 的发病率尚不清楚,各种原因引起的血管壁病变、凝血功能亢进、血流速度减慢均可导致临床发生 CVT。CVT 病因繁多,病因与危险因素之间并无明确界限。2005 年新英格兰杂志报道 CVT 发病率成人为(3~4)/100 万,儿童 7/100 万。任何年龄段都可发生 CVT,男女比例 1∶3,好发于青年女性。国外文献报道大约 75% 的患者可以找到病因,但国内报告仅为 33%~40%。已知病因可分为感染性因素及非感染性因素,前者约占 20%,后者可能是 CVT 发生的主要原因,其中最常见为妊娠、产褥期和口服避孕药、脑外伤、恶性肿瘤、血液系统疾病、遗传、脑动静脉畸形等。近年来研究证实凝血因子基因多态性是 CVT 形成的重要危险因素。Amberger 发现家族性 CVT 患者中,20%~30% 的患者具有血栓形成的家族遗传倾向,大多数为凝血因子 V Leiden 突变。Sepulveda 等发现,凝血酶原 $G20210A$ 基因突变也可能是 CVT 的危险因素。我国香港和台湾的数据显示:在 CVT 病因中,凝血因子如抗凝血酶Ⅲ(AT-Ⅲ)缺乏占 3.5%~9.6%,蛋白 S 和蛋白 C 缺乏占 17.3%~32.9%。

脑水肿和出血性梗死是 CVT 最常见病理改变。静脉或静脉窦内有凝固的血块(感染性可为脓栓),其引流区域的血管扩张、血流淤滞,局部脑组织水肿,梗死伴灶性出血、脑软化改变。当血栓为感染性,则可扩散影响周围脑膜及脑组织而引起局限性或弥漫性炎症,甚至形成脑梗死区域脑脓肿。

少数静脉窦内血栓及血栓生长引起局部血流动力学改变,静脉管腔狭窄血流速度加快,开放局部硬膜内的病理性血管通道,形成脑膜动静脉瘘,直接造成脑及脑膜的动脉血液经瘘口向皮层静脉内转流,发展为蛛网膜下腔和脑实质内的出血。

二、临床表现

CVT 的无特征性临床表现,症状主要取决于其血流动力学改变受累范围、相应部位的神经功能损害。颅内压增高是最常见的症状,约 80% 的患者有头痛。其他如头昏、眼部的不适(包括视力障碍和眼胀、或结膜充血)、癫痫、耳鸣、脑鸣和颈部不适等。单独大脑皮质静脉血栓的患者症状更加局限,如运动和感觉的异常、局灶癫痫等。如果血栓引起深静脉回流障碍,可影响深部核团及脑干功能,表现为出血、障碍。婴儿高颅压表现明显,喷射性呕吐,前后囟静脉怒张、颅缝分离,囟门周围及额、面、颈枕等处的静脉怒张和迂曲。老年患者高颅压症状不明显,轻微头晕、眼花、头痛、眩晕等。腰椎穿刺可见脑脊液压力增高,蛋白和白细胞也可增高。海绵窦、上矢状窦、侧窦、大脑大静脉等不同部位的 CVT 各有不同特点。

(一)海绵窦血栓

海绵窦血栓多为感染因素(眼眶周围、鼻部及面部的化脓性感染或全身性感染)造成,非感染性血栓形成罕见,病变可累及单侧或双侧海绵窦。起病急,发热、头痛、恶心呕吐、意识障碍等感染中毒症状,球结膜水肿、患眼突出、眼睑不能闭合和眼周软组织红肿。海绵窦内走行的动眼神经、滑车神经、展神经和三叉神经第 1、2 支神经损害,表现为瞳孔散大、光反射消失、眼睑下垂、复视、眼球运动受限、三叉神经第 1、2 支分布区痛觉减退、角膜反射消失等。进一步加重可引起视盘水肿、视力障碍。

(二)上矢状窦血栓

上矢状窦血栓为急性或亚急性起病,最主要的表现是颅内压增高症状,如头痛、恶心、呕吐、视盘水肿等。多为非感染性血栓,与产褥期、妊娠、口服避孕药、婴幼儿或老年人严重缺水、感染或恶病质有关。33%的患者仅表现为不明原因的颅内高压,视盘水肿可以是唯一的体征。可出现癫痫发作,精神障碍。额顶叶静脉回流受阻,表现为运动或感觉障碍,下肢更易受累,可发展为局灶或完全性的癫痫。影响到旁中央小叶时会出现小便失禁。

(三)横窦和乙状窦血栓

横窦和乙状窦血栓常由中耳炎、乳突炎引起。感染症状明显,患侧耳后乳突部红肿、压痛、静脉怒张,发热、寒战、外周血白细胞增高等,可出现化脓性脑膜炎、硬膜外(下)脓肿及小脑、颞叶脓肿。血栓扩展到岩上窦、岩下窦,影响同侧三叉神经、展神经,延伸至颈静脉,出现颈静脉孔综合征,表现为吞咽困难、饮水呛咳、声音嘶哑、心动过缓和耸肩、转头无力等。

(四)大脑大静脉血栓

大脑大静脉是接受大脑深静脉回流的主干静脉,大脑大静脉血栓常表现为双侧病变,患者出现嗜睡,病情进展,出现精神症状、反应迟钝、记忆力和计算力及定向力的减退,手足徐动或舞蹈样动作等锥体外系表现,严重时昏迷、高热、痫性发作、去大脑强直甚至死亡。

三、诊断

对于有颅内压增高临床表现及体征,排除脑脓肿、良性颅内压增高、脑炎、感染性心内膜炎、中枢神经系统血管炎,动脉性脑梗死等疾病,均应考虑到脑静脉系统血栓形成的可能。

脑血管造影(DSA)被认为是诊断CVT的金标准。脑动静脉循环时间在静脉早期明显延长可至13 s以上,最长者达20 s;相应大静脉和静脉窦充盈缺损或不显影,可同时发生深静脉滞流,静脉窦显影时间延长,造影剂滞留,小静脉扩张、小静脉数目增多。

由于磁共振技术发展,其无创、成像迅速等特点,对较大的脑静脉和静脉窦病变显示较好,目前MRI及磁共振静脉血管成像(MRV)被认为是诊断CVT的最好手段,在急性期(0~3 d)MRI可见T_1加权像正常的血液流空现象消失,呈等T_1和短T_2的血管填充影;亚急性期(3~15 d)高铁血红蛋白增多,T_1、T_2像均呈高信号;晚期(15 d以后)流空现象再次出现。

头颅CT仅可发现梗死区域脑组织缺血水肿、出血改变,不能明确病因。

四、治疗

目前CVT尚缺乏规范化治疗方案,除一般治疗外,主要是抗凝、溶栓治疗,抗凝治疗包括静脉使用肝素及皮下低分子量肝素治疗,对症治疗主要是癫痫发作的控制和高颅压控制,如并发严重高颅压脑疝、颅内大量出血,则开颅手术清除血肿、去骨瓣减压。

(一)一般治疗

1.脑水肿治疗

根据颅内压情况,按一般治疗原则采用适当的手段,包括头抬高30°,过度换气使CO_2分压为4.0~4.7 kPa(30~35 mmHg),静脉使用渗透性利尿剂等。

2.维持水、电解质平衡

不主张严格限制液体的摄入,适当补液有利于降低血液黏度。类固醇药物降低颅内压治疗有效性尚未得到证实,激素可促进血栓形成而加重病情。

3.抗癫痫治疗

对于病变波及功能区、有一次癫痫发作者应常规抗癫痫治疗。

（二）肝素治疗

研究表明肝素治疗可明显改善 CVT 患者的临床症状，预防血栓的发展，促进侧支循环建立，为闭塞的静脉窦部分或完全再通创造条件。有认为不考虑临床表现、病因和 CT 所见，都应用抗凝治疗，甚至出血性梗死也不是禁忌证。另有报道发现 CVT 在不使用抗凝治疗的情况下，仍有 40% 的患者有脑出血倾向。可能与 CVT 后静脉和毛细血管压升高，导致红细胞渗出有关。目前多数认为，在没有出血倾向及急性期内，CVT 患者肝素治疗是安全的。对于发生并发症的危重患者，如需进行手术，停用肝素 1～2 h 后 APTT 可正常化。低分子量肝素（LMWH）使用分为静脉内肝素和皮下注射 LMWH，皮下注射 LMWH：抗活化 X 因子 180 U/(kg·24 h)，2 次/天。

（三）溶栓治疗

较多报道认为溶栓治疗能迅速溶解部分血栓，改善 CVT 患者静脉血流。目前临床常用肝素＋尿激酶或者肝素＋重组组织纤维蛋白酶原激活因子（rt-PA）进行溶栓治疗，并且认为 rt-PA 具有半衰期短、并发出血率低性等特点。溶栓治疗采用尿激酶或者 rt-PA，使用剂量、给药途径、给药方法应遵循个体化原则，因其可能并发颅内出血，对于症状较轻的患者应谨慎选择。肝素治疗后病情无改善甚至加重者，可考虑溶栓治疗。

（四）口服抗凝治疗

对于 CVT 患者是否需要长期口服抗凝治疗，目前仍然缺乏客观依据。一般认为，CVT 继发于短暂的危险因素，INR 控制在 2.0～3.0，口服抗凝治疗 3 月。对于有遗传性血栓形成倾向，如凝血酶原 *G20210A* 基因突变、蛋白 C、蛋白 S 缺乏者建议服用 6～12 月。多次发生 CVT 者，考虑长期抗凝。

（五）开颅手术治疗

对于并发脑出血的患者，由于脑静脉回流受阻和脑脊液吸收障碍导致急性颅内压增高，脑灌注压降低，发生脑疝时脑静脉回流障碍会进一步加剧，所以采取措施迅速降低颅内压，可显著提高脑灌注，改善脑供血，挽救患者的生命。

五、预后与展望

颅内静脉血栓及静脉窦血栓的治疗，以及早诊断并规范化治疗，是神经外科医师面临的首要问题。对症临床症状严重、血栓形成进展快，脑深静脉或小脑静脉受累、化脓性栓子、患者昏迷及年龄过小或者并发颅内出血、脑疝 CVT 患者，预后不良。并发脑出血患者，开颅清除血肿可能会原位及其他部位甚至对侧再出血，治疗困难。目前有报道经动脉溶栓，多途径联合血管内治疗，支架置入，机械碎栓、取栓等治疗，治疗方法仍然处于探索阶段，疗效有待进一步观察。

（陈凡增）

第十六节　颅内动脉瘤

颅内动脉瘤是颅内动脉壁瘤样异常突起，尸检发现率为 0.2%～7.9%，因动脉瘤破裂所致 SAH 约占 70%，年发生率为 6/10 万～35.3/10 万。脑血管意外中，动脉瘤破裂出血仅次于脑血栓和高血压脑出血，居第 3 位。本病破裂出血的患者约 1/3 在就诊以前死亡，1/3 死于医院内，

1/3 经过治疗得以生存。

本病高发年龄为 40～60 岁,儿童动脉瘤约占 2%,最小年龄仅 5 岁,最大年龄为 70 岁,男女差别不大。

一、病因学

获得性内弹力层的破坏是囊性脑动脉瘤形成的必要条件。与颅外血管比较,脑血管中膜层和外膜缺乏弹力纤维、中层肌纤维少、外膜薄、内弹力层更加发达隆凸,在蛛网膜下腔内支撑结缔组织少及血流动力学改变,均可促使进动脉瘤形成。动脉粥样硬化、炎性反应和蛋白水解酶活性增加促使内弹力层退变。动脉粥样硬化是大多数囊性动脉瘤可疑病因,可能参与上述先天因素相互作用。高血压并非主要致病因素,但能促进囊性动脉瘤形成和发展。

国内研究发现,所有脑动脉瘤内弹力层处都有大量的 92 000 Ⅵ型胶原酶存在,且与 ICAM-1 诱导的炎性细胞浸润相一致,认为脑动脉瘤的形成与炎性细胞介导的弹力蛋白酶表达增多,破坏局部血管壁结构有关。

囊性动脉瘤也称浆果样动脉瘤,通常趋向生长在大脑动脉环的分叉处,为血流动力冲击最大部位。

动脉瘤病因还包括栓塞性(如心房黏液瘤)、感染性(所谓"真菌性动脉瘤")、外伤性与其他因素。

大多数周围性动脉瘤趋向于合并感染(真菌性动脉瘤)或外伤。梭形动脉瘤在椎-基底动脉系统更常见。

二、病理学

囊性动脉瘤呈球形或浆果状,外观紫红色,瘤壁极薄,术中可见瘤内的血流漩涡。瘤顶部最为薄弱,98%动脉瘤出血位于瘤顶。巨大动脉瘤内常有血栓形成,甚至钙化,血栓分层呈"洋葱"状。直径小的动脉瘤出血机会较多。颅内多发性动脉瘤约占 20%,以两个多见,亦有 3 个以上的动脉瘤。经光镜和电镜检查发现:①动脉瘤内皮细胞坏死剥脱或空泡变性,甚至内皮细胞完全消失,基膜裸露、瘤腔内可见大小不等的血栓;②脉瘤壁内很少见弹力板及平滑肌细胞成分,靠近腔侧的内膜层部位可见大量的吞噬细胞、胞质内充满脂滴或空泡;③动脉瘤外膜较薄,主要为纤维细胞及胶原、瘤壁的全层,均可见少量炎性细胞浸润,主要为淋巴细胞。

有的动脉瘤患者合并常染色体显性遗传多囊性肾病,肌纤维肌肉发育不良(fibromuscular dysplasia,FMD),动静脉畸形、烟雾病。有的动脉瘤患者合并结缔组织病:Ehlers-Danlos Ⅳ型,胶原蛋白Ⅲ型缺乏,Marfan 综合征,Osler-Weber-Rendu 综合征。

三、动脉瘤的分类

(一)按位置分类

(1)颈内动脉系统动脉瘤约占颅内动脉瘤 90%,分为:①颈内动脉动脉瘤;②大脑前动脉-前交通动脉动脉瘤;③大脑中动脉动脉瘤。

(2)椎-基底动脉系统动脉瘤约占 10%,分为:①椎动脉动脉瘤;②基底动脉干动脉瘤;③大脑后动脉动脉瘤;④小脑上动脉瘤;⑤小脑前下动脉瘤;⑥小脑后下动脉瘤;⑦基底动脉瘤分叉部动脉动脉瘤。文献报道,20%～30%动脉瘤患者有多发动脉瘤。

（二）按大小分类

按大小分为小型动脉瘤（直径≤0.5 cm）；一般动脉瘤（直径0.5～1.5 cm）；大型动脉瘤（直径1.5～2.5 cm）；巨型动脉瘤（直径≥2.5 cm）。

（三）按病因分类

按病因可分为囊性动脉瘤（占颅内动脉瘤的绝大多数）、感染性动脉瘤和外伤性动脉瘤。

1.感染性动脉瘤

因细菌或真菌感染形成，免疫低下患者如艾滋病或吸毒者发生率高。常见于大脑中动脉分支远端，可多发。若疑为感染性动脉瘤，应行心脏超声检查确定有无心内膜炎。感染性动脉瘤通常为梭形、质地脆，手术困难且危险，急性期抗生素感染治疗4～6周，有些动脉瘤可萎缩，延迟夹闭可能更容易。手术指征，有蛛网膜下腔出血，抗感染治疗4～6周后动脉瘤未见减小。

2.外伤性动脉瘤

占颅内动脉瘤不足1％，大多为假性动脉瘤。闭合性脑损伤见于大脑前动脉远端动脉瘤，颅底骨折累及岩骨和海绵窦段颈内动脉形成动脉瘤，可引起海绵窦综合征，动脉瘤破裂后形成颈内动脉海绵窦漏，伴蝶窦骨折时可造成鼻腔大出血。颅脑穿通性损伤如枪击伤或经蝶入路等颅底手术后发生动脉瘤。颅底颈内动脉动脉瘤应用球囊孤立或栓塞。外周围性动脉瘤可手术夹闭动脉瘤颈。

（四）按形态分类

按形态分为囊状动脉瘤、梭形动脉瘤、夹层动脉瘤。

四、临床表现

（一）出血症状

因动脉瘤增大、血栓形成或动脉瘤急性出血造成头痛，严重像"霹雳样"，有人描述为"此一生中最严重的头痛"。

大约半数为单侧，常位于眼眶后或眼眶周，可能由于动脉瘤覆盖的硬脑膜受刺激所致。由于巨大动脉瘤占位效应导致颅内压升高，表现为弥散性或双侧头痛。

无症状未破动脉瘤蛛网膜下腔出血的年概率为1％～2％，有症状未破裂动脉瘤出血的年概率约为6％。出血倾向与动脉瘤的直径、大小、类型有关。小而未破的动脉瘤无症状。直径4 mm以下的动脉瘤颈和瘤壁均较厚，不易出血。90％的出血发生在动脉瘤直径大于4 mm的患者。巨型动脉瘤内容易在腔内形成血栓，瘤壁增厚，出血倾向反而下降。

多数动脉瘤破口会被凝血封闭而出血停止，病情逐渐稳定。未治的破裂动脉瘤中，24 h内再出血的概率为4％，第1个月里再出血的概率为每天1％～2％；3个月后，每年再出血的概率为2％。死于再出血者约占本病的1/3，多在6周内。也可在数个月甚至数十年后，动脉瘤再出血。

蛛网膜下腔出血伴有脑内出血占20％～40％（多见于MCA动脉瘤），脑室内出血占13％～28％，硬脑膜下出血占2％～5％。

动脉瘤破裂发生脑室内出血预后更差，常见的有，前交通动脉动脉瘤破裂出血通过终板进入第三脑室前部或侧脑室；基底动脉顶端动脉瘤出血进入第三脑室底；小脑后下动脉（PICA）远端动脉瘤破裂通过Luschka孔进入第四脑室。

部分患者SAH可沿视神经鞘延伸，引起玻璃体膜下和视网膜出血。出血量过大时，血液可进入玻璃体内引起视力障碍,死亡率高。出血可在 6～12 个月吸收。10%～20%患者还可见视盘水肿。

(二)占位效应

直径＞7 mm 的动脉瘤可出现压迫症状。巨型动脉瘤有时容易与颅内肿瘤混淆,如将动脉瘤当做肿瘤手术则是非常危险的。动眼神经最常受累,其次为展神经和视神经,偶尔也有滑车、三叉和面神经受累。

动眼神经麻痹常见于颈内动脉-后交通动脉瘤和大脑后动脉动脉瘤,动眼神经位于颈内动脉($C_{1～2}$)的外后方,颈内-后交通动脉瘤中,30%～53%出现病侧动眼神经麻痹。动眼神经麻痹首先出现提睑无力,几小时到几天达到完全的地步,表现为单侧眼睑下垂、瞳孔散大、内收、上下视不能,直接、间接光反应消失。海绵窦段和床突上动脉瘤可出现视力、视野障碍和三叉神经痛。

颈内动脉巨型动脉瘤有时被误诊为垂体腺瘤;中动脉动脉瘤出血形成颞叶血肿;或因脑血管痉挛脑梗死,患者可出现偏瘫和语言功能障碍。前交通动脉动脉瘤一般无定位症状,但如果累及下丘脑或边缘系统,则可出现精神症状、高热、尿崩等情况。鞍内或鞍上动脉瘤压迫垂体腺和垂体柄产生内分泌紊乱。

基底动脉分叉部、小脑上动脉及大脑后动脉近端动脉瘤位于脚间窝前方,常出现第Ⅲ、第Ⅳ、第Ⅵ对脑神经麻痹及大脑脚、脑桥的压迫,如 Weber 综合征、两眼同向凝视麻痹和交叉性偏瘫等。基底动脉和小脑前下动脉瘤表现为不同水平的脑桥压迫症状,如 Millard-Gubler 综合征(一侧展神经、面神经麻痹伴对侧锥体束征)和 Foville 综合征(除 Millard-Gubler 综合征外,还有同向偏视障碍)、凝视麻痹、眼球震颤等。罕见的内听动脉瘤可同时出现面瘫、味觉及听力障碍。椎动脉瘤、小脑后下动脉瘤、脊髓前后动脉瘤可引起典型或不完全的桥小脑角综合征、枕骨大孔综合征及小脑体征、后组脑神经损害体征、延髓上颈髓压迫体征。

巨型动脉瘤压迫第Ⅲ脑室后部和导水管,出现梗阻性脑积水症状。

(三)癫痫发作

因蛛网膜下腔出血相邻区域脑软化,有的患者可发生抽搐,多为大发作。

(四)迟发性脑缺血(delayed ischemic deficits,DID)

发生率为 35%,致死率为 10%～15%。脑血管造影或 TCD 显示有脑血管痉挛者不一定有临床症状,只有伴有脑血管侧支循环不良,rCBF 每分钟＜18 mL/100 g 时才引起 DID。DID 多出现于 3～6 d,7～10 d 为高峰,表现:①前驱症状,蛛网膜下腔出血的症状经过治疗或休息而好转后,又出现或进行性加重,外周血白细胞计数持续升高、持续发热;②意识由清醒转为嗜睡或昏迷;③局灶神经体征出现。上述症状多发展缓慢,经过数小时或数天到达高峰,持续 1～2 周逐渐缓解。

(五)脑积水

动脉瘤出血后,因凝血块阻塞室间孔或大脑导水管,引起急性脑积水,导致意识障碍;合并急性脑积水者占 15%,如有症状应行脑室引流术。由于基底池粘连也会引起慢性脑积水,需行侧脑室-腹腔分流术,但可能仅对部分病例有效。

(六)偶尔发现

由于其他原因做 CT、MRI 或血管造影发现。

五、影像学检查

(一)蛛网膜下腔出血诊断步骤

非强化高分辨率 CT 扫描,如果 CT 阴性,对可疑患者腰椎穿刺,确诊或高度怀疑蛛网膜下腔出血患者行脑血管造影。

(二)CT 检查

可以确定蛛网膜下腔出血、血肿部位大小、脑积水和脑梗死,多发动脉瘤中的破裂出血的动脉瘤。如纵裂出血常提示前动脉或前交通动脉瘤,侧裂出血常提示后交通或中动脉动脉瘤,第四脑室出血常提示椎或小脑后下动脉瘤。巨大动脉瘤周围水肿呈低密度,瘤内层状血栓呈高密度,瘤腔中心的流动血液呈低密度。故在 CT 上呈现特有的"靶环征"——密度不同的同心环形图像。直径<1.0 cm 动脉瘤,CT 不易查出。直径>1.0 cm 动脉瘤,注射对比剂后 CT 扫描可检出。计算机断层扫描血管造影(CTA)可通过3D-CT从不同角度了解动脉瘤与载瘤动脉,尤其是与相邻骨性结构的关系,为手术决策提供更多资料。

(三)MRI 检查

颅内动脉瘤多位于颅底大脑动脉环。MRI 优于 CT,动脉瘤内可见流空影。MRA 和 CTA 检查可提示不同部位动脉瘤,常用于颅内动脉瘤筛查,有助于从不同角度了解动脉瘤与载瘤动脉关系。磁共振造影(MRA)不需要注射造影剂,可显示不同部位的动脉瘤,旋转血管影像以观察动脉瘤颈、动脉瘤内血流情况,还可以显示整个脑静脉系统,发现静脉和静脉窦的病变。

(四)数字减影血管造影(DSA)

此为确诊颅内动脉瘤金标准,对判明动脉瘤的位置、数目、形态、内径、瘤蒂宽窄、有无血管痉挛、痉挛的范围及程度和确定手术方案十分重要。经股动脉插管全脑 4 血管造影,多方位投照,可避免遗漏多发动脉瘤。Ⅰ、Ⅱ级患者脑血管造影应及早进行,Ⅲ、Ⅳ级患者待病情稳定后,再行造影检查。Ⅴ级患者只行 CT 扫描除外血肿和脑积水。首次造影阴性,合并脑动脉痉挛或高度怀疑动脉瘤者,1 个月后应重复造影,如仍阴性,可能是小动脉瘤破裂后消失,或内有血栓形成。

(五)经颅多普勒超声(TCD)

在血容量一定的情况下,血流速度与血管的横截面积成反比,故用 TCD 技术测量血管的血流速度可以间接地测定血管痉挛的程度。

六、治疗

(一)非手术治疗

主要目的在于防止再出血和防治脑血管痉挛,用于以下情况:①患者全身情况不能耐受开颅手术者;②诊断不明确、需进一步检查者;③患者拒绝手术或手术失败者。

(1)绝对卧床休息 14～21 d,适当抬高头部。镇痛、抗癫痫治疗。便秘者给缓泻剂。保持患者安静,尽量减少不良的声、光刺激,避免情绪激动。为预防动脉瘤再次出血,患者应在 ICU 监护。

(2)预防和治疗脑动脉痉挛,有条件者经颅多普勒超声(TCD)监测脑血流变化,及时发现脑血管痉挛。早期可试用钙通道阻滞剂改善微循环。

(3)根据病情退热、防感染、加强营养、维持水电解质平衡、心电监测,严密观察生命体征及神经功能变化。

（4）降低血压是减少再出血的重要措施之一，但由于动脉瘤出血后多伴有动脉痉挛，脑供血已经减少，如血压降得过多可能引起脑供血不足，通常降低 10％即可，密切观察病情，如有头晕、意识障碍等缺血症状，应给予适当的回升。

（5）降低颅内压能增加脑血流量、推迟血-脑屏障的损害、减轻脑水肿，还能加强脑保护。

（二）外科治疗方法

1.孤立术

中断动脉瘤近端和远端载瘤动脉，可通过直接手术用动脉瘤夹结扎、放置可脱性球囊或两者联合。动脉瘤孤立术是在动脉瘤的两端夹闭载瘤动脉，但在未证实脑的侧支供应良好的情况下应慎用。有些可能需要联合颈外颈内动脉（EC-IC）搭桥保持孤立节段远端血流。

2.近端结扎（Hunterian 结扎）

多用于巨大动脉瘤，通过闭塞 CCA 而不是 ICA 可能会减少危险，可能增加形成对侧动脉瘤危险。

3.动脉瘤壁加固术

疗效不肯定。

4.栓塞动脉瘤

临床不适宜手术，可选弹簧圈栓塞的介入治疗。通过介入技术在动脉瘤内放置 Guglielmi 可脱性弹簧圈或球囊。

（三）手术治疗

开颅夹闭动脉瘤颈仍是首选治疗方法。目前，动脉瘤显微手术总的死亡率已降至 2％以下，而保守治疗 70％患者会迟早死于动脉瘤再出血。

1.手术时机

近年来趋向于对破裂动脉瘤实施早期手术，理由：①动脉瘤再破裂出血的高峰期在初次出血后 1 周内，早期手术可减少动脉瘤再破裂危险；②术中可清除血凝块等引起血管痉挛的有害物质。但是出血早期，脑组织肿胀，生命体征不平稳，手术难度大，手术死亡率和致残率高。

提倡晚期手术的理由：①早期手术牵拉脑组织，加重脑水肿；②术中动脉瘤破裂概率较高；③手术易造成血管损伤，加重术后的血管痉挛。

为便于判断动脉瘤病情，选择造影和手术时机，评价疗效，根据 Hunt 和 Hess 分级法，病情在Ⅰ、Ⅱ级的患者应尽早进行血管造影和手术治疗。Ⅲ级以上提示出血严重，可能伴发血管痉挛和脑积水，手术危险较大，待数天病情好转后再行手术治疗。Ⅲ级以下患者，出血后 3～4 d 内手术夹闭动脉瘤，可以防止动脉瘤再次出血，减少血管痉挛发生。椎-基底或巨大动脉瘤，病情Ⅲ级以上，提示出血严重，或存在血管痉挛和脑积水，手术危险性较大，应待病情好转后手术。动脉瘤破裂出血后 48～96 h 内为早期手术，出血后 10～14 d 后的手术为晚期手术。

2.手术方法

手术的目的是阻断动脉瘤的血液供应、避免发生再出血，保持载瘤及供血动脉通畅，维持脑组织的正常血运。

动脉瘤瘤颈夹闭术的操作步骤：①腰椎穿刺置管，剪开硬脑膜前打开留置管，引流脑脊液 30～50 mL，降低脑压，增加手术暴露的空间，便于分离操作。②翼点微骨窗入路创伤小、有利于保护面神经额支，可以夹闭前循环和基底动脉顶端动脉瘤。手术切口应尽量不影响外观，小范围剃头，做微骨窗。术中应用手术显微镜，术后缝合硬脑膜，保留骨瓣，皮内缝合，体现微创理念。

前(交通)动脉瘤还可经额部纵裂入路。椎动脉、小脑后下动脉动脉瘤采用远外侧入路。椎-基底交界动脉瘤经枕下入路或经口腔入路。③分离动脉瘤时先确定载瘤动脉、暴露动脉瘤颈,分清动脉瘤与载瘤动脉的关系,并确定用何种类型动脉瘤夹。分离困难时可借助神经内镜。动脉瘤体积大、粘连紧或有破裂可以控制血压。④罂粟碱,平滑肌松弛剂,可能通过阻断钙离子通道起作用。局部应用于表面人为操作引起的血管收缩。30 mg 罂粟碱加入 9 mL 生理盐水,用棉片蘸此溶液敷在血管约 2 min,也可通过注射器直接冲洗血管。

3.术中血管造影

动脉瘤术后应该常规复查 DSA,了解动脉瘤夹闭情况。动脉瘤夹闭术后血管造影发现 19% 患者有动脉瘤残留或大血管闭塞等问题,所以推荐术中荧光血管造影(ICG),有助于及时发现问题予以纠正。

(四)术中动脉瘤破裂处理

文献报道,术中动脉瘤破裂发生率为 18%～40%。术中发生动脉瘤破裂,患者病残率和死亡率明显增高。

1.术中动脉瘤破裂预防

(1)预防疼痛引起高血压。

(2)装头架及切皮时保证深度麻醉。

(3)头架钉子放置部位及皮肤切口局部麻醉(不用肾上腺素)。

(4)开硬脑膜前可将平均动脉压降至稍低水平。

(5)最大限度减少分离时动脉瘤脑牵拉:利尿剂脱水,术前腰椎穿刺切开硬脑膜时放出脑脊液,过度换气。

(6)减少动脉瘤顶或颈部撕裂危险:暴露动脉瘤时采取锐性分离,清除动脉瘤周围血块;夹闭动脉瘤前,完全游离动脉瘤。

2.动脉瘤手术中破裂 3 个阶段

(1)开始暴露(分离前):少见,处理最困难,预后很差。虽然已打开蛛网膜下腔,但是出血仍可造成脑组织膨出。①可能原因:钻骨孔时震动,剪开硬脑膜时硬脑膜内外压力差增高,疼痛反应引起儿茶酚胺增加造成血压升高。②处理:降低血压,控制出血,前循环动脉瘤控制颈内动脉出海绵窦处临时阻断夹;无效可压迫患者颈部颈内动脉。若必要可切除部分额叶或颞叶。

(2)分离动脉瘤:动脉瘤破裂最多见原因。①可能原因:钝性粗暴分离引起撕裂,多数在瘤颈近端损伤较大,控制困难。没有充分暴露即试图夹闭。②处理:显微吸引器放在载瘤动脉破裂孔附近,不要仓促夹闭,进一步暴露并将永久夹放置于合适位置。

锐性分离时引起撕裂常在动脉瘤顶端,一般较小,通常一个吸引器就可控制。用小棉片轻轻压迫可起效。重复用低电流双极电凝使其萎缩。

(3)放置动脉瘤夹破裂,通常有两个原因。①动脉瘤暴露欠佳:夹子叶片穿透未看见动脉瘤壁,类似钝性分离时引起撕裂。出血会由于夹子叶片靠近加重。尽量打开并去掉夹子,尤其是开始有出血迹象时,可减小撕裂程度。用两个吸引器判断最后夹子是否可放置确实夹闭,或者更常用放置临时阻断夹。②放置瘤夹技术差:当夹子叶片靠近时出血可能减轻;这时检查其尖端,确认其已跨越瘤颈的宽度。如果没有,通常可并行放置一个较长的夹子,会有所改善。确认夹子叶片足够靠近。如果没有足够靠近而仍出血,有必要放置两个夹子,有时需更多。

(五)术后治疗

动脉瘤术后患者应在 ICU 病房监护治疗,监测生命体征、氧饱和度等,并注意观察患者的意识状态、神经功能状态、肢体活动情况。术后常规给抗癫痫药,根据术中情况适当程度脱水,可给予激素、扩血管药等。如果手术时间不很长,术中临时使用一次抗生素,术后则不需再使用抗生素。

(六)治疗后动脉瘤复发

未完全夹闭动脉瘤可继续增大和(或)出血,包括动脉瘤夹闭或弹簧圈栓塞,仍有动脉瘤充盈或动脉瘤颈残留。

七、不同部位动脉瘤类型

(一)海绵窦段动脉瘤

海绵窦段动脉瘤占颅内动脉瘤 3%~5%,多为大型和巨大的动脉瘤。海绵窦段动脉瘤分为自发性和外伤性两种,后者多为假性动脉瘤。

(1)自发性海绵窦段动脉瘤一般无症状,直到发展为巨大动脉瘤,压迫海绵窦内有第Ⅲ、Ⅳ、Ⅴ、Ⅵ对脑神经产生眼部症状。

(2)外伤性海绵窦段动脉瘤多发生在青少年,头部外伤伴有前颅底骨折、单侧视力丧失和鼻出血,是典型的颈动脉海绵窦瘘三联征。外伤性动脉瘤破裂出血至蝶窦,可导致致命的动脉性鼻出血。

(3)无临床症状、放射学检查偶然发现、未进入蛛网膜下腔的海绵窦动脉瘤可定期观察,不需特殊治疗。

(4)严重的难治性面部疼痛、放射学提示动脉瘤已进入蛛网膜下腔、反复出现鼻出血应该积极手术治疗。直接手术夹闭海绵窦内动脉瘤困难,很难避免脑神经损伤,血管内治疗海绵窦内动脉瘤成为首选。

(二)床突上动脉瘤

颈内动脉在颈动脉环处出海绵窦,进入蛛网膜下腔。颈内动脉床突上部分可分为以下节段:①眼动脉段,床突上 ICA 最长部分。位于眼动脉与后交通动脉起始处之间,近端部分(包括眼动脉起始部)常被前床突遮掩。包括眼动脉和垂体上动脉 2 条分支。②后交通段,从后交通动脉起始部到脉络膜前动脉(AChA)起始部。③脉络膜段,从脉络膜前动脉(AChA)起始部到颈内动脉最后分叉。

约 45%眼动脉段动脉瘤表现为蛛网膜下腔出血,45%表现为视野缺损和(或)视力障碍。眼动脉动脉瘤常多发,夹闭对侧眼动脉动脉瘤技术并不困难,但是夹闭对侧垂体上动脉瘤不容易。

(三)后交通动脉动脉瘤

后交通动脉动脉瘤更多见于与颈内动脉连接处,或与大脑后动脉连接处,均可侵及第Ⅲ对脑神经,引起动眼神经麻痹。注意椎动脉造影,椎动脉是否参与动脉瘤供血,或通过增粗后交通动脉,向后循环供血。

(四)前交通动脉动脉瘤

前交通动脉动脉瘤出血在前纵裂,其中 63%伴脑内血肿,约 1/3 脑内血肿破入脑室。20%前交通动脉瘤破裂出血后引起血管痉挛,发生额叶脑梗死,表现为情感淡漠。

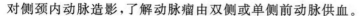

对侧颈内动脉造影,了解动脉瘤由双侧或单侧前动脉供血。

翼点入路为最常用入路。动脉瘤向上生长、额部有大量血块时可用额下入路,同时清除血肿。通常右侧翼点入路,左侧翼点入路适用:①动脉瘤指向右侧,左侧入路先暴露动脉瘤颈部,如动脉瘤出血便于控制;②动脉瘤仅由左侧前动脉供血,右侧前动脉未供血,可在动脉瘤近端控制;③合并其他左侧动脉瘤。

(五)大脑前动脉远端动脉瘤

通常位于额极动脉起始端,或在胼胝体膝部胼周动脉和胼缘动脉分叉部,经常合并脑内出血或半球间硬脑膜下血肿,因为此处蛛网膜下腔空间小,保守治疗效果较差。此处动脉瘤与脑组织粘连,术中易发生过早破裂。

自前交通动脉达到动脉瘤距离 1 cm 内可通过翼点入路,切除部分直回到达动脉瘤。

自前交通动脉达到胼胝体膝部动脉瘤距离大于 1 cm,包括胼周动脉和胼缘动脉分叉部动脉瘤,冠状切口,多从右额入路,骨瓣应该越过中线 2 cm,自额半球间暴露动脉瘤。如动脉瘤顶埋在右大脑半球内可经左额入路,避免过度牵拉脑组织的危险。

半球间入路如长时间牵拉扣带回,手术后可能产生短暂运动性缄默症。

(六)大脑中动脉动脉瘤

翼点开颅后通过侧裂入路最为常用。颞上回入路可减少脑牵拉和近端血管操作时引起血管痉挛,缺点是骨瓣稍大、控制中动脉近端困难、可能增加癫痫发作危险性。

(七)后循环动脉瘤

后循环蛛网膜下腔出血可能引起呼吸暂停及神经源性肺水肿,发生血管痉挛更易引起中脑症状。

1.大脑后动脉动脉瘤

大脑后动脉是基底动脉的终支,大脑后动脉动脉瘤临床比较少见,占颅内动脉瘤的 0.7%~2.2%。

大脑后动脉动脉瘤临床主要表现为蛛网膜下腔出血,占位效应所引起渐进性轻度偏瘫或同向性偏盲,脑神经的麻痹等少见,少数患者为神经放射学检查时偶然发现。

一般采用额颞(翼点)经侧裂入路或颞下入路夹闭大脑后动脉动脉瘤。

2.椎动脉动脉瘤

多数椎动脉动脉瘤起自椎动脉-小脑后下动脉连接处,或椎动脉-小脑前下动脉,椎动脉-基底动脉。

血管造影需要评价对侧椎动脉,因孤立动脉瘤时对侧椎动脉粗大有代偿能力。

直接夹闭动脉瘤为更好治疗方法。血管内弹簧圈栓塞不能减轻动脉瘤压迫脑干或脑神经引起的症状。

3.基底动脉分叉处动脉瘤

也称基底动脉分叉动脉瘤,约占颅内动脉瘤 5%。大多表现为蛛网膜下腔出血,动脉瘤增大可能引起视交叉受压和双颞侧偏盲(与垂体瘤相似),或压迫动眼神经引起动眼神经麻痹。大多数基底动脉顶端动脉瘤可通过翼点入路、颞下入路和眶颧入路。

八、特殊类型动脉瘤的治疗

(一)巨大动脉瘤

颅内巨大动脉瘤是指直径≥2.5 cm(约1英寸)的动脉瘤,占颅内动脉瘤的 3%~5%,多见于颈内动脉海绵窦段及其末端分叉部、大脑中动脉主干分叉部、基底动脉及椎基底动脉连接部。有囊形状和梭形动脉瘤两种类型。高峰年龄为30～60岁,女性：男性＝3：1。

临床表现为自发性蛛网膜下腔出血和占位效应。

血管造影：常因动脉瘤血栓形成,造影剂不能完全充盈而低估动脉瘤大小。需做 MRI 或 CT 检查以显示血栓形成部分。

CT 扫描：通常动脉瘤周有明显水肿。动脉瘤周脑组织增强后可增强,可能是由于脑组织对动脉瘤的炎症反应引起血流增多引起继发性血管形成。

MRI 扫描：动脉瘤内存在湍流 T_1 像混杂信号。MRI 人工脉冲式成像有助于鉴别巨大动脉瘤与其他实质性或囊性病变。

手术治疗除防止动脉瘤再破裂出血外,还应解除其占位效应。手术是巨大动脉瘤首选的治疗方法。约 1/3 可以夹闭动脉瘤瘤颈。巨大动脉瘤手术难点：①暴露巨大动脉瘤颈；②保持载瘤动脉通畅；③切除巨大动脉瘤的占位效应。

巨大动脉瘤的 3 种直接手术方法：①切除巨大动脉瘤后再造载瘤动脉,适用于瘤蒂可以辨认者；②窗式成角动脉瘤夹再造载瘤动脉,适用于无蒂、动脉瘤内无血栓者；③巨大颈内动脉瘤或大脑中动脉瘤实施夹闭和切除手术,需要行颞浅动脉-大脑中动脉搭桥或颈动脉-大隐静脉-大脑中动脉搭桥手术,补充脑血流不足；④颈内动脉分期结扎,二期手术动脉瘤孤立减压术,适用于颈内动脉海绵窦段巨大动脉瘤,瘤壁与海绵窦硬脑膜合二为一,无法分离直接夹闭者。

(二)多发性动脉瘤

好发生于两侧对称的部位,特别是颈内动脉及大脑中动脉,出血机会较单发者多。最好一次手术能夹闭全部动脉瘤,若无法做到可分期手术,但应首先处理出血的或者有出血倾向的动脉瘤。根据临床症状和影像学特征的综合分析,判断出血责任动脉瘤：①CT 或 MRI 血液集中点；②血管造影血管痉挛区域；③动脉瘤形状不规则；④以上没有帮助,怀疑最大的动脉瘤。

(三)未破裂动脉瘤(unruptured aneurysm,UIA)

随着医疗水平不断提高,未破裂和无症状的动脉瘤病例逐渐增多,其中 15%～50%病例继续变大和出血。部分学者主张保守治疗,定期检查。但多数人提倡尽早手术治疗。

未破裂颅内动脉瘤包括偶然发现动脉瘤(无任何症状偶然发现)及非出血引起症状的动脉瘤(如第Ⅲ脑神经受压瞳孔扩大)。

有人建议对直径≥10 mm 未破裂动脉瘤尽量治疗,小的动脉瘤应血管造影连续随访。

(四)动脉圆锥

动脉起始节段漏斗状结构,开口最宽<3 mm,需与动脉瘤区分,正常血管造影中有 7%～13%,多发性或家族性动脉瘤中发生率更高,25%为双侧性。大多数发现于后交通动脉起始部。尽管也可能出血,其破裂危险性低于囊性动脉瘤。然而,动脉圆锥可发展为出血动脉瘤。治疗建议：因为其他原因手术同时,包裹或放置环形动脉瘤夹处理动脉圆锥。

九、预后

影响动脉瘤预后因素有患病年龄、动脉瘤的大小、部位、临床分级、术前有无其他疾病、就诊时间、手术时机的选择等有关,尤其是动脉瘤患者 SAH 后,是否伴有血管痉挛和颅内血肿对预后有重要影响。其他如手术者经验、技巧，有无脑积水等均对预后有影响。

　　据国外文献报告，动脉瘤破裂出血后 10％～15％患者在获得医疗救治前死亡，最初几天内死亡率为 10％,30 d 死亡率 46％,总死亡率≈45％。首次出血未经手术治疗而存活的患者中，再出血是致死和致残的主要原因,2 周内危险性为 15％～20％。早期手术目的可降低再出血危险性。

（任崇文）

脑 积 水

第一节　成人脑积水

成人脑积水是指由于各种原因致使脑室系统内脑脊液不断增加,同时脑组织相应减少,脑室系统扩大。根据是否伴有颅内压力的增高而分为高压力性脑积水及正常压力脑积水。根据脑脊液循环梗阻的部位不同可分为梗阻性脑积水及非梗阻性脑积水(又称交通性脑积水),前者脑室与蛛网膜下腔不相通,后者脑室与蛛网膜下腔相通。此外,按临床发病的长短和症状的轻重可分为急性、亚急性和慢性脑积水,一般情况是指急性脑积水病程在1周以内,亚急性病程在1个月内,慢性病程在1个月以上。

一、高压力性脑积水

高压力性脑积水实质上是由于脑脊液循环通路上的脑室系统和蛛网膜下腔阻塞,引起脑室内平均压力或搏动压力增高产生脑室扩大,以至不能代偿,而出现相应的临床症状。

(一)病因

1.脑脊液循环通路的发育异常

以中脑导水管先天性狭窄、闭锁、分叉及导水管周围的神经胶质细胞增生为多见,导水管狭窄患者常因近端的脑积水将间脑向下压迫使导水管发生弯曲,从而加重狭窄和阻塞的程度。此外,Dandy-Walker综合征患者及Arnold-Chiari畸形患者均可有脑脊液循环通路的阻塞。脑脊液循环通路阻塞多为不完全性,完全性阻塞者难以成活。

2.炎症性粘连

脑脊液循环通路的炎症性粘连是引起脑积水的常见原因之一。部位多见于导水管、枕大池、脑底部及环池,也可发生于大脑半球凸面,部分患者可伴有局部的囊肿,引起相应的压迫症状。粘连可由于脑内出血、炎症及外伤引起,颅内出血可引起脑底炎症性反应,血液机化形成粘连或血液吸收阻塞蛛网膜颗粒,从而影响脑脊液的疏通循环及吸收。各种原因引起的颅内炎症,尤其是脑膜炎如化脓性脑膜炎或结核性脑膜炎,亦易引起颅内的粘连或阻塞蛛网膜颗粒而引起脑积水。颅脑手术患者亦可因术后颅内积血的吸收及炎症反应而导致脑积水。有些颅内肿瘤如颅咽管瘤、胆脂瘤内容物手术过程中外溢后的反应引起脑积水改变。

3.颅内占位性病变

凡是位于脑脊液循环通路及其邻近部位的肿瘤皆可引起脑积水,如侧脑室内的肿瘤及寄生虫性囊肿等阻塞室间孔可引起一侧或双侧侧脑室扩大;第三脑室内的肿瘤或三脑室前后部的肿瘤如松果体肿瘤、颅咽管瘤等可压迫第三脑室导致三脑室以上脑室系统扩大;四脑室及其周围区的肿瘤如四脑室肿瘤、小脑蚓部及半球肿瘤、脑干肿瘤、脑桥小脑角肿瘤可压迫阻塞四脑室或导水管出口引起四脑室以上部位的扩大;其他部位病变如半球胶质瘤、蛛网膜囊肿也可压迫阻塞脑脊液循环通路引起脑积水。

4.脑脊液产生过多

如脑室内的脉络丛乳头状瘤或增生,可分泌过多的脑脊液而其吸收功能并未增加而发生交通性脑积水。此外,维生素 A 缺乏,胎生期毒素作用亦可导致脑脊液的分泌与吸收失去平衡而引起脑积水。

5.脑脊液吸收障碍

如静脉窦血栓形成。

6.其他发育异常

如无脑回畸形、扁平颅底、软骨发育不全均可引起脑积水。

以上各种原因中,以脑脊液在其循环通路中各部位的阻塞最常见,而脑脊液的产生过多或吸收障碍则少见。

(二)临床表现

成年人脑积水多数为继发性,可有明确的病因如蛛网膜下腔出血或脑膜炎等。常发生在发病后 2～3 周,在原有病情好转后又出现头痛、呕吐等症状,或症状进一步加重,多数患者原因不明或继发于颅内肿瘤等疾病。

成人脑积水的临床表现以头痛、呕吐为主要临床症状,此外可有共济失调。病情严重者可出现视物不清、复视等症状。患者的头痛、呕吐等症状多为特异性,头痛多以双颞侧为最常见。当患者处于卧位时,脑脊液回流减少,因此,患者在卧位后或晨起头痛加剧,采取卧位时头痛可有所缓解。随着病情的进展,头痛可为持续性剧烈疼痛。当伴有小脑扁桃体下疝时,头痛可累及颈枕部,甚至可有强迫头位。呕吐是成人脑积水除头痛外常见的症状,常伴有剧烈头痛而与头部位置无关,呕吐后头痛症状可有所缓解。视力障碍在脑积水患者中常见,多出现于病情发展的中晚期,由于眼底水肿所致,可表现为视物不清、复视,晚期可有视力丧失,复视主要由于颅内压力增高,使颅内行程最长的展神经麻痹所致。患者可出现共济失调,以躯干性共济失调为多见,表现为站立不稳、足距宽、步幅大,极少表现为小脑性共济失调。脑积水晚期患者可有记忆力下降,尤其是近记忆力下降、智力减退、计算能力差等。成年人脑积水有时可表现出原发病变的症状。如四脑室囊肿或肿瘤可有强迫头位或头位改变后症状好转等,松果体瘤引起的脑积水患者可有眼球上视困难,瞳孔散大或不等大,可伴有性早熟或性征发育迟缓。

(三)诊断

随着 CT 及 MRI 的广泛应用,脑积水的诊断已不困难,关键在于有头痛、呕吐等症状的患者,应引起足够重视及时行 CT 或 MRI 检查以早期诊断。CT 或 MRI 可确定脑室扩大及程度及皮层萎缩的程度,有时可同时了解引起脑积水的原因。此外,CT 或 MRI 还能了解脑积水是急性脑积水还是慢性脑积水,为临床处理措施的应用提供依据。在脑积水的诊断中,应注意与脑萎缩引起的脑室扩大相区别,后者脑室扩大的同时可明显地显示出侧裂或脑沟,甚至可有脑沟及脑裂的明显扩大。另外诊断脑积水应尽可能明确是梗阻性脑积水还是交通性脑积水。

(四)治疗

对于急性高压力性脑积水治疗应以手术治疗为主。手术方法根据可有以下三个方面：①针对病因的手术，如切除引起脑积水的颅内肿瘤等手术；②减少脑脊液产生的手术，如脉络丛切除术等，已少用；③脑脊液引流或分流术，是目前脑积水的主要治疗方法，下面重点介绍几种常用的手术方式。

1.脑室体外引流术

脑室体外引流术是治疗急性梗阻性脑积水应急措施。应用于因脑积水引起严重颅内压增高的患者，病情危重甚至发生脑疝或昏迷时，先采用脑室穿刺和引流作为紧急减压抢救措施，为进一步检查治疗创造条件。一般引流管保持 3～7 d 为宜，及时拔管或行脑室-腹腔分流术彻底解除梗阻性脑积水病因或症状。

2.颅内分流术

颅内分流术适用于梗阻性脑积水，而交通性脑积水行颅内分流术无效。常用方法有第三脑室造口术和脑室-脑池分流术。前者现已较少采用，多用于引起脑积水的三脑室周围的肿瘤切除术后，同时行此手术以期解决肿瘤时引起脑积水。脑室-脑池分流术又称 Torkildsen 手术，此种术式最适用于良性导水管狭窄或阻塞，三脑室后部肿瘤如松果体瘤等。儿童一般不适合此种术式。

3.中脑导水管扩张术

成人脑积水中有相当部分患者是由于炎症引起中脑导水管粘连狭窄，此类患者有效的方法是重建脑脊液循环通路。Dandy 是最早开展中脑导水管扩张术的倡导者，但由于手术死亡率高而较少采用。近年来，应用此种手术的报道有所增加，效果亦较满意。

4.脑室-腹腔分流术

脑室-腹腔分流术是把一组带单向阀门的分流装置置入体内，将脑脊液从脑室分流到腹腔中吸收，简称 V-P 手术。Kausch 于 1905 年首次开展，20 世纪 50 年代始广泛应用。本术式适用于各种类型脑积水。本手术方法虽较简单，但术后易发生并发症，应引起注意。常见并发症有以下几种。①分流管不畅：是最常见的并发症，梗阻可发生于腹腔端，亦可发生于脑室端，后者主要由于脑脊液内蛋白含量过高而阻塞分流管或脑室缩小后近端插入脑实质内等。腹腔端阻塞最常可见于大网膜包绕，分流管扭曲、脱出等，为防分流管远端阻塞，临床医师采取多种方法，但各有优缺点。②感染：由于消毒不充分可引起腹腔炎及脑内感染，后果严重，因此分流管及器械应严格消毒。此外，术中应注意无菌操作，术后应用抗生素。③消化道症状：可于术后出现绞痛、腹胀、恶心、呕吐等消化道症状，主要是脑脊液对腹膜刺激所致，一般 1 周左右可消失。④脑室及脑内出血：较少见。主要由于反复穿刺所致，应争取穿刺准确。⑤腹腔脏器损伤：可由于腹腔分流管末端过硬而穿伤内脏或手术操作所致，除手术应轻柔、仔细外，尽可能选用较柔软的分流管。⑥硬膜下积液或血肿：主要原因为引流过度引起颅内压持续下降或桥静脉破裂，或脑脊液自分流管周围渗入蛛网膜下腔。为预防此并发症发生，可于术前根据患者颅内压情况选用适当压力分流管。

5.其他手术方法

除以上手术方法外，另有脑室-心房分流术、脑室-矢状窦分流术、腰蛛网膜下腔-肾脂肪囊分流术等多种方法，由于这些方法有些操作复杂，有些术后并发症多见且严重等，临床均已较少使用。

二、正常压力脑积水

正常压力脑积水亦称低压力脑积水或隐性脑积水,是一种脑室虽扩大而脑脊液压力正常[低于 1.8 kPa(180 mmH$_2$O)]的交通性脑积水综合征。在病因、症状等方面与高压力性脑积水有明显的区别。最常见的原因为颅内动脉瘤破裂所致的蛛网膜下腔出血,由于出血多聚积于脑底,阻塞蛛网膜颗粒而影响脑脊液的吸收,此外脑外伤、脑膜炎或颅脑术后由于出血或炎症在脑底机化及纤维化粘连,影响脑脊液循环而导致脑积水。其发生机制一般认为是脑积水形成的早期,由于颅内压力的增高,致使脑室扩大。当压力升高脑室扩大到一定程度,压力逐渐下降,扩大的脑室与颅内压力之间重新建立新的平衡而出现代偿状态,当颅内压力降至正常范围而脑室仍维持扩大状态从而形成正常压力脑积水。如不能代偿或代偿不充分,即发展为高压力脑积水。根据密闭容器原理,当脑室扩大而脑室壁面积增加时,脑脊液压力虽降至正常而施加于脑室壁的力仍与早期引起脑室扩大的力相等。如脑室缩小则压力又将增高,因而正常范围的压力仍能使脑室维持扩大时的状态不缩小,因此,症状不会减退。

正常压力脑积水见于成年人,自青年至老年皆可发生。多有蛛网膜下腔出血、脑炎、外伤等病史。主要症状为痴呆、运动迟缓障碍及尿失禁。智力障碍一般最早出现,但有时步态障碍较为明显,智力障碍多在数周至数月后之间逐渐进展和加重。脑外伤或颅脑术后急性期恢复不够满意者,应检查了解是否有脑积水发生的可能。

正常压力脑积水的诊断除常用 CT 及 MRI 表现出脑室扩大外,腰穿为重要的诊断方法,由于正常压力脑积水早期压力升高阶段症状不明显,就诊时已处于正常压力期,当腰穿测压或脑室穿刺测压低于 1.8 kPa(180 mmH$_2$O)可明确诊断,同时放出部分脑脊液后,能使症状明显好转者,可预测分流术对患者治疗效果良好。正常压力脑积水应与脑萎缩相鉴别。二者的症状近似,但后者一般在 50 岁左右发病,症状发展缓慢,可达数年之久。而正常压力脑积水则多在数周至数月内症状即已明显,CT 及 MRI 有助于区别二者。

正常压力脑积水最有效治疗方法为脑脊液分流术,但术前应慎重判断以确定手术指征,并预测术后效果。一般青年患者较老年患者效果好,放出部分脑脊液或脑室体外引流术后症状明显改善者,症状出现短于 6 个月者术后效果较好。最常用的手术方式为脑室-腹腔分流术,其他方法亦可应用。

（陈凡增）

第二节　儿童脑积水

一、概念

脑积水是指过多的脑脊液在脑室和蛛网膜下腔内积聚。如果大量脑脊液积聚在大脑半球表面蛛网膜下腔,则称为硬膜下水囊瘤或硬膜下积液;脑室系统内过多的液体积聚称为脑室内脑积水。儿童脑积水多见于新生儿及婴儿,常伴有脑室系统扩大、颅内压增高及头围增大。

二、发生率

据 WHO 在 24 个国家的统计结果，新生儿脑积水的发病率为 0.87/1 000，在有脊髓脊膜膨出史的儿童中，脑积水的发生率为 30%左右。

三、病因

脑积水可以由下列三个因素引起：脑脊液过度产生、脑脊液的通路梗阻及脑脊液的吸收障碍。先天性脑积水的发病原因目前多认为是脑脊液循环通路的梗阻。造成梗阻的原因可分为先天性发育异常与非发育性病因两大类。

（一）先天性发育异常

（1）大脑导水管狭窄、胶质增生及中隔形成：以上病变均可导致大脑导水管的梗阻，这是先天性脑积水最常见的原因，通常为散发性，性连锁遗传性导水管狭窄在所有先天性脑积水中仅占 2%。

（2）Arnold-Chiari 畸形：因小脑扁桃体、延髓及第四脑室疝入椎管内，使脑脊液循环受阻引起脑积水，常并发脊椎裂和脊膜膨出。

（3）Dandy-Walker 畸形：由于第四脑室正中孔及外侧孔先天性闭塞而引起脑积水。

（4）扁平颅底：常合并 Arnold-Chiari 畸形，阻塞第四脑室出口或环池，引起脑积水。

（5）其他：无脑回畸形，软骨发育不良，脑穿通畸形，第五、第六脑室囊肿等均可引起脑积水。

（二）非发育性病因

在先天性脑积水中，先天性发育异常约占 2/5，而非发育性病因则占 3/5。新生儿缺氧和产伤所致的颅内出血、脑膜炎继发粘连是先天性脑积水的常见原因。新生儿颅内肿瘤和囊肿，尤其是颅后窝肿瘤及脉络丛乳头状瘤也常导致脑积水。

四、分类

（一）按颅内压高低分类

按颅内压高低可分为高压力性脑积水及正常压力性脑积水。前者又称进行性脑积水，是指伴有颅内压增高的脑积水；后者又称低压力性脑积水或脑积水性痴呆，虽有脑脊液在脑室内积聚过多或脑室扩大，但颅内压正常。

（二）按脑积水发生机制分类

按脑积水发生机制分为梗阻性脑积水及交通性脑积水两类。前者又称非交通性脑积水，是脑脊液循环通路发生障碍，即脑室系统及蛛网膜下腔不通畅引起的脑积水；后者又称特发性脑积水，脑室系统与蛛网膜下腔通畅，而是由于脑脊液的产生与吸收平衡障碍所致。

（三）按脑积水发生的速度分类

按脑积水发生的速度分为急性和慢性脑积水两类。急性脑积水是由突发的脑脊液吸收和回流障碍引起，急性脑积水见于脑出血、脑室内出血、感染或导水管及第三、四脑室的迅速梗阻。慢性脑积水是最常见的脑积水形式，当引起脑积水的因素为缓缓发生且逐渐加重时，均可发生慢性脑积水。在梗阻引起脑积水数周后，急性脑积水可转变为慢性脑积水。

五、临床表现

(一)高压力性脑积水

高压力性脑积水病程多缓慢,早期症状较轻,营养和发育基本正常。头围增大是最重要的表现,头围增大常于产时或产后不久就出现,有时出生时的头围即明显大于正常。头围增大多在生后数周或数月开始,并呈进行性发展,头围增大与周身发育不成比例。患儿由于颅内脑脊液增多而头重,致使患儿不能支持头的重量而头下垂。前囟门扩大,张力增高,有时后囟门亦扩大。患儿毛发稀疏,头皮静脉怒张,颅缝裂开,颅骨变薄,前额多向前突出,眶顶受压向下,眼球下推,以致巩膜外露,头颅增大使脸部相对变小,两眼球向下转,只见眼球下半部沉到下眼睑下方,呈落日征象,是脑积水的重要体征之一。

由于小儿颅缝未闭合,虽有颅内压逐渐增加,但随着颅缝的扩大,颅内压增高的症状可得到代偿,故头痛、呕吐等颅内高压表现仅在脑积水迅速发展者才出现。患儿可表现为精神不振、易激惹、抽风、眼球震颤、共济失调、四肢肌张力高或四肢轻瘫等。在重度脑积水中,视力多减退,甚至失明,眼底可见视神经继发性萎缩。晚期可见生长停滞、智力下降、锥体束征、痉挛性瘫痪、去脑强直、痴呆等。

部分患儿由于极度脑积水,大脑皮质萎缩到相当严重的程度,但其精神状态较好,呼吸、脉搏、吞咽活动等延髓功能无障碍,视力、听力及运动也良好。

少数患儿在脑积水发展到一定时期可自行停止,头颅不再继续增大,颅内压也不高,称为静止性脑积水。但自然停止的机会较少,大多数是症状逐渐加重,只不过是有急缓之差。最终往往由于营养不良、全身衰竭及合并呼吸道感染等并发症而死亡。

先天性脑积水可合并身体其他部位的畸形,如脊柱裂、脊膜膨出及颅底凹陷症等。

(二)正常压力性脑积水

正常压力性脑积水,有时亦称代偿性脑积水,在婴幼儿中少见。有时可产生一些临床症状,如反应迟钝、智力减退、步态不稳或尿失禁等。其中智力改变最早出现,多数在数周至数月之间进行性加重,最终发展为明显的痴呆。步态不稳表现为步态缓慢、步幅变宽,有时出现腱反射亢进等。一般认为痴呆、运动障碍、尿失禁为其三联症,有运动障碍者手术效果较好。尿失禁仅见于晚期。以步态障碍为主者,手术效果比以痴呆为主者要好。正常压力性脑积水无分流手术指征,儿童中发生的正常压力性脑积水有时是颅后窝手术的并发症,分流术可能有效。

六、辅助检查

(一)高压力性脑积水

1.头围测量

脑积水小儿头围可有不同程度的增大。通过定期测量头围可发现是否异常。头围测量一般测量周径、前后径(直径)及耳间径(横径)。正常新生儿头周围径 33～35 cm,6 个月为 44 cm,1 岁为 46 cm,2 岁为 48 cm,6 岁为 50 cm。当头围明显超出其正常范围或头围生长速度过快时,应高度怀疑脑积水的可能。

2.颅骨平片

可见头颅增大,颅骨变薄,颅缝分离,前、后囟门扩大或延迟闭合等。

3.头颅超声检查

中线波多居中,常见扩大的脑室波。

4.穿刺检查

穿刺检查是诊断和鉴别诊断先天性脑积水的一种简单方法。

(1)前囟穿刺:于前囟距中线 2 cm 处垂直刺入,测定是否有硬膜下积液及慢性硬膜下血肿,如果阴性,则缓慢刺向脑室,每进入 1～2 cm 即观察有无脑脊液流出。一旦发现有脑脊液流出,立即测定压力及脑皮层厚度。

(2)脑室、腰穿双重穿刺试验:同时作前囟及腰穿测定,将床头抬高 30°及放低 30°,分别记录两侧的压力。若为交通性脑积水,两侧压力可迅速达到同一水平;如为完全梗阻性脑积水,可见两侧压力高低不同;部分梗阻者,两侧压力变化缓慢。

(3)脑脊液酚红试验:可鉴别脑积水是梗阻性还是交通性。作脑室、腰穿双重穿刺试验测压力完成后,向脑室内注入中性酚红 1 mL。正常情况下,酚红在 12 min 内出现在腰穿放出的脑脊液内。将腰穿放出的脑脊液滴在浸有碱性液体的纱布上,有酚红出现时颜色变红。如 30 min 以上不出现,则提示为梗阻性脑积水。收集注入酚红后的 2～12 h 内的尿液,测定尿中酚红排出量,诊断梗阻的情况。

另一检查方法为向脑室内注入 1 mL 靛胭脂,正常情况下,4～5 min 即自腰穿针中滴出,如不能滴出即表示为完全性梗阻,10～15 min 滴出者为部分性梗阻。

5.脑室或气脑造影

脑室造影可了解脑室的大小、脑皮层的厚度、梗阻部位、排除肿瘤等。气脑造影可了解脑底池和脑表面蛛网膜下腔的状态。

6.颈动脉造影

颈动脉造影可发现有无颅内占位性病变外,脑积水患儿颈动脉造影主要表现为大脑前动脉的膝段变圆、胼周动脉明显抬高、大脑中动脉走行略抬高、末梢血管普遍牵直等,但不能判断脑积水的类型及梗阻的部位等。对于婴儿脑积水,很少采用颈动脉造影。

7.放射性核素扫描

将放射性碘化血清白蛋白注入腰蛛网膜下腔或脑室内,若脑表面放射性碘化清蛋白不聚集,表明蛛网膜下腔被阻塞;若聚集在脑室内并时间延长,提示为梗阻性脑积水;基底池或大脑表面蛛网膜下腔有梗阻时,可见放射性核素进入脑室系统内,并且可见到基底池扩大。

8.颅脑 CT

颅脑 CT 能准确地观察有无脑积水、脑积水的程度、梗阻部位、脑室周围水肿等,并且可反复进行动态观察脑积水的进展情况。为判断疗效及预后提供必要的客观指标。颅脑 CT 判断有无脑积水以及脑积水的程度目前尚无统一的可靠指标。1979 年,Vassilouthis 提出采用脑室-颅比率来判断有无脑积水以及脑积水的程度,该比率为侧脑室前角后部(尾状核头部之间)的宽度与同一水平颅骨内板之间的距离之比。若脑室-颅比率小于 0.15,为正常;若脑室-颅比率在 0.15～0.23,为轻度脑积水;若脑室-颅比率大于 0.23,为重度脑积水。

颅脑 CT 能够明确许多后天性梗阻病因。

(1)脑室内梗阻性脑积水:一侧室间孔阻塞(室间孔闭锁)而引起单侧脑积水或不对称性脑积水时,则导致该侧脑室扩张。当双侧室间孔或三脑室孔阻塞而引起对称性脑积水时,则双侧脑室扩张。

导水管阻塞(导水管狭窄)可引起侧脑室和第三脑室扩张,而第四脑室的大小和位置一般正常。

第四脑室出口处梗阻(外侧孔和正中孔闭锁)则引起全脑室系统特别是第四脑室扩张,如第四脑室囊性变、丹迪-沃克囊肿。

(2)脑室外梗阻性脑积水:脑室外梗阻常引起脑室系统和梗阻部位近端的蛛网膜下腔扩张。梗阻部位通过气脑造影易于确定。甲泛糖胺脑池造影和脑室造影有助于判断梗阻部位。

(3)缩窄性脑积水:Chiari Ⅱ型畸形合并脊髓脊膜膨出时,菱脑向下移位可在颅-椎骨结合处和后颅窝形成狭窄而成为解剖学上的梗阻,其结果造成环绕菱脑的脑脊液循环障碍而发生脑积水。在这种情况下,四脑室向下移位,因之在正常位置上难以辨认,通常在颈椎管内被发现。

9.MRI

脑积水的 MRI 表现为脑室系统扩大,其标准与 CT 相同。在 MRI 上可根据以下表现来判断有无脑积水:①脑室扩大程度与蛛网膜下腔的大小不成比例;②脑室额或颞角膨出或呈圆形;③第三脑室呈气球状,压迫丘脑并使下丘脑下移;④胼胝体升高与上延;⑤脑脊液透入室管膜的重吸收征。Gado 提出用记分法来鉴别脑积水,若总分大于 3 分为交通性脑积水。

(二)正常压力性脑积水

(1)腰穿测压及放液试验:颅内压低于 1.73 kPa 是诊断本病的重要依据。1974 年 Wood 指出,若腰穿放出一定量的脑脊液后,脑脊液压力下降,临床症状有暂时好转,则预示分流术可望获得良好效果。

(2)颅骨平片:一般无异常发现,无慢性颅内压增高的改变。

(3)脑电图:可见对称性 θ 波与 δ 波,部分病例可见局灶性癫痫波。

(4)脑血管造影:脑血管造影可显示脑室系统扩大,动脉期可见大脑前动脉呈弓形移位,毛细血管期可见小血管与颅骨内板之间的距离正常。脑萎缩时,此距离常超过 3 mm,此点可鉴别正常压力性脑积水与脑萎缩。

(5)气脑造影:气脑造影是诊断正常压力性脑积水的最主要的方法之一。其典型改变为脑室系统(尤其是前角)扩大而大脑表面蛛网膜下腔充气不良,造影后 24 h 脑室常更加扩大,并且症状加重。气脑造影时以下迹象有助于诊断正常压力性脑积水:①在患者仰卧前后位的气脑造影上,其胼胝体夹角正常为 $130°\sim140°$,而有正常压力性脑积水时此角小于 $120°$。②在侧位相上脑室前角高度大于 32 mm。③基底池以上的脑脊液通路闭塞,因而引起基底池扩大,大脑表面蛛网膜下腔充气不良。④第四脑室前髓帆向上膨隆,第四脑室前半部球形扩张。

(6)脑脊液灌注试验:1970 年,Katzman 以腰穿针连接一个三通管,一端接脑脊液压力连续扫描器,另一端接注射器,并以一定速度向蛛网膜下腔内注入生理盐水,同时描记其压力的变化。正常人脑脊液吸收功能良好,其压力可保持在 3 kPa 以下;当脑脊液吸收功能障碍时其压力可急剧上升。因此,可根据其脑脊液压力描记曲线的变化来检查其脑脊液吸收的功能是否正常。1971 年,Nalson 将液体注入速度规定为 1.5 mL/min,压力上升不高于 0.2 kPa/min。正常压力性脑积水时,压力值常超过此值。

(7)放射性核素脑池扫描:将放射性核素碘化血清白蛋白 3.7 Bq 用脑脊液稀释后缓慢注入椎管内,然后定期行头部扫描检查,结果可分为三种类型。①正常型:注射后 30 min 放射性核素即可达到颈椎水平,1 h 后可见其围绕脑干,且枕大池与基底池开始显影,2 h 后进入大脑纵裂与外侧裂的脑池,并在此滞留 4 h,直到 24 h 后达大脑半球表面,尤其是矢状窦两旁,常可见放射性示踪剂密集,而在基底池内者则已消失,在大脑半球表面的示踪剂在 48 h 后才完全消失。②脑室型:正常人脑室系统很少显影,而在正常压力性脑积水时,由于脑脊液吸收障碍引起动力学改变。在注药后 30～60 min 内就可在脑室内发现放射性示踪剂,并在此滞留 24 h 以上,直到全身放射性物质全部消失为止。在幕上大脑表面无放射性核素或仅在外侧裂池有少量存在。③混合型:注药后 4～6 h 可见脑室显影,并持续存在 24 h 左右,大脑半球表面亦可见放射性核素浓集。这提示为不典型的或部分存在正常压力性脑积水或为脑萎缩。

(8)连续颅内压描记:给脑积水患者行连续 48～72 h 颅内压监测描记,正常压力性脑积水者可发现有两种压力变化,其一为压力基本稳定或仅有轻微波动,平均颅内压在正常范围内;其二为颅内压有阵发性升高,呈锯齿状波或高原波,这种高原波出现的时间可占测压时间的 1/10 以上。第一种压力改变分流术效果不佳,第二种效果好。

(9)脑血流量测定:正常压力性脑积水,脑血流量减少约 40%,以大脑前动脉区减少明显。

(10)颅脑 CT:正常压力性脑积水的颅脑 CT 表现特征为高度脑室扩大,包括第四脑室,而脑沟不受影响。

七、诊断与鉴别诊断

(一)诊断

典型的先天性脑积水,根据病史、临床表现、头颅增大快速等特点一般诊断不难,但对于早期不典型脑积水,需要借助上述各辅助检查,以确定有无脑积水及其类型和严重程度。

(二)鉴别诊断

高压力性脑积水需与以下疾病鉴别。

1.慢性硬膜下积液或血肿

患者常有产伤史,病变可为单侧或双侧,常有视盘水肿,落日征阴性。前囟穿刺硬膜下腔吸出血性或淡黄色液体即可明确诊断。脑血管造影、CT 或 MRI 也可鉴别。

2.新生儿颅内肿瘤

新生儿颅内肿瘤常有头围增大或继发性脑积水,脑室造影或 CT 扫描及 MRI 可确诊。

3.佝偻病

头围可增大呈方形颅,前囟扩大,张力不高,且具有佝偻病的其他表现。

4.先天性巨颅症

无脑积水征,落日征阴性,脑室系统不扩大,无颅内压增高,CT 扫描可确诊。正常压力性脑积水主要需与先天性脑萎缩相鉴别。脑萎缩的脑血管造影毛细血管期可见小血管与颅骨内板之间距离大于 3 mm;气脑造影时脑室与大脑半球的蛛网膜下腔均扩大,脑室胼胝体角大于 140°,脑脊液灌注试验压力上升不超过 0.2 kPa;CT 扫描示脑室轻度扩大,脑沟明显增宽,而第四脑室多大小正常。

八、非手术治疗

非手术治疗仅适用于最轻型的脑积水或静止型脑积水。其治疗措施包括抬高头位 20°～30°,限制盐、水摄入量,中药利尿,给乙酰唑胺及针刺疗法等。上述方法仅能起到暂时缓解症状的作用。

九、手术治疗

自 1898 年 Ferguson 提出脑积水的外科治疗以来，迄今手术治疗仍是目前治疗先天性脑积水的最主要的方法。

先天性脑积水的手术适应证目前尚无统一标准，一般认为应早期手术。患儿大脑皮质厚度不应小于 1 cm，合并其他脑与脊髓严重先天畸形者应慎手术。术前应明确脑积水的类型、梗阻部位等。脑积水的外科治疗迄今已超过一个世纪，手术方法各种各样，但仍缺少疗效可靠的方法。手术方法大致可分为以下四种类型。

(一)病因手术治疗

针对引起脑积水的病因手术，例如，大脑导水管狭窄行成形术或扩张术、Dan dy-Walker 畸形行第四脑室正中孔切开术、扁平颅底和 Arnold-Chiari 畸形行后颅窝和上颈髓减压术、脉络丛乳头状瘤切除术等。

(二)减少脑脊液产生的手术

减少脑脊液产生的手术主要用于交通性脑积水。

(1)脉络丛切除术：1918 年，Dandy 首先应用侧脑室脉络丛切除术治疗脑积水，因手术死亡率高而放弃。

(2)脉络丛电灼术：1922 年，Dandy 提出应用脑室内镜行脉络丛电灼术，以后 Putman、Stookey 和 Scarff 等都应用过此术式，但因效果不好，到 20 世纪 50 年代不再应用。

(三)脑脊液分流术

脑脊液分流术即将脑脊液通路改变或利用各种分流装置将脑脊液分流到颅内或颅外其他部位去。脑脊液分流术又分为颅内分流术和颅外分流术两类：颅内分流主要用于脑室系统内阻塞引起的脑积水，颅外分流术适用于阻塞性或交通性脑积水。

随着现代科技的发展，许多新技术、新产品被应用到医学领域，使脑脊液分流装置更加可靠、完善。现有的分流装置包括以下几部分。①脑室导管：脑室导管设计与应用的目的是减少管腔的堵塞，现代脑室管端的设计有三种型别，即盲端型：管壁有多个小孔；槽型：在管端槽壁上有数个侧孔；毛刺型或伴型。脑室管的开头有两种，一种是直型，直型引流管需通过一个接头与其他部件连接，而这种连接是在骨孔附近，常不能一次就把导管的位置放得满意。另一种为直角型，直角型引流管通过侧臂与其他部件连接，不仅操作简单，且特别适用于新生儿。因它的阀门可安放在分流系统的任何部位，如皮下组织丰厚的颈部和上胸部，而不像直形管那样易造成皮肤牵扯，甚至皮肤坏死。②阀门：20 世纪 50 年代，美国机械师 Holter 最先发明了一种可向心房分流的阀门，以后几经改进成为目前常用的 Holter-Spitz 或 Holter-Hausner 阀门。现有四种结构不同的阀门，即裂隙形、僧帽形、球形和隔膜形，它们即有基本结构的差别，又有压力流量特性上的不同。阀门的性能常根据关闭的压力来分类，即高压型(0.88～1.23 kPa)、中压型(0.59～0.78 kPa)、低压型(0.29～0.39 kPa)和甚低压型(0.05～0.15 kPa)。先天性脑积水一般使用中、低压型阀门，正常压力性脑积水应选用低压型阀门。③贮液器和冲洗室：冲洗室一般用于远侧导管，属单个裂隙阀的分流装置，有单室和双室两种类型。除便于抽吸脑脊液和注入药物外，尚可了解分流系统是否通畅。如果加压无阻力，表示远侧导管通畅，压瘪后很快充盈，表示近侧端导管完好，贮液器有一个小室可供注射和脑脊液贮存，但不能用于冲洗。④远侧端导管：远侧端导管根据分流手术的需要安放有心房、腹腔等多个部位。分开放型和盲端型两种，其末端均有一个裂隙瓣以防逆流。辅助装置包括开关装置、抗虹吸装置、脑脊液流动测定装置、分流过滤器等。开关装置能用作间歇分流，并可了解分流装置的功能状态，为防止直立时脑室内脑脊液过度分流，以及虹吸力造成的脑室塌陷，引起裂隙状脑室综合征，可在颅底水平线外安装抗虹吸装置。当脑室系统出现负压时可自动关闭导管。抗虹吸装置可作为儿童脑积水分流术的首选系统。Hara 在分流管内置入两个微型铂电极，再加上其他部件构成脑脊液流动测定装置，可无损伤，连续监测了解分流情况。脑脊液分流过滤器适用于肿瘤引起的阻塞性或交通性脑积水，可防止脱落的细胞扩散到颅外其他部位。

1.侧脑室-枕大池分流术

侧脑室-枕大池分流术主要适用于室间孔、第三脑室、大脑导水管和第四脑室及其出口等处发生阻塞的积水，1939 年，Torkildson 首先采用此法治疗第四脑室以上梗阻的脑积水，故又称 Torkildson 分流术。此术式最初主要用于成人脑积水，随后也应用到婴儿阻塞性脑积水中。

侧脑室-枕大池分流术是将一导管置入颅内，属颅内分流法。导管一端放入侧脑室中，另一端置入小脑延髓池内，使脑室内的脑脊液可通过导管流入小脑延髓池，进蛛网膜下腔吸收，此术式对于梗阻性脑积水一般手术效果较好。1962 年，Scarff 总结了 136 例采用此术式治疗的梗阻性脑积水病例，近期成功率为 58%，手术死亡率为 30%。近年来手术死亡率已大大降低。

2.第三脑室造瘘术

第三脑室造瘘术亦属颅内分流法。主要适用于成人导水管、第四脑室或枕大池有阻塞的脑积水。婴儿常因脑及蛛网膜下腔发育尚未完善不宜采用此种术式。自 1908 年 Von Bar mann 报道了穿刺胼胝体将脑室内脑脊液可通过引流至蛛网膜下腔，不同的第三脑室造瘘术已有许多报道。

3.大脑导水管成形术或扩张术

此术式仅适用于导水管梗阻是由膜性隔引起者。现已很少采用此术式。

4.侧脑室环池造瘘术

此术式由 Hidebrancl(1904)和 Hynd man 最早采用。手术方法是将侧脑室脉络丛在侧脑室三角区的附着点剥离下来，使侧脑室通过脉络裂与大脑半球内侧面后下方的环池相通。

5.侧脑室-胼胝体周围脑池分流术

此术最早由 Larzorthes 于 1953 年所创造，即用塑料导管将侧脑室和胼胝体表面的脑池连通。

6.侧脑室-腹腔分流术或腰蛛网膜下腔-腹腔分流术

侧脑室-腹腔分流术适用于梗阻性脑积水、交通性脑积水、正常压力性脑积水等各种类型的脑积水。蛛网膜下腔-腹腔分流术仅适用于交通性脑积水。但对于颅内感染未控制者、腹腔内有炎症或腹水者、妊娠期妇女、头颈胸腹部皮肤有感染者、脑脊液蛋白含量高或新鲜出血者均为此类术式的禁忌证。侧脑室-腹腔分流术是目前最为常用的一种较为有效的分流术。

Ferguson 于 1898 年首次报告腰蛛网膜下腔-腹腔分流术治疗先天性脑积水，但对于腰椎上钻孔放置一根银丝来沟通马尾周围的蛛网膜下腔与腹腔，治疗 2 例患者，但均未存活。1905 年，Kausck 首先施行侧脑室-腹腔分流术，但未成功。1908 年，Cushing 对 12 例脑积水患者进行腰蛛网膜下腔-腹腔分流术，其中 2 例发生肠套叠而死亡。1910 年，Hart well 首先报道 1 例侧脑室-腹腔分流术治疗脑积水获得成功。1914 年，Heile 首先报道采用静脉和橡胶管作为分流材料，但未获成功。1929 年，Davidoff 在实验中采用自体移植皮管作腰蛛网膜下腔-腹腔分流术，但未应用于临床。50 年前由于缺乏单向引流的分流装置，手术效果均不佳，直到高分子医用材料研制成功，才使脑室腹腔分流术或腰蛛网膜下腔-腹腔分流术取得成功。1963 年，Scarff 总结 230 例此类手术，55％脑积水得以控制，但 58％的患者分流管阻塞，死亡率为 13％。近年来侧脑室-腹腔分流术 1 年以上良好效果者达 70％以上。手术死亡率已降至 0～4.7％。随着分流管及手术技术的改进，如抗虹吸阀门的设计能防止颅内压过度下降、腹腔导管置于肝脏上以防止导管被大网膜和小肠襻阻塞、微孔过滤器的应用以防止肿瘤通过脑脊液播散等，使手术死亡率大大降低，近年来已降低至近于零。虽然侧脑室-腹腔分流术已有许多改进，但其并发症仍影响着远期疗效。

侧脑室-腹腔分流术的并发症发生率为 24％～52％，其中各种并发症如下。

（1）分流管阻塞：发生率为 14％～58％，是分流失败的最常见的原因。脑室端阻塞多为脑组织、血块及脉络丛引起。腹腔端阻塞主要因大网膜包绕、管端周围炎症及异物等。在这种情况下，多需要再次手术更换分流管。

（2）感染：发生率 12％，包括腹膜炎、分流管皮下通道感染、脑脊液漏继发感染等。1975 年，Leibrock 曾报道 1 例在分流术后，发生表现极似阑尾炎的腹膜炎。文献报道的大多数致病菌为表皮葡萄球菌和金黄色葡萄球菌。目前，对于分流感染尚未令人满意的处理方法，大多数神经外科医师认为必须除去已经感染的分流装置。常见公认的治疗方法包括除去感染的分流装置，并立即重新插入新的分流装置或除去感染的分流装置，施行脑室引流，感染控制后随即插入新的分流装置。

（3）分流装置移位：最常见的是腹腔导管自腹部切口外脱出，其次有分流装置进入胸部、头皮下、硬膜内或脑室内。

（4）腹部并发症：侧脑室-腹腔分流术的腹部并发症较多。文献报道导管脐孔穿出、腹水、脐孔漏、导管进入阴囊内、鞘膜积液、腹疝、大网膜囊肿扭转、腹腔假性囊肿、假性肿瘤、阴道穿孔、小肠穿孔、结肠穿孔、肠扭转、肌内囊肿、导管散落、肠套叠等。

（5）颅内血肿：Aodi(1990)报告 120 例脑室-腹腔分流术中，发生大块颅内血肿及脑室内出血 3 例(2.5％)，慢性硬膜下血肿 2 例(1.7％)。硬膜下血肿在带阀门分流管的病例中，发生率为 5％，无阀门者更高。

（6）裂隙脑室综合征：发生率为 1.6％，多发生在没有抗虹吸装置的分流病例中。因直立时脑室内压低于大气压，导致分流过度，造成引流管周围脑室塌陷，其结果造成分流系统不可逆的梗阻，使颅内压急剧升高。裂隙状脑室没有满意的处理办法，调换中等压力的分流瓣膜为高压分流瓣膜，或颞下减压可有帮助。

（7）颅脑不称（比例失调）：分流术后脑室缩小，致使膨隆的颅盖和脑的凸面之间形成无效腔，该腔常常由脑脊液填充。由颅脑不对称面构成的无效腔，随着颅缝和囟门以及脑的逐渐增长，此腔逐渐缩小。

（8）孤立性第四脑室：当脑室系统邻近的导水管萎陷，而四脑室仍保持扩张，四脑室外孤立性扩张被认为是由导水管和四脑室出口的炎性梗阻所致。脑脊液引流只来自幕上的分隔间隙，形成双分隔间隙的脑积水，可出现小脑上蚓部突然向上疝入小脑幕切迹的危险。在这种情况下，或者另外插入一个分流管进入四脑室（双分流），或者四脑室开口，用强制性的措施对孤立性四脑室减压。

（9）分流后颅缝早闭：在分流术后几个月之后，头围减少，直到脑生长充满由颅脑不称引起的无效腔。如在脑生长到最大之前行分流术,可发生颅缝早闭,特别是矢状缝的骨性联合和增厚。

蛛网膜下腔分流术的并发症发生率为25%。最近 Aoki(1990)报道207例腰蛛网膜下腔-腹腔分流术患者,术后发生分流管阻塞者占14%,神经根痛为5%,术后感染为1%,急性硬膜下血肿占2%,慢性硬膜下血肿为1%,颅内积气者1%,术后呼吸困难及意识障碍为1%。

7.侧脑室-输卵管分流术或腰蛛网膜下腔-输卵管分流术

此手术对已有分娩史的女性患者较为适用。1954年,Harsh 曾报道腰蛛网膜下腔-输卵管分流术治疗交通性脑积水。

8.腰蛛网膜下腔-大网膜囊分流术

1956年,Picaze 提出将腰蛛网膜下腔的脑脊液分流到大网膜后间隙,以避免导管被大网膜阻塞,该手术效果很好。如用腹腔镜将导管插到网膜囊,则手术较其他腹腔分流术为好。

9.侧脑室/蛛网膜下腔-右心房/上腔静脉分流术

此类手术适用于各种类型的脑积水,包括阻塞脑积水、交通性脑积水和正常压力性脑积水。其禁忌证为颅内感染未控制者、脑脊液蛋白含量显著增高或有出血者、气脑造影气体尚未吸收完全者、脑室造影后非水溶性碘油仍在脑室内者、侧脑室体外引流术后近期有严重的循环或呼吸系统疾病者。

侧脑室-右心房分流术由 Nulson(1952)和 Pudenz(1957)首先采用。1955年,Pudenz 开展一系列动物实验以确定分流到循环系统的可能性,同年他给一位导水管狭窄患者行侧脑室-心房分流术,但术后2年因分流管阻塞而死亡。自从 Holter 阀门问世后,使侧脑室-右心房分流趋于成熟。目前此手术方式仍是治疗脑积水的常用手术之一。腰椎蛛网膜下腔-右心房分流术由 Friendman(1983)首先报道,他将此手术方式用于多次腹腔分流术失败的交通性脑积水的患者,取得一定效果。

侧脑室-右心房分流术的优点很多,有人报道其成功率达86%,但并发症也较多。

(1)感染:发生率为11.4%,是心房分流术失败及患者死亡的主要原因之一,临床上包括脑室炎、脑膜炎、脑膜脑炎、败血症和分流管周围脓肿等。

(2)分流管阻塞:这也是分流术失败的原因之一。分流管心脏端堵塞常见,主要原因为导管末端被结缔组织纤维包绕、血液逆流入导管内引起堵塞等;分流管脑室端堵塞的原因为组织、血块进入导管或脉络丛与导管粘连引起阻塞;脑脊液内蛋白量显著增高可引起分流管中间阻塞。轻度阻塞者,可向贮液器内注液冲洗或按压阀门中间的泵室,将堵塞排除;严重梗阻者常需要更换分流装置。

(3)分流管脱落、断裂或分流装置移位:是一种常见的并发症。其原因为导管接头处结扎太松或结扎太紧将硅胶管勒断,脱落的导管可进入心脏或肺部血管内,遇到此情况常需心肺手术及时取出。

(4)切口裂开及皮肤坏死:常发生在引流管阀门外。管道处的皮肤太薄时可发生皮肤坏死。阀门避开切口、头皮全层覆盖分流系统可减少这类并发症。

(5)阀门功能失调:阀门功能不足使脑脊液分流不畅,阀门分流过速使颅内压过低可引起硬膜下血肿,有时会发生裂隙状脑室综合征或心力衰竭。

(6)手术中并发症:将分流管向静脉及心房内插入时可发生空气栓塞;导管插入过深可引起心跳停止;导管进入右心室、肺动脉或下腔静脉可致分流失败。

(7)硬膜下血肿:常因分流过速使颅内压过低所致。发生率为5%左右。小儿常易发生,且多为双侧。发生机制为颅内压过低使脑表面与硬膜之间的桥静脉拉紧,可因轻微振动而断裂发生硬膜下血肿。

（8）上腔静脉血栓形成:是常见的并发症及残废原因。表现身体上部静脉怒张、皮肤发绀、呼吸困难及心力衰竭。感染、脑组织损伤释放凝血激酶等可能是其原因。

（9）心包积液:很少见,因心脏收缩,分流管心脏端与心脏慢性摩擦,造成心房壁穿孔,使分流管进入心包腔,脑脊液在心包腔内积聚,导致心包积液。文献报道 53 例行脑室-心房分流术患者,尸检中有 3 例为心房穿孔而形成心包积液。其临床表现为呼吸困难、发绀、心音减弱等。确诊后应心包穿刺、拔除分流管、处理穿孔等。

（10）弥漫性血管内凝血:为侧脑室-心房分流术罕见的晚期并发症。

10.侧脑室-淋巴管分流术

侧脑室-淋巴管分流术最常选用胸导管分流。由于婴儿胸导管太细太脆,手术难以成功,故此术式不适用于婴幼儿。1977 年,Kempe 首先成功地将此术式应用于临床,结果 62％的患者效果良好。其手术优点是无阀门分流管也可应用。胸导管阻塞为其手术失败的主要原因。

11.侧脑室-静脉系统分流术

1806 年,Gastner 最早脑脊液引流到头颈部静脉内。目前临床上有时亦采用这类手术。

12.侧脑室-胸膜腔分流术

1914 年,Heile 首先做了 1 例未获成功,工藤和植木等报告 5 例,仅 1 例成功。Ransonoff 报告用该方法治疗脑积水开始时有效率达 65％,后期常因分流管阻塞而需重新作分流。鉴于上述结果,这类手术迄今未能推广。

13.侧脑室-静脉窦分流术

1907 年,Payer 首先用颞浅静脉或大隐静脉将侧脑室内脑脊液引流到矢状窦内,但患者术后 4 个月死亡。1913 年 Hey nes 用橡皮管行枕大池-窦汇分流术,也未获成功。直到 1965 年,Sharkey 采用单向分流装置行侧脑室-上矢状窦分流术治疗梗阻性脑积水,取得很好效果。此类手术大大缩短了引流途径,解决了其他分流术因身体生长需要换管的难题。

14.侧脑室-帽状腱膜分流术

19 世纪末及 20 世纪初,曾有人试图将脑室内脑脊液分流到帽状腱膜下,使脑脊液在此吸收,以期解决脑积水。1977 年,Perret 和 Graf 报道 173 例由各种原因引起的脑积水患者,在进行根治术之前,先做侧脑室-帽状腱膜分流术,以暂时解除脑积水引起的颅内高压。此法为暂时性措施,可避免脑脊液体外引流引起的颅内感染。目前已很少采用这种手术。

九、预后

由于先天性脑积水的各种手术方式疗效不够满意,常用的分流术仅能在几年内保持有效,且有效率低,仅达 50％～70％,故预后欠佳。有人总结 202 例先天性脑积水分流术,仅 127 例（62.2％）存活,其中 34 例（26.7％）自行停止而不再依赖于分流,大多数仍不能自行停止。即使分流术效果良好,至成人期也常有智力发育障碍。

另外,脑积水的预后和手术治疗的效果取决于有否合并其他异常。单纯性脑积水(不存在其他畸形的脑积水)比伴有其他畸形的脑积水(复杂性脑积水)的预后要好。患单纯性脑积水的婴儿,如果在生后 3 个月内进行分流手术,有可能发育为正常。

（陈凡增）

功能性疾病

第一节 特发性面神经炎

一、概述

特发性面神经炎是指原因未明的、茎乳突孔内面神经非化脓性炎症引起的、急性发病的面神经麻痹。发病率为(20.0～42.5)/10万,患病率为258/10万。

二、病因与病理生理

病因未明。可能因受到风寒、病毒感染或自主神经功能障碍,局部血管痉挛致骨性面神经管内的面神经缺血、水肿、受压而发病。

三、诊断步骤

(一)病史采集要点

1.起病情况

急性起病,数小时至3～4 d达到高峰。

2.主要临床表现

多数患者在洗漱时感到一侧面颊活动不灵活,口角漏水、面部㖞斜,部分患者病前有同侧耳后或乳突区疼痛。

3.既往病史

病前常有受凉或感冒、疲劳的病史。

(二)体格检查要点

(1)一般情况好。

(2)查体可见一侧周围性面瘫的表现:病侧额纹变浅或消失,不能皱额或蹙眉,眼裂变大,闭眼不全或不能,试闭目时眼球转向外上方,露出白色巩膜称贝耳现象;鼻唇沟变浅,口角下垂,示齿时口角㖞向健侧,鼓腮漏气,吹口哨不能,食物常滞留于齿颊之间。

(3)鼓索神经近端病变,可有舌前2/3味觉减退或消失,唾液减少。

(4)镫骨肌神经病变,出现舌前2/3味觉减退或消失与听觉过敏。

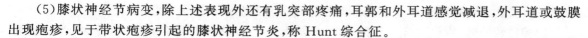

(5)膝状神经节病变,除上述表现外还有乳突部疼痛,耳郭和外耳道感觉减退,外耳道或鼓膜出现疱疹,见于带状疱疹引起的膝状神经节炎,称 Hunt 综合征。

(三)门诊资料分析

根据急性起病,典型的周围性面瘫症状和体征,可以做出诊断。但是必须排除中枢性面神经麻痹、耳源性面神经麻痹、脑桥病变、吉兰-巴雷综合征等。

(四)进一步检查项目

(1)如果疾病演变过程或体征不符合特发性面神经炎时,可行颅脑 CT/MRI、腰穿脑脊液检查,以利于鉴别诊断。

(2)病程中的电生理检查可对预后作出估计。

四、诊断对策

(一)诊断要点

急性起病,出现一侧周围性面瘫的症状和体征可以诊断。

(二)鉴别诊断要点

1.中枢性面神经瘫

局限于下面部的表情肌瘫痪,而上面部的表情肌运动如闭目、皱眉等动作正常,且常伴有肢体瘫痪等症状,不难鉴别。

2.吉兰-巴雷综合征

可有周围性面瘫,但多为双侧性,可以很快出现其他颅神经损害,有对称性四肢弛缓性瘫痪、感觉和自主神经功能障碍,脑脊液呈蛋白-细胞分离。

3.耳源性面神经麻痹

多并发中耳炎、乳突炎、迷路炎等,有原发病的症状和体征,头颅或耳部 CT 或 X 线片有助于鉴别。

4.后颅窝病变

如肿瘤、感染、血管性疾病等,起病相对较慢,有其他脑神经损害和原发病的表现,颅脑 MRI对明确诊断有帮助。

5.莱姆病

莱姆病是由蜱传播的螺旋体感染性疾病,可有面神经和其他脑神经损害,可单侧或双侧,伴有多系统损害表现,如皮肤红斑、血管炎、心肌炎、脾大等。

6.其他

如结缔组织病、各种血管炎、多发性硬化、局灶性结核性脑膜炎等,可有面神经损害,伴有原发病的表现,要注意鉴别。

五、治疗对策

(一)治疗原则

减轻面神经水肿和压迫,改善局部循环,促进功能恢复。

(二)治疗计划

1.药物治疗

(1)糖皮质激素:起病早期 1~2 周应用,有助于减轻水肿。泼尼松 30~60 mg/d,连用 5~

7 d后逐渐减量。地塞米松 10～15 mg/d，静脉滴注，1 周后改口服渐减量。

（2）神经营养药：维生素 B_{12}（每次 500 μg，隔天 1 次，肌内注射）、维生素 B_1（每次 100 mg，每天 1 次，肌内注射）、地巴唑（30 mg/d，口服）等可酌情选用。

（3）抗病毒治疗：对疑似病毒感染所致的面神经麻痹，应尽早使用阿昔洛韦（1～2 g/d），连用10～14 d。

2.辅助疗法

（1）保护眼睛：采用消炎性眼药水或眼药膏点眼，带眼罩等预防暴露性角膜炎。

（2）物理治疗：如红外线照射、超短波透热等治疗。

（3）运动治疗：可采用增强肌力训练、自我按摩等治疗。

（4）针灸和低脉冲电疗：一般在发病 2～3 周后应用，以促进神经功能恢复。

3.手术治疗

病后半年或 1 年以上仍不能恢复者，可酌情施行面-舌下神经或面-副神经吻合术。

（三）治疗方案的选择

对于药物治疗和辅助疗法，可以数种联用，以期促进神经功能恢复，针灸和低脉冲电疗应在水肿消退后再行选用。恢复不佳者可考虑手术治疗。

六、病程观察及处理

治疗期间定期复诊，记录体征的变化，调整激素等药物的使用。鼓励患者自我按摩，配合治疗，早日康复。

七、预后评估

70％的患者在 1～2 个月内可完全恢复，20％的患者基本恢复，10％的患者恢复不佳，再发者约占0.5％。少数患者可遗留有面肌痉挛、面肌联合运动、耳颞综合征和鳄泪综合征等后遗症状。

（祝秋实）

第二节　三叉神经痛

三叉神经痛是一种原因未明的三叉神经分布区内短暂、突发、反复发作的剧烈疼痛，又可称为原发性三叉神经痛。

一、病因及病理

尚无统一观点。以往认为原发性三叉神经痛无明确的原因和特殊的病理改变。近年在感觉根切除术时活检发现部分纤维脱髓鞘或髓鞘增厚、轴索变细或消失，推测可能为三叉神经脱髓鞘后产生的异位冲动而引起疼痛。部分患者后颅窝可有小的异常血管团或动脉硬化斑块压迫三叉神经根或延髓外侧面，后者手术治疗效果较好。部分患者手术后可复发，用以上原因难以解释。

二、临床表现

（一）发病年龄

以中老年多见，70%～80%在40岁以上。女性略多于男性，男：女为（2：3）～（1：2）。发病率为4.3/10万。

（二）疼痛的分布

大多数为单侧一支，以第三支受累最多见，其次是第二支，第一支受累最少见。

（三）症状和体征

三叉神经分布区内突发的、剧烈的放射样、电击样、撕裂样或刀割样疼痛而无任何先兆，突然出现突然停止。口角、鼻翼、颊部和舌等部位最敏感，轻触即可诱发，故成为"触发点"或"扳机点"。疼痛可引起反射性面肌抽搐，称为"痛性抽搐"。严重者洗脸、刷牙、说话、咀嚼等均可诱发，以至不敢做以上动作，导致面部不洁和疼痛侧皮肤粗糙。发作持续时间数秒至2 min。每天可发作数次，持续数天、数周或数月。间歇期完全正常，但很少自愈。神经系统检查一般无局灶性定位体征。

三、诊断和鉴别诊断

（一）诊断

根据疼痛部位、发作特点、疼痛的性质和"扳机点"等特点及神经系统无阳性体征即可确诊。

（二）鉴别诊断

根据是否有神经系统受累局灶体征与其他原因导致的三叉神经痛鉴别。

1.继发性三叉神经痛

多表现为持续性疼痛，客观上可有面部感觉减退和角膜反射迟钝及合并其他颅神经受累的体征。常见的原因有多发性硬化、延髓空洞症、脑桥小脑角肿瘤及转移瘤等。

2.舌咽神经痛

舌咽神经痛是局限在舌咽神经分布区内的发作性剧烈疼痛，疼痛性质和发作持续时间与三叉神经痛相似。另外还应与牙痛鉴别，后者多为持续钝痛、局限在牙龈部、对冷、热食物刺激较敏感，局部X线检查有助于诊断。

四、治疗

（一）药物治疗

1.卡马西平

0.1～0.2 g，每天2～3次，通常0.6～0.8 g/d，最大剂量1.0～1.2 g/d。疼痛停止后逐渐减量。服药时应注意不良反应如眩晕、走路不稳、皮疹、白细胞减少、再生障碍性贫血及肝功能损害等。

2.苯妥英钠

0.1 g，每天3次，0.6 g/d。主要不良反应有牙龈肿胀、皮疹、共济失调及肝功能损害等。

3.氯硝西泮

4～6 mg/d，老年人应注意嗜睡、共济失调及短暂性精神错乱等不良反应，停药后可消失。

4.其他药物

凯扶兰、扶他林、阿司匹林及泰诺等。

(二)局部封闭治疗

疼痛限于上颌支者可行无水乙醇局部封闭。

(三)经皮三叉神经节射频热凝疗法

经皮三叉神经节甘油注射,使神经节破坏,可导致面部感觉障碍。

(四)手术治疗

微血管减压手术、三叉神经感觉根切断术或三叉神经切断术等均可获得止痛效果,近期疗效可达到 80％左右。但并发症可有面部感觉减退、听力障碍、滑车和展神经麻痹等。

五、临床病例分享

(一)病例摘要

某某,女,81 岁。

患者因反复发作性左侧面部疼痛 20 年余入院。左侧面部反复发作性针刺样疼痛,主要集中在右侧鼻翼、口唇周围,疼痛都在吃饭、喝水、刷牙等时发作,持续时间数秒至数分钟不等,间歇期无明显异常。既往曾长期服用卡马西平治疗,最多时每天 12 片,后效果逐渐变差。后曾行左侧三叉神经微血管减压手术治疗,术后 6 年复发,疼痛部位及性质大致同前。既往高血压病史多年,目前服用硝苯地平降压,血压控制尚可。糖尿病病史多年,目前应用胰岛素治疗。冠心病病史,2 年前行心脏支架手术,目前长期服用阿司匹林、单硝酸异山梨酯片等药物控制。否认其他慢性病史,否认药物等过敏史,否认重大外伤、其他手术史,否认传染病史等;目前已停经,既往月经正常;否认家族遗传病史。

入院查体:生命体征平稳,肺部查体大致正常,神志清,精神差,自主睁眼,简单对答,双侧瞳孔等大等圆,直径约 2.5 mm,光反射存在,触碰左侧鼻翼及上颌可诱发左面部疼痛(左额、鼻部、上颌),四肢活动可,双侧巴宾斯基征阴性。

辅助检查:血液检查、心电图等提示轻度贫血、低蛋白血症、低钾存在,凝血机制大致正常,心电图提示心肌缺血(非急性发作),心脏彩超提示新功能射血分数较差;颅脑 MRI＋MRA 提示腔隙性脑梗死伴多发血管轻至中度狭窄;三叉神经 MRI 提示左侧三叉神经术后所见。

入院诊断:①左侧三叉神经痛(Ⅰ、Ⅱ、Ⅲ支);②高血压病;③2 型糖尿病;④冠心病(心脏支架植入术后)。

诊疗经过:入院后完善相关检查,明确诊断,同时予以适当补液、稳定电解质后,除外手术禁忌,入院第 4 d 在静吸复合麻醉下行经皮穿刺左侧三叉神经半月结球囊压迫手术,术后予以对症治疗,患者术后第 3 d 出院,术后患者面部疼痛消失,存在左侧面部麻木情况,可耐受。

出院诊断:①右侧三叉神经痛(Ⅱ、Ⅲ支);②高血压病。

(二)经验与体会

三叉神经痛就是指面部的三叉神经部位突发性疼痛,多为单侧发作,疼痛时间一般持续几秒钟至数分钟不等,疼痛时患者异常痛苦,像是被灼烧、电击、针刺等感觉,被誉为"天下第一痛"。刷牙、漱口、洗脸、咀嚼、吞咽等动作,尤其是进食过冷或过热的食品时均可诱发三叉神经痛。疼痛剧烈使很多人难以忍受,由于长期剧烈的疼痛,多数患者都伴有焦虑和抑郁的情况,严重影响患者生活质量。

　　早期三叉神经痛可以服用卡马西平、加巴喷丁胶囊等药物治疗，但此类药物有较强不良反应，同时服用时间较长后，会产生一定耐药性，需要不断加大药量来控制，甚至有些病程较长患者需服用大量药物后仅可减缓疼痛。

　　当药物治疗三叉神经痛效果变差后，手术治疗可以为替代方式，手术方式分为很多种，有"三叉神经微血管减压治疗""三叉神经半月结球囊压迫治疗""三叉神经射频温控热凝术"等，其中"三叉神经微血管减压手术"为无明显严重并发症、影像学有明显血管压迫的患者首选手术方案。

　　该手术是在全身麻醉下，患侧耳后沿发迹行 4～5 cm 切口，牵开皮肤肌肉显露乳突根部，钻孔开骨窗直径 3 cm，切开硬脑膜在显微镜下吸出脑脊液，剪开蛛网膜探查三叉神经根部，找到压迫三叉神经根的责任血管（可为一根或多根），常见的有小脑上动脉及其分支（如为岩静脉压迫根据情况行岩静脉离断，必要时可行三叉神经感觉根部分切断）。显微剥离子游离责任血管后用 tefflon 面垫起。后逐层关颅。

（祝秋实）

第三节　舌咽神经痛

　　舌咽神经痛是一种出现于舌咽神经分布区的阵发性剧烈疼痛。疼痛的性质与三叉神经痛相似，Harris（1921）提出舌咽神经痛是另一种独立的神经痛之前，它和三叉神经痛常被混为一谈。本病远较三叉神经痛少见，为三叉神经痛的 1/85～1/70。男女发病率无差异，多于 40 岁以上发病。

一、病因与病理

　　原发性舌咽神经痛的病因，迄今不明，多无明确的病理损害，可能为舌咽及迷走神经的脱髓鞘性病变引起舌咽神经的传入冲动与迷走神经之间发生短路的结果。以致轻微的触觉刺激即可通过短路传入中枢，中枢传出的冲动也可通过短路再传入中枢，这些冲动达到一定总和时，即可激发上神经节及岩神经节、神经根而产生剧烈疼痛。近年来神经血管减压术的开展，发现舌咽神经痛患者椎动脉或小脑后下动脉压迫于舌咽及迷走神经上，解除压迫后症状缓解，这些患者的舌咽神经痛可能与血管压迫有关。舌咽神经根在进出脑桥处，即中枢与周围神经的移行区，有一段神经缺乏施万细胞的包裹，平均长度为 2 mm，简称脱髓鞘区，该部位血管搏动性压迫、刺激即可出现舌咽神经分布区阵发性疼痛。造成舌咽神经根部受压的原因可能有多种情况，除血管因素外，还与脑桥小脑角周围的慢性炎症刺激有关，后者致蛛网膜炎性改变逐渐增厚，使血管与神经根相互紧靠，促成神经受压的过程。因为神经根部受增厚蛛网膜的粘连，动脉血管也受其粘连发生异位而固定于神经根部敏感区，致使神经受压和冲击而缺乏缓冲余地。舌咽神经根部与附近血管紧贴现象是本病的解剖学基础。而颈内静脉孔区蛛网膜增厚粘连造成舌咽神经根部的无法缓冲，受其动脉搏动性的压迫是病理学基础。继发性原因可能是脑桥小脑角或咽喉部肿瘤、颈部外伤、茎突过长、茎突舌骨韧带骨化等压迫刺激舌咽神经而诱发。

二、临床表现

舌咽神经痛的部位一般分为两型：①痛区始于咽壁、扁桃体窝、软腭及舌后 1/3，而后放射到耳部，此型最多见；②痛区始于外耳、耳道深部及腮腺区，或介于下颌角与乳突之间，很少放射到咽侧，此型少见。偶尔疼痛仅局限在外耳道深部，这是只影响到舌咽神经的鼓支之故。可因吞咽、讲话、咳嗽、打呵欠、打喷嚏、压迫耳屏、转动头部或舌运动等刺激诱发疼痛。疼痛多骤然发生，呈阵发性电击、刀割、针刺、烧灼、撕裂样剧烈疼痛。发作短暂，一般持续数秒至数分钟，每天发作从几次到几十次不等，尤在急躁紧张时发作频繁。总的趋势是越发越频，持续时间越来越长，常有历时不等的间歇期，在此期内患者如一常人。有时在疼痛发作时尚伴有大量唾液分泌或连续不止的咳嗽，发作时患者低头不语。可伴有面红、出汗、耳鸣、耳聋、流泪、血压升高、喉部痉挛、眩晕，偶伴有心律失常如心动过速、过缓，甚或短暂停搏，以及低血压性昏厥、癫痫发作等症状。在外耳、舌根、咽后及扁桃体窝等处可有扳机点，刺激时即可发病，故患者不敢吞咽、咀嚼、说话和做头颈部转动等。疼痛亦可放射至颈或肩部。双侧舌咽神经痛者却极为罕见。神经系统检查常无异常发现，是此病的一个特征。

三、诊断

据疼痛发作的性质和特点，不难做出本病的临床诊断。有时为了进一步明确诊断，可刺激扁桃体窝的扳机点，视能否诱发疼痛。或用 1% 丁卡因喷雾咽后壁、扁桃体窝等处，如能遏止发作，则足以证实诊断无误。如果经喷雾上述药物后，舌咽处的疼痛虽然消失，但耳痛却仍然如前，则可封闭颈静脉孔，若能收效，说明不仅为舌咽神经痛而尚有迷走神经的耳后支参与。呈持续性疼痛或有阳性神经体征的患者，应当考虑为继发性舌咽神经痛，应做进一步检查明确病因。

四、鉴别诊断

临床上应与三叉神经痛、喉上神经痛、膝状神经痛、蝶腭神经痛、颈肌炎病和颅底、鼻咽部及脑桥小脑角肿瘤等病变引起者相鉴别。

(一)三叉神经痛

两者的疼痛性质与发作情况完全相似，部位亦与其毗邻，第 3 支痛时易和舌咽神经痛相混淆。二者的鉴别点为三叉神经痛位于三叉神经分布区，疼痛较浅表，扳机点在睑、唇或鼻翼，说话、洗脸、刮须可诱发疼痛发作；舌咽神经痛位于舌咽神经分布区，疼痛较深在，扳机点多在咽后、扁桃体窝、舌根，咀嚼、吞咽常诱发疼痛发作。

(二)喉上神经痛

喉深部、舌根及喉上区间歇性疼痛，可放射到耳区和牙龈，说话和吞咽可以诱发，在舌骨大角间有压痛点，用 1% 丁卡因卷棉片涂抹梨状窝区及舌骨大角处，或用 2% 普鲁卡因神经封闭，均能完全制止疼痛，可资鉴别。

(三)膝状神经节痛

耳和乳突区深部痛常伴有同侧面瘫、耳鸣、耳聋和眩晕。发作后耳屏前、乳突区及咽前柱等处可出现疱疹，疼痛呈持续性。膝状神经节痛者，在咀嚼、说话及吞咽时不诱发咽部疼痛，但在叩击面神经时可诱起疼痛发作，无扳机点。

(四)蝶腭神经节痛

此病的临床表现主要是在鼻根、眶周、牙齿、颜面下部及颞部阵发性剧烈疼痛,其性质似刀割、烧灼及针刺样,并向颌、枕及耳部等放射。每天发作数次至数十次,每次持续数分钟至数小时不等。疼痛发作时多伴有流泪、流涕、畏光、眩晕和鼻塞等,有时舌前 1/3 味觉减退,上肢运动无力。疼痛发作无明显诱因,也无扳机点。用 1% 丁卡因棉片麻醉中鼻甲后上蝶腭神经节处,5～10 min 后疼痛即可消失。

(五)颈肌部炎性疼痛

发病前有感冒、发热史,单个或多块颈肌发炎,引起颈部或咽部痛,运动受限,局部有压痛,有时可放射到外耳,用丁卡因喷雾咽部黏膜不能止痛。

(六)继发性舌咽神经痛

颅底、鼻咽部及脑桥小脑角肿物或炎症等病变均可引起舌咽神经痛,但多呈持续性痛伴有其他脑神经障碍或其他的神经系局限体征。X 线颅底拍片、头颅 CT 扫描及 MRI 等检查有助于病因诊断。

五、治疗

(一)药物治疗

凡治疗原发性三叉神经痛的药物均可应用于本病,可使疼痛发作次数减少或减轻,有的可消失。如卡马西平 100 mg,每天 3 次,以后每天增加 100 mg,直至疼痛停止。最大量不应超过 1 000 mg/d,以后逐渐减少,找到最小有效量,维持服用。不良反应有眩晕、恶心,部分有皮疹、白细胞减少等。苯妥英钠 100 mg,每天 3 次,最大量每天不超过 600 mg。七叶莲片 3～4 片,每天 3 次,其他镇静镇痛剂亦有疗效。

(二)局部注射疗法

经药物治疗效果不理想或症状严重者,可进行药物神经注射治疗。药物可应用无水乙醇0.5～1.0 mL、山莨菪碱溶液 10～40 mg,维生素 B_{12} 每次 1 000～4 000 μg。注射方法有以下两种。

1.咽部入路

咽部喷以 1%～2% 丁卡因,取长针头,用标志定出 2 cm 长针尖,经扁桃体上极外及钩状突下方进针,如注射右侧,则空针应位于左上双尖齿下方,先进针 1 cm,后再缓慢刺入 1 cm,刺中后患者即感剧烈耳痛,然后注入 2% 普鲁卡因 1～2 mL,10 min 后检查局部疼痛消失,而又无其他脑神经麻痹时,再注入药物。

2.乳突尖端入路

患侧朝上侧卧位,常规消毒,于同侧下颌角与乳突连线的中点。以 2% 普鲁卡因2～5 mL垂直注于皮下 1.0～1.5 cm 深处后,用 9 号腰穿针垂直或稍向前方刺入,深度 4～5 cm,穿刺时患者可感同侧口角、舌、下唇、下颌或咽及颞部稍有麻木感。用空针抽吸无血液后,注入少量 2% 普鲁卡因,5～10 min 后可出现同侧咽壁不同程度瘫痪及感觉障碍,吞咽困难,声嘶,出现同侧 Horner 征或出现同侧抬肩及胸锁乳突肌无力等。再缓慢注入药物。注山莨菪碱及维生素 B_{12} 时每周治疗 2～3 次,10 次为 1 个疗程。

(三)射频电凝术

Isamat 等(1981)与 Salar 等(1983)报告穿刺颈静脉孔用射频电凝舌咽神经,治疗舌咽神经痛。具体方法是患者仰卧于放射摄片台上,术中在血压及心电监护下施行,当出现血压下降和心率下降时,表明发生了必须予以避免的迷走神经受累。电极作用面积 7 mm²,穿刺的进针点在口角外侧 35 mm,下方0.5 mm。术者将定标放在患者口腔控制电极穿刺方向,当遇到骨组织时,摄侧位片和沿电极方向的斜位片。根据摄片中颈静脉孔的位置,在电视下纠正穿刺方向,使电极尖到达颈静脉孔神经部。先用 0.1～0.3 V低电压刺激,若出现半侧咽、扁桃体和外耳道感觉异常,且无副神经反应和血压与心电图改变,表明穿刺部位正确。于是缓缓持续升温,若无迷走神经反应出现,升温至 65 ℃～70 ℃,电凝 60 s 即可造成孤立的舌咽毁损灶。若在升温过程中出现迷走神经反应,应立即停止电凝,并给阿托品 0.5～1.0 mL,数分钟内可恢复,复发后可重复电凝。

(四)手术治疗

舌咽神经痛严重,而保守治疗无效者应考虑手术治疗。

1.延髓束切断术

20 世纪 60 年代初,有人应用延髓束切断术来治疗舌咽神经痛,当时疗效满意。因为这些神经纤维下降的水平不确定,如在近第四脑室下段切断,可产生共济失调步态,靠下则可能得不到需要的麻木范围,故未被普遍采用。

2.舌咽神经根切断术

局麻或全麻下耳后切口,乙状窦下缘入路开颅。打开硬脑膜,放出脑脊液减压,抬起小脑,暴露出颈静脉孔,辨认汇集在该孔的舌咽、迷走及副神经。舌咽神经位于最前方,单根较粗,与迷走神经之间有明显的狭窄间隙。迷走神经由数根细小纤维束所组成。局麻时分离迷走神经时可引起呕吐,用神经钩将舌咽神经钩起,这时将引起剧烈疼痛,如疼痛部位与临床相符,可用钩刀或微型剪刀将神经切断。如疼痛部位涉及外耳深部,为迷走神经耳支影响所致,应同时切断迷走神经前方1～2 根根丝。切断舌咽神经时少数可有血压上升,切断迷走神经时有时可心脏发生期外收缩、血压下降、心跳停止等不良反应,手术时应密切观察。神经切断后疼痛不再发作,同侧舌后1/3 味觉丧失,软腭、扁桃体区及舌根部麻木,咽部干燥不适,轻度软腭下垂及短暂性吞咽困难。自神经血管减压术应用临床后,不仅解除了疼痛,又保留了神经的完整,优点较多。但有的患者术中未发现压迫的血管,手术仍有一定的复发率,故神经切断术仍然是本病治疗的有效方法之一。

3.神经血管减压术

麻醉、切口、骨窗形成和硬脑膜切开均与面肌痉挛微血管减压术相同。显露颈静脉孔和舌咽、迷走、副神经,将小脑半球向内上方牵开,刺破蛛网膜,放出脑脊液,待脑压降低后,将小脑半球向后内和上方牵开,找出颈静脉孔和舌咽、迷走、副神经。舌咽和迷走两神经自脑干发出后,向前、向内走行至颈静脉孔、副神经根与脑桥小脑角处向前行走。舌咽神经仅一根,且较迷走神经粗大,单独自蛛网膜包裹,独自穿过一个硬脑膜孔,很容易与迷走神经的根区别。显露压迫神经的血管衤。多在舌咽、迷走神经出脑干处,可见椎动脉或小脑后下动脉压迫神经。在显微镜下细心游离压迫神经的动脉,并在神经与血管间填入适当大小的涤纶片或特氟隆棉(Teflon)。对与舌咽神经粘连的增厚蛛网膜和小脑亦应进行松解。然后使患者试咽口水或饮少许液体,如疼痛消失,手术即告成功。

六、预后

舌咽神经痛如不给予治疗,一般不会自然好转,疼痛发作逐渐频繁,持续时间越来越长,严重影响患者的生活及工作。

(祝秋实)

第四节　偏侧面肌痉挛

偏侧面肌痉挛指仅限于一侧面部的阵发、不自主的阵挛性抽搐,通常无神经系统其他阳性体征。偏侧面肌痉挛也可以是特发性面神经麻痹的暂时性或永久性后遗症。

一、病因及病理

病因尚不明确,可能与面神经的异位兴奋点传导所致有关。部分患者是由于面神经进入脑干处被异常微血管袢、动脉硬化斑块压迫所致,减压手术可收到明显的疗效。少数患者可由椎-基底动脉系统的动脉瘤或脑桥小脑角肿瘤压迫所致。

二、临床表现

起病隐袭,中年以后多见,女性多于男性,大多数为单侧受累。早期多从眼轮匝肌开始,表现为间歇性轻度抽搐,逐渐缓慢地扩散到一侧面肌,口角肌肉最易受累,口角抽搐也最易引起注意。严重者可累及同侧的颈阔肌。抽搐的程度轻重不等,精神紧张、情绪激动、劳累和自主运动均可使抽搐加重,入睡后抽搐消失。神经系统检查无其他阳性体征。

三、诊断和鉴别诊断

根据本病发作的特点、面肌痉挛的表现和神经系统检查无其他阳性体征即可确诊。但需与以下疾病鉴别。

(一)继发性面肌痉挛

各种原因所致的脑干病变、脑桥小脑角肿瘤、延髓空洞症和颅脑外伤等均可出现面肌抽搐。局限性面肌抽搐也可是部分性运动性癫痫的表现。详细的神经系统检查、头颅 CT 和 MRI 及脑电图检查有助于鉴别。

(二)Meige 综合征

该综合征也称特发性眼睑痉挛-口下颌肌张力障碍综合征。好发于老年女性,通常伴有双侧眼睑痉挛、口舌和喉肌张力障碍。

(三)功能性眼睑痉挛

好发于老年女性,通常累及双侧眼睑,而颜面下部不受累。

(四)习惯性面肌抽搐

常见于儿童和青壮年。与精神因素有关,通常表现为双侧短暂的面部肌肉收缩。

(五)药物所致的面肌运动障碍

奋乃静、三氟拉嗪及甲氧氯普胺等可导致面肌不自主运动。服药史是确诊的依据。

四、治疗

(一)药物治疗

(1)氯硝西泮,口服 0.5 mg,每天 2～3 次,逐渐增加剂量至发作控制或出现不良反应,国外成人最大剂量可达 20 mg。

(2)卡马西平,口服 0.1 g,每天 3 次,剂量逐渐增加至 0.8～1.2 g/d,2/3 患者有效。

(3)苯妥英钠,口服 0.1～0.2 g,每天 3 次。

(4)巴氯芬(baclofen),小剂量开始服用,可逐渐加至 30～40 mg/d。

(二)A 型肉毒毒素(botulinum toxin type A,BTX)局部注射

目前是治疗肌张力障碍最安全、有效和常用的方法。疗效平均可维持 3～6 个月。常见的并发症是暂时性眼睑下垂。

(三)乙醇注射疗法

以上治疗无效者,可试用 50％乙醇 1 mL 皮下面神经分支阻滞,或茎乳孔处面神经干注射 0.3～0.4 mL 阻滞。

(四)手术治疗

(1)面神经主干或分支切断术,其目的是破坏面神经的传导功能,使其瘫痪,有肯定的疗效,但也有复发。

(2)微血管减压手术,治愈率可达 60％。

(祝秋实)

第五节　交感神经疾病

交感神经是自主神经系统的一部分,受脑内交感中枢调控,同时有其自主性活动。丘脑下部的后部与延髓内的蓝斑是交感神经的中枢,丘脑下部的前部是副交感的中枢。交感神经支配内脏、心血管与腺体的功能。交感神经的初级中枢位于 $T_{1～2}$ 和腰髓的灰质外侧角内,周围部分包括椎旁节和由其分支组成的交感干、椎前丛和骶前节,以及位于内脏器官内的终节与分支。

临床上一些疾病的病因与交感神经功能失调有关,常见的有灼性神经痛、红斑性肢痛症、闭塞性脉管炎、多汗症等。此类疾病发病机制不明,但采用交感神经切除术治疗效果良好。

一、手掌多汗症

(一)概述

手掌多汗症简称手汗症,是东方人的常见病,女性(57.2％)多于男性(42.7％),发病年龄 15～44 岁,平均 24.5 岁,家族遗传发生率 13％。患者除手掌多汗外,身体其他部位均健康。多汗现象常与情绪有关,精神紧张、恐惧、焦虑时加重,患者可伴发手足发凉、发绀现象。

(二)诊断

手汗症的诊断多无困难,患者常同时出现足底多汗、腋窝多汗,多数患者左右手症状对称,部分不对称。患者掌指皮肤可出现浸渍、角化过度,足部可发生恶臭,并发真菌感染。

(三)治疗

1.药物治疗

常用抗乙酰胆碱类药物,能抑制汗液分泌,减轻症状,不良反应为口干、视物模糊,严重者可并发青光眼、惊厥和毒性红斑。如溴丙胺太林,7.5 mg,3 次/天;格隆溴铵,1 mg,3 次/天。但药物治疗效果多不理想,且不能持久。

2.A 型肉毒素注射

将 A 型肉毒素注射到汗腺,作用于周围胆碱能末梢,阻断乙酰胆碱释放,暂时中断汗腺的分泌,从而达到治疗目的。病情复发时需重复注射。在应用肉毒素有效治疗掌部多汗症后,并不引起未治疗部位皮肤出现代偿性多汗。

3.电视内镜胸交感神经节切除术

手术切除 T_2 交感神经节治疗手汗症疗效肯定,同时对头部多汗症和腋部臭汗症也有一定的疗效。随着现代内镜技术的发展,电视辅助内镜 T_2 神经节切除已成为一项安全、有效的微创手术,该术式精确度高、损伤小、污染机会小。胸交感神经节或交感神经干切除是目前治疗手汗症唯一有效而持久的方法。

T_2 神经节的主体位置比较恒定,位于第 2 肋间,紧邻第 3 肋骨上缘、第 2 肋间神经的下方。手术切除 T_2 神经节及其交通支后,80%患者手温会升高 2 ℃以上。若切除 T_2 神经节后手温升高未达到预期值,或企图同时治疗腋下多汗症或臭汗症,则需同时加切第 3 节段或第 1 节段下端。

代偿性多汗是胸腔镜交感神经切除术后的最常见的并发症,其发生率为 20.0%～98.5%。其他并发症有 Horner 综合征及术后血、气胸,应予以积极防治。

二、雷诺病

(一)定义

雷诺病是肢端小动脉间歇性痉挛或功能闭塞引起皮肤苍白、发绀和潮红局部缺血现象,1862 年法国学者 Raynaud 首先报道本病,命名为雷诺病。病因不明。本病可能是由于支配血管的交感神经功能紊乱,引起肢端血管痉挛,局部缺血。

(二)诊断

1.检查

根据寒冷或情绪紧张后程序性的出现肢端皮肤苍白、发绀、潮红伴感觉异常,可初步诊断雷诺病,常用下列检查。

(1)局部血流测定:应用激光多普勒血流测定法和应变计体积描记法测定手指正常时和冷刺激后血流变化。

(2)冷激发试验:将患指(趾)浸入 4 ℃凉水 4～5 min,3/4 患者可诱发发作。

(3)动脉造影:可发现患肢动脉管腔变窄,内膜欠光滑,严重的可闭塞,动脉内注射盐酸妥拉唑啉后再次造影可见血管痉挛解除。

2.临床表现

雷诺病多见于青年妇女,四肢肢端均可发作,而以双侧手指对称性发作多见。寒冷刺激、情绪激动可诱发肢端小动脉痉挛,引起缺血,每次发作均程序性的经历三个阶段。

(1)缺血期:由于肢端动脉痉挛血流减少或停止,出现手指或足趾、鼻端、耳轮等处突然苍白、发僵、出冷汗、刺痛、麻木,桡动脉或足背动脉搏动正常或减弱,持续数分钟至数小时。

(2)缺氧期:局部持续缺血,肢端缺氧、发绀,皮温下降,伴感觉异常、疼痛,症状持续数小时至数天。

(3)充血期:痉挛解除后指(趾)动脉舒张,管腔完全再开放,皮肤转为潮红,脉搏有力。病情反复发作或严重晚期患者,可出现指(趾)端对称性坏疽,慢性患者可伴肢端硬化征、硬指征,并出现轻度肌肉、骨质萎缩。

(三)治疗

雷诺病的治疗包括药物治疗、手术治疗、血浆置换、肢体负压治疗等。此外,加强锻炼,增强体质,提高机体耐寒能力,减少肢体在寒冷环境中暴露的机会,注意保暖,避免精神紧张,戒烟等也是十分必要的治疗手段。

1.药物治疗

(1)钙通道阻滞剂:常用的有硝苯地平、地尔硫草、尹拉地平、氨氯地平等。硝苯地平,10～20 mg,3 次/天。地尔硫草,30～120 mg,3 次/天。

(2)血管扩张剂:常用的有盐酸妥拉唑啉,25～50 mg,3 次/天;利血平,0.25 mg,3 次/天;草酸萘呋胺,0.2 g,3 次/天。

(3)前列腺素类:依前列醇(PGI2)与前列地尔(PGE1)具有较强的血管扩张和抗血小板聚集作用,对难治患者疗效较好。

2.手术治疗

(1)电视内镜胸交感神经切除术:手术在电视胸腔镜下切除第 2、3、4 胸交感神经。

(2)指掌侧动脉末梢交感神经切除:在每一手指两侧靠近掌指关节的第一指节掌侧 1/3 处切开皮肤 1.5 cm,找到指掌侧固有神经,镜下找出掌侧固有动脉,拨出进入动脉壁的神经纤维及其外膜约 1 cm。术后手指皮温升高,冷激发试验转为阴性。

三、红斑性肢痛症

(一)定义

红斑性肢痛症(EMA)是一种少见的微血管疾病,常在双侧足趾或足部对称部位产生烧灼痛,肢端小动脉扩张、充血,皮肤潮红,皮温升高,上述症状常呈发作性。红斑性肢痛症病因不明,可能是自主神经功能紊乱引起的外周血管舒张功能失调,引起肢端小动脉扩张,局部充血。EMA 的病因在于血小板的升高,血小板介导了血管的炎症及血栓。

(二)诊断

(1)根据反复发作的病史及典型的症状体征即可诊断。实验室检查可见血小板升高。局部皮肤活检可见小血管或小动脉的肌纤维增生及血栓性闭塞,且无既往曾患血管病的表现。

(2)临床表现青年患者多见,亦可见于老年人,男性患者多于女性。发作时由于皮内小动脉和毛细血管极度扩张,四肢远端充血,温度升高引起剧痛,下肢为重,皮肤潮红、发热、肿胀,双侧对称,足趾与足底烧灼、针刺样感觉。红、肿、热、痛四大症状可随环境因素、局部因素、精神状态而改变。每次发作持续数分钟至数天,反复发作,病程数年,甚至持续终生。查体可见局部皮肤潮红,压之褪色,皮温升高,超过 31 ℃时就易发作。足背动脉脉搏宏大,皮肤湿润多汗。慢性患者可见皮肤萎缩、溃疡,趾甲变形。

(三)治疗

1.药物治疗

阿司匹林,每天 100 mg 以下,部分青少年治疗无效者可改用硝普钠。血管收缩类药物可收缩肢端扩张的血管以缓解症状,如甲基麦角丁醇酰胺、麻黄碱、肾上腺素等。糖皮质激素的冲击治疗可减轻症状。联合应用利血平与氯丙嗪可缓解发作。

2.局部神经阻滞疗法

于踝上做环状封闭,或行骶管硬脊膜外封闭,也可做两侧腰交感神经节阻滞,在 10 mL 的 2％利多卡因溶液内加入 0.25％丁哌卡因溶液 5 mL 和醋酸泼尼松龙 2 mL。

3.手术治疗

对于交感神经普鲁卡因组织有效的患者,如无手术禁忌,可做胸或腹交感神经切除术,手术可在腔镜下进行。其他手术方式还有脊髓后根入口区切开术、脊髓后柱电刺激术和丘脑立体定向手术。

四、灼性神经痛

(一)定义

灼性神经痛是神经创伤后的一种特殊性疼痛,多见于战伤,多为周围神经不完全损伤引起。可能是由于周围神经创伤早期,束内压力高,或慢性斑痕压迫,使交感神经纤维和感觉纤维过度兴奋,向上传导激惹丘脑和大脑皮质感觉区,产生局部剧烈的灼烧样疼痛。

(二)诊断

1.患者有明确的周围神经损伤史

伤后出现损伤区域内剧烈的灼烧样痛,有典型的症状、体征即可诊断。此外,借助相关的特殊检查有助于治疗方案的制订。

(1)交感神经阻滞:上肢灼性神经痛做颈胸神经节阻滞,下肢做腰交感神经节阻滞,比较阻滞前后疼痛程度、性质的变化及皮温变化,根据阻滞的结果制订治疗方案。

(2)酚妥拉明试验:静脉注射酚妥拉明后,每 5 分钟观察患者自发性疼痛的变化,或用刺激诱发疼痛发作。酚妥拉明试验可替代交感神经阻滞试验。试验后如果患者疼痛减轻 50％,表明交感神经在疼痛中占主要成分。

2.临床表现

半数患者于伤后 24 h 内发病,其余患者多在伤后 1 个月内起病。患者出现受损神经所支配区域末梢的持续性灼烧性疼痛,也可是刺痛或刀割样痛,部分患者疼痛可超越该神经支配区,波及整个肢体。伤肢出现痛觉过敏,声音或光亮刺激也可加重疼痛。疼痛剧烈时患者坐卧不安、大汗、瞳孔散大。慢性患者常发生心理变态,患肢关节强直、肌肉失用性萎缩或纤维化。患肢皮肤潮红温度升高,部分表现为皮肤湿冷、多汗、发绀、营养障碍、毛发脱落等。

(三)治疗

患者病情不同,治疗方案则不同。如交感神经阻滞与酚妥拉明试验证实疼痛是由于交感神经引起,可做交感神经阻滞、药物治疗和肢体功能锻炼;若疼痛为炎症引起,可行交感神经阻滞与类固醇激素区域静脉内阻滞复合治疗;对于交感神经阻滞无效者,可行药物治疗与物理治疗,无效者可考虑手术治疗。

1.药物治疗

主要用于治疗灼性神经痛的多发疼痛、水肿、血流障碍、骨萎缩、抑郁、失眠等。对于疼痛症状可用卡马西平;可用三环、四环抗抑郁药及精神兴奋药治疗抑郁、失眠。此外,钙通道阻滞剂也可用于灼性神经痛的治疗。

2.神经阻滞

上肢灼性神经痛做颈胸神经节阻滞;颈段做硬脊膜外阻滞;下肢做腰段硬脑膜外阻滞。此外,还可做区域静脉内交感神经阻滞。对于交感神经阻滞无效的患者应考虑手术治疗。

3.手术治疗

对于药物及神经阻滞治疗无效的患者应进行手术治疗,手术方式有交感神经切断术、交感神经节切除术及丘脑立体定向手术。手术修复受损神经,进行束间松解减压,用生物膜包裹损伤段神经。

在进行交感神经节切除时,病变位于上肢的可在电视内镜胸下切除 T_2、T_3、T_4 交感神经节及颈胸神经节。下肢病变可经腹手术切除 $L_{1\sim4}$ 和 T_{12} 交感神经节。

(祝秋实)

第六节　痉挛性斜颈

一、概述

痉挛性斜颈是肌张力障碍在颈部的表现,又称颈部肌张力障碍。患者的颈肌受到中枢神经的异常冲动造成不可控制的痉挛或阵挛,患者十分痛苦,严重患者几乎陷于残疾状态,生活不能自理。这种异常冲动起源于锥体外系统,或者起源于某处经过锥体外系统传递到周围神经。

痉挛性斜颈是锥体外系统一种独立性疾病,属于局限性肌张力障碍范畴,其发病率为 15/30 万。

二、简史

16 世纪 Rabelais 首先研究此病,描述这是一种比死都难受的疾病,命名为"斜颈"。18 世纪 Wepfer(1992)撰文报道本病,称其为一种"特殊性抽搐"。20 世纪初法国学者 Cruchet 认为斜颈是一种精神源性疾病。20 世纪 40 年代在 Wilson 所著《神经病学》中依旧认为"精神变态是本病最重要的病因"。

1929 年,Foerster 提出斜颈由纹状体病变引起。1941 年,Hyslop 提出一种折中意见:斜颈的病因究竟属精神性抑或器质性,可能各占天秤的一端。

1959 年,Folz 用脑定向术在猴脑干被盖中红核旁作一毁损灶,立即能造成猴持久性痉挛性斜颈后,于是人们一致承认本病是一种器质性病变,结束了两种不同观点的长时间争论。

1929 年,Foerster,Dandy 创立颈硬脊膜下双侧 $C_{1\sim3}$ 或 C_4 前根及副神经根切断术来解除颈肌痉挛。尽管手术疗效差,并发症多,半个世纪来几乎在各国的神经外科著作中都视为一种传统的"标准手术"。

20 世纪 50 年代随着脑定向术的兴起,各国学者企图采用定向术来改变斜颈的疗效,先后在苍白球、丘脑探索治疗靶点,但结果令人失望。1999 年,有学者率先提出斜颈由一组特定的颈肌痉挛引起,不需要做双侧神经根麻痹术,介绍一种手术方法,即头夹肌切断及副神经切断术,1991 年,他提出斜颈的四种临床类型和四种相应手术方法(选择性颈肌切除及神经切断术),手术优良率为83.3%,降低了并发症,还保留了头的正常运动。1982 年,加拿大蒙特利尔大学 Bertrand 也赞同上述观点,提出另一种手术方法即选择性周围神经切断术,并取得较满意的疗效。

20 世纪 80 年代,Hornykiewicz 和 Jankovic 等根据少数肌张力障碍患者的尸解脑基底核的生化分析,提出本病的病理生理与神经介质有关,进行了药物治疗研究,选用的药物有抗胆碱能药、多巴胺能药、抗多巴胺能药等,但成效甚微。令人振奋的是几乎在同一年代,甲型肉毒毒素用于临床,改变了药物治疗局限性肌张力障碍的局面,只要对颈部主要痉挛肌肉做局部注射便能暂时缓解斜颈症状,被认为是治疗局限性肌张力障碍一项重要进展。

20 世纪 90 年代介绍三联术(一侧头夹肌或肩胛提肌切断,$C_{1\sim 6}$后支切断和对侧副神经切断)治疗严重旋转型和侧屈型斜颈。到 1998 年手术病例累积达 362 例,是迄今国际上治疗这种疾病最大的病组。

三、病因及病理

痉挛性斜颈在临床可分为原发性和继发性两种,原发性的病因至今尚不明。

斜颈虽然至今尚无明确的病理基础,但斜颈患者的临床表现几乎与一些病理已明确的锥体外系器质性疾病相同。例如,异常运动可在入睡后消失,情绪紧张时加重,用手指抵触下颌或头部其他位置时,肌痉挛便会松弛下来,头位迅即转正,症状随之消失(本体感受反射)。

原发性斜颈当前多认为是一种基底核病变,究竟是器质性抑或功能性,至今仍未查明。然而多数倾向于基底核内神经介质活动障碍,引起脑干内中间神经元网状组织失控。

四、临床表现

在 381 例斜颈病例中,男女之比为 1.41:1.51,患者多在 30～49 岁起病,平均发病年龄是39 岁,多数患者(75.3%)隐匿起病(原发性),其中一部分患者在发病前 1～2 个月内有精神创伤、焦虑、忧伤等病史。少数患者有明确的诱因(继发性),如严重颅脑外伤(2.6%)、高热(1.7%)、CO 中毒(0.3%)和服抗精神病药物(2.6%)。

多数患者缓慢起病,在出现斜颈前有颈部发僵、胀痛、"落枕"等先兆症状,1～2 周后逐渐出现头向一侧偏斜,或由旁人指出后才发现。少数患者可急性起病。

斜颈患者的临床症状一般是晨起轻,午后重,活动或情绪波动时加剧,这种症状起伏规律与其他锥体外系统疾病类似。根据有学者 381 例分析,斜颈的临床表现可分成五种类型。

(一)旋转型(75.6%)

旋转型是斜颈中最常见的一种类型,表现为头绕身体长轴向一侧做强直性或阵挛性旋转。依据头与长轴有无倾斜可细分为三种亚型。

1.水平旋转

单纯的旋转,头与长轴无倾斜,颈前和颈后旋转肌力均等。

2.前屈旋转

头的姿势由旋转和后仰两种成分组成,颈的后伸旋转肌的肌力大于前屈旋转肌。

3.后仰旋转

头的姿势由旋转和前屈两种成分组成,颈的前屈旋转肌的肌力大于后伸旋转肌。

三种亚型中以水平型多见,后仰型次之,前屈型少见。这三种型别与肌肉的痉挛强度、分布多寡有关。

(二)头双侧后仰型(7.5%)

头双侧后仰型又称后仰痉挛,患者表现为间歇性头向背侧中线做强直性后伸,颜面仰天,行走时尤为困难,因视线不能扫及地面必须用双手扶枕对抗痉挛肌群,一松手头便如弹簧般迅速向后过伸。患者为了腾出双手常常将后枕部使劲顶在墙上，待不支时头又向后拉了过去，如此这般周而复始，坐卧不宁，度日如年，机体几乎完全陷于残废之中。

(三)侧屈型(12.8%)

头的长轴向一侧侧屈，耳向肩峰靠近，很多患者伴随同侧肩部向上抬举，加近了两者的距离，鼻基本上不离身体长轴。依据头有无向前或向后倾斜可细分为三种亚型。

1.单纯侧屈型

头向肩峰正向侧屈，无向前或向后倾斜，颈前和颈后侧屈肌肌力均等。

2.前屈侧屈型

头的姿势由侧屈和前屈两种成分组成，颈的前屈侧屈肌(斜肩肌、胸锁乳突肌等)肌力大于后伸侧屈肌(肩胛提肌、夹肌等)。

3.后仰侧屈型

头的姿势由侧屈和后伸两种成分组成，颈的后伸侧屈肌肌力大于前倾侧屈肌。

(四)头双侧前屈型(1.3%)

头持续向前屈曲，颏紧贴胸前。重者除头前屈外尚有向前移伸现象，且伴随双肩上举，构成一种特殊姿态。阵挛型者表现为一种持续不断的"点头"状态。

(五)混合型(2.8%)

混合型是一种以两种型别相间出现的斜颈，常见的是旋转和后仰，患者间而旋转、间又后仰。

在临床症状学中根据肌肉收缩的频率又可划分为强直型和阵挛型两种。强直型者头持久地偏向一侧；阵挛型者头有节律的反复抽动。少数患者在强直或阵挛的基础上还混有震颤，个别表现为急促的、猛地一抽，有的在强直基础上加杂有阵挛。

成人起病的斜颈一般都比较稳定，肌痉挛始终局限在颈部，属于局限性肌张力障碍范畴。然而，少数患者的肌痉挛可向颈的邻近部位扩散，称为节段性肌张力障碍，向上向脸部肌肉扩散者称为颈-颅型；向下向肩及上肢肌肉扩散称为颈-臂型；累及胸背部肌肉者称为颈-体轴型。个别患者在严重颅脑损伤后可出现颈、躯干同向一侧侧屈(偏身侧屈症)。

此外，成人起病的斜颈大多数表现为一种慢性病程，一般经过一段时间的演变，临床症状就停留在某个水平上，处于一种静止状态，如有所改善也是暂时的。有一部分患者的病程中可出现症状自动消失(8.4%)，缓解期往往长短不一，可自数月至数年，最后不免复发。在结束缓解期后多数患者仍保持起病初期时的型别，少数则改变为另一种型别(6.3%)，或更换类别(1.5%)，或加型(0.3%)。有一部分患者手术后告别了原来的型别，令人烦恼的是经过一定时日，对侧又出现和原来相同的病型，或表现为另一种病型，如旋转型改为双侧后仰型。

五、诊断

痉挛性斜颈患者由于颈无休止的不随意运动，颈、肩部肌肉特别肥厚，望诊时便能得到颈部特别粗壮、肌肉发达的初步印象。

颈部触诊是确定一些比较浅表痉挛肌肉最可靠的方法，如胸锁乳突肌、夹肌、肩胛提肌、斜方肌和头半棘肌等，可以根据各肌的走向和体表投影位置用手指扪触、捏夹。如旋转型斜颈，尤其是消瘦的患者，一侧胸锁乳突肌多有肥厚增粗，触之张力高、失弹性，犹如拉紧了的弦。随头位转正，肌肉转为松软，恢复弹性。待痉挛再起，又复出现上述现象。在对侧乳突内下方可触及隆起的夹肌。也表现为粗厚、张力高，失弹性，触之如同软骨。早期或轻型患者，此肌一旦被捏紧时可出现头位自动复正现象（捏夹试验阳性）。颈部肌电图描记可以帮助医师了解哪些肌肉参与痉挛。检查时分别了解松弛时和随意收缩时的肌电活动，双侧同名肌同时描记可以更清楚地显示左右活动情况，可以发现一些拮抗肌组完全处于失用后抑制状态，特别是胸锁乳突肌，可以提醒医师术后要对这些肌肉进行体疗，发挥其原有的旋头功能。肌电图检查还可以帮助医师发现一些不曾被怀疑的肌肉，如侧屈型中的斜方肌，前屈旋转型中的同侧胸锁乳突肌等，必要时可对这些肌肉用1‰利多卡因溶液（不加肾上腺素或甲型肉毒毒素）做暂时性麻痹，了解它们在头的异常运动中所起的作用。有时对一些复杂的混合型斜颈患者，如侧屈-后仰型可以对颈后肌群做局部封闭，以了解对侧伸肌群在头后仰中的作用，以便医师设计手术方案，调整手术内容。又如侧屈型斜颈，如怀疑同侧斜方肌也参与痉挛，可以在肌电图监视下进行封闭，以了解此肌在举肩、固定肩胛活动中的作用。

斜颈患者的神经系统检查，不论是脑神经、锥体系统、锥体外系统、共济运动及周身感觉系统均在正常范围之内。EEG及脑脊液检查都在正常范围之内。

病情分级法：不论是何种型别的斜颈都是两组（痉挛肌群和拮抗肌群）肌力强度差异的结果。参与痉挛的肌肉越多，分布范围越广，时日越长，或者拮抗侧肌力越弱，失用的时间越久，头的偏斜越甚，病情越重，纠正的能力便越差，最后造成脊柱、关节失去正常弧度，半脱位或前庭功能障碍，致使恢复困难。

六、鉴别诊断

（一）继发性肌张力障碍

继发性肌张力障碍的临床特征是异常运动常在静止时显现，运动时反见好转。引起肌张力障碍的常见的疾病有脑炎、颅脑外伤、进行性豆状核变性（威尔逊病）、围产期脑损伤（窒息）、核黄疸、脑瘤、舞蹈症、基底核梗死或出血、多发性硬化、帕金森病、中毒（锰、一氧化碳、甲醇中毒等）等。

（二）药物引起的斜颈

也可归类在继发性肌张力障碍范畴内，是一种医源性运动性疾病，可分为急性和迟发性两种。急性运动障碍患者多因摄入过量治疗神经系统疾病的药物或大剂量止吐药后，常到服药后数小时至数天出现间歇性或持久性肌痉挛，临床除了表现有斜颈外，眼睑、脸部及咽喉也可出现症状，如舌连续重复运动，外伸、卷曲、扭转，双唇做噘嘴、吸引、咂嘴、咀嚼和做鬼相，其他如躯干、肢体不随意运动较少见，以儿童和年轻成人较多。轻微患者常被忽视。治疗可用抗胆碱能药物做静脉滴注或肌内注射可迅速控制。轻型患者口服苯海拉明和地西泮一样有效，待症状消失后再维持1～2 d。

另一种为迟发性运动障碍，是长期（3～6个月）用大剂量抗精神病药阻滞了基底核多巴胺受体引起，常见的药物有吩噻嗪类（氯丙嗪、三氟拉嗪、奋乃静）、丁酰苯类（氟哌啶醇、氟哌利多）、硫杂蒽类（氯普噻吨、氟哌噻吨）和舒托必利等，临床症状往往在停药或减量后出现。如肌痉挛局限在颈部则与原发性斜颈毫无区别，症状持久不消。肌痉挛也可在周身、颜面和四周出现。

（三）急性感染性斜颈

自1959年以来，国内发现一种以感染和斜颈为特征的发作性疾病，截至1985年底文献报告共312例。本病以春、秋发病较高，女性略多于男性。前驱期一般为上呼吸道感染症状和消化道症状，持续1～4 d。临床最重要的症状是发作性痉挛性斜颈，包括头后仰痉挛、旋转痉挛，每次发作数分钟至半个小时，重者可持续1 d。身体其他部位也可出现肌痉挛，常伴随自主神经系统功能紊乱及精神症状。病程一般为 3~10 d,痉挛后不留后遗症,一般认为该病与肠道病毒感染有关,主要侵犯锥体外系及下丘脑,阻抑多巴胺受体,胆碱能系统功能增强,多巴胺与乙酰胆碱平衡失调所致。

(四)癔症性斜颈

本病多与精神创伤连在一起,其特征是骤然发病,头的位置或异常运动变化多端,不论是临床或肌电图检查确也存在肌痉挛现象,即使临床表现是一种固定的型别,但常夹杂一些额外的、相矛盾的、不协调、不合乎生理解剖的动作,而且症状在某一些背景下易变。癔症性斜颈常常在无人注意时、思想涣散或高度集中场合(打牌、骑车)时症状缓解,头位自然复正。斜颈症状也可被一些暗示所抑制,患者对某种新的治疗常抱着极大的希望和信心,如一种"特殊的静脉输液"暗示和心理治疗可能会收到戏剧性疗效。相反,情绪波动、紧张和焦虑会使症状扩张、升级。癔症性斜颈有时很难与原发性斜颈鉴别,病程可延绵很久,必须做系统的观察。

(五)假性斜颈

假性斜颈泛指非由颈肌痉挛引起的斜颈,可因脊柱骨骼畸形、眼外肌麻痹、颈肌挛缩等造成。常见的疾病有先天性短颈、先天性寰椎-枕骨融合症、颈椎楔形畸形、自发性寰枢椎半脱位、先天性肌性斜颈、先天性眼性斜颈和代偿性斜颈等,可均表现为斜颈。

七、治疗

痉挛性斜颈目前有三种治疗方法:药物、甲型肉毒毒素注射及外科手术。

(一)药物治疗

药物治疗的目的是重建平衡,由于肌张力障碍的神经生化、神经药理尚不明了,当前药物治疗尚处于摸索阶段。

1.抗胆碱能药物

抗胆碱能药物是一种抗副交感神经药物,可对抗纹状体内乙酰胆碱系统的兴奋功能,阻断中枢毒蕈碱型乙酰胆碱受体,相应提高多巴胺的效应,缓解肌张力障碍。

(1)盐酸苯海索:对成人局限性肌张力障碍的疗效不明显。Burke 对儿童期起病的患者用大剂量苯海索,平均 40 mg/d(5~120 mg/d),有 62%患者获改善。

(2)甲磺酸苯扎托品:Lal 对 13 例斜颈用甲磺酸苯扎托品 2 mg 静脉注射作急性治疗试验,结果 6 例进步,其中 5 例在以后继续做口服治疗中取得进步。

(3)比哌立登:Povlsen 用本品 2.0~2.5 mg 静脉注射治疗成人肌张力障碍,50%患者取得客观进步。成人肌张力障碍经过急性治疗试验后改用抗胆碱能药治疗时必须用大剂量才能取得一些疗效(9%~40%),不论是儿童或成人服药后只要不出现不良反应,坚持治疗便能从抗胆碱能药物中获得最大效果,剂量宜逐渐增加,急速加量会引起昏睡、意识模糊等。抗胆碱能药物品种繁多,剂量各家差异很大,没有统一准则,如苯海索的量,儿童可自 5 mg/d 到 120 mg/d,又如爱普杷嗪成人剂量可自 50 mg/d 到 800 mg/d,平均为 283 mg/d。抗胆碱能药物周围不良反应如瞳孔散大、视物模糊、便秘、口干、面红、出汗及尿潴留,大剂量可引起青光眼发作。治疗可用吡斯的明或毛果芸香碱眼药水。中枢不良反应包括近记忆力障碍、神志模糊及精神症状,使剂量受到限制,有的患者可出现烦躁不安、舞蹈动作,使原抽搐加重,抗胆碱能药的疗效儿童优于成人,可能儿童承受大剂量的能力较好,症状性肌张力障碍(迟发性和产伤后)如果患者能承受大剂量也能取得一定疗效。

2.多巴胺能药物

应用多巴胺能药物治疗肌张力障碍,在部分患者中有效。常用药物有左旋多巴(500～900 mg/d)、脱羧酶抑制剂(平均 250 mg/d)、溴隐亭(80 mg/d)、金刚烷胺(200 mg/d)和麦角乙脲(1～3 mg/d)等。Lang 广泛收集世界文献综述了有关多巴胺能药治疗肌张力障碍的疗效:全身肌张力障碍的治疗结果,进步 35％,很少取得显著进步,恶化 19％;局限性肌张力障碍(斜颈、Meige 综合征)的治疗结果为进步 11％,恶化 9％。Lang 的结论认为,肌张力障碍可试用多巴胺能药物,可能有效,可能无效,可是儿童起病的 Segawa 变异性肌张力障碍用左旋多巴治疗效果确切,用量宜逐步增大直到出现疗效或不良反应时,多数患者能耐受多巴胺能药物,少数患者可发生恶心、直立性低血压、神志模糊,幻觉及多巴源性运动障碍。

3.抗多巴胺能药物

当体内多巴胺过剩、乙酰胆碱功能减退时临床可出现肌张力障碍,用抗多巴胺能药物使之恢复平衡,抗多巴胺能药可分两类:第一种是阻滞多巴胺受体的药物,常用的如丁酰苯类中的氟哌啶醇及吩噻嗪类中的氯丙嗪、奋乃静及哌米清;第二种是阻止中枢储藏多巴胺的药物,如利血平及丁苯喹嗪。

(1)氟哌啶醇:氟哌啶醇回顾性疗效为 46％(Green),超过其他多巴胺拮抗药(20％)或丁苯喹嗪(11％)(Lang)。但不少患者因不能承受药物反应中止治疗。

(2)哌米青:治疗斜颈的量为 4～6 mg/d,结果进步为 44％(4/9);另一组用 6 mg/d,双盲评分,结果只有 1 例进步,2 例恶化,余都无效(Girotti)。

(3)丁苯喹嗪(多巴胺耗竭剂):各家报道的疗效不一,收集文献中随访超过一年的病例,用量为 25～300 mg/d,结果为全身性患者进步为 53％(10/19 例),颅面部为 26％(16/62 例),局限性为 24％(6/25 例),Lang 用量为 25～2 000 mg/d,显效仅为 11％(4/35 例)。Asher 的量为 175 mg/d,显效 2 例,进步 11 例,恶化 1 例。

(4)联合疗法:Marsden 报告用三种药物组合在一起治疗严重肌张力障碍,剂量如下。哌米清 6～25 mg/d,丁苯喹嗪 15～150 mg/d、苯海索 6～20 mg/d。结果成人的显效为 75％(9/12 例),儿童显效 1 例,都持续超过 2 年。一般认为症状性肌张力障碍用抗多巴胺能药物较有利,而迟发肌张力障碍以多巴胺耗竭剂如利血平、丁苯喹嗪较好。经验证明抗多巴胺能药物较多巴胺能药物有效(Segawa 变异性肌张力障碍除外),不过,一切抗多巴胺能药物(丁苯喹嗪例外)都会阻断基底核的 D2 受体引起锥体外系症状,如帕金森病,表现为静坐不能、急性肌张力反应、抑郁症、淡漠嗜睡、直立性低血压,迫使治疗中断,不幸的是服药后肌张力障碍未见好转,却反增加了药物性帕金森病,临床症状较原来更坏,在原有的肌张力障碍基础上又增添了迟发性肌张力障碍,不过要鉴别是疾病本身进展的结果抑或药物引起,小剂量也许是一种姑息的预防措施。一旦发生,可在减量的基础上适量加用抗胆碱药,如金刚烷胺或左旋多巴等。丁苯喹嗪至今尚未见有发生迟发性综合征的报道,利血平的效果与丁苯喹嗪一样有效,但直立性低血压是常见的不良反应,近发现氯氮平对迟发性肌张力障碍效果很好,并发迟发性综合征和帕金森综合征的机会很小。

4.苯二氮䓬类

常用的是地西泮(100 mg/d)和氯硝(4～6 mg/d)。氯硝西泮对成人和儿童肌张力障碍疗效为 14％,地西泮及其他苯二氮䓬类为 16％。

5.巴氯芬

巴氯芬是 GAGB 的衍生物,可以降低脊髓内中间神经元及运动神经元的兴奋性。Fahn 用巴氯芬治疗成人肌张力障碍(面肌痉挛及 Meige 综合征),剂量 78.5 mg/d,结果 47%获得进步,随访中有 17 例(21%)因疗效欠佳或不良反应停药中止治疗。只剩下 18%(11/60 例)患者因继续用巴氯芬治疗,平均剂量为 105 mg/d。经过平均 30.6 月的治疗,11 例中有 9 例需要增加其他药物。其他学者的治疗结果与上相仿。

6.卡马西平

卡马西平在治疗癫痫过程中偶会出现肌张力障碍,令人费解的是它确能改善 segawa 变异性肌张力障碍,但不能达到左旋多巴那种疗效水平,个别患者对左旋多巴无效,却对卡马西平有效。剂量是300～1 200 mg/d,发作性运动源性肌张力障碍用卡马西平、苯妥英钠或其他抗惊厥药效果十分明显。

7.其他药物

文献中曾试用过如下药物:三环抗忧郁药、丹曲林(肌松药)、普萘洛尔、苯妥英钠、可乐定、单胺氧化酶(MAO)抑制药物、巴比妥类、苯丙胺、GABA 能药物、抗组胺药物、赛庚啶、5-羟色胺及锂等。

(二)A 型肉毒毒素治疗

20 世纪 80 年代初,A 型肉毒毒素(BTX-A)在治疗斜视及其他眼外肌痉挛取得成功后,适应证逐渐延伸至神经系统疾病,如局限性肌张力障碍、偏侧面肌痉挛及痉挛性斜颈,也用治疗锥体外系疾病的肌张力障碍及锥体束病损引起的肌痉挛,如脑瘫引起的肢体肌强直、括约肌功能障碍、肌痛以及药物引起的迟发性肌张力障碍。注射后可暂时缓解症状。BTX-A 被认为是近年来治疗局限性肌张力障碍的重要进展。

1.作用机制

A 型肉毒毒素由一条单一的多肽链组成,经过蛋白水解而激活裂解为重链(分子量 10 000 Da)和轻链(分子量 5 000 Da)。重链羟基端先与胆碱能神经末梢的突触前膜受体结合,其氨基端为通道形成区域,随着轻链进入细胞内,借助酶效应抑制乙酰胆碱囊泡的量子性释放使肌肉收缩力减弱,在有痉挛的肌腹内直接注射微量 BTX-A 便能使症状得到暂时缓解。但 BTX-A 对乙酰胆碱的阻滞作用是短暂的、可逆的,突触性乙酰胆碱传递通过关键的突触前蛋白的逆转或轴突末端芽生与同一肌纤维发生新的突触联系得以恢复,一般需数月。

2.注射肌肉的选择

BTX-A(商品名 Botox)为冻干水融性结晶,每支 100 U,置于低温冰箱保存,使用时用生理盐水稀释至 25 U/mL 浓度。

(1)旋转型:参与旋转型斜颈的痉挛肌肉是由头旋向侧颈后肌($C_{1～6}$)及对侧胸锁乳头肌(副神经)组成,其中以一侧头夹肌、头半棘肌和对侧胸锁乳突肌为主要旋头肌,是 BTX-A 重点注射对象,在 EMG 导引下每条肌肉用 BTX-A 注射 2～3 个点。

(2)后仰型:参与头双侧后仰型斜颈的痉挛肌肉是由左、右颈后伸肌群组成,其中以双侧头夹肌及头半棘肌为主要仰头肌,是 BTX-A 重点治疗对象。如果效果不理想,可在一周后在向颈半棘肌追补注射一次。

(3)侧屈型:参与侧屈型斜颈的痉挛肌肉是由一侧头侧屈肌群组成,其中以肩胛提肌、夹肌或胸锁乳突肌为主要侧屈肌,是 BTX-A 重点注射对象,肩胛提肌位置较深,可在 EMG 仪导引下注射。

(4)前屈型:参与前屈型斜颈的痉挛肌肉可由双侧胸锁乳突肌,舌骨上、下肌、斜角肌,头及颈最长肌,其中以双侧胸锁乳突肌为 BTX-A 重点注射对象,深层肌内注射极易并发咽下困难,一般不推荐。

(5)混合型:混合型斜颈临床两种表现。其一,患者的临床症状是两种型别相间出现,如旋转和后仰,可先对严重一型的痉挛肌肉进行注射,而后再治疗残余痉挛肌肉,参与这种混合型的痉挛肌肉中往往有一部分是公共的,兼参加两种不同型别的运动,例如在旋转运动时由头夹肌与对侧胸锁乳突肌联合收缩可引起头的旋转,夹肌与对侧同名肌的联合收缩则又引起头后伸。其二,临床症状由两种型别融合在一起出现如旋转前屈型,它的临床表现兼有旋转和前屈两种成分,又如旋转后仰型,侧屈后仰型和侧屈前倾型,往往是参与痉挛肌肉的前、后组合中肌痉挛程度不等或肌肉分布多寡所造成。

3.剂量和疗效

BTX-A 治疗痉挛性斜颈是一种简单、安全、有效的方法,虽然疗效是在暂时的,但它确能缓解患者痛苦。注射剂量应参照痉挛肌肉的大小、数量、痉挛强度及治疗的反应决定,一般每条肌肉的剂量不多于 100 U,每次总量不超过 38 U,多数患者在注射后一周内起效,症状逐步改善,2~4 周达疗效平台期,少数可延迟至 4 周后,疗效平均持续约 23 周,绝大多数患者需要重复注射,间隔时间须 3 个月以上,注射频率约 1 年 2 次,个别患者注射后的缓解期特长,超越药物效用的期限,估计是痉挛肌肉暂获得静息后,原来的病理神经冲动的反射弧弱化,特别是感觉整合机制参与的结果。

4.疗效评估

下面介绍各型斜颈疗效评估的方法。

(1)旋转型:中立位时头的前后矢状线投影在颈椎左右水平线上构成一直角关系,旋转型斜颈患者头扭向一侧,矢状正中线与颈椎水平线间形成一病理角,病理角的大小随头的异常运动范围决定。病理角越大,病情越重。BTX-A 或手术治疗后病情缓解,头的异常运动范围改善,病理角随之缩小,治疗前、后的角度差可作为评价疗效的依据。

(2)侧屈型:中立位时颅-颈长轴投影在颈椎水平线(左-右)上构成一直角关系,侧屈型斜颈患者头向一侧侧屈,颅-颈长轴与颈椎水平线间形成一病理角,病理角的大小随头的异常侧屈范围决定,角度越大,病情越重。治疗后头的异常侧屈改善,病理角也随之缩小,前后的角度差可作为评价疗效的依据。

(3)前屈型:评估方法同后仰型,改后伸为前屈。

以上评分可自患者静态(端坐、站立)和动态(行走)情况下取得,但主要以动态评估中取得的评分为准。疗效评定的时间:BTX-A 注射后第 14 周,手术后为第 26 周。

5.不良反应

斜颈患者用 BTX-A 注射治疗后的主要并发症是暂时性咽下困难或语言困难,可持续数周,发生的原因估计与注射在胸锁乳突肌肌肉内的量有关。如果剂量限制在 100 U 或更少可减少这并发症的发生。11%斜颈患者在做 BTX-A 注射前已存在吞咽困难症状;22%患者吞钡 X 线检查时已有食管蠕动异常;注射后有 33%患者出现新的咽下困难,50%患者 X 线下表现有蠕动异常(comella)。此外,少数患者除并发严重咽下困难外还伴发对侧声带麻痹(koay)。

其他并发症为局部疼痛和颈肌乏力,一般程度不重,疼痛均在数天内消失;颈肌乏力在数周内自行缓解。个别患者在注射后数天内出现皮疹。

(三)手术治疗

痉挛性斜颈当其症状进展到一定程度时,一切保守疗法很少见效,药物的不良反应常迫使治疗中断,肌肉松弛剂只能起到暂时缓解作用。斜颈的手术治疗尚处于发展阶段,成功的关键是建立在对痉挛肌群的认识。1981 年,有学者将斜颈划分成四种临床型别,提出四种选择性解除痉挛肌群的手术方法,结合具体病例辩证地增减手术内容,选择地解除痉挛肌,收到良好效果。

患者选择:病情稳定,临床型别固定在 1 年以上,经药物或甲型肉毒毒素治疗无效可考虑手术治疗。接受 BTX-A 注射治疗 4 个月后方可考虑手术。

旋转型和侧屈型斜颈适合做三联术,头双侧后仰型斜颈适合做枕下肌群选择性切断术,头前屈型斜颈如经 1% 利多卡因溶液阻滞双侧副神经能改善症状者,可考虑做双侧副神经胸锁乳突肌分支切断,前屈型斜颈如痉挛肌群累及颈前深肌(颈脊神经前支支配),可做颈脊神经前支($C_{2\sim4}$)切断。

八、预后

斜颈本身不会致死,但斜颈是一种十分痛苦的疾病,严重患者几乎处于残疾状态,精神受到很大的折磨。

斜颈患者除少数可自愈外,多数的病程可延绵终生,有学者报告术前病程最长者可达 31 年,少数患者可出现缓解期,但不免再次复发。多数患者的病情进展到一定程度后便停留在稳定状态,少数病例逐步严重,痉挛肌群增加,并向邻近肌肉扩展,如脸、肩及臂等,但成人起病的颈部局限性肌张力障碍一般不会发展成全身性肌痉挛。有学者 362 例手术中无死亡。术后原肌痉挛症状消失,头位复正,保留头的各种生理运动,包括头的旋转、侧屈、前屈和后伸。

由于本病的病因不明,药物治疗效果差,不良反应大,手术普及也存在一定困难,上述因素都影响了本病的预后。

(祝秋实)

第七节　肌张力障碍

肌张力障碍又称扭转性肌张力障碍、变形性肌张力障碍、豆状核性肌张力障碍,临床上以肌张力障碍和四肢、躯干甚至全身缓慢而剧烈的不随意的扭转为特征。按病因可分为原发性和继发性两型,以前一型为常见。

一、病因和病理

(一)原发性扭转痉挛

原发性扭转痉挛又称变形性肌张力障碍(dystonia musculorum deformans,DMD)。病因不明,多为散发,但少数病例有家族史,呈常染色体显性、常染色体隐性或 X 连锁隐性遗传。

(二)继发性扭转痉挛

可能是感染或中毒引起,其次是胆汁色素沉着于基底核。外伤、基底核区肿瘤、血管畸形亦可诱发。

病理尚未发现特殊形态学改变。非特异性的病理改变包括基底核的尾状核和壳核的小神经元变性和萎缩,基底核的脂质及质色素增多。生物化学上认为,中枢神经系统多巴胺能活性增加或减少都可以引起发病。

二、临床表现

本病常见于 7~15 岁的儿童和少年,40 岁以上发病罕见,主要是躯干和四肢的不自主痉挛和扭转,但这种动作形状又是奇异和多变的。起病缓慢,往往先起于一脚或双脚,有痉挛性跖屈。一旦四肢受累,近端肌肉重于远端肌肉,颈肌受侵出现痉挛性斜颈。躯干肌及脊旁肌的受累则引起全身的扭转或作螺旋形运动是本病的特征性表现。运动时或精神紧张时扭转痉挛加重,安静或睡眠中扭转动作消失。肌张力在扭转运动时增高,扭转运动停止后则转为正常或减低,变形性肌张力障碍即由此得名。病例严重者口齿不清,吞咽受限,智力减退。一般情况下神经系统检查大致正常,无肌肉萎缩,反射及深浅感觉正常,少数患者因扭转发生关节脱位。

三、诊断和鉴别诊断

扭转痉挛是以颈部、躯干、四肢、骨盆呈奇特的扭转为特征,因而诊断可一目了然。但本病应与下列疾病鉴别。

(一)肝豆状核变性

多发生在 20~30 岁,病程进展缓慢不一,继之出现肢体震颤,肌张力增高,构音困难。肝豆状核变性时肢体震颤多为意向性震颤,有时为粗大扑翼样。肌张力增高为逐渐加剧,起初多限一肢,以后扩散至四肢和躯干。若肌强直持续存在,可出现异常姿势。此类患者常伴有精神症状,角膜上有 K-F 环。

(二)手足徐动症

若为先天性多伴有脑性瘫痪,主要是手足发生缓慢和无规律的扭转动作,四肢的远端较近端显著,肌张力时高时低,变动无常。扭转痉挛主要是侵犯颈肌、躯干肌及四肢的近端肌,而面肌与手足幸免或轻度受累,其肌张力时高时低,变动无常。症状性手足徐动症,常由脑炎后、肝豆状核变性或核黄疸引起。

(三)癔症

癔症性的不自主运动容易受暗示的影响,而且往往有精神因素为背景。再者,症状的长期持续存在可有力的排除癔症的可能性。

四、治疗及预后

(一)药物治疗

目前尚无肯定的有效药物。有助于缓解肌张力障碍的药物包括镇静剂、肌松剂、抗震颤麻痹药等。

(二)手术治疗

药物治疗无效者可使用立体定向毁损术或脑深部电刺激术。早在 20 世纪 50 年代,人们就开始用损毁术治疗某些肌张力障碍性疾病并获得了一定疗效,其损毁的靶点为丘脑腹外侧核和苍白球腹后部。单侧损毁术对肌张力障碍有一定的治疗作用,但双侧损毁术因并发构音障碍和认知功能障碍的概率较高,现已很少应用于临床。随着 DBS 治疗 PD 取得满意疗效,DBS 也逐渐成为治疗肌张力障碍首选方法。

患者的选择方面，一般认为原发性者术后效果较好，尤其对由于 $DYT1$ 基因突变引起的肌张力障碍患者能得到显著疗效。对于继发性肌张力的患者，DBS 的疗效不一，其中对于产伤、弥漫性缺氧导致的肌张力障碍，DBS 疗效相对较差，而对于外伤和药物引起的肌张力障碍(也称迟发性肌张力障碍)的改善非常显著。国外选择的 DBS 刺激部位主要为 Gpi 和 Vim。其中，Gpi被认为是治疗肌张力障碍的首选靶点，刺激双侧苍白球可以改善各种类型的严重的肌张力障碍患者的症状。但也有选择非传统部位进行刺激的范例，Ghika 等报道了应用双侧丘脑腹前核(Voa)的高频 DBS 刺激(Voa-DBS)显著改善了患者症状。国内近年采用 STN-DBS 治疗肌张力障碍也取得显著疗效，开创了脑深部电刺激 STN 治疗肌张力障碍的先河。

(三)并发症及后遗症

立体定向靶点毁损术的有效率为 42%～77%，Cooper 统计，手术并发症发生率在 18% 左右，主要表现为术后肌张力明显下降、行走不灵活，特别是下肢行走有拖拉步态。少数患者出现言语更不清晰。脑深部电刺激术后并发症同帕金森病治疗。

(四)预后

原发性肌张力障碍的转归差异较大，起病年龄和部位是影响预后的两个主要因素。起病年龄早(15 岁以前)及自下肢起病者，大多不断进展，最后几乎都发展为全身型，预后不良，多在起病若干年后死亡，自行缓解甚少。成年期起病且症状自上肢开始者预后较好，不自主运动趋向于长期局限于起病部位。常染色体显性遗传型预后较隐性遗传型好，因为前者起病年龄晚且多自上肢起病。

（祝秋实）

第八节　帕金森病

一、概述

帕金森病(Parkinson disease，PD)或称震颤麻痹，是一种多发于中老年期的中枢神经系统变性疾病，首先由英国医师帕金森于 1817 年报道。1960 年，科学家在试验动物中偶然发现利血平可引起类似帕金森病的一系列症状。受这一事实的启发，他们对帕金森病死亡之病例的脑组织进行了单胺类物质的测定，才了解到这种患者纹状体内多巴胺含量较正常人为低。从此，该病的研究大大加速。目前，已知黑质和纹状体中多巴胺能神经元变性是本病的主要病理变化。震颤、肌强直和运动障碍为其主要特征。

本病在欧美国家 60 岁以上人群患病率为 1‰，在我国为 81/10 万，目前我国有帕金森病患者120 万人，患病率随年龄增长而增高。患者寿命明显缩短，起病后 10 年内约有 2/3 的患者严重残废或死亡，主要死亡原因是支气管肺炎和尿路感染。

二、病因与分类

目前虽然已查明本病的主要病变是黑质变性，但引起黑质变性的原因至今不明，临床上常称此类帕金森病为原发性帕金森病;将那些因为感染、中毒、创伤、肿瘤、药物及其他因素所致的帕金森病称为继发性帕金森病;而遗传变性和多系统变性等亦可产生与帕金森病类似的症状和病理改变,将此统称为帕金森综合征。

三、病理

主要病理改变在黑质、苍白球、纹状体和蓝斑。黑质和蓝斑脱色是其肉眼变化特点。显微镜下最明显的变化是神经细胞变性和减少,黑色素细胞中的黑色素消失,胞体变性,黑质和纹状体中多巴胺含量显著减少,其减少与黑质变性的程度成正比,同时伴有不同程度神经胶质细胞增生。据报道,纹状体多巴胺含量下降到 50% 以上时才出现症状。残留的神经细胞胞内有 Lewy 小体形成,所有这些改变以黑质最明显,且黑质的致密带改变比网状带重。另一病理变化是进行性弥漫性脑萎缩,有脑萎缩者占 90% 以上,并且脑萎缩程度与年龄的大小、疾病的严重程度、类型和病程的长短有明显关系。

免疫细胞化学也揭示黑质多巴胺能神经元减少。帕金森病不仅多巴胺含量减少,而且基底核中多巴胺代谢产物高香草酸(homovanillic acid, HVA)、多巴胺合成的限速酶(酪氨酸羟化酶)和多巴胺脱羧酶也明显减少。脑内多巴胺能神经元大量丧失,多巴胺含量下降,使多巴胺绝对和相对不足而乙酰胆碱的兴奋作用相对增强,引起帕金森病。

四、临床表现

(一)震颤

为静止性、姿势性震颤,多从一侧上肢的远端开始,后渐扩展到同侧下肢及对侧上、下肢。早期随意运动时震颤减轻,情绪激动时加重,睡眠时消失。手部可形成搓丸样动作。

(二)肌强直

因患肢肌张力增高,关节被动运动时,可感到均匀的阻力,称为"铅管样强直";若合并有震颤则似齿轮样转动,称为"齿轮样强直"。躯干、颈面部肌肉均可受累,患者出现特殊姿势,头部前倾,躯干俯屈,上肢之肘关节屈曲,腕关节伸直,前臂内收,下肢之髋及膝关节均略为弯曲。手足姿势特殊,指间关节伸直,手指内收,拇指对掌。

(三)运动障碍

平衡反射、姿势反射和翻正反射等障碍及肌强直导致的一系列运动障碍。运动缓慢和减少,不能完成精细动作,出现"写字过小征"。步态障碍甚为突出,首先下肢拖拽,然后步伐变慢变小,起步困难,一旦迈步则向前冲,且越走越快,出现慌张步态。

(四)其他

自主神经系统症状可表现为大量出汗和皮脂腺分泌增加,且出汗仅限于震颤一侧。食管、胃以及小肠的运动障碍导致吞咽困难和食管反流,患者可有顽固性便秘。精神异常可表现为忧郁、多疑、智能低下及痴呆等。有时患者也有语言障碍。少数患者可有动眼危象。

五、诊断

(一)诊断要点

原发性帕金森病的诊断主要根据以下几点:①至少具备四个典型症状和体征(静止性震颤、少动、强直和位置性反射障碍)中的二个。②是否存在不支持诊断原发性帕金森病的不典型症状和体征,例如锥体束征、失用性步态障碍、小脑症状、意向性震颤、凝视麻痹、严重的自主物神经功能障碍、明显的痴呆伴有轻度锥体外系症状等。③脑脊液中多巴胺的代谢产物高香草酸减少。

(二)诊断分级

目前分级的方法有多种,如 Hoehn 和 Yahr 修订分级、Schwab 和 England 日常活动修订分级、联合帕金森病评分分级和 Webster 评分。临床常用以评价病情程度和治疗效果较客观全面的是 Webster 评分法,其详细内容如下。

1.手部动作和书写

0分,无异常。1分,患者自述在拧毛巾、系衣扣、写字时感到困难,检查时手内转外转动作缓慢。2分,明显或中等程度手的轮替动作缓慢,一侧或双侧肢体有中等程度的功能障碍,书写明显困难。3分,严重的轮替动作困难,不能书写,不能系衣扣,应用食具明显困难。

2.僵硬

0分,未出现。1分,可出现颈肩部僵硬,反复运动后僵硬增加,一侧或双侧上肢有轻度休止状态下的僵硬。2分,颈肩关节中等度僵硬,患者在不服用药物情况下有休止性全身性僵硬。3分,颈肩严重僵硬,全身的休止性僵硬用药后也不能控制。

3.震颤

0分,未出现。1分,休止状态下手、头部震颤,振幅<2.5 cm。2分,振幅<10 cm,但患者能采取某种姿势控制震颤。3分,振幅>10 cm,持续不能控制(小脑性意向性震颤除外),不能自己进食。

4.面部

0分,正常,无惊恐、嘴紧闭、忧郁、焦虑等表情。1分,面部表情障碍,嘴紧闭、忧虑、焦虑。2分,中等程度的面肌运动障碍,情绪变化引起面部表情变化迟钝,中等程度的焦虑、忧郁,有时出现张口流涎的表情。3分,面具脸,张口程度仅能张开 0.5 cm。

5.姿势

0分,正常,头部前倾,离开中线不超过 10 cm。1分,驼背,头部前倾,离开中线超过 13 cm。2分,开始上肢屈曲,头前屈明显,超过 15 cm,一侧或双侧上肢曲线形,但腕关节的水平位置低于肘关节的水平位置。3分,猿猴样步态,手呈屈曲样,指间关节伸直,掌指关节屈曲,膝关节屈曲。

6.上肢摆动

0分,双上肢摆动正常。1分,一侧上肢摆动不如对侧(行走时)。2分,一侧上肢在行走时无摆动,另一侧摆动变弱。3分,行走时双上肢无摆动。

7.步态

0分,步幅 46～76 cm,转身不费力。1分,步幅 30～46 cm,转身缓慢,时间延长,走路有时脚跟碰脚跟。2分,步幅 15～30 cm,两脚跟拖地。3分,拖拽步态,步幅<8 cm,有时走路常停步,转弯时非常慢。

8.皮脂腺分泌

0分,正常。1分,面部出汗多,无黏性分泌物。2分,面部油光样,为黏性分泌物。3分,头面部皮脂腺分泌明显增多,整个头面部为黏性分泌物。

9.语言

0分,声音清楚、响亮,别人可以理解。1分,声音开始嘶哑,音量、音调、语调变小,但能理解。2分,中等度嘶哑,声音弱,音量小,语调单调,音调变化迟缓,别人理解困难。3分,明显声音嘶哑,无力。

10.生活自理能力

0分,正常。1分,能自己单独生活,甚至从事原来的工作,但缓慢。2分,生活自理能力减退(尚能缓慢地完成大多数天常工作),在软床上翻身困难,从矮椅上站起困难等。3分,生活不能自理。

以上各项分为正常(0分)、轻度障碍(1分)、中度障碍(2分)及严重障碍(3分)。临床病情轻重程度按总分值可分为轻度(1~10分)、中度(11~20分)、重度(21~30分)。

六、治疗

帕金森病治疗的原则是使脑内多巴胺-乙酰胆碱系统重获平衡,或是补充脑内多巴胺的不足,或是抑制乙酰胆碱的作用而相对提升多巴胺的效应,或二者兼用,以达到缓解症状的目的。临床医师根据这一原则采用药物治疗和手术治疗。

(一)药物治疗

1.多巴胺替代疗法

此类药主要是补充多巴胺的不足,使乙酰胆碱-多巴胺系统重新获得平衡,而改善症状。多巴胺本身不能通过血-脑屏障,故选用其能够通过血-脑屏障的前体——左旋多巴,或者应用多巴胺脱羧酶抑制剂。

(1)左旋多巴(levodopa):可透过血-脑屏障,经多巴胺脱羧酶脱羧转化为多巴胺而发挥作用。开始应用时,每次125 mg,每天3次,在一周内渐增至每次250 mg,每天4次,以后每天递增125 mg,直至治疗量达3~6 g/d。不良反应有食欲差、恶心、呕吐、低血压及心律不齐。服药期间禁止与单胺氧化酶抑制剂和麻黄碱同时应用,与维生素 B_6 或氯丙嗪合用将降低疗效。

(2)卡比多巴(carbidopa,又称 α-甲基多巴肼):外周多巴胺脱羧酶抑制剂,本身不透过血-脑屏障,从而使低剂量的左旋多巴即可产生有效的多巴胺脑内浓度,并降低外周多巴胺的不良反应。主要与左旋多巴合用(信尼麦 sinemet,卡比多巴:左旋多巴＝1∶4 或者 1∶10)治疗帕金森病。有 10/100、25/250 和 25/100 三种片剂,分别含左旋多巴 100 mg、250 mg 和 100 mg,以及卡比多巴 10 mg、25 mg 和 25 mg。开始时用信尼麦 10/100 半片,每天 3 次,以后每隔数天增加一片,直至最适剂量为止。苄丝肼(benserazide)也是多巴胺脱羧酶抑制剂,与左旋多巴合用(美多巴 Madopar,苄丝肼:左旋多巴＝1∶4)治疗帕金森病,美多巴的用法与信尼麦类似。强直、呕吐、恶心、厌食、失眠、肌痉挛、异常动作为其不良反应。妊娠期间避免使用卡比多巴和左旋多巴。

长期服用左旋多巴可产生开关现象(on-off phenomenon)等不良反应,"开"是指多动,"关"是指本病三主征中的不动,出现开关现象的患者可于原来不动状态中突然变为多动,或于多动中突然变为不动。产生该现象的原因尚不清楚,但多巴胺受体状况的改变是值得注意的。因为多巴胺受体一方面神经超敏,另一方面又失敏。超敏很可能是突触后多巴胺受体(D2)亚型增多,失敏可能是突触前多巴胺受体(D3)亚型丧失,失去反馈调控功能,不能调节多巴胺的适度释放。目前对这类患者的有效药物是多巴胺受体激动剂麦角碱类衍生物。其中溴隐亭较常用,其作用机制不同于左旋多巴。溴隐亭作用时程较长,减少开关现象出现机会;它能有效地直接兴奋突触后多巴胺受体,而不涉及突触前多巴胺受体功能;溴隐亭是伴有部分阻滞作用的混合型激动剂,有多巴胺受体激动剂与阻滞剂的双重特性,这种混合型作用可能有助于阻滞多巴胺受体出现低敏反应。

2.抗胆碱能药物

此类药物抑制乙酰胆碱的作用,相应提升多巴胺的效应。常用的有苯海索(artane)2 mg,每天3次,可酌情适量增加;丙环定(kemadrin)5～10 mg,每天 3 次;东莨菪碱(scopol amine)0.2 mg,每天3～4次;甲磺酸苯扎托品(benytro pine)2～4 mg,每天 1～3 次。甲磺酸苯扎托品通过阻滞纹状体突触对多巴胺的重摄取而起作用,治疗强直的疗效比震颤好,运动不能的疗效最差。此类药有头昏、眩晕、视物模糊、瞳孔散大、口干、恶心和精神症状等不良反应。老年人偶有尿潴留。青光眼和重症肌无力患者忌用。

3.溴隐亭(bromocriptine)

激动纹状体的多巴胺受体,其疗效比左旋多巴差,但可用于对左旋多巴失效者。现多与左旋多巴或复方多巴合用,作为它们的加强剂。与左旋多巴合用时可产生幻觉。开始时每天 0.625 mg,缓慢增加,但每天量不超过 30 mg。不良反应有恶心、头痛、眩晕、疲倦。肝功能障碍时慎用,禁用于麦角碱过敏者。

各种药物治疗虽然能使患者的症状在一定时间内获得一定程度好转,皆不能阻止本病的自然进展。长期服用药物均存在疗效减退或出现严重不良反应的问题。另外约 15%患者药物治疗无效。

(二)外科治疗

对于药物治疗无效的患者,常采用外科治疗。学者们曾进行脊髓外侧束切断术、大脑脚切断术、大脑皮质区域切除术、脉络膜前动脉结扎术、开颅破坏豆状袢和豆状束等手术,终因手术风险大、疗效差而废弃。立体定向手术治疗帕金森病始于 20 世纪 40 年代,丘脑腹外侧核毁损术和苍白球毁损术曾是治疗帕金森病的热门手段,但疗效不能够长期维持,且双侧损毁术并发永久性构音障碍和认知功能障碍的概率较高,逐渐被脑深部电刺激术取代。脑深部电刺激术是 20 世纪 70 年代发展起来的,它最早用于疼痛的治疗,具有可逆性、可调节性、非破坏性、不良反应小和并发症少等优点,可以通过参数调整达到对症状的最佳控制,长期有效,不存在复发问题,并保留新的治疗方法的机会,现已成为帕金森病外科治疗的首选方法。该技术于 1998 年在国内开展并逐渐推广,取得了良好的临床效果。

1.丘脑毁损术

(1)手术原理:毁损丘脑腹外侧核可阻断与帕金森病发病相关的两个神经通路。一个是苍白球导出系即从苍白球内侧部,经豆状袢、豆状束、丘脑腹外侧核前下部到达大脑皮质(6 区)。阻断此通路,对解除肌强直有效。另一个来自对侧小脑,经结合臂核丘脑腹外侧核后部,到达大脑皮质(4 区)。阻断此通路,对解除震颤有效。根据帕金森病的发病机制,肌强直系因 γ 运动系统受抑制所致,震颤系因 α 运动系统亢进所致。阻断此两通路可恢复 α 和 γ 运动系统的平衡,达到治疗效果。这两个系统均经丘脑下方 Forel 区,然后向上和稍向外,进入丘脑腹外侧核的下部。此区为毁损灶所在。

(2)手术适应证:①诊断明确的帕金森病,以震颤为主,严重影响生活和工作能力。②躯体一侧或双侧具有临床症状。③一侧曾行 Vim 损毁手术的,另一侧可行电刺激手术。④年龄在 75 岁以下,无重要器官严重功能障碍。⑤无手术禁忌证。

(3)手术禁忌证:①严重精神智能障碍、自主神经功能障碍及有假性延髓性麻痹者。②严重动脉硬化、心肾疾病、严重高血压、糖尿病、血液系统疾病及全身情况很差者。③主要表现为僵直、中线症状及单纯的运动减少或运动不能者。④症状轻微,生活及工作无明显影响者。

（4）术前准备和评价：手术前应注意进行全面的体格检查。在手术过程中需要患者的完全配合，因此，对于言语表达能力困难的患者，术前应进行必要的训练，以便在手术过程医师和患者之间能顺利交流。由于手术在局麻下进行，可不给予术前用药，以保证整个手术过程中观察患者症状。一般在术前 1 d 停药，对用药剂量大、对药物有依赖性的患者，可逐渐停药或不完全停药，只要在术中观察到症状即可；如果即使在"开"状态下患者症状仍然非常明显，则没有必要停药。术中应进行监护，保持生命体征平稳。术前应进行 PD 的震颤评分。

（5）手术步骤：靶点选择，靶点定位，麻醉、体位和手术入路，靶点毁损。

1）靶点选择：丘脑腹外侧核包括腹嘴前核（Voa）、腹嘴后核（Vop）和腹内侧中间核（Vim），一般认为毁损 Voa 及 Vop 对僵直有效，毁损 Vop 及 Vim 对震颤有效，靠近内侧对上肢效果好，外侧对下肢效果好。靶点选择一般在 AC-PC 平面，后连合前 5～8 mm，中线旁开 11～15 mm。

2）靶点定位：①安装立体定向头架。患者取坐位将立体定向头架固定于颅骨上，安装时要使头架不要左右倾斜，用耳锥进行平衡；前后方向与 AC-PC 线平行。②MRI 扫描：安装好定位框后，将患者头部放入 MRI 扫描圈内，调整适配器，使扫描线与头架保持平行。进行轴位 T_1 和 T_2 加权像扫描，扫描平面平行于 AC-PC 平面。扫描层厚为 2 mm，无间隔，将数据输入磁带或直接传输到计算机工作站。③靶点坐标计算：各种立体定向仪的靶点计算方法不尽相同，可以用 MRI 或 CT 片直接计算，但较繁琐，可采用先进的手术计划系统，这套系统具有准确、直观和快速的特点。④微电极记录和电刺激：微电极技术可以直接记录单个细胞的电活动，可以根据神经元的放电类型，提供良好的丘脑核团生理学分析基础。

一般认为，丘脑内治疗震颤有效的部位是：①聚集着自发放电频率与震颤频率一致的神经元（震颤细胞）；②电极通过时，机械的损伤或小的电流刺激能够抑制震颤。试验性的靶点位置位于生理学资料确定的 Vim 核。由于 Vim 核被认为是运动觉的中继核，Vim 核高频刺激引起对侧肢体的感觉异常。刺激 Vim 核还可引起对侧肢体的运动幻觉，如果电极针位置太低，也可引起其他特殊感觉，如眩晕、晕厥或恐惧等。判断电极针是否位于正确的另一参数是震颤的反应，在 Vim 核内低频刺激（2 Hz）方可引起震颤加重，而高频刺激则可使震颤减轻，如果高频刺激在 1～4 V 电压范围内使震颤减轻，则表明电极针位置良好。在 Vim 核内存在由内到外的体表部位代表区，Vim 的最靠内侧为口面部代表区，最外侧即靠近内囊部位是下肢代表区，中部为上肢代表区。靶点位置应与震颤最明显的肢体部位代表区相对应，因此上肢震颤时位置应稍偏内，下肢震颤时偏外，靠近内囊。

3）麻醉、体位和手术入路：患者仰卧位于手术床上，头部的高低以患者舒适为准，固定头架，常规消毒头部皮肤，铺无菌单，头皮切口位于冠状缝前中线旁开 2.5～3.0 cm，直切口长约 3 cm，局部 1% 利多卡因浸润麻醉，切开头皮，乳突牵开器牵开。颅骨钻孔、电灼硬脑膜表面后，"十"字剪开，电灼脑表面，形成约 2 mm 软膜缺损，用脑穿针试穿，确定无阻力，以使电极探针能顺利通过，将立体定向头架坐标调整至靶点坐标后，安装导向装置。

4）靶点毁损：核对靶点位置后，先对靶点进行可逆性的毁损，射频针直径为 1.1 mm 或 1.8 mm，长度为 2 mm，加热至 45 ℃，持续 60 s，此时要密切观察对侧肢体震颤是否减轻，有无意识、运动、感觉及言语障碍。若患者症状明显改善，而又未出现神经功能障碍，则进行永久性毁损，一般温度为 60 ℃～85 ℃，时间 60～80 s，超过上述温度和时间，毁损灶也不会增大。毁损从最下方开始，逐渐退针，根据丘脑的大小，可毁损 4～6 个点，毁损期间仍要密切注意患者肢体活动、感觉及言语情况，一旦出现损害症状，立即终止加热。毁损完毕后，缓慢拔除射频针，冲洗净术野，分层缝合皮肤。

(6)术后处理:手术结束后,在手术室内观察约 30 min,若无异常情况,将患者直接送回病房。最初24～72 小时,继续进行心电监护及血压监测,并观察患者瞳孔、神志及肢体活动情况,直至病情稳定为止。应将血压控制在正常范围,以防颅内出血。患者可取侧卧位或仰卧位,无呕吐反应者可取头高位。手术当日即可进食,有呕吐者暂禁食。切口 5～7 d 拆线,患者一般术后7～10 d 出院。

术后是否服药应根据具体情况,若手术效果满意,患者本人认为不用服药已经可达到满意效果,即使另一侧仍有轻微症状,也可不服药或小剂量服用非多巴胺类制剂。当然,如果另一侧症状仍很明显,严重影响患者生活,则需继续服用抗帕金森病药物,其服药原则是以最小剂量达到最佳效果。

(7)手术疗效:丘脑毁损术能改善对侧肢体震颤,在一定程度上改善肌强直。而对运动迟缓、姿势平衡障碍、同侧肢体震颤无改善作用。各家报道震颤消失的发生率在 45.8%～92.0%,41.0%～92.0%患者的肌强直得以改善。

(8)手术并发症:①运动障碍,多为暂时性,但少数可长期存在。偏瘫发生率约 4%,平衡障碍约 13%,异动症发生率 1%～3%。多因定位误差、血管损伤、血栓和水肿等累及邻近结构所致。②言语障碍,术后发生率为 8%～13%。言语障碍表现为音量减小、构音障碍和失语症三种形式,多见于双侧手术与主侧半球单侧手术患者。言语功能障碍的发生与否,与术前言语功能无关。它们多为暂时性,常于数周后自行改善或消失。不过不少患者长期遗留有命名困难、持续言语症、言语错乱等。③精神障碍,发生率为 7%～8%。④脑内出血可因穿刺时直接损伤血管或损毁灶局部出血,CT 检查可及时确诊得到相应处理。

2.苍白球毁损术

(1)手术原理:在 PD 患者,由于黑质致密部多巴胺能神经元变性,多巴胺缺乏使壳核神经元所受到的正常抑制减弱,引起壳核投射到外侧苍白球(Gpe)的抑制性冲动过度增强,从而使 Gpe 对丘脑底核(STN)的抑制减弱,引起 STN 及其纤维投射靶点内侧苍白球(Gpi)的过度兴奋。STN 和 Gpi 的过度兴奋被认为是 PD 的重要生理学特征。这已被 MPTP 所致猴 PD 模型上的微电极记录和 2-脱氧葡萄糖摄取等代谢研究所证实。在 PD 患者也发现了类似的生理学和代谢改变。Gpi 过度兴奋的结果是通过其投射纤维使腹外侧丘脑受到过度抑制,从而减弱丘脑大脑皮质通路的活动,引起 PD 症状。一般认为 Gpi 电刺激术同苍白球毁损术(Posteroven tral Pallidotomy,PVP)的作用原理一样。也是通过减弱内侧苍白球的过度兴奋或阻断到达腹外侧丘脑的抑制性冲动而实现抗 PD 作用的。

(2)手术适应证:①原发性帕金森病至少患有下列四个主要症状中的两个,静止性震颤、运动迟缓、齿轮样肌张力增高和姿势平衡障碍(其中之一必须是静止性震颤或运动迟缓)。没有小脑和锥体系损害体征,并排除继发性帕金森综合征。②患者经过全面和完整的药物治疗,对左旋多巴治疗有明确疗效,但目前疗效明显减退,并出现症状波动(剂末和开关现象)和(或)运动障碍等不良反应。③患者生活独立能力明显减退,病情为中或重度。④无明显痴呆和精神症状,CT 和MRI 检查没有明显脑萎缩。⑤以运动迟缓和肌强直为主要症状。

(3)手术禁忌证:①非典型的帕金森病或帕金森综合征。②有明显的精神和(或)智能障碍。③有明显的直立性低血压或不能控制的高血压。④CT 或 MRI 发现有严重脑萎缩,特别是豆状核萎缩,脑积水或局部性脑病变者。⑤近半年内用过多巴胺受体阻滞剂。⑥伴有帕金森病叠加症状如进行性核上性麻痹及多系统萎缩。⑦进展型帕金森病迅速恶化者。⑧药物能很好控制症状者。

(4)术前准备和评价:患者要进行全面的术前检查,所有患者术前应进行 UPDRS 评分、

Schwab 和 England 评分、Hoehn 和 Yahr 分级,还应对患者进行心理学测试、眼科学检查,术前常规进行 MRI 检查,以排除其他异常。术前 12 h 停用抗帕金森病药物,以便使患者的症状能在手术中表现出来,至少术前 2 周停用阿司匹林及非激素类抗炎药物。全身体检注意有无心血管疾病,常规行血尿常规、心电图、胸透等检查,长期卧床及行动困难的患者,应扶助下床活动,进行力所能及的训练,以增强心功能。高血压患者应用降压药物使血压降至正常范围。如果患者精神紧张,手术前晚应用适量镇静药物。

(5)手术步骤:靶点选择和定位,微电极记录和微刺激,体位麻醉与入路,靶点毁损。

1)靶点选择和定位:MRI 检查的方法基本上与丘脑电刺激术相同。由于 Gpi 位于视盘后缘水平、视束外侧的上方,为了精确的计算靶点,MRI 检查要清楚地显示视束。为使 MRI 能够很好地显示基底核的结构,可将 Gpe 和 Gpi 分别开来。在轴位像上,Gpi 通常占据一个矩形的前外侧的三角部分,这个矩形的范围是中线旁开 10~20 mm,在前后位像上 Gpi 从前连合一直延伸到前连合后 10 mm。Gpi 的靶点坐标是 AC-PC 中点前方 2~3 mm,AC-PC 线下方 4~6 mm,第三脑室正中线旁开 17~23 mm。

2)微电极记录和微刺激:微电极记录和微刺激对于基底核的功能定位是一种重要手段。利用微电极单细胞记录的方法先后在猴和人证实,苍白球内、外侧核团的放电特征不同,并发现 PD 患者通常在苍白球腹内侧核放电活动明显增加。因此,通过记录和分析单细胞放电特征、主被动关节运动和光刺激对细胞放电影响以及电刺激诱发的肢体运动和感觉反应,可以确定电极与苍白球各结构及与其相邻的视束和内囊的关系及其准确部位。微电极记录通常在预定靶点 Gpi 上方 20~25 mm 就开始,根据神经元的不同放电形式和频率,可以确定不同的神经核团和结构(如内、外侧苍白球)。根据由外周刺激和自主运动所引起的电活动,可以确定 Gpi 感觉运动区的分布,而且微电极记录可以确定靶点所在区域神经元活动最异常的部位。微电极还可以被用于微刺激以确定视束和内囊的位置。应用微电极和微刺激在不同部位(内、外侧苍白球,视束,内囊)可记录到特征性电活动,通过微刺激所诱发的视觉反应(如闪光、各种色彩的亮点)和所记录到的闪光刺激诱发的电活动,可以确定视束的位置。微刺激所引起的强直性收缩、感觉异常等表现则可用于内囊的定位。

3)体位、麻醉与入路:基本同丘脑毁损术,头皮切口应为中线旁开 3.0~3.5 cm。

4)靶点毁损:基本同丘脑毁损术。

(6)术后处理:术后处理同丘脑电刺激术。

(7)手术疗效:苍白球毁损术对帕金森病的主要症状都有明显改善作用,尤其对运动迟缓效果好,它一般对药物无效或"关"期的症状效果明显,它对药物引起的症状波动和运动障碍也有很好的效果,对步态障碍也有作用。苍白球毁损术能够改善帕金森病患者个人生活质量,提高其生命活力和社会功能,而又不引起明显的认知和精神障碍。

(8)手术并发症:最近的许多研究表明,苍白球毁损术是一种死亡率和致残率较低的相对比较安全的手术。苍白球毁损术有可能损伤视束及内囊,因为这些结构就在苍白球最佳毁损位点附近,发生率为 3%~6%。苍白球毁损术急性并发症包括出血、癫痫、视觉障碍、术后语言困难或构音障碍、意识模糊、感觉丧失、偏瘫、认知障碍等;远期并发症很难预测,需定期随访和仔细询问。

3.脑深部电刺激术(deep brains timulation,DBS)

(1)手术原理:①丘脑腹中间内侧核(Vim)电刺激术。由于 DBS 核毁损术作用于 Vim 都能减轻震颤,因而有人认为 DBS 可能是通过使受刺激部位失活发挥作用,而这种失活可能是通过一种去极化阻滞的机制而发生的。此外，DBS 可能是激活神经元，但这种激活可能通过抑制或改善节律性神经元活动来阻滞震颤性活动。②苍白球内侧部(Gpi)电刺激术。Gpi 电刺激术治疗帕金森病的机制可能与丘脑电刺激术类似。Gpi 电刺激术引起的帕金森病运动症状的改善，很可能是因 Gpi 输出减少引起的。而 Gpi 输出的减少是通过去极化阻滞直接抑制(或阻滞)神经元活动，或者是激活对 Gpi 神经元有抑制作用的其他环路(即逆行激活)而产生的。③丘脑底核(STN)电刺激术。与 Gpi 电刺激术类似。

STN 电刺激术对帕金森病的治疗作用也有几种可能的机制，包括：①电刺激直接使 STN 失活。②改变 Gpi 的神经元活动来激活 STN，这种改变可能是降低，也可能是阻滞其传导或使其活动模式趋于正常化。③逆行激动 Gpe，从而抑制 STN 及(或)丘脑的网状神经元，并最终导致丘脑神经元活动的正常化。

(2)电刺激装置与手术方法：①脑深部电刺激装置的组成。脉冲发生器(IPG)，它是刺激治疗的电源。刺激电极由 4 根绝缘导线统成一股线圈，有 4 个铝合金的电极点。每个电极长 1.2 mm，间隔 0.5 mm。延伸导线连接刺激电极和脉冲发生器。程控仪和刺激开关(磁铁)。②手术方法。局麻下安装头架。CT 或 MRI 扫描确定把点坐标。颅骨钻孔，安装导向装置。微电极进行电生理记录及试验刺激，进行靶点功能定位。植入刺激电极并测试，然后固定电极。影像学核实电极位置。锁骨下方植入脉冲发生器并连接刺激电极。③刺激参数的设置。DBS 的刺激参数包括电极的选择，电压幅度、频率及宽度，常用的刺激参数为：幅度为 1～3 V，频率为 135～185 Hz，脉宽为 60～90 μs。患者可以根据需要自行调节，以获得最佳治疗效果而无不良反应或不良反应可耐受。可以 24 h 连续刺激，也可以夜间关机。

(3)脑深部电刺激术的优点：①高频刺激只引起刺激电极周围和较小范围(2～3 mm)内神经结构的失活，创伤性更小。②可以进行双侧手术，而少有严重及永久性并发症。③通过参数调整可以达到最佳治疗效果，并长期有效，即使有不良反应，也可通过调整刺激参数使之最小化。④DBS 手术具有可逆性、非破坏性。⑤为患者保留新的治疗方法的机会。

(4)脑深部电刺激术的并发症：①设备并发症，发生率为 12%，其中较轻微的并发症占了一半以上。感染的发生率仅 1%，而且仅在手术早期出现。设备完好率为 99.8%。②手术本身的并发症，与毁损手术并发症类似，但发生率低于毁损手术。③治疗的不良反应，包括感觉异常、头晕等，多较轻微且能为患者接受。

(5)脑深部电刺激术的应用如下。

1)Vim 电刺激术，患者选择：以震颤为主的帕金森患者是 Vim 慢性电刺激术较好的适应证，双侧或单侧 DBS 手术都有良好的效果，Vim 慢性电刺激术对帕金森综合征患者的运动不能、僵直、姿势和步态障碍等症状是无效的。对一侧行毁损手术的患者，需要进行第二次另一侧手术以控制震颤，也是慢性电刺激术一个较好的适应证。术前准备，同丘脑毁损术。手术步骤，丘脑 Vim 慢性电刺激术的靶点选择和定位程序与丘脑毁损术是完全一致的，只是在手术的最后阶段，当靶点已经确定并进行合理验证之后，采用了另外两种不同的技术。丘脑 Vim 慢性电刺激术的手术程序可以分为四个步骤。①影像学解剖定位；②微电极记录和刺激；③电极植入并固定；④脉冲发生器的植入。

靶点选择：同丘脑毁损术一样，进行丘脑刺激术时其刺激电极置于丘脑 Vim，其最初解剖靶点位置为 AC-PC 平面、AC-PC 线中点后方 4～5 mm，中线旁开 11～15 mm。由于丘脑的解剖位置中存在个体差异，手术过程中还需对靶点进行生理学定位。

靶点定位:同丘脑毁损术。DBS 电极植入,将一个经过特殊设计的 C 形塑料环嵌入骨孔,这个 C 形环上有一个槽,可以卡住 DBS 电极,并用一个塑料帽将电极固定在原位。将一个带针芯的套管插入到靶点上 10 mm 处,套管的内径略大于 DBS 电极针。拔出针芯,将电极针通过套管内插入,经过丘脑的脑实质推进剩余的靶点上 10 mm 到达靶点。用一个电极固定装置,用于当拔出套管时将 DBS 电极固定在原位,保证 DBS 电极不移位。去除套管后,电极嵌入骨孔环上的槽内,用塑料帽将电极固定在原位。在这一阶段,电极针通过一个延伸导线连接在一个手持式的脉冲发生器上,并进行刺激,以测试治疗效果和不良反应。在许多情况下,由于植入电极时对靶点的微小的机械性损伤,有时出现微毁损效应,即患者的症状减轻或消失,这说明靶点定位准确。如果在一个很低的阈值出现不良反应,应该将电极重新调整到一个更加适当的位置。当保证电极位于满意的位置时,将 DBS 电极连接在一个经皮导线上,待术后调试,也可直接进行脉冲发生器的植入。

脉冲发生器的植入:常用的脉冲发生器是埋入式的,可程控的,配有锂电池,可以发送信号维持几年。其植入的程序类似于脑室腹腔分流,患者全麻,消毒头皮、颈部及上胸部皮肤,术前给予静脉应用抗生素,患者取仰卧位,头偏向对侧,在锁骨下 3 cm 处做一长 6 cm 的水平切口。在锁骨下切口与头皮之间做一皮下隧道,将电极线从锁骨下切口经皮下隧道送到皮下切口。电极线用 4 个螺钉与脉冲发生器相连并固定,在头皮切口处将 DBS 电极与电极线相连,缝合切口。

手术并发症:DBS 治疗震颤的并发症主要有三类:①与手术过程有关的并发症;②与 DBS 装置有关的并发症;③与 DBS 刺激有关的并发症。

立体定向手术导致的颅内出血发生率仅为 1%~2%。与 DBS 装置有关的并发症是机器失灵、电极断裂、皮肤溃烂及感染,这些并发症并不常见,发生率为 1%~2%。

与 Vim 刺激有关的并发症有感觉异常、头痛、平衡失调、对侧肢体轻瘫、步态障碍、构音不良、音调过低、局部疼痛等。应该注意的是,这些并发症是可逆的,而且症状不重。如果刺激强度能良好地控制震颤,这些并发症也是可以接受的。实际上,Vim 慢性电刺激术的不良反应本质上与丘脑毁损术的并发症相似,二者最大的区别是由 DBS 引起的不良反应是可逆的,而丘脑毁损术的不良反应是不可逆的。

手术效果:与丘脑毁损术相比,DBS 的优点是其作用是可逆性的。治疗震颤所用电刺激引起的任何作用,可以通过减少、改变或停止刺激来控制。DBS 另一个重要特征是可调整性,完全可以通过调整刺激参数使之与患者的症状和体征相适应。因此,DBS 技术的应用为药物难以控制震颤的手术治疗提供了新的手段。

Vim 刺激的效果已得到充分的证实,对帕金森病患者,控制震颤是 Vim 刺激唯一能够明显得到缓解的症状。治疗震颤最佳的刺激频率是 100 Hz 以上,抑制震颤的刺激强度为 1~3 V,在 Grenoble(1996)报道的一大宗病例中,Vim 刺激使 86% 的帕金森病患者震颤在术后 3 个月消失或偶尔出现轻微的震颤;6 个月时帕金森病患者震颤控制为 83%。Benabid 对 80 例 PD 患者行 118 例(侧)电极植入,随访 6 个月至 8 年,震颤的完全和近完全缓解率为 88%。

2)Gpi 电刺激术:靶点选择和定位同苍白球毁损术。Gpi 位于 AC-PC 中点前 2~3 mm, AC-PC平面下方 5~6 mm,中线旁开 17~21 mm 处。研究发现,STN 活动的增强及其导致的 Gpi 活动增强在帕金森病中起重要的作用。应用苍白球腹后部切开术(PVP)对运动不能及僵直进行的有效治疗中得到证实,一组 117 例患者综合分析显示,UPDRS 运动评分改善率为 29%~50%。Laitinen(1992)统计苍白球切开术的并发症发生率为 14%,主要有偏瘫、失用、构音困难、偏盲等。双侧苍白球切开术更易致严重不良反应及并发症。而应用微电极记录及刺激术只能使这些并发症的发生率略有下降。尽管如此,用双侧 Gpi 刺激术治疗左旋多巴引起的运动障碍或开关运动症状波动时,所有患者的运动障碍都有改善。因此,Gpi 刺激术为双侧苍白球切开术的一种替代治疗,但 Gpi 刺激术后患者抗帕金森药物用量无明显减少。

3)STN 电刺激术:STN 电刺激术的靶点参数为 AC-PC 中点下方 2～7 mm,中线旁开 12～13 mm,但因为 STN 为豆状,体积小(直径约为 8 mm),而且周围没有标志性结构,故难以将刺激电极准确植入 STN。

Benabid 及其同事对有严重僵直及运动迟缓的患者进行 STN 刺激术证实,包括步态紊乱的所有 PD 特征性症状均有明显效果。一组 58 例病例综合分析,在双侧刺激下,UPDRS 运动评分改善率为42%～62%,单侧者为 37%～44%。双侧 STN 刺激还可缓解 PD 患者书写功能障碍,一般认为 STN 是治疗 PD 的首选靶点。

STN 电刺激术较少有严重的不良反应。年老及晚期的帕金森病患者术后可能有一段意识模糊期,偶尔也伴有幻觉,时间从 3 周到 2 个月不等。近年来,STN 刺激术已被用于临床,与丘脑电刺激术及苍白球电刺激术相比,STN 刺激术似乎能对帕金森病的所有症状都起作用,还可以显著减少抗帕金森病药物的用量,并且其治疗效果比 Gpi 电刺激术更理想,STN 电刺激术主要适应证是开关现象,也能完全控制震颤。

总之,应用 DBS 治疗帕金森病,应根据需治疗的症状选择靶点。DBS 仅仅是在功能上阻滞了某些产生特殊帕金森病症状中发挥重要作用的靶点,但由于它具有疗效好、可逆、永久性创伤轻微、适于个人需要、能改变用药等优点,DBS 正成为立体定向毁损手术的替代治疗方法。

(祝秋实)

参考文献

[1] 季士顺.神经外科疾病诊断与治疗[M].武汉:湖北科学技术出版社,2023.

[2] 迁荣军.实用神经外科临床指南[M].武汉:湖北科学技术出版社,2022.

[3] 于炎冰,张建国,刘如恩,等.功能神经外科[M].武汉:华中科技大学出版社,2023.

[4] 纪欢欢,孟萌,侯涛.神经外科疾病护理常规[M].北京:化学工业出版社,2022.

[5] 黄麒霖,孙炜,崔彦江.骨科与神经外科手术学[M].沈阳:辽宁科学技术出版社,2023.

[6] 赵继宗.神经外科复合手术学[M].北京:人民卫生出版社,2022.

[7] 魏峰,胡力,林亨.实用神经外科诊治精要[M].北京:中国纺织出版社,2024.

[8] 李明军.现代神经外科治疗精要[M].北京:中国纺织出版社,2022.

[9] 李剑,韩惠青,景海忠,等.神经外科临床必备与护理[M].上海:上海交通大学出版社,2023.

[10] 施洪峰,王魁,朱岷山,等.神经外科疾病诊断与重症监护[M].西安:世界图书出版西安有限公司,2022.

[11] 孙时斌,吴瀚峰,姚东晓.立体定向放射神经外科[M].武汉:华中科技大学出版社,2023.

[12] 何建军,戴学军,吴科,等.神经外科常见疾病诊疗基础与应用[M].郑州:郑州大学出版社,2022.

[13] 赵青海,李普贤,徐鸿涛.实用神经外科诊治技术[M].广州:世界图书出版广东有限公司,2023.

[14] 白富梁.精编神经外科常见疾病诊疗[M].长春:吉林科学技术出版社,2022.

[15] 周良辅.现代神经外科手册 第 3 版[M].上海:复旦大学出版社,2023.

[16] 翟红群.神经外科危重患者抢救与护理[M].成都:四川科学技术出版社,2022.

[17] 苗红星,王亮,吴明忠,等.临床神经外科鉴别诊断与治疗[M].上海:上海科学技术文献出版社,2023.

[18] 赵玉玲.实用神经外科护理思维与实践[M].北京:科学技术文献出版社,2022.

[19] 赵新艳.精编神经外科常见病诊断与治疗[M].西安:世界图书出版西安有限公司,2023.

[20] 刘庆,唐运姣,袁健.神经外科疾病全病程管理[M].北京:化学工业出版社,2022.

[21] 马金邦,王国清,丁韶山,等.临床神经外科疾病诊疗精要[M].上海:上海科学技术文献出版社,2023.

[22] 李晓飞.实用神经外科学[M].北京:中国纺织出版社,2022.

[23] 隋航.现代神经外科常见病诊疗实践[M].天津:天津科学技术出版社,2023.

［24］陈兴梅,阳桃鲜,王萍仙,等.神经外科临床护理管理与实践［M］.昆明:云南科技出版社,2021.

［25］刘玉光,孟凡刚.临床神经外科学 第3版［M］.北京:人民卫生出版社,2023.

［26］王文杰,谈山峰,罗洪海,等.现代神经外科疾病诊治［M］.开封:河南大学出版社,2021.

［27］江涛,吴震.神经肿瘤［M］.武汉:华中科技大学出版社,2023.

［28］葛建伟.神经外科手术技巧及并发症的处理［M］.天津:天津科学技术出版社,2021.

［29］黄如训,彭英.实用神经病学［M］.北京:人民卫生出版社,2023.

［30］王琦.神经外科疾病诊断与手术实践［M］.哈尔滨:黑龙江科学技术出版社,2021.

［31］亓超.神经系统疾病理论与实践［M］.哈尔滨:黑龙江科学技术出版社,2023.

［32］张振兴,宋小峰.神经外科脑血管疾病诊疗［M］.北京:科学技术文献出版社,2021.

［33］齐飞,朱玉华,铁伟.现代脑血管病与神经介入治疗［M］.上海:上海交通大学出版社,2023.

［34］代永金.神经外科诊断技术与治疗精要［M］.北京:科学技术文献出版社,2021.

［35］高富娟.常见神经系统疾病理论与实践［M］.上海:上海交通大学出版社,2023.

［36］杨克,许益民.阿托伐他汀钙联合高压氧治疗重型颅脑损伤开颅术后硬膜下积液的临床效果［J］.中外医学研究,2024,22(6):5-9.

［37］杨恒阳.介入栓塞术治疗老年脑动脉瘤性蛛网膜下腔出血患者的效果［J］.中国民康医学,2023,35(4):43-45.

［38］张重军.脑内血肿清除术联合去大骨瓣减压术治疗高血压脑出血并脑疝患者的疗效分析［J］.中国实用医药,2024,19(5):46-49.

［39］秦庚,牛光明.原发性脑干出血的手术治疗研究进展［J］.国际神经病学神经外科学杂志,2023,50(4):61-64.

［40］付杰平,王敏.颅脑损伤患者术后对侧硬膜外血肿发生的影响因素研究［J］.当代医学,2023,29(23):120-122.